现代传染病治疗与管理

主编　崔师玉　刘　梅　王文华　张　韬
　　　潘新颖　李再波　高秀丽　聂　霞

中国海洋大学出版社
· 青岛 ·

图书在版编目（CIP）数据

现代传染病治疗与管理 / 崔师玉等主编. —青岛：
中国海洋大学出版社，2022.8
ISBN 978-7-5670-3233-0

Ⅰ．①现…　Ⅱ．①崔…　Ⅲ．①传染病防治－卫生管理
Ⅳ．①R183

中国版本图书馆CIP数据核字（2022）第147094号

出版发行	中国海洋大学出版社		
社　　址	青岛市香港东路23号	邮政编码	266071
出 版 人	刘文菁		
网　　址	http://pub.ouc.edu.cn		
电子信箱	369839221@qq.com		
订购电话	0532-82032573（传真）		
策划编辑	韩玉堂		
责任编辑	韩玉堂	电　话	0532-85902349
印　　制	朗翔印刷（天津）有限公司		
版　　次	2023年3月第1版		
印　　次	2023年3月第1次印刷		
成品尺寸	185 mm×260 mm		
印　　张	31		
字　　数	787千		
印　　数	1～1000		
定　　价	198.00元		

发现印装质量问题，请致电0535-5651533，由印刷厂负责调换。

编委会

主　编　崔师玉　刘　梅　王文华　张　韬
　　　　　潘新颖　李再波　高秀丽　聂　霞

副主编　王昕红　雷　君　李　霞　韩熙瑞
　　　　　王　兵　黄　英

编　委（按姓氏笔画排序）

　　　　王　兵（潍坊市临朐县人民医院）

　　　　王文华（梁山县人民医院）

　　　　王昕红（新乡医学院第一附属医院）

　　　　刘　梅（山东颐养健康集团肥城医院）

　　　　李　霞（山东省泰安市宁阳县第二人民医院）

　　　　李再波（山东省枣庄市立医院）

　　　　张　韬（新疆医科大学第一附属医院）

　　　　聂　霞（山东省泰安市第一人民医院）

　　　　高秀丽（山东省日照市东港区南湖中心卫生院）

　　　　黄　英（湖北省宜昌市疾控中心）

　　　　崔师玉（山东省公共卫生临床中心）

　　　　韩熙瑞（北京大学第三医院北方院区）

　　　　雷　君（新疆医科大学第三临床医学院/附属肿瘤医院）

　　　　潘新颖（山东省日照市莒县卫生健康综合执法大队）

　　随着社会经济的发展、人民生活水平的提高、医疗卫生条件的改善,传染病出现了新的发展趋势和特点:大多数旧的传染病还在蔓延或重新肆虐,特别是在发展中国家,肺结核、细菌性肠道疾病、病毒性肝炎、流行性脑脊髓膜炎等传染病仍严重危害人们的健康;各种新发传染病不断出现,并且这些新发传染病很容易发生变异,随时可能引起疫情暴发;已得到良好控制的传染病再度出现,并且发病率呈上升态势,如结核病、各种性传播疾病等;抗生素耐药的迅速增加使传染病的治疗面临困境;医院感染成为威胁患者安全的、公共卫生的重要挑战;全球人员的广泛流动有利于病原微生物的快速扩散,使得原本地区局限性的传染病常可导致国际性的疫情传播,成为全球性的公共卫生问题。

　　同时,随着科学技术的进步和传染病防控意识的提高,传染病学的发展取得了重要进展,新的研究成果和技术手段不断出现:分子生物学、分子遗传学、微生物学、流行病学等学科的交叉与综合研究,拓展了人们对传染病的认识;随着传染病基础研究的不断提高,人们对传染病病理生理学基础的认识更加深入;伴随基因组技术的发展,病原微生物的分子遗传学基础和宿主遗传学基础研究取得了重大进展;随着应用研究的不断转化,新微生物检测法已被批准在临床应用,基因组技术、蛋白质技术及纳米技术越来越多地被应用于感染的诊断检测、治疗、微生物研究和疫苗设计开发等领域;越来越多的预防和治疗性疫苗取得新的突破,部分新发传染病的疫苗研究与研制周期明显缩短,这将有助于快速控制疫情的蔓延;随着新药技术的发展,越来越多的抗感染药物被用于传染病的治疗和预防,为广大传染病患者带来了福音;随着人们公共卫生意识的提高,全球传染病防治体系得到初步建立和完善。所有这些,无不反映出传染病的发展取得了可喜的进步。

　　鉴于我国国情和传染病现状,结合当今传染病学的新观点和对传染病防控工作的新要求,将先进的传染病防治文献、成熟的临床经验与理念进行总结和归纳已刻不容缓,为此,我们编撰了《现代传染病治疗与管理》一书。

本书根据循证医学原则,以临床实践经验为基础,内容共十二章。第一章简要介绍了传染病的历史、流行的影响因素、流行特征、诊断方法和治疗原则;第二至五章系统阐述了不同病原体引起的各种传染病的临床特点、诊断要点及治疗措施;第六章重点介绍了常见传染病的护理;第七至十章详细介绍了各种传染病防控技术;第十一章简要讲述了医院感染管理;第十二章主要介绍了职业卫生服务与健康促进。本书的宗旨是体现新颖、实用和丰富三大特色:新颖是指内容能反映目前最新且较为成熟的研究成果、学科研究前沿及发展趋势;实用是指内容具有良好的实用价值,理论结合实际,易懂易用;丰富是指内容较为完整而无重大遗漏,便于广大实习医师、住院医师及低年资主治医师在繁忙的临床工作中随时快速地查阅资料。

由于我们的学识水平和能力有限,书中难免存在不足之处,恳请广大读者批评指正。

《现代传染病治疗与管理》编委会

2022 年 5 月

C<small>ontents</small> 目 录

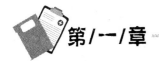

绪　论

第一节　概　述

各种致病性或条件致病性病原微生物或病原体克服机体的防御功能,侵犯或侵入机体的特定部位,并在入侵处或其他部位生长繁殖者,称为感染。已知对人类有致病性的病原体约有500种以上,包括病原微生物如病毒、衣原体、立克次体、支原体、细菌、螺旋体、真菌及寄生虫(如原虫及蠕虫)等。感染在宿主体内发生、发展及转归的过程称感染过程。在此过程中,由于宿主与病原体相互作用及斗争,引起宿主发生临床或亚临床的生物化学、病理生理学、新陈代谢、免疫学或形态学改变者,可认为是发病。其中,出现症状及体征者为显性感染,症状及体征难以察觉者多为隐匿性感染。每个人一生中要经历100～150次感染,多为一过性或隐匿性感染,能发现患病者仅数次至数十次,隐匿性感染与显性感染之间的界限有时很难区别。

感染病是指能够在正常人或非正常人群中流行的疾病,包括可传播及非传播疾病,可传播的感染病即为传染病。感染病不一定具有传染性,而传染病应属感染病范畴,反之则不能成立。为了适应我国感染病发展的需要,增强学科完整性,方便医患与学科教学,减少社会公众误解,有利于学科与国际体制相对应并进行国际学术交流,1995年我们提出在我国将传染病学及传染科(病院)更名为感染病学及感染病科(医院),得到全国同道的认同。1999年天津第六届全国传染病和寄生虫学会议一致通过学科改名的决议。之后的各次感染病会议不仅实现了名称的更改,更重要的是会议交流的实质内容已发生了改变。同时,传染科(病院)的更名很快在全国实现。临床学界公认,对于感染病可以发生在各类疾病的现状,感染病科责无旁贷,应当像国际上那样作为会诊医师承担起协助相关科室正确诊断及处置感染病的任务。

感染病是常见病、多发病,就其种类、数量及范围而言,非其他疾病能比。由于有多少种生物性病原体,就可能有多少种感染病,可以说目前所能认识的感染病,仅仅是一部分,很大部分感染病及其病原体尚属未知。总的来说,感染病可分为三类:第一类是传染性强烈的疾病,可致流行甚至是世界性大流行的感染病;第二类是受气候、地理及其他条件等的约束,而只能导致部分人、地方性或季节性流行的感染病;第三类是虽受病原因子的感染而发病,但一般不再传播给他人,这一类感染病涉及所有临床学科,内容十分广泛,其中部分病原体并非绝对导致流行。例如,金黄色葡萄球菌、军团菌及某些株大肠埃希菌等。因此,从事感染病防治工作的范围相当宽泛,其所涉及的理论知识及诊治手段均十分深刻而先进。随着医学科学的发展,已经明确又有不少疾病与感染因子有关,使得感染病视野更加宽阔,目标更加远大,任务更加艰巨且意义更为重大。

我国传统习惯上已沿用多年的传染病科收治对象主要是急性、有流行性(或地方性)的感染性疾病,其原因主要是便于消毒、隔离及管理。然而,随着国家经济建设的发展,人民物质生活水平、文化知识及卫生知识水平日益提高,传染病专业医疗机构及卫生防疫机构的不断发展,我国感染病格局已经发生明显变化,表现在以下方面。①某些烈性感染病已得到控制或绝迹,如天花、鼠疫等。②感染病总体发病率明显降低,经典感染病呈显著减少趋势,如疟疾、血吸虫病、丝虫病、钩虫病及黑热病五大寄生虫病大幅下降;麻疹、白喉、猩红热及脊髓灰质炎等发病率显著降低;乙型肝炎病毒表面抗原(HBsAg)人群携带率降为7.18%,并保持持续下降趋势。③部分感染病发生"回潮",包括霍乱、伤寒、结核病等。④少数感染病如性传播疾病呈增加趋势,如艾滋病等。⑤新发感染病(EID)层出不穷,如严重急性呼吸综合征(SARS)、甲型H1N1及H7N9流感、手足口病、埃博拉出血热、拉沙热、西尼罗河脑炎、新型布尼亚病毒感染所致的发热伴血小板减少综合征等。⑥部分病原体发生由野生动物到人的物种间宿主转换,往往会导致一种新的感染病流行,且异常凶猛,蜱、蝙蝠等作为经典储存宿主,被发现是多种人类病原体的媒介。⑦由于儿童预防接种,0~10岁年龄组感染病发病率呈逐年下降趋势。⑧部分病原出现新流行株或临床特点:如霍乱弧菌出现新的流行株;葡萄球菌中毒休克综合征出现新特点;现代伤寒与过去相比已有很大区别;莱姆病、登革热、HIV病毒流行病学的演变与病原的进化,疟疾对全球的新特点、产超广谱β-内酰胺酶(ESBL)肠杆菌与耐万古霉素肠球菌的"超级感染"等都成为全球关注的焦点。⑨病原体变异与耐药问题严重:病原体变异、进化速率快,病原体发生基因突变可能形成新毒株,改变侵袭力、毒力及繁殖力等性状,导致传播及致病性增强、预后差,如致病性大肠埃希菌O157:H7、A组链球菌疾病的复燃、韩国出血热与汉坦病毒肺综合征、埃博拉病毒的来源与变迁等。

鉴于上述特点及从感染病的深度、广度及发展趋势来看,感染病科的工作范围不仅限于法定传染病。为了保持传统上的连续性,学科工作的主要对象在于可传播给他人,并可能导致流行的感染病。

感染病是感染过程中的表现形式之一,但不是唯一形式。研究感染病在机体的发生、发展及转归的原因及规律,并研究其诊断治疗措施,促进患者恢复健康,并消除其传染性以防止疾病传播的科学为感染病学。以群体为对象,研究感染病在人群中发生、传播及分布的原因及规律,并研究应采取的预防措施和对策的科学为流行病学。感染病学与流行病学的侧重点虽有不同,但关系十分密切,最终目标一致,均为尽早使感染病的发生或流行得到控制及消灭。

人类在自然界生产斗争得以生存并繁衍后代的历史,在很大程度上可以说是与疾病斗争的历史。从新中国成立前数千年期间我国人口增长速度不快而平均寿命仅为35岁的事实来分析,在过去的历史长河中对我国人民生命威胁最大的并非肿瘤或老年性疾病,而主要是感染病的流行。新中国成立后半个世纪以来,我国在感染病防治方面取得卓越成就,急性感染病病死率已从解放初期的第1~3位,降至第7~10位,人均寿命已达74.83岁。

近代医学经历了16~17世纪的奠基、18世纪的系统分类、19世纪的大发展,到20世纪进入了以科技为基础的现代医学阶段。医学模式亦发生转变,由古代的神明模式及自然哲学模式,到后来依次经历机械唯物论医学模式、生物医学模式,到现代的生物-心理-社会医学模式。现代医学的突出特点系依托生物科技的发展,将微观与宏观相结合,认识到疾病系由各环节因素,即生物-人类本身-自然及社会环境密切相互作用的结果。由此,感染病所面临的挑战不再仅仅是医学范畴(病原体),人类本身与自然社会环境等因素也制约着人类征服感染病的进程,具体表现有两大因素。

首先,人类是内在因素,主要包括以下方面:①个体行为方式的变化、性行为的混乱与异常、吸毒等各种感染病的传播起推波助澜的作用,如 HIV 的世界范围流行;②滥用抗生素,滥用抗生素诱导病原体耐药,WHO 报道"药物失效和新药研发的速度持平",也许有一日人类将面对无药可治的"超级病原体";③商业活动与国际旅行的发展变化,人员及货物在世界范围内广泛流动,导致各类感染病扩散,如 20 世纪末霍乱通过航空器的跨国传播、艾滋病的扩散等;④由于旅游、勘探及居住等原因,人类活动范围不断扩大,深入森林、草原、洞穴等,打破了病原体、宿主动物及媒介生物之间的生态平衡,导致与病原体的"亲密接触"。

其次,是外在因素,即自然生态与社会环境因素,主要包括以下方面。①社会条件的变化:世界人口持续增长,贫穷与战争仍然困扰着广大发展中国家,健康状况与医疗条件每况愈下;现代社会的开放和包容亦带来文明的副产品,如性乱及吸毒等。②生态环境的变化:人口增长促进农业发展,水生态系统的变化,森林与植被的破坏与再造,洪水、干旱等恶劣的气候都导致某些感染病的发生与流行,如植树工首发莱姆病,1993 年厄尔尼诺效应影响下,美国发生汉坦病毒肺综合征。③技术和工业的发展与应用:如食物供应全球化、食品包装和加工工艺的改变、输血及组织和器官移植等,导致食源性、血源性感染病扩散,如丙型肝炎病毒(HCV)、戊型肝炎病毒(HEV)、O157:H7 的传播等。④公共卫生措施的缺失与失效:控制措施的制订与落实不利,病媒生物的播散,饮水净化设施的不足与失效等,亦可导致各类感染病的发生与流行。⑤医学科技进步带来一些弊端:如器官移植后免疫抑制剂的应用,抗肿瘤化学治疗、放射治疗的增加,血液透析及其他诊疗操作的开展,都能破坏或干扰人体的免疫防御功能,造成医院内获得性感染及条件致病菌感染增加,如葡萄球菌感染或大肠埃希菌感染等,并可流行。

面对挑战,医学研究者应该反思如何从各环节防控感染病的发生和流行。从沙漠化、全球温室效应,到近年来的雾霾,生态环境整治迫在眉睫;管理及约束个体行为,杜绝性乱、吸毒,避免滥用药物;管理好自然疫源性疾病的传播途径,在进入疫区前做好防护。挑战亦是机遇,随着系统生物学、转化医学及循证医学的发展,感染病诊疗技术革命带来新机遇,当前已进入个体化感染病学时代。伴随着高通量快速分子诊断技术即将全面应用、生物靶标的发现及新药的研发等,人类有望在极短时间内鉴定出类似甲型流感、"超级细菌""蜱咬热"(现证实为布尼亚病毒所致)的新型病原体而找到治疗方法。现代医学的发展日新月异,感染病科研、临床人员亦面临着巨大机遇与挑战,应加强时代紧迫感及使命感,为感染病学科发展贡献力量。

(雷 君)

第二节　传染病的历史

一、传染病的过去

我国古籍《山海经》中,已经记载有蛊虫、疫、疠疡、疽、风及疥等名称。公元前 12 世纪的甲骨文中亦有疥、疟、痂首、风等感染病名称记载,并提出人畜分居、清扫房屋、除虫及洗澡等卫生防病措施。我国封建社会 2000 多年来,虽历经战乱及朝代更迭,但这个时期仍可谓我国经济、文化的昌盛时期。东汉末年张仲景的《伤寒杂病论》、东晋葛洪的《肘后方》、隋代巢元方的《诸病源候论》等古代医籍中把感染病均称之为疫、疫疠、疠疾、天行、时气、时行、温疫、温病及伤寒等。至金元时,刘完素(字守真,约公元 1120－1200 年)根据当时热性病流行特点,提出伤寒与温病不同的见解。后来,清代叶天士的《温热论》、吴鞠通的《温病条辨》等著作对温病学说做出卓越贡献。我国传统医学文献中,对众多感染病如天花、麻疹及鼠疫等均早有详细描述,对呼吸道感染病、肠道感染病及皮肤感染病等已有认识,并提出一些有效治疗方法。自 17 世纪以来,随着物理学、化学及生物学等基础学科的发展,由于列文虎克(1632－1723 年)、巴斯德(1822－1895 年)、郭霍(1843－1910 年)等对细菌学的重大贡献,众多感染病病原得到证明,感染病学才得以沿着现代医学的轨道迅猛发展。1953 年,沃森及克里克 DNA 双螺旋结构的发现,开启了应用分子生物学技术解密生命及疾病的时代。

在传染病的历史长河中,不同时期、不同地域均曾大小不等和多寡不一地流行过各种各样的传染病,如天花、鼠疫等,且严重威胁人类的生存与发展。Folke Henschen 说过"人类的历史即疾病的历史",即人类历史绝大部分是传染病的历史。时至今日,人类与传染病的斗争虽然取得巨大成就,但亦出现某些新问题。对从事传染病的医务工作者来说,既是巨大挑战,亦是振兴传统学科的难得机遇。

(一)传染病构成谱的变迁

近二三十年来,传染病构成谱发生了巨大变化。部分经典传染病逐渐被控制,如 1980 年全球消灭了天花,近 40 年来我国消灭及基本消灭了人间鼠疫和新生儿破伤风,麻疹、白喉、猩红热及脊髓灰质炎等传染病发生率亦显著下降。此外,就全球而言,出现了若干新传染病或某些传染病更突出,其中最为引人注目的有以下方面:结核病发病率持续不下或在某些国家与地区上升;抗生素耐药问题突出;致病性大肠埃希菌 O157：H7 出现暴发;霍乱弧菌出现新流行株;A 组链球菌疾病复燃;葡萄球菌中毒休克综合征出现新特点;出血热肾病综合征与汉坦病毒肺综合征再发;埃博拉病毒感染暴发震惊全球。此外,莱姆病、登革热、HIV 流行病学的演变与病原的进化、疟疾对全球的新威胁等均成为包括传染病医师在内的全球卫生工作者的关注焦点。而各传统疾病并非一成不变,近年来病原方面亦发生变迁。近年来的研究表明,胃肠内细菌可逆向定居于口腔,影响口腔革兰氏阴性杆菌的比率,后者则与医院内感染肺炎密切相关。

前事不忘,后事之师。通过复习传染病的历史,温故知新,可重新评价传染病在整个医学中的地位并展望它的未来及人类的对策。

(二)历史上的重大传染病暴发或大流行

1.“黑死病”曾导致欧洲超过 1/3 的人口死亡

历史上最骇人听闻的瘟疫之一是"黑死病",即鼠疫。鼠疫对于亚洲、非洲及欧洲来说,是一种恐怖的灾难,甚至改变了历史进程。例如,它间接促使了东罗马帝国的崩溃。

最广为人知、亦最为悲惨的鼠疫发生于中世纪的欧洲,它由人类历史上最早的一次使用"生物武器"所致。1346 年,西征的蒙古军队包围黑海港口城市克法(今乌克兰的费奥多西亚),把患鼠疫死亡的死者尸体用投石机射入城内,城里鼠疫自此开始流行。城里居民热那亚人逃离此城,鼠疫跟随他们传播到意大利西西里,随后又传播到欧洲大陆。在短短 5 年内,第一波鼠疫就导致欧洲 1/3～1/2 的人口死亡。随后的 300 多年间,鼠疫在欧洲仍反复出现暴发,直到 17 世纪末至

18世纪初才得以平息。当时由于病因不明,更加重了鼠疫的神秘及恐怖色彩。许多无辜者被指控传播鼠疫而被恐慌的民众处死。

2.天花成了殖民者的秘密武器

另一种恐怖程度可与鼠疫相比的传染病即天花。古代世界大约60%的人口受到了天花的威胁,约1/4的感染者死亡,大多数幸存者会失明或留下瘢痕。幸运的是,天花已被人类彻底消灭,成了第一种、亦是至今唯一被消灭的传染病。天花危害人类的历史可能比鼠疫还久远,据传其在3000年前起源于印度或埃及。从古埃及法老拉米西斯五世等人的木乃伊上,可发现天花留下的瘢痕。

天花原来只在"旧世界"(亚洲、欧洲及非洲)流行,在17世纪和18世纪,它是西方最严重的传染病。然而,其在历史上的影响却比不上鼠疫,这可能是因为其受害者以儿童为主(约1/10的儿童因天花夭折),活下来的成年人大多已有免疫力。

然而,当欧洲殖民者在15世纪末登上新大陆的时候,情况发生了改变。欧洲殖民者给新大陆原住民带去了多种从未遇到过且不具有任何免疫力的传染病,其中最为致命的一种就是天花。科尔特斯率领300名西班牙殖民者征服有2 500万人口的阿兹台克帝国(现墨西哥)靠的秘密武器就是天花:阿兹台克人俘虏的一名西班牙士兵不幸染上天花,自此10年内不断传播,致使阿兹台克人口减少到650万人,生存者丧失斗志,一个强大的帝国就此消亡。另一个强大的帝国印加帝国(现秘鲁及周边国家)亦因为天花流行而被皮萨罗带着180名西班牙殖民者轻而易举地征服。北美的殖民者则有意将天花传给印第安人,给他们送去天花患者用过的毯子。在天花的肆虐下,几个原先有数百万人口的主要印第安部落减少到只剩数千人或完全灭绝。在与殖民者接触之前,美洲原住民大约有两千万人口,而到16世纪末,只剩下100万人口。

3.霍乱是最可怕的瘟疫之一

霍乱通常通过不洁饮用水传播,它能寄存于肉类、牛奶及苹果等食物上数天。霍乱的滋生地是印度,通常因水源污染所致。19世纪初期,霍乱还只局限在当地。此后,世界经济贸易的发展打开了历史性的霍乱封锁线。据记载,100多年来,有7次世界性大流行的记录。第一次始于1817年,当时霍乱起于印度,传到阿拉伯地区,然后到非洲及地中海沿岸;在1826年的第二次大流行中,它抵达阿富汗及俄罗斯,然后扩散到整个欧洲;第三次大流行则漂洋过海,1832年抵达北美。20年不到,霍乱就成了"最令人害怕、最引人注目的19世纪世界病"。到1923年,所致损失难以计算,仅在印度死者就超过3 800万人。1961年后霍乱又开始第7次大流行。这次起于印度尼西亚,然后传到亚洲其他国家及欧洲;1970年进入非洲,百年不见霍乱踪影的非洲从此深受其苦。据WHO统计,2001年非洲霍乱患者占全球的94%;1991年霍乱袭扰拉丁美洲,一年内就有40万人发病并有4 000人死亡,仅秘鲁经济损失就达7.7亿美元。WHO称其是对全球的永久威胁且在增大。专家认为,霍乱之所以多年后卷土重来,与环境恶化、卫生设施落后、居住条件恶劣及营养不良等因素有关。

4.AIDS是当代威胁最大的致死性疾病

AIDS是"获得性免疫缺陷综合征"的英文简称。因其病死率极高,治疗困难而被称为"超级绝症"。目前公认,AIDS起源于非洲,后由移民带入美国。1981年6月5日,美国亚特兰大疾病控制中心(CDC)在《发病率与死亡率周刊》上简要介绍了5例AIDS患者的病史,这是世界上第一次有关AIDS的正式记载。1982年7月,美国有23个州报道AIDS病例,感染者总数上升至452人。同年,该疾病被命名为"AIDS"。不久以后,AIDS迅速蔓延到各大洲。1985年,一位到中国旅游的外籍青年患病入住中国某医院后很快死亡,后被证实死于 AIDS。这是我国第一次发现 AIDS。随着 AIDS 病例不断增加,它所危及的人群范围亦在不断扩展。

5.SARS 是新世纪最可怕的病毒杀手

2003 年 2 月,WHO 将"非典型肺炎"命名为严重急性呼吸综合征(SARS)。2003 年 4 月 17 日,WHO 宣布,由 11 个国家共计 24 个实验室参加的 WHO SARS 研究项目组发现,SARS 病原体为一种属于冠状病毒科的新型病毒。截止 2003 年 12 月末,全球 32 个国家和地区共报道非典型肺炎患者 8 440 例,死亡 814 例,病死率达 9.64%。中国内地 24 个省、市、自治区(除西藏、青海、新疆、海南、云南、贵州及黑龙江外)报道临床诊断病例 5 328 例(其中医务人员 969 例),死亡 349 例(另 19 例死于其他疾病而未列入 SARS 死亡人数),病死率为 6.53%,治愈出院 4 959 例。然而,这种原寄生于动物、"走错道"而侵犯人类后,形成盲端感染(某些传染病从动物传播到人类,但不能长期和反复再从人传播到人),在近 10 年内除了偶尔引起实验室感染外,再没有"走错道"——侵犯人类。

6.历史上死亡人数最多的一次瘟疫是流感

历史上死亡人数最多的一次瘟疫既不是鼠疫、也不是天花,而是几乎人人都得过的流行性感冒。1918 年,一场致命的流感席卷全球,导致 2 000 万~5 000 万人死亡。尽管这场流感在美国被称为"西班牙女士",但是它实际上名不副实,因其起源于美国,可能通过猪传播。在那一年,近 1/4 的美国人得了流感,导致 50 多万人死亡,几乎一半是健康的年轻人。通常流感没有如此致命,但美国平均每年亦导致 11 万多人住院,3.4 万人死亡。作为一种由病毒所致的传染病,流感威胁持续存在,尚无特效药物,可注射流感疫苗预防,有效率为 70%~90%。由于流感病毒类型不一样,因此必须每年注射疫苗才能发挥作用。

7.生物恐怖主义的潜在威胁

近年来虽然多种新发传染病如埃博拉出血热已使数千名患者死亡,AIDS 亦呈扩大趋势,然而,人类体会到真正的瘟疫威胁是 2001 年美国发生的肺炭疽。尽管受累者仅有 29 人,但病死率极高,且这种生物恐怖主义的人为扩散令人防不胜防。如前所述,生物恐怖主义从古到今,可采用的病原、病种及扩散形式多种多样,极难预测及侦破。虽然天花已被消灭,但专家提出,为了预防出现变异天花病毒而致流行,有必要保留其原始病毒。然而,这种病毒可能被生物恐怖主义者用来制造生物武器;曾经出现的 SARS 冠状病毒亦可能随时被用作生物武器。

面对生物恐怖主义的巨大威胁,目前全世界组成了广泛的统一战线。主要的措施有二:①可采用任何必要手段,消灭可能导致人类灾难的生物恐怖主义团伙;②注意保护各种病原体毒株,以免被生物恐怖者所利用。例如,2002 年有关利用合成 RNA 生成脊髓灰质炎病毒的论文,受到广泛关注。2013 年报道研究人员将 H5N1 型禽流感病毒和 2009 年大流行的甲型 H1N1 流感病毒重组后,某些病毒具备在哺乳动物间传播的能力。当然,研究动机是为探索不同流感病毒基因重组的途径,重组后的毒力及对人、动物的致病性,从而找到遏制 H5N1 病毒流行的方法。然而,更应警惕生物恐怖主义者可能利用此机制,生成新病原体并攻击人类。

(三)传染病暴发流行的历史启迪

(1)传染病只能控制而不可能消灭:这是因为病原生物不可能被消灭,而只能相互交替,此起彼伏。

(2)传染病多为人类侵犯自然的结果:这些侵犯可追溯到人类第一次农业定居所致天花流行、水源污染所致霍乱流行、人类与各种动物的接触导致鼠疫、SARS 等的流行。

(3)忽略传染病的防控将受到大自然的惩罚:最好的例证是各种新发感染病的出现和多种再发传染病的回潮。

(4)虽然传染病格局可发生很大变化,但历史仍常常重演:战争、贫穷、灾害等因素不断再现易于造成传染病的流行;新的生物恐怖主义行为更具威胁;日益发达的商贸和旅游致使疾病的传播更快、更广、更容易;人类居住更加拥挤,对大自然的侵犯和破坏日益增多;因抗生素和抗病毒药物耐药,微生物适应和改变更为明显。

(5)正确策略应当是预防为主:即大处着眼,小处着手,未雨绸缪,防患于未然。

二、传染病的现在

(一)古老假说面临挑战

1.Koch原则的修正

1884年Koch提出著名的Koch原则:①特殊的病原菌应在同一种疾病中查见,在健康者中不存在;②该特殊病原菌能被分离培养得到纯种;③该培养物接种至易感动物,能产生同样病症;④自人工感染的实验动物体内能重新获得该病原菌的纯培养。以后在传染病学实践中,发现Koch原则存在严重局限性。例如,许多病原体有大量携带者及隐性感染者,有的病原体迄今未能体外人工培养,有的病原体尚未发现有易感动物,正常菌群所致的机会感染现已占相当大的比例,同一细菌可因基因水平转移而产生或丧失毒力等。为此,Fredricks和Relman对Koch原则进行了修正,提出了分子生物学时代新病原体鉴定的原则:①假定病原的同一序列应在同一疾病的大多数病例中存在;②病原序列应易于在靶器官中查见;③病原序列的拷贝数在无该疾病的宿主或组织中应较少或缺如;④在病变区域以原位杂交和/或电镜可检出病原序列;⑤病原序列有关结果可在不同的独立实验中被重复检出;⑥随着疾病痊愈,病原体拷贝数应下降或检测不到;⑦在发病前病原序列应能检出和/或其拷贝数应与疾病严重性相关。此外,对细菌来说,检测相应毒力岛比检测菌株更为重要。

2.传染病单病因学说的质疑

19世纪后半叶,由于细菌学几乎占领了整个医学舞台,以Pasteur为首的占主导地位的看法是"一切疾病均有病原菌";一种病原体引起一种疾病的单一因果律是其基本论点。当前,疾病的传染病因学说受到动摇。鉴于人类所处环境较为复杂,以单一因果律有时不能满意解释传染病病因,更难反映非感染疾病病因。考虑宿主-病原体相互作用,人们将病原体按损伤-应答分类法分为6类:①只在弱免疫应答情况引起宿主损伤的病原体;②在弱免疫应答或正常免疫应答情况下引起损伤的病原体;③能在正常宿主,亦能在弱或强免疫应答的情况下引起损伤的病原体;④主要在弱和强免疫应答两端引起损伤的病原体;⑤超越免疫应答范围导致损伤的病原体,但强免疫应答可加剧损伤;⑥仅在强免疫应答情况下引起损伤的微生物。近年来在越来越多的"非传染病"中发现了感染因子的参与,如螺旋杆菌所致消化性溃疡和胃癌、单纯疱疹病毒和伯道疏螺旋体所致面神经炎、大肠埃希菌O157:H7所致溶血性尿毒综合征及巨细胞病毒和肺炎衣原体所致冠心病及肠道菌群的代谢产物氧化三甲胺(TMAO)水平的增高,可导致心血管不良事件的风险增加等。

以AIDS为例,HIV侵入体内并不一定发病,可因各种机会感染(典型者为卡氏肺孢子菌、隐孢子虫、结核分枝杆菌等感染)及继发肿瘤(典型者为卡氏肉瘤及非霍奇金病等)而发病。医院感染及应用广谱抗菌药物以后出现的二重感染更是单因素基因上发生多因参与的例证。

有学者主张将传染病分成两类来加以研究:第一类是直接因果关系者,如多数细菌性疾病、丙型肝炎等;第二类是间接因果关系者,如人们早已熟知的链球菌感染后变态反应性疾病及按此新标准纳入的乙型肝炎等。

(二)传染病防控的成就

我国传染病防控的成就可分为以下两个方面。

1.新中国成立初至20世纪末

新中国成立以来,随着社会经济的发展,我国的公共卫生基础设施、居民生活环境卫生及生活质量得到很大改善。我国已于1963年消灭天花;1950—1989年基本消灭鼠疫;20世纪80年代末至90年代初,布鲁司菌病的发病率低至0.02/10万人;1990年后我国的伤寒、副伤寒的发病率为(4.08～10.45)/10万人;1990—2000年虫媒或自然源性传染病如疟疾等的发病率逐年下降。2000年,白喉、百日咳、流行性脑脊髓膜炎、流行性乙型脑炎的发病率分别下降到0/10万人、0.45/10万人、0.19/10万人、0.95/10万人。

2.21世纪以来

经过几十年计划免疫工作的开展,大多数可用疫苗预防的传染病均得到有效控制。在泰国进行的AIDS疫苗Ⅲ期临床试验,共耗资1.05亿美元,招募超过16 000名受试者。该试验于2003年启动,2009年9月公布初步结果,结果表明这种疫苗具有一定保护作用。进入21世纪,城市化进程加快,人口增加,人类活动范围的扩大且流动速度加快,全球气候变暖和海啸、飓风、洪水等自然灾害以及微生物自身基因变异等因素使得传染病构成发生根本性变化。2004年修订后颁布的《中华人民共和国传染病防治法》将SARS、肺炭疽及人感染高致病性禽流感定为乙类传染病,但按甲类传染病上报疫情。

(三)新发感染病(EID)的涌现及经典传染病的回潮

由于病原体变异、人类自然环境及社会行为改变等原因,近年来全球传染病有死灰复燃趋势,如结核病、血吸虫病等过去被控制的"老"传染病均有上升趋势。随着人类生存条件的变化,全球贸易活动、远程旅行的频繁,以及气候变化等,新传染病会不断出现,未来同样如此(图1-1)。

1.新发感染病的涌现

新发感染病系指人群中新出现的感染,或过去存在、但在发病率或地理分布上正在增加的传染病。其发生与多种病原体及其因素相关,包括微生物基因变异、病毒基因重组或重排、储存宿主如昆虫间媒介的群体变化、微生物宿主从动物到人类的变迁、人类行为改变(主要是人类的迁移及都市化)及环境因素等。按照其历史认识过程可以分为3类:①已存在的被认定为非传染病而又被重新定义为传染病,如消化性溃疡、T细胞白血病等;②已存在的近代才被认知的传染病,如丙型及戊型病毒性肝炎(HCV、HEV)、军团菌病、莱姆病等;③新发生的传染病,如甲型H1N1流感、SARS、AIDS等。目前全球表现为新传染病及传统传染病交替并存的格局,近30年来新发40多种传染病,其中我国新发20多种。

当前,我国传染病流行形势严峻,表现为一些基本控制的传染病重燃、新传染病不断流入及已存在流行的新传染病未被认知等。目前流行于我国的新发传染病包括AIDS、出血性大肠埃希菌O157:H7感染、O139霍乱、军团菌病、空肠弯曲菌腹泻、莱姆病、单核细胞李斯特菌所致食物中毒、小肠结肠炎耶尔森菌感染、汉坦病毒出血热肾病综合征、新型肝炎、肺炎衣原体感染、小隐孢子虫感染腹泻、汉赛巴通体感染的猫抓病、SARS、甲型H1N1流感、甲型H7N9禽流感等。迄今,在我国尚未发现的新发传染病有人类克雅病、埃博拉出血热、立克病毒脑炎、拉沙热、裂谷热及埃里希体病等。目前社会及环境因素的巨大变化如全球一体化、生态环境改变、人口增长、城市化及人口流动、不良行为方式等促进了新发感染病的不断出现及扩散;随着科学技术的进步,对新发传染病及病原体的认识和识别能力提高,使新发感染病在全球的不断暴发流行成为可能(图1-2)。

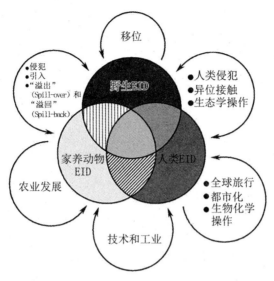

图1-1 宿主-寄生物生态连续体

注:多数新发感染病存在于野生动物、家养动物及人群之间的宿主-寄生物连续体中。大多数疾病都不是孤立存在,而是相互间紧密联系、相互重叠。例如,由犬瘟热病毒所致犬瘟热系家犬传播到野犬;莱姆病从野生动物传播到人;猫抓病系从家养动物传播到人;狂犬病的传播途径则包括上述3种。箭头表示引起新发感染病的关键因素

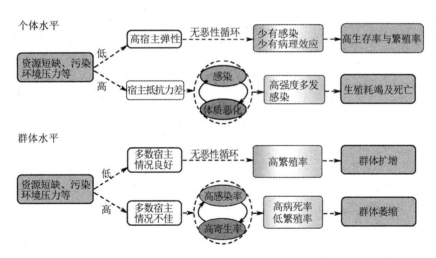

图1-2 条件和感染之间的相互关系

注:在个人和群体水平上的恶性循环(因贫致病,因病致贫,并互为因果,形成恶性循环,最终影响整个人群)。由资源短缺、竞争、气候变化等造成的主体条件初始的微小差异,就能被扩大,群体就可能被"极化"到弱者和强者。条件差的个体易感染,病情也更易加重或发展,并造成健康状况日益恶化,最终影响其生存。在群体水平,大部分处于贫穷状况的人将导致大量的和更严重的感染,导致病原体得以扩散,将会对主体的生存产生更大的影响

(四)经典传染病的回潮

经典传染病卷土重来系当前传染病疾病谱变迁的一个重要特点。最引人注目的为结核病发

病率持续居高不下,多重耐药结核病成为结核病不能得到有效控制的关键因素;霍乱弧菌出现新的流行株;出血热肾病综合征与汉坦病毒肺综合征再发;莱姆病、登革热、埃博拉出血热、AIDS流行病学的演变与病原体的进化;A组链球菌疾病的复燃;葡萄球菌中毒休克综合征的新特点;疟疾对全球的新威胁,产超广谱β-内酰胺酶肠杆菌与耐万古霉素肠球菌的"超级感染"等均成为包括传染病医师在内的全球卫生工作者关注的焦点。近年来病原体方面亦发生变迁。就临床中最常见的肺炎而言,肺炎链球菌独占鳌头的局面已不复存在。嗜血流感杆菌、金黄色葡萄球菌、卡他莫拉菌、大肠埃希菌、肠杆菌、军团菌、厌氧菌等大幅度增加。肺炎衣原体与肺炎支原体所致的非典型肺炎在老年与儿童中不容忽视。

(五)当今儿童传染病的特点

儿童传染病的特点亦是已被控制传染病的卷土重来及新发感染病:①儿童结核病例大量增多;②性传播疾病对儿童的危害日趋严重;③HIV感染和AIDS在全球迅速蔓延使儿童深受其害;④肠道传染病是儿童传染病的重要内容;⑤丙类传染病对儿童危害相当严重;⑥猩红热对我国儿童的危害仍值得重视。

三、传染病的未来

(一)传染病面临的挑战

我国传染病防治所面临的挑战主要来自病原体、人类本身、自然及社会环境。①病原体因素:病原体基因突变影响其致病力、繁殖力、传播途径、药物敏感性、疾病临床表现与转归预后,进而影响传染病格局,即传统传染病威胁持续存在,新发感染病雪上加霜,其起病急,早期发现及诊断较为困难,缺乏特异性防治手段,早期病死率较高。②人类本身因素:人类个体行为的改变,如性行为方式的改变、吸毒和滥用药物,导致梅毒、AIDS等性传播疾病比例升高;滥用抗生素使抗生素耐药问题突出;商贸、旅游、战乱迁徙等人口流动增加了传染病跨域传播风险及防治难度,人畜共患病持续发生,近年的多数新发传染病病原体来源于野生动物。③自然和社会因素:水生态系统的改变、全球变暖、雾霾及洪水、干旱、地震、海啸、飓风等自然灾害往往导致部分传染病的发生与流行;贫穷及战争使人类健康状况与医疗条件每况愈下;食品加工和包装工艺改变、供应全球化、输血及组织和器官移植等,导致食源性、血源性传染病的扩散;公共卫生措施的缺乏与失效,野生动物排泄物缺乏有效管理,病媒生物的播散,饮水净化设施的不足与失效等,亦导致各类传染病的发生与流行;医疗干预有时是把双刃剑,在试图缓解疾病的同时,亦能破坏或干扰人体的免疫防御功能,造成医院内获得性感染及条件致病菌感染及流行,如免疫抑制剂的应用,抗肿瘤放、化疗应用的增加,血液透析及其他诊疗操作的开展等。

挑战是动力,也是机遇。面对挑战,医学研究者应该深刻反思,如何从各环节防控传染病的发生和流行。因为病原生物种类繁多,传染病可能涉及多系统损害,很多疾病尚没有根治的办法,因此传染病防治是一个庞大的系统工程。宏观上来讲,避免战乱、维护世界和平,生态环境的治理,提高人类生活和医疗卫生水平,管理和约束个体行为,把好人流、物流的检验检疫关,实现病原体快速侦检、生物预警、防止生物恐怖事件,切断传播途径,对于致病力强的传染病能够迅速反应,制定出临床诊疗方案,筛选敏感药物、研制疫苗等。

(二)研究前沿

随着人类基因组草图的完成及注释工作的深入,人类基因组研究已经进入信息提取及数据分析的全新阶段,人类的遗传语言将被逐渐破译,以揭示生物发生、发展、代谢及进化的规律,阐明疾病产生的遗传背景及分子生物学机制并提出相应的预防、治疗策略等显得尤为关键。当前，传染病科技革命具有如下特点。

1.宏观和微观相结合

与微观研究相对应，宏观主要集中在基因结构与进化、发病机制与免疫反应等方面。其中，群体生物学可探索病毒与宿主非线性相互作用网络所致复杂的、通常是非直觉的动力学行为；在病因学方面，可探讨医疗保健干预对病原体的影响等。

2.未明病原体

分子生物学的快速发展，为未明病原体的鉴定开辟了一条新途径。在未知病原体发掘的探索历程中，代表性差异分析、共用序列 PCR、cDNA 文库筛选等方法被广泛采用，这些方法的共有特点是实验在核酸水平上进行，不必分离、培养整个病原体。即只需找到病原体特异性的核酸片段，然后通过随机引物向两端延伸、探针杂交等方法，找出病原体的某个或某些基因，甚至病原体基因的全序列，再把所得到的序列与现有基因数据库进行对比，确定该病原体与哪些病原体的核酸序列同源性大，以确认其在种系发生上的位置及是否为新病原体等。随着测序平台及生物信息学的发展，高通量测序技术逐渐取代传统的分子生物学手段，可实现广谱、高效、快速、大规模、多临床样本的检测，且由于特异性序列接头的使用，可整合多测序样本在一个测序反应中完成，大大节约了测序成本，有望应用于病原体常规临床检测。而高通量测序技术的最大优势是新型病原体发掘，针对海量测序数据，过滤出重复序列、已知的细菌、病毒及人类基因组等序列，对于特有的唯一序列进行组合拼装，能够快速拼装出新型病原体的全基因组序列，并确定其种系亲源性，对病原体蛋白表达、结构、功能、抗原表位、致病性预测，并能够进行药物靶标筛选。现有的生物信息学技术甚至能够在没有真正分离到病原体之前，模拟出该病原体的全貌，对于新发感染病的监控及防治具有重要意义。

3.宿主遗传学的研究

临床研究发现，针对同一病原体感染，不同个体应答、转归各异，如 HBV 感染，从无症状携带者、急性感染、慢性感染、肝硬化、肝衰竭，到肝癌疾病谱极为复杂。提示除病原体因素外，宿主的遗传学背景可能是影响疾病转归的重要因素之一。人类基因组保守性高、突变率低，然而人群中存在单核苷酸多态性(single nucleotide polymorphism，SNP)变异、短串联重复序列(STR)、拷贝数变异(CNV)等序列标签。其中，单核苷酸多态性是人类可遗传的变异中最常见的一种，数量多，在人类基因组中广泛存在。近年来，单核苷酸多态性与复杂性状疾病易感基因关联研究的策略被应用在多种传染病的研究中，如乙型肝炎、丙型肝炎及结核病等。2002 年，全球启动"国际人类基因组单体型图计划"，目的是建立人类全基因组遗传多态图谱，为遗传性疾病致病基因在基因组上的定位提供高密度的单核苷酸多态性位点。高密度的单核苷酸多态性位点，为全基因组关联研究(Genome Wide Association Studies，GWAS)提供了可能，以发现疾病高危群体、鉴定疾病易感或抗性基因、针对分子靶点的药物研发以及为分子生物学研究奠定基础等。对 HCV 感染者 GWAS 研究发现，IL28B 单核苷酸多态性(SNPs)与急性 HCV 感染的病毒自发清除和抗病毒应答类型密切关联。其中，与持续病毒学应答(SVR)关联最强的是 IL28B 的 rs12979860。

4.其他研究

主要包括新发感染病流行病学、发病机制、诊断及防治措施。

综上所述，在新的世纪中，传染病学科的发展有赖于从民众到政府的支持、包括传染病学在内的学术界的协作、学术界与行政部门的合作、国内及军内外的协作,以及政府和非政府的经济支持。我们相信在不久的将来一个崭新的传染病学科将有条件、有能力、有干劲,有力推动我国的新发感染病防治工作。

(韩熙瑞)

第三节　传染病流行的影响因素

传染病的流行取决于传染源、传播途径和易感者三个环节的连接和延续,任何一个环节的变化都可能影响传染病的流行和消长。传染病的流行过程受生物、自然和社会三大因素的影响,随着时代的变迁,传染病的传播与社会文化因素的关系更加密切。传染病同其他事物一样有其独特的发生、发展、消亡的客观规律,既有内因,又有外因。造成近些年传染病重新抬头的影响因素既有生物的,又有自然的和环境的。生物因素是指微生物的进化与变异,是内因;社会环境因素包括自然因素与社会因素,是外因。在人类改造自然、改善生态环境时,社会因素往往作用于自然因素。因为很多生物因素是在社会因素影响下出现的,终极根源还是社会因素的影响。

一、生物因素

病原体可因环境条件或遗传因素的变化而发生变异。病原体变异对传染病的流行具有重要意义。

(一)耐药变异

耐药变异指原来对某种抗菌药物敏感的细菌变成对该种药物不敏感或耐受菌株。耐药性变异可通过耐药基因或基因突变传给后代,也可通过微生物共生而转移给其他微生物。耐药性变异是多种传染病流行不能控制或复燃的重要原因。如结核病,据 WHO 估计,目前全球感染耐药结核分枝杆菌的结核病患者约有 1 亿人,其中至少对利福平和异烟肼这两种重要抗结核药物耐药者称为多耐药结核,在东欧等多耐药结核流行地区,可占所有结核病患者的 7%～22%。

(二)抗原变异

病原体的基因突变导致了病原体的抗原变异,从而使疾病发生暴发性流行。例如,甲型流感病毒表面抗原变异频繁,每发生一次大的变异,即形成一个流感病毒新亚型;2009 年全球发生甲型 H1N1 流感流行,就是因为人群缺乏相应的免疫抗体而造成的。

(三)毒力变异

病原体使机体致病的能力即病原体的毒力。其变异可使其毒力增强、致病力增加,极易造成易感人群易于被感染或致病,病情恶化,流行局面不易控制。病原体在自然界循环过程中,有的毒株毒力增强,而有的毒株毒力减弱甚至消失,人类也正是利用无毒、减毒或灭毒株来制备疫苗、预防传染病,目前应用的卡介苗、麻疹疫苗、脊髓灰质炎疫苗等均是用毒力低的变异株制备的。

二、自然因素

影响传染病流行过程的自然因素很多,其中最明显的是气候因素与地理因素。

(一)气候因素

气候因素不仅对人群活动、动物宿主和媒介昆虫的孳生繁殖有明显影响,而且对环境中的游离性病原体的存活时间也有作用。有流行病学意义的气候因素包括气温、降水量、湿度、风速与风向等。

1.气候变化对人类传染病病原体的作用

疾病的致病因子及其媒介处于特殊的环境之中,这种环境有利于它们的生长、存活及散布。降水、温度、湿度及紫外线辐射强度为环境的一部分,各气候因素对各种传染性疾病的流行有不同的影响。气候通过影响疾病微生物及媒介的复制和运动而起作用,并直接影响疾病的传播。

(1)直接作用于微生物的复制速率:传染性微生物的复制速率与周围环境温度成正比。微生物在媒介中复制所需的时间随着周围温度而变化,在某个温度限值下所有复制活动会停止。人体黏液表面及皮肤的感染程度与周围温度有关。例如,当细胞温度低于体温时,某些上呼吸道的病毒生长迅速。霍乱对温度也很敏感,细菌复制需要较低的环境温度。

(2)直接作用于微生物运动:许多微生物必须通过空气或水的长距离传送,从一个宿主到另一个宿主。如隐孢子虫病有时是因为暴雨冲刷到饮水蓄水池而传播。

(3)直接作用于媒介及动物宿主的运动及复制:许多节肢动物媒介的地理分布受最低及最高温度、湿度的限制。气象变量也会影响媒介生命周期及其传播疾病的速率。如吸血型节肢动物在温度升高到一定数值时,经常增加叮咬频率和繁殖速率。

(4)作用于生物演化:许多传染病因子的快速生长和生命周期是通过微生物横向基因转移或物种传递实现的,这能促使新病原体的出现和演化。例如,许多流行性感冒病毒由于人、猪及迁移水鸟体内的流感病毒的混合及基因重组而出现。最近,人们都想了解病因演化,特别是病毒或细菌对抗生素和其他药物的抗药性的产生原因。气候及生态变化似乎影响了疾病病原体的演化和适应能力,但这方面的研究工作还太少。

(5)通过生态变化产生间接作用:有时由于天气和气候改变了局地生态系统而导致传染病发生,如西非的盘尾丝虫病就是一个例子。气候变化引起的生态系统的不稳定性能增加宿主及传染病因子,加快发生传染病。

(6)通过人类活动变化而产生间接作用:天气变化改变人们的活动方式,并影响传染病传播速率。如天气炎热时,中央空调系统使用频繁,这就可能成为细菌的藏身之处和扩散工具。又如学校假日期间,流感及其他呼吸道疾病减少,就是因为减少了人群聚集和接触的缘故。

2.气候变化形成人类传染病流行的环境

厄尔尼诺现象的出现、印尼海啸的发生、强热带风暴的形成、雨雪冰冻的肆虐、炎夏干旱的危害、城市热岛效应的加重等自然灾害对传染病的流行产生了直接和间接的作用。

(1)破坏饮用水供应系统:自然灾害发生时,人类的健康生命环境就会发生巨大变化,原来安全的饮用水供应系统就会遭到严重破坏,如水源被淹没、被损坏或被淤塞,饮用水源暴露于外界环境中,人们被迫利用地表水作为饮用水源,这些水往往被污物所污染,特别是在低洼内涝地区,灾民被洪水较长时间围困,更易引起水源性疾病的暴发流行。炎夏干旱时,由于许多饮用水源枯竭,造成饮用水源集中,一旦这些水源受到污染,将会造成严重传染病的暴发流行。在一些低洼盐碱地区,水旱灾害还会造成地下水位的改变,从而影响饮用水中的含盐量和 pH。当水中的pH 和含盐量升高时,利于霍乱弧菌的增殖。因而在一些传统霍乱老疫区,常会因水旱灾害而造成霍乱的再发,并且有时延续较长时间。洪水灾害往往造成水体污染,形成一些经水传播的传染病大规模流行的条件,如血吸虫病、钩端螺旋体病等。

（2）造成食物短缺：由于基本生活条件的破坏，人们被迫在恶劣条件下储存食品，很容易造成食品的霉变和腐败，从而造成食物中毒以及食源性肠道传染病流行的易发条件。正常食品供应中断后，腌制食品往往成为居民仅有的副食，而这为嗜盐菌中毒提供了条件。食物短缺还会造成人们的身体素质普遍下降，从而使各种传染病易于发生和流行。

（3）造成燃料短缺：在一些寒冷地区，由于雪灾导致燃料短缺，迫使居民喝生水，进食生冷食物，从而造成肠道传染病的发生与蔓延；同时造成居民个人卫生水平下降，并且处于居住拥挤状态，可能导致体表寄生虫的孳生和蔓延，从而导致一些本来已处于控制状态的传染病，如流行性斑疹伤寒等重新流行。

（4）破坏居住条件：露宿使人们易于受到吸血节肢动物的袭击，从而引起疟疾、乙型脑炎和流行性出血热等；人口居住的拥挤状态，有利于一些通过人与人之间密切接触传播的疾病流行，如肝炎、红眼病；如果持续到冬季，呼吸道传染病将成为重要问题，如流感、流脑等。

（5）迫使人口迁移：人员大范围流动为传染病的流行创造了条件，如无免疫人口暴露在一个低水平自然流行的人群之中，从而造成可免疫性传染病的发病率上升。

（6）损坏公共卫生设施：由于公共卫生设施遭到破坏，生活环境恶化，粪便、垃圾、污水及动物尸体得不到及时处理，随着人群的移动，增加接触传播机会，极易造成肠道和呼吸道传染病的流行。

（7）改变生态环境：生态环境发生改变，影响生物群落结构的平衡，蚊蝇鼠类及病菌大量繁衍或迁移，往往造成一些自然疫源性疾病（如鼠疫、出血热、钩体病）和虫媒传染病（如疟疾、登革热等）的流行。

3.气候变化对人类传染病流行的影响

（1）对虫媒传染病流行的影响：气候变化将影响虫媒传染病的传播，这些影响主要表现在改变虫媒的地区分布，增加虫媒繁殖速度与侵袭力和缩短病原体的外潜伏期。媒介昆虫与其他昆虫一样都需要与其生长活动相适应的气候条件，其活动受气候因素影响很大，其中以受温度的影响最为明显，如在温度为 10 ℃～35 ℃时，最适宜大多数蚊类的发育和活动。气温升高不但加快了媒介昆虫的生长繁殖，也增强了媒介昆虫体内病原的致病力。随着全球变暖，一些原本不能越过冬季存活的媒介昆虫，也能在温暖的条件下生存，在春天来临时提前形成活动高峰，致使其繁衍期延长，从而导致虫媒传染病的流行时间也随之延长。受气候变化影响较大的虫媒传染病包括以下几种。①疟疾：疟疾是全球流行最严重的虫媒传染病。目前，消除疟疾行动计划正在全国乃至全球组织实施，有些地区已持续多年达到基本消灭标准，但在一些国家和国内一些地区仍有疟疾的流行。气候因素（如温度和湿度）直接影响疟疾的传播，由于疟原虫一般在 16 ℃ 以下难以存活，所以疟疾分布有地区性。温度可直接影响疟原虫的生长和蚊虫的生命周期，由于全球变暖使许多地方出现暖冬，因此疟疾将向高纬度和高海拔地区传播。②血吸虫病：气温可影响血吸虫和钉螺的生长发育、繁殖和死亡，并可影响人群和疫水的接触情况。一般在低气温时（9 ℃ 以下），血吸虫感染不会发生，但感染概率随气温升高而增加，气温在 24 ℃～27 ℃时，血吸虫感染率可达最高。但气温过高时（39 ℃及以上），可造成钉螺死亡，血吸虫感染率反而下降。此外，钉螺分布还受到降雨量的影响。据估计，到 2050 年，由于气候变暖可增加高达约 500 万人感染血吸虫病。因此，当气候变暖时，如果我国北方地区的最低温度普遍升高，加上水利工程等因素的影响，会明显增加钉螺向北方扩散的可能性。③流行性乙型脑炎：流行性乙型脑炎病毒在外界环境中抵抗力不强，56 ℃ 30 min 或 100 ℃ 2 min 即可灭活，但对低温和干燥的抵抗力很强，用冰冻干燥法在 4 ℃冰箱中可保存数年,流行性乙型脑炎的暴发与高于 30 ℃气温的时间长短有极强的相关性。④登革热:目前登革热主要分布在一些热带地区,但随着全球趋暖,登革热分布范围可能扩大(传播登革热病毒的蚊虫易被霜冻和持续低温天气杀死)。流行病学研究表明,气温是影响登革热传播的重要因素,当气温升高时,病毒在蚊虫体内的潜伏期缩短,蚊虫叮咬人群的频率加快。此外,传播登革热病毒的蚊虫分布区域也可能扩大。

(2)对介水性传染病流行的影响。①霍乱:气候变化(诸如气温升高、降雨量增加、更频繁的洪水、风暴和海平面上升等)和环境恶化可引起霍乱暴发流行。最近,霍乱流行的生态学观点越来越受到科学界的重视,即自然生态系统的失衡与霍乱大流行有关。现已知海洋浮游植物为霍乱弧菌提供了栖息场所。当海水温度上升或呈富营养化时(如沿海城市向海洋排污过多),海洋浮游植物大量繁殖(如海藻泛滥造成"赤潮")。这将有利于霍乱和其他疾病(如贝类海产品中毒)的暴发流行。②病毒性肝炎:经粪-口途径传播,洪涝灾害条件下,极易造成甲型和戊型肝炎病毒的广泛传播,如果饮用水水源或多数人共用的食物被污染,就可引起暴发和流行。③伤寒、副伤寒:通过被污染的水、食品、苍蝇及日常生活接触而传播,发生水灾时,饮用水源被污染,可增加人群的暴露机会,极易引起伤寒、副伤寒疫情的暴发。④细菌性痢疾:被污染的水、食物及日常生活接触,苍蝇为主要的传播途径;在水灾期间,由于人们暴露机会的增多,更易引起该病的暴发流行。⑤感染性腹泻:卫生设施的优劣与人们的卫生文化水平的高低在流行过程中常起决定性作用;洪涝灾害期间,由于卫生设施遭到破坏,易引起该病的流行。

(3)对自然疫源性疾病流行的影响:一是气候变化可直接影响病原的成熟和媒介的繁殖、改变媒介或宿主的栖息地。一定范围内的气温和降水可促进植被的生长,为宿主动物的大量繁殖提供了条件。另外,降雨量和湿度也可影响虫媒的生长周期,从而影响疾病的传播过程。二是由于动物密度及动物感染率增高。洪水期间,人和动物均向高处迁移,这增加动物间的密度,动物感染率随之升高。三是由于动物生态条件变化,人与动物间接触密切或人群接触受动物粪便、尿液污染的疫水的机会增多,增加了自然疫源性疾病流行的机会。①鼠疫:鼠疫菌可通过媒介昆虫、直接接触和飞沫途径传播给人。洪水期间和高温天气下,人们的暴露机会增多,遂引起该病的发病率上升。②钩端螺旋体病:分为稻田型、洪水型和雨水型三种类型,传染源为鼠、猪和犬。洪水或连续大雨的情况下,人们由于接触鼠、猪和犬的粪便、尿液污染的疫水的机会增多,而造成该病的流行。③流行性出血热:鼠类是主要传染源,由于受水灾的影响而导致传染源分布区和数量的变化,从而发生流行特征和流行强度的改变。

(4)对其他传染病流行的影响。污染的食物能传播疾病,食物在其制作、储藏、运输和销售过程中均可能被污染。食品被污染大致有 3 种类型:①食品本身带有病原体(如猪肉带有旋毛虫);②食品在制作时被病原体污染(如污染的冰激凌、凉拌菜);③食品在储藏、运输和销售过程中被污染(各种传染病如痢疾、甲型肝炎等病原体均可通过患者、病原携带者或蚊虫污染食品)。气候变化对以上污染过程可能造成影响,因此,全球趋暖将可能增加经食物传播疾病的发生。此外,其他一些传染病(如出血热肾病综合征和钩虫病)的传播也可能受到气候变化的影响。

(二)地理因素

《黄帝内经》中说"人与天地相应",指出了人体与自然地质环境既相互依存、又相互制约的关系。当周围环境中缺少了人体必需的物质成分,人就会罹患生物地球化学性疾病。有利于人类健康的自然地质环境可使人类健康长寿,不利于人类健康的自然地质环境则导致各种传染性和非传染性疾病。各种传染病的分布与所处地区的自然环境特征有直接关系。例如,猩红热多发生在温带和寒带,热带少见。古典霍乱常发生于印度,与这些地区池水为碱性、适宜霍乱弧菌生存有关。埃尔托霍乱疫区在印尼的苏拉威西岛,因为这里滨海盐碱区是该病发生的自然条件。我国的血吸虫病只限于长江流域以南有传播媒介(钉螺)存在的地区;疟疾限于有按蚊的地区;钩虫病分布在湿热地区,因其幼虫须在湿热的土壤中发育。森林脑炎是由病毒引起的自然疫源性疾病,主要分布在欧洲及亚洲北部的森林地带,这种环境适合森林蜱(传播媒介)的孳生。流行性出血热也是自然疫源性传染病,流行区地貌可分为山谷林间湿草地型、沼泽草原型、沿河湖洼地型、水网稻田型等,特征是地势低洼潮湿,近水多草适合鼠及螨类孳生。鼠疫曾在我国围场发生,与鼠类在此大量繁殖有关。钩端螺旋体病是由致病性钩端螺旋体引起的一种自然疫源性急性传染病,分布在世界各地,以东南亚流行较严重,在北极圈附近永久性冻土地带也发现该病的疫源地。我国南方水稻区多发此病,鼠类为主要传染源。

从疾病与健康的地区分布及其影响因素的流行病学研究中我们不难发现,某些疾病之所以能在一个地区存在,与地理环境因素有密切关系,在地质作用过程中形成的地貌、岩石、土壤、地表水和地下水等构成了人类生存发展的地质环境。地质环境在地球各圈层的物质与能量交换中发生各种变化。这些地质环境及其变化决定了人类生存的环境质量,并直接影响着人体健康,所以分析地质环境因素及其变化过程,采取适宜防治措施,有利于提高人类生存质量,促进人类健康长寿。一些改变地理条件的人类活动都可能引起传染病的发生,开垦荒地、砍伐森林和修建水坝等经济建设,常常导致生态条件改变引起传染病的流行。大面积森林砍伐对全球气候和生态影响非常严重,1990-1995年全世界森林消失的面积相当于两个意大利。由于人口增长、森林破坏、农业开垦和全世界木材产品的需求所造成的森林面积的减少改变了地理景观,已经引起局部地区气候变化、生态改变及传染病谱的改变。

三、社会因素

(一)政治与经济因素

1.国家政治与社会局势

国家政局不稳和社会发展动荡常常直接影响相关医疗卫生与防疫工作的正常开展,间接地导致了传染病的发生和流行。如已处于控制状态的白喉,自1989-1994年在独联体中有12个国家相继发生白喉流行,患者数占世界上白喉患者的99%。分析主要原因是这个时期独联体社会、政局动荡,许多独联体国家的医疗服务陷于瘫痪和没有足够的预防措施,造成大量易感儿童及青年积累,加之人口流动、居住拥挤,导致白喉流行。而在非洲,由于政变、宗教、种族、领土、边界等原因所引发的战乱是非洲国家独立以来政治生活中的主要画面之一。时至今日,仍有相当数量的非洲国家、中东地区国家处于各种内部或外部冲突之中,使得霍乱、疟疾、艾滋病和埃博拉出血热等新旧传染病随时随地存在。

近20年来,一些卫生问题不断震撼着世界,艾滋病的出现和全球的蔓延,疯牛病、埃博拉出血热、非典、甲型H1N1流感的发生与控制,大肠埃希菌O157食品污染等,对各个国家乃至全球经济都产生了一定的负面效应,成为当事国政治家首要处理的重大问题。当今国际政治舞台上,防治艾滋病和打击恐怖主义一样成为使用率最高的新话语,预防控制禽流感全球流行也成为国际政治中的热门话题。因而,卫生问题成为国际政治的重要内容,各个国家不得不在传染病的控制上进行国际合作,其合作的社会政治环境也常常决定着传染病扩展的范围。

2.经济发展与科学文化

国家经济与科学文化水平的高低对传染病的发生与控制也起着重要的作用。调查显示,发达国家受传染病影响远比发展中国家要小得多。许多国家传染病流行不断,根本的原因还是经济落后的问题。贫困使得许多国家政府无力为自己国家的人民提供良好的受教育条件、健全的医疗卫生设施、有效的社会保障以及有希望的就业前景。如非洲拥有世界上最多的最不发达国家、最多的绝对贫困人口、最低的经济社会发展水平以及最大规模的外债,这使得非洲人成为世界上在人类免疫缺陷病毒面前最为脆弱的群体,而艾滋病的蔓延又反过来加剧了非洲的贫困状况。前任联合国秘书长安南也不得不承认,非洲艾滋病不仅是不发达的产物,而且已经成为非洲社会发展的最大障碍。据联合国艾滋病规划署统计,截止到 2017 年,全球共有 3 690 万名人类免疫缺陷病毒感染者,其中非洲东部和南部地区 1 960 万,非洲西部和中部地区 610 万,中东和北非 22 万,亚太地区 520 万,拉丁美洲 180 万,加勒比地区 31 万,东欧和中亚 140 万,欧洲中西部和北美地区 220 万。在当今欠发达地区,仍有许多地区民众对传染病的防治知识十分缺乏,甚至有将患传染病死亡后深埋的牲畜挖出来吃食的现象。贫困和经济水平的落后,也给我国多数地区在动物烈性传染病发生后的大面积捕杀带来一定困难。

3.持续战争与恐怖袭击

众多史实资料显示,传染病的流行直接或间接与战争相关。我国东汉末年的战乱使人口大量死亡,造成传染病大范围的蔓延。西晋文学家潘岳《关中诗》第 15 首云:"斯民如何,荼毒于秦。师旅既加,饥馑是因。疫疠淫行,荆棘成榛。绛阳之粟,浮于渭滨。"就是对战争造成传染病流行的描写。与此相似,魏晋时期十六国传染病流行和咸丰年间苏浙皖战场瘟疫均是自然因素与战争协同作用引起传染病流行的典型例子。坦桑尼亚艾滋病感染率高的重要原因就是 1961 年以来接待了来自布隆迪、刚果(金)和乌干达等战乱国家的大量难民,难民间相互传播导致流行。美国于 2001 年发生"9·11 恐怖袭击事件"后也出现了炭疽病恐慌、天花再来的恐惧等。

4.生态改变与工农业发展

经济发展、工业化、都市化、人口增长都有可能造成生态的改变,其对新传染病的影响很大。生态改变影响传染病传播的可能途径包括以下几种。

(1)由于工业或农业发展的需要,人类频繁开发利用土地,包括农业侵占、森林砍伐、道路修建、建坝拦水、湿地改造、采矿和城市扩大等,使人类接近那些早已存在但不为人类所熟悉的病原微生物的自然保存地或宿主。

(2)为传播虫媒提供更好的生存和孳生条件。快速城市化极大地改变了各种媒介传染源的生存环境,进而放大了传染病扩散的可能性,同时落后的基础设施、供水、排水、污水处理系统将为一些媒介生物提供繁殖的便利。

(3)使健康动物或人群与带菌动物更加接近。例如,在美国和欧洲流行的莱姆病就与再造森林有关,因为森林面积的增加导致了鹿群数量的增长,而鹿正是莱姆病原的主要宿主。农业发展除了导致生态改变,农作方式与传染病的流行也有密切的关系。例如,在我国每年有超过 10 万人在收割水稻时感染"朝鲜出血热",其病原 Hantaan 病毒的自然宿主是活动于水稻田的田鼠;"阿根廷出血热"的流行与此类似,通过把草地开垦为玉米地,导致其病原 Junin 病毒的一种节肢动物自然宿主迅速增加,并将病毒传播给人类。流行性感冒也有其农业的根源,鸭子等水禽是流行性感冒病毒的主要宿主,而猪则可充当这类病毒的混合容器,流感病毒的基因片段在猪体内重新组合形成新的毒株,感染对其缺乏免疫力的人群,导致流行性感冒的流行。例如,2009 年在全球蔓延的甲型 H1N1 流感。在亚洲,每年造成 3 万人患病和接近 7 000 人死亡的日本脑炎,与稻田灌溉有着密切的关系。在非洲某些地区,修筑水坝和暴雨被认为与峡谷热有关。

5.新闻报道和信息传播

如今,人们既可通过传统的媒介方式(如电话、报纸、电视、电台、杂志等),亦可通过新兴的传媒方式(互联网网页浏览、微博、QQ、微信等),第一时间获取各类传染病预防知识以及了解全球传染病的发生和流行。公共媒体以及自媒体报道传染病的及时性、有效性和科学性对传染病的流行也起着相当关键的作用。如果报道得当,有利于防控措施的实施而有效控制该病的蔓延;如果报道不当,则会起到相反的作用,反而使传染病进一步蔓延,甚至引起全社会的恐慌。

(二)人口与交通因素

1.人口与流动因素

人口的人群特征、生活行为与饮食习惯都是传染病流行的重要影响因素。人口不仅是社会存在和发展的要素,而且与人类的健康息息相关。世界卫生组织指出,"健康、人口和发展是相互不可分割的,发展的成功,取决于资源的平衡。迅速增长的人口正在威胁着这种平衡"。由于人口的过快增长对人类传染病预防工作提出了空前的挑战。这主要表现在以下几方面。

(1)加重社会负担,影响卫生资源投入:在世界很多地区由于人口的增长速度超过了经济增长速度致使大批居民营养不良,社会卫生状况恶化,大量失业人口存在和生活条件下降,也对居民的身心健康造成了严重的损害。这样必然导致社会财富主要用于维持温饱,而减少对公共卫生、教育和医疗保健的投入,最终使得预防传染病的防线出现了漏洞。

(2)加重环境破坏,造成新旧传染病的肆虐:由于人类不仅需要维持生活的物质条件,而且需要生活和生产空间,导致人类对自然界的干预和破坏达到空前规模。人类社会工业化过程造成的污染,改变了生态平衡,使得很多生物死亡,对生态系统中生物链产生很大影响。近 30 年来,人类发现了 30 多种以前从来不知道的传染病,尽管有了现代医疗手段,传染病不再像以前那样会引起大量的死亡,但是新的传染病产生的速度比以前更快了,这主要是现代社会的发展对生态破坏所造成的。

(3)人口流动和经济全球化,加剧了传染病的传播:人口流动和经济全球化是现代社会普遍存在的现象。随着工业化的进展,世界人口聚集居住的都市化现象也越来越普遍,且速度有增无减。据联合国统计局人口与社会统计处最近的统计表明,如今城市人口已占全球人口的一半,而且这一比例还在不断增加。人口集中化和爆炸性增长最大的危险就是传染病的大流行,城市的密集人口是传染病大流行的温床,人口的高度密集,容易导致传染病通过空气传播、饮水传播和直接接触传播。人口增长速度过快而经济发展滞后使预防措施不到位和公共设施难以满足人群的需要;伴随着人口的剧增,世界各大城市饱受生活垃圾的侵扰,"垃圾围城"不仅成为城市卫生环境的第一"世界难题",也成为滋养传染病的温床。经济全球化导致的人口大流动也使传染病在全球范围内四处传播。正如美国哥伦比亚大学新兴传染病专家赫斯蒂芬·莫尔斯所言,"SARS 表明我们未来可能遇到什么,使病原体传染大量人口并扩散到全球各地的条件近年来不断发展,而且还会继续发展"。

人口流动也是传染病流行的主要社会因素之一。有学者对流动人口的疾病预防控制现状进行了调查研究发现,外来流动人口以农民进城务工和从事服务性行业等经济型流入人口为主,相对城镇固定人口为弱势群体,由于他们来自另一个疾病流行地区,很可能成为本地区某一疾病的传染源,引起当地疾病的流行,表现为:①文化素质相对较低,健康意识和卫生习惯差,缺乏传染病防治知识;②经济收入不稳定,不少患者无力负担医疗费用,讳疾忌医,心理负担重,怕因病而失去工作,不愿查体,因此,为数不少的感染者分散于人群之中,未能及时发现,传播危险性增加;③外来流动人口饮食和饮水的卫生监督经常得不到保证,感染肠道传染病的危险性明显增加,群居群宿,人群密度大,接触密切,容易导致各类传染病的暴发流行;④外来人口中儿童免疫接种率明显低于常驻儿童,影响了免疫针对性疾病的控制和消灭,近年来我国报告的暴发疫情多发生在未接受免疫接种的外来人口中;⑤外来人口在传染病的发生发展中还起着重要的"传媒"作用,如性传播疾病,近年来出现从沿海到内地,从城市向农村扩展的趋势,在很大程度上也归因于流动人口的"传媒"作用。

生活行为和饮食习惯对传染病的传播也起着重要的作用,性传播性疾病、性行为和注射使用毒品对艾滋病,乙型、丙型等病毒性肝炎传播和流行的影响已是众所周知的事实。同时,经济文化水平的落后也导致了许多不良饮食习惯的养成,从而导致了一些人兽共患传染病的流行。猪囊虫病是人类不良卫生习惯导致流行的典型例子,由于饲养生猪的卫生问题,在人和猪之间形成了人(粪)—猪(肉)—人的恶性循环,即猪接触到有绦虫病的患者的粪便而患病,人因生吃或食入未煮熟的患有猪囊虫病的猪肉而患绦虫病和囊虫病。无圈散放或"连茅圈"易造成本病的流行。南方的部分少数民族地区有生食猪肉和生食猪血的习俗,以及在野外排便的不良习惯,亦造成了该病在当地呈区域性流行。

另一方面,随着生活水平的提高,城市宠物数量大大增加,随之也增加了患"宠物病"的风险。这类病主要有弓形虫病、狂犬病、附红细胞体病、鹦鹉热、犬绦虫病等。其中,狂犬病是由狂犬病病毒引起的人兽共患传染病,能够感染包括人类在内的所有哺乳动物,是迄今为止人类病死率最高的急性传染病,一旦发病,死亡率高达100%。据统计,全球每年约有6万余人死于狂犬病。中国是全球第二大狂犬病国家,1951年起我国开展全国性灭犬活动,使狂犬病控制工作初见成效,但20世纪70年代以后疫情又开始上升并日趋严重。近年来,我国狂犬病报告发病的最高峰为2007年,报告3 300例,波及984个县区。此后通过采取一系列措施,狂犬病发病数连年下降,2017年全国共报告516例病例,较高峰下降84.4%,波及362个县区,较高峰下降63.2%。

社会文化对传染性疾病患者的歧视使传染病难以控制和监测,是某些传染病流行的间接原因。

2.旅游和交通因素

旅游和交通因素也是导致传染病发生和流行的重要因素。据统计,每天有近百万名旅客处在国际旅行中,每周约有100万名旅客从发达国家到发展中国家(或反方向)旅行,每年产生近7亿人次的旅行,尤其是近年来兴起的生态旅游、探险旅游,不仅是增长速度最迅猛的产业,同时也是传播风险极高的活动。有些病原体只在特定的生物群落中循环,野外旅游增加了人与啮齿类动物、媒介生物的接触,人群引入了新的病原体从而在人群中传播。例如,进入森林旅游可感染森林脑炎;1982年新发现的莱姆病通过旅游可感染;1993年新发现的汉坦病毒肺综合征通过现代交通将汉坦病毒等病原体的鼠类宿主带到世界各地,引起扩散。

目前世界上旅游业发展是空前的,旅游人数、速度和范围远远超出了旅游地区生态系统所承受的能力,旅游者一旦将病原体、动物及其他生物带入或带出旅游区,伴随着环境生态、土地开发、人类行为和城市化的变化,旅游将在更广阔的范围导致传染病传播。

(三)卫生管理与卫生服务因素

1.卫生服务能力

卫生服务是卫生健康部门为一定目的合理使用卫生资源向居民提供服务的过程,这里主要是指向居民提供传染病防治所需的服务的过程。与传染病紧密相关的卫生服务有传染病防治服务需要量、相关的卫生资源配置情况、利用情况、评价体系以及服务体制。由于长期以来受急功近利思想的影响,使与传染病的防治有关的卫生服务处于从属地位,大大地淡化了"预防为主"的指导思想,使传染病的防治工作出现了漏洞,2003 年传染性非典型肺炎的暴发就是一个典型的案例。公共卫生经费投入不足,预防及控制体系的缺陷也是导致传染病流行的因素之一。全球市场的形成加剧了国际经济竞争,使部分国家削减用于公共卫生项目的支出,导致这些国家在应对传染病尤其是新发传染病方面准备的经费不足,健康状况转变的趋势使学术界和政府对传染病可能造成的危害放松了警惕,既往对传染病的成功防治也使政府对传染病的教学、科研、治疗和预防减少投入有了理由,最终导致基层疾病预防控制服务网络遭到破坏、专业人员流失、突发公共卫生事件应急体系不健全、处置能力低下,从而造成了传染病流行的隐患,在我国这方面的问题非常突出。

2.人群免疫状况

人类通过生物技术研制出各类疫苗,消灭、消除或有效控制了某些传染病的流行,例如,全球消灭了天花,我国自 20 世纪 80 年代实施计划免疫以来,白喉、百日咳、新生儿破伤风、麻疹的发病得到遏制,连续多年保持无脊髓灰质炎状态,实践中发现,一旦某个地方计划免疫工作削弱,当地就会发生免疫针对性疾病的暴发或流行。我国 2002 年将乙肝疫苗纳入免疫规划,2008 年实施扩大国家免疫规划,免疫规划由原来的 5 种疫苗防治 7 种疾病增加到 14 种疫苗防治 15 种疾病,有望控制免疫针对性传染病的流行。

3.医疗技术进步与实践

生物医学技术的进步挽救了无数患者的生命,使更多的人预防感染传染病,但它本身也被认为是导致某些传染病难于控制的原因。例如,可通过输入污染的血液和血液制品、使用被污染的输液和手术器械、移植已被感染的器官而传播病毒性肝炎、艾滋病等疾病,就是一个典型的例子。患者与患者、医务人员与患者之间交叉感染是如此普遍,以至于医院不得不设置感染控制部门来加强管理。最著名的一个例子是,在南非埃博拉出血热流行的过程中,许多继发病例是在医院感染的,多数是通过被污染的注射器向别的患者传播,也有通过接触向医务人员传播的情况。通过诊断技术的进步,一些过去不知道、但早已存在的传染病被错误地当作新出现的传染病,典型的例子是胃溃疡和某些胃肠道疾病,包括癌症,医学界早就知道这些疾病的存在,但到最近才发现这些疾病与幽门螺杆菌感染有关。经济条件的改善,使很多现代人过度使用医疗保健服务,特别是抗生素的问题已经引起了学术界的严重关注,过度使用或滥用抗生素导致病原微生物向耐药化发展,在病菌顽强的生存竞争下,抗生素对很多原本有效的常见病,如急性呼吸道感染正在失去治疗作用,而这些感染正是儿童死亡的主要原因之一。

4.公共卫生服务的均等性

由于城乡差别、收入不同导致了贫富差距,尤其是在广大的农村地区,农民由于收入不高导致营养不良,进而影响身体的免疫状况而患上传染病;同时,由于收入不高导致病后不愿去医院就诊治疗,而是任其发展,极易引起传染病的蔓延和扩散,从而形成"因病致贫、因病返贫"的恶性循环。

(韩熙瑞)

第四节　传染病的流行特征

不同的传染病存在不同的病因和影响因素,因此就有着不同的流行规律,形成其独特的流行特征。对传染病的流行强度、时间特征、地区特征、人群特征等流行特征进行探索和研究,掌握传染病的流行规律,可以为推断病因、预测疾病流行趋势、探索传染病的控制方法等提供必要的依据。

一、流行强度

传染病的流行强度是指传染病在某地区一定时期内某人群中,发病数量的变化、波及范围及各病例间的联系程度,以散发、暴发、流行等表示。

(一)散发

散发是指发病人数较少或发病率呈历年的一般水平,各病例间在发病时间及地点方面呈现出不规则的特点,病例之间无明显联系。一些疾病以散发为主,主要是由于疾病的特性造成的,首先是病毒性肝炎、脊髓灰质炎、乙型脑炎等以隐性感染为主的疾病;其次是流行性回归热、斑疹伤寒、炭疽等传播机制不易实现的疾病以及麻风病等潜伏期长的传染病。而一些疾病在流行后或接种疫苗后人群中具有一定的免疫力,也可以呈现散发状态,如麻疹。除此之外,还有因为外部因素的变化而改变了疾病的流行状态。例如,一些地区由于经济的发展、人们生活水平的提高以及卫生条件的改善,使得一些肠道传染病暴发减少,而以散发的状态存在,全年均有病例发生,但发病水平保持在历年相似的水平,散发病例占比可达到全部病例的90%以上。

(二)暴发

暴发是指在局限的区域范围、短时间内突然出现很多相同的患者。暴发可分为同源暴发、连续传播性流行及混合型暴发。

1.同源暴发

同源暴发一般具有共同的暴露和传播途径,如水源或食物受污染后导致甲型肝炎、细菌性痢疾、感染性腹泻等暴发;又可分为点型暴发、持续型暴发及间歇型暴发。点型暴发是由于一定的人群一次性暴露于同一致病因子,病例均出现在传染病的最长潜伏期内,如食物受到微生物的污染而引起的肠道传染病暴发可呈点型暴发;而持续型暴发或间歇型暴发则因为暴露的时间非一次性,而是持续数天、数周甚至更长时间持续或间歇受到暴露,因而病例的出现也不局限于一个潜伏期内,而是根据持续暴露或间歇暴露的情况陆续出现,如自来水管道破裂造成供水受到持续污染导致传染病水型暴发等。

2.连续传播性流行

当暴发没有共同的暴露,而是通过人传人的方式进行传播时,则形成连续传播性流行。病原体的传播可以通过接触传播,也可以通过动物、节肢动物或媒介物而实现,病例分别出现在多个潜伏期内,如流感在人与人之间传播,麻疹的暴发,钩端螺旋体在人与动物之间传播,通过蚊虫传播的登革热、黄热病等。对潜伏期长的疾病,典型的暴发曲线可出现多个逐渐升高的发病波峰,在易感者数量下降到一定程度,或采取相应措施后,发病高峰逐渐下降。而潜伏期短且容易传播的疾病,病例增长快,持续时间较短,但至少超过一个潜伏期。

3.混合型暴发

在暴发流行的全程中,有时会有不止一种的传播途径在起作用,而形成混合型的暴发。如在学校发生的伤寒、副伤寒、细菌性痢疾等暴发疫情,在疫情发生之初,可能是水源或食物受污染而首先出现同源暴发,但在流行过程中,通过日常生活接触造成了病原体在人与人之间进行传播,而形成了连续传播性流行。

(三)流行

流行是指某病在某地区显著超过该病历年的发病率水平。导致传染病流行的可能原因如下。

(1)病原体数量或致病性突然增加。例如,Junin病毒是人出血热肾病综合征的病原,本来就已存在于自然环境中。由于将草地改种玉米,为Junin病毒的天然宿主——壮暮鼠提供了大量的食物,小鼠的数量因此大量增加,也使得病毒的数量迅速增长,最终导致了人肾出血热综合征的流行。另外,由于基因的突变等原因,使得某些病原体的致病性增强,也可导致传染病的广泛传播及流行。

(2)新的病原体进入以前不存在该致病因子的环境。由于环境中没有某种病原体,因而人群不具备相应的免疫力,一旦新病原体进入该环境,则容易引起该传染病的流行。例如,1977年裂谷热病毒从非洲传入了原来不存在该病毒的中东,造成了18 000人发病和598人死亡。再如,麻疹病毒传入长期无该病且存在免疫空白的地区,如偏僻、交通不便的农村地区,则容易引起这些地区的麻疹流行。

(3)传播方式发生变化,致使传染病传播范围扩大,使更多的易感者受感染,最终导致流行。例如,艾滋病最初的传播途径为人类接触了感染动物而受感染。但由于人类接触感染动物的机会非常有限,因此受感染的人群也非常局限。随着人口的迁移,农村人口向城市流动,加之先进的交通工具的出现,使得人口的迁移速度加快、范围扩大,同时也促使了艾滋病向更多的人群传播。而人类的一些行为(不安全性行为、吸毒等)及现代技术(输血等)的出现使得艾滋病的传播获得了更为有效的途径,最终导致该病的世界大流行。

(4)宿主的易感性改变,使得更多的宿主受到传染病的威胁。易感性改变可以由病原体基因的变异,宿主对新型病毒易感性增加而受感染。如流感病毒的频繁变异,人群免疫系统无法识别新型病毒、特异性免疫失败,因而导致大量人群受感染,发生了多次的流感世界大流行。再则是人群免疫水平的自然下降,使得人群易感性增加,因而感染人数迅速增多而发生传染病流行。

(5)导致宿主暴露机会增加的因素出现。由于人类进入动物的栖息地而暴露于新的病原体,或者破坏了动物的栖息地致使动物进入人类的居住地,从而将新的病原带出而增加感染人类的机会。如由于原始的热带雨林受到破坏,果蝠不得不飞离原来的栖息地而进入人类生活的区域,并把携带的尼巴病毒带出而感染了猪群,随后又传给了人。1998—1999年,该病毒在马来西亚猪群和人群中大规模暴发流行并波及新加坡。

(6)出现侵入途径的介导因素。一些因素的出现介导了新的侵入途径,使得原有的传染病的传播更容易实现,传播范围扩大而流行。现代医疗手段的出现,如血液制品的使用,促使了经血传播的疾病乙型肝炎、丙型肝炎的流行;埃博拉病毒主要是通过接触患者的血液、呕吐物、排泄物、分泌物等而传播,而非洲出现埃博拉病毒引起的流行,许多二代病例是院内感染,原因是使用了受污染的注射器而感染该病毒。

二、时间特征

传染病流行的时间特征是指某一地区人群中某传染病的发病及流行随时间的推移而发生变化的特点。疾病暴发流行时,描述传染病随时间变化的特征以小时、日、周、月计,也可根据疾病不同的季节变化特征进行描述,还可描述其逐年的变化,甚至可以数年至数十年为单位来描述疾病的周期性和长期变异。

(一)时间性特征

当传染病暴发流行时,考察传染病的时间分布特性尤为重要,因其可以有助于探索暴露时间及暴露因素,甚至有助于判断传播途径,继而可根据分析的结果采取有针对性的控制措施以防止疫情的蔓延。在潜伏期短、病例发病集中的传染病,时间特征可精确到以小时计算,如流行性感冒、急性出血性结膜炎、肺鼠疫等;而潜伏期稍长者,则可根据实际情况以 1 d、2 d、3 d 或 1 周等作为单位对时间分布特性进行描述,如伤寒、副伤寒、细菌性痢疾、肝炎等暴发常常以天作为统计时间间隔。

传染病的时间分布特性可提示不同的暴发类型,如一次性污染造成的同源暴发病例在短时间内迅速上升达高峰后逐渐下降;持续污染造成的同源暴发的发病高峰则变矮变宽;而非同源暴露的连续传播性流行则随时间的推移呈现多个逐渐增高的波峰,经过几代传播后逐渐减弱。

(二)季节性特征

传染病的发病率可随季节的变化而升降,有的呈现严格的季节性,如虫媒传播的传染病,主要集中在一年中的数月内;有的则呈季节性的升高,这些传染病可全年均有病例发生,但发病率在一定的季节升高,如呼吸道传染病发病高峰在冬、春季,而肠道传染病可在夏季和冬、春季节各有一个发病高峰。传染病呈现季节性特征的原因如下。

1.生长的季节依赖

病原体的生长条件受季节的影响,适宜不同的病原体生长繁殖的气候条件不同,如夏季的高温潮湿适合细菌的生长繁殖,许多细菌性的腹泻病高发于夏季。而夏季炎热的气候和强烈的日光暴晒,可使散播在外界环境中的病毒很快失去活力,因此,病毒性疾病的流行一般在较为寒冷的冬、春季节。

2.活动的季节依赖

传播媒介的孳生繁殖及活动受季节的影响,导致了传染病呈现季节性高发。如夏季蚊虫容易孳生繁殖且叮咬人群的机会增多,因而导致登革热、流行性乙型脑炎等在夏季高发。

3.习性的季节依赖

动物传染源或宿主的生活习性及生长繁殖与季节有关。例如,鼠疫的季节性则与鼠类活动和鼠蚤繁殖情况有关。人间鼠疫多在 6~9 月,肺鼠疫多在 10 月以后流行。再如,布鲁菌病的高发季节则在家畜产仔、流产较多的春季。

4.环境的季节依赖

人群受生活习惯、生产方式的影响。疾病呈现季节性高发还可受人们的不同习惯的影响。例如,一些农村地区主要使用未经消毒处理的自备水源,加之夏天普遍有喝生水的习惯,引起了细菌性肠道传染病暴发疫情容易在夏天出现。再如,稻田型钩端螺旋体病高发于夏、秋季节,主要是因为夏、秋季节雨量多,水稻成熟时,鼠类聚集于稻田而污染了稻水,导致从事田间作业的农民感染而发病。

(三)周期性特征

周期性是指传染病的流行时间间隔有一定的规律性,每隔若干时间(一般为1～2年或数年)则发生一次流行。如流行性脑脊髓膜炎间隔7～9年流行一次,甲型流行性感冒每2～3年流行一次,麻疹每2年流行一次。在流脑疫苗及麻疹疫苗推广后,流行性脑脊髓膜炎和麻疹周期性流行已不明显。但由于流感病毒频繁变异,不断出现易感人群,其周期性的流行还依然存在。传染病的周期性所必需的条件如下。

1.首要条件

在一定的人群范围内存在病原体,也就是能引起疾病的微生物和寄生虫的统称。微生物占绝大多数,包括病毒、衣原体、立克次体、支原体、细菌、螺旋体和真菌;寄生虫主要有原虫和蠕虫。病原体属于寄生性生物,所寄生的自然宿主为动植物和人。能感染人的微生物超过400种,它们广泛存在于人的口、鼻、咽、消化道、泌尿生殖道以及皮肤中。每个人一生中可能受到150种以上的病原体感染,在人体免疫功能正常的条件下并不引起疾病,有些甚至对人体有益,如肠道菌群(大肠埃希菌等)可以合成多种维生素。这些菌群的存在还可抑制某些致病性较强的细菌的繁殖,因而这些微生物被称为正常微生物群(正常菌群),但当机体免疫力降低,人与微生物之间的平衡关系被破坏时,正常菌群也可引起疾病,故又称它们为条件致病微生物(条件致病病原体)。机体遭病原体侵袭后是否发病,一方面固然与其自身免疫力有关,另一方面也取决于病原体致病性的强弱和侵入数量的多少。一般来说,数量愈大,发病的可能性愈大。尤其是致病性较弱的病原体,需较大的数量才有可能致病。少数微生物致病性相当强,少量感染即可致病,如鼠疫、天花、狂犬病等。

2.基本条件

有足够数量的易感者。大中城市人口密集,有足够数量的易感人群,新生儿的出生也累积了一定数量的易感人群。此外,病原体的抗原发生变异,出现大量对新型病原体易感的人群。

3.辅助条件

传染病的传播机制容易实现,具备传染病必需的传播途径。如呼吸道传染病容易在人群中迅速传播,特别是在人口密集、拥挤的城市,可以加速传染病的传播;再如经水传播、食物传播、接触传播、母婴传播、生物传播、血制品传播等。

4.预后条件

预后是指预测疾病的可能病程和结局。它既包括判断疾病的特定后果(如康复,某种症状、体征和并发症等其他异常的出现或消失及死亡)。也包括提供时间线索,如预测某段时间内发生某种结局的可能性。由于预后是一种可能性,主要是指患者群体而不是个人。病后可形成较为稳固的免疫,发生流行后发病率可明显降低。

(四)长期性特征

长期变异是指传染病在较长的时间段(十年、数十年,甚至是一个世纪)的动态变化,可以是发病率、死亡率的变化,也可以是临床表现和病原体等的变化。麻风病在远古时期已经开始影响人类,曾肆虐于全球多个国家,近20年来,其发病率大幅下降,在一些国家和地区甚至已无新病例发生。结核病在19世纪也曾是威胁人类的严重疾病,发病率和病死率极高,由于化学治疗方法的引入,20世纪60年代结核病在发达国家曾一度得到控制;然而,20世纪80年代后期,发达国家结核病的报告发病率有回升趋势,同时在欠发达国家流行形势仍然十分严峻,加之耐多药结核分枝杆菌感染、HIV感染者中发生结核病的问题日益严重,结核病又重新成为严重的公共卫生问题。

疾病出现长期变异的原因多样且相互关联,如病原体的变异,医疗技术的进步,防控措施的推广、经济水平的发展、生活水平和卫生水平的提高、营养水平的提高等。

三、地区特征

传染病因受不同的地理环境、气候、风俗习惯、社会文化、经济水平等自然和社会因素的综合影响,在不同的地区呈现不同的流行特征。在描述传染病的地区特征时,地区的划分可以大至一个洲或一个国家,也可以小至一个住户、一个病房或一个手术室;可以是具体的地理位置,如省、市、县、乡镇、村,也可能只是一个地区范畴,如城市和农村、国内和国外等。在实际应用中往往要根据具体的研究目的来进行地区的划分和分析。

(一)既可局部发生又无地区界别

传染病在不同国家和地区间可因不同的地理气候、社会经济、人文条件、遗传因素而显示出不同的发病频率及地区分布特征。有些传染病仅存在于某些特定的地区;而有些疾病在全球各国均有发生,但高发于某些地区。此外,由于现代交通工具的发展,各国之间频繁的经贸、文化往来及旅游业的发展,加快了传染病在地区与地区、国家与国家间的传播,因而传染病常常可以在短时间内波及多个洲、国家或地区。

(二)具有地形分布特征

一些传染病的传播受自然条件、环境因素影响,这些传染病的分布特征则可以按不同性质的自然环境来描述,如山区、丘陵、平原、湖泊、草原、森林等;如莱姆病、森林脑炎等主要分布在林区。

(三)具有城乡分布特征

传染病的流行特征还具有城乡差别,在城市,由于人口密度大、流动性大的特点,容易累积大量的易感者,有利于呼吸道传染病的传播,并且容易形成传染病的周期性流行。而农村卫生条件差,供、排水设施不完善,卫生防病意识也较弱,则容易暴发肠道传染病疫情。

(四)具有区域分布特征

当传染病暴发流行时,还可以与疾病发病相关的地理区域进行分布特征的描述,如诊断或报告地点、工作场所、医院、病房或手术室、学校、学生宿舍、班级、街道、住户或最近旅行到过的地区等。如慢性呼吸道传染病肺结核,在通风不良的寄宿制学校,容易发生同班同宿舍聚集性疫情。

四、人群特征

人群特征可直接或间接影响传染病的发生和流行,基本的人群特征的流行病学描述包括除年龄和性别之外,还有职业、种族、民族、宗教、收入、教育等。

(一)年龄差异

年龄与传染病的发生有较大的联系,大部分传染病的发病频率在不同的年龄段均有显著的差别,这主要是受不同年龄段人群的易感性和暴露机会暴露水平不同所影响。以婴幼儿发病为主的疾病具有易传播、感染后获持久免疫力的特点,如麻疹、百日咳、水痘等。以儿童发病为主的疾病则多为隐性感染较多的疾病,如脊髓灰质炎、流行性乙型脑炎、流行性脑脊髓膜炎等。HIV的感染高峰在 $20\sim40$ 岁,原因是这一年龄段不良行为方式如多性伴、性乱等的人口比例较其他年龄段人群高。老年人由于免疫功能低下、长期接触感染因素等原因,也是传染病高发的年龄段。

有些疾病不同的流行形式其发病年龄特征可不同,如经食物和水传播的细菌性痢疾、感染性腹泻等的散发病例以儿童较多,其次为老人,但在因共同暴露导致暴发时可无年龄差别;在老疫区以儿童发病为主,但在新疫区则无明显年龄发病特征。

(二)性别差异

传染病发病存在的性别差异特征,有些与环境因素或机体内在因素有关,但更多是与暴露的机会及暴露水平的不同有关。如在农田作业以男性为主的地区,钩端螺旋体病及血吸虫病男性的感染率高于女性;但有的地区,男、女性都参加水田劳动,接触疫水的机会均等,男女发病水平则亦相近。肺结核男性发病多于女性,约为 2∶1。

(三)职业差异

一些传染病呈现明显的职业特征,主要是由于暴露机会的不同所造成。如森林脑炎的病例主要以伐木工人等进入丛林作业的人群为主,蛔虫主要感染以学生最高;钩虫、肝吸虫感染以半农半商的菜农感染率最高;鞭虫感染率则以渔民最高。布鲁菌病则在兽医、畜牧者、屠宰工人、皮毛加工者等人群高发。

(四)其他差异

不同种族、民族及宗教信仰的人群,由于不同的遗传因素、特有的行为习惯和生活生产方式,导致了传染病在这些人群里与其他人群不同。不同的受教育程度、收入水平的人群由于受传染病防病意识、卫生保健水平不同等多种因素的影响,往往随着社会经济地位下降,传染病的发病率也随之升高。

五、不同传播途径传染病的流行特征

病原体从传染源排出后,以不同的传播途径,侵入新的易感宿主,导致传染病的传播。一些病原体侵入易感宿主的途径比较单一,但许多病原体可通过多种途径传播。不同的传播途径,也决定了不同的传染病有一些相对独特的流行特征。

(一)经空气传播

经空气传播包括经飞沫、飞沫核、尘埃、气溶胶等传播。对环境抵抗力较弱的流感病毒、百日咳杆和脑膜炎双球菌常经飞沫传播,因而传播局限于传染源周围。经飞沫传播只能累及传染源周围的密切接触者。飞沫核则可向远处飘散,结核分枝杆菌、白喉等耐干燥的病原体可经飞沫核传播。结核分枝杆菌和炭疽杆菌芽孢等对外界抵抗力较强的病原体则可通过尘埃传播。气溶胶是分散悬浮于空气中的液体或固体微小颗粒,也是病毒和细菌空气传播的主要方式之一。经空气传播的大多数传染病流行特征如下。

1.传播广泛,发病率高

相对而言经空气传播的传染病其方式多、速度快、较难阻断,病原体较易经呼吸道侵入易感宿主,造成传染病的广泛传播,因而发病率高。如 2009 年 6 月的全球流感大流行,造成全球20%~30%的人群感染,其中10%~15%的人群发病,死亡人数超过 28 万。2017 年 WHO 估算全球肺结核发病率为 133/10 万。

2.季节性明显

大多数呼吸道传染病季节性明显,虽然不同病原体所致疾病的高发季节略有不同,但一般而言冬、春季为大多数呼吸道传染病的高发季节,如常见的流感、麻疹、风疹、流行性腮腺炎、流行性脑脊髓膜炎等。但少数呼吸道传染病季节性并不明显,如肺结核,为慢性呼吸道传染病,全年均有病例发生而无明显的高发季节,仅在早春略高;呼吸道合胞病毒感染的季节性也不明显。

3.少年儿童、老年人和有基础疾病及免疫力低下的人群多见

总体而言,呼吸道传染病发病率随着年龄增长而降低,即儿童的呼吸道感染发生频率相对于成人高,如5岁以下儿童的平均急性呼吸道感染率为5.6%,其中以1岁以下儿童的感染率最高,达6.1%。成人急性呼吸道感染发病率为2.2%。流感一般流行时,儿童及老人发病率较高;我国肺结核45岁以上发病率升高明显,老年人发病率最高。带状疱疹是潜伏在宿主机体内的水痘-带状疱疹病毒复活而出现临床症状,通常多见于40~70岁人群。

4.受居住条件和人口密度的影响

居住拥挤和人口密度大的地区高发,在一些拥挤的公共场所如学校、车站、临时工棚、监狱等较易发生。学生和医护人员往往是急性呼吸道疾病的高发人群。

5.在未免疫预防人群有周期性特点

一些经空气传播的传染病,在未免疫预防人群可呈周期性升高,如流行性腮腺炎可常年发生或流行,在无免疫预防的情况下,通常每隔7~8年有一个流行周期;支原体肺炎每隔数年出现发病率增高或流行的表现。

(二)经水或食物传播

经水或食物传播的传染病包括许多肠道传染病和某些寄生虫病,个别呼吸道传染病也可通过食物传播。

1.经水传播

饮用水污染和疫水接触均可能造成传染病传播。

(1)经饮水传播的疾病常呈暴发流行。其流行特征为:①有饮用共同水源史,病例分布与供水范围一致,如污水渗入破损的自来水管网,城市高层楼房蓄水池的二次污染等,导致饮用被污染自来水的人群发生相关传染病的流行、暴发。②在水源经常受到污染处病例终年不断。如在经济落后的农村地区,村民日常使用未经处理、消毒的自备水源(井水等),水源水容易受到粪便、污物或地面污物等污染,同时村民存在喝生水等不良习惯,可致当地导致经水传播的传染病频频发生。③发病无年龄、性别、职业差别,饮用了被病原体污染的水的易感者,均有可能发病。④停用污染水源或采取消毒、净化措施后,暴发或流行即可平息。近年来由于大力改善供水和排水设施、加强粪便和垃圾处理等,经水传播的传染病也相应大幅下降。

(2)经疫水发生的传播通常是由于人们接触疫水时,病原体经过皮肤、黏膜侵入机体。其流行特征为:①患者有疫水接触史,发病有职业差异。参加水田劳动、洗菜、放牧、捕鱼等劳动者,接触在被鼠类和家畜尿污染的水体机会多,容易感染钩端螺旋体,因而发病常见。②疾病有季节性、地区性。洪水季节,大片土地和房屋被淹没,在雨季,低洼地区,如池塘、河沟、道路等积水,均增加人群接触疫水及感染机会;在夏季,在江河、池塘、水库游泳或玩水也易被钩端螺旋体感染。③大量易感者接触疫水时可致暴发或流行。洪水泛滥时,鼠类栖息地及其排泄物、家畜排泄物、家畜饲养场的积水和泥土等被洪水冲洗,导致钩端螺旋体污染范围扩大,易感人群由于长时间与洪水接触,容易造成大流行。④加强疫水处理和个人防护,可控制病例发生。如减少或消灭储存宿主及其滋生场地,以减少钩端螺旋体污染水体;改造农田、改变水质,使之不适合钩端螺旋体长期存活、杀灭水中或土壤中的病原体等;接触水体的劳动人员穿戴好防水靴和手套等,可大幅度降低发病率。

2.经食物传播

当食物本身含有病原体或受到病原体的污染时,可引起传染病的传播。经食物传播的传染病的流行病学特征主要有:①患者有进食某一食物史,不食者不发病。由于生吃或半生吃受甲肝病毒污染的毛蚶,1988年1～3月上海市发生甲型肝炎流行,仅2～3个月患者多达31万人。②一次大量污染可致暴发。2011年,以德国为中心的欧美国家发生了肠出血性大肠埃希菌O104:H4感染暴发,造成3816人感染。经调查,由于埃及同一进口商供应的某批次的葫芦巴豆种子受到肠出血性大肠埃希菌O104:H4污染,而人们因生食用受污染的葫芦巴豆种子制成的芽苗菜而被感染。③停止供应污染食物后,暴发可平息。而加强饮食管理、消灭苍蝇的工作等,经食物传播的传染病也得到有效控制。④食物多次被污染,暴发和流行可持续较长时间。

(三)经接触传播

1.直接接触传播

在没有外界因素参与下,易感者与传染源直接接触而造成的传染病传播,如性病、狂犬病等。

2.间接接触传播

易感者接触了被传染源的排出物或分泌物污染的手或日常生活用品等而感染所造成的传播。许多肠道传染病、体表传染病及某些人兽共患病可通过间接接触传播。经间接接触传播的传染病的流行特征为:①大多呈散发,同住者可呈现病例聚集现象,如托幼机构常出现因日常接触传播而发生细菌性痢疾病例。②卫生条件较差、个人卫生习惯不良地区发病较多。如2007年广西某少数民族村寨发生一起细菌性痢疾疫情,导致121例患者,经调查为日常接触传播和苍蝇携带传播而引起。③加强传染源管理,严格消毒制度,注意个人卫生,可减少此类传播。

(四)经媒介节肢动物传播

传播方式包括机械携带和生物性(吸血)传播。

1.机械携带

节肢动物通过接触、反吐和粪便排出病原体,污染食物或餐具,感染接触者。如肠道传染病病原体伤寒沙门菌、痢疾志贺菌等可以在苍蝇、蟑螂等体表和体内存活数天,由其机械携带污染食物等,进而感染易感人群。

2.吸血传播

吸血节肢动物通过叮咬血液中带有病原体的感染者,再感染易感者。节肢动物传播的传染病流行特征如下。

(1)地区性分布特点:与媒介节肢动物地区分布特征相关。如基孔肯雅病的传播与伊蚊的分布密切相关,因而该病一般分布在冬季温度在18 ℃以上的地区,如亚洲和非洲的热带和亚热带地区。

(2)明显职业性:与接触机会较多有关,如流行性乙型脑炎以成人与农民为主,主要是与被蚊虫叮咬机会较多有关。

(3)有一定的季节性:主要与媒介节肢动物的繁殖、活动、滋生场所的形成及病原体在节肢动物体内增长繁殖受季节的影响有关。例如登革热的主要传播媒介是伊蚊,其流行则与媒介的密度密切相关,因而该病的流行常见于夏末或初秋湿润气候的季节。在气温较高、蚊群活动频繁的季节,寨卡病毒的传播相对迅速。

(4)有明显的年龄差异:传播广泛的疾病,青壮年发病较多,在老疫区则以儿童发病率较高;但新迁入疫区者发病年龄差异不明显。如新的登革热流行区以20～40岁患者居多,而地方性流行区则以儿童患者居多;寨卡病毒感染的一般年龄为 10～38 岁,以青壮年为主。

(五)经土壤传播

有些传染病可通过被污染的土壤传播。经土壤传播的传染病往往与病原体在土壤中的存活时间有关,一些能形成芽孢的病原体(如炭疽、破伤风)等污染土壤后可保持传染性达数十年之久;有些寄生虫卵从宿主排出后须在土壤中发育一段时间,才具有感染新易感者的能力。在与土壤接触的机会多、个人卫生条件差的地区或人群,感染率高。如在气候温暖潮湿的落后贫困地区,卫生条件差,破伤风的发病率和死亡率仍很高,在遇到自然灾害或发生意外事故,伤员增多,污染机会大,也可致病例增多;在使用未经无害化处理的粪便施肥、生吃蔬菜、落地食物不洗直接捡食、赤脚下地劳动等习惯的地区,钩虫病的感染率高,且以农民感染率最高。

(六)血液传播

血液、体液传播病原体存在于携带者或患者的血液或体液中,通过应用血制品、使用消毒不彻底的医疗器械等传播。如乙型病毒性肝炎、丙型病毒性肝炎和艾滋病等。此类传染病无明显的季节性,全年均可发病。可发生在各个年龄段,在可同时经血液和性传播的传染病,则以性活跃年龄人群多发。

(七)母婴传播

通过母体将病原体传给子代的传播。受感染的孕妇经胎盘血液将病原体传给胎儿引起宫内感染,如风疹、艾滋病、梅毒和乙型肝炎等。分娩过程中胎儿在通过严重感染的孕母产道时可被感染,如淋球菌、疱疹病毒等。母亲感染 HIV 或 HBV,婴儿可因食入其母乳而造成感染。病原体经孕妇阴道通过宫颈口到达绒毛膜或胎盘引起胎儿宫内感染,葡萄球菌、链球菌、大肠埃希菌、白色念珠菌等多见。

(八)多途径传播

许多传染病可通过一种以上途径传播,病原体及其所处环境的流行病学特征决定疾病以哪种途径传播。如细菌性痢疾、伤寒等肠道传染病的传播途径复杂,可经食物、水、日常生活接触和生物媒介机械携带等传播,近年来甚至发现同性恋之间存在直接传播的现象;可经过一种或同时经过多种途径传播引起流行、暴发也较常见。因此,须采取综合防控措施以控制此类的传染病流行。

(韩熙瑞)

第五节 传染病的诊断方法

传染病与其他疾病的诊断要素基本相似,特殊性在于其有相应的病原体才能确诊。及早正确诊断,可给疾病的有效治疗和预防控制提供依据。诊断主要从下列三方面资料进行综合分析。

一、流行病学资料

流行病学资料包括发病季节、地区、患者年龄、性别、职业、接触史、家庭或单位有无类似发病情况、旅居地区史等。

（一）地区性

有些传染病呈世界性分布，如流行性感冒等。另一些则有严格的地区性，如日本血吸虫病流行于我国长江流域及其以南地区，与中间宿主钉螺的存在有关。登革热主要流行于我国的广东、广西、海南、台湾地区。因此，了解自然疫源地、地方性传染病的分布，对诊断十分重要。

（二）季节性

肠道传染病主要在夏秋季流行。呼吸道传染病主要发生在冬春季。虫媒传染病夏季高发，如乙型脑炎季节性非常明显，为每年 7、8、9 三个月等。

（三）患者特征

各种传染病好发人群的分布与性别、年龄、职业等有关。血吸虫病多见于农民、渔民。布鲁菌病常见于牧民。森林脑炎以林业工人居多。儿童手卫生差，肠道感染居多。

（四）预防接种史

有些疾病疫苗全程正规接种后发病的可能性小，如白喉等。有些疫苗的免疫效果不持久，如霍乱疫苗即使接种仍有发病可能。有些疫苗具有型特异性，多种血清型无交叉免疫，如流感疫苗接种后仍可发生其他型别感染等。

二、临床资料

临床症状与体征是诊断的重要线索。全面准确的临床资料来源于详实的病史采集和细致的查体及病情的发展变化。

（一）详实采集病史

详实的病史采集包括询问起病诱因与发病时间，了解起病缓急，有无前驱症状，所有症状的起始时间、程度、性质及演变过程，尤其要明确症状之间的主次关系，对疾病诊断有重要参考价值。如以发热起病者，应询问开始时间、发热程度和变化规律，是否伴随发冷、寒战、出汗，及其程度等；如以腹泻为主者，了解大便的次数、性状，是否伴有里急后重等；如以出疹为主者，了解出疹的时间、部位、顺序及伴随症状等。

（二）全面、细致体格检查

体格检查对诊断至关重要。要详细描述阳性体征，以及有鉴别诊断价值的阴性体征。重视对诊断有特征性的体征，如麻疹早期的科氏斑；流行性腮腺炎发热伴单侧或双侧腮腺非化脓性肿痛等。某些体征一旦出现常高度怀疑某种传染病，如出血热肾病综合征患者发热，伴颜面、颈、上胸部充血潮红，头痛、腰痛、眼眶痛，腋下有搔抓样出血点等。腹泻、脱水等一般性体征对某些传染病诊断有参考意义。

（三）病情发展的特点

传染病的病程发展有一定规律性，密切动态观察临床变化及病情演变经过，对于确诊有较大意义。如间日出现"寒战-高热-大汗"虽不是疟疾所特有，但结合流行病学史对诊断间日疟疾有重要价值。

不同病原体，或非传染病侵犯同一系统、器官时也可有相似临床表现。如多种病毒引起的中枢神经系统感染均可有发热、头痛、呕吐等；多种病原体引起肠道感染均可腹泻等；溃疡性结肠炎、结肠癌等均可引起脓血便等。

三、实验室及其他检查

(一)一般检查

1.血常规

细菌感染白细胞总数和中性粒细胞比例常增高;白细胞正常或减少可见于伤寒及病毒性感染。传染性单核细胞增多症常出现变异淋巴细胞。急性寄生虫病嗜酸性粒细胞常增多。

2.尿常规

泌尿系感染者尿液检测有重要意义。出血热肾病综合征尿中有蛋白、红细胞,尤其出现膜状物有较特异性意义。胆红素、尿胆原的检测有助于黄疸的鉴别。

3.粪常规

感染性腹泻粪便可检见红细胞、白细胞、脓细胞及巨噬细胞。病毒所致腹泻以粪便形态异常为主。粪便检出寄生虫卵可确诊肠道寄生虫病。

4.生化检查

可以初步判定感染主要累及器官及损伤程度,评价病原体及产物对机体的影响。

(二)病原学检查

1.直接显微镜检查

(1)直接镜检:包括粪便、血液、阴道分泌物、尿液等的细菌和脓细胞及寄生虫检测,如大便查见白色假丝酵母菌丝等。无菌部位查见细菌具有诊断价值。

(2)涂片染色镜检:革兰染色可区分革兰氏阳性或阴性细菌。多用于无菌体液(脑脊液、腹水、胸腔积液),痰标本,皮疹、脓液及尿液标本检测;如脑脊液和皮肤瘀点刺破涂片染色镜检可查见病原体等。

2.病原体分离与培养

病原体分离与培养是传染病确诊的依据。多数病原体可从临床标本(血液、骨髓、体液等)中培养分离鉴定获得。培养基种类可根据不同病原体加以选用。

(三)免疫学检查

应用已知抗原或抗体,检测血清或体液中相应抗体或抗原,是最常用的免疫学检查方法。

1.特异性抗体检测

又称血清学检查。由于免疫学技术的发展,血清学诊断方法不断推陈出新,目前检测方法较多。

(1)凝集试验:直接凝集试验指细菌、螺旋体等颗粒抗原,在适当条件下直接与相应抗体结合出现的凝集现象,如肥达、外斐反应等;间接凝集试验是将病原体的可溶性抗原吸附于红细胞或其他载体上,后再与相应抗体(患者血清)发生凝集,又称为被动凝集试验,可用于某些寄生虫及病毒感染的诊断。

(2)补体结合试验:根据抗原抗体复合物可结合补体而抑制溶血反应的原理实施的试验,用于诊断病毒感染。

(3)中和试验:将标本加入组织培养板或注入鸡胚、动物体内,测标本中有无抗体减低或抑制病毒的致病力。

(4)放射免疫测定:利用放射性同位素标记抗原与非标记抗原对相应抗体竞争性结合,检测标本中抗体的含量。此法灵敏度高,但受放射性核素衰变影响,定量检测有局限性。

(5)酶联免疫吸附试验(ELISA):将有显示系统的酶联结于特异抗体,然后与被检标本作用,如有相应抗原,与酶联结抗体结合后,加底物产生显色反应。酶联免疫吸附试验已演变成许多种方法,广泛用于各种传染病的诊断。

(6)蛋白印迹法:指将微生物蛋白用十二烷基硫酸钠聚丙烯酰胺凝胶电泳分离,并转移至硝酸纤维膜,膜上的蛋白条带与稀释后的患者血清相互作用,其特异性的抗体与蛋白结合,可用酶标的抗体检出。

2.抗原检测

用于抗体检测的免疫学试验方法均可用抗原检测。另外还有皮肤试验(如囊虫皮肤试验等)、T 细胞亚群检测等。

(四)分子生物学技术

分子生物学技术具有特异性强、灵敏性高的优点。目前常用下列技术,使细菌及病毒的鉴定、耐药基因检测、分子流行病学调查更加准确、简便、快速。

1.聚合酶链反应

聚合酶链反应(polymerase chain reaction,PCR)是利用 DNA 半保留复制及碱基互补配对原则,以 DNA 片段为模板,在体外扩增出大量需要的 DNA 序列,再经产物的大小、测序及分子杂交等多种方法检测。如不同的核酸扩增技术、基因芯片技术、分子扩增方法应用等,对病毒(如 HIV、HBV)感染的诊断、基因分型,以及对 HIV、HBV、HCV 抗病毒疗效评价均有重要意义。

2.限制性片段长度多态性分析

限制性片段长度多态性分析(restriction fragment length polymorphism,RFLP)技术的原理是基于限制性核酸内切酶消化核酸及标记的 DNA 探针能与任何序列相似的片段杂交,经片段长度的变异检测多态性。目前,在诊断病原微生物上运用最多的是 PCR RFLP,该法采用 PCR 扩增特异性基因组序列,然后将扩增的序列为模板进行 RFLP 技术分析,常用于病原体量少或难以培养的检测鉴定。如 HBV 病毒变异位点可采用特异性 PCR RFLP 检测,为后续抗病毒治疗提供依据。

(五)其他检查

1.内镜检查

乙状结肠镜和纤维肠镜常用于诊断及鉴别慢性腹泻,腹腔镜可检查肝胆病变。纤维胃镜可确定肝硬化食道静脉曲张与出血等。

2.影像检查

超声可协助诊断阿米巴肝脓肿。X 线检查有助于诊断肺吸虫病,伤寒肠穿孔及其鉴别。计算机断层扫描(CT)和磁共振(MRI)对化脓性脑膜炎并脑脓肿及脑囊虫病等有一定诊断价值。

3.活体组织病理检查

肝穿刺组织、直肠黏膜活检等均可行病理检查。某些疾病的局部组织活检可行病理诊断,如旋毛虫病、肺吸虫病,发热待查肿大的淋巴结等。某些侵袭性真菌病确诊也有赖于活体组织检查等。

(李再波)

第六节 传染病的治疗原则

传染病治疗的目标是消除病原体、阻止疾病的传播及流行。治疗原则是坚持综合治疗,即坚持治疗、护理与预防并重,病原治疗与一般治疗、对症支持治疗并重。必须考虑机体、病原体、药物相互关系及其实际等因素,设计综合性个体化治疗方案。

一、一般治疗

一般治疗主要包括以下三方面。

(一)消毒隔离

消毒是通过物理、化学和生物学的方法,消除或杀灭体外环境中病原微生物的方法。应根据病原体和感染途径不同制订相应消毒隔离措施,如呼吸道隔离(麻疹等)、消化道隔离(甲型肝炎等);严密隔离(狂犬病等);昆虫隔离(疟疾等)、便器隔离(阿米巴痢疾等)。

(二)基础护理

尤其对危重症患者,是防止并发症,降低病死率,提高治愈率不可缺少的手段。

(三)饮食

保证热量供给、补充营养素。酌情给予流质、半流质、普食等。有些疾病需要特殊饮食,如伤寒需要无渣、高能量、高维生素易消化流食或半流食等。重症患者需鼻饲。

二、病原治疗

病原治疗也称特异性治疗。常用药物有抗生素、化学治疗药物和血清免疫制剂等,均必须掌握使用适应证、禁忌证、防治不良反应。

(一)抗菌药物

(1)按来源分类:①抗生素,如青霉素G、庆大霉素等;②半合成抗生素,如氨苄西林、头孢唑啉等;③化学制剂,如磺胺类、喹诺酮类药物等。

(2)按作用分类:①繁殖期杀菌剂,如青霉素类、头孢菌素类等β-内酰胺类;②静止期杀菌剂,如氨基糖苷类、多黏菌素类;③速效抑菌剂,如四环素类、氯霉素类等;④慢效抑菌剂,如磺胺类等。

(3)按作用机制分类:①抑制细菌细胞壁合成,如青霉素类、头孢菌素类;②影响细胞膜通透性,如多黏菌素等;③抑制蛋白质合成,如氨基糖苷类、四环素类和氯霉素等;④抑制核酸代谢,如萘啶酸和二氯基吖啶等;⑤抗叶酸代谢,如氨甲蝶呤等。

(4)使用原则:及早确立病原学诊断;熟悉药物抗菌活性、药代动力学和不良反应;结合患者生理、病理、免疫状态等。

具有杀菌或抑菌活性的各种抗生素及化学合成抗菌药称为抗菌药物。

(二)抗病毒药物

现有抗病毒药物可抑制病毒。按病毒类型分类:①广谱抗病毒药,如利巴韦林等;②抗RNA病毒药,如奥司他韦、金刚烷胺等;③抗DNA病毒药物,如阿昔洛韦等;④抗肝炎病毒药物,如干扰素类和核苷(酸)类似物等;⑤抗人类免疫缺陷病毒药物,如叠氮胸苷、双脱氧肌苷等。

抗病毒机制：①与病毒竞争细胞表面受体阻止病毒吸附；②阻碍病毒入胞脱壳；③阻碍病毒生物合成；④增强宿主抗病能力的物质，抑制蛋白的合成等。

(三)抗真菌药物

常用抗真菌药物分类：①氮唑类，如第一代、第二代咪唑类药物咪康唑和酮康唑，三唑类药氟康唑、伏利康唑等，可高度选择性抑制真菌细胞色素 P450，使真菌细胞损失正常甾醇；②棘白菌素类，如卡泊芬净、米卡芬净等，通过抑制 1,3-β-D 葡聚糖合成酶，使细胞溶解；③多烯类抗生素，如两性霉素 B，能与麦角固醇形成复合物并分裂真菌原生质膜导致膜渗透性增强，胞质内容物泄漏；④烯丙胺类化合物，如特比萘芬，可逆地抑制角鲨烯环氧酶，阻碍新的固醇合成并且降低膜上麦角固醇浓度；⑤嘧啶类化合物，如氟胞嘧啶等。

(四)其他药物

抗原虫及蠕虫药物主要包括甲硝唑、氯喹、吡喹酮、乙胺嗪和阿苯达唑等。血清免疫制剂主要包括各种抗毒素，如破伤风抗毒素、肉毒抗毒素、抗狂犬病血清等。恢复期患者血清可用于治疗严重病毒感染，如甲型 H1N1 流感等。

三、对症治疗

对症治疗有利于降低消耗、减轻损伤、减少痛苦、调节各系统功能及保护重要脏器。使患者度过危险期，为进一步治疗赢得时间，促进康复。

治疗方法包括高热时物理降温、抽搐时镇静、颅内压升高时脱水、心力衰竭时强心治疗、严重毒血症时用糖皮质激素等。

四、支持治疗

(一)基础支持

根据各种传染病不同阶段采取合理饮食，酌情补充营养，维持水、电解质平衡，输注新鲜血浆、凝血因子等，以增强体质和免疫功能。

(二)营养支持

包括肠道内与肠道外营养。首选肠内营养，利于门静脉循环、肠动力和肠道激素分泌，并可保护肠道屏障。肠内营养耐受较差者可用肠外营养补充其不足。主要营养素包括碳水化合物、脂肪乳剂、氨基酸、维生素等。

(三)器官支持

重症感染可有相应组织器官功能障碍，进一步可导致多器官功能障碍综合征(MODS)，包括急性肾衰竭(ARF)、心力衰竭、肝衰竭、凝血功能紊乱、急性呼吸衰竭及脑损伤等。器官支持有利于提供暂时的功能替代以维持正常生理活动，可酌情采用血液净化技术、人工肝支持系统和呼吸支持技术等。

五、其他治疗

某些传染病，如病毒性脑炎、脊髓灰质炎等可引起后遗症，需采取针灸治疗、理疗、高压氧治疗等康复治疗，以促进机体恢复。机体免疫状态对疾病转归起重要作用，酌情选用白细胞介素、细胞集落刺激因子、IFN-α、转移因子、胸腺素、免疫球蛋白等可能有一定作用。中医中药对调整患者各系统功能具有重要作用，某些中药如黄连等还可能有一定抗微生物作用。心理治疗有利于患者正确认识所患疾病，积极配合治疗，有助于病情改善或恢复。　　　　　　　　　　(崔师玉)

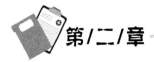

第／二／章

病毒感染性疾病

第一节　流行性感冒

一、概述

流行性感冒简称流感,是流感病毒引起的急性呼吸道传染病,也是一种潜伏期短、传染性强、传播速度快的疾病。其主要通过空气中的飞沫、人与人之间的接触或与被污染物品的接触传播。典型的临床症状为高热、乏力、头痛、全身酸痛等全身中毒症状重而呼吸道症状较轻。一般冬、春季节为高发期,所引起的并发症和死亡现象非常严重。由于流感病毒致病力强,易发生变异,若人群对变异株缺乏免疫力,易引起暴发流行,迄今世界已发生过 5 次大的流行和若干次小流行,造成数十亿人发病,数千万人死亡。

二、病原学

(一)结构

流感病毒最早是在 1933 年由英国人威尔逊·史密斯发现,当时被称作 H1N1。属正黏液病毒科,呈球形或丝状,直径 80～120 nm,有包膜,是一种 RNA 病毒。病毒由核衣壳与外膜组成。病毒核衣壳含核蛋白(NP)、多聚酶和核糖核酸(RNA)。NP 具有型特异性,抗原性较稳定。多聚酶负责流感病毒 RNA 转录,由 3 个亚单位组成:PB1、PB2 和 PA,通常将这 3 种蛋白称为3P 蛋白。单股负链核糖核酸(ss-RNA)为流感病毒的基因组,甲型、乙型流感病毒 RNA 共分8 个节段。从 1～7 节段分别编码以下蛋白:PB2、PB1、PA、HA、NP、NA、M,目前认为第 8 节段是编码起连接 RNA 功能的非结构蛋白(NS1 和 NS2),各片段间可发生遗传物质的重组、交换、重组,最终导致新抗原、新亚型的出现。外膜由脂质双分子层与基质蛋白(M)组成,后者又分为M1、M2 两型,M1 蛋白为外膜内层,M2 蛋白为外膜上的氢离子通道。基质蛋白抗原性较稳定,也具有型特异性。脂质双层除了磷脂分子外,还包含两型以辐射状突出于病毒体外的糖蛋白,即血凝素(hemagglutinin,HA)(棒状三聚体)和神经氨酸酶(neuraminidase,NA)(蘑菇形四聚体)。HA 能引起红细胞凝集而得名,其水解产物通过与宿主细胞膜上的唾液酸受体作用,协助病毒吸附于宿主细胞表面并进一步进入细胞内,是流感病毒致病的重要因素;NA 具有水解唾液酸的作用,能水解宿主细胞表面唾液酸受体特异性糖蛋白末端的 N-乙酰神经氨酸,协助与宿主细胞结合的新病毒颗粒释放,感染未受染细胞,从而促进流感病毒进一步扩散、繁殖,也是流感抗病毒药物的一个作用靶点。

(二)分型

根据核蛋白与基质蛋白的抗原性不同,将流感病毒分为甲、乙、丙 3 型(即 A、B、C 3 型),三型病毒具有相似的生物学特性。三型流感病毒最主要的不同点在于宿主范围不同:甲型流感病毒宿主广泛;乙型、丙型主要感染人类,但也有少数报道在其他感染动物中分离到该型病毒。甲型按 H 和 N 抗原不同,又分若干亚型,H 可分为 16 个亚型(H1~H16),N 有 9 个亚型(N1~N9)。其中 H16 为 2004 年在瑞典黑头鸥中分离出的新亚型。人类流感主要与 H1、H_2、H3 和 N1、N2 亚型相关。

(三)变异性

流感病毒以易发生抗原变异为特点。抗原变异的形式主要有抗原漂移与抗原偏移两种形式。亚型内的小抗原变异称为抗原漂移,主要由病毒基因组的点突变引起,亦称抗原的量变,有助于病毒逃避宿主的防御。大的抗原变异称抗原转换即抗原质变,往往出现新的强病毒株,可引起世界性大流行。甲型流感病毒的抗原变异频繁,传染性大、传播速度快,2~3 年可发生一次小变异,每隔十几年会发生一次抗原大变异,并产生一个新的强毒株。乙型流感病毒的抗原变异较慢,亦有大、小变异,但未划分成亚型。丙型流感病毒抗原性很稳定,尚未发现变异。

(四)理化性质

流感病毒不耐热、酸和乙醚,100 ℃ 1 min 或 56 ℃ 30 min 灭活,对常用消毒剂(1% 甲醛、过氧乙酸、含氯消毒剂等)、紫外线敏感,耐低温和干燥,真空干燥或 −20 ℃ 以下仍可存活。对流感病毒结构、生物学特性等方面的深入了解可为诊断、治疗的进一步研究奠定基础。

三、流行病学

(一)传染源

流感患者和隐性感染者为主要传染源。病后 1 周内为传染期,以病初 2~3 d 传染性最强。动物也可称为储存宿主和中间宿主。

(二)传播途径

空气飞沫或气溶胶经呼吸道传播为主,也可通过直接接触传播或病毒污染物品间接接触传播。

(三)易感人群

普遍易感,感染后对同一抗原型可获不同程度的免疫力。各型之间以及各亚型之间无交叉免疫性,可反复发病。

(四)流行特征

1.流行特点

突然发生,迅速蔓延,发病率高和流行过程短是流感的流行特征。甲型流感常引起暴发流行,甚至是世界大流行,2~3 年发生一次小流行,根据世界上已发生的 4 次大流行情况分析,一般 10~15 年发生一次大流行。哺乳动物或鸟类等可被广泛感染。乙型流感呈局部流行或散发,也可大流行;丙型以散发为主。乙型流感与丙型流感一般只会传染人类,但目前有发现猪也可被感染。

2.流行季节

四季均可发生,以秋、冬季为主。南方在夏、秋季也可见到流感流行。

3.免疫性

感染某株病毒可获 2~4 年的免疫力,但这种特异性免疫常不能抵御因抗原变异所形成新病毒株的再感染,使流感反复多次发生。由于流感病毒经常变异,每次感染的病毒株亦不相同,因此不同人群对流感的免疫状态不一致。

四、发病机制与病理改变

(一)侵入途径及病理

流感病毒主要侵袭呼吸道的纤毛柱状上皮细胞,并在此细胞内复制繁殖。也可感染单核细胞、巨噬细胞及另外一些粒细胞。新增殖的病毒颗粒释放到细胞外,再次侵入其他上皮细胞。流感病毒侵入细胞、复制、释放到细胞外。受病毒感染的上皮细胞发生变性、坏死与脱落,露出基底细胞层,从而引起局部炎症,并全身中毒反应,如发热、身痛和白细胞计数减少等。成人约于第 5 病日呼吸道上皮细胞开始再生,呼吸道上皮细胞再生后约 2 周新的纤毛上皮形成而恢复。以上为单纯流感过程。其主要病变损害有呼吸道上部和中部气管。

病毒可在支气管、细支气管与肺泡上皮细胞大量复制,从而侵袭整个呼吸道,整个呼吸道发生病变,致流感病毒肺炎。此病变老年人、婴幼儿、患有慢性疾病或接受免疫抑制剂治疗者易发生。其病理特征为全肺暗红色,气管与支气管内有血性液体,黏膜充血,纤毛上皮细胞脱落,并有上皮细胞再生现象。黏膜下有灶性出血、水肿和轻度白细胞浸润。肺泡内有纤维蛋白与水肿液,其中混有中性粒细胞、单核细胞等。炎性细胞释放的酶类和细胞因子加重肺部损伤,致使各种临床症状的出现。肺下叶肺泡出血,肺泡间质可增厚,肺泡与肺泡管中可有透明膜形成。如有继发感染,则病变更复杂。

(二)破坏细胞组织机制

1.病毒复制

病毒复制周期可简述如下:①流感病毒通过 HA 成分与细胞膜唾液酸受体结合,以胞吞形式进入到细胞内;②病毒包膜与内吞泡膜相融合后,其核衣壳成分被转入细胞核内;③病毒基因组 RNA 在细胞核内不断复制的同时,病毒信使 RNA 进入细胞质不断合成病毒蛋白成分;④在胞质内新合成的病毒蛋白又进入细胞核内与病毒基因组 RNA 一起组装成新的病毒颗粒;⑤新的病毒颗粒被运送到细胞膜内表面,以出芽方式到达细胞外,但此时并未脱离细胞,仍通过 NA 与细胞连接;⑥新病毒颗粒通过 NA 成分分解细胞膜唾液酸受体成分而与细胞膜分离,释放到细胞外。流感病毒大量复制、释放,不断感染新细胞,从而导致细胞的变性、坏死与脱落。

2.免疫因素

普遍研究认为各类细胞因子在流感病毒致病机制中起重要作用,细胞因子的过度产生导致免疫系统功能失调引起不同程度的病理损害。流感病毒进入宿主体内后,感染气道上皮细胞、单核细胞系统及其他免疫细胞后激发一系列免疫反应。主要通过 NF-κB、AP-1、STAT and IRF 等信号通路产生各类免疫因子,如趋化因子、促炎性因子及抗病毒因子等。以上细胞因子的表达又可反作用于宿主细胞,负调节或正调节细胞因子,导致免疫系统功能失调,破坏宿主组织、器官功能,如急性肺损伤机制。损坏严重者可致宿主死亡。

五、临床表现

典型流感起病急,潜伏期一般为 1～3 d。高热,伴畏寒,一般持续 2～3 d;全身中毒症状重,而呼吸道症状轻微。死亡病例主要为免疫力低下者。

(一)单纯型流感

以此型为主。急性病面容,体温可达 39 ℃～40 ℃。畏寒或寒战、乏力、头晕头痛、全身酸痛等症状明显;咳嗽、流涕、鼻塞、咽痛等呼吸道症状较轻;少数可有恶心、呕吐、食欲缺乏、腹泻、腹痛等消化道症状。眼结膜、咽部充血红肿。

(二)肺炎型流感

较少见,多发生于高龄、儿童、原有慢性疾病基础的人群,症状体征重,在发病数天内即可引起呼吸循环衰竭,病死率高。病因有原发病毒性肺炎、继发细菌性肺炎、混合细菌病毒性肺炎。常见细菌感染为肺炎链球菌、葡萄球菌、流感杆菌。表现为高热持续不退,剧烈咳嗽、咳血性痰、呼吸急促、发绀,肺部可闻及干、湿啰音等。影像学有肺阴影等肺炎表现。亦有病例症状较轻者,预后较好。

(三)其他类型

较少见。如脑炎型流感以中枢神经系统损害为特征,表现为瞻望、惊厥、意识障碍、脑膜刺激征等脑膜炎症状;胃肠型流感为流感病毒侵袭肠黏膜细胞引起,以恶心、呕吐、腹痛、腹泻为主要临床表现;中毒型流感主要表现循环功能障碍、血压下降、休克及 DIC 等。

六、并发症

(一)呼吸道并发症

主要有细菌性气管炎、细菌性支气管炎及细菌性肺炎等。

(二)雷耶(Reye)综合征

本综合征旧称急性脑病合并内脏脂肪变性综合征,是流感病毒感染时的严重并发症。发病年龄一般为 2～16 岁,是一种急性、一过性、可逆性和自限性疾病。基本病理改变为急性弥漫性脑水肿和弥漫性肝脂肪变性。伴有显著的脑病症状,包括抽搐、进行性意识障碍,甚至昏迷等。既往病死率高,随着对该病的进一步认识,病死率已有所下降,但可引起智力降低、癫痫、运动功能受损等严重后遗症。

(三)其他并发症

主要有中毒性休克、中毒性心肌炎及心包炎等。

七、实验室检查

(一)血液常规

白细胞总数正常或降低,分类正常或淋巴细胞相对增高;若继发细菌感染,白细胞及中性粒细胞计数可增多;重者可有乳酸脱氢酶(LDH)、肌酸磷酸激酶(CK)等增高。

(二)病毒分离

患者口咽分泌液接种于鸡胚或猴肾细胞培养分离出病毒。灵敏度高,但实验要求高、费时。

(三)血清学检查

患者早期和恢复期(2～4 周后)两份血清抗体效价升高 4 倍及以上为阳性。检测方法有血凝抑制试验、补体结合实验、酶联免疫吸附试验等。灵敏度、特异性均较差。

（四）RT-PCR 检测病毒核酸

快速、灵敏度高，但 RNA 在较复杂的温度梯度扩增过程中容易丢失信息，针对核酸检测发展的 NASBA（依赖核酸序列的扩增技术）是一种等温的核酸扩增技术，具有灵敏度高、准确度强、方便、快速等优点，全球已有针对禽流感病毒的 NASBA 检测试剂盒。

（五）快速诊断法

取患者鼻黏膜压片染色找包涵体，免疫荧光检测抗原。

（六）影像学等检查

对重症肺炎患者的诊断有一定辅助作用。

八、诊断

在流行及大流行期间可根据临床症状作出流感临床诊断，但散发病例等需结合流行病史、临床表现、实验室检查等综合诊断。

（一）流行病史

流行期间本地或邻近地区短期内出现相似症状者明显增多。

（二）临床表现

起病急，有发热、头痛、乏力、全身酸痛等全身中毒症状，而呼吸道表现较轻。

（三）诊断标准

1.疑似病例

流行病学史、临床表现。

2.确诊病例

流行病学史、临床表现、实验室病原学检查。

九、鉴别诊断

（一）普通感冒

多为散发，起病较慢，上呼吸道症状明显，全身症状较轻。如鼻病毒、副流感病毒、腺病毒、呼吸道合胞病毒、埃可病毒、柯萨奇病毒等感染。轻型流感与普通感冒往往很难鉴别。

（二）其他

流感伤寒型钩端螺旋体病一般为夏、秋季多发，有疫水接触流行病史；有典型钩端螺旋体病的体征，包括腓肠肌压痛，腹股沟淋巴结肿大、压痛；血培养有助于诊断。支原体肺炎可通过病原学检查区别。

十、治疗

（一）一般对症治疗

对患者尽可能行呼吸道隔离，注意休息、适宜饮食；吸氧治疗，血氧饱和度维持在 90% 以上；有高热烦躁者可予解热镇静剂，儿童避免使用阿司匹林等水杨酸类药物，减少诱发 Reye 综合征。高热显著、呕吐剧烈者应予适当补液及支持治疗。对继发并发症者，应积极行相关治疗，降低病死率。

(二)早期抗病毒治疗

可抑制病毒复制,减少排毒量,减轻临床症状,缩短病程,并有利于防止肺炎等并发症的发生。

1.金刚烷胺和甲基金刚烷胺

金刚烷胺和甲基金刚烷胺为离子通道 M2 阻滞剂。可阻断病毒吸附于宿主细胞,抑制病毒复制,但仅对甲型流感有效。发病 48 h 内用药效果好。用法为成人 200 mg/d,分两次服用,老年患者减半;疗程3~5 d。不良反应有口干、头晕、嗜睡、共济失调等。甲基金刚烷胺抗病毒活性比前者高,且神经系统不良反应较少。但在过去的十多年内流感病毒对此类药物的耐药性已普遍存在。

2.奥司他韦

奥司他韦是一种强效的高选择性流感病毒 NA 抑制剂,是目前最为理想的抗流感病毒药物。其活性代谢物奥司他韦羧酸能竞争性与流感病毒 NA 位点结合,从而干扰病毒释放,减少甲型、乙型流感病毒的传播。发病初期使用,成人 75 mg/d,分两次服用,疗程一般为 5 d。不良反应主要为恶心、呕吐、腹痛、腹泻等消化道不适,也可有呼吸系统、中枢神经系统等不良反应。

3.扎那米韦

扎那米韦是一个有效的流感病毒唾液酸抑制剂,通过抑制流感病毒神经氨酸苷酶(NA)发挥作用,对金刚烷胺、金刚乙胺耐药的病毒株也有作用,阻止或干扰流感病毒的复制,用于流感的预防和治疗。适于每天给药,并具有良好的药效和安全性。美国 FDA 于 1999 年 8 月批准用于抗流感病毒的治疗。适用于成年患者和 12 岁以上的青少年患者,治疗由 A 型和 B 型流感病毒引起的流感,对金刚烷胺、金刚乙胺耐药的病毒株也起抑制作用。20 mg/d,分两次吸入,间隔约12 h,连用 5 d。不良反应有:轻度或中度哮喘患者可引起支气管痉挛,其他不良反应少且轻微。

目前获准上市的以上四种抗流感病毒药物均存在耐药性的不断产生、不良反应的不断发现等弊端。针对以上问题,抗流感病毒的新药物仍在不断研制中。目前的研究方向主要是寻找另一类流感病毒蛋白为靶点,如在流感病毒复制过程中占重要位置的 RNA 聚合酶的 3 种蛋白(3P)。

十一、预防

(一)一般原则

可简述为"四早一隔":早发现,早报告,早隔离,早治疗及呼吸道隔离。

(二)切断传播途径

(1)流行期间,尽量减少集会或集体娱乐活动,特别是老幼病残易感者,注意保持室内空气流通,加强对公共场所进行消毒。

(2)医护人员戴口罩、洗手、防交叉感染。

(3)患者用具及分泌物要彻底消毒。

(三)疫苗预防

疫苗接种是预防流感的基本措施,目前获准临床应用最广泛的流感疫苗是鸡胚生产的三价灭活疫苗。灭活疫苗接种效果较好,最适合老年、儿童、免疫力低下者等高危人群接种。接种时间为每年流感流行前季节进行,每年接种 1 次,根据现行流行株加行相应疫苗成分接种,约 2 周可产生有效抗体。本品禁用于对相关疫苗过敏、妊娠期及 6 个月以下婴儿。用法为皮下注射,成人 1 mL,学龄前儿童 0.2 mL,学龄儿童 0.5 mL。优点是不良反应小。目前新型疫苗的研制主要以针对以上疫苗的弊端为方向,主要有以下几种。

(1)减毒活疫苗:能更有效地针对变异流感进行防御;采用鼻腔喷雾法接种,更为方便;适合儿童及健康成人。

(2)细胞培养的流感疫苗:简化制作过程,可大量制备,且减少变态反应。

(3)DNA疫苗:具有低廉、稳定、易构建等特点。

(4)通用疫苗:针对流感抗原变异快的特点,选择稳定的流感病毒蛋白进行研究,希望能研制出一种能产生交叉保护作用的疫苗。

针对流感的减毒活疫苗、细胞培养的疫苗在全球已分别有相关产品获准上市。

(四)药物预防

用于易感人群可能感染而未发病者。用法为口服金刚烷胺或甲基金刚烷胺 100 mg,每天2次,连续服用1～2周。仅对甲型流感有一定预防作用。因该药物对中枢神经系统有一定不良反应,孕妇、有癫痫史者禁用,老年及有血管硬化者慎用。亦可使用奥司他韦、扎那米韦等药物预防。然而,药物预防流感不能代替流感疫苗接种。

(刘　梅)

第二节　水痘和带状疱疹

水痘-带状疱疹病毒(varicella-zoster virus,VZV)感染可引起临床上两种表现不同的疾病:水痘和带状疱疹。初次感染VZV表现为水痘,是小儿常见的急性呼吸道传染病,患儿皮肤黏膜分批出现斑疹、丘疹、疱疹及结痂,全身症状轻微。水痘痊愈后,VZV病毒可潜伏在感觉神经节内,中老年期激活后引起带状疱疹,其特征是沿身体单侧感觉神经分布的相应皮肤节段出现成簇的斑疹和疱疹,常伴较严重的疼痛。

一、病原学

VZV为DNA病毒,属疱疹病毒科(Herpesvirus)α疱疹病毒亚科(Alpha-herpesviridae)。病毒呈球形,直径为180～200 nm。核心为线形双链DNA(125 kb),由162个壳粒组成的立体对称20面体核衣壳包裹,外层为针状脂蛋白囊膜。

VZV为单一血清型。病毒基因组由长片段(L)和短片段(S)组成,编码多种结构和非结构蛋白。人是已知的该病毒唯一自然宿主,病毒只能在人胚成纤维细胞和上皮细胞中增殖,并产生局灶性细胞病变,其特征性改变为核内嗜酸性包涵体及多核巨细胞形成。VZV在体外抵抗力弱,不耐酸和热,室温下60 min、pH<6.2或>7.8条件下即可灭活,对乙醚敏感。但在疱疹液中-65 ℃可长期存活。

二、流行病学

水痘多呈散发性,冬春季节可有小流行,5～9岁儿童占发病总数的50%。带状疱疹多见于成人,90%病例为50岁以上或有慢性疾病及免疫缺陷者。

（一）传染源

患者是唯一传染源。病毒存在于患者疱疹液、血液及鼻咽分泌物中，出疹前 48 h 至疱疹完全结痂均有传染性。水痘传染性极强，带状疱疹患者传染性相对较小。

（二）传播途径

主要通过空气飞沫传播，直接接触水痘疱疹液或其污染的用具也可传播。处于潜伏期的供血者可通过输血传播，孕妇分娩前 6 d 患水痘可感染胎儿。

（三）易感人群

人类对 VZV 普遍易感，VZV-IgG 抗体阳性率在 3～7 岁儿童近 50%、40～50 岁为 100%。水痘主要在儿童，20 岁以后发病者<2%。病后免疫力持久，一般不再发生水痘，但体内高效价抗体不能清除潜伏的病毒或阻止 VZV 激活，故患水痘后仍可发生带状疱疹。随着年龄增长，带状疱疹发病率也随之增长。免疫功能低下或缺陷者，如肿瘤化疗患者、艾滋病患者带状疱疹发生率为 35%～50%。

三、发病机制与病理

（一）发病机制

病毒经上呼吸道、口腔、结膜侵入人体，病毒颗粒在扁桃体或其他局部淋巴组织的 T 细胞中复制。被感染的 T 细胞随后将病毒转运至皮肤组织、内脏器官及神经系统，形成病毒血症，引起皮肤及全身组织器官病变。发病后 2～5 d 特异性抗体出现，病毒血症消失，症状随之好转。水痘的皮肤病变为棘细胞层细胞水肿变性，细胞液化后形成单房性水疱，内含大量病毒，随后由于疱疹内炎症细胞和组织残片增多，疱内液体变浊，病毒数量减少，最后结痂，下层表皮细胞再生。因病变表浅，愈合后不留瘢痕。病灶周边和基底部血管扩张，单核细胞及多核巨细胞浸润形成红晕，浸润的多核巨细胞核内有嗜酸性病毒包涵体。由于特异性抗体存在，受染细胞表面靶抗原消失，逃避致敏 T 细胞免疫识别，病毒可隐伏于脊髓后根神经节或脑神经的感觉神经节内，在机体受到某些刺激，如发热、疲劳、创伤等，或免疫力降低情况下，潜伏状态的病毒被激活而复制，病毒沿感觉神经向远端传播至所支配的皮区增殖引起带状疱疹。

（二）病理

机体免疫缺陷者发生播散性水痘时，病理检查发现食管、肺、肝、心、肠、胰、肾上腺和肾脏有局灶性坏死和细胞核内含嗜酸性包涵体的多核巨细胞。并发脑炎者有脑水肿、点状出血、脑血管有淋巴细胞套状浸润，神经细胞有变性坏死。并发肺炎者，肺部呈广泛间质性炎症，散在灶性坏死实变区，肺泡可出血及纤维蛋白性渗出物，并可见含包涵体的多核巨细胞。

四、临床表现

（一）典型水痘

潜伏期 10～21 d，多为 14～17 d。前驱期可无症状或仅有轻微症状，也可有低或中等度发热及头痛、全身不适、乏力、食欲缺乏、咽痛、咳嗽等，发热第 1～2 d 即迅速出疹。水痘皮疹具特征性，其特点可概括为：向心分布，分批出现，斑丘疱（疹）痂"四代"同堂。初为红斑疹，数小时后变为深红色丘疹，再经数小时发展为疱疹。位置表浅，形似露珠水滴，椭圆形，3～5 mm 大小，壁薄易破，周围有红晕。疱液初透明，数小时后变为混浊，若继发化脓性感染则成脓疱，水痘皮疹有瘙痒感，常使患者烦躁不安。1～2 d 后疱疹从中心开始干枯结痂，周围皮肤红晕消失，再经数天痂皮脱落,一般不留瘢痕,若继发感染则脱痂时间延长,甚至可能留有瘢痕。皮疹呈向心分布,先出现于躯干和四肢近端,躯干皮疹最多,次为头面部,四肢远端较少,手掌、足底更少。部分患者鼻、咽、口腔、结膜和外阴等处黏膜可发疹,黏膜疹易破,形成溃疡,常有疼痛。水痘皮疹分批出现,每批历时 1~6 d,皮疹数目为数个至数百个不等,皮疹数目愈多,则全身症状亦愈重。一般水痘皮疹经过斑疹、丘疹、疱疹、结痂各阶段,但最后一批皮疹可在斑丘疹期停止发展而隐退,发疹 2~3 d 后,同一部位常可见斑、丘、疱疹和结痂同时存在。

水痘为自限性疾病,约 10 d 左右自愈,儿童患者全身症状及皮疹均较轻,成人及婴儿病情较重,皮疹多而密集,病程可长达数周,易并发水痘肺炎。免疫功能低下者易形成播散性水痘,病情重,高热及全身中毒症状重,皮疹多而密集,易融合成大疱型或呈出血性,继发感染者呈坏疽型,若多脏器受病毒侵犯,病死率极高。妊娠早期感染水痘可能引起胎儿畸形,孕期水痘较非妊娠妇女重,若发生水痘后数天分娩亦可发生新生儿水痘。此外,重症水痘可发生水痘肺炎、水痘脑炎、水痘肝炎、间质性心肌炎及肾炎等。

(二)带状疱疹

发疹前 2~5 d 局部皮肤常有瘙痒、感觉过敏、针刺感或灼痛,触摸皮肤时疼痛尤为明显,局部淋巴结可有肿痛,部分患者有低热和全身不适。皮疹先为红斑,数小时发展为丘疹、水疱,数个或更多成集簇状,数簇连接成片,水疱成批发生,簇间皮肤正常。带状疱疹沿周围神经相应皮区分布,多限于身体一侧,皮损很少超过躯干中线,5~8 d 后水疱内容浑浊或部分破溃、糜烂、渗液,最后干燥结痂。第二周痂皮脱落,遗留渐进性淡红色斑或色素沉着,一般不留瘢痕,病程约 2~4 周。

带状疱疹可发生于任何感觉神经分布区,但以脊神经胸段最常见。三叉神经第一支亦常受侵犯,可能会发生眼带状疱疹,常累及角膜及虹膜睫状体,若发生角膜瘢痕,可导致失明。当累及三叉神经其他支或面神经时,可出现口腔内小囊泡等不典型表现。偶可侵入第Ⅴ、Ⅷ、Ⅸ和Ⅹ对脑神经而出现面瘫、听力丧失、眩晕、咽部皮疹或咽喉麻痹等。外耳道疱疹、味觉丧失及面瘫三联症称为 Ramsey-Hunt 综合征。黏膜带状疱疹可侵犯眼、口腔、阴道和膀胱黏膜。免疫缺陷时,病毒可侵袭脊髓而出现肢体瘫痪、膀胱功能障碍、排泄困难,偶可引起脑炎和脑脉管炎。皮损轻重随个体而异,有的仅在某一感觉区内出现疼痛而不发疹;有的只有斑疹而无疱疹;有的局部疱疹融合而形成大疱,或出血性疱疹;有的出现水疱基底组织坏死,形成紫黑结痂;50 岁以上患者 15%~75% 可见带状疱疹后神经痛(PHN),持续 1 年以上。大量研究表明,急性期皮疹越严重或皮疹愈合的时间越长,越有可能发生 PHN。皮疹的受累面积越大,发生 PHN 的风险越大。重者可发生播散性带状疱疹,局部皮疹后 1~2 周全身出现水痘样皮疹,伴高热、毒血症明显,甚至病毒播散至全身脏器,发生带状疱疹肺炎和脑膜脑炎,病死率高,此类患者多有免疫功能缺陷或免疫抑制。

五、实验室检查

(一)血常规

大多正常,偶见白细胞轻度增高。

(二)病原学检查

1.疱疹刮片

刮取新鲜疱疹基底组织涂片,瑞氏染色见多核巨细胞,苏木素伊红染色可常见细胞核内包涵体。

2.病毒分离

将疱疹液直接接种入人胚成纤维细胞,分离出病毒再作鉴定,仅用于非典型病例。

3.病毒 DNA 检测

用聚合酶链反应(PCR)检测患者呼吸道上皮细胞和外周血白细胞中 VZV-DNA,比病毒分离简便。

(三)免疫学检测

补体结合抗体高滴度或双份血清抗体滴度升高 4 倍以上可确诊为近期感染。患者出疹后 1~4 d 即可检出补体结合抗体,2~6 周达到高峰,6~12 个月后逐渐下降。血清学抗体检查有可能发生与单纯疱疹病毒抗体的交叉反应。取疱疹基底刮片或疱疹液,病毒膜抗原荧光抗体检查(FAMA 试验)简捷有效。

六、并发症

(一)VZV 脑炎

65% 发生在出疹后的 3~8 d,发生率为 1‰~2‰。临床表现为发热,剧烈头痛及呕吐,颈部抵抗,脑膜刺激征阳性,深反射亢进等急性脑膜脑炎表现。部分患者渐进性加重,出现兴奋、昏睡、共济失调、惊厥等,根据神经受损部位不同而出现相应表现。部分可出现格林-巴利综合征和 Reye 综合征。脑脊液常规检查淋巴细胞及蛋白质含量升高,糖和氯化物正常。脑炎程度与水痘轻重似无相关性。多数患者 7~10 d 体温恢复正常,1~2 月神经功能障碍逐渐恢复。10% 患者有神经系统后遗症,病死率约为 5%。

(二)进行性播散性水痘

进行性播散性水痘又称重型水痘。见于免疫抑制或缺陷者。表现为高热、全身皮疹多而密集,出疹期长,疱疹可融合成大疱或呈出血性疹,常为离心分布,四肢多,出疹 1 周后仍可持续高热,约 1/3 病例出现多脏器损害,如水痘性肺炎、肝炎、脑炎等,病死率为 7%。

(三)水痘肺炎

水痘肺炎是水痘最严重的并发症。发生率为 4%,多见于成年人(占 20%)。表现为咳嗽、呼吸困难和发热,常出现发绀、咯血、胸痛。胸部 X 线片示两肺点片状阴影,主要分布于支气管周围,也可出现胸腔积液和肺门淋巴结肿大。随着皮疹的恢复,肺炎减轻,但肺功能恢复需数周时间。

七、诊断与鉴别诊断

水痘与带状疱疹依临床表现,尤其皮疹形态、分布,典型病例不难诊断,非典型病例需靠实验室检测作出病原学诊断。

水痘需与丘疹样荨麻疹鉴别,后者多见于婴幼儿,系皮肤过敏性疾病,皮疹多见于四肢,可分批出现为红色丘疹,顶端有小水痘,壁较坚实,痒感显著,周围无红晕,不结痂。带状疱疹出疹前应注意与胸膜炎、胆囊炎、肋软骨炎、流行性肌痛等鉴别。

八、预后

水痘只要不继发严重的细菌感染,其预后良好,不会留下瘢痕。但免疫功能低下,继发严重细菌感染的水痘患者,新生儿水痘或播散性水痘肺炎、水痘脑炎等严重病例,病死率可高达5%～25%。水痘脑炎幸存者还可能会留下精神异常、智力迟钝、癫痫发作等后遗症。

皮肤带状疱疹呈自限性,预后一般良好,预后一般可获得终身免疫,仅偶有复发,不过,若疱疹病损发生于某些特殊部位(如角膜),则可能导致严重的后果。

九、治疗

一般治疗和对症治疗为主,可加用抗病毒药,注意防治并发症。

(一)一般治疗与对症治疗

水痘急性期应卧床休息,注意水分和营养补充,避免因抓伤而继发细菌感染。皮肤瘙痒可用含0.25%冰片的炉甘石洗剂或5%碳酸氢钠溶液局部涂擦,疱疹破裂可涂甲紫或抗生素软膏防继发感染。维生素B_{12} 500～1 000 mg肌内注射,每天1次,连用3 d可促进皮疹干燥结痂。全身紫外线照射治疗,有止痒、防继发感染,加速疱疹干涸、结痂、脱落的效果。发现水痘播散应重视综合措施,积极支持治疗甚为重要。

带状疱疹局部治疗可用5%碘去氧脲嘧啶溶液溶于50%二甲基亚砜制成的溶液外涂,或阿昔洛韦溶液外敷,每天数次,同时可适当用镇静剂(如地西泮等)、镇痛剂(如阿米替林)止痛,且阿司匹林因与Reye综合征相关,应尽量避免应用。高频电疗法对消炎止痛、缓解症状、缩短病程疗效较佳。氦-氖激光照射与皮疹相关脊髓后根、神经节或疼痛区,有显著镇痛作用。

(二)抗病毒治疗

年龄＞50岁的带状疱疹患者,有免疫缺陷或应用免疫抑制剂的水痘和带状疱疹患者,侵犯三叉神经第一支有可能播散至眼的带状疱疹,以及新生儿水痘或播散性水痘肺炎、脑炎等严重患者应及早(发病24 h内)使用抗病毒药。首选阿昔洛韦(无环鸟苷 Acyclovir,ACV)每次200 mg(800 mg带状疱疹),每天5次口服或10～12.5 mg/kg静脉滴注,8 h一次,疗程为7 d。免疫抑制患者需静脉给药。其他核苷类似物如泛昔洛韦(Famciclovir,FAV)、伐昔洛韦(Valaciclovir,VCV)作用与阿昔洛韦相同,且半衰期长,不良反应少。伐昔洛韦是阿昔洛韦的前体药物,只能口服给药,生物利用度是阿昔洛韦的3～5倍,并且药代动力学比阿昔洛韦更好,给药方法简单:300 mg,每天2次,连用7 d。泛昔洛韦是喷昔洛韦前体,也是口服给药,250 mg 每天3次,疗程7 d。现已证实口服泛昔洛韦、伐昔洛韦治疗皮肤带状疱疹比阿昔洛韦更为便捷,用药次数少,能明显减少带状疱疹急性疼痛的持续时间。但阿昔洛韦因其价格优势,仍是目前带状疱疹抗病毒治疗的一线首选用药,特别是对于经济落后的国家地区。病情极严重者,早期加用 α-干扰素100万单位,皮下注射,能较快抑制皮疹发展,加速病情恢复。对于阿昔洛韦耐药者,可给膦甲酸钠120～200 mg/(kg·d),分3次静脉注射。抗病毒治疗有助于减少带状疱疹患者急性神经炎症的发生,加速皮损修复;对免疫缺陷患者及早使用抗病毒药物可防治病毒扩散。但抗病毒治疗能否减少皮肤带状疱疹后神经痛的发生率及缩短神经痛时间,目前尚无定论。

(三)防治并发症

皮肤继发感染时可加用抗菌药物,因脑炎出现脑水肿、颅内高压者应脱水治疗。肾上腺皮质激素对水痘病程有不利影响,可导致病毒播散,一般不宜应用。但病程后期水痘已结痂,若并发重症肺炎或脑炎,中毒症状重,病情危重者可酌情使用。关于皮质激素治疗带状疱疹后神经痛仍有争议,一些研究表明抗病毒治疗联合激素可提高患者生活质量,目前带状疱疹后神经痛治疗很困难,重在预防。除口服药物外,还可试用神经阻滞疗法。眼部带状疱疹,除应用抗病毒治疗外,亦可用阿昔洛韦眼药水滴眼,并用阿托品扩瞳,以防虹膜粘连。

十、预防

(一)管理传染源

一般水痘患者应在家隔离治疗至疱疹全部结痂或出疹后7 d。带状疱疹患者不必隔离,但应避免与易感儿及孕妇接触。

(二)切断传播途径

应重视通风换气,避免与急性期患者接触。消毒患者呼吸道分泌物和污染用品。托儿机构宜用紫外线消毒或用非臭氧型空气净化机净化空气。

(三)保护易感者

(1)被动免疫:用水痘带状疱疹免疫球蛋白(VZIG)5 mL肌内注射,最好在接触后72 h内使用。主要用于有细胞免疫缺陷者、免疫抑制剂治疗者、患有严重疾病者(如白血病、淋巴瘤及其他恶性肿瘤等)或易感染孕妇及体弱者,亦可用于控制、预防医院内水痘暴发流行。

(2)主动免疫:近年国外试用减毒活疫苗,对自然感染的预防效果为68%～100%,并可持续10年以上。对于12月龄以上易感人群都推荐使用,建议所有儿童12～15月时进行第一次接种,4～6岁追加第二次。未曾感染的成人也应接种,孕妇应避免使用。

(刘　梅)

第三节　巨细胞病毒感染

巨细胞病毒(CMV)属疱疹病毒科,为DNA病毒,人巨细胞病毒(HCMV)又称人疱疹病毒5型。HCMV是人类先天性病毒感染的最常见原因之一,其特征性病变为受染细胞体积明显变大、核内和胞质内出现包涵体,因而又称巨细胞包涵体病。本病多发生于婴儿,常为宫内感染,亦可为后天获得,常见的临床特征为肝脾大、黄疸及瘀点状皮疹。巨细胞病毒感染亦可引起多种不同的感染综合征:新生儿由于宫内感染而使中枢神经系统受累,出现如智力低下、小头畸形、脑钙化等,甚可致死;免疫缺陷者如器官移植、艾滋病患者中可引起严重的感染,甚或致死;在正常健康人中亦可引起单核细胞增多。

一、病原学

HCMV是人类疱疹病毒中最大的一组病毒,直径200 nm,呈球形,其内核为64 nm,含线性双链病毒DNA,全长240 kb。其基因组包括长片段(UL)和短片段(US)。HCMV至少有200个开放阅读码框(ORF)。其外蛋白衣壳为一直径110 nm、由162个壳粒构成的对称20面体。

HCMV的主要结构蛋白可分为衣壳蛋白、被膜蛋白和包膜糖蛋白。①衣壳蛋白中pUL86是衣壳蛋白的主要构成成分,约占90%,抗原性不很强,在其感染机体时可诱导特异性抗体产生;pUL80a主要在未成熟病毒中存在,机体感染主要产生特异性抗pUL80a IgM抗体;pUL46分子量较小,主要与锚定病毒DNA到衣壳有关。②被膜蛋白中ppUL83即为"pp65"蛋白,由于其抗原性强而广泛用于临床检测,在病毒感染的急性期以及恢复早期,其抗体滴度很高,可以作为病毒血症的血清学指标。③包膜糖蛋白与 HCMV 穿入宿主细胞、病毒在细胞间扩散以及细胞间的融合有关；并具有中和抗体的主要识别位点，可作为亚单位疫苗的优选表位。

HCMV 原发感染后 16 周内均可检测出 IgM 抗体，接着是 IgA 和 IgG 抗体。HCMV 感染亦可引起细胞免疫应答，其感染外周血淋巴细胞时，淋巴细胞产生 IL-1、IL-2 的能力下降。单核巨噬细胞在细胞免疫中可直接吞噬、杀伤病毒，并可处理、提呈抗原、分泌细胞因子、扩大免疫反应。机体的 NK 细胞、CTL 是抗 HCMV 的重要效应细胞，可裂解受感染细胞而致病毒感染终止。HCMV 感染后使机体的免疫功能下降，其免疫抑制与病毒在免疫细胞中的复制有关。

二、流行病学

(一)传染源

患者和无症状感染者。可间歇性排病毒达数月至数年之久。唾液、尿液、子宫颈和阴道分泌物、精液、乳汁等均可以排出病毒。

(二)传播途径

1.垂直传播

巨细胞病毒可通过胎盘、产道及泌乳方式由母体传染给子代。

2.水平传播

水平传播主要由接触 HCMV 阳性分泌物引起，唾液、尿液、粪便、子宫颈和阴道分泌物、精液等均可分离出病毒。

3.医源性感染

HCMV 可通过输血、器官移植、体外循环和心脏手术等传播并发生感染。免疫功能正常的受血者接受污染血制品后有 95% 的感染属于亚临床型；而在血液系统疾病患者、肿瘤患者、移植受者等免疫功能低下者中则可引起严重感染，甚至危及生命。抗体阳性者的组织器官移植给抗体阴性者可引起 80% 受体发生原发性 HCMV 感染。

(三)人群易感性

机体对巨细胞病毒的易感性取决于年龄、免疫功能状态等诸多因素。一般年龄越小，易感性越强，症状也较重。年龄大则隐性感染率较高。

宫内未成熟胎儿最易感，可致多种畸形。年长儿童及青壮年则以隐性感染居多。当患者免疫功能下降时，体内的病毒激活，则隐性感染可转化为显性感染。

(四)流行特点

巨细胞病毒感染遍布全球，人群感染率高达 40%～100%。多数人在幼年或青年时期获得感染。随着年龄增长，抗体阳性率亦增高。我国成人 80% 以上巨细胞抗体阳性，男女无明显差异。宫内未成熟胎儿最易感染，可致多种畸形。年长儿童及青壮年则以隐性感染居多。

三、发病机制

HCMV 主要是通过与细胞膜融合或经吞饮作用进入细胞，可见于各组织器官；通过淋巴细胞或单核细胞播散至各种体液中。在健康人中，巨细胞病毒在宿主体内呈潜伏状态，一旦机体免疫力受损、缺陷时，病毒开始活化并复制，引起间质炎症或灶性坏死等病变。从宫颈癌、前列腺癌、成纤维细胞癌等组织中发现 HCMV 序列和相应抗原成分提示 HCMV 可能与致癌相关。

四、临床表现

HCMV 感染临床表现变化很大，可随年龄、患者的机体状况不同而异。

宫内感染是病毒通过胎盘引起胎儿的感染，可无临床表现，但若出现表现则一般较后天获得者明显，可发生病毒血症，引起全身性内脏损害，可表现为黄疸、肝脾大、嗜睡、惊厥、呼吸窘迫综合征、脉络膜视网膜炎、痉挛、脑钙化、小头、神经运动迟缓及精神障碍等。可出现全身性斑丘疹，偶尔出现全身性丘疹结节性皮疹。多数患者在 2 月内死亡或遗留严重的神经系统障碍，常见是耳聋、智力障碍、运动障碍。

后天获得性感染常发生于出生时，此种婴儿常无症状，播散性内脏及神经系统损害较罕见，但亦可发生肝功能障碍、蜘蛛痣、百日咳样咳嗽、支气管肺炎等，有时可发生红斑及斑丘疹样皮疹。

儿童感染后多无症状，正常成人多表现为隐性感染或呈嗜异性抗体阴性的单核细胞增多症，可表现为持续发热，出现淋巴细胞相对或绝对增多，并出现异常淋巴细胞，亦可见皮疹。与 EB 病毒引起的传染性单核细胞增多症不同，CMV 感染者无渗出性扁桃体炎及明显的肝脾大、淋巴结肿大，嗜异性凝集试验阴性。年长儿童及成人发病，多见于造血系统及淋巴网状系统的恶性肿瘤或多次输血的患者。

免疫缺陷者的 CMV 感染：可无症状，亦可呈各种不同的临床表现。可以出现肺炎、肝炎、胃肠道溃疡、视网膜炎、大脑病变、内分泌系统与生殖腺受累等（包括糖尿病、肾上腺功能不全、附睾炎、卵巢炎、甲状腺炎、甲状旁腺活性降低等）。在艾滋病患者中尤为多见，其严重程度与 $CD4^+T$ 淋巴细胞受抑制的程度相关。

骨髓造血干细胞及器官移植 CMV 感染：造血干细胞移植合并 CMV 相关肺炎常常导致高达 80% 的病死率。骨髓干细胞移植受者 CMV 阳性是移植后死亡的独立危险因素，尤其是受者 CMV 阳性而供者阴性时，受者更容易出现 CMV 再活动，此外，还需要注意迟发 CMV 感染的发生。相反，在实体器官移植中，若供者 CMV 阳性而受者阴性，则受者 CMV 相关并发症及死亡发生率更高。

五、辅助检查

(一)血常规
白细胞总数常升高，淋巴细胞增多，可出现异型淋巴细胞，且占白细胞总数的 10% 以上。

(二)血清学检查
肝生化检查可见丙氨酸氨基转移酶（ALT）升高。血清 CMV 抗体检查可发现特异性 IgG 和 IgM 抗体，特异性 IgM 阳性提示现症感染，特异性 IgG 阳性则提示既往感染。若抗-CMV IgG 滴度呈 4 倍以上升高，则提示急性感染。

(三)病毒分离
取尿、泪、乳汁、唾液、精液、阴道及宫颈分泌物，培养 24 h 染色可见包涵体，而细胞病变需 2～6 周才能看见。虽然病毒的分离能证明 HCMV 的存在，但并不一定能证明与疾病有病原学联系。

(四)细胞学检查
从受染的尿液、脑脊液等或肝、肺、胃等组织中可查见巨细胞病毒感染的特征——核内或

(和)胞质内含包涵体的巨大细胞,其周围有一条明亮带。

(五)HCMV 白细胞抗原血症检测

白细胞抗原血症检测是在外周血中检测 HCMV 抗原,如即刻早期抗原、早期抗原和晚期抗原都可在外周血白细胞中检测。其中分子量为 72 kDa 的主要即刻早期抗原(MIEA)在机体感染 HCMV 后 1 h 即可出现在外周血单核细胞、多形核粒细胞和血管内皮细胞,是反映 HCMV 感染的重要病毒抗原。HCMV 感染的晚期合成病毒的结构蛋白,其中被膜蛋白 pp65 是一种重要的晚期抗原,活动性 HCMV 感染时表达于外周血单核细胞、多形核粒细胞和血管内皮细胞中,亦是 HCMV 活动性感染最早的指标之一。

(六)特异性核酸检测

采用 PCR 技术检测血清、血浆或外周血白细胞中 CMV DNA,并可以进行定量检测。

六、鉴别诊断

本病的诊断主要依靠临床表现、流行病学及实验室检测作出。血液中特异性 IgG 和 IgM 抗体检测有助于诊断,但致病性确定需要发现抗体效价的升高,出生 3 周内新生儿有特异性 IgM 抗体即可确定诊断。快速敏感的方法是定量 PCR 和 HCMV 白细胞抗原血症检测。

本病应与单纯疱疹、弓形虫病、新生儿败血症、传染性单核细胞增多症、病毒性肝炎、肺炎等鉴别。

七、治疗

CMV 对阿糖胞苷、阿糖腺苷、干扰素敏感性均低,可以应用更昔洛韦(丙氧鸟苷)、伐昔洛韦、膦甲酸钠等抗病毒治疗。

更昔洛韦是目前抗 CMV 最有效的药物,但口服生物利用度差,只能静脉给药。最近批准上市的缬更昔洛韦是更昔洛韦缬氨酸酯前体,口服生物利用度大大提高,口服可以有效发挥抗病毒作用。由于更昔洛韦的不良反应,在造血干细胞移植或器官移植中,不主张预防性治疗,但需要密切监测,若出现 CMV DNA 阳转,立即开始应用缬更昔洛韦抢先预防性治疗,降低移植后 CMV 感染的发生。最近报道,新药 Letermovir 在接受同种异体造血干细胞移植患者中进行了评价,可有效预防移植者 CMV 感染并呈剂量依赖性。

目前美国 FDA 批准用于 HIV 合并 CMV 视网膜炎治疗的药物包括缬更昔洛韦、更昔洛韦、膦甲酸钠、西多福韦和福米韦生。福米韦生是 FDA 批准上市的第一个反义药物,由 21 个硫代脱氧核苷酸组成。通过对 CMV mRNA 的反义抑制发挥特异而强大的抗病毒作用,用于局部治疗艾滋病(AIDS)患者并发的 CMV 视网膜炎。

八、预防

(一)一般预防

避免暴露是最主要的预防方法。

(1)医护保健人员按标准预防措施护理 HCMV 感染婴儿,手部卫生是预防的主要措施。

(2)使用 HCMV 抗体阴性血液制品或洗涤红细胞。

(二)阻断母婴传播

(1)易感孕妇应避免接触已知排毒者的分泌物;遵守标准预防措施,特别注意手部卫生。

(2)带病毒母乳处理:已感染 HCMV 婴儿可持续母乳喂养,无需处理;早产和低出生体质量儿需处理带病毒母乳。—15 ℃以下冰冻保存至少 24 h 后室温融解可明显降低病毒滴度,再加短时巴斯德(巴氏)灭菌法(72 ℃,5 s)可消除病毒传染性。

(三)药物预防

(1)骨髓移植和器官移植患者的预防:可采用更昔洛韦(G-CV)、缬更昔洛韦(VG-CV)和伐昔洛韦(Valacyclovir,VACV)。

(2)有建议使用抗病毒药物加静脉免疫球蛋白或高效价 HCMV 免疫球蛋白预防某些高危移植患者的 HCMV 疾病,100～200 mg/kg,于之前 1 周和移植后每 1～3 周给予,持续 60～120 d。

(3)有建议对严重支气管肺发育不良需用激素治疗的 HCMV 感染早产儿应考虑 GCV 或 VGCV 预防性用药。

(四)HCMV 疫苗

虽然对于 HCMV 的疫苗研究已超过 30 年,但目前还没有有效的疫苗制剂投入临床使用,尤其在阻断母婴传播方面还存在较大空缺。

(刘　梅)

第四节　柯萨奇病毒感染

柯萨奇病毒感染是由柯萨奇病毒(CV)经呼吸道和消化道感染,人群普遍易感,以儿童多见。感染柯萨奇病毒后可引起急性上呼吸道感染、咽峡炎、心包炎、非化脓性脑膜脑炎、手足口病等疾病。妊娠期感染可引起非麻痹性脊髓灰质炎性病变,并致胎儿宫内感染和致畸。本病在世界流行,发展中国家发病率高。

一、病原学

柯萨奇病毒是一种肠道病毒(EV),属于微小 RNA 病毒科肠道病毒属。柯萨奇病毒为二十面体球形颗粒状,直径约 23～30 nm,病毒由核酸和蛋白质组成,核衣壳裸露,无包膜。柯萨奇病毒为单股正链 RNA 病毒,其基因组长度约 7.4 kb,5′非编码区为 750 个核苷酸长度,产生约 7 kDa 的病毒编码蛋白(VPg)和 RNA 多聚酶;3′非编码区相对较短,为 81 个核苷酸长度,这些非编码区均为病毒复制的必需结构。非编码区之间为开放读码区,分为编码结构蛋白的 P1 区和非结构蛋白的 P2 区和 P3 区(图 2-1)。P1 区编码 4 种衣壳蛋白 VP1～VP4,P2 和 P3 区编码 7 种非结构蛋白。衣壳蛋白 VP1、VP2 和 VP3 暴露于病毒衣壳的表面,有中和抗原位点,而 VP4 则位于衣壳内部。病毒衣壳蛋白 VP1 与靶细胞上的受体结合后,VP4 即被释出,衣壳松动,病毒基因组脱壳穿入靶细胞内。

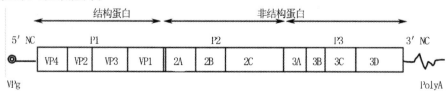

图 2-1　柯萨奇病毒基因组结构图

柯萨奇病毒穿入、脱壳和核酸进入宿主胞质在数分钟即可完成。随后开始 RNA 的合成,感染后2.5 h负链 RNA 和正链子代 RNA 呈指数增长,全长 RNA 起单顺反子信使的作用,编码产生 250 kDa 的多聚蛋白,被蛋白酶水解成 3 个(P1、P2 和 P3)多肽。随后,P2 和 P3 被切割成 7 个非结构蛋白(2A、2B、2C、3A、3B、3C 和 3D),产生多聚酶、蛋白酶及可抑制宿主蛋白合成的多肽等。而 P1 产物水解后形成病毒衣壳蛋白(VP0、VP1 和 VP3),VP0 进一步裂解成 VP2 和 VP4,经一系列的聚集和精细装配过程形成十二面体的核衣壳,VP1~VP3 在衣壳表面而 VP4 在衣壳内与 RNA 结合。每个完整病毒颗粒由 60 个拷贝的 4 种结构蛋白组成。成熟的病毒颗粒以细胞溶解的方式从细胞内释放出,每个细胞可产生 10^4~10^5 病毒颗粒,但具有传染性的病毒颗粒要少 10~1 000 倍。

根据柯萨奇病毒对乳鼠的致病特点及对细胞敏感性的不同,分为 A 组和 B 组两大类,其中 A 组病毒有 24 个血清型,即 A1~A24,其中 A23 型与 ECHO9 型病毒相同,A 组病毒可使乳鼠发生广泛的骨骼肌肌炎,引起迟缓性瘫痪。B 组病毒有 6 个血清型 B1~B6,可使乳鼠发生局灶性肌炎、心肌炎、肝炎、脑炎等,引起肢体震颤和强直性瘫痪。

柯萨奇病毒感染依赖于宿主黏膜上的特异性受体。目前已明确柯萨奇病毒 A 组(CVAs)以细胞间黏附分子 1(ICAM-1)为受体,柯萨奇病毒 B 组(CVBs)以 CD55,一种补体调节蛋白,即衰减加速因子(DAF)和柯萨奇病毒腺病毒受体(CAR)为受体感染宿主细胞。这些受体主要在上呼吸道和消化道黏膜细胞上表达较丰富,故而这些器官成为柯萨奇病毒侵入的门户和复制的主要场所。

柯萨奇病毒感染后产生血清型特异性免疫力。由抗体介导的免疫机制在肠道可阻止黏膜感染,防止进入血流侵犯靶器官。所产生的中和抗体主要封闭病毒核衣壳的 VP1 抗原表位。在感染的最初 1~3 d 出现中和性 IgM 抗体,具有型特异性及交叉反应,1 周后达高峰,3 月后消失。中和性 IgG 抗体在感染后4 d 出现,2~3 周达到高峰,主要是 IgG1 和 IgG3 亚型,可持续数年。感染后 15 d 可检出 IgA 抗体,21 d 达到高峰,6 周后消失。柯萨奇病毒可抑制单核巨噬细胞 MHC Ⅰ类分子和 Ⅱ类分子分子的表达,损伤细胞免疫功能。而体液免疫受影响较小,故体液免疫在阻止病毒入血扩散及在病毒清除中起主要作用。球蛋白缺乏者感染柯萨奇病毒后易侵及中枢神经系统。输注血清免疫球蛋白可减少病毒滴度和症状,并可预防继发感染。

柯萨奇病毒抗乙醚、乙醇等一般消毒剂,耐酸、耐低温,−70 ℃~−20 ℃ 仍可长期存活,能耐胃酸和肠液。但不耐高温,56 ℃半小时灭活,煮沸时立即死亡。对氧化剂如高锰酸钾敏感,在干燥环境及紫外线下不稳定,紫外线照射 0.5~1 h 即死亡。

二、流行病学

(一)传染源

人是柯萨奇病毒的唯一宿主,患者及隐性感染者是主要传染源。在感染后 2~28 d 从粪便或鼻腔排出病毒,在第 6 天达高峰。感染后的 2~8 d 为病毒血症期。血液、脑脊液、胸腔积液、皮疹疱浆、骨髓、唾液中均可分离出病毒。

(二)传播途径

柯萨奇病毒主要通过消化道及呼吸道传播,亦可通过人与人之间直接接触或间接接触被病毒污染的食品、衣物、用具而传播。饮用水、游泳池污染可引起暴发流行,海水或河水中蛤类生物亦可携带病毒导致食源性暴发流行。孕妇感染后可通过胎盘传染给胎儿,导致胎儿畸形甚至死胎。

(三)易感人群

儿童较成人易感,柯萨奇病毒感染常发生于15岁以下儿童,5岁以下儿童发病居多,主要为散居及托幼机构儿童。免疫力随年龄增长而提高,成人感染后多表现为亚临床感染或隐性感染,而孕妇和老年人易受感染且并发症的发生率较高。柯萨奇病毒感染后产生的中和抗体可透过胎盘传给胎儿,6月内新生儿很少患病。

(四)流行特征

柯萨奇病毒感染在全球范围均有发生,但感染发生率与季节、地区、年龄、社会经济及卫生状况均有关。由于居住条件差、卫生状况不佳,因此柯萨奇病毒感染主要发生在发展中国家。在热带和亚热带地区,且气候较为温暖、湿润的地区易流行。一年四季均可发生,但高峰一般发生在一年中温暖、湿润的季节,以夏秋季流行较多。50%~80%的成人为无症状的感染,因此隐性感染远较显性感染多见。此外,柯萨奇病毒感染存在家庭聚集现象。20%~25%的肠道病毒感染性疾病是由柯萨奇病毒引起的。

三、发病机制

柯萨奇病毒自咽部或肠道入侵,在局部淋巴结繁殖并进入血液循环形成第一次病毒血症,病毒经血液循环入侵体内网状内皮组织、深部淋巴结、肝、脾、骨髓等部位,再次大量繁殖并入血形成第二次病毒血症,病毒随血流广泛侵入全身各个脏器,如呼吸器官、中枢神经系统、皮肤黏膜、心脏、肝脏、肌肉等,在相应的组织器官内繁殖并引起病变。

不同病毒株对组织的亲嗜性不同,宿主易感性亦不同,导致病理损害广泛。中枢神经系统病变多以脑膜炎为主,脑灰质、白质和脑干可发生变性和萎缩,有单核细胞浸润及退行性变。心肌炎多为间质性心肌炎,心肌组织有单核细胞浸润、心肌纤维水肿、变性、坏死,心包炎性浸润甚至渗出性心包炎等。柯萨奇病毒还可引起肝炎、胰腺炎、胆囊炎、肾炎、膀胱炎,甚至侵及胰岛细胞引起1型糖尿病,可能与病毒的直接损伤和变态反应有关。

四、临床表现

柯萨奇病毒感染的临床表现多样,50%~80%无症状,出现临床表现以急性上呼吸道症状为多。因柯萨奇病毒有不同血清型,而同型病毒可引起不同的临床综合征,不同型的病毒又可引起相似的临床表现,因此呈现系列疾病谱。显性感染病例或重症病例多与宿主的年龄、性别、免疫状态以及病毒组和血清型等有关。柯萨奇病毒常可引起无菌性脑膜炎、脑炎、瘫痪性疾病、心肌心包炎、呼吸道感染、疱疹性咽峡炎、出疹性疾病、手足口病、婴儿腹泻等,临床表现极具多样化。

潜伏期为1~14 d,一般为3~5 d,隐性感染多见。

(一)中枢神经系统疾病

1.急性病毒性脑膜炎

常由柯萨奇病毒A7、A9、B2~B5引起,夏秋季多发,14岁以下儿童多见。临床表现与其他病毒感染类似。可出现轻度发热,伴畏寒等前驱症状。头痛是突出且主要的症状,伴呕吐、肌痛,约1/3患者出现脑膜刺激征,表现为克氏征、布氏征阳性。多有咽炎或其他上呼吸道症状。严重者可并发高热性惊厥、昏睡、昏迷、运动障碍。病程多在5~10 d,多数不发生瘫痪,成人较儿童症状重,病程更长。

脑脊液所见与其他病毒引起的脑膜脑炎相似,脑脊液多清亮,压力正常或轻度升高,细胞数为$(0.1\sim0.5)\times10^9/L$,少数患者高于$1\times10^9/L$;病初中性粒细胞占优势,其后淋巴细胞比例增高,糖及氯化物正常,蛋白略高。

2.脑炎

较少发生。柯萨奇病毒A2、A5、A7、A9、B2、B3、B4均可导致,以小儿多见。临床表现与其他病毒性脑炎相同,多为轻度发热、呕吐、头痛等,严重者表现为惊厥、麻痹性痴呆及不同程度的意识障碍。儿童发生局灶性脑炎表现为部分运动型癫痫发作、偏侧舞蹈症及急性小脑共济失调。尤其是B组病毒可在新生儿及婴儿中引起严重广泛性的脑炎,起病急,病情危重,易发生中枢性的呼吸衰竭而致死。MRI和脑电图的异常信号可显示脑部病变的严重程度和范围。脑脊液改变同脑膜炎。

3.瘫痪性疾病

柯萨奇病毒A4、A5、A7、A9、A10、B1~B5均可引起类似脊髓灰质炎症状,但一般症状轻,很快恢复,极少留后遗症。肌无力较弛缓性瘫痪多,累及脑神经偶可引起单侧动眼神经麻痹。亦有引起吉兰-巴雷(格林-巴利)综合征、横贯性脊髓炎、瑞氏综合征等疾病的报道。

(二)心肌炎和心包炎

主要由柯萨奇B1~B6引起,A4和A16亦可引起,主要侵犯心肌和心包,很少侵犯心内膜。临床表现轻重不一,主要以心肌炎或心包炎的表现或体征为主,轻者无症状,重者可表现为难治性心力衰竭,甚至导致死亡。心肌炎常发生于新生儿及婴幼儿,近年来成人及年长儿童发病有所增加。起病急,先出现短暂的发热、呼吸道症状、食欲减退,新生儿更易出现呼吸困难、口唇发绀、面色苍白、心动过速、各种心律失常、心脏扩大、心音低钝等急性心衰表现。个别患儿可出现期前收缩、心动过速、各类传导阻滞等心律失常。心包可同时受累,亦可累及心内膜,出现心包摩擦音,心脏超声可发现心包积液。少数可引起慢性心肌病、缩窄性心包炎等。

(三)出疹性疾病

柯萨奇A2、4、9、16及B1、3、5感染均可出现皮疹。初期表现发热及呼吸道症状,3~6 d后出疹,皮疹呈多形性,可为斑疹、斑丘疹、疱疹、风疹样或麻疹样皮疹,蔷薇疹及瘀点样皮疹等。口腔黏膜初为疱疹,破溃后形成溃疡。多在2~4 d消退,不留痕迹。

(四)手足口病

手足口病(HFMD)主要由柯萨奇病毒A16、A5、A10、B2~B5及肠道病毒(EV)71型等引起,尤其以A16最多见,但近年来由EV71型引起成为主要病原体。5岁以下的儿童约占91%,5~6月发病较多。表现为发热,体温38℃~39℃,伴咽痛及口腔疼痛,小儿常拒食。尤以手、足、口腔出现疱疹为特征。口腔黏膜初为小疱疹,溃破后形成溃疡,多位于舌、颊黏膜及硬腭处,偶见于软腭、牙龈、扁桃体。同时四肢,尤以手足(手背、指间)部可见斑丘疹或小疱疹,直径3~7 mm,质稍硬,偶见腿、臀和躯干,离心性分布,2~3 d自行吸收,不留痂。预后一般较好,多自愈。近年来,CVA16和EV71混合感染的趋势日益严重,混合感染所致手足口病病情更重、病程更长,危重型的发生率较高。

(五)急性呼吸道感染

柯萨奇病毒A21、A24、A16、B2~B5可导致上呼吸道感染,类似于感冒。也可引起婴儿肺炎和毛细支气管炎等下呼吸道感染。由于柯萨奇病毒组别和型别间少有交叉免疫,儿童可多次感染柯萨奇病毒。

(六)疱疹性咽峡炎

疱疹性咽峡炎主要由 A 组柯萨奇病毒引起,以 A2、A16、A9、A22 型多见,偶见 B1～B5 型感染引起。夏秋季常见,好发于 3～10 岁儿童。以喉部和软腭疱疹伴有发热、咽痛和肿胀为特征。在鼻咽部、扁桃体、软腭部出现散在数枚灰白色小疱疹,直径 1～2 mm,周边有红晕,逐步破溃呈黄色溃疡,通常 4～6 d 可自愈,少数至 2 周。

(七)急性流行性出血性结膜炎

急性流行性出血性结膜炎即急性出血性结膜炎(AHC)主要由柯萨奇病毒 A24 和肠道病毒 70 感染引起,在世界各地均有流行。本病传染性强,主要经手或直接接触眼睛的污染物品而感染,儿童与成人均易感,尤其在家庭中传染性强。若眼科器械消毒不彻底或医务人员忽视手卫生,可引起医院内传播。

多数患者感染后潜伏 1 d 左右即出现急性眼结膜炎,表现突然眼睑红肿、结膜充血、流泪、眼痛、畏光,可有脓性分泌物,可伴有结膜下出血及角膜炎,多数 1～2 周自愈。

(八)感染性腹泻

柯萨奇病毒 A9、A17、A18、A20～A24、B2、B3 均可引起婴幼儿腹泻。四季可见,尤以夏秋季为多,为婴幼儿腹泻的常见病因。临床症状与一般婴儿腹泻相似,大便多为黄色或黄绿色稀便,每天 5～6 次,无脓及黏液,较少出现脱水。多数为轻症,在 1～2 d 恢复。

(九)新生儿全身感染

垂直传播感染,可能因孕期经胎盘感染,或出生时接触受染的宫颈分泌物及接触含病毒的母体血液而感染。临床症状多在出生后 3～10 d 内出现,亦可 2 d 内出现,早期症状轻及无特征性。新生儿感染后表现为急骤起病,精神萎靡、拒食、呕吐、惊厥,可有或无发热。累及心脏可表现为呼吸困难、发绀、心律失常,常伴有重型肝炎或脑炎。重型肝炎表现以低血压、大量出血、黄疸及多器官衰竭为特征,多由柯萨奇病毒 B 组感染所致,死亡率极高。尸检可见脑炎、心肌炎、肝炎、胰腺炎及肾上腺病变等。柯萨奇病毒 A3 型感染可引起新生儿肺炎。

五、辅助检查

(一)一般检查

1.血常规检查

白细胞计数多在正常范围,分类亦无明显变化。

2.脑脊液检查

脑膜炎、脑炎的脑脊液呈非化脓性炎症改变。压力轻度增高,白细胞计数轻度增多,多为 $(100～500)×10^6/L$,初期以多核为主,2 d 后则淋巴细胞占 90% 左右。糖和氯化物无变化,蛋白轻度增加。

(二)病原学检查

现常用的病原学检测方法包括病毒分离、血清学检测和分子生物学检测方法。

1.病毒分离

病毒分离是实验室诊断金标准。在发病初期(1～4 d)采集血液、咽拭子、肛拭子、脑脊液、心包液、疱疹液及组织中分离病毒,可作为确诊依据。如从粪便及呼吸道分泌物中分离出病毒则需结合血清学检查加以判断,以排除咽部和肠道无症状带毒者。该方法费时、费力,对样品要求高、敏感性差,不适宜在流行期间同时处理大量临床标本。

2.血清免疫学检查

血清学检测方法包括补体结合试验、中和抗体检测以及酶联免疫吸附试验(ELISA)。由于补体结合抗体仅在感染期出现,因此补体结合试验可以区分既往感染和新近感染,但存在假阳性率较高的缺点。中和抗体检测可用于测定血清抗体效价、分析病毒的抗原性及鉴定病毒株的种型,但易受其他肠道病毒的干扰。ELISA 法可以定量检测体液中的抗原或抗体成分,检测血清中柯萨奇病毒的特异性抗体 IgM 和 IgG,是诊断的重要指标,该方法灵敏度高、特异性强,故适用于血清流行病学调查。采集双份血清测定型特异性抗体水平。特异性高的抗体为中和抗体,病后 2 周开始升高,3 周时达高峰,可维持 3～6 年,故不能用于早期诊断。如恢复期抗体效价比早期有 4 倍以上升高,则有较大诊断意义。

3.分子生物学检查

分子生物学方法则包括反转录聚合酶链反应(RT-PCR)和实时荧光定量聚合酶链反应(Real-time PCR)技术和基因芯片技术。RT-PCR 和 Real-time PCR 具有较高的敏感性和特异性、实时定量检测病毒水平的优点,并可对病毒进行序列分析,目前已被临床采用。

六、鉴别诊断

婴幼儿出现疱疹性咽峡炎、急性心肌炎、无菌性脑膜炎、急性流行性眼结膜炎、流行性肌痛等感染性疾病时要想到柯萨奇病毒感染的可能。同时询问流行病史,结合必要的实验室检查可考虑临床诊断,确诊依赖于病毒学检查,血清学检查有助于诊断。但健康人可带有柯萨奇病毒,不能根据咽拭子或粪便中分离出病毒就作为最后诊断的依据,必须结合临床表现及流行病学资料综合判断。如从周围同样疾病者中检出相同的病毒且病毒分离率远高于未接触患者的对照组,则有诊断价值。血清中抗体效价较疾病早期有4倍以上升高、IgM 抗体阳性有早期诊断的价值。脑脊液中检出柯萨奇病毒特异性 IgM 抗体亦有早期诊断意义。

(一)无菌性脑膜炎

1.流行性腮腺炎伴脑膜脑炎

多在冬春季节流行,临床表现为单侧或双侧腮腺肿大,发热,血清淀粉酶增高,但柯萨奇病毒 B3 型也可引起腮腺肿大,临床较难区别,需借病原学指标鉴别。

2.流行性乙型脑炎

夏秋季高发,有严格的季节性,由蚊虫叮咬感染。起病急,临床表现以脑实质损伤为主,以高热、头痛、呕吐、昏迷及惊厥等表现为特征,无皮疹及皮肤瘀点、瘀斑,亦无休克表现。脑脊液检查亦有颅内压升高,脑脊液外观无色透明,白细胞计数多在($50～500$)$\times 10^6$/L,早期多核细胞增多,数天后单核细胞升高,蛋白轻度升高,糖及氯化物正常。血清特异性乙脑 IgM 抗体阳性可早期确诊。

3.结核性脑膜炎

起病大多较慢,病程较长,多有结核病史或结核患者密切接触史。表现为午后低热、盗汗及消瘦、头痛、呕吐等症状,伴有明显脑膜刺激征。脑脊液检查颅内压明显升高,外观轻度混浊呈毛玻璃状,白细胞轻度升高,以单核细胞增多为主,蛋白明显升高,糖及氯化物减低,脑脊液涂片抗酸染色检出抗酸杆菌可确诊。

(二)急性心肌炎、心包炎

新生儿及小儿出现心肌炎、心包炎需与其他急性感染、肺炎、败血症等鉴别,如快速进展伴有皮疹、脑脊液改变或出现心力衰竭、心律失常等表现,应注意肠道病毒感染可能,确诊依赖于病原学检查。

(三)疱疹性咽峡炎、手足口病

需与单纯性疱疹鉴别,后者多为散发,无流行性及季节性,疱疹多出现在皮肤黏膜交界处,但口腔任何部位都可发生。

七、治疗

柯萨奇病毒感染目前尚无特效疗法,以对症治疗为主。

(一)对症处理

对急性期患者尤其新生儿应加强护理,卧床休息,保证营养。呕吐、腹泻者应及时补充水和电解质,维持酸碱平衡。颅内感染者注意观察神志、球结膜水肿情况、脑膜刺激征等,出现颅内高压表现及时用 20%甘露醇脱水治疗。急性心肌炎伴心衰应及时给予强心、利尿以减轻心脏负荷,吸氧及预防继发感染。对病情危重者加强重症监护及营养支持治疗。

(二)抗病毒治疗

目前尚缺乏有效的抗病毒药。免疫球蛋白中存在多种肠道病毒的中和抗体,对高危患儿(母亲在围生期疑有肠道病毒感染,或新生儿室有肠道病毒感染患儿)出生后肌内注射人血丙种球蛋白 3~6 mL,可减少发病及减轻病情。

八、预防

预防重点以切断传播途径为主。对柯萨奇病毒感染者应采取消化道及呼吸道隔离措施。流行期间注意环境卫生消毒及个人卫生,养成良好个人卫生习惯。加强饮食、饮水卫生,做好粪便管理。医院和诊室医务人员做好手卫生,医疗器械及病室做好随时消毒和终末消毒,防止医院内感染。目前尚无可用的疫苗。

(刘　梅)

第五节　EB 病毒感染

EB 病毒感染是 EB 病毒所致的常见传染性疾病。多发生于儿童期,临床经过多样,儿童患者常表现为隐性感染和轻微的上呼吸道炎症。遇有发热、咽峡炎和淋巴结肿大三联征,血中淋巴细胞增多并出现异型淋巴细胞时,称传染性单核细胞增多症(infectious mononucleosis,IM),简称传单。本病除免疫缺陷患者有严重并发症外,大多恢复较好。

一、病原和流行病学

EB 病毒(Epstein-Barr virus,EBV)属于疱疹病毒科 γ 亚科,外有病毒包膜,内有核衣壳,核心含双股 DNA,有 EB 核抗原(EB nuclear antigen,EBNA)、膜抗原(membrane antigen,MA)、早期抗原(early antigen,EA)、病毒衣壳抗原(viral capsid antigen,VCA)、淋巴细胞检测膜抗原(lymphocyte detected membrane anfigen,LYDMA)等多种抗原。病毒在环境中生存力弱,主要

存在于患者口咽分泌物和 B 淋巴细胞中。EBV 具有使靶淋巴细胞无限增殖的能力和潜伏活化的特性。现认为,EB 病毒与 Burkitt 淋巴瘤、鼻咽癌和多克隆 B 细胞淋巴瘤相关,还与某些风湿病如干燥综合征等发生有关。EBV 体外仅能感染人类和部分灵长类成熟 B 淋巴细胞,增殖缓慢。

BEV 感染呈全球性分布,成人抗 VCA IgG 阳性率为 $80\%\sim95\%$,但在不同地区,原发感染的年龄有很大差异,与不同文化和社会经济背景有关。我国 $3\sim5$ 岁儿童抗 VCA IgG 阳性率已达 90% 以上。原发感染者,无论有无症状,均为传染源,往往持续或间歇从唾液中排病毒数月之久。接触含有病毒的唾液是本病的主要传播方式。偶可经输血传播。EBV 也可从宫颈分泌物中排出,但无性传播和母婴传播的流行病学证据。

二、发病机制和病理改变

EBV 从口咽部侵入机体,先在唾液腺导管、颊黏膜和咽部上皮细胞内复制,然后感染黏膜下具特异性受体即 CD21 受体(或称 CR2)的成熟 B 淋巴细胞,引起 B 细胞活化。感染淋巴细胞进入血液循环,至骨髓和各淋巴器官内无限增殖。同时,病毒除刺激机体产生 IgA、IgM(抗 VCA IgM 在感染早期出现,持续 $2\sim3$ 个月)和 IgG(抗 VCA 出现较早,抗 EBNA 在恢复期出现,两者持续终生;抗 EA 较早出现,水平上升缓慢,常于感染后 $6\sim12$ 个月消失)外,可致多克隆 B 细胞(包括未感染 B 细胞)活化,产生自身抗体如嗜异性抗体、类风湿因子和一些抗细胞骨架成分抗体。自身抗体是导致血液系统异常变化的因素之一。机体主要通过多种细胞免疫机制抑制感染淋巴细胞的增殖,包括:①非 B 淋巴细胞,主要是 NK 细胞和 CTL 诱导受染 B 细胞无限增殖能力的退化;②Ts 细胞抑制 B 细胞生长和 EBV 诱导的免疫球蛋白合成;③干扰素抑制 EBV 诱导的细胞增殖和免疫球蛋白合成。EBV 可长期潜伏在 B 细胞或鼻咽部上皮细胞内,或呈持续低水平复制状态。

病理改变为淋巴结滤泡增多增大,生发中心增大,其核心见母细胞、组织细胞和淋巴细胞。脾脏增大 $2\sim3$ 倍,充血,伴局灶性出血,脾包膜和小梁水肿、增厚伴淋巴样细胞浸润。肝细胞轻微肿胀和空泡形成,门脉区淋巴细胞和单核细胞浸润。神经系统病变包括神经元变性,血管周围出血和星状细胞增生,大脑皮层、基底节、小脑或脊髓等处小单核细胞浸润。

三、临床表现

潜伏期一般为 $30\sim50$ d,在年幼儿童中可较短。

(一)无症状或不典型感染

多见于年幼儿。显性表现常较轻微,如上呼吸道感染、扁桃体炎、持续发热伴或不伴淋巴结肿大。

(二)急性传染性单核细胞增多症

传染性单核细胞增多症为原发性 EBV 感染的典型表现。多见于年长儿和青少年。常先有 $3\sim5$ d 前驱表现,发热、头痛、不适、乏力、厌食等,然后出现下列典型征象。

1.发热、咽炎、淋巴结肿大三联症

几乎均有发热,体温常 ≥39.5 ℃,持续 10 d,然后逐渐降至正常,个别可延续 $1\sim2$ 个月之久。咽炎见于约 80% 的病儿,发生于病后第 1 周内,常诉咽痛,扁桃体肿大充血,半数以上有白色膜状渗出物,经 $5\sim8$ d 后消退,约 5% 伴链球菌感染。90% 以上起病不久全身浅表淋巴结迅速肿大,一般为 1～4 cm 大小,互不粘连,以颈部最为明显。纵隔淋巴结肿大可引起咳嗽和气促。肠系膜淋巴结肿大可致腹痛。肿大淋巴结消退需时数周;少数可持续数月,甚至数年。

2.脾大

50％～70％病例在病后 3 周内发生脾大,质柔软。脾破裂罕见,却为严重并发症,故检查脾脏时不宜重按。

3.肝大及肝功能异常

约 40％以上出现暂时性肝酶增高,多在 45～300 U/L 范围,少数达 500 U/L 以上。肝大见于 30％～50％患儿,4 岁以下多见。2％～15％有黄疸,肝功能在 2 周至 2 个月可完全恢复,一般不引起慢性肝病。少数患儿以严重肝损害为突出表现,特别是发生在传单常见表现之前,导致诊断困难。

4.其他表现

年幼儿可有皮疹,年长儿或青少年可见腹痛。此外,少见血液系统(贫血、血小板减少、粒细胞减少)、肺部(肺炎)、神经系统(脑炎、脑膜脑炎、吉兰-巴雷综合征、周围性面瘫)、心血管(心肌炎、心包炎)和肾脏(肾小球肾炎)等并发症。

5.典型血常规

在病后 1～4 周出现。主要表现为淋巴细胞增多(≥50％)和异型淋巴细胞增多(≥10％),白细胞计数一般为$(10～20)×10^9$/L。

若无并发症,病程一般为 2～4 周,偶可延至数月。

(三)免疫缺陷儿童 EBV 感染

包括遗传性免疫缺陷,主要指 X 连锁淋巴细胞增生综合征和获得性免疫缺陷患儿。常发生致死性单核细胞增多症、继发性低或无免疫球蛋白血症、恶性多克隆源性淋巴瘤、再生障碍性贫血、慢性淋巴细胞性间质性肺炎等。病死率高达 60％。

四、实验室检查

(一)病原学检查

1.血清学检查

抗 VCA IgG 阳性,表明已感染或正在感染 EBV,由于其峰值在急性期,故观察双份血清诊断急性原发感染的价值不大。抗 VCA IgM 在疾病早期出现,2～3 个月消失,是急性原发感染的指标。4 岁以下小儿抗 VCA IgM 水平低,消失快(常于病后 3～4 周内消失)。慢性或再发感染时,抗 VCA IgG 高滴度;抗 EA 常增高;抗 EBNA 阳性(偶不能检出);而抗 VCA IgM 通常阴性。

2.病毒标志物检测

用核酸杂交和 PCR 方法在唾液或口咽洗液脱落上皮、淋巴组织和肿瘤组织中检测 EBV DNA 是最特异的检测方法。还可用免疫标记技术检测样本中病毒抗原,如 EBNA、潜伏膜抗原(LYDMA 成分之一)。

3.病毒分离

利用 EBV 感染使培养 B 细胞(人脐血或外周淋巴细胞)无限增殖的特性进行病毒分离鉴定,但需耗时 6～8 周。

(二)嗜异性抗体

患者血清中出现羊红细胞凝集素即嗜异性抗体,为 IgM 类抗体,可协助诊断。4 岁以下少见阳性。

五、诊断和鉴别诊断

轻微感染很难诊断,主要依靠病原学检查。遇有发热、扁桃体炎、咽峡炎和颈淋巴结肿大时应与链球菌性扁桃体炎和咽炎相鉴别,后者血象中性粒细胞增多,咽拭培养可检出细菌,青霉素治疗有效。如表现为传单(80%~95%由 EBV 所致),应与 HCMV、弓形虫、腺病毒、风疹病毒和 HAV 等其他病原所致传单样综合征相鉴别,后者嗜异性抗体阴性,主要靠病原学检查区别。

六、预防和治疗

(一)预防

传单患者恢复期时仍可存在病毒血症,故必须在发病 6 个月后才能献血。已有 2 种 EBV 疫苗用于志愿者:表达 EBV gp320 的重组痘病毒疫苗和提纯病毒 gp320 膜糖蛋白的疫苗,有望开发应用于 EBV 感染的预防。

(二)治疗

1.支持对症治疗

急性期需卧床休息,给予对应治疗如退热、镇痛、护肝等,症状严重的传单患者可短期慎用肾上腺皮质激素;发生因扁桃体肿大明显或气管旁淋巴结肿引致喘鸣或有血液或神经系统并发症时常使用皮质激素,如泼尼松 40 mg/(m^2·d)。根据咽拭子培养或抗原检测证实继发链球菌感染时需加用敏感抗生素。脾大者恢复期应避免明显身体活动或运动,以防脾破裂;脾破裂时应紧急处理。因深部上呼吸道炎症致完全呼吸道梗阻时宜行气管插管。

2.抗病毒治疗

目前尚缺乏对 EBV 感染有明显疗效抗病毒药物,更昔洛韦等核苷类似物体外有抑制 EBV 效应,但尚缺乏适宜的临床研究评估。初步研究显示,对严重 EBV 诱导的淋巴增生性疾病使用抗 B 细胞单抗和照射过的移植供体白细胞,同时减少免疫抑制剂用量有一定疗效。

(刘 梅)

第六节 人感染 H7N9 禽流感

人感染 H7N9 禽流感是由 H7N9 亚型禽流感病毒引起的急性呼吸道传染病。自 2013 年 2 月以来,上海市、安徽省、江苏省、浙江省先后发生不明原因的重症肺炎病例,其中确诊人感染 H7N9 禽流感 33 例,9 例死亡,均为散发病例。

一、病原学和流行病学

禽流感病毒属正黏病毒科甲型流感病毒属。此次报道的为 H7N9 禽流感病毒。该病毒为新型重配病毒,其内部基因来自于 H9N2 禽流感病毒。

(一)传染源

目前已经在禽类及其分泌物或排泄物分离出 H7N9 禽流感病毒,与人感染 H7N9 禽流感病毒高度同源。传染源可能为携带 H7N9 禽流感病毒的禽类。现尚无人际传播的确切证据。

(二)传播途径

经呼吸道传播,也可通过密切接触感染的禽类分泌物或排泄物,或直接接触病毒感染。

(三)高危人群

在发病前 1 周内接触过禽类者,例如从事禽类养殖、贩运、销售、宰杀、加工业等人员。

二、临床表现

根据流感的潜伏期及现有 H7N9 禽流感病毒感染病例的调查结果,潜伏期一般为 7 d 以内。

(一)症状、体征和临床特点

患者一般表现为流感样症状,如发热、咳嗽、少痰,可伴有头痛、肌肉酸痛和全身不适。重症患者病情发展迅速,多在 5～7 d 出现重症肺炎,体温大多持续在 39 ℃ 以上,呼吸困难,可伴有咳血痰;可快速进展为急性呼吸窘迫综合征、脓毒症、感染性休克,甚至多器官功能障碍,部分患者可出现纵隔气肿、胸腔积液等。

(二)实验室检查

1.血常规

白细胞总数一般不高或降低。重症患者多有白细胞总数及淋巴细胞减少,可有血小板降低。

2.血生化检查

多有肌酸激酶、乳酸脱氢酶、AST、ALT 升高,C 反应蛋白升高,肌红蛋白可升高。

3.病原学及相关检测

抗病毒治疗之前必须采集呼吸道标本送检(如鼻咽分泌物、口腔含漱液、气管吸出物或呼吸道上皮细胞)。

(1)甲型流感病毒抗原筛查:呼吸道标本甲型流感病毒抗原快速检测阳性。但仅可作为初筛试验。

(2)核酸检测:对患者呼吸道标本采用 Real-time PCR(或 RT-PCR)检测 H7N9 禽流感病毒核酸。

(3)病毒分离:从患者呼吸道标本中分离 H7N9 禽流感病毒。

(4)动态检测双份血清 H7N9 禽流感病毒特异性抗体水平呈 4 倍或 4 倍以上升高。

(三)胸部影像学检查

发生肺炎的患者肺内出现片状影像。重症患者病变进展迅速,呈双肺多发磨玻璃影及肺实变影像,可合并少量胸腔积液。发生 ARDS 时,病变分布广泛。

三、诊断

根据流行病学接触史、临床表现及实验室检查结果,可做出人感染 H7N9 禽流感的诊断。在流行病学史不详的情况下,根据临床表现、辅助检查和实验室检测结果,特别是从患者呼吸道分泌物标本中分离出 H7N9 禽流感病毒,或 H7N9 禽流感病毒核酸检测阳性,或动态检测双份血清 H7N9 禽流感病毒特异性抗体水平呈 4 倍或 4 倍以上升高,可做出人感染 H7N9 禽流感的诊断。

（一）流行病学史

发病前 1 周内与禽类及其分泌物、排泄物等有接触史。

（二）诊断标准

1.疑似病例

符合上述临床表现,甲型流感病毒抗原阳性,或有流行病学接触史。

2.确诊病例

符合上述临床表现,或有流行病学接触史,并且呼吸道分泌物标本中分离出 H7N9 禽流感病毒或 H7N9 禽流感病毒核酸检测阳性或动态检测双份血清 H7N9 禽流感病毒特异性抗体水平呈 4 倍或 4 倍以上升高。

3.重症病例

肺炎合并呼吸功能衰竭或其他器官功能衰竭者为重症病例。

四、治疗

早发现、早报告、早诊断、早治疗,加强重症病例救治,注意中西医并重,是有效防控、提高治愈率、降低病死率的关键。

（一）对临床诊断和确诊的患者

应进行隔离治疗。

（二）对症治疗

可吸氧、应用解热药、止咳祛痰药等。

（三）抗病毒治疗

应尽早应用抗流感病毒药物。

1.抗病毒药物的使用原则

(1)在使用抗病毒药物之前应留取呼吸道标本。

(2)抗病毒药物应尽量在发病 48 h 内使用。重点在以下人群中使用:①人感染 H7N9 禽流感病例。②甲型流感病毒抗原快速检测阳性的流感样病例。③甲型流感病毒抗原快速检测阴性或无条件检测的流感样病例,具有下列情形者,亦应使用抗病毒药物:有密切接触(包括医护人员)出现流感样症状者,发生聚集性流感样病例及在 1 周内接触过禽类的流感样病例;有基础疾病如慢性心肺疾病、高龄、孕妇等流感样病例;病情快速进展及临床上认为需要使用抗病毒药物的流感样病例;其他不明原因的肺炎病例。

(3)对于临床认为需要使用抗病毒药物的病例,发病超过 48 h 亦可使用。

2.神经氨酸酶抑制剂

(1)奥司他韦:成人剂量 75 mg 每天 2 次,重症者剂量可加倍,疗程为 5～7 d。1 岁及以上的儿童患者应根据体质量给药:体质量不足 15 kg 者,30 mg,每天 2 次;体质量 15～23 kg 者,45 mg,每天 2 次;体质量不足 23～40 kg 者,60 mg,每天 2 次;体质量超过 40 kg 者,75 mg,每天 2 次。对于吞咽胶囊有困难的儿童,可选用奥司他韦混悬液。

(2)扎那米韦:成人及 7 岁以上的青少年用法为每天 2 次,间隔 12 h 每次 10 mg(分两次吸入)。

(3)帕拉米韦:重症病例或无法口服者可用帕拉米韦氯化钠注射液,成人用量为 300～600 mg,静脉滴注,每天 1 次,疗程为 1～5 d。目前临床应用数据有限,应严密观察不良反应。

轻症病例应首选奥司他韦或扎那米韦。应根据病毒核酸检测阳性情况,决定是否延长疗程。

3.M2离子通道阻滞剂

目前实验室资料提示金刚烷胺和金刚乙胺耐药,不建议单独使用。

(四)中医药治疗

(1)发热、高热、咳嗽、痰少、喘闷、白细胞减少或疑似、确诊等患者:疫毒犯肺,肺失宣降证。

症状:发热,咳嗽,少痰,头痛,肌肉关节疼痛。舌红苔薄,脉滑数。

治法:清热解毒,宣肺止咳。

参考处方和剂量:银翘散合白虎汤。金银花30 g、连翘15 g、炒杏仁15 g、生石膏30 g、知母10 g、桑叶15 g、芦根30 g、青蒿15 g、黄芩15 g、生甘草6 g,水煎服,每天1~2剂,4~6 h口服一次。

加减:咳嗽甚者加枇杷叶、浙贝母。

中成药:可选择疏风解毒胶囊、连花清瘟胶囊、金莲清热泡腾片等具有清热解毒、宣肺止咳功效的药物。

中药注射液:喜炎平注射液、热毒宁注射液、参麦注射液。

(2)高热、急性呼吸窘迫综合征、感染性休克等患者:疫毒壅肺,内闭外脱证。

症状:高热,咳嗽,痰少难咳,憋气,喘促,咯血,或见咳吐粉红色泡沫痰,伴四末不温,四肢厥逆,躁扰不安,甚则神昏谵语。舌暗红,脉沉细数或脉微欲绝。

治法:解毒泻肺,益气固脱。

参考处方和剂量:宣白承气汤合参萸汤。生大黄10 g、全瓜蒌30 g、炒杏仁10 g、炒葶苈子30 g、生石膏30 g、生栀子10 g、虎杖15 g、莱菔子15 g、山萸肉15 g、西洋参15 g,水煎服,每天1~2剂,4~6 h口服或鼻饲一次。

加减:高热、神志恍惚、甚至神昏谵语者上方送服安宫牛黄丸;肢冷、汗出淋漓者加炮附子、煅龙骨、煅牡蛎;咯血者加赤芍、仙鹤草、功劳叶;口唇发绀者加益母草、黄芪、当归。

中成药:可选择参麦注射液、参附注射液、喜炎平注射液、热毒宁注射液。

以上中药汤剂、中成药和中药注射液不作为预防使用。

(五)加强支持治疗和预防并发症

注意休息、多饮水、增加营养,给予易消化的饮食。密切观察,监测并预防并发症。抗菌药物应在明确继发细菌感染时或有充分证据提示继发细菌感染时使用。

(六)重症病例的治疗

对出现呼吸功能障碍者给予吸氧及其他相应的呼吸支持,发生其他并发症的患者应积极采取相应治疗。

1.呼吸功能支持

(1)机械通气:重症患者病情进展迅速,可较快发展为急性呼吸窘迫综合征(ARDS)。在需要机械通气的重症病例,可参照ARDS机械通气的原则进行。①无创正压通气:出现呼吸窘迫和/或低氧血症患者,早期可尝试使用无创通气;但重症病例无创通气疗效欠佳,需及早考虑实施有创通气。②有创正压通气:鉴于部分患者较易发生气压伤,应当采用ARDS保护性通气策略。

(2)体外膜氧合(ECMO):传统机械通气无法维持满意氧合和/或通气时,有条件时推荐使用ECMO。

(3)其他:传统机械通气无法维持满意氧合时,可以考虑俯卧位通气或高频振荡通气

（HFOV）。

2.循环支持

加强循环评估，及时发现休克患者。早期容量复苏，及时合理使用血管活性药物。有条件进行血流动力学监测并指导治疗。

3.其他治疗

在呼吸功能和循环支持治疗的同时，应当重视其他器官功能状态的监测及治疗；预防并及时治疗各种并发症尤其是医院获得性感染。

（刘　梅）

第七节　甲型病毒性肝炎

甲型病毒性肝炎是经由肠道传播的甲型肝炎病毒（HAV）感染引起的一种急性自限性肝脏炎症性疾病。发病以儿童和青少年为主，临床特征为食欲下降、恶心呕吐、疲乏无力、肝大及肝功能异常。部分病例有发热并出现黄疸，无症状感染较为常见。本病呈世界性分布，虽然发病率在近十年内呈下降趋势，但随着旅游业的发展，交通运输的便利，甲型肝炎的发病呈现出多样化特点，如易感年龄的增加，有临床表现者增加，发达国家潜在流行的概率增加等。我国仍然是甲型肝炎高发区，其发病在各型肝炎中仍占重要地位。

早在17、18世纪欧洲就有肝炎暴发流行的记载，直到1940年第二次世界大战期间，流行病学工作者根据肝炎的特征将当时部队中流行的肝炎分为"感染性肝炎"（甲型肝炎）和"血清性肝炎"（乙型肝炎），其中甲型肝炎怀疑由一种可被滤过的病毒类因子所引起。1969年学者们成功地将这种可能的病毒因子传播给小狨猴，继之发现黑猩猩亦为易感动物。1973年，Feinstone用免疫电镜发现感染恢复期患者的粪便中有直径27 nm病毒样颗粒，命名为甲型肝炎病毒抗原（HAAg）。该发现为随后血清学检测的问世、动物模型的建立、HAV体外细胞培养以及HAV的基因测序和克隆等奠定了坚实的基础。

一、甲型肝炎病毒学

(一)甲型肝炎病毒(HAV)

HAV属于微小核糖核酸病毒科，早期将其归类于肠道病毒72型，后来对其核苷酸和氨基酸序列分析发现它与肠道病毒之间相差甚大，因此归类于肠道病毒72型不合适。为了将HAV归类，新创了一个嗜肝病毒属（Hepatovirus），HAV是目前为止这个属中唯一的病毒。

HAV是一种无囊膜，由60个结构蛋白组成的二十面体立体对称的球形颗粒，直径为27～28 nm大小，内含一条单股正链线性RNA基因组。沉降系数为33～35 S，在氯化铯中的漂浮密度为1.33～1.34 g/cm^2，超离心时沉降系数为156～160 S，相对分子质量为2.2×10^6～2.8×10^6。HAV存在于患者的粪便、血清、胆汁及肝细胞质内。在体外抵抗力甚强，低温下能长期存活，耐受pH＝3的酸性环境，耐乙醚（4 ℃时12 h仍稳定），耐热（56 ℃时30 min不能灭活），在60 ℃时存活1 h，但在85 ℃时1 min即可灭活。遇甲醛溶液（1∶4 000，37 ℃ 72 h）、3％甲醛溶液、3％含氯石灰（漂白粉）、5％次氯酸钠处理5 min，或紫外线照射皆可灭活。

HAV 的致病性主要是对人和几种高等灵长类动物,猕猴的人工感染成功率达30%~100%。野外捕获的黑猩猩血中甲肝病毒抗体(抗-HAV)阳性率高达 90%,故动物实验需用饲养中出生的黑猩猩。从患者或感染动物中分离的野生型 HAV,可在多种细胞中生长繁殖,包括原代猕猴肝细胞、猴胚肾细胞、人肝癌细胞、人胚二倍体或纤维细胞、人羊膜细胞、Vero 细胞及非洲绿猴肾细胞等。HAV 在多数细胞中的生长繁殖过程较长,一般需要 2~4 周病毒量才达最高值。细胞培养的 HAV 一般无细胞致病作用。HAV 在体外培养成功为 HAV 的检测、病毒抗原的制备及甲肝疫苗的研制,提供了良好的条件。

(二)HAV 的基因结构及其功能

HAV 基因组含有 7478 个核苷酸,由 3 个部分组成即 5′末端非编码区(non-translating region,5′-NTR),一个长的开放读码框(open reading frame,ORF)及 3′末端非编码区(3′-NTR)。

ORF 含 6 681 个核苷酸,编码一个 2 227 个氨基酸组成的多聚蛋白,经蛋白酶裂解后,产生3 个大的多聚肽片段,即 P1、P2 和 P3。P1 区编码结构蛋白 VP1、VP2、VP3 及 VP4。VP1~VP4组成 HAV 颗粒的衣壳蛋白,其中 VP1 是最大的衣壳蛋白,可能与 VP3 一起构成 HAV 免疫决定簇的抗原位点。VP2 和 VP4 可能衍生于共同的前体 VP0。VP2 有一个丝氨酸残基,VP0 经蛋白酶裂解为 VP2 和 VP4,推测该裂解发生于 RNA 衣壳包装期间,是小核糖核酸病毒成熟过程的最终步骤。P2、P3 区编码与病毒复制有关的非结构蛋白 2A、2B、2C、3A、3B、3C 和 3D 蛋白。2A 参与病毒分子形态形成,2B 和 2C 参与病毒的复制,2C 还是一个多功能蛋白,具有螺旋酶及 NTP 酶的活性,另外 2C 和 2BC 可与胞内膜和 RNA 结合。3A 含有一个跨膜区域,可以锚定 3B 及相关的下游蛋白。3B 又叫基因连接蛋白(VPg),作为病毒 RNA 合成的肽类引物共价结合到基因组的 5′末端。3C^{pro}是唯一由病毒编码的半胱氨酸蛋白酶,对多聚蛋白进行多处裂解。3D^{pol}是 RNA 依赖的 RNA 多聚酶。与其他微小 RNA 病毒一样,多聚蛋白裂解的中间体有着与成熟产物不同的功能,如 3ABC 是一个稳定的中间体,可与 5′NTR 结合调节病毒的翻译,而成熟的 3C^{pro}无此活性。

5′非编码区(5′-NTR)有 734 个核苷酸,是最保守的区域,由高度有序的二级结构组成六个区,Ⅰ区(nt1~nt41)是一个发夹结构,Ⅱ区(nt42~nt98)在两个假结(pseudoknot)后连接一个嘧啶富集区(pY1,nt96,148),Ⅲ区(nt99~nt323)是一个迂回结构,而Ⅳ区(nt324~nt586)是一个较长的迂回结构,其顶端有一个三叶分叉结构,底部是一个螺旋结构,中央部位是核酸酶作用位点,主要是 557~566 位点,而对应的位点 338~347 则未被酶裂解,说明内部三维结构在其中起了重要作用。Ⅴ区(nt587~nt706)含有几个长螺旋结构及一个分支迂回结构,在 640~660 位点处形成一个假结,有单链或双链特异的核酸酶作用于此。Ⅵ区是从Ⅴ区 U-706 到 AUG 之间的连接区,其后是高度保守的寡嘧啶序列连接于 13 个碱基的起始密码子。5′-NTR 区复杂结构组成了内核糖体进入位点(internal ribosome entry site,IRES),可通过共价与 VPg 结合,对翻译启动起调节作用。

由于微小 RNA 病毒没有原核细胞内 5′m7G 帽状结构,因此其翻译不同于原核细胞 mRNA翻译模式(即核糖体扫描加工方式或帽依赖方式),而是以非帽依赖方式启动。IRES 可直接将细胞内 40S 核糖体亚单位结合到病毒 RNA,而启动病毒的翻译。微小 RNA 病毒在运行非帽依赖性翻译的同时,对细胞本身 mRNA p220 帽结合蛋白进行裂解,阻断了帽依赖方式,因而提高病毒本身翻译效率,但 HAV 则不能阻断帽依赖方式翻译,由于 HAV 的 5′-NTR 在 ORF 之前含有多个 AUG 启动子,这样就弥补了 HAV 之不足,使其翻译效率与其他微小 RNA 病毒相似。

IRES 可与大量的宿主蛋白结合如多聚胞苷结合蛋白-2［poly（rc）-binding protein-2，PCBP2］，3-磷酸甘油醛脱氢酶（glyceraldehydes-3-phosphate dehydrogenase，GAPDH），多聚嘧啶序列结合蛋白（polypyrimidine tract-binding protein，PTB）和翻译启动因子 elF4GI，但具体作用有待进一步研究。

3′末端非编码区（3′-NTR）紧接于 ORF 之后，长度为 63 个核苷酸。含有一个多聚 A 结构。多聚 A 对翻译的启动起调节作用，同时也是负链 RNA 复制的起始处。由于 RNA 复制和翻译不能同时受多聚 A 调控，这种调控转换可能与多聚 A 结合蛋白（poly A binding protein，PABP）裂解有关。PABP 与 3′-NTR 的多聚 A 结合，而翻译因子（translation factor，TF）与 5′-NTR 结合，若 PABP 与 TF 连接就形成一个"蛋白桥"，将病毒 RNA 连成环状，加速了翻译进程。翻译后产物中含有 3C^{pro}蛋白酶，会反过来对 PABP 进行裂解，裂解的产物仍然连接在多聚 A 上，但不能与 TF 结合，通过与 3′末端 PTB 等联系形成复制复合物，促进 RNA 负链的合成。

（三）HAV 的生活周期

HAV 生活周期从与细胞表面受体接触开始，这个受体可能是一个非特异血清蛋白，非洲绿猴肾细胞表面的一种糖蛋白叫 HAVcr-1，又称 TIM-1，可视为 HAV 受体，用单抗阻断 HAVcr-1可预防 HAV 感染其他易感细胞；TIM-1 表达在肝细胞及淋巴细胞上。另一个可能的受体是唾液酸糖蛋白。进入细胞后，HAV 去包壳，细胞核糖体结合到病毒 RNA 上并形成多聚体，在此HAV 翻译成一个大的多聚蛋白，经蛋白酶裂解成结构蛋白和与病毒复制有关的非结构蛋白。非结构蛋白与细胞蛋白和 RNA 母链在一个有膜的囊体内结合形成复制酶复合物，并在囊内进行 RNA 复制，正链 RNA 经酶复合物复制出互补的负链 RNA 形成一个含正链和负链的中间体，其中负链 RNA 作为模板复制出正链 RNA，用于蛋白质的翻译和成熟病毒颗粒的装配，最后在细胞质膜上衣壳蛋白组装包含正链 RNA 的病毒颗粒，并被释放出宿主细胞。HAV 颗粒有可能会感染邻近的肝细胞，也可能经液泡释放到胆小管，然后在胆酸作用下从液泡中释放出来。

HAV 在组织培养中有一个明显的特征，是在对细胞不致死的浓度范围内，HAV 能抵抗25 种对其他病毒的繁殖有抑制作用的抗病毒药物，如 guanidine、amantine、rhodamine、methyl、guercitin（3-MQ），这一特点说明 HAV 的繁殖与其他已知的小核糖核酸病毒之间有本质区别，同时也说明了对甲型肝炎特异性预防和治疗的可能性。

（四）HAV 基因型及亚型

世界各地分离到的 HAV 毒株，其核苷酸序列的同源性在 90％以上，不同株间核苷酸序列的变异占 1％～10％。5′非编码区核苷酸序列最为固定，是最保守的基因组分。株间核苷酸序列一致性达 96％～99％。HM-175、LA 和 MBB 三个不同株的核苷酸序列测定的一致性分别为92％（MBB *vs* LA）、92％（HM-175 *vs* LA）和 95％（HM-175 *vs* MBB）。从西半球患者分离的 2 个已适应细胞培养的毒株，具有最大的核苷酸序列的一致性。而两个野生株灰质炎病毒 3 型（Leon株和 231.27 株）整个基因组核苷酸序列同源性为 80.7％；5′非编码区核苷酸序列同源性为84.7％；当与不同血清型灰质炎病毒比较时，发现其核苷酸序列同源性仅有 70％。故此 HAV 株间核苷酸序列同源性明显高于灰质炎病毒株间或型间核苷酸序列同源性。HAV 经体外传代培养后，核苷酸序列仅有少量的变异。

但 VP1 和 2A 区变异相对较大，据报道在 VP1 和 2A 连接区基因序列有 15％～25％的差异。HAV 分为 7 个基因型（Ⅰ、Ⅱ、Ⅲ、Ⅳ、Ⅴ、Ⅵ、Ⅶ），感染人类的有Ⅰ、Ⅱ、Ⅲ 和Ⅶ，而以Ⅰ型为主，占 80％以上；Ⅳ、Ⅴ和Ⅵ型主要感染猿猴类，引起类似人甲型肝炎的表现。根据基因序列间的差异(7.5%),Ⅰ、Ⅱ、Ⅲ型又进一步分为ⅠA、ⅠB、ⅡA、ⅡB、ⅢA、ⅢB亚型。人类HAV基因型分布主要有两种模式,即以一种基因型为主的地方性分布和以多种基因型同时存在的非地方性分布。第一种模式见于美国,研究发现16株中有15株为ⅠA型,且13株存在于同一地区。在HAV高度流行区如印度、中南美洲和南美洲,也存在地方性流行株,并呈周期性流行。在这些地区,人群感染平均年龄较早,发病多为婴儿,亚临床型多见。我国属于HAV高流行区,最近中国疾病控制和预防中心病毒疾控所对我国2003～2008年9个不同地区的HAV株进行基因序列分析,发现这些毒株均为Ⅰ型,其中ⅠA型占98.8%,而ⅠB型只占1.2%。基因型及亚型分析的实际意义有待进一步研究。在所有的HAV株中,HM175和CR326最为重要,它们已用于制作疫苗。HM175是1978年在澳大利亚一次小型暴发流行中患者粪便中提取的,CR326是从感染HAV的哥斯达黎加患者中获得的。这两株病毒的核苷酸及氨基酸序列有95%的同源性。

(五)HAV抗原位点

尽管核苷酸序列在各基因型间存在差异,但人HAV的抗原结构在各株型间具有高度的保守性。目前仍认为HAV只有单一的抗原特异性,即一个血清型。病毒交叉研究发现,不同地理分布的HAV株间有差异。而且临床研究也表明,免疫球蛋白能预防世界各地的HAV感染,同时亦未发现与其他肝炎病毒之间有交叉免疫反应。

对HAV蛋白VP1同灰质炎病毒VP1表面结构进行比较,发现HAV有一个抗原位点邻近VP1氨基端,其相应的合成肽含12个氨基酸,用此合成肽对豚鼠和家兔进行免疫,可以诱导动物产生抗HAV中和抗体。

采用杂交瘤技术在小鼠体内生成抗HAV中和性单克隆抗体(McAb)。两组McAb均能与人体恢复期血清多克隆抗体竞争结合HAV。这两组抗体对应于病毒体的两个不同部位,并发现HAV的中和部位主要在VP1上,不同McAb识别的表位可能都位于病毒体单个的决定簇中和抗原部位,将病毒裂解并用SDS-PAGE使病毒各种蛋白分离后,发现Fab段主要结合在VP1上,说明HAV中和位点主要定位于VP1。HAV单一中和位点对甲肝疫苗的研制具有重要意义。鉴于HAV在细胞培养中生长的滴度较低,所以灭活疫苗生产费用昂贵。如HAV有单一的中和位点,则可采用中和位点相应的合成肽或相应于中和位点的重组DNA抗体,生产病毒抗原以研制合成肽疫苗或抗独特型疫苗(anti-idiotype vaccine)。随着HAV分子生物研究的发展,人们将可能采用基因工程方法获得更多的减毒HAV,这将是今后疫苗制备的发展方向。

二、甲型肝炎的流行病学

(一)传染源

主要传染源是急性期甲型肝炎患者和隐性感染者。在急性患者中不典型的无黄疸型肝炎患者和儿童患者尤为重要。甲型肝炎的传染期主要在潜伏期的后期及发病后的1周内,此时患者粪便中排出HAV量最多。隐性感染也是一个重要的传染源。甲肝患者病毒血症最早始于黄疸出现前25 d,持续至黄疸出现为止,在此期间患者血液有传染性。亦有接触黑猩猩后发生甲型肝炎的报道。传统的观点认为HAV无慢性长期带病毒者,但1983年Frosner报道,在北极寒带地区,如阿拉斯加及格陵兰的流行区,有的患者23年甚至长达26年粪便中的HAV才消失。

HAV在人群中的传播方式可能与水痘病毒一样,经历潜伏期转为短暂的活动期。曾经感染过HAV但无抗体存在的人,再次被感染会重新出现粪便排毒,从而增加了HAV在人群中的感染比例,再次被感染现象可能是地方性流行的原因。

（二）传播途径

甲型肝炎系粪-口途径传播，可通过食物、饮水及人与人密切接触而传染。日常生活的密切接触多为散发性发病，食物和饮水传播往往呈暴发流行。我国华东沿海地区常因生食或半生食水产品（如蛤蜊、牡蛎、毛蚶）引起流行。尽管性传播的作用不太清楚，但男性同性恋之间感染HAV的概率增加，可能与肛交有关。静脉注射毒品者也是高危人群，这不是由污染针头注射引起，与不良卫生习惯有关。母婴传播及输血引起的HAV感染较为罕见，但偶有报道。

（三）易感性和免疫力

人类对HAV普遍易感，在甲型肝炎流行地区，绝大多数成人血清中都有抗HAV抗体，故婴儿在出生后6个月内，由于血清中含有来自母体的抗HAV抗体可以防止HAV感染。6月龄后血抗HAV抗体逐渐消失而成为易感者。患过或感染过甲型肝炎的人，可获得比较持久的免疫力，以防止HAV再感染，但无交叉免疫力，不能防止其他类型肝炎病毒的侵袭。

（四）流行特点

甲型肝炎呈全球性分布，在许多热带和亚热带地区常呈地方性流行，农村多于城市。在集体单位中，如学校、兵营、工地、托儿机构、监狱等人群密度高、居住拥挤的场所发病率较高。在温带地区的一些国家，甲型肝炎的流行有周期性，每隔5～10年有一次流行或6～7年出现一次流行高峰。原因是在一次流行后，人群的免疫力普遍提高，再经过一段时期，易感性逐渐增加，又出现另一次流行。

本病无严格季节性，一般以晚秋早冬发病较多。北半球国家以2～4月份、11～12月份为发病高峰，南半球如澳大利亚及新西兰以夏季为发病高峰。战争、灾荒常促发本病流行，第二次世界大战中美军、德军均有甲型肝炎流行的报道。在我国甲型肝炎的流行仍是一个重要的公共卫生问题，国内曾发生多起甲型肝炎的暴发流行，1988年春季上海甲型肝炎暴发流行发病数达31万余人，平均患病率为4 082.6/10万，是有记录以来最大的一次流行。这次流行的特点是：流行主要在12个市区，病情波及面广，11%的家庭有2个或2个以上的人同时发病；流行时间持续较长，自1月中旬始至3月中旬，3月下旬明显减少，以1月下旬至2月中旬为高峰，持续近20 d左右，高峰期间每天发病数达1万以上。发病年龄以青壮年为主，20～39岁占病例总数的83.5%。由于旅游业的快速发展及现代交通的便利，导致甲型肝炎从卫生条件差的落后地区向卫生条件好的发达地区转移的潜在危险性明显增加，2003年美国宾夕法尼亚州的一次甲型肝炎暴发流行就是一例。当时的一个餐馆从邻国墨西哥购进一批污染了HAV的洋葱，导致至少7 653人感染，这是近年来在发达国家发生的最大的一次HAV暴发流行。

目前在急性病毒型肝炎中，甲型肝炎占30%～50%。世界卫生组织资料显示，高度流行区是在卫生条件差、个人卫生习惯不良的发展中国家，10岁前儿童感染的可能性达90%。大部分感染发生在年幼的儿童，但发病有症状者比例不高。因为年长的儿童及成人一般都有免疫力。暴发的可能性罕见，如非洲、南美洲部分国家、中东、东南亚及拉丁美洲国家，我国也是高度流行区。中度流行区多在经济转型的国家及卫生条件差异较大的地区，年幼儿童多无感染。事实上，这种经济及卫生条件的差异常会导致高发病率，因为感染常发生在年龄偏大的群体，以致于发生暴发流行，如欧洲南部及东部、某些中东部国家。低流行区是在发达国家，卫生条件及个人卫生习惯良好的地区。疾病常发生在青少年及成人，高危人群有静脉药瘾者、男性同性恋者、到高度流行区旅行者及某些封闭的社区，如西欧、北欧、美国、澳大利亚、日本、新西兰及加拿大等。

三、发病机制

当 HAV 经口摄入后,通过肠道黏膜吸收进入血流,随血流进入其靶器官内,在肝细胞及库普弗细胞内繁殖,在肝外其他地方如肠道内也发现有复制。在非洲猕猴的动物模型中发现,静脉注射 HAV 后第 1 周血清转氨酶升高不明显,而在第三周时达到最高值,此时血清中抗 HAV 转为阳性,提示第 1 周转氨酶升高与病毒复制有关,而第三周则是免疫反应所引起。因此目前认为,甲型肝炎的发病机制主要以免疫介导为主,而由病毒直接杀伤肝细胞引起病变的证据不明显。

(一)免疫反应作用

HAV 感染后,动物或人体肝穿超薄切片电镜观察结果显示,与 HAV 在体外组织培养中所见形态学改变相一致,HAV 可引起持续感染而不出现细胞裂解,血液出现循环免疫复合物和补体水平下降现象,因此推想 HAV 诱导的免疫反应在甲型肝炎发病中起重要作用。在患者和动物实验中都观察到,HAV 感染后可出现早期和晚期两次肝功能异常,与丙氨酸氨基转移酶(alanine aminotransferase,ALT)升高相同的时期内,血清中和抗体活性升高,而且 HAV 感染黑猩猩后,黑猩猩肝组织所产生的特征性病变是明显的汇管区炎性细胞浸润伴汇管区周围肝实质坏死性炎症,汇管区周围肝细胞被炎性细胞浸润,以淋巴细胞为主,故多认为肝细胞损害与免疫病理有关。免疫反应机制包括细胞免疫和体液免疫两方面的作用。

1.细胞免疫

甲型肝炎特征的肝细胞损伤主要与细胞免疫反应有关,包括特异性 T 细胞免疫反应及非特异性先天性免疫反应。Vallbrancht 等对患者外周血淋巴细胞功能的研究表明,急性甲型肝炎患者外周血淋巴细胞特异性杀伤 HAV 感染的自身皮肤成纤维细胞的细胞毒活性升高,并且在黄疸出现后 2~3 周时,细胞毒活性达高峰。从 2 例发病数周的甲肝患者肝活检获取的淋巴细胞克隆,检测出以 CD8[+] T 细胞为主,并证明其具有特异性杀伤 HAV 感染肝细胞的功能,这种特异性 T 细胞介导的针对 HAV 感染肝细胞的免疫应答,很可能与急性甲型肝炎的肝损伤有关。HAV 抗原与肝细胞表面宿主组织相容性抗原形成复合物,CD8[+] T 细胞识别这种复合物,并攻击破坏 HAV 感染的肝细胞,从而引进免疫病理变化。

由于外周血抗 HAV CD8[+] T 细胞水平在症状出现后 2~3 周才达高峰,因此认为先天性免疫系统的细胞在早期疾病中发挥了更为重要的作用,如自然杀伤淋巴细胞(NK 细胞)。研究显示,NK 细胞表面有 TIM-1(HAV 受体分子)表达,原代 NK 细胞能杀伤 HAV 感染的肝癌细胞株,但不能杀伤未感染的细胞;用 TIM-1 单克隆抗体处理 NK 细胞和 HAV 感染的肝癌细胞可阻断 NK 细胞的杀伤作用;HAV 感染可诱导 NK 细胞产生多种细胞因子如 IL-4、IFN-γ 及颗粒酶 B,后者被认为参与了 HAV 感染细胞的杀伤效应,但这种效应也可被抗 TIM-1 抗体所阻断。总之,HAV 感染细胞通过 TIM-1 分子激活 NK 细胞,后者一方面直接杀伤感染细胞,另一方面又产生大量的细胞因子而间接放大了这种杀伤效应。NK 细胞还可阻止 HAV 感染后慢性炎症的发生,这可能与 NK 细胞诱导的 Treg 细胞有关,具体机制有待进一步研究。

有研究发现,急性 HAV 感染患者在出现黄疸后,外周血淋巴细胞与皮肤成纤维细胞均能产生干扰素,γ-干扰素可能是由 HAV 特异性细胞毒性 T 细胞所产生,可能有助于诱导增强肝细胞表面 HLA-1 决定簇的表达。这种增强肝细胞 HLA 表达的作用,可能是促进 T 细胞所介导的清除 HAV 感染细胞的关键。

2.体液免疫

HAV 急性感染动物在疾病早期及恢复期血清中同时存在病毒中和抗体,血清抗 HAV IgM 和 HAV IgG 均有中和 HAV 的作用。其保护作用表现在急性感染后多年抗 HAV IgG 仍维持较高水平。Margolis 等检测了 9 例黑猩猩 HAV 感染期间血清中的免疫复合物,其中 8 例为阳性,免疫复合物中的抗体主要是 IgM,IgM 型免疫复合物通常在转氨酶升高前出现,且与抗 HAV IgM 的存在相关。在 8 只黑猩猩中 6 只体内 C3 补体浓度明显下降,下降最明显时与免疫复合物介导的反应有关。但用免疫组化方法未发现肝细胞表面免疫复合物沉淀。故复合物是否引起肝内炎症尚未明了,其可能对肝外表现如皮疹、关节炎等发生起一定作用。

3.病毒的免疫逃逸

HAV 的病毒因子在后天性免疫出现前于体内存在数周,说明 HAV 可能有逃避先天性免疫的能力。有研究表明,HAV 的 3ABC 中间体可破坏线粒体抗病毒信号蛋白(mitochondrial antiviral signaling protein,MAVS)。MAVS 是重要的信号衔接蛋白,连接着视黄酸可诱导基因-Ⅰ(retinoic acid inducible gene I,RIG-1),而 RIG-1 是 PRR(pattern recognition receptors)之一,能识别病毒 dsRNA 并激活下游信号分子干扰素调节因子 3(IFN regulatory factor,IRF-3)和核因子 κB(NF-κB),并从胞质中转移到核内,从而诱导 IFN 的产生。因此,HAV 3ABC 可通过破坏 MAVS 来降低体内干扰素的产生。

(二)病毒直接作用

HAV 经口进入消化道黏膜后,可能先在肠道中繁殖,经过短暂的病毒血症,然后在肝细胞内增殖,HAV 在肝内复制的同时,亦进入血循环引起低浓度的病毒血症。病毒血症一般持续 $7\sim10$ d。在黑猩猩感染 HAV 早期,用免疫荧光法可在 $5\%\sim10\%$ 的肝细胞质中检测到病毒颗粒存在。静脉接种狨猴,其大部分肝细胞中含有病毒抗原,电镜显示在肝细胞质中有病毒颗粒存在。粪便排毒前可在肝脏中发现抗原,并在整个酶活性升高期间持续存在。感染后期,抗原仅局限于少数肝细胞和库普弗细胞中。研究结果表明 HAV 主要在肝细胞内增殖。但这种增殖是否会引起肝细胞的变性坏死或功能改变需要进一步研究。

HAV 从肝内分泌到肠道经粪便排出体外,传统观点认为是肝细胞将 HAV 分泌到胆汁所致,但最近对肝细胞极性研究发现,肝细胞可能先将 HAV 分泌到血液中,被肠道细胞吸收后,再直接分泌到粪便中,因为肝细胞的顶面朝向胆管,基底面朝向肝窦,HAV 进入细胞和分泌都是经过肝基底面,而不是经过顶面,因此不大可能经肝细胞直接分泌到胆汁;在感染肠道细胞时,由于存在多聚免疫球蛋白受体及 IgA,通过穿胞运输,HAV 可从血管面进入肠道细胞,从肠腔面分泌到粪便中。

关于甲型肝炎的发病机制目前认为,早期可能是由于 HAV 的增殖作用、先天性免疫反应(主要是 NK 细胞反应及病毒特异性 CD8$^+$ 毒性 T 细胞的特异性杀伤作用)共同导致肝细胞损伤。γ-干扰素的产生诱导 HLA 抗原表达,也是早期肝细胞受损原因之一。晚期则主要是免疫病理作用,即肝组织中浸润的 CD8$^+$ T 细胞的特异性杀伤作用及 γ-干扰素对肝细胞膜 HLA 抗原的表达和调控而致肝细胞受损。

影响甲型肝炎病情的因素目前并不十分明确。病毒亚型与病情的关系不明确,感染的病毒量大可缩短病毒感染的潜伏期,并加重病情;感染的年龄在临床上是一个重要的参考指标,年龄愈大,病情就会愈重;合并其他肝炎病毒感染可致病情复杂化。据报道,TIM-1 的多态性与 HAV 感染的病情有一定关系。

四、病理与临床表现

甲型肝炎潜伏期最短 15 d,最长 45 d,平均 30 d。人类感染 HAV 后大多为隐性感染。临床上可为无症状或进展为不同程度的急性肝炎,很少有慢性肝炎发生,几乎无 HAV 携带者存在。急性肝炎根据有无黄疸又分为急性黄疸型肝炎和急性无黄疸型肝炎。急性重症肝炎的发生率较低。但两种变异型甲型肝炎即胆汁淤积性甲型肝炎和复发性甲型肝炎不容忽视。

(一)急性甲型肝炎

1.病理

急性甲型肝炎早期最常见的肝细胞病变为气球样变,肝细胞高度肿胀,形似气球样,胞质染色变浅,胞核浓缩。其次为肝细胞嗜酸性变,胞体缩小,胞质嗜酸性染色增强,最后胞核染色消失,成为红染的圆形小体,即嗜酸性小体,再次为肝细胞胞核空泡变性,继续发展为核溶解,最后为肝细胞灶性坏死与再生。汇管区可见炎性细胞浸润,主要为大单核细胞与淋巴细胞,肝血窦壁库普弗细胞增生。病变在黄疸消退1～2 个月才恢复。无黄疸型肝炎病变与黄疸型相似,仅程度较轻。

2.临床表现

人类感染 HAV 后大多为隐性感染,仅少数有典型症状。根据临床症状轻重不同,急性甲型肝炎可分为急性黄疸型与急性无黄疸型。

(1)急性黄疸型甲型肝炎:临床过程可分为黄疸前期、黄疸期和恢复期 3 个阶段,一般总病程为2～4 个月。

黄疸前期患者经过潜伏期后,开始出现临床症状,但尚未出现黄疸,即黄疸前期。此时患者大多急性起病,有畏寒发热、全身乏力、肌肉酸痛、食欲缺乏、恶心呕吐、腹痛、腹泻及腹胀。约半数以上患者以胃肠道症状为主要表现。少数患者有头痛、发热、咽喉炎、支气管炎等呼吸道的一些非特异症状。尚有少数患者并无明显黄疸前期症状而进入黄疸期。此期短者 2～3 d,长者2～3 周,平均5～7 d。初次感染时症状的出现与年龄有关。儿童,特别是两岁以下感染 HAV后很少出现明显的肝炎症状,而成年人症状明显。

在黄疸前期部分患者已有肝区压痛及触痛,少数病例可出现皮疹,尿胆红素阳性,白细胞总数正常或略低,分类淋巴细胞增高,可见异常淋巴细胞,肝功能检查 ALT 升高,抗 HAV IgM阳性。

黄疸前期过后即转入黄疸期,此期各种典型症状和体征先后出现,发热减退后尿色逐渐加深,似浓茶样。随着尿色加深,患者相继出现巩膜黄染,黏膜黄染常发生于皮肤黄染之前,以软腭黏膜黄染发生较早,继之皮肤逐渐变黄,于1～2 周内达高峰,此时可有短期大便颜色变浅,皮肤瘙痒、心动过缓等胆汁淤积的表现。在 2～3 周内恢复正常。65％的患者肝大至肋缘下1～3 cm,有充实感,有压痛及叩击痛。部分病例有轻度脾大。慢性肝炎特征性表现如蜘蛛痣极少出现,但可一过性存在。整个黄疸期持续 2～6 周,也有短者 2 d,长至 95 d 或更长。黄疸消退时患者症状减轻,食欲及精神好转。

恢复期黄疸消退而临床症状减轻以至消失。食欲增加,体力恢复,肝脾大逐渐恢复即为恢复期。此期持续时间 2 周至 4 个月不等,平均 1 个月左右。90％以上的患者在起病后半年内完全恢复。

(2)急性无黄疸型甲型肝炎:为临床最常见的类型,在流行病学上此型尤为重要。在甲型肝炎流行区无黄疸型肝炎比黄疸型更为多见,占急性肝炎病例的 90% 以上。从临床经过及病理变化的程度看,无黄疸型肝炎可以认为是急性甲型肝炎的一种轻型,其临床症状较轻,整个病程不出现黄疸,仅表现为乏力、食欲缺乏、腹胀和肝区疼痛等症状,少数病例有发热、恶心、腹泻等症状。临床表现类似急性黄疸型肝炎的黄疸前期。体征以肝大为主,脾大少见。相当多的一部分病例症状不明显而仅有体征和肝功能改变,在普查时才被发现。一般在 3 个月之内恢复正常。由于其发生率远高于黄疸型,因此成为更重要的传染源。

(二)急性重症肝炎(暴发性肝炎)

重症肝炎的发生率极低,大约 1‰。病死率小于 0.5%。50 岁以上的患者病死率略高,约 1.8%。临床特征为急性起病,短期内出现意识障碍、出血、黄疸及肝脏缩小。由于肝细胞急性大量坏死导致急性肝功能衰竭及各种并发症。

1.病理

主要特征为大量肝细胞坏死融合成片,病变多自肝小叶中央开始,向四周扩延,溶解坏死的肝细胞迅速消除,仅残留网状纤维支架,残余肝细胞淤胆呈黄色,肝脏体积缩小,故名急性黄色肝萎缩。镜下可见两种病理组织学改变:①急性水肿型,以严重的弥漫性肝细胞迅速肿胀为主,胞膜明显,胞质淡染或近似透明,细胞相互挤压成多边形,类似植物细胞;小叶结构紊乱,内有多数大小不等的坏死灶,肿胀的肝细胞间有明显毛细胆管淤胆。②急性坏死性重症型,有广泛的肝细胞坏死,该处肝细胞消失,遗留网状支架,肝窦充血,有中性粒细胞、单核细胞、淋巴细胞及大量巨噬细胞浸润,部分残存的网状结构中可见小胆管淤胆。

2.临床表现

急性重症肝炎发病早期临床表现与急性黄疸型相似,但病情进展迅速,患者极度乏力,消化道症状严重,黄疸进行性加深,伴有严重神经精神症状,病死率高。由于起病类似急性肝炎,在病情急剧发展中出现一系列重症肝炎的表现,故当急性甲型肝炎患者出现以下征象时,应考虑重型的诊断。①明显的全身中毒症状,随着黄疸进行性加深,患者极度乏力,精神萎靡、嗜睡或失眠、性格改变、精神异常、计算及定向力障碍、扑翼性震颤、意识障碍。②严重消化道症状,食欲明显减退,甚至厌食、频繁恶心、呃逆呕吐,高度腹胀、鼓肠。③黄疸进行性加深,数天内血清胆红素升高达 171 μmol/L 以上,而血清 ALT 下降甚至正常,出现胆酶分离现象;亦有少数患者,病情进展迅速,黄疸尚不明显便出现意识障碍;④肝脏或肝浊音区进行性缩小,并在发病几天内迅速出现腹水;肝脏 CT 或 B 超检查提示有肝萎缩。⑤有明显出血倾向(皮肤瘀点瘀斑、呕血、便血),凝血酶原时间明显延长。⑥血清前清蛋白、胆固醇、胆碱酯酶活力及 C3 明显降低。

3.并发症

急性重症肝炎常见并发症有肝性脑病、脑水肿、低血糖、水电解质及酸碱平衡紊乱、内毒素血症、出血、感染、肝肾综合征等。

(三)淤胆型肝炎

淤胆型甲型肝炎以持续性黄疸和瘙痒为特征,伴有胆红素显著升高,发病率低,易被误诊为肝外胆道阻塞或慢性胆汁淤积性病。尽管症状和异常的生化变化可持续数月乃至 1 年,但最终都会完全治愈。肝活检通常不是常规选项,但一旦获得肝组织,可发现中央胆管胆汁淤积和典型的门脉区炎症。

(四)复发型肝炎

复发性甲型肝炎可发生于 5%～10% 的急性甲型肝炎患者,表现在生化指标明显恢复正常后的数周及数月内,患者再度出现无症状性转氨酶升高。但有一部分患者,在复发期也出现症状和黄疸。复发期间粪便中可再次检出 HAV。这种异型肝炎也是最终完全恢复而不留下后遗症。

(五)其他

其他并发症更为稀少,个别报道 HAV 感染与格林-巴利(Guillain-Barré)综合征、急性胰腺炎、胆囊炎、再生障碍性贫血、肾衰竭、脑炎及噬血巨噬细胞综合征有关。偶有报道急性甲型肝炎之后出现自身免疫性肝炎。

五、诊断与鉴别诊断

(一)诊断

1.流行病学

(1)发病前曾与确诊甲型肝炎患者有过密切接触史,如共同进餐或生活。

(2)曾在甲型肝炎暴发流行地区逗留,并饮用污染的水或食物。

(3)发病前 2～6 周内曾吃过生的或半生不熟的蛤蜊、牡蛎、毛蚶等被 HAV 污染的水产品。

(4)在有甲型肝炎流行的集体单位工作或生活者。

2.临床诊断

急性起病,有畏冷发热的前驱症状后出现无其他原因可解释的食欲缺乏、厌油、乏力、肝大、黄疸等前述各型肝炎所具有的表现。

3.实验室诊断

起病初即出现血清转氨酶升高,ALT 在发病第 1 周内升达高峰,是发生肝炎的最早信号。若同时血清胆红素在 17.1 μmol/L 以下,拟诊为急性无黄疸型肝炎。若同时血清胆红素超过 17.1 μmol/L 以上者,可拟诊为急性黄疸型肝炎。

(1)特异性病原学及免疫学检查:①检测 HAV 或 HAV 抗原,取发病前 2 周及发病后 8～10 d 内患者的粪便,采用免疫电镜技术检测 HAV 或 HAV 抗原颗粒,阳性可作为急性感染的证据。此方法因设备和技术条件要求高,尚不能作为常规应用。②用免疫荧光、免疫电镜或放射免疫法检测患者肝组织内的 HAV 或 HAV 抗原,阳性者表明为 HAV 急性感染,此方法亦仅用于某些特殊的研究。③分子杂交技术:利用核酸探针检查粪便或感染细胞中 HAV RNA。如 HAV cDNA 亚基因转录子的 cDNA 分子杂交法和 Shiel 报道的用 ssRNA 探针检测 HAV。用此法检测出的病毒血症平均存在时间为 95 d(36～391 d),在症状出现前 30 d 就出现。④病毒分离:用组织培养或动物接种方法检测患者粪便中的 HAV,分离 HAV 技术已成功,但由于实验动物猕猴价格昂贵,尚不能应用于临床。

(2)特异性抗体及血清学检查:①血清抗 HAV IgM 在发病早期即明显增高,其特异性高,持续时间短,急性甲型肝炎起病后 12 周内血清抗 HAV IgM 阳性可作为急性 HAV 感染的标志。此项检查已被公认为甲型肝炎病原标志的最可靠依据。可采用放射免疫法(radioimmunoassay,RIA)或酶联免疫吸附试验(enzyme linked immunosorbent assay,ELISA)、免疫荧光法(immunofluorescence assay,IFA)及免疫电镜等技术检测。②采用 RIA/ELISA 或固相放射免疫法检测血清抗 HAV IgG。抗 HAV IgG 是保护性抗体,在病后 1 个月左右可自血清中检出,2～3 个月后达高峰,以后缓慢下降,持续多年甚至终生。单份血清抗 HAV IgG 阳性,表明机体有免疫力,适用于流行病学调查。双份血清(相隔 2～3 个月)抗 HAV IgG 滴度增高 4 倍以上有诊断意义,但不能作为早期诊断。③检测患者粪便中 HAV 特异性 IgA。感染 HAV 后粪便中特异性 IgA 可持续 4~6 个月左右,故用 ELISA 测定患者血清特异性 IgA 可代替血清抗 HAV 检测来诊断甲型肝炎。

目前有学者发明一种联合 ELISA-RT-PCR 法用于检测粪便中 HAV 和 HEV。该法是将特异性探针结合到 RT-PCR 产物上,再通过 ELISA 进行检测,该法灵敏度高,可检出 0.1 ng/μL 的病毒量;特异性强,与其他病毒如肠道病毒,轮状病毒等之间无交叉反应性,可望于不久的将来应用于临床。

(3)血清酶学检查:以 ALT 为最常用。此酶在肝细胞质内含量最丰富,肝细胞损伤时即释出细胞外,因此是一种非特异性肝损害指标。当其他引起肝损害的原因被排除后,ALT 比正常值升高 2 倍以上时,结合临床表现和血清免疫学检查才有诊断意义。急性肝炎在黄疸出现前 3 周,ALT 即升高,通常在几百个单位,但也有超过 1 000~2 000 U,有时成为肝损害的唯一表现。ALT 升高先于胆红素升高,后者将会持续上升到 ALT 下降。重型肝炎患者若黄疸迅速加深而 ALT 反而下降,表明肝细胞大量坏死。AST 意义与 ALT 相同,但特异性较 ALT 为低。血清碱性磷酸酶(alkaline phosphatase,ALP)的显著升高有利于肝外梗阻性黄疸的鉴别诊断,在急性甲型肝炎时一般正常或轻度升高。

(4)血清蛋白的检测:肝损害时合成血清清蛋白的功能下降,导致血清清蛋白浓度下降。急性甲型肝炎时清蛋白下降不多见。

(5)血清和尿胆色素检测:急性肝炎早期尿中尿胆原增加,黄疸期尿胆红素及尿胆原无增加,淤胆型肝炎时尿胆红素强阳性而尿胆原可阴性。黄疸型肝炎时血清结合和非结合胆红素均升高。血清胆红素升高常与肝细胞坏死程度相关。

(6)凝血酶原时间检测:凝血酶原主要由肝脏合成,肝病时凝血酶原时间长短与肝损害程度成正比。凝血酶原活动度<40%或凝血酶原时间比正常对照延长一倍以上时提示肝损害严重。但在急性甲型肝炎时很少异常。

(7)血常规检查:急性肝炎初期白细胞总数正常或略高,一般不超过 10×10^9/L,黄疸期白细胞总数减少,分类淋巴细胞及大单核细胞升高,可见异型淋巴细胞。有报道认为,血小板数量多少与急性肝炎的严重程度呈正相关。

(8)尿常规检查:深度黄疸或发热患者,尿中除胆红素阳性外,还可出现蛋白质、红、白细胞或管型。

(9)肝活体组织检查(肝活检):急性肝炎患者不是首选及常规检查项目。急性甲型肝炎的组织学变化与其他急性病毒性肝炎一样即肝细胞的气球样变、凝固性坏死、局灶性坏死、单核细胞在门管区广泛浸润及库普弗细胞增生。

4.超声检查

B 型超声检查能动态地观察肝脾的大小、形态、包膜情况、实质回声结构、血管分布及其走向等,对监测重症肝炎病情发展、估计预后有重要意义。

(二)鉴别诊断

甲型肝炎在许多方面有别于其他病毒性肝炎,而各型肝炎的临床表现基本相似,须结合实验室检查发现各自的特征予以鉴别。

1.中毒性肝炎和药物性肝炎

误食毒蕈或四氯化碳、黄磷、氯仿、利福平、异烟肼、对氨基水杨酸、保泰松、吲哚美辛、甲基多巴、氟烷、四环素等均可致大块或亚大块肝坏死,其临床表现与重症肝炎相似。主要依据:①病前服用毒物或药物史;②有不同程度的肝功能改变,但一般没有重症肝炎严重;③无黄疸前期的肝炎症状而有某种原发病史;④常伴有心、脑、肾等脏器损害。

2.妊娠急性脂肪肝

患者多为初产妇,发生于妊娠后期出现深度黄疸、出血、肝肾综合征、昏迷等。病情发展迅速,与急性重症肝炎相似。以下几点有助于鉴别:①起病多有急腹痛;②黄疸深度、肝脏进行性缩小的程度均没有急性重型肝炎严重;③常出现严重低血糖,某些病例可出现低蛋白血症;④尿中胆红素始终阴性;⑤超声检查肝脏呈典型的脂肪肝改变;⑥病理呈严重的脂肪变性,无肝坏死改变。

3.重症黄疸出血型钩体病

有疫水接触史,急性起病,畏寒高热,伴头痛、腰痛、腓肠肌疼痛、眼结膜充血、局部淋巴结肿痛。4~8 d后体温下降,出现黄疸加深、出血和肾功能损害。肾损害出现较早。钩体病一般无中毒性鼓肠、腹水、肝脏缩小。实验室检查白细胞增加,红细胞沉降率增快、病原体检查及凝集溶解试验阳性可助鉴别。

六、治疗

甲型肝炎为自限性疾病,除少数急性重症型肝炎外,绝大多数病例预后良好。急性甲型肝炎治疗原则以适当休息、合理营养为主,辅以药物。避免饮酒、过度劳累和使用损害肝脏的药物。急性重症肝炎需加强重症监护,针对病情发展各阶段的主要矛盾,应用对症与支持的综合基础治疗,以维持患者生命,促进肝细胞再生。

(一)休息

急性黄疸型肝炎患者应强调早期卧床休息至症状基本正常,黄疸消退可逐渐起床活动。一般轻症无黄疸患者不必卧床休息,可轻度活动和自理生活。急性重症肝炎必须绝对卧床休息,严格消毒隔离,防止医源性感染。

(二)饮食

应根据食欲、病情、病期适当把握,病初因食欲缺乏、厌油,宜进清淡适合患者口味的低脂半流质食物。病情好转后,给予充分热量、蛋白质及维生素,食物品种可多样化,以促进食欲。急性重症肝炎患者应低盐、低脂、低蛋白、高糖饮食。并发肝性脑病时,应严格限制蛋白摄入,以控制肠道内氨的来源。进食不足者,可静脉滴注10%~25%葡萄糖溶液1 000~1 500 mL,补充足量维生素 B、维生素 C 及维生素 K。

(三)药物

对病毒性肝炎的治疗目前尚无特效药物,可根据药源适当选用中西药联合治疗。

1.护肝药物

主要包括维生素类如维生素 B、维生素 C、维生素 E、维生素 K、叶酸等。促进解毒功能药物有葡萄糖醛酸内酯、维丙胺、硫辛酸。促进能量代谢药物均为非特异性护肝药,或根据病情及药源情况适当选用。

2.中医中药

按中医辨证施治,急性黄疸型肝炎多属阳黄,可用茵陈蒿汤、栀子柏皮汤加减,湿偏重者用茵陈四苓散、五仁汤加减;湿热并重者用茵陈蒿汤与四苓散合方加减。黄疸较重者用茵栀黄(茵陈、山栀、黄芩)注射液静脉滴注。淤胆者重用赤芍。单味中成药如垂盆草、黄芩苷、板蓝根、丹参、五味子、田基黄等亦有较好疗效。联苯双酯、齐墩果酸片、甘草甜素、强力宁、肝炎灵等均获较好的效果。

3.对症治疗

食欲锐减且伴呕吐者,静脉滴注 10%～25% 葡萄糖液。恶心呕吐者可用甲氧氯普胺、维生素 B_6 等。食欲缺乏可服多酶片、胰酶、山楂丸。肝区痛可服维生素 K、逍遥丸、舒肝片等。

总之,病毒性肝炎的治疗尚无特效药物,以上药物主要为辅助性治疗,有学者认为在临床药物的选择中必须避免滥用或过多使用药物,以免增加肝脏的负担,不利于病情的恢复。

(四)急性重症肝炎的处理

重症监护。急性重症肝炎病情凶险,进展迅速、变化多,必须及时发现问题才能在治疗上争取主动。根据病情发展及条件应定时进行动态观察。

(五)肝性脑病的治疗

肝性脑病(HE)治疗的重点是支持疗法、识别及治疗诱因、减少或清除肠源性含氮毒物及鉴定需长期治疗患者。

1.严密监护与监测

轻症 HE 患者不能自行随意活动或执行危险性工作(如驾驶、高空作业等),以免发生意外。重症 HE 患者,宜定时监测血压、脉搏、呼吸、尿量、血化学分析(血氨、血清肌酐、尿素氮、血糖、血清胆红素、清蛋白、球蛋白、凝血酶原时间、凝血因子 V 及 VIII 等)及血气分析。对于深度昏迷患者,必要时应考虑预防性气管插管、导尿管、鼻胃管、中心静脉压测定以及硬膜外测压装置(测定颅内压及脑灌流压)。

2.识别和消除诱因

应及时识别各种可能的诱因,对可疑的诱因应及时进行相关检查,并针对不同的诱因进行相应处理。

(1)感染:疑有潜在感染者,行各种体液(腹水、血液等)培养及胸片等检查,所有腹水患者应行诊断性腹腔穿刺术;明确感染如自发性腹膜炎、肺炎、败血症等应及时联合应用强效抗生素;培养结果未决时应给予短期经验性抗生素治疗,尤其是无其他明显诱因时。

(2)消化道出血:要求及时治疗上或下消化道出血。

(3)脱水、电解质紊乱及酸碱失衡:脱水所致的急性肾衰竭,大量利尿引起的低钾、低氯血症及代谢性碱中毒诱发 HE,应及时纠正。营养不良尤其在酒精性肝病患者,应立即静脉补充维生素 B_1。

(4)便秘:近期排便习惯的评估极为重要,应及早采取措施确保适当排便。

(5)医源性诱因:强烈排钠、排钾利尿剂,大量放腹水,输注库血,或应用含氮药物等引起者,一经发现立即停用,如用止痛、安眠、镇静药物引起者,除停用外,可用苯二氮䓬拮抗剂。

(6)氮质血症:因负氮平衡引起者,应采取维持正氮平衡措施或针对相关原因进行处理。

对于无明显诱因但反复发作的 HE 患者,宜考虑有无大的自发性门体分流存在,如脾肾或胃肾的门体侧支循环开放,可形成大的分流,在此种情况下,可进行内脏血管造影术,经确证后可进行栓塞治疗。

3.支持疗法

旨在维持内环境稳定,消除 HE 发病的影响因素。

(1)饮食:过去严格限制 HE 患者饮食中蛋白质的摄入以减少肠道氨的产生,但最近明确过量限制蛋白质易引起负氮平衡、营养不良及减少肌肉氨代谢而增加血氨水平,并不能改善 HE 的预后。而供给能耐受的适量蛋白质,可维持其正氮平衡,促进肝细胞再生,增加肌肉对氨的代谢作用,有利于病情恢复。对于已确定的肝硬化患者,维持正氮平衡要求每天饮食蛋白质摄入最小量是 0.8～1.0 g/kg,因此,现推荐 HE 患者摄入正常蛋白质饮食。对于已有精神/意识障碍的 HE 患者,首日可禁食蛋白质,次日开始摄入蛋白质量为 0.5 g/(kg·d),间隔 3～5 d 增加量 1 次,每次约 10 g/d,最大耐受量为 1.0～1.5 g/(kg·d),平均1.2 g/(kg·d)。植物蛋白优于动物蛋白,前者能提供较高的热量,含硫氨基酸少,且含有丰富的不吸收纤维素,能保持大便通畅,且纤维素为肠道菌群的底物,可使结肠酸化,减少毒物氨的吸收。在以植物蛋白质摄入为主时,可配合应用适量奶制品,两者在蛋白质组分上有互补性。

(2)补充热量、液量及维持电解质平衡:补充足够的热量,以维持正氮平衡。每天热量为 5 020～6 700 kJ(1 200～1 600 kcal),包括高渗糖液、富含支链氨基酸(BCAA)的氨基酸注射液及新型脂肪乳剂。单纯依赖输注葡萄糖液,往往不能满足上述热量的需求,可加用支链氨基酸注射液,仍不能满足者,可应用适量的新型中长链脂肪乳剂如力保肪宁(力能 MCT)。

在无额外液体丧失的情况下,每天的补液量为前一日尿量加 500～700 mL,伴有少尿(<500 mL/d)的患者,则适当限制液量的摄入。尿量在 700 mL/d 以上且进食甚少者,宜常规补充氯化钾 3～4 g/d,门冬氨酸钾镁 20 mL,以预防低钾低氯性碱中毒,有低钾低氯血症时,还应酌情增加剂量。对于稀释性低血钠者(Na^+<125 mmol/L),首先限制水摄入量,加用排水多于排钠的渗透性利尿剂如 20%甘露醇,酌情适量输注高渗钠(3%)或生理盐水。有低镁血症、低钙血症者,可补充门冬氨酸钾镁、氯化钙或葡萄糖酸钙。

(3)维持酸碱平衡。①代谢性碱中毒:除补充氯化钾以纠正低钾、低氯碱中毒外,还可应用盐酸精氨酸溶液 40～80 mL,加入葡萄糖液中静脉滴注,亦可加用维生素 C 溶液静脉滴注。血 pH 宜矫正至正常偏酸。②呼吸性碱中毒:多由通气过度所致,针对原发病因进行处理,同时用 5% 氧间断吸入,改善低氧血症,提高 $PaCO_2$ 水平。③代谢性酸中毒:多见于晚期并发功能性肾衰竭(但肾脏的结构完整)患者,可用适量谷氨酸钠溶液静脉滴注,碳酸氢钠溶液宜慎用。

(4)补充胶体溶液:适量、适时地应用新鲜冰冻血浆制剂,可改善严重肝功能障碍的低清蛋白血症及其所致的低胶体渗透压,同时改善有效动脉血容量相对不足,提高肝、肾、脑等重要器官的灌流量,维持血压稳定,预防低血压引起的脑灌流压降低;并可补充多种凝血因子及调理素,有利于预防出血及提高免疫功能。有消化道大出血和/或血细胞比容低于 30%者,宜输注新鲜血液,既可补充血容量,又可预防低血黏度所致的出血。

(5)氧气吸入:严重肝功能障碍时,舒血管物质泛溢至循环系统,引起动静脉短路,特别是肺动静脉短路,导致动脉血血红蛋白氧合饱和度不足及氧分压(PaO_2)下降,临床上出现低氧血症[PaO_2<8.0 kPa(60 mmHg)],它是 HE 患者血-脑屏障受损及脑水肿的重要因素之一。轻症低氧血症的 HE 患者,应用普通鼻塞或鼻导管间歇给氧,严重者可用高压氧,它可补偿任何类型的缺氧,消除低氧血症及组织缺氧,改善全身代谢紊乱,促进氨的清除,并减少中枢神经系统(CNS)的损害及脑水肿的发生率。

(6)维护其他重要器官的功能:急性 HE 容易并发多脏器功能衰竭,在维护肝功能基础上,宜同时重视维护其他脏器功能,特别是肾功能。出现肝肾综合征(HRS)时,可应用特利加压素。注意防治脑水肿、保护脑细胞功能,保持呼吸道通畅,避免缺氧。

4.改善肝功能障碍

肝功能障碍是 HE 发生的基础,只有改善肝功能障碍,才能促进 HE 的复常,根据肝功能不全的情况,分别或组合采取以下措施。

(1)促肝细胞生长素:从哺乳动物肝脏或再生肝脏分离出的小分子多肽,能促进肝细胞 DNA 合成及其再生,并可抑制细胞因子 TNF-α 的生物活性,减轻肝细胞的损害。

(2)还原型谷胱甘肽(GSH):是含有巯基(—SH)的制剂,可清除肝脏内及其他重要器官内的炎性反应性代谢物如自由基,以阻断肝细胞的脂质过氧化及其过氧化物的生成,维持肝细胞的稳定性与完整性,减轻其破坏。

(3)前列腺素(PGE$_1$/PGE$_2$):早期报道该制剂具有改善/逆转肝微循环障碍、稳定肝细胞结构的作用,其后 O'Grady 等未能证实其疗效,近来报道持肯定者多,尚属试验性治疗。用法:200 μg 加入 10% 葡萄糖液内缓慢静脉滴注,每天 1 次,10～20 d 为 1 个疗程。但有腹痛、恶心、呕吐、腹泻、发热等不良反应,从而限制其应用。新制剂脂质微球 PGE$_2$(凯时)不良反应少,可供选择。

5.减少肠源性毒物的来源、生成与吸收

肠源性毒物主要为含氮物质,它是氨的生成之源,其次为肠道菌群紊乱与内毒素。减少它们在肠道的负荷、生成与吸收,被称为 HE 的标准治疗。

(1)洁净肠道:消化道积食与积血宜及时清除,便秘者予以通便。洁净肠道可口服轻泻剂,如山梨醇、乳果糖、大黄等,剂量因个体耐受情况而异,以每天 2～3 次软便为适量。

(2)不吸收性双糖:一种为乳果糖,化学名为 β-半乳糖苷果糖;另一种为乳山梨醇,化学名为 β-半乳糖苷山梨醇。其中乳果糖为 HE 治疗的一线药物。乳果糖通过两种方式减少结肠腔内含氮物质的浓度,首先,口服乳果糖在小肠内不被其双糖酶分解而直达结肠,在细菌乳糖酶作用下,代谢为乙酸与乳酸,从而降低结肠 pH,使结肠酸化,可减少氨的生成与吸收,并促进氨转化、从粪便中排泄;其次,乳果糖通过其渗透性作用直接导泻,促进毒物的排泄。此外,乳果糖还通过改变结肠内菌群的代谢降低血氨,它被结肠内细菌摄取,并作为细菌的能源代谢,肠腔内的氨及氨基酸氮则结合于细菌的能量代谢之中,因此细菌对氨的摄取、利用增加,结肠内氨的形成减少,从而降低外周血氨水平。结肠细菌对乳果糖代谢能力有一定限度,最大的代谢能力为 90 g/d,每天口服 45 g 时,粪便中即开始出现未被代谢的原形物,每天口服 90 g/d 以上剂量时,可引起渗透性腹泻,并发高张性脱水,剂量以每天 2～3 次软的酸性大便(pH<6)为适宜,一般 45～90 g/d,分 3～4 次口服。其疗效与新霉素相似,但起效快,不良反应较少。主要不良反应为恶心、腹痛、腹胀及不良气味,其口感甜腻,使少数患者不能接受。

乳山梨醇作用机制与乳果糖相同,为结晶粉末,无乳果糖的不良反应与气味,疗效与乳果糖相似,疗效出现快,24 h 的改善率较乳果糖高,主要用于对乳果糖不耐受的部分国家的患者。剂量:0.3～0.5 g/(kg·d)。

有意识障碍不能口服者,可通过鼻胃管或灌肠给药。一般用 30% 的乳果糖(300 mL 加水或弱酸性溶液至 1 000 mL),保留灌肠 1 h,灌肠时宜变更体位,以灌肠液抵达右半结肠的效果较佳,乳果糖灌肠对 HE 是有效的,甚至优于口服给药。磷酸盐灌肠常用于 Ⅳ 期 HE,然而,如果多次使用应注意肾脏功能。

(3)抗生素:抑制肠道产生尿素酶及氨基酸氧化酶的细菌,阻断肠道内氨及其他毒物的生成,疗效与非吸收双糖相同。下列药物可选择交替使用,以避免其不良反应与耐药性。

(4)新霉素:1～2 g/d,分次口服,昏迷患者用1%(1 g加于100 mL生理盐水中)溶液保留灌肠。因为该药仍有少量(1%～3%)自肠道吸收进入全身循环,可致肾毒性及耳毒性(前庭神经损害),现已不再推荐使用。

(5)甲硝唑或替硝唑:能抑制含有尿素酶的厌氧菌,减少肠道氨的生成,其疗效与新霉素相似,但因为胃肠道反应及可能的神经毒性,使其长期使用受到限制。另外,近来报道它并不能降低轻微性HE患者的高血氨水平及根除幽门螺杆菌,故不推荐作为HE的常规用药。用法:0.6～0.8 g/d,分次服用,不能口服者可静脉滴注,一般用药1周。

(6)利福昔明:为利福霉素的衍生物,不从肠道吸收,耐受性良好,安全有效,疗效较乳果糖更稳定。用法:1 200 mg/d,分3次口服,2周为1个疗程。

(7)不吸收性双糖联合抗生素:用于对两者单用难治的患者,联合用药的效果取决于抗生素改变的肠道菌群代谢乳果糖的能力。现有资料显示,乳果糖联合新霉素治疗较两者任一单用更有效,利福昔明和乳果糖连用效果至少与利福昔明相同,部分病例优于单用。

(8)中药:小檗碱片0.9～1.2 g/d,分3次口服;生大黄15～30 g/d,开水冲泡代饮;或三黄片(黄连、黄芩、大黄)适量。上述中药亦能抑制肠道含尿素酶的菌群,减少肠氨的生成,其耐受性好,不良反应少,可作为交替用药的选择。

(9)调整肠道菌群药:促进肠道益生菌共生,抑制有害菌生长。粪肠球菌(enterococcus faecalis,SF)制剂SF-68,是一种不含尿素酶的菌属,能产生乳酸,减少腐败,抑制其他分解尿素及分解蛋白质细菌的生长,减少肠内氨的生成,其逆转HE的效果与乳果糖相似,无后者的不良反应,可长期应用。也可使用一些益生菌制剂,如培菲康(双歧杆菌三联活菌胶囊)等。迄今益生菌依旧是HE的二三线治疗药物。

6.促进血氨的代谢清除

(1)L-鸟氨酸-门冬氨酸盐(L-ornithine-aspartate,OA):提供脱氨关键途径谷氨酰胺和尿素合成所必需的底物。鸟氨酸是尿素循环启动的底物,又能刺激启动尿素循环的酶系统——氨基甲酰磷酸合成酶(CPS)与鸟氨酸氨基甲酰转移酶(OCT),促进氨的利用与尿素合成;门冬氨酸也是尿素循环的底物,它与瓜氨酸结合形成琥珀酰精氨酸,亦有助于氨的利用与尿素合成。此外,OA为双羧酸盐,它是α-酮戊二酸的底物,可被肝脏中心静脉周围的肝细胞摄取,并与氨结合,合成谷氨酰胺。口服或静脉途径给药,可降低HE患者血氨水平,缩短数字连接试验(NCT)的时间、改善临床症状、门体分流性脑病(PSE)有效指数及HE分期,并改善脑电图(EEG)活动,其疗效不亚于乳果糖,耐受性好,无明显不良反应。用法:9～18 g/d,分3次口服或10～20 g/d加入生理盐水或葡萄糖液中静脉滴注。

(2)谷氨酸盐:是传统的代谢清除血氨的药物,目前对其疗效评价不一,认为弊多利少,应掌握应用时机与用量。该类制剂属碱性溶液,适用于有代谢性酸中毒时。28.75%谷氨酸钠溶液每40 mL含钠量相当于生理盐水450 mL的含量,大量使用时,可加重钠潴留、腹水或脑水肿,目前多主张28.75%谷氨酸钠60～80 mL,31.5%谷氨酸钾10～20 mL(每20 mL含钾当量相当于10%氯化钾25 mL的含量),11.4%谷氨酸钙10～20 mL,配合用药,这样可减少单纯用谷氨酸钠盐的钠负荷。

(3)精氨酸盐:亦属传统用药,该药是尿素循环的底物,通过促进鸟氨酸循环以清除血氨,但它不具有像OA刺激OCT及CPS的作用,因而其临床疗效远不及OA,该制剂属酸性溶液,适用于有碱中毒倾向者。用量10～20 g/d,加入葡萄糖液中静脉滴注。

(4)醋酸锌:锌是参与尿素循环酶的一种辅因子,肝硬化营养不良者常见锌缺乏,有报道锌缺乏可诱发 HE,实验性肝硬化模型研究证明,补充锌能促进尿素循环的活力。临床研究提示,短期(7 d)补锌,HE 改善不明显,长期(3 个月)补锌则效果较好,补锌还能减少其他二价阳离子(铜)的吸收。用法:醋酸锌 220 mg,每天 2 次。

(5)BCAA 酮类似物:是氨基酸脱氨基后生成的酮酸,它能与氨结合,重新生成母体氨基酸,故具有清除血氨的作用,适用于轻症 HE 患者。

(6)阿卡波糖:是一种新的降血糖药,已在肝硬化合并 2 型糖尿病及Ⅰ、Ⅱ期 HE 患者应用,结果显示可改善智能、血氨水平和 NCT 时间,但 HE 程度改善是否部分由于改善了血糖控制及这种药物对非糖尿病患者是否安全仍不清楚。

7.促进 CNS 神经传导恢复正常

(1)补充支链氨基酸(BCAA):氨基酸代谢改变是进展期肝病的标志之一,表现为 BCAA 减低和芳香族氨基酸(AAA)增高,普遍认为氨基酸代谢改变介导包括 PSE 及所有营养状态减低的 HE 的并发症中的许多。BCAA 补充可以纠正血浆 BCAA/AAA 摩尔比值,BCAA 竞争血脑屏障(BBB)进入 CNS 的含量增加,而 AAA 进入的含量则减少,假性神经递质及 5-HT 抑制性递质的形成相应减少,从而降低 HE 的级别。但目前对 BCAA 改善 HE 的结论尚有争议,有待进一步确证。最近两项包括 820 例患者的随机对照试验证明长期维持 BCAA 补充可减少肝衰竭及肝硬化并发症的发生率,同时观察到全身营养状况的显著改善。因此 BCAA 可作为肝硬化合并 HE 患者支持疗法的一部分,作为能源供应,纠正负氮平衡,促进蛋白质合成,改善 HE 患者对蛋白质的耐受及其营养状况。

(2)BZ 拮抗剂:以氟马西尼为代表,竞争性地拮抗内源性苯二氮䓬(BZ)与 γ-氨基丁酸(GABA)超分子受体复合物结合,阻断其神经抑制作用,从而恢复神志。560 例大宗临床治疗试验结果表明,一次静脉注射后,约 15% HE 患者精神状态有改善,对照组为 3%,有摄入 BZ 制剂诱因的 HE 患者,用之最为适宜。此药无口服制剂,不能长期给药,且作用时间短,从而限制其临床应用。

(3)多巴胺能激动剂:左旋多巴与溴隐亭,用于持续性 HE 有锥体外系症状者,与 BCAA 一样,其疗效仍有争议,不推荐常规使用。左旋多巴通过 BBB 进入 CNS 后,转变为多巴胺,进而形成真性递质去甲肾上腺素,以替代假性递质,恢复 CNS 的正常功能。溴隐亭为多巴胺受体激动剂,通过刺激突触后神经元多巴胺受体,竞争性地排挤假性递质,其作用与左旋多巴相似。其临床效应亦不理想,且不良反应较多,可使血清催乳素水平升高。用法:30 mg,口服,每天 2 次。

(4)纳洛酮:为阿片样受体拮抗剂,能阻断内源性阿片肽对 CNS 的作用,有非特异性催醒作用,易通过血-脑屏障,作用时间约 45～90 min。临床观察表明能恢复 HE 患者的神志。用法:开始0.4 mg,静脉注射,以后每 2 h 1 次,神志清醒后逐渐延长用药间歇时间,维持 2 d。

8.人工肝支持系统

一般认为人工肝支持系统可清除患者血液中部分有毒物质、降低血胆红素浓度及改善 PT,具有暂时疗效,如有严重肝功能不全或在等待肝移植期间,可选择或组合应用人工肝支持系统,作为肝移植的过渡治疗措施,为肝移植赢取时间。分子吸附再循环系统(molecular absorbent recirculating system,MARS)是基于清蛋白透析的人工肝支持系统,在 HE 中的应用已有较多研究。在急性 HE,它减轻脑水肿,在慢性 HE,其改善 HE 的程度。最近荟萃分析报告人工和生物人工肝支持系统可改善慢加急性肝功能不全患者的预后。

9.肝移植

肝移植是治疗各种终末期肝病的有效手段,严重和顽固性的 HE 可行肝移植手术。慢性肝病第 1 次发作明显 HE 后,随访 1 年的生存率为 42%,随访 3 年者为 23%;施行肝移植后,1 年生存率为 80%,5 年生存率为 70%。为此,慢性肝病第 1 次发生明显 HE 者,肝移植是最佳的治疗选择。

七、预防

甲型肝炎的预防应强调改善居住生活条件及卫生设施,养成良好的个人卫生习惯是预防的关键。在甲型肝炎流行地区应采取以切断粪-口途径为主的防治措施,力争早发现、早诊断、早隔离、早报告、早治疗及早处理疫点以防止流行。在发病率极低地区则应以控制传染源为主。甲型肝炎疫苗的研制、普及自动免疫,保护易感人群是消灭本病的重要措施。

(一)管理传染源

患者应按肠道传染病隔离至起病后 3 周,托幼机构的患者需隔离 40 d,疑似患者及密切接触者接受医学观察 4~6 周。在家疗养的患者应严格遵守个人卫生制度。患者的排泄物及用物应严格消毒。

(二)切断传播途径

重点要搞好卫生措施,做好"两管"(管水、管粪)、"五改"(改水井、厕所、畜圈、炉灶、环境),养成良好的个人卫生习惯。饭前便后要洗手,生吃蔬菜瓜果要洗烫,不吃未经充分加热处理的水产品和食物。食具应煮沸或蒸汽消毒。注意医疗器械消毒,加强粪便管理。

(三)保护易感人群

在高或中度 HAV 流行地区旅行者或工作者、男性同性恋、静脉药瘾者、凝血功能障碍者、日托中心儿童及工作人员,食物处理者等可以接种甲肝疫苗;接触甲型肝炎患者的易感儿童还可以注射丙种球蛋白进行被动免疫。

(崔师玉)

第八节　乙型病毒性肝炎

一、乙型肝炎病毒(hepatitis B virus,HBV)的分子生物学

(一)HBV 病毒颗粒及其基因组结构

HBV 代表一组嗜肝 DNA 病毒的原型。从 HBV 受染者血清中纯化的 HBV 组分,电镜检查呈现3 种颗粒:①直径约为 42 nm 并由双层外壳包裹的完整 HBV 颗粒,即 Dane 颗粒;②直径约为 22 nm 的圆形颗粒,血清含量约为 Dane 颗粒的 $10^3 \sim 10^6$ 倍;③直径约为 22 nm,但长度不等的管形颗粒。Dane 颗粒由 HBV 表面蛋白(HBs)构成的外壳包裹内层核衣壳,后者含有 HBV 基因组及 DNA 多聚酶(deoxyribonucleic acid polymerase,DNAP)等与病毒复制有关的组分。Dane 颗粒是具有感染性的 HBV 颗粒。圆形颗粒和管形颗粒主要由 HBs 及受染者体内相关的脂质构成,这些亚病毒颗粒因为不含有病毒核酸组分而不具感染性。

HBV 基因组由一松弛环状,部分呈双链结构、长度约为 3 200 碱基对(bp)的小 DNA 分子构成。长链又称负链,代表完整的核苷酸序列,其长度恒定。短链又称正链,其 5′端起始序列固定,3′端核酸序列长度可变。正链约为负链全长的 50%～80%。基因组的环状结构由两条链 5′端的碱基配对来维持。不同来源的 HBV 基因组其核苷酸序列长度有所变异。

HBV 核苷酸序列分析提示该基因组含有 4 个主要的基因编码区(open reading frame,ORF),即外壳蛋白(Pre S/S)基因、核心蛋白(前 C/C)基因、DNA 多聚酶(DNAP)基因以及 X 蛋白(X)基因。

以 HBV adw 亚型为例,Pre S/S 基因起始于第 2856 位核苷酸(nt),止于 835nt。该基因 5′端含有彼此间隔不等的 3 个起始密码子,借此编码 3 种具有相同羧基端和不同氨基端,且分子量各异的 HBV 外壳蛋白多肽,亦即通常所称的 PreS1、PreS2 及 HBs。大 HBs(LHBs)由 SORF5′端第一个起始密码子翻译而成,为含 PreS1、PreS2 区及 HBs 的多肽。中 HBs(MHBs)由 SORF 第二个起始密码子翻译而成,为含 PreS2 及 HBs 的多肽。小 HBs(SHBs)由 SORF 第 3 个起始密码子翻译而成,因而仅含 HBs 多肽。

前 C/C 基因起于 1818nt,止于 2458nt,主要编码 HBV 核心蛋白。该基因的 5′端含有彼此相间约 28 个氨基酸残基的两个起始密码子。这一段相间的核苷酸序列亦称之为 Pre C 区。从 C ORF5′端第一个起始密码子编译的多肽含前 C 区序列,相对分子质量约为 25 000,故称之为 P25。由第二个起始密码子编译的多肽不含前 C 序列,相对分子质量约 21 000,故称之为 P21。

P 基因起于 2309nt,止于 1623nt,为 HBV 基因组中最大的 ORF。P 基因与其他 3 个基因相互重叠。这种重叠不仅提高了 HBV 基因组内有限的核苷酸序列的利用效率,同时也显示该基因组结构的复杂性。P 基因主要编码病毒的 DNAP,并参与病毒的复制、装配与成熟过程。

X 基因起于 1376nt,止于 1838nt,为 HBV 基因组中最小的 ORF。X 基因编码一相对分子质量约为 165 000 的 X 蛋白。近年的研究提示,X 蛋白对 HBV 的生命周期并非必不可少,但其对许多病毒基因和细胞基因的表达有着重要的调控作用。

(二)HBV 病毒蛋白的分子结构与功能

1.HBV Pre S/S 基因产物

HBV 受染者血中的各种 HBs 均由受染的肝细胞产生和分泌。一般而言,HBV 受染者体内的病毒外壳蛋白 98%～99% 存在于圆形颗粒中,1%～2% 存在于管形颗粒,仅不足 0.2% 存在于 Dane 颗粒,低滴度的 HBV 携带者病毒外壳蛋白通常形成圆形颗粒而非管形颗粒。下面分别将这三种 SORF 产物进行更详细的讨论。

(1)SHBs:SHBs 即通常所称的 HBsAg,共含有 226 个氨基酸残基,SHBs 系制备乙肝疫苗的主要成分,疫苗的免疫效果可由抗 HBs 的滴度判断。

(2)MHBs:业已证实,MHBs 的 PreS2 区可与人或黑猩猩的聚合清蛋白(polymerized human serum albumin,PHSA)结合。由于 PHSA 也可与人肝细胞结合,提示 HBV 可通过其 PreS2 区与 PHSA 的结合而产生与肝细胞的黏附。基于这些结果,有学者曾提出 MHBs 的 PreS2 区可能介导 HBV 的感染。

(3)LHBs:LHBs 主要存在于 Dane 颗粒及管形颗粒表面,其 PreS1 区可覆盖 PreS2 区而位于这些颗粒的表面。位于 LHBs 分子内的 PreS2 区不含糖基分子。

2.HBV 前 C/C 基因产物

如前所述,C ORF 含有两个起始密码子,位于 PreC 的起始密码子可编码长约 167 个氨基酸残基的多肽,称为 P25。位于 C 区的第 2 个起始密码子可编码含 138 个氨基酸残基的多肽称为 P21。这两种多肽携带有不同的抗原决定簇,血清学可加以区别。P21 存在于 HBV 核心颗粒,亦即通常所称的核心抗原(HBcAg);P25 经加工、修饰后被分泌至患者血中,此即通常所称的 e 抗原(HBeAg)。

(1)Pre C 区与 HBeAg:临床研究证实,HBeAg 阴性、抗-HBe 阳性的慢性乙型肝炎以及急性重型乙型肝炎患者,其体内 HBV 的 Pre C 区常发生伴有终止密码子产生的突变。接受干扰素治疗的患者也可发生上述突变。这类患者体内病毒复制活跃,肝穿标本可见 HBV/cAg 呈胞核型及胞膜型表达,临床过程呈慢性活动性或重症型经过,但常因 HBeAg 阴性而被忽视,因而临床医师必须予以注意。

(2)核心蛋白的免疫原性:机体对 HBcAg 的免疫应答对决定 HBV 感染的预后起着重要作用,HBcAg 的 T 细胞免疫应答似乎取决于抗原分子上许多散在的决定簇及宿主肝细胞的主要组织相容性复合体。HBcAg 和 HBeAg 的 T 细胞应答具有很强的交叉反应。有效的抗 HBc 应答有赖于辅助性 T 细胞(Th)的功能。如前所述,Pre C 区突变可改变宿主的免疫应答,从而影响 HBV 感染的临床过程。

3.HBV P 基因产物

P 基因为 HBV 基因组中最大的 ORF,且与其他基因相互重叠。P 基因产物即 DNAP,实际上是一具有多种功能的酶分子。DNAP 羧基端区域含有多聚酶及核糖核酸酶 H(RNase H)活性,因而代表 HBV 的反转录酶。DNAP 的氨基端区域含有一 DNA 末端蛋白,推测其以共价键形式结合于 HBV DNA 负链的 $5'$ 端,启动转录过程。目前认为,DNAP 分子内高度保留的 YMDD 氨基酸基本序列为 HBV DNAP 的反转录酶活性必不可少的区域。

4.HBV X 基因产物

电子计算机序列分析显示,HBV X 基因编码的 X 蛋白为一细胞内可溶性蛋白,相对分子质量约为 165000。

(1)Px 的基因调控功能:近几年对 X 蛋白研究的最大进展是发现其对许多病毒基因与细胞基因表达的调控作用。X 蛋白对 HBV 自身的增强子成分也呈现正相调控作用,提示 X 蛋白为 HBV 基因表达所必需,但并非为 HBV 生命周期所必不可少的。X 蛋白基因调控发生在转录水平,这种由蛋白质控制基因转录的过程被称之为反式激活作用。目前已知,X 蛋白的靶序列主要包括增强子和启动子序列。X 蛋白可与多种转录调节蛋白,如 AP-1、AP-2、AP-3、CRE 及 OCT-1 等结合,但其作用机制尚不十分清楚。

(2)X 蛋白与肝细胞癌:X 蛋白广泛的基因调控作用引起许多学者对 X 蛋白与肝细胞癌之间的关系的兴趣。事实上,X 基因常常存在于肿瘤细胞内整合的 HBV 序列中。而且这种整合的 X 基因仍保留有调节基因的反式激活功能。将表达 X 蛋白的细胞接种于小鼠可诱发肿瘤的形成。虽然有理由推测 X 蛋白可能通过刺激控制细胞生长的基因的表达而诱发生长和癌变,其致癌性及其机制尚有待更多的实验资料加以验证。

(三)HBV 的复制周期

HBV 通过自身有效的繁殖来对抗机体的免疫应答,维持慢性感染。HBV 的生命周期可人为地分为如下 4 个环节:HBV 黏附、入侵肝细胞、病毒的转录及复制、新生的 HBV 完整颗粒的装配与释放。

步骤①:HBV 病毒颗粒经受体黏附至肝细胞膜,脱去外壳蛋白,进入胞质;步骤②:HBV 基因组进入胞核,首先自行修复其部分双链部分,形成 HBV ccc DNA;步骤③:病毒以 HBV ccc DNA 为模板进行转录,形成各种转录体,包括前基因组转录体;步骤④:病毒的转录体移出胞核,并翻译病毒蛋白;步骤⑤、⑥:与此同时 HBV 前基因组 RNA 被包裹至核心颗粒,在 DNA 的作用下经逆转录过程合成负链 HBV DNA,继而合成正链 DNA;步骤⑦:含 HBV DNA 的病毒核衣壳经外壳蛋白包装成完整的新的 HBV 颗粒;步骤⑧:新生的 HBV 颗粒从肝细胞膜表面芽生而出,释放入血中,然后感染另外的肝细胞

1.HBV 黏附及入侵肝细胞

由于缺乏能被 HBV 自然感染的人肝细胞系,目前对 HBV 感染的起始过程所知甚少。HBV 与肝细胞膜表面的受体结合后,通过去外壳蛋白过程将其基因组及有关组分转入细胞质。HBV 进入肝细胞后,释放其核衣壳。病毒的 DNA 聚合酶可能进一步将 HBV 基因组引入肝细胞核内,为病毒的复制做好准备。

2.HBV 的转录与调控

随着分子生物学技术的广泛应用,目前对 HBV 的转录及其调控机制有了深入的了解。

(1)HBV 转录体:HBV 感染肝细胞后可产生 4 种不同的基因或亚基因组转录体。它们是以负链 DNA 为模板,经宿主的 RNA 多聚酶转录以及转录后修饰而成。

从乙肝患者肝组织和体外转染细胞分离的 RNA 可检出两种主要的 HBV 转录体,即 3.5 kb 和2.1/2.4 kb RNA。3.5 kb RNA 包括一组 5′端起始部位各异的混合的转录体,即核心蛋白、DNAP 和作为前基因组的 mRNA。前基因组 RNA 可作为 HBV 反转录的模板参与 HBV DNA 的复制过程。2.4 kb 转录体载有 LHBs 的编码信息,其含量较少,有时不易检出。2.1 kb mRNA 编码 MHBs 和 SHBs,S1 图谱分析显示其含有 2～3 种 5′端起始部位不同的转录体。

除上述两种主要的转录体外,体外转染细胞系还可检出一种 0.7～0.8 kb 的 HBV mRNA。依其相对分子质量的特点,这种 mRNA 被认为是 X 基因的转录体。有报道,在 HBV 感染的肝组织证实存在有拼接型 HBV 转录体,其在 HBV 转录和蛋白编码中的作用尚不清楚。

(2)HBV 启动子序列:迄今 HBV 基因组中已发现 5 个启动子序列,即 PreS1、PreS2、Pre-core、core 及 X 启动子。前 S1 启动子位于 SORF 第一个起始密码子的上游,HBV 基因组第 2826～2306 位核苷酸之间的序列。前 S2 启动子序列位于 HBV 基因组第 3 194～3 173 位核苷酸序列,亦即 SORF 第二个起始密码子的上游。前 S1 启动子控制 LHBs(即 2.4 kb mRNA)的转录;前 S2 启动子则控制 MHBs(即2.1 kb mRNA)的转录。前 S2 启动子具有很高的活性,并决定病毒蛋白在受染肝细胞中的特异性表达。

CORF 5′端上游的前 C 基因启动子与 C 基因启动子序列有部分重叠,控制核心蛋白和前基因组 RNA 的转录,后者为 HBV 反转录的模板,是病毒复制的关键产物。

X 基因启动子(Xp)位于 X ORF 5′端上游,推测其控制 0.8 kb X mRNA 的合成。Xp 与增强子因子Ⅰ呈部分重叠,后者可能参与 Xp 的调控。在增强子Ⅱ的影响下,Xp 的活性主要在肝细胞中才能有效表达。

(3)HBV 增强子序列:EnhⅠ位于 SORF 3′端和 X ORF 5′端之间,Xp 稍上游处与 Xp 部分重叠。有报道认为 EnhⅠ可能特异地增强 HBV 基因在肝细胞的表达,因而与 HBV 的嗜肝特性有关。另有报道的结果似乎不支持上述设想。

继 EnhⅠ后又有学者发现了 EnhⅡ,其位于 C 启动子附近。EnhⅡ除了可增强与其毗邻的 CORF 转录外,它也可通过作用于 SORF 启动子调节 SORF 的转录。不过,研究表明 EnhⅡ的

主要功能是调节 HBV 前基因组在肝脏中的特异表达。

3.HBV 的复制

HBV 的复制包括如下 4 个主要步骤:共价闭合环状 DNA(cccDNA)分子形成、前基因组 RNA 的合成与装配、HBV DNA 负链形成及 HBV DNA 正链合成。

(1)cccDNA 形成:不对称的 HBV DNA 双链在受染肝细胞核内转变成 cccDNA。cccDNA 是目前可以检出的唯一的 HBV 复制中间体,cccDNA 可作为模板合成前基因组 RNA 和 mRNA。

cccDNA 的形成过程包括将残缺的正链延长为与负链等长的链;从正链和负链的 5′端去掉 RNA 引物和末端蛋白以及两条链 5′端和 3′端的连接。体外培养的肝细胞内蓄积的 cccDNA 系以 RNA 为模板而合成,而且主要由细胞内不断产生而不是由于重复感染。

(2)前基因组合成:HBV 感染时正链与负链 DNA 在体内的蓄积量并非相等,提示病毒 DNA 的复制不可能遵循双链 DNA 的半保留复制机制,而且负链的合成并非依赖于正链 DNA。

HBV 感染发生后,松弛的环状 DNA 转变为 cccDNA,后者指导病毒 mRNA 及前基因组 RNA 的合成。前基因组随后被组装至核心颗粒,并在此以反转录的方式合成负链 DNA,然后是正链 DNA。这一过程的最终产物是松弛环状的病毒体 DNA。如前面讨论的,HBV DNAP 可能是指导上述反转录过程的多聚酶。HBV 基因组的合成标志为直接重复体,即 DR_1 和 DR_2,正链和负链的合成均起始于该部位。

(3)负链 DNA 合成:业已证实前基因组 RNA 3′端靠近 DR_1 的部位为负链 DNA 合成的起始部位,因而负链 DNA 的合成以 RNA 模板 3′端为其起点,并持续至其 5′端(注意:负链 DNA 自身合成过程则是沿 5′→3′方向)。随着负链 DNA 合成进行,RNA 模板被与病毒反转录过程有关的 RNaseH 样活性物质所降解。

(4)正链 DNA 合成:目前已知正链的合成以负链为模板,正链的合成以一长 17～18 个核苷酸的 RNA 寡聚体为引物。RNA 引物来自前基因组 5′端,包括 DR_1 区。DR_1 与 DR_2 区的同源性促成 RNA 引物与正链合成的起始部位结合。前基因组 RNA5′端部位决定了 RNA 引物 5′端黏附于正链 DNA 的位置。由上面的讨论可知,前基因组具有作为负链 DNA 合成模板及正链 DNA 合成引物双重功能。嗜肝 DNA 病毒正链的合成于负链的 30%～50%处终止,形成 HBV 特殊的部分双链结构。

DR_1 区构成病毒复制的中心部位,其为前基因组 RNA 及负链 DNA 合成的起始部位。DR_1 区编码合成正链的 RNA 引物,同时也作为前 C 区基因产物的编码区。此外,DR_1 区可能还参与调节前基因组 RNA 装配。

4.病毒的装配与释放

含新合成的 HBV 基因组的病毒核衣壳必须经病毒外壳蛋白包装完整的病毒颗粒后才能从感染的肝细胞中释放。研究表明,亚病毒颗粒的装配发生在胞质内高尔基体及内浆网之间的区域。此过程包括一系列复杂的蛋白翻译后的修饰及构型改变。最终成熟而完整的 HBV 颗粒以囊泡转输的方式从肝细胞中释出,从而完成一个完整的 HBV 生命周期。

受染肝细胞胞质内病毒复制复合体的成熟过程可能遵循两条不同的途径。其一是成熟病毒颗粒的分泌;其二是 cccDNA 在受染肝细胞中的自我放大。这种方式使得病毒能在受染肝细胞中以 cccDNA 形式长期、稳定的存在。

(四)HBV 核苷酸序列的变异、HBV 基因组分型及其临床意义

1.HBV 变异

HBV 的反转录酶和其他转录酶一样缺乏校正阅读功能。因此,HBV 的变异率较其他 DNA 病毒高十倍以上。预估的 HBV 突变率为每个循环 1 个核苷酸/1 万个碱基对。许多核苷酸序列的突变不导致病毒蛋白功能的改变,故称为无意义突变。另一方面,由于 HBV 的 4 个亚基因相互重叠,所以某位核苷酸序列的突变可以影响两种以上病毒蛋白的功能。

HBV 基因突变可涉及任何一个功能基因,多数的突变其临床意义尚待证实。这里仅列举几种具有肯定临床意义的 HBV 基因突变作进一步的讨论。

(1)前 S 的变异:前 S1 变异可改变病毒颗粒及其编码蛋白的形态大小,但只要前 S1/AA21～47 区段完好(此段含与肝细胞膜结合位点),变异病毒仍能侵入肝细胞。前 S2 启动子区与 T 细胞、B 细胞识别位点丧失可影响宿主对病毒的清除。前 S2 缺失使 ATG 起始密码子变异,这类变异使大/中/主蛋白之间比例不平衡,导致大蛋白在肝细胞内滞留,从而使病变进展。

(2)S 区变异。此种变异可导致:①隐匿性 HBV 感染(occult HBV infection),表现为血清 HBsAg 阴性,但仍有低水平 HBV 复制,血清 HBV DNA 常 $<10^4$ copies/mL。②乙肝免疫失败,在乙肝疫苗受者或免疫球蛋白(hepatitis B immunoglobulin,HBIG)治疗的肝移植病例中发现免疫逃逸变异株,多显示"a"决定簇的变异,致使发生 HBV 再感染。感染"a"决定簇免疫逃逸病毒的婴儿常有较重的临床过程。③HBsAg 与抗-HBs 共存,一旦"a"决定簇变异,变异株可逃避未变异株诱生的抗-HBs 的中和作用,而与抗-HBs 共存。④HBV 亚型的转换,S 区第 122 位如果是赖氨酸则为 d 亚型,如为精氨酸则为 y 亚型;第 160 位如果是赖氨酸则为 w 亚型,如为精氨酸则为 r 亚型。编码赖氨酸和精氨酸的密码子分别为 AAA 和 AGA,仅一个碱基的改变即可引起亚型的改变。

(3)前 C/C 区变异:前 C 区最常见的变异为 G1896A 点突变,使 TGG 变成终止密码 TAG,因而不能形成 P25 蛋白,不表达 HBeAg。在临床上表现为 HBeAg 阴性慢性乙型肝炎。此类肝炎患者临床经过较重,但也有学者认为病变未加重。

基本核心启动子(basic core promoter,BCP)区最常见的变异是 A1762T/G1764A 联合点突变,这种突变选择性地抑制了前 CmRNA 的转录,从而降低了 HBeAg 的合成。

C 基因区相当保守。在病变活动的慢性乙型肝炎时也可发生变异,此区变异可影响核壳的稳定性、患者的抗病毒免疫应答减弱,从而使感染持续。

(4)X 区变异:有人发现此区点突变可抑制 X 蛋白的转录和增强子 Ⅱ 的作用使 HBV DNA 复制下降,从而使血清中 HBV 标志物全部阴性,但如果以 X 区引物作 PCR 仍阳性。此类患者易误诊为其他病因的肝炎。

(5)P 区变异:P 基因变异主要见于 POL/RT(反转录酶)基因片段。目前已上市的口服核苷(酸)类似物的抗病毒作用靶点均位于 P 基因的反转录酶区,因此该基因区的变异与耐药变异株的形成,及 HBV 药物的长期有效性有关。为方便读者,我们将有关的讨论集中在慢性乙型肝炎治疗部分。

2.HBV 基因分型

(1)血清亚型:HBV 的血清亚型由外膜主蛋白上的一些残基决定。"a"是 HBV 的一个共同抗原决定簇,另外根据 S 区 122 位氨基酸不同分为 d 和 y 亚型;又根据 S 区 160 位氨基酸不同分为 w 和 r 亚型。由此组成 HBsAg 的 4 个主要亚型:adw、adr、ayw 和 ayr。然后又可根据 w 的不

同及 q 的有无细分为 9 个亚型:ayw1、ayw2、ayw3、ayw4、adw2、adw4、ayr、adrq＋和 adrq-。各亚型的地理分布不同,在我国长江以北以 adr 占优势,长江以南 adr、adw 混存。在新疆、西藏自治区本地民族中 ayw 占优势。不同亚型的临床意义尚不很清楚。

(2)基因型:根据 HBV 全基因序列差异≥8％或 S 区基因序列差异≥4％,目前 HBV 分为 A～H 8 个基因型。各基因型又可分为不同基因亚型。A 基因型可进一步分为 A1(Aa)、A2(Ae)、A3(Ac)亚型;B 基因型分为 B_1(Bj)、B_2(Ba)、B3、B4 和 B_5 亚型;C 基因分为 C1(Cs)、C2(Ce)、C3、C4 和 C5 亚型;D 基因型分为 D1、D2、D3 和 D4 亚型;F 基因型分为 F1 和 F2 亚型等。关于 HBV 基因型的临床意义,从近年文献报道可归纳如下:①不同基因型的 HBV 感染者免疫应答不一致。②对干扰素的治疗应答不一致,如 A 基因型患者对干扰素治疗的应答率优于 D 基因型,B 基因型优于 C 基因型,A 和 D 基因型又高于 B 和 C 基因型。基因型是否影响核苷(酸)类似物的疗效尚未确定。③感染不同基因型的患者的疾病进展不同。大量研究资料表明,C 基因型 HBV 感染者的 HBV DNA 滴度和 HBeAg 阳性率均显著高于 B 基因型;C 基因型与疾病的进展、肝硬化和肝癌的发生关系更为密切。

二、乙型病毒性肝炎的流行病学

乙型病毒性肝炎是威胁人类健康的重大疾病之一。乙肝病毒感染在世界范围内很广泛。全世界 HBV 感染者约有 3.5 亿人,亚洲、非洲等有色人种感染率高。我国 HBV 感染者高达 0.93 亿,约占人口的 7％左右。其中部分患者发展成慢性肝炎。亦有少部分可发展成肝硬化或肝癌,成为致死的原因。

(一)传染源

主要是 HBV 无症状携带者(asymptomatic carriers,AsC)和急、慢性乙型肝炎患者。AsC 因其数量多、分布广、携带时间长、病毒载量高,是重要的传染源。其传染性的强弱主要与血清病毒复制水平有关。急性乙型肝炎患者在潜伏后期即有传染性。慢性乙型肝炎患者病情反复发作或迁延不愈,传染性与病变的活动性无关,而与血清病毒水平相关。

(二)传播途径

HBV 主要经血和血制品、母婴、破损的皮肤和黏膜及性接触传播。

1.母婴传播

HBsAg(＋)母亲的子女出生后若未经乙肝免疫接种,则 30％～40％将表现 HBsAg(＋)。HBeAg(＋)母亲的婴儿 70％以上将在 1 年内 HBsAg 转阳,其中 80％将成为 AsC。

母婴传播最重要的是发生在围生(产)期。HBsAg(＋)母亲的新生儿,按要求出生后接受乙型肝炎免疫球蛋白(hepatitis B immunoglobulin,HBIG)及乙肝疫苗的预防后,可有 90％～95％的保护率;新生儿在分娩过程中接触大量的母血和羊水,新生儿胃液中绝大多数 HBsAg 阳性,可能与 HBV 感染密切相关。宫内传播的发生率和传播机制尚不一致,估计其发生率约为 5％～10％。水平传播指未经系统乙肝免疫接种的围生(产)期后小儿发生 HBV 感染。主要来自母亲或家人的亲密接触,也可来自社会。

2.医源性传播

(1)经血传播:输入 HBsAg 阳性血液可使 50％受血者发生输血后乙型肝炎。对供血员进行 HBsAg 及 ALT 的筛查已经大大减少了输血后乙型肝炎的发生,但筛查的方法必须灵敏。供血员中可能有 2％的 HBsAg 阴性的隐匿性 AsC,受血者可能引起 HBV 感染。接受抗 HBc 阳性的血液,也可发生 HBV 感染,而目前我国尚不可能将抗 HBc 列入筛查项目。输入被 HBV 污染的凝血Ⅷ因子、Ⅸ因子、凝血酶原复合物等可以传染 HBV。成分输血如血小板、白细胞、压积红细胞也可传播。由于对献血员实施严格筛查,经输血及血制品而引起的 HBV 感染已较少发生。

(2)经污染的医疗器械传播:不遵循消毒要求的操作、使用未经严格消毒的医疗器械、注射器、侵入性诊疗操作和手术,均是感染 HBV 的重要途径。静脉内滥用毒品是当前急需防范的传播途径。

(3)其他如修足、文身、扎耳环孔,共用剃须刀、牙刷和餐具等也可以经破损的皮肤黏膜感染 HBV。医务人员特别是经常接触血液者,HBV 感染率高于一般人群。血液透析患者的 HBV 感染率高于一般人群。对于高危人群应加强乙肝免疫接种。

3.性接触传播

HBV 可经性接触传播,西方国家将慢性乙型肝炎列入性接触传播疾病。精液和阴道分泌物中含有 HBsAg 和 HBV DNA。性滥交者感染 HBV 的机会较正常人明显升高,相对危险度(RR)为 3.7。观察一组性滥交女性 HBsAg 携带率为 10.40%,正常对照组为 2.8%。性病史者、多性伴、肛交等人群是 HBV 感染的重要危险人群。应重视防范性接触传播。

日常工作或生活接触,如同一办公室工作、共用办公用品、握手、拥抱、同住一宿舍,同一餐厅用餐和共用厕所等无血液唾液暴露的接触,一般不会传染 HBV。经吸血昆虫(蚊、臭虫等)传播未被证实。

总之,由于对新生儿乙肝疫苗计划免疫的实施,母婴传播率已明显下降,医源性传播、性接触传播及静脉毒瘾者中的传播明显上升,这些方面需加强防范。

(三)人群易感性

凡未感染过乙型肝炎也未进行过乙肝免疫接种者对 HBV 均易感。吸毒者、性传播疾病患者、性滥交者为高危人群。免疫功能低下者、血液透析患者、部分医护人员感染 HBV 的机会和可能性亦较大。

(四)流行特征

1.地区分布

乙肝呈世界性分布,按照流行率不同大致可分为高、中、低度 3 类流行区。西欧、北美和澳大利亚为低流行区(人群 HBsAg 阳性率为 0.2%~0.5%);东欧、日本、前苏联、南美和地中海国家为中流行区(HBsAg 阳性率为 2%~7%);东南亚和热带非洲为高流行区(HBsAg 阳性率为 8%~20%)。

2.季节性

无一定的流行周期和明显的季节性。

3.性别与年龄分布

乙肝的感染率、发病率和 HBsAg 阳性率均显示出男性高于女性。我国在 1992 年把乙肝疫苗纳入儿童免疫规划管理,2002 年乙肝疫苗纳入儿童免疫规划,因此既往 10 岁以前呈现的乙肝感染率、发病率和 HBsAg 阳性率的高峰现已不再存在。

三、乙型病毒性肝炎的发病机制

HBV 进入人体造成组织损害的机制尚未完全阐明。HBV 由皮肤、黏膜进入人体内,可到达肝、胆、胰、肾、骨髓等脏器,主要在肝内繁殖复制,但对肝细胞无明显的损伤作用。这从一些 HBV 携带者的肝脏病理学检查无病理改变可以得到证明。只有人体对侵入的 HBV 发生免疫反应才出现肝脏病变。细胞免疫、体液免疫及可能出现的自身免疫相互关联参与才能引起疾病。不同的临床疾病类型以不同的免疫反应为主。

（一）急性肝炎

HBV 在体内引起病变的类型取决于宿主的免疫应答，急性肝炎的免疫功能正常，HBV 在肝细胞内复制，在肝细胞膜上表现为特异性抗原。HBsAg 与 HBcAg 可能是主要的靶抗原。靶抗原与致敏的 T 细胞结合，通过淋巴活素杀死肝细胞。同时，特异性体液免疫应答产生抗体（如抗-HBs）释放入血中和病毒，将病毒清除，感染停止，疾病痊愈。

（二）慢性肝炎

慢性肝炎的病变主要由细胞免疫异常所致。细胞免疫的效应是 3 种淋巴细胞，即自然杀伤细胞（NK）、细胞毒性 T 细胞（TC）及抗体依赖淋巴细胞。免疫效应所攻击的靶抗原为肝细胞膜上的抗原，如 HBsAg、HBcAg、肝特异性脂蛋白（LSP）及肝膜抗原（LMAg）等。

（1）NK 细胞为不经致敏具有杀伤能力的细胞。NK 细胞的活性在慢性活动性肝炎及 HBsAg 携带者中均有增加。故认为其为肝损伤的发病机制中的重要细胞。

（2）TC 细胞致敏后对有抗原表达的肝细胞具有细胞毒性作用而致肝细胞溶解破坏。肝细胞膜表面有 HBcAg 表达时可为 TC 细胞损伤，如无 HBcAg 靶抗原表达则不能被 TC 细胞损伤。如 HBcAg 只在细胞核内，则不受 T 细胞的攻击，病变轻微。肝细胞损伤还有其他的因素，如靶细胞的特征、免疫调控功能改变等。

（3）抗体依赖细胞介导的细胞毒性作用（ADCC）：肝细胞膜上有两种抗原，一为肝特异性脂蛋白（LSP），目前在血清中已可测出。抗 LSP 在 HBsAg 阳性及阴性的肝炎患者血清中均可测到。肝细胞膜上另一种抗原为肝膜抗原（LMAg），在患者血清中可以测定抗肝膜抗体（LMA）。主要见于自身免疫性慢性活动性肝炎，但亦可见于 HBV 所致慢性活动性肝炎。抗 LSP 等自身抗体可以介导抗体依赖性细胞毒作用（ADCC）成为肝细胞损伤的原因。

免疫调控细胞即辅助性 T 细胞（Th）与抑制性 T 细胞（Ts），其功能是调控免疫反应，其功能低下或亢进均引起免疫紊乱。根据多数学者检测的结果，在肝炎急性期及慢性肝炎活动期存在着抑制性 T 细胞功能低下或缺陷。慢性肝炎稳定期多无变化。

慢性 HBV 感染患者血清免疫球蛋白水平多为正常，说明 B 细胞功能正常。HBV 在体内激发多种抗体，抗原抗体发生免疫反应形成免疫复合物引起肝细胞损伤，清除病毒。抗原抗体的量不平衡决定病变程度。免疫反应低下者所产生的抗-HBs 不足以清除体内的 HBV，病毒大量复制，持续不断地导致肝细胞病变，即形成慢性肝炎。如宿主为免疫耐受状态，大量病毒复制，主要表达为 HBsAg，不引起宿主的免疫反应，肝细胞不受累，即为慢性 HBsAg 携带状态。

有学者提出病毒通过三方面的机制得以在宿主体内持续存在：①通过逃避宿主的免疫监视，细胞表面 HLA-ABC 表达少或抗-HBc 滴度高掩盖了 HBcAg 在肝细胞膜上的表达，T 细胞不能识别并接触病毒抗原。②淋巴细胞或巨噬细胞本身感染了病毒，产生了可溶性抑制因子，不能发挥免疫反应去清除病毒；同时也抑制了干扰素的产生。③病毒自身在复制过程中发生突变，产生有缺陷的变异株不被通常的免疫机制清除。

（三）重型肝炎

宿主的免疫反应亢进，产生抗-HBs 过早过多，与 HBsAg 形成过多的复合物，导致局部过敏坏死反应（Arthus 反应），肝细胞大块或亚大块坏死。或过多的 HBsAg-抗-HBs 复合物在肝窦内沉积，造成微循环障碍，导致缺血坏死，波及全肝。除强烈的体液免疫反应外也发生相应强烈的细胞免疫反应。T 细胞介导细胞毒作用也发挥效应,促进肝细胞坏死,引起急性或亚急性重型肝炎。

内毒素的作用在重型肝炎的发展上也起一定作用。正常情况下肠道细菌所产生的内毒素运送至肝脏后由肝脏清除。肝受损时不能有效清除内毒素,内毒素进入体循环,引起血管通透性增加,血小板激活因子(platelet activating factor,PAF)增加,能促进 DIC 形成。同时,内毒素刺激单核/巨噬细胞系统,使后者分泌两种因子。一为 PAF,一为肿瘤坏死因子(tumor necrosis factor,TNF),TNF 又引起一系列介质如白细胞介素 1、白细胞介素 6,白三烯及 PAF 的分泌。白三烯收缩平滑肌和增加血管通透性的作用比组胺强 100 倍,从而引起各器官强烈的血管反应,可导致多器官衰竭。

近年来发现丁型肝炎病毒感染与乙型重型肝炎的发病也有密切关系。重型肝炎血清中丁型肝炎病毒标志物>30%阳性,而普通型肝炎则<5%阳性。

四、乙型肝炎的病理学特征与临床表现

病毒性肝炎的病变主要在肝脏,累及全肝。肝细胞的变性坏死为原发性病变。

(一)急性乙型病毒性肝炎

临床上分黄疸型及无黄疸型。基本病变相同,病变程度有轻重不同,85%可恢复正常,10%~15%可转变为慢性肝炎,1%可转变为急性重型肝炎。

病变高峰时肝细胞的形态变化为肝细胞水肿变性、点状坏死、嗜酸性变性、嗜酸性小体形成,气球样细胞变性,肝小叶内和汇管区出现以淋巴细胞为主的炎性细胞浸润。库普弗细胞增生活跃并游离成巨噬细胞。汇管区的炎性细胞浸润可伸向邻近肝小叶,有碎片坏死但不破坏肝小叶界板,故小叶轮廓清楚。肝内淤胆,毛细胆管扩张并可含小胆栓,肝细胞亦可有胆色素颗粒沉着。急性病毒性肝炎后期肝细胞肿胀,肝索排列紊乱,含有胆色素颗粒的库普弗细胞以及汇管区的淋巴细胞浸润等可继续存在达数月之久。

临床上,急性黄疸型肝炎总病程约 2~4 个月,可分为 3 期。

黄疸前期持续 5~7 d,大多数患者起病缓慢,可有发热、乏力、食欲缺乏或恶心、呕吐等消化道症状。有些患者出现荨麻疹、关节痛或上呼吸道症状。尿色发黄。肝区胀痛,肝轻度肿大。肝功能检查 ALT 升高。

黄疸期持续 2~6 周,1~3 周内黄疸达到高峰。患者巩膜皮肤黄染,尿色更深。此时发热消退,乏力、胃肠道症状逐渐好转。肝大有压痛及叩击痛,少数患者脾轻度肿大。肝功能检查血清胆红素含量升高,ALT 显著升高。

恢复期持续 1~2 个月,黄疸渐退,食欲恢复,体力逐渐恢复,肝功能恢复正常。

急性无黄疸型肝炎病程多在 3 个月内,除无黄疸外,其他临床表现与黄疸型相似。无黄疸型发病率远高于黄疸型,通常起病较缓慢,症状较轻,主要表现为全身乏力、食欲缺乏、恶心、腹胀、肝区痛,肝大、有轻压痛及叩痛等。恢复较快,有些病例无明显症状,易被忽视。

(二)慢性乙型病毒性肝炎

病程超过半年,由急性乙型肝炎迁延不愈而发展成慢性肝炎,或因乙型肝炎起病隐袭,待临床发现疾病时已成慢性。

病理变化轻重多样化,慢性肝炎多非全小叶性病变,小叶内有不同程度的肝细胞变性、坏死、汇管区及汇管区周围炎症较明显,主要病变除炎症坏死外还有不同程度的纤维化。

1.轻度慢性肝炎

肝细胞气球样变性,有点状坏死、灶状坏死或出现凋亡小体,汇管区有炎性细胞浸润或可见碎屑坏死。肝小叶结构完整,轮廓清楚,不见肝细胞结节形成,不发展成肝硬化。

临床上症状、体征轻微或缺如,肝功能正常或轻度异常,ALT 和 AST 轻度升高,蛋白质代谢正常,血清胆红素可有轻度升高(≤34.2 μmol/L)。

2.中度慢性肝炎

肝细胞有中度碎屑坏死,汇管区炎症明显,小叶内炎症明显,肝内坏死灶融合或伴有少数桥接坏死,有纤维间隔形成,小叶结构大部分保存完整。

临床上症状体征都比轻度慢性肝炎重,有较明显的乏力、厌食、腹胀,中等度黄疸,肝脾大,肝区触痛。实验室检查 ALT 及天门冬氨酸氨基转移酶(AST)明显升高(>正常 3 倍),血胆红素定量34.4~85.5 μmol/L,蛋白质代谢不正常,白/球比例降低(<1.0),凝血酶原活动度降低(<71%)。

3.重度慢性肝炎

汇管区严重炎症性变化,桥接坏死累及多个小叶,小叶结构紊乱,小叶间的界板呈锯齿状,肝小叶被瓜分成假小叶,形成早期肝硬化的病理特征。

临床上有明显的肝炎症状。乏力、食欲缺乏、腹胀、黄疸更明显。有肝病面容、蜘蛛痣、肝掌、脾大。实验室检查 ALT 及 AST 持续或明显升高(>正常 3 倍),血胆红素升高(>85.5 μmol/L),蛋白质代谢异常,白/球比例降低(≤1.0),凝血酶原活动度降低(60%~40%)。B 型超声波检查可发现门静脉增宽(≥14 mm)、脾静脉增宽(>8 mm)及脾脏肿大等门静脉高压现象。

(三)重症乙型病毒性肝炎

分急性、亚急性及慢性重型 3 类。

1.急性重型肝炎

又称暴发型病毒性肝炎,病死率极高。致病原因多为 HBV 感染。由于强烈的免疫反应,导致肝细胞广泛坏死,肝脏萎缩,表面光滑。早期死亡者的肝脏未见明显的胆色素积聚。切面见各个肝小叶中央区塌陷,色深红,称为红色肝萎缩。大多数重型肝炎尸检时呈所谓急性黄色肝萎缩,肝显著缩小,胆色素沉积呈黄色,重量可减到 600~800 g,异常柔软,被膜皱缩,边薄。显微镜下见肝小叶内肝实质细胞大都溶解坏死,病灶内肝细胞消失,可见到一些核已消失的肝细胞质或残屑,在这些碎屑之间散布着较多的炎性细胞,包括组织细胞、淋巴细胞及少数中性粒细胞。肝窦充血,库普弗细胞增生肿大,游离并吞噬破碎物质和色素颗粒,遗留有网状纤维支架。黄疸超过 10 d 者小叶周边的细胆管往往增生,且有淤胆。

急性重型肝炎的临床特点是在起病 2 周以内出现肝性脑病,且凝血酶原活动度低于 40%。昏迷往往与黄疸同时发生,极少数病例可先于黄疸发生。有许多致昏迷因素(如氨、短链脂肪酸等)及促进昏迷的因素(如低血糖、缺氧等)导致昏迷、脑水肿、脑疝而死亡。全病程不超过 3 周。

2.亚急性重型肝炎

亦称亚急性肝坏死。起病类似急性黄疸型肝炎,病情经过较急性重型肝炎缓慢,此型病理改变肝实质坏死范围较小(亚广泛坏死),坏死区有单核细胞浸润,炎症病变弥散。除肝小叶有较广泛的坏死外,同时兼有明显的肝细胞再生现象,这是与急性重型肝炎病变的主要区别点。肉眼观察肝体积普遍缩小。表面皱缩塌陷,部分隆起较硬,粗大结节状即肝细胞再生区域。显微镜下在塌陷区多数肝细胞坏死,网状纤维支架萎缩,肝小叶轮廓缩小,汇管区炎性细胞浸润,新生的小胆管内淤胆。此型肝炎病变多样化(坏死、萎缩、再生、早期肝硬化等),主要是病变不同期发展所致。

临床上多于起病 15 d 至 24 周出现病情逐渐加重,黄疸迅速加深,血清胆红素每天上升 ≥17.1 μmol/L或大于正常值 10 倍,极度疲乏、恶心、呕吐不能进食,腹胀,可出现腹水,同时凝血酶原时间明显延长,凝血酶原活动度低于 40%。易并发自发性腹膜炎、肝性脑病、肝肾综合征或大出血而致死亡。部分患者经积极治疗可好转,但以后易发展为坏死后性肝硬化。

3.慢性重型肝炎

也称慢性肝炎亚急性肝坏死,是在慢性肝炎或肝硬化的基础上发生的亚急性肝坏死。病理改变除亚急性重型肝炎的变化外尚有慢性肝炎或肝硬化的典型表现。本型患者临床表现与亚急性重型肝炎相似,预后更差,病死率极高。

(四)淤胆型肝炎(胆汁淤积型乙型病毒性肝炎)

即以往称的毛细胆管炎型肝炎,主要表现为肝内"阻塞性"黄疸。病变主要位于小叶中心部,毛细胆管内有胆栓。肝细胞病变较轻,可见肝细胞大小不等,呈多染性,很少看到肝细胞坏死及嗜酸性小体。汇管区有炎性细胞浸润。其病变程度与黄疸的深度不平行。临床上黄疸持续时间较长,为胆汁淤积性黄疸,皮肤瘙痒,大便颜色变浅或灰白。中毒症状较轻。实验室检查血胆固醇升高,血胆红素升高以结合胆红素为主要成分。蛋白质代谢基本正常,碱性磷酸酶升高,ALT 轻到中度升高,病程虽长,预后良好。

五、乙型病毒性肝炎的自然病程

(一)乙型病毒性肝炎的 4 个时期

根据临床病程、乙肝病毒的血清学、病毒复制及血清转氨酶的水平,慢性 HBV 感染的自然病程一般可人为地划分为 4 个阶段,即免疫耐受期、免疫清除期、非活动或低(非)复制期和再活动期。

1.免疫耐受期

其特点是 HBV 复制活跃,血清 HBsAg 和 HBeAg 阳性,HBV DNA 载量高(常常>$2×10^6$ IU/mL,相当于 10^7/mL),但血清 ALT 水平正常或轻度升高,肝组织学无明显异常并可维持数年甚至数十年,或轻度炎症坏死、无或仅有缓慢肝纤维化的进展。

2.免疫清除期(HBeAg 阳性慢性乙型肝炎)

患者免疫耐受消失进入免疫活跃阶段,表现为血清 HBV DNA 下降(常常>2 000 IU/mL,相当于10^4/mL),伴有 ALT 持续或间歇升高,肝组织学中度或严重炎症坏死、肝纤维化可快速进展,部分患者可发展为肝硬化和肝衰竭。

3.非活动或低(非)复制期

表现为 HBeAg 阴性、抗-HBe 阳性,HBV DNA 持续低于最低检测限,ALT/AST 水平正常,肝组织学无炎症或仅有轻度炎症,这一阶段也称为非活动性 HBsAg 携带状态,是 HBV 感染获得免疫控制的结果。大部分此期患者发生肝硬化和 HCC 的风险大大减少,在一些持续 HBV DNA 转阴数年的患者,自发性 HBsAg 血清学转换率为每年 1%~3%。

4.再活动期(HBeAg 阴性慢性乙型肝炎)

部分处于非活动期的患者可能出现 1 次或数次的肝炎发作,多数表现为 HBeAg 阴性,抗-HBe 阳性[部分是由于前 C 区和/或 C 基因基本核心区启动子变异导致 HBeAg 表达水平低下或不表达],HBV DNA 活动性复制、ALT 持续或反复异常,成为 HBeAg 阴性慢性乙型肝炎,这些患者可进展为肝纤维化、肝硬化、失代偿期肝硬化和 HCC。也有部分患者可出现自发性

HBsAg 消失(伴或不伴抗-HBs)和 HBV DNA 降低或检测不到,因而预后常良好。少部分此期患者可恢复到 HBeAg 阳性状态(特别是在免疫抑制状态如接受化学治疗时)。

(二)与慢性乙型病毒性肝炎进展相关的因素

HBV 感染期的自然病程是复杂和多变的,同时受到很多因素的影响,包括感染的年龄、病毒因素(HBV 基因型、病毒变异和病毒复制的水平)、宿主因素(性别、年龄和免疫状态)和其他外源性因素,如同时感染其他嗜肝病毒和嗜酒等。临床上,HBV 感染包括从症状不明显的肝炎到急性有症状的肝炎,甚至急性重症肝炎,从非活动性 HBsAg 携带状态到慢性肝炎、肝硬化等各种状况,15%～40%的慢性 HBV 感染者会发展为肝硬化和晚期肝病。

HBV 感染时的年龄是影响慢性化的最主要因素。感染的年龄越轻,慢性化的可能性越高。在围生期和婴幼儿时期感染 HBV 者中,分别有 90% 和 25%～30%将发展成慢性感染,而 5 岁以后感染者仅有 5%～10%发展为慢性,一般无免疫耐受期。在 6 岁以前感染 HBV 的人群,约 25%在成年时发展成肝硬化和 HCC,但有少部分与 HBV 感染相关的 HCC 患者无肝硬化证据。病死率与肝硬化和肝细胞癌的发生发展有关。慢性乙型肝炎、代偿期和失代偿期肝硬化的 5 年病死率分别为 0～2%、14%～20% 和 70%～86%。

肝细胞病变主要取决于机体的免疫应答,尤其是细胞免疫应答。免疫应答既可清除病毒,亦可导致肝细胞损伤,甚至诱导病毒变异。机体免疫反应不同,导致临床表现各异。当机体处于免疫耐受状态,不发生免疫应答,多成为无症状携带者;当机体免疫功能正常时,多表现为急性肝炎,成年感染 HBV 者常属于这种情况,大部分患者可彻底清除病毒;在机体免疫功能低下、不完全免疫耐受、自身免疫反应产生、HBV 基因突变逃避免疫清除等情况下,可导致慢性肝炎;当机体处于超敏反应,大量抗原-抗体复合物产生并激活补体系统,以及在 TNF、白细胞介素-1(interleukin-1,IL-1)、IL-6、内毒素等参与下,导致大片肝细胞坏死,发生重型肝炎。

血清 HBV DNA 含量的变化与大部分慢性乙型肝炎的急性发作有着密切的关系,乙型肝炎病毒的复制启动和激发的机体免疫反应,导致肝细胞损伤。

乙型肝炎慢性化的发生机制尚未充分明了,有证据表明,免疫耐受是关键因素之一。由于 HBeAg 是一种可溶性抗原,HBeAg 的大量产生可能导致免疫耐受。免疫抑制亦与慢性化有明显关系。慢性化还可能与遗传因素有关。

(三)慢性乙型病毒性肝炎与肝硬化及肝癌

慢性乙型肝炎(CHB)患者中,肝硬化失代偿的年发生率约为 3%,5 年累计发生率约为 16%。发展为肝硬化的患者一般大于 30 岁,通常伴有炎症活动和病毒再激活,往往有早期肝功能失代偿的表现,乙肝病毒前 C 区和 C 区变异相当常见,其特点尚待进一步认识。

慢性 HBV 感染者的肝硬化发生率与感染状态有关。免疫耐受期患者只有很轻或无肝纤维化进展,而免疫清除期是肝硬化的高发时期。肝硬化的累计发生率与持续高病毒载量呈正相关,HBV DNA 是独立于 HBeAg 和 ALT 以外能够独立预测肝硬化发生的危险因素。发生肝硬化的高危因素还包括嗜酒、合并丙型肝炎病毒(HCV)、丁型肝炎病毒(HDV)或人类免疫缺陷病毒(HIV)感染等。

HBV 与原发性肝细胞癌(hepatic cell carcinoma,HCC)的关系密切,其发生机制现在认为首先由于 HBV 在肝细胞内与人体染色体整合,这是癌变的启动因素。整合后的肝细胞易于受到一系列的刺激而发生转化。HBV 的 X 蛋白和截断的前 S2/S 多肽作为增强子可反式激活各种细胞促进因子,后者在各种生长因子的共同作用下,促进已整合的肝细胞转化。此外,某些原癌基因如 N-ras 基因可被激活,某些抑癌基因如 P53 基因可能产生突变,均可促进癌变的发生。

非肝硬化患者较少发生 HCC。肝硬化患者中 HCC 的年发生率为 3%~6%。HBeAg 阳性和/或 HBV DNA>2 000 IU/mL(相当于 10^4/mL)是肝硬化和 HCC 发生的显著危险因素。大样本研究结果显示,年龄大、男性、ALT 水平高也是肝硬化和 HCC 发生的危险因素,HCC 家族史也是相关因素,但在同样的遗传背景下,HBV 病毒载量更为重要。

六、HBV 标志物的检测及其意义

(一)乙型肝炎表面抗原(HBsAg)

HBV 感染后 2~6 个月出现,相当于临床潜伏期,ALT 升高前 2~8 周。出现于肝细胞质、血液及其他体液(胆汁、唾液、乳汁、汗液、鼻涕、泪水、精液、阴道分泌物)。急性自限性肝炎 6 个月内可消失。慢性肝炎或慢性携带者可持续存在。HBsAg 有抗原性无传染性。HBsAg 是病毒的外壳物质(表面蛋白)并不是完整的病毒颗粒,血清 HBsAg 阴性而 HBV DNA 阳性可能有 3 种情况:①HBsAg 滴度低或正在消失,用现行通用的 ELISA 方法测不出;②可能为不同亚型感染;③S 基因变异,以致血中出现有缺陷的 HBsAg,用常规方法测不出。故检查乙肝病毒感染时,只测 HBsAg 是不够的。

(二)抗-HBs

出现在血清中,在急性 HBV 感染后期或 HBsAg 消失之后,经过一段时间的窗口期出现抗-HBs,表示为 HBV 感染的恢复期。一般而言,抗-HBs 可数年保留在血中。正常情况 HBsAg 与抗-HBs 不同时在血中出现。人体在感染期虽持续产生抗-HBs,因有过多的 HBsAg 与之形成 HBsAg-抗-HBs 复合物,抗-HBs 不易被测出来,只有 HBsAg 消失后才能测出。抗-HBs 为保护性抗体,能抵抗同型病毒的侵入,但如抗-HBs 滴度低,侵入病毒的量过大时,仍可发生感染。不同亚型病毒亦可感染。乙肝疫苗注射后血中可出现抗-HBs。

(三)HBeAg

HBeAg 的出现迟于 HBsAg,消失早于 HBsAg,急性自限性感染在血中存在的时间不超过 10 周。在慢性感染及病毒携带者可持续存在。HBeAg 阳性多与病毒高复制相关,但 HBV 前 C 区基因突变时,可发生 HBeAg 阴性的慢性乙型肝炎,病毒感染可能更重。单独 HBeAg 阳性时必须除外类风湿因子所致的假阳性。

(四)抗-HBe

抗-HBe 出现在 HBeAg 消失的血清,此时血 HBV DNA 及 DNA 多聚酶多数已转阴性。HBsAg 未消失就出现抗-HBe,也早于抗-HBs。HBeAg 消失而抗-HBe 产生称为血清转换。抗-HBe 转阳后,病毒复制多处于静止状态,传染性降低。长期抗-HBe 阳性者并不代表病毒复制停止或无传染性,研究显示 20%~50%仍可检测到 HBV DNA。少数病例抗-HBe 阳性,始终未出现过 HBeAg,是因 HBV 基因存在变异,无法分泌 HBeAg。虽然血清无 HBeAg,但病毒仍在复制,可出现疾病加剧现象。有人观察到从 HBeAg 向抗-HBe 转换过程中,临床上有两种不同的过程,一种为隐性转换。一种为急性发作伴有 ALT 升高,肝组织坏死甚至有桥接坏死。后者属 HBV 清除的免疫反应。

HBeAg 转换为抗-HBe 的时间长短不一,急性自限性感染一般在 10 周内转换。慢性感染者可多年不变,少数抗-HBe 阳性 HBV DNA 也阳性的患者,HBeAg 又可能重新阳性。

(五)抗-HBc IgM

IgM 出现在 HBV 感染早期的血清中,稍后于 HBsAg,为急性感染期指标,在发病第 1 周即可出现,持续时间差异较大,多数在 6 个月内消失。慢性活动性肝炎患者可多年持续存在,但滴度低。

(六)抗-HBc IgG

IgG 在 HBsAg 与 HBeAg 出现后才在血清中出现。抗-HBcIgG 在血清中可长期存在,高滴度的抗-HBc IgG 表示现症感染,常与 HBsAg 并存;低滴度的抗-HBc IgG 表示过去感染,常与抗-HBs 并存。

(七)HBcAg

Dane 颗粒的核心结构存在于细胞核。通常在血中不易检测,要用去垢剂处理才能分离出 HBcAg,然后用放免法测定在血清中的含量。HBcAg 阳性表示 HBV 处于复制状态,有传染性。

(八)乙肝病毒脱氧核糖核酸(HBV DNA)

血清 HBV DNA 阳性及含量反映病毒复制,代表传染性的强弱,是 HBV 感染最直接、特异且灵敏的指标。急性 HBV 感染时,潜伏期即可阳性,于感染后第 8 周达高峰,至血清转氨酶升高时,90% 以上已被清除。慢性 HBV 感染者,HBV DNA 可长期阳性,斑点杂交法检测 HBV DNA 特异性高但灵敏度较低,PCR 法的应用大大提高了灵敏度,现广泛用于治疗过程中疗效评估。

七、预防

(一)保护易感人群

接种乙型肝炎疫苗是预防 HBV 感染最有效的方法。乙型肝炎疫苗的接种对象主要是新生儿,其次为婴幼儿,15 岁以下未免疫人群和高危人群。

乙型肝炎疫苗全程需接种 3 针,按照 0、1 和 6 个月的程序,即接种第 1 针疫苗后,在 1 个月和6 个月时注射第 2 针和第 3 针。接种乙型肝炎疫苗越早越好。新生儿接种部位为上臂外侧三角肌或大腿前外侧中部肌内注射;儿童和成人为上臂三角肌中部肌内注射。患重症疾病的新生儿,如极低出生体质量儿、严重出生缺陷、重度窒息、呼吸窘迫综合征等,应在生命体征平稳后,尽早接种第1针乙型肝炎疫苗。

新生儿乙型肝炎疫苗的接种剂量:①重组酵母乙型肝炎疫苗每针次 10 μg,不论母亲 HBsAg 阳性与否。②重组中国仓鼠卵巢(Chinese hamster ovary,CHO)细胞乙型肝炎疫苗,每针次 10 μg或 20 μg,HBsAg 阴性母亲的新生儿接种 10 μg;HBsAg 阳性母亲的新生儿接种 20 μg。

对成人建议接种 3 针 20 μg 重组酵母乙型肝炎疫苗或 20 μg 重组 CHO 细胞乙型肝炎疫苗。对免疫功能低下或无应答者,应增加疫苗的接种剂量(如 60 μg)和针次;对 0、1 和 6 个月程序无应答者可再接种 1 针 60 μg 或 3 针 20 μg 乙型肝炎疫苗,并于第 2 次接种乙型肝炎疫苗后1～2 个月时检测血清抗-HBs,如仍无应答,可再接种 1 针 60 μg 重组酵母乙型肝炎疫苗。接种乙型肝炎疫苗后有抗体应答者的保护效果一般至少可持续 30 年,因此,一般人群不需要进行抗-HBs 监测或加强免疫,但对高危人群或免疫功能低下者等可监测抗-HBs,如抗-HBs＜10 mIU/mL,可再次接种 1 针乙型肝炎疫苗。

未感染过 HBV 的妇女在妊娠期间接种乙型肝炎疫苗是安全的;除按常规程序接种外,加速疫苗接种程序(0、1 和 2 个月程序)已被证明是可行和有效的。

意外暴露者是指其皮肤或黏膜接触 HBsAg 阳性或 HBsAg 不详患者的血液或体液,或被其污染的针头刺伤者。

(二)管理传染源

对首次确定的 HBsAg 阳性者,如符合传染病报告标准的,应按规定向当地 CDC 报告,并建议对其家庭成员进行血清 HBsAg、抗-HBs 和抗-HBc 检测,对易感者接种乙型肝炎疫苗。

HBV 感染者的传染性高低主要取决于血液中 HBV DNA 水平,与血清 ALT、AST 和胆红素水平无关。建议在不涉及入托、入学、入职的健康体格检查和医疗活动中,积极检测 HBV 感染标志物,以达到早期诊断、早期治疗、降低疾病危害的目的。慢性 HBV 感染者应避免与他人共用牙具、剃须刀、注射器及取血针等,禁止献血、捐献器官和捐献精子等,并定期接受医学随访。其家庭成员或性伴侣应尽早接种乙型肝炎疫苗。

(三)切断传播途径

大力推广安全注射(包括取血针和针灸针等针具),并严格遵循医院感染管理中的标准预防原则。服务行业所用的理发、刮脸、修脚、穿刺和纹身等器具应严格消毒。若性伴侣为 HBsAg 阳性者,应接种乙型肝炎疫苗或采用安全套;在性伴侣的健康状况不明时,应使安全套,以预防 HBV 和其他血源性或性传播疾病。对 HBsAg 阳性的孕妇,应尽量避免羊膜腔穿刺,保证胎盘的完整性,减少新生儿暴露于母血的机会。

八、影像学诊断

影像学检查的主要目的是监测慢性 HBV 感染的临床疾病进展,包括了解有无肝硬化及门静脉高压征象,发现占位性病变并鉴别其性质,通过动态监测及时发现和诊断原发性肝癌 (hepatic cell carcinoma,HCC)。

(一)腹部超声检查

腹部超声检查无创、价廉、实时显像,便于反复进行,为最常用的肝脏影像学检查方法。可以观察肝脏和脾脏的大小、外形、实质回声,并能测定门静脉、脾静脉和肝静脉内径及血流情况,以及有无腹水及其严重程度,从而判断有无肝硬化及门静脉高压;能有效发现肝内占位性病变,对于监测和发现早期 HCC 至关重要。超声造影能更好地鉴别占位病变的性质。其局限性是图像质量和检查结果易受设备性能、患者胃肠道内气体和操作者技术水平等因素影响。

(二)计算机断层扫描(CT)检查

CT 检查主要用于观察肝脏形态,了解有无肝硬化,发现占位性病变并鉴别其性质;动态增强多期 CT 扫描对于 HCC 的诊断具有较高的灵敏度和特异度。

(三)磁共振成像(MRI)检查

MRI 无放射性辐射,组织分辨率高,多方位、多序列成像,是非常有效的肝脏影像学检查。一般认为,动态增强多期 MRI 扫描及肝脏细胞特异性增强剂显像对鉴别良、恶性肝内占位性病变的能力优于增强 CT。

九、病理学诊断

慢性 HBV 感染者肝组织检查的主要目的是评价肝脏炎症坏死及纤维化程度,明确有无肝硬化并排除其他肝脏疾病,从而为确定诊断、判断预后、启动治疗和监测疗效提供客观依据。

CHB 的主要病理学特点是肝脏汇管区及其周围不同程度的炎症坏死和纤维化。汇管区浸润的炎症细胞以淋巴细胞为主,也可有少数浆细胞和巨噬细胞;炎症细胞聚集常引起界板破坏而形成界面炎(旧称碎屑样坏死)。小叶内有肝细胞变性、坏死(包括点灶、桥接、融合性坏死)和凋亡,并可见磨玻璃样肝细胞及凋亡肝细胞形成的凋亡小体,且随炎症病变活动而愈加显著。慢性肝脏炎症坏死可引起细胞外基质特别是胶原的过度沉积即纤维化,表现为不同程度的汇管区纤维性扩大、纤维间隔形成,Masson 三色染色及网状纤维染色有助于判断肝纤维化程度及肝小叶结构。在弥漫性肝纤维化的基础上,一旦肝细胞结节性再生形成假小叶,即称为肝硬化。另外,免疫组织化学染色可检测肝组织内 HBsAg 和 HBcAg 的表达;核酸原位杂交法或 PCR 法可检测组织内 HBV DNA 或乙肝病毒共价闭合环状 DNA(cccDNA)。

对于慢性 HBV 感染的肝组织炎症坏死分级和纤维化分期,国际文献中常采用 Knodell、Scheuer、Metavir 或 Ishak 评分系统。Laennec 肝硬化分级根据再生结节大小和纤维间隔宽度,将肝硬化(Metavir 4)细分为 4A、4B 和 4C 三级。我国学者也提出了病毒性肝炎的组织病理学分级及分期标准。

十、临床诊断

根据慢性 HBV 感染者的血清学、病毒学、生物化学、影像学、病理学和其他辅助检查结果,在临床上可分为以下几种诊断。

(一)慢性 HBV 携带状态

慢性 HBV 携带状态又称 HBeAg 阳性慢性 HBV 感染。本期患者处于免疫耐受期,患者年龄较轻,HBV DNA 定量水平(通常 $\geq 2\times10^7$ IU/mL)较高,血清 HBsAg(通常 $>1\times10^4$ IU/mL)较高、HBeAg 阳性,但血清 ALT 和 AST 持续正常(1 年内连续随访 3 次,每次至少间隔 3 个月),肝脏组织病理学检查无明显炎症坏死或纤维化。在未行组织病理学检查的情况下,应结合年龄、病毒水平、HBsAg 水平、肝纤维化无创检查和影像学检查等综合判定。

(二)HBeAg 阳性 CHB

本期患者处于免疫清除期,其血清 HBsAg 阳性、HBeAg 阳性,HBV DNA 定量水平(通常 $\geq 2\times10^4$ IU/mL)较高,ALT 持续或反复异常或肝组织学检查有明显炎症坏死和/或纤维化($\geq$G2/S2)。

(三)非活动性 HBsAg 携带状态

非活动性 HBsAg 携带状态又称 HBeAg 阴性慢性 HBV 感染。本期患者处于免疫控制期,表现为血清 HBsAg 阳性、HBeAg 阴性、抗-HBe 阳性,HBV DNA $<2\times10^3$ IU/mL,HBsAg $<1\times10^3$ IU/mL,ALT 和 AST 持续正常(1 年内连续随访 3 次以上,每次至少间隔 3 个月),影像学检查无肝硬化征象,肝组织检查显示组织活动指数(histological activity index,HAI)评分 <4 或根据其他半定量计分系统判定病变轻微。

(四)HBeAg 阴性 CHB

此期为再活动期,其血清 HBsAg 阳性、HBeAg 持续阴性,多同时伴有抗-HBe 阳性,HBV DNA 定量水平通常 $\geq 2\times10^3$ IU/mL,ALT 持续或反复异常,或肝组织学有明显炎症坏死和/或纤维化($\geq$G2/S2)。

(五)隐匿性 HBV 感染

隐匿性 HBV 感染(OBI)的患者表现为血清 HBsAg 阴性,但血清和/或肝组织中 HBV DNA 阳性。在 OBI 患者中,80% 可有血清抗-HBs、抗-HBe 和/或抗-HBc 阳性,称为血清阳性

OBI;但有 1%～20% 的 OBI 患者所有血清学指标均为阴性,故称为血清阴性 OBI。其发生机制尚未完全阐明,一种可能是显性(急性或慢性)HBV 感染后 HBsAg 消失,通常其血清或肝组织 HBV DNA 水平很低,无明显肝组织损伤;另一种是 HBV S 区基因变异,导致 HBsAg 不能被现有商品化试剂盒检测到,其血清 HBV DNA 水平通常较高,可能伴有明显肝脏组织病理学改变。此类患者可通过输血或器官移植将 HBV 传播给受者,其自身在免疫抑制状态下可发生 HBV 再激活。

(六)乙型肝炎肝硬化

1.诊断

乙型肝炎肝硬化的诊断应符合下列(1)和(2)(病理学诊断),或(1)和(3)(临床诊断)。

(1)目前 HBsAg 阳性,或 HBsAg 阴性、抗-HBc 阳性且有明确的慢性 HBV 感染史(既往 HBsAg 阳性>6 个月),并除外其他病因者。

(2)肝脏活组织检查病理学符合肝硬化表现者。

(3)符合以下 5 项中的 2 项及以上,并除外非肝硬化性门静脉高压者:①影像学检查显示肝硬化和/或门静脉高压征象;②内镜检查显示食管胃底静脉曲张;③肝脏硬度值测定符合肝硬化;④血生物化学检查显示白蛋白水平降低(<35 g/L)和/或 PT 延长(较对照延长>3 s);⑤血常规检查显示血小板计数<$100×10^9$/L 等。

2.分类

临床上常根据是否曾出现腹水、食管胃底静脉曲张破裂出血和肝性脑病等严重并发症,将肝硬化分为代偿期及失代偿期。

(1)代偿期肝硬化:病理学或临床诊断为肝硬化,但从未出现腹水、食管胃底静脉曲张破裂出血或肝性脑病等严重并发症者,可诊断为代偿期肝硬化;其肝功能多为 Child-Pugh A 级。

(2)失代偿期肝硬化:肝硬化患者一旦出现腹水、食管胃底曲张静脉破裂出血或肝性脑病等严重并发症者,即诊断为失代偿期肝硬化;其肝功能多属于 Child-Pugh B 级或 C 级。

近年,为更准确地预测肝硬化患者的疾病进展、死亡风险或治疗效果,有学者建议将肝硬化分为 5 期,其中 1、2 期为代偿期肝硬化,3 期至 5 期为失代偿期肝硬化。1 期为无静脉曲张,无腹水;2 期为有静脉曲张,无出血或腹水;3 期为有腹水,无出血,伴或不伴静脉曲张;4 期为有出血,伴或不伴腹水;5 期为出现脓毒症。

随着抗病毒药物的进步,许多失代偿期肝硬化患者经过治疗可以逆转为代偿期肝硬化。表现为肝细胞功能改善,如白蛋白水平较前升高,PT 较前缩短,不再出现腹水、肝性脑病等严重并发症,不需要肝移植也可长期存活。这些现象被称为肝硬化再代偿期,但目前尚无准确定义和统一的诊断标准。

十一、治疗目的

(1)最大限度地长期抑制 HBV 复制,减轻肝细胞炎症坏死及肝脏纤维组织增生,延缓和减少肝功能衰竭、肝硬化失代偿、HCC 和其他并发症的发生,改善患者生命质量,延长其生存时间。

(2)对于部分适合条件的患者,应追求临床治愈。

(3)临床治愈(或功能性治愈):停止治疗后仍保持 HBsAg 阴性(伴或不伴抗-HBs 出现)、HBV DNA 检测不到、肝脏生物化学指标正常、肝脏组织病变改善。但因患者肝细胞核内 cccDNA 未被清除,因此存在 HBV 再激活和发生 HCC 的风险。

十二、核苷类似物治疗

(一)核苷类似物(NAs)的疗效和安全性

1.恩替卡韦(Entecavir,ETV)

大量研究数据显示,采用 ETV 治疗可强效抑制病毒复制,改善肝脏炎症,安全性较好,长期治疗可改善乙型肝炎肝硬化患者的组织学病变,显著降低肝硬化并发症和 HCC 的发生率,降低肝脏相关和全因病死率。

在初治 CHB 患者中,ETV 治疗 5 年的累计耐药发生率为 1.2%;在拉米夫定(Lamivudine,LAM)耐药的 CHB 患者中,ETV 治疗 5 年的累积耐药发生率升至 51%。

2.富马酸替诺福韦酯(Tenofovir Disoproxil Fumarate,TDF)

应用 TDF 治疗 CHB 患者的多中心临床研究结果显示,可强效抑制病毒复制,耐药发生率低。采用 TDF 治疗 8 年的研究数据显示,共有 41 例次病毒学突破,其中 29 例次(70%)的原因是依从性问题,59%发生病毒学突破的患者继续 TDF 治疗仍然获得病毒学应答,进一步的核酸序列测定未发现 TDF 相关的耐药。TDF 长期治疗显著改善肝脏组织学,降低 HCC 发生率。

ETV 耐药且血清中 HBV DNA>60 IU/mL 的 90 例 CHB 患者,按照 1:1 比例随机接受 TDF 单独或联合 ETV 治疗 48 周,TDF 单独或联合 ETV 治疗组的 HBV DNA 阴转(<15 IU/mL)率分别为 73%和 71%,HBV DNA 较基线分别下降 3.66 lg IU/mL 和 3.74 lg IU/mL,分别有 6 例和 3 例患者仍保持了基线的耐药,2 组安全性良好。多项 TDF 治疗 NAs 经治患者的 48~168 周的研究显示,TDF 用于 LAM 耐药、阿德福韦酯(Adefovir Dipiv-oxil,ADV)耐药、ETV 耐药或多药耐药患者的治疗,均可获得 70%~98%的病毒学应答,且随着治疗时间的延长,病毒学应答率逐渐升高。

3.富马酸丙酚替诺福韦片(Tenofovir Alafenamide Fumaratetablets,TAF)

全球 II 期临床试验中,581 例 HBeAg 阳性 CHB(不包括失代偿期肝硬化)患者接受 TAF 治疗 48 周,64%的患者 HBV DNA<29 IU/mL,ALT 复常率为 72%;10%发生 HBeAg 血清学转换,HBsAg 消失率为 1%;继续治疗至 96 周,73%的患者 HBV DNA<29 IU/mL,ALT 复常率为 75%;HBeAg 血清学转换率增至 18%,HBsAg 消失率为 1%。285 例 HBeAg 阴性 CHB(不包括失代偿期肝硬化)患者接受 TAF 治疗 48 周,94%的患者 HBV DNA<29 IU/mL,ALT 复常率为 83%,HBsAg 血清消失率为 0;继续治疗至 96 周,90%患者 HBV DNA<29 IU/mL,ALT 复常率为 81%,HBsAg 血清消失率<1%。96 周治疗期间,头痛(12%)、恶心(6%)和疲劳(6%)是最常见的不良事件。TAF 治疗 96 周后髋关节、腰椎的骨密度下降值(-0.33%、-0.75%)低于 TDF(-2.51%、-2.57%),两者间差异有统计学意义(P 值<0.001);TAF 治疗后估算的肾小球滤过率(estimated glomerular filtrationrate,eGFR)下降的中位值也低于 TDF(-12 mg/L vs -48 mg/L,P<0.001)。

4.其他药物

替比夫定(Telbivudine,LdT)可改善 eGFR,但总体耐药率仍偏高。LdT 在阻断母婴传播中具有良好的效果和安全性。

(二)NAs 的选择

初治患者应首选强效低耐药药物(ETV、TDF、TAF)治疗。不建议 ADV 和 LAM 用于 HBV 感染者的抗病毒治疗。正在应用非首选药物治疗的患者,建议换用强效低耐药药物,以进一步降低耐药风险。应用 ADV 者,建议换用 ETV、TDF 或 TAF;应用 LAM 或 LdT 者,建议换用 TDF、TAF 或 ETV;曾有 LAM 或 LdT 耐药者,换用 TDF 或 TAF;曾有 ADV 耐药者换用 ETV、TDF 或 TAF;联合 ADV 和 LAM/LdT 治疗者,换用 TDF 或 TAF。

（三）NAs 耐药的预防和处理

1.初始治疗患者

强调选择强效低耐药药物,推荐 ETV、TDF、TAF。

2.治疗中

定期检测 HBV DNA 定量,以便及时发现病毒学突破,并尽早给予挽救治疗(表 2-1)。对于 NAs 发生耐药者,改用干扰素-α 类联合治疗的应答率较低。

表 2-1　核苷(酸)类似物耐药挽救治疗推荐

耐药种类	推荐药物
LAM 或 LdT 耐药	换用 TDF 或 TAF
ADV 耐药,之前未使用 LAM 或 LdT	换用 ETV、TDF 或 TAF
ADV 耐药,且对 LAM/LdT 耐药	换用 TDF 或 TAF
ETV 耐药	换用 TDF 或 TAF
ETV 和 ADV 耐药	ETV 联合 TDF,或 ETV 联合 TAF

注:LAM 为拉米夫定;LdT 为替比夫定;ADV 为阿德福韦酯;ETV 为恩替卡韦;TDF 为富马酸替诺福韦酯;TAF 为富马酸丙酚替诺福韦

（四）NAs 治疗的监测

1.治疗前相关指标基线检测

(1)生物化学指标主要有 ALT、AST、胆红素、清蛋白等。

(2)病毒学和血清学标志物主要有 HBV DNA 定量和 HBsAg、HBeAg、抗-HBe。

(3)根据病情需要,检测血常规、血清肌酐水平、血磷水平、肾小管功能等。

(4)肝脏无创纤维化检测如肝脏硬度值测定。

(5)当 ETV 和 TDF 用于肌酐清除率<50 mL/min 患者时均需调整剂量;TAF 用于肌酐清除率<15 mL/min 且未接受透析的患者时,无推荐剂量;其余情况均无需调整剂量。

2.密切关注者治疗依从性问题

密切关注患者治疗依从性问题包括用药剂量、使用方法、是否有漏用药物或自行停药等情况,确保患者已经了解随意停药可能导致的风险,提高患者依从性。

3.少见或罕见不良反应的预防和处理

NAs 总体安全性和耐受性良好,但在临床应用中确有少见、罕见严重不良反应的发生,如肾功能不全(服用 TDF、ADV)、低磷性骨病(服用 TDF、ADV)、肌炎/横纹肌溶解(服用 LdT)、乳酸酸中毒等(服用 ETV、LdT),应引起关注。建议治疗前仔细询问相关病史,以降低风险。对治疗中出现血肌酐、肌酸激酶或乳酸脱氢酶水平明显升高,并伴相应临床表现如全身情况变差、肌痛、肌无力、骨痛等症状的患者,应密切观察。一旦确诊为肾功能不全、肌炎、横纹肌溶解、乳酸酸中毒等,应及时停药或改用其他药物,同时给予积极的相应治疗干预。

4.耐药监测及处理

随着强效低耐药药物的应用,NAs 长期治疗出现耐药发生率大幅降低。如果在治疗过程中出现 HBV DNA 定量较治疗中最低值升高＞2 lg IU/mL,排除依从性问题后,需及时给予挽救治疗,并进行耐药检测。

十三、干扰素-α 治疗

我国已批准 Peg-IFN-α 和干扰素-α 用于乙型肝炎的治疗。

(一)Peg-IFN-α 治疗的方案及疗效

1.Peg-IFN-α 初治单药治疗

多项多中心随机对照临床试验显示,HBeAg 阳性 CHB 患者采用 Peg-IFN-α-2a 或国产 Peg-IFN-α-2b 治疗 48 周(180 μg/w),停药随访 24 周,HBV DNA＜$2×10^3$ IU/mL 的发生率为 30%,HBeAg 血清学转换率为 30.75%～36.3%(其中基线 ALT＞2×ULN 且治疗 12 周时 HBsAg＜1 500 IU/mL 者可高达68.4%),HBsAg 转换率为 2.3%～3%,停药 3 年 HBsAg 清除率为 11%。Peg-IFN-α-2a 治疗 HBeAg 阴性慢性 HBV 感染者(60% 为亚洲人)48 周,停药随访 24 周,HBV DNA＜$2×10^3$ IU/mL 的发生率为 43%,停药后随访 48 周时为 42%;HBsAg 消失率在停药随访 24 周、3 年、5 年时分别为 3%、8.7% 和 12%。

Peg-IFN-α 治疗 24 周时,HBV DNA 下降＜2 lg IU/mL 且 HBsAg 定量＞$2×10^4$ IU/mL(HBeAg 阳性者)或下降＜1 lg IU/mL(HBeAg 阴性者),建议停用 Peg-IFN-α 治疗,改为 NAs 治疗。

2.Peg-IFN-α 与 NAs 联合治疗

对 NAs 经治 CHB 患者中符合条件的优势人群联合 Peg-IFN-α 可使部分患者获得临床治愈。治疗前 HBsAg 低水平(＜1 500 IU/mL)及治疗中 HBsAg 快速下降(12 周或 24 周时 HBsAg＜200 IU/mL 或下降＞1 lg IU/mL)的患者,联合治疗后 HBsAg 阴转的发生率较高。但联合治疗的基线条件最佳疗程和持久应答率等,尚需进一步研究。

3.Peg-IFN-α 进一步降低 HBV 相关 HCC 的发生率

有学者对单独应用 Peg-IFN-α 或 ETV 治疗的 CHB 患者,随访 5 年发现,采用 Peg-IFN-α 治疗的患者 5 年内均未发生 HCC;而采用 ETV 治疗者在随访第 4、5 年时分别有 2 例、1 例发生 HCC,与模型预测发生率间差异无统计学意义($P=0.36$)。另一项包括 682 例采用 NAs、430 例应用 Peg-IFN-α 单独或联合 NAs 治疗的回顾性研究显示,在中位随访时间 5.41 年时共 31 例发生 HCC,接受 Peg-IFN-α 治疗患者的 10 年累计 HCC 发生率明显低于 NAs 治疗患者(2.7% *vs* 8.0%,$P<0.001$)。Peg-IFN-α 在降低 HBV 相关 HCC 发生率方面的作用值得进一步深入研究。

(二)Peg-IFN-α 抗病毒疗效的预测因素

治疗前的预测因素:HBV DNA＜$2×10^8$ IU/mL,ALT 高水平[(2～10)×ULN]或肝组织炎症坏死 G2 以上,A 或 B 基因型,基线低 HBsAg 水平(＜25 000 IU/mL),基线核心抗体定量检测(qAnti-HBc)定量高水平,基线信号转导及转录激活蛋白 4(signal transducer and activator of transcription,STAT4)为 rs7574865,是提示干扰素疗效较好的预测指标。Peg-IFN-α 治疗 12 周时的 HBV DNA 水平、HBsAg 定量及其动态变化,可用于预测干扰素疗效。

(三)Peg-IFN-α 的不良反应及其处理

1.流感样综合征

发热、头痛、肌痛和乏力等,可在睡前注射干扰素-α 或用药时服用非甾体抗炎药。

2.骨髓抑制

中性粒细胞计数≤$0.75×10^9$/L 和/或血小板计数＜$50×10^9$/L,应降低干扰素剂量;1～2 周后复查,如恢复,则增加至原量。中性粒细胞计数≤$0.5×10^9$/L 和/或血小板计数<$25×10^9$/L,则应暂停使用干扰素。对中性粒细胞计数明显降低者,可试用粒细胞集落刺激因子(granulocyte colony stimulating factor,G-CSF)或粒细胞巨噬细胞集落刺激因子(granulocyte macrophage colony stimulating factor ,GM-CSF)治疗。

3.精神异常

抑郁、妄想、重度焦虑等,应及时停用干扰素,必要时会同精神心理方面的专科医师进一步诊治。

4.自身免疫病

部分患者可出现自身抗体,仅少部分患者出现甲状腺疾病、糖尿病、血小板计数减少、银屑病、白斑病、类风湿关节炎和系统性红斑狼疮样综合征等,应请相关科室医师会诊共同诊治,严重者应停药。

5.其他

视网膜病变、间质性肺炎、听力下降、肾脏损伤、心血管并发症等,应停止干扰素治疗。

(四)干扰素治疗的禁忌证

1.绝对禁忌证

妊娠或短期内有妊娠计划、精神病史(具有精神分裂症或严重抑郁症等病史)、未能控制的癫痫、失代偿期肝硬化、未控制的自身免疫病,严重感染、视网膜疾病、心力衰竭、慢性阻塞性肺病等基础疾病。

2.相对禁忌证

甲状腺疾病,既往抑郁症史,未控制的糖尿病、高血压、心脏病。

十四、其他治疗

抗 HBV 治疗可降低 HBV 相关并发症的发生率,降低 HBV 相关 HCC 的发生率,提高患者生存率,是慢性 HBV 感染者最重要的治疗措施。此外,还有抗炎、抗氧化、保肝、抗纤维化、调节免疫等治疗。

(一)抗炎、抗氧化、保肝治疗

HBV 感染后导致肝细胞炎症坏死是疾病进展的重要病理生理过程。甘草酸制剂、水飞蓟素制剂、多不饱和卵磷脂制剂和双环醇等具有抗炎、抗氧化和保护肝细胞等作用,有望减轻肝脏炎症损伤。对肝组织炎症明显或 ALT 水平明显升高的患者,可以酌情使用,但不宜多种联合。

(二)抗纤维化治疗

多个抗纤维化中药方剂如安络化纤丸、复方鳖甲软肝片、扶正化瘀片等,在动物实验和临床研究中均显示一定的抗纤维化作用,对明显纤维化或肝硬化患者可以酌情选用。但尚需多中心随机对照研究进一步明确其疗程及长期疗效等。

(崔师玉)

第九节　丙型病毒性肝炎

丙型病毒性肝炎是由丙型肝炎病毒(hepatitis C virus,HCV)引起的一种传染病,是输血后肝炎的主要病因。HCV 感染全球流行,已经成为一个主要的公共卫生问题。丙型肝炎初期常无临床症状,70%～80%发展为持续性病毒血症与慢性肝炎、肝硬化,并与肝细胞性肝癌的形成有关。在丙型肝炎的发展过程中有很多因素影响疾病发展的结局,包括感染时患者的年龄、性别、感染方式、病毒基因型和亚型、病毒准种、血清病毒载量等。近年来,丙型病毒性肝炎无论是在病原学、发病机制,还是实验室检测、临床治疗等方面都取得了巨大的进展。

一、丙型肝炎病毒的生物特性与分子生物学

(一)病毒颗粒特征

HCV 病毒体呈球形,直径为 $55 \sim 65$ nm,为单股正链 RNA 病毒,在核心蛋白和核酸组成的核衣壳外包绕含脂质的囊膜,囊膜上有刺突。HCV 最低沉降系数为 140S,在蔗糖中浮密度为 1.15 g/mL,氯化铯中浮密度为 $1.29 \sim 1.3$ g/mL。目前,HCV 仅有 Huh7、Huh7.5、Huh7.5.1 三种体外细胞培养系统,黑猩猩可感染 HCV,但症状较轻。HCV 对氯仿等有机溶剂敏感,用 $10\% \sim 20\%$ 氯仿、1∶1 000 甲醛溶液,37 ℃ 96 h、60 ℃ 10 h、100 ℃ 5 min,高压蒸汽和甲醛熏蒸等均能使其灭活。

(二)HCV 病毒分子结构

HCV 基因组是一单股正链 RNA,其外有来自宿主的脂质外膜,在脂质外膜内嵌有病毒胞膜基因编码的 E1 和 E2 糖蛋白,外膜围绕着核衣壳蛋白和单股、正链 RNA 基因组。HCV 基因组链长约为 9 600 个核苷酸(nt)。HCV 与瘟病毒和黄病毒的基因组成有相似的结构,在分类学上与瘟病毒和黄病毒同属黄病毒科。1991 年将 HCV 列入黄病毒科丙肝病毒属。HCV 基因组可分为 5′末端、3′末端及位于两个末端之间的病毒编码开读框架(open reading frame,ORF)三部分。

5′非编码区(untranslated regions,UTR)约有 341 个核苷酸,形成数个小的末端茎-环样结构,含一个短的直接重复序列。该区在病毒进化中最为稳定,极少发生变异,不同的病毒分离株在该区的同源性最高,是诊断 HCV 合成特异性引物的最佳选择部位。但后来研究发现该区内含有 $3 \sim 4$ 个终止密码,形成几个小的 ORF,这些小的 ORF 编码的多肽最长为 28 个氨基酸,均以甲硫氨酸开头,尚不清楚是否先在核糖体翻译这些小肽后再翻译大的病毒多肽。该区的功能目前还不十分清楚,由于 5′非编码区有非常复杂的二级 RNA 结构和一些茎-环样结构,去除这些区域可使 HCV RNA 的体外表达效率提高。采用无细胞体外翻译体系(兔网织红细胞裂解物)研究 HCV RNA 的翻译和复制,提示 5′末端内部存在核糖体进入位点(internal ribosomal entry site,IRES),而缺失实验表明几乎全长的 5′-UTR(nt29~nt332)对 IRES 的正常功能是必要的。最近有报告显示 5′-UTR 的第 3 个茎环结构(核苷酸131~253)可与肝细胞中的两种蛋白(相对分子质量 120000、87000)结合,这两种蛋白对 HCV 在肝脏内复制和翻译具有抑制作用,由此推测,HCV 在感染者体内的低滴度状态可能与该肝细胞因子的抑制有关,其在病毒复制过程中有重要的负调节作用。

3′末端由 3 部分组成。编码区第一个终止密码子之后是 $30 \sim 40$ 个核苷酸的非编码变异序列,在不同的基因型间有所不同。然后是 poly(U)或 poly(A)结构,长 $20 \sim 200$ 个核苷酸不等(不同的分离株间差异很大)。第三部分为最后面的 98 个核苷酸组成的高保守序列,称为 3′-X 结构。

5′端与 3′末端之间由 9 100 个核苷酸组成一个大而连续的开读框架,编码 3 010 或 3 000 个氨基酸组成的一个巨大病毒多肽。从病毒编码框架 5′端到 3′端,编码不同蛋白质的基因依次为:核衣壳蛋白基因、包膜蛋白基因及非结构蛋白 $1 \sim 5$ 基因。

(三)病毒多聚蛋白的结构

由病毒基因组中部单链大的 ORF 编码的大病毒多聚蛋白前体(polyprotein)经过加工处理至少形成 10 个多肽。分为结构蛋白与非结构蛋白两大部分。结构蛋白由一个核蛋白(C)或称核衣壳蛋白和两个胞膜蛋白(E1 和 E2)组成。

1.核心蛋白(C 蛋白)

核心蛋白编码区位于 HCV RNA 基因组的 342~914nt,C 蛋白位于整个多聚蛋白的 N 末端,是病毒衣壳(capsid)的组成部分,可以通过与病毒 RNA 的结合来调节 HCV 基因组的翻译,并通过与糖蛋白作用组装出完整的 HCV 病毒颗粒。多聚蛋白 N 末端 191 个氨基酸为核心蛋白(P21),一般认为是由宿主信号肽酶将其从多聚蛋白上切割下来。核心蛋白的 N 末端富含碱性氨基酸且高度保守,这和它的重要功能是相一致的。通常情况下,C 蛋白是磷酸化的,主要结合在细胞膜上,可以与 II 型载脂蛋白(apolipoprotein II)结合,说明 C 蛋白是一种脂质结合蛋白。近年研究发现,C 蛋白可以与细胞质内信号转导通路分子相互作用,从而调节特定基因的表达。如 C 蛋白在白细胞介素-6 和干扰素-γ 不同刺激因子的作用下会对信号转导分子 JAK-STAT 的表达分别产生上调和下调的作用;C 蛋白还可以参与对细胞凋亡的调控,如可以抑制 c-myc 诱导产生的细胞凋亡。除了这些功能,C 蛋白还可以与很多细胞内源蛋白因子相互作用来反式调控一系列的生理、病理过程如细胞的信号转导、脂类代谢以及癌的发生等。

2.F 蛋白

近年来发现,核衣壳蛋白基因序列中存在一个重叠的序列编码 F 蛋白。F 蛋白是由于核心编码区的核糖体读码框在 11 位密码子处作−2/+1 移位所产生,由核心蛋白序列 AUG 密码子翻译起始后移框合成。F 蛋白是很不稳定的蛋白,合成后迅速降解,半衰期约为 8~10 min。其存在的生物学意义尚不明确。

3.外膜蛋白

E1 和 E2 分别为 30 kDa 和 70 kDa 大小,是广泛糖基化蛋白。E1 和 E2 通过非共价键形成异源性二聚体,共同组成 HCV 病毒粒子的包膜,其与病毒吸附和进入靶细胞过程有重要关系。E1 蛋白有 192 个氨基酸,含 5~6 个 N-糖基化位点,属于 I 型内源性糖基化蛋白。E1 通过 N 末端与 C 蛋白结合,也可与 NS2 蛋白相互作用,在病毒生命周期中起着重要作用。E2 蛋白的末端氨基酸具有高度可变性,位于多聚蛋白氨基酸 384~410 的多变区称为高变区 1(hypervariable region1,HVR1),相当于 E2 的氨基酸 1~27。多聚蛋白氨基酸 474~480 为高变区 2(HVR2),HVR2 的进化似乎与 HAV1 的进化无相关性,其意义尚不明确。大量研究资料指出,E2 蛋白构成病毒外壳的一部分,特别是 HVR1 位于病毒颗粒的表面,带有中和表位。高变区在各分离株、基因型以及各个体准种之间往往出现明显差异。并可观察到,在慢性感染过程中对该区所产生的特异性抗体出现改变,提示 HVR1 是免疫原,HCV 通过形成变异逃脱宿主的免疫攻击,人血清中的特异性抗体不能再识别新形成的变异株,从而相应的变异株则成为慢性感染新的优势病毒株。HVR1 可吸附于哺乳动物细胞表面的 CD81,参与病毒入胞;并可诱导机体产生中和抗体,但由于其高度变异性使其难以用于疫苗的研制。

4.P7 蛋白

P7 蛋白是从 E2 蛋白上切割下来的一段含有 63 个氨基酸的多肽,其在结构上有两个跨膜结构域。P7 蛋白在细胞体内表达后整合于内质网膜上,形成六聚体的阳离子通道,对 HCV 病毒颗粒的释放有一定的促进作用。有研究发现,P7 蛋白对 HCV 核心颗粒组装和 E1/E2 包膜蛋白的组装,以及核心蛋白和包膜蛋白两者之间的结合起着重要的调节作用。

5.非结构蛋白

有 NS2、NS3、NS4a 和 NS4b 以及 NS5a 和 NS5b,为非结构基因所编码的蛋白。NS2 蛋白推测属半胱氨酸蛋白酶,其功能是裂解 NS2~NS3;NS3 至少编码具有 3 种酶活性的蛋白:丝氨酸蛋白酶、核苷酸三磷酸酶和解链酶。NS3 可能与 HCV 感染后的肝癌发生有关。NS4a 系一相对分子质量很小的蛋白(相对分子质量 8000),可促进多聚蛋白的加工处理,是 NS3 蛋白酶的重要辅助因子,在 HCV 的复制中发挥重要作用;NS4b 相对分子质量较大(24000),它和 NS3 以及NS4a 一起,为 NS5a 的高度磷酸化所必需,该蛋白是否还有其他功能迄今还不清楚;NS5a 高度磷酸化,据推测存在干扰素敏感决定区(interferon sensitivity determing region,ISDR,氨基酸2209~2248),来自日本的报道认为,HCV-1b 基因型 ISDR 部位的氨基酸变异状况,对患者干扰素治疗的应答起着决定性作用,该区存在 4 个以上氨基酸变异时则对干扰素敏感。但此结果未得到欧洲的研究支持。NS5a 可与载脂蛋白相互作用参与感染后脂肪肝的发病,还可与细胞内多种蛋白相关作用,影响细胞内的信号通路。NS5b 含有一由甘氨酸、天门冬氨酸组成的序列基元,这是 RNA-依赖 RNA 聚合酶(RNA-dependent RNA polymerase,RdRp)的特征,其编码产物是 HCV 复制的核心酶,同时也成为设计抗 HCV 药物时考虑的重要靶蛋白。

(四)HCV 的复制

首先 HCV 与细胞表面受体结合,感染细胞主要是肝细胞,接着病毒进入细胞;病毒脱去外壳,暴露出正链 RNA 基因组,正链 RNA 随即被翻译成一大分子多聚蛋白,多聚蛋白再裂解成结构蛋白和对病毒复制至关重要的非结构蛋白。正链 RNA 同时也被用于产生负链 RNA,负链RNA 与非结构蛋白相结合,形成胞质内复制复合体,产生另外的正链 RNA。核蛋白、E1、E2 以及在一定程度上 NS2 的加工是由宿主细胞蛋白酶所介导。核蛋白从多聚蛋白裂解出后形成核衣壳,正链 RNA 被包装到核衣壳蛋白内,并为外膜和脂质所包裹。一般病毒复制过程还包括外膜蛋白被转运到细胞表面,当病毒从细胞内芽生出来时,病毒颗粒获得外膜蛋白和细胞的脂质作为它的外衣。病毒颗粒从细胞释放后感染邻近的肝细胞或进入血液循环,再感染新的宿主。

HCV 与 CD81 的结合是 HCV 接触感染肝细胞的关键步骤,CD81 是细胞表面蛋白,其分子有 4 个环,两个在细胞外,另两个在细胞内,细胞外环分子序列在人类与黑猩猩高度保守,其结构与其他哺乳种系动物不同。资料表明 CD81 可与 HCV 外膜蛋白 E2 特异结合,介导病毒入胞,提示 CD81 是 HCV 的受体之一。最近发现除 CD81 外,LDL 受体(LDL-R)、B 族 I 型清道夫受体(SR-BI)、C 型凝聚素 DC-SIGN 和 LSIGN、细胞间紧密连接蛋白 claudin-1 和 occludin 等分子都与 HCV 入胞有关。

近年随着脂筏(lipid rafts)研究的开展,证明 HCV 复制发生在细胞的脂筏内,依据是从细胞内得到的含有复制复合体的膜结构能耐受 1% NP40 处理,并且含有小窝蛋白(caveolin)。脂筏是质膜上富含胆固醇和鞘磷脂的微结构域。由于鞘磷脂具有较长的饱和脂肪酸链,分子间的作用力较强,所以这些区域结构致密,就像一个蛋白质停泊的平台,与膜的信号转导、蛋白质分选均有密切的关系。

(五)HCV 感染研究模型

在发现 HCV 后 20 多年内,国内外学者对 HCV 体外复制子(replicon)系统、HCV 假病毒系统、HCV 感染细胞模型和动物模型等的建立进行了不懈的努力,为 HCV 病原学、发病机制、治疗等方面的研究提供了基础。

1.HCV 体外复制子模型

1999 年首次用 Huh-7 细胞系(human hepatoma cell line 7)和 1 例慢性丙肝患者体内 HCV cDNA 共同序列 con1 的克隆,建立了选择性双顺反子亚基因组 HCV 复制子模型。该复制子的建立显示 HCV 中结构蛋白对 HCV 复制不是必需的。在此基础上通过改进,构建了 Huh7.5 和 Huh7.5.1 细胞株。这些复制子模型已广泛用于 HCV 的研究,并取得了巨大成果。

2.HCV 体外感染模型

2004 年 TakajiWakita 等从一例日本暴发性肝衰竭患者体内分离出基因 2a 型 HCV 克隆,命名为 HFH-1(Japanese fulminant hepatitis 1),通过该克隆构建的亚基因或全基因复制子模型,无须适应性突变即可在 Huh-7 或其他细胞系(HepG2、IMY-9、HeLa 和 293 细胞)中高效地支持 HCV 复制,且能产生具有生物活性的病毒颗粒,能感染新的 Huh-7 细胞。这使得体外研究 HCV 的生命周期成为可能。以后在 Huh7.5 和 Huh7.5.1 细胞中,HFH-1 复制效率更高。感染性 HCV 细胞培养模型(HCVcc)的建立为研究 HCV 的生命周期,筛选抗 HCV 药物提供了良好的平台。

3.HCV 感染小动物模型

人和黑猩猩是 HCV 感染的自然宿主。HCV 感染的黑猩猩动物模型已建立,在 HCV 接种后 2 d,肝内即可检测出 HCV RNA。此后 1～2 d HCV RNA 在血清中出现,而在接种后 3～8 个月才产生抗-HCV,这对于 HCV 感染的临床观察具有一定的参考意义。由于黑猩猩来源有限,价格昂贵,难以普遍应用。

近年来,对 HCV 的其他动物模型进行了广泛的研究。自然动物主要有树鼩、小绢猴和猕猴。小鼠模型主要有人-鼠嵌合肝模型、HCV 三聚体小鼠、转基因小鼠和质粒转染鼠模型。虽然目前 HCV 感染的动物模型取得不少进展,但没有一种模型能满足各种研究的需要。

(六)HCV 的准种与基因型

HCV 是具有高度变异率的不均一病毒,复制过程所依赖的 RNA 多聚酶是易于错配的 RdRp。与许多其他 RNA 病毒一样,其缺乏修正机制,因此往往出现较多的错配,表现出高度的变异率。多次复制和变异导致产生多种不同变异株,各分离株之间 HCV 存在着不同程度的差异,形成 HCV 株的不均一性。根据各分离株的序列分析,按各株之间差异程度可分为各种准种或称准株和不同的基因型以及多种亚型。

1.准种

准种是同一受感染个体内有多种不同 HCV 株共存的现象。与 HIV 感染相似,HCV 受感染者体内存在着以一株为主的多株感染,称为准种。准种之间的核苷酸差异甚小,仅为 1％或 2％的核苷酸不均一性。准种的出现不能单纯理解为多株同时或相继感染,而是复制过程中受到免疫压力,病毒通过变异逃避机体免疫监督和清除的结果。HCV 的母婴传播研究显示,一个多株感染的母亲可将某一优势株传给婴儿,但是经过演化后在婴儿体内出现的病毒优势株并不是母体当时最为常见的病毒株。

有研究认为,准种导致 ALT 升高有所差异,一些资料提示 HCV 准种多样性较显著,与肝脏疾病的严重性有关,考虑这可能是肝脏内导致细胞毒性 T-淋巴细胞袭击目标增加的结果,但此机制尚待证实。

准种对于 α-干扰素治疗的应答也似有差异,干扰素治疗后随着病毒复制降低,同时也使病毒株的不均一性减少。然而也可见到干扰素治疗后,某些 HCV 准种却变成了优势毒株,这些优势株对干扰素治疗应答甚差。

2.基因型

丙型肝炎病毒在复制过程中,核苷酸替换频率相对较高,每年每位点为 $10^{-3} \sim 10^{-2}$ 之间,这些复制的错配每年每个位点产生 $10 \sim 100$ 个核苷酸替换变异株。核苷酸替换变异株能否形成可持续存在的变异株,则因替换的部位而异。HCV 基因组不同的区域其遗传保守性不相同,高保守区是编码具有关键功能的区域,例如编码聚合酶和其他非结构蛋白、核蛋白、$5'$ 端非编码区和内核糖体进入位点等是具有特殊功能的区域,核苷酸在这些区域出现替换,可以导致具有预定功能区域结构上的改变。如果这些区域出现核苷酸替换,很少能继续存在下去。而基因组的其他区域包括高变区,则对于核苷酸替换比较耐受。因此,这些区域也是确定核苷酸序列细微变异的最佳部位。

病毒 RNA 聚合酶引起高频率核苷酸随机替换和错配,经过长时期缓慢的遗传演化,导致 HCV 形成高度不均一性病毒,各分离株之间仅有 70% 的均一性。因此,HCV 的基因遗传性、分子和亲缘性是基因分型依据的基础。

最初,由于不同学者在分型时所选用的基因部位和采用的分型方法不同,命名也各异,很难在不同的研究之间进行比较。为此,1994 年全球从事这方面研究的 46 名专家联名倡议,统一使用 Simmonds 提出的分型命名系统。根据 HCV 分离株核苷酸序列同源性分类,序列间同源性较大者称作基因型,其核苷酸同源性为 $55\% \sim 72\%$(平均 64.5%);同一基因型内不同序列间称基因亚型,亚型之间核苷酸同源性为 $75\% \sim 86\%$(平均 80%)。HCV 共分 6 个基因型,分别以阿拉伯数字 1、2、3 等表示;各亚型用英文字母 a、b、c 等表示。

HCV 基因型的地理分布:世界各地区 HCV 的基因型别有一定的差异,在美国主要是 1 型,其中 1a 和 1b 大致相等,另外 10% 的 HCV 感染为 2 型,6% 为 3 型;欧洲的基因型分布与北美相似以 1 型为主,尤以 1b 型多见;斯堪的纳维亚地区 50% 的 HCV 感染是 3 型病毒感染;3 型也见于远东(特别是泰国)、巴基斯坦、印度部分地区和澳大利亚;4 型主要见于中东地区;5 型常见于南非;6 型常见于中国香港。综合我国有关基因分型的资料提示,我国的 HCV 基因分型与日本类似,以 1b 和 2a 为主,其他基因型少见。但我国不同地区基因型亦有明显不同,在南方城市 1b 型占 90% 以上,从南到北基因 2a 型逐渐增多。

HCV 基因分型的意义:其临床意义在于其与干扰素治疗的应答和疗程密切相关,详细情况将在本节治疗部分介绍。HCV 基因分型也可用于追踪传播来源,但 HCV 的基因型别是否影响丙型肝炎的自然史和临床表现,仍有争议。有研究发现,1b 型 HCV 分离株多见于较严重肝病,发展成肝硬化者比 1a、2a、2b 感染者更为多见。而有研究认为 HCV 感染的病情严重性取决于多种因素。例如,病毒的血清水平、感染时间、性别、年龄、是否合并饮酒以及 HBV 感染等,而与 HCV 基因型关系不明显。

二、流行状况与传播方式

(一)流行状况

本病呈世界性分布。据报道全球 HCV 的感染率平均为 3%($0.1\% \sim 5\%$),估计全球约有 1.7 亿HCV 携带者,其中约 4 百万在美国,5 百万在西欧,东欧的发病率似高于西欧。在工业化国家 20% 的急性肝炎、70% 的慢性肝炎、40% 的终末期肝硬化以及 60% 的肝细胞性肝癌均系 HCV 感染所致,30% 的肝脏移植患者是 HCV 感染的后果。每年新增的有症状感染估计为

(1～3)例/100 000,实际感染患者数显然高于此数字,因为多数是无症状感染。90％以上输血后肝炎和25％以上急性散发性肝炎为丙型肝炎。

20世纪90年代,为阐明丙型肝炎在我国的流行状况、分布特征以及在肝病中所占地位,有学者曾对来自我国不同地区的2016份肝病患者血清进行了血清流行病学调查。其结果如下:血清学检测显示抗-HCV的检出率为12.25％,HBsAg为74.55％,HAV IgM为29.31％。提示我国肝病中HBV感染占首位,其次为HAV感染和HCV感染。247例HCV感染的年龄分布表明HCV的检出率随年龄的增加而增高,HCV感染性别无显著差异。各型肝病患者中HCV感染状况:急性肝炎为8.24％,慢性迁延性肝炎为8.87％,慢性活动性肝炎为17.78％,慢性重型肝炎(慢加急性肝衰竭)为15.63％,肝硬化为23.78％,肝细胞性肝癌为20％。这表明随着疾病的加重,抗-HCV的检出率也逐渐增高。

比较不同地区的HCV感染率,结果提示HCV的感染状况有较大的差异。总体而言,不论急性还是慢性丙型肝炎,北方地区均高于南方地区。

近年发达国家HCV的感染率有所降低,这是因为:①通过筛查献血员,输血和血液制品的传播显著降低;②由于对医疗器械病毒传播的重视,HCV通过注射的传播率显著降低,静脉药瘾共用注射器仍是主要的传播方式,在一些国家因为实施注射器交换计划使其传播率明显降低。

(二)传播方式

1.输血及血制品传播

HCV主要经血液或血液制品传播。输血后丙肝病毒的感染率与献血员的HCV携带状态有关。美国与日本的献血员抗-HCV检出率为1.2％～1.4％,意大利为0.9％,法国为0.7％,德国为0.4％,英国为0.3％～0.7％。我国各地区的调查结果不一,用PCR检查血清HCVRNA的结果表明,职业供血员HCVRNA的检出率为27％(17/74),而义务献血员仅是1.85％(1/54)。职业性供血员的阳性率显著高于义务献血者。

我国曾报道一次丙型肝炎的暴发流行,因单采血浆回输红细胞过程中,血液交叉污染引起丙型肝炎病毒的传播,献血浆员15 000人,约2 600人发病(17.4％)。此外,在山东、安徽及湖北等地也陆续发现采浆献血员抗-HCV阳性率显著高于一般献血员。我国已停止单采血浆和禁止有偿献血,使通过输血途经传播HCV的概率大为降低。但由于窗口期的存在,目前还不能完全杜绝输血导致丙型肝炎的发生。

HCV经血液制品传播也屡见不鲜,1975－1978年英国371名接受Ⅷ因子治疗者,发生了72例(19.4％)临床型丙型肝炎。1978/1979年在当时的东德曾发生一次大的丙型肝炎暴发流行,其起因是使用HCV污染的抗-D免疫球蛋白预防Rh因子不相容性,共有2 867名妇女接受这种抗-D免疫球蛋白的注射,约90％的妇女在4个月内ALT升高,49％出现症状,22％发生急性肝炎伴有黄疸,仅101人未出现感染的表现,追究污染的来源是因为用一HCV感染妇女的红细胞免疫献血员,制备抗-D免疫球蛋白所致。我国也曾报告一起因输入美国进口的Ⅷ因子而引起的丙型肝炎暴发,10名血友病患者输入该Ⅷ因子后,其中9名(90％)发生丙型肝炎。此外,因输入纤维蛋白原而发生丙型肝炎者也有报道。

经常暴露血液者,如血友病患者、妇产科、外科医师、手术者、胸外手术体外循环患者、肾移植血液透析患者及肿瘤患者、输入大量库血、或多次输血均极易感染丙型肝炎。例如,西班牙与英国的血友病患者,因多次接受血液与血液制品,抗-HCV的检出率为64％与85％。国内有学者发现反复输血的血友病患者的抗-HCV阳性率达83.3％。应用未曾筛查HCV的献血员的血液制品,如免疫球蛋白、Ⅷ因子以及血浆,是 HCV 感染的重要危险因素。近年由于应用敏感的多抗原抗-HCV 检测试剂筛查后,使输血后感染的发生率显著减低,据报道每次输血后感染的危险性已经降低到 0.01%～0.9%。自从采取灭活病毒措施后,在一些发达国家血液制品已不再是 HCV 感染问题的来源。

2.注射、器官移植、透析和其他有创途径传播

静脉毒瘾共用注射器是 HCV 感染的高危因素,在美国和澳大利亚静脉药瘾是 HCV 感染的主要来源,HCV 感染率随着药瘾时间的延长而增高,注射 5 年后感染 HCV 者达 50%～90%;在德国 40%、西班牙 70%、英国 81%的静脉药瘾者抗 HCV 阳性;据对云南昆明 441 名药瘾者的分析,抗 HCV 阳性率为 60.54%。

应用 HCV 感染供体的器官移植和骨髓移植也是 HCV 感染的重要来源。肾移植患者的丙型肝炎发病率较高。一项前瞻性研究调查了 405 名肾移植患者,肝炎发病率为 10.4%(42/405),其中 64%(27/42)为丙型肝炎。

血液透析(hemodialysis,HD)患者因为反复透析和输血是 HCV 感染的高危人群,血液透析者的 HCV 感染率为 41%～81.2%,其中移植后再透析者为 56.52%。与 HCV 感染相关的 HD 因素包括:HD 次数,HD 每增加 100 次,感染 HCV 的危险增加 6.1%;透析机共用及消毒;透析机复用;不规范操作;患者自身因素,营养不良和免疫受损者对 HCV 易感性增高。此外,文身、穿耳环、消毒不严格的牙科治疗也可导致 HCV 感染。近年因内镜操作引起的 HCV 感染引起了重视。

HCV 与 HBV 以及 HIV 相似,可以通过极少量感染性液体从一个体传播给另一个体,从而引起严重疾病。在医疗手术操作中由于被污染的、锐利的手术器械刺破手套,或针刺伤手指,可经皮感染。我们曾对两所医院 1213 名医务人员进行了抗-HCV 检测,发现其 HCV 感染率甚低,仅为 0.33%。医务人员感染造成的医源性感染比较少见,值得注意的是文献已有诸如心脏外科、麻醉科及妇科医师将 HCV 传播给患者的数起事件报道。

3.性接触传播

性接触途径传播 HCV 已得到证实,但是与乙型肝炎相比较,发生的频率较低。性行为中的血液污染可增加 HCV 感染风险。欧美的报道表明,伴有慢性 HCV 感染者的异性配偶的感染率较低(0～6.3%),但最近有亚洲的报道发现其感染率较高(7.3%～27%)。抗-HCV 阳性率较高是否有其他因素存在,例如静脉药瘾,尚不清楚。在异性性活动中有研究认为 HCV 感染与首次性交时间、性伴数、其他性传播疾病史和是否用安全套有关。有报告认为,妓女 HCV 感染往往与外伤、药瘾及其他性传播疾病有关。男性传播给女性比女性传播给男性更为容易。根据 330 例到性病防治所检查的性乱者分析,血清抗-HCV 阳性率为 4.9%,其中患性病者阳性率为 6.7%。为探讨 HCV 在家庭内传播的可能性,对 16 例(男性 7 例、女性 9 例)输血后肝炎患者的唾液、精液、阴道分泌物作 HCV RNA 检测,并对其子女作 HCV 感染状况调查。结果表明,HCV 感染患者的精液、唾液和阴道分泌物的 HCV RNA 检出率分别为 57.1%(4/7)、31.2%(5/16)和 22.22%(2/9)。家庭成员中 2 例配偶感染 HCV,16 个家庭中无一子女蒙受感染。提示 HCV 感染在家庭内有可能通过性活动在夫妻之间传播,虽然在唾液内可检出 HCVRNA,但其传播的概率甚低,与 HBV 感染者的家庭聚集性相比较,HCV 感染的家庭聚集性远低于 HBV 感染。

4.母婴传播

母婴传播的概率各报道结果不尽相同。由于对母婴传播定义不同,不能进行直接比较。母

婴传播严格定义包括:①在大于 18 个月龄的婴儿体内可检测到抗-HCV 阳性;②在 3～6 个月龄婴儿体内检测到 HCVRNA;③在一个婴儿体内至少 2 次随机检测 HCV RNA 阳性;④婴儿体内 ALT 增高;⑤或在母亲和婴儿体内检测到同样的基因型。

Resti 等报道了意大利 403 名抗-HCV 阳性孕妇的多中心观察,其所生的 403 个婴儿平均随访 28 个月。所有的新生儿出生时抗-HCV 均阳性,但是全部 HCV RNA 阴性的婴儿在 20 个月内抗-HCV 均转为阴性,这些婴儿的母亲 HCVRNA 均为阴性。403 名孕妇中 275 名 HCVRNA 阳性,她们所生婴儿中有 13 人(5%)获得 HCV 感染,呈 HCVRNA 阳性。综合不同的报道,抗-HCV 阳性母亲将 HCV 传播给新生儿的危险性为 2% 左右,若母亲在分娩时 HCVRNA 阳性,则传播的危险性升高至 4%～7%。母亲体内病毒含量高,婴儿感染的概率亦随之增加。合并 HIV 感染以及体内高 HCVRNA 载量是造成围生期感染的危险因素。垂直传播在儿童 10～15 岁之前很少出现 HCV 感染相关症状和体征。近 20% 的儿童可清除病毒,50% 为慢性无症状感染,30% 表现为伴有 ALT 升高的慢性感染。丙型肝炎的母婴传播可发生于宫内、产程和哺乳期,可能以宫内感染为主,而宫内感染主要是胎盘传播,羊水传播的可能性很小。婴儿在 1 个月时抗-HCV 和 HCV RNA 几乎全部阳性,但 HCV RNA 和抗-HCV 的阳性率随婴儿年龄的增加而递减;4 例引产胎儿的观察结果证实,HCV RNA 和抗-HCV 阳性孕妇引产婴儿心脏血 HCV RNA 和抗-HCV 均阳性,1 例在胎肝内证实 HCV RNA。

5.生活密切接触传播

散发的 HCV 感染者中有 40% 无明确的输血和血制品、注射史,称社区获得性感染,其中大部分由生活密切接触传播。

三、丙型肝炎的发病机制

丙型肝炎的特征是易慢性化,60%～85% 将发展为慢性感染,慢性丙型肝炎的自然病程也有非常大的差异,常以 ALT 和 AST 水平的显著波动为特征,起病轻微,缓慢进展,常常在十年或数十年后才出现明显症状,进一步发展成肝硬化和肝细胞性肝癌。由于缺乏稳定的体外细胞培养系统和适当的小动物作为研究模型,使研究受到限制,HCV 感染造成肝细胞损害的机制以及为何 HCV 感染易于慢性化目前仍不清楚。

(一)HCV 引起肝损害的机制

目前普遍认为,HCV 引起肝细胞受损主要是由免疫介导的,但病毒的直接损害也起一定作用。

1.免疫介导性损伤

免疫介导性损伤是 HCV 发病的主要因素。有较多的证据提示 HCV 感染的肝脏损伤是免疫反应介导的:①受 HCV 感染的肝细胞数量少,而肝组织炎症反应明显,两者形成反差。②HCV 感染的典型组织学表现是肝脏的淋巴细胞浸润,而并不是被感染细胞出现病变。③从丙型肝炎患者肝脏中分离出 HCV 特异性 T 细胞克隆。免疫组化证明,丙型肝炎肝实质坏死区主要为 CD8+ 淋巴细胞浸润,免疫电镜观察到 CD8+ 淋巴细胞与肝细胞直接接触。④HCV 结构蛋白转基因小鼠未观察到这些小鼠的肝脏出现损伤。因此,认为是宿主对病毒的免疫应答导致肝细胞损伤。

丙型肝炎的发病可能还与自身免疫反应有关。除抗体依赖性细胞介导的细胞毒反应外,还发现部分患者血清抗肝肾微粒体抗体等自身抗体阳性。

2.病毒直接作用

Kagawa 等研究发现,丙型肝炎患者血清 HCV RNA 含量和 HCV 抗原的出现与血清 ALT 水平呈正相关,经干扰素治疗后,随着 HCV RNA 含量的减少,ALT 水平逐渐降低。因此认为 HCV 的复制伴随肝细胞的损伤可能是 HCV 直接对肝细胞作用的结果。丙型肝炎患者肝组织病理学表现也支持这一观点。急性丙型肝炎肝组织病变部位有显著的嗜酸性变和较多的嗜酸小体形成,而炎性细胞数目较少且常在肝窦聚集,提示存在 HCV 对感染细胞的直接破坏。

(二)慢性化机制

病毒的变异特别是准种的形成,逃脱机体免疫系统的清除是病毒感染持续存在的主要原因之一。近年发现急性自限性 HCV 感染的特征具有明显的多克隆、多特异性 CD4+ MHCⅡ类分子和 CD8+ MHCⅠ类分子限制性 T 细胞反应。HCV 感染的缓解与产生高水平 γ-干扰素的 Th1 细胞因子模式占优势有关。

慢性 HCV 感染的特征是外周血中 MHCⅠ类分子和 MHCⅡ分子限制性 T 细胞反应较弱,可能抗病毒免疫反应在病毒高速合成时,在数量上不足以控制感染。除诱导外周血 T 细胞耐受和消耗外,HCV 还可能通过以下方式逃避机体的免疫清除:减少机体免疫系统发现 HCV 的机会;减少抗病毒抗原的表达;干扰抗原的呈递;降低抗病毒细胞因子效率;增加 HCV 感染细胞对细胞毒 T 淋巴细胞(CTL)所介导杀伤的抵抗力以及突变等逃避机体的免疫监控。

HCV 的体液免疫对宿主的保护作用、在丙型肝炎发病机制和 HCV 感染自然病程中的作用均不十分清楚。抗-HCV 抗体似乎不能保护机体免受 HCV 再感染,这些抗体可能与 HCV 感染相关的自身免疫现象以及丙型肝炎的肝外症状如肾小球肾炎、关节炎有关。

(三)HCV 的致癌机制

HCV 导致 HCC 的机制尚不清楚,因为 HCV 复制不经过反转录成 DNA 的阶段,并不能与宿主的基因组相整合,因而致癌机制可能与 HBV 不相同。由于 HCV 所致 HCC 90％伴有肝硬化,对 HCV 感染回顾性分析发现 HCV 感染到 HCC 出现一般需要 20～30 年,并且绝大多数伴有肝硬化现象。因此现在认为,长期持续慢性炎症引起的肝纤维化和免疫介导的细胞死亡引起的肝再生可能是发展为 HCC 的因素。但亦有少数无肝硬化的 HCV 感染者发生肝癌。HCV 蛋白质的直接作用尚待确定,有研究证实 HCV 非结构蛋白 NS3 具有丝氨酸蛋白酶及 RNA 解旋酶活性,且 NS3 具有转化小鼠胚胎成纤维细胞(NIH 3T3 细胞)的能力,转化的细胞移植入裸鼠体内可形成纤维肉瘤。多项研究显示,NS5A 能作用于中心粒和纺锤体,引起延迟分裂和错误分裂,导致染色体畸变。核心蛋白和 HBx 一样,能使宿主细胞抵抗氧化损伤,使 HCV 感染的细胞逃脱免疫损伤,也使癌变细胞得以存活。然而,大部分研究采用人工模型,仅能提供潜在机制的线索,需要在更多的相关模型中确定。此外,确定 HCV 蛋白质和患者受感染的肝细胞非常困难。由于这些原因,目前关于 HCV 直接致癌作用的实验数据非常少,需要进一步实验来阐明这些问题。

四、丙型肝炎的临床表现

(一)潜伏期

本病潜伏期为 3～26 周,平均为 7.4 周。我国由单采血浆回输红细胞引起的一次丙型肝炎病毒感染,潜伏期为 35～82 d,平均约为 53.4 d。另一次由输入美国进口的Ⅷ因子所引起的丙型肝炎,潜伏期为 7～33 d,平均为 19 d。

(二)临床类型

1.急性丙型肝炎

一般较乙型肝炎为轻,多为临床无症状型。HCV 感染后 1～2 周内即可检测出 HCV RNA,平均50 d(15～150 d)出现血清 ALT 升高,表明已出现肝脏损伤。仅 25%～35% 的患者出现乏力、食欲缺乏、恶心和右季肋部疼痛,少数伴低热,轻度肝大,部分患者可有脾大。黄疸发生率很低,仅 5% 左右。无症状的隐匿性感染多见。急性丙型肝炎主要的肝功能异常为 ALT 升高,但峰值一般低于急性乙型肝炎。ALT 升高曲线分 3 种类型:单相型、双相型和平台型。单相型可能是一种急性自限性感染,很少慢性化;双相型临床表现较重,慢性化率也较高;平台型 ALT 升高持续时间较长。在患者出现症状时,仅 50%～70% 患者血清中可检出抗-HCV,感染后 3 个月血清中抗-HCV 检出率达 90%。

2.无症状 HCV 携带者

血清学检查抗-HCV 及 HCVRNA 阳性,但是反复检测 ALT 均在正常之内,其表现与 HBV 携带者类似,称为 HCV 无症状携带者。无症状携带状态较多见于免疫缺陷患者。无症状抗 HCV 阳性献血员的肝活检表明,至少 31% 为慢性活动性肝炎,9% 已有间隔纤维化病变。

3.慢性丙型肝炎(chronic hepatitis C,CHC)

约 85% 的急性丙型肝炎发展成为慢性肝炎,慢性肝炎的发展经过因个体而异,但与其感染方式有关,输血后丙型肝炎的组织学活动性改变较静脉药瘾者更为显著。

有回顾性研究分析慢性丙型肝炎 18 年的病情经过,认为输血后肝炎的病死率并不高于对照组人群。而另一前瞻性研究认为,虽然 CHC 多数并无特殊的临床表现,但却是一种缓慢进展性疾病,一般经过十余年方才显示出临床表现,逐渐发展成肝硬化。但亦有报道慢性肝炎在 4 年内已经发展成肝硬化,慢性丙型肝炎伴有肝硬化的患者进展成肝细胞性肝癌的概率较高,其从慢性肝炎到肝细胞性肝癌的间期约为20～30年,相对甚短。

4.特殊临床类型

虽然一般丙型肝炎起病经过较轻,但亦可见急性丙型肝炎暴发型与亚急性型经过,或慢性迟发性肝功能衰竭等严重表现。HCV 单独感染极少引起急性和亚急性肝衰竭,HCV 相关的急性和亚急性肝衰竭主要见于重叠感染 HBV 或 HIV、过量饮酒、应用肝毒性药物等情况。HCV 感染所致的肝衰竭与其他嗜肝病毒引起的肝衰竭临床表现并无不同,可表现为急性、亚急性和慢性过程。但有研究表明,在乙肝所致急性重症肝炎时,由于宿主的免疫应答增强,HBV 的复制被抑制,而在丙型肝炎急性重症肝炎时,在出现昏迷时仍可见持续性 HCV 复制,这提示丙型急性重症肝炎与乙型肝炎不同,HCV 仍处于高度复制状态。

另一特殊表现类型是胆汁淤积性经过,病情进行性进展,并出现肝脏功能衰竭。与乙型肝炎相类似,这种类型主要见于肝脏移植患者。

(三)病毒血症与感染类型

通过对输血后 HCV 感染者的系列血清标本进行抗-HCV 的检查及 HCV RNA 研究,发现 HCV 感染的病毒血症有 3 种类型。

1.急性感染的短暂病毒血症

主要见于急性自限性丙型肝炎。应用 PCR 法可在 ALT 升高之前检出 HCV RNA,但病毒血症持续时间较短,仅数天或数月。而抗-HCV 往往要在 ALT 升高后数天或数月才能检出。

2.慢性感染的持续病毒血症

HCV RNA 可在急性期、ALT 升高之前检出,并且持续存在。

3.慢性感染的间歇病毒血症

表现在感染早期出现病毒血症,其后病毒血症消失数月,几年以后,重新出现病毒血症。重新出现的病毒血症与急性阶段出现病毒血症相似,一般在 ALT 出现升高之前,提示肝内病毒活动性复制。

(四)HCV 与 HBV 重叠感染

由于 HCV 的传播途径与 HBV 相似,因此 HCV 与 HBV 的重叠感染是我国一特殊问题。HCV 感染有时发生在 HBV 感染的基础上,有时为同时感染。国际上报道慢性 HBV 感染者约 10%～15% 发生 HCV 共感染,主要发生于静脉药瘾者。我国一项关于静脉药瘾者 HBV 和 HCV 共感染调查,219 例静脉药瘾者中有 171 例发生 HBV/HCV 共感染(78.1%),而对照人群仅 6.7%(6/90)。大学生体检中 HBsAg 和抗-HCV 共阳性者仅 0.48%。

有学者发现,在 66 例轻症慢性乙肝病毒感染中,3 例抗-HCV 阳性(4.55%)而 61 例重症乙型肝炎(2 例亚急性重症肝炎,59 例慢性重症肝炎)中 22 例抗-HCV 阳性(36.07%)。HBV/HCV 重叠感染的重症肝炎与单纯 HBV 感染的重症肝炎,两组的胆红素、AST/ALT 及病死率比较,有明显的差异。说明重叠感染组的肝细胞坏死远较单纯 HBV 感染的重症肝炎严重,病死率前者为 77.27%,高于后者(51.28%)。国外也有类似报道,认为在重症肝炎中有较高的抗-HCV 检出率,表明 HCV 的重叠感染可加剧肝脏损害。重症乙型肝炎患者对 HCV 易感性高的原因,推测除与输血治疗有关外,可能由于本身严重的肝脏病变,使机体不能有效地限制 HCV 复制,而出现大量 HCV 的活跃复制。

(五)HCV 感染与肝细胞性肝癌

回顾性随访研究发现,从 HCV 感染发展成肝细胞肝癌平均约 30 年。有报告黑猩猩感染 HCV 后 7 年发展成肝细胞肝癌。慢性 HCV 感染者约有 20%～30% 在 20～30 年内发生肝硬化,而发生肝硬化后每年有 1%～4% 的机会发生肝癌。但各国肝细胞肝癌的抗-HCV 检出率不一。美国及西欧的原发性肝细胞癌(HCC)患者中 45%～69% 与丙肝病毒感染有关。在日本,HCV 与肝癌的关系比 HBV 更重要。我国台湾在原发性肝癌患者中,抗-HCV 的阳性率为 19%～23.5%;大陆报告为 8.0%。HCV 和 HBV 同时存在具有协同致癌作用的可能性。

对于丙肝患者的肝癌预测因子目前所知有限。台湾 REVEAL-HCV 研究对 925 名抗-HCV 阳性且在 5 年内未发生肝癌和死亡的案例进行长期追踪,分析显示基线 HCV RNA 阴性(<25 IU/mL)、病毒低浓度、高浓度患者,10 年内肝癌的累计发生率分别是 1.1%、6.4% 和 14.7%。基因 1 型和非 1 型,肝癌的累计发生率分别为 12.6% 和 4.5%。基线 ALT≤15 IU/L、>15 IU/L 但<45 IU/L,≥45 IU/L 患者的肝癌累计发生率分别为 13.8%、4.2% 和 1.7%。

(六)HCV 感染与酒精性肝硬化

临床发现酒精性肝硬化抗-HCV 检出率较高,按瑞士的报告为 8%(9/107),西班牙为 47%(7/15)。比较组织学改变与血清学检测结果,发现有 HCV 抗体者,组织学常见有病毒所致慢性肝脏病变。慢性 HCV 感染合并嗜酒肝脏病变常较严重和较快进展成肝硬化,形成肝癌的概率也更高。研究发现 HCV 感染者每天嗜酒量与 HCV 的复制水平呈正相关,表明乙醇可促进 HCV 复制,导致更严重的肝脏病变。乙醇也可能影响干扰素的疗效,嗜酒者 HCV RNA 的清除率往往很低,因此对 HCV 感染者应积极告诫患者戒酒,特别是在抗病毒治疗过程中。

(七)HCV感染与自身免疫性肝炎

据报道在自身免疫性肝炎中抗-HCV的检出率为40%～80%。此结果有两种可能:在自身免疫性肝炎中确实有较高的抗-HCV假阳性反应,或者自身免疫性肝炎可能与HCV感染有关。现已明确HCV可诱导产生自身抗体,且存在HCV相关性自身免疫性肝病和肝外自身免疫状态。一项前瞻性研究表明,36%的慢性HCV感染者伴有冷凝球蛋白血症,70%类风湿因子阳性,41%伴有抗组织抗体(如ANA、SMA、LKM和抗甲状腺抗体),49%伴唾液腺病变,5%发生扁平苔藓。

早在1990年,Mishiro等发现HCV可诱导针对宿主抗原的抗体(抗-GOR),并提出自身免疫性肝炎可能与HCV感染有关。慢性丙肝与2型自身免疫性肝炎的关系近年来引起重视。LKM-1抗体的靶分子为细胞色素P450 2D6。LKM-1抗体阳性患者有很高的HCV检出率,意大利报道为88%,德国和法国为55%。

(八)HCV感染与脂肪肝

关于HCV感染与肝脏脂肪变性之间的关系,近年来积累了丰富的临床和实验室资料,业已证实,HCV是引起肝脏脂肪变性的重要因素。

肝脏脂肪变性是CHC的一个显著的病理学特征。Castera等对558例CHC患者进行分析,发现54%的患者合并脂肪肝,重度占10%,是肝纤维化的独立相关因素。Rubbia-Brandt等对254例CHC患者的肝脏脂肪变性进行分析,43%(109/254)的患者有显著的肝脏脂肪变性;在HCV基因3型感染的患者中合并脂肪肝的比率显著升高,且重度脂肪肝比例较高;CHC患者合并脂肪变与酒精摄入量、HCV基因3型等显著相关,但与人体质量指数是否有关报道不一。Hwang等对106例中国血统的CHC患者进行分析,发现52%的患者合并脂肪肝,合并脂肪肝组甘油三酯和γ-谷氨酰转肽酶水平显著高于不合并脂肪肝组,而且肝纤维化发生率也显著升高。Adinolf等的研究结果表明,在HCVRNA水平高的患者中,肝脏脂肪变性的比率显著升高。表达HCV多聚蛋白或HCV结构蛋白的转基因的C57BL/6小鼠模型中研究也发现,随着时间的推移,小鼠出现了时间相关性的肝脏脂肪变,而且雄性转基因小鼠的肝脏脂肪变更为显著。应用HCV结构基因建立的转染细胞系,也发现了细胞中存在着脂肪滴,HCV实验感染的黑猩猩也发生了肝脏脂肪变。HCV结构和非结构蛋白转基因小鼠发生脂肪变的病理学特征,与临床上见到的肝脏脂肪变的性质和特点基本相同。

HCV慢性感染引发脂肪肝的作用机制复杂,大致可以总结为如下几方面:引发胰岛素抵抗;引起脂代谢异常;影响代谢过程中的各种相关因素,如代谢途径中相关酶类、调节代谢途径中相关激素、与胰岛素受体结合及作用的过程等。最终,在这些因素的相互作用下,HCV慢性感染导致肝脏脂肪变性。而胰岛素抵抗可能是此类代谢性疾病发病机制的中心环节。

(九)HCV感染的肝外表现

现已明确HCV不仅引起肝脏病变,而且可能因为诱导自身免疫反应或形成免疫复合物,与一些感染的肝外表现有关。HCV感染的肝外表现既可出现在急性肝炎期,也可出现在慢性期。根据肝外表现与HCV感染的相关程度,可将HCV的肝外表现分为3类。

特发性冷凝球蛋白血症的特征是血管炎、关节炎、Raynaud综合征和紫癜,偶尔可见神经病变和肾小球性肾炎,过去的研究认为,本病可能与乙型肝炎病毒感染有关,但并未得到证实。近年流行病学和血清学研究表明,冷凝球蛋白血症与HCV感染有密切关系,患者的血清中不仅有较高的抗-HCV检出率,有报道HCV RNA病毒血症达90%,并且可在患者的皮肤和肝脏内用免疫组织化学方法检出 HCV 抗原,应用干扰素治疗也显示出一定的效果。冷凝球蛋白血症血管炎往往需应用激素和血浆置换治疗。

迟发性卟啉症的特征是细胞中尿卟啉脱羧酶活性低下或缺乏,临床表现为皮肤损害,特点为皮肤脆性增加、青肿和水疱形成,可出现出血、色素沉着、多毛症和形成硬化性囊肿,常伴有肝脏损伤。有报道发现其抗-HCV 检出率达 62%～82%,HCV RNA 检出率高达 66%～100%,认为本病与 HCV 感染有关。目前认为 HCV 可能是具有迟发性卟啉症遗传素质者的一个诱发因素,其发病可能还有其他因素参与。

膜增生性肾小球性肾炎与 HBV 感染的关系早已明确,近年研究在肾组织活检中免疫组织化学检查发现 HCV 的核心抗原,提示膜增生性肾炎与 HCV 有一定的关系。有人用大剂量的干扰素进行治疗,结果尿蛋白下降、HCV RNA 阴转、肾组织活检显示肾脏病变好转。

五、HCV 感染的特异性检测

常用的丙型肝炎病毒感染特异性检测方法有检测血清抗 HCV 抗体的酶联免疫吸附试验(enzyme linked immunosorbent assay,ELISA)、重组免疫印迹试验(recombinant immune blot assay,RIBA)及检测肝和血清中 HCV RNA 反转录聚合酶链反应(RT-PCR)和基因分型等。

(一)ELISA 检测血清抗-HCV

利用各种 HCV 重组蛋白作为抗原检测血清中的抗-HCV 抗体。现主要采用第三代酶免疫试验试剂(EIA-3),除含有核心和 NS3 区蛋白作为包被抗原外,还额外加上 HCV 基因组 NS5 区编码蛋白作为包被抗原。特别适合用于筛查献血员,感染至血清学转换的间期 7～8 周。应用 ELISA 检测血清中抗-HCV 的主要问题是,不能区分是急性或慢性感染,是新近的感染还是过去的感染,而且也不适宜评价治疗的效果。所检出的是 IgG 抗体,仅是 HCV 感染的指标,抗-HCV IgG 并不是保护性抗体。急性感染的患者用目前的试剂检测,72% 的病例抗-HCV 阳性,约 13% 的患者 6～9 个月才可测到抗体,2% 的病例在 9 个月以后仍然不能检出抗体。由于 ELISA 试剂因素,特别是在 ALT 正常的献血员往往出现假阳性反应,有时有必要作验证实验排除其中的假阳性反应。

理论上抗-HCV IgM 的检测有其独特的意义,在自限性病例中,抗-HCV IgM 消失,而在慢性化病例仍阳性。提示抗-HCV IgM 可作为演变为慢性的指标,对指导抗病毒治疗似有一定的价值。但是,抗-HCV IgM 的检测未能广泛应用于临床,这是因为:①虽然 HCV-IgM 有利于急性感染的诊断,但是并不能作为急性感染的指标,因为 IgM 不仅存在于急性期患者,而且慢性 HCV 感染者也有较高的检出率(达 71%～90%)。②理论上 IgM 出现早于 IgG 抗体,但是实际上急性输血后肝炎往往两者同时出现。为提高 IgM 抗体的检出率往往需要用葡萄球菌 A 预先吸附 IgG 抗体后,再作 IgM 抗体检测。③IgM 抗体的检出与患病的时间、ALT 水平以及组织病变的活动度之间也未见相关关系。因此,IgM 抗体的检测仍是一个待研究的问题。

(二)重组免疫印迹试验(RIBA)

又称验证试验,以确认标本 ELISA 阳性的特异性,特别是那些无明显危险因素的阳性反应者,例如 ALT 正常者、自愿献血者以及自身免疫疾病患者、高丙球血症患者和长期冻存的血清标本,建立了条带免疫印迹法试验或称重组免疫印迹试验。用 HCV 5-1-1、C-100 抗原、C-22 与 C-33 等抗原检测相应抗体,出现针对 4 种抗原中任何 2 种抗原反应者为阳性。此方法操作较繁琐,价格昂贵,现已被 HCV RNA 检测所代替。

(三)血清内 HCV RNA 定性检测

HCV 在血清中的含量极低,一般方法不能检出。目前,已建立反转录-巢式 PCR 法检查 HCV RNA。所用引物均根据 HCV 基因 5′端保守区域设计,先用一套外引物进行首次 PCR,然后在第一次 PCR 基础上,再用一套内引物,对第一次 PCR 产物进一步放大扩增,扩增产物的大小为两个内引物之间的 DNA 片段,扩增产物再作电泳观察结果。本法灵敏度高,可测到低于黑猩猩最小感染剂量(CID/mL)10 倍的血清病毒含量。

必须注意,PCR 是一极其敏感的检测方法,很易出现假阳性或假阴性结果。欧洲 86 个试验室曾对一批参比血清进行了检测,其结果是 16% 试验室的结果较好,29% 的试验室漏诊弱阳性标本,55% 的试验室出现假阳性或假阴性结果。说明引物设计、标本处理、试验室内污染、操作方法等均可影响实验的结果。因此,对于 HCV RNA 的检测有必要标准化,包括引物设计、操作规范、试验条件的标准化等。

(四)血清内 HCV RNA 定量检测

由于病毒血症血清负荷与感染性、传播的危险性、婴儿感染,以及评价抗病毒治疗的效果存在着一定的关系,因此临床上常需要对 HCV RNA 进行定量检测,目前定量检测方法主要有两种。一是 RT-PCR 定量法,是根据 HCV RNA 与一合成内定量标准(IQS)共同扩增,IQS 与病毒序列的差异仅是插入一特异性探针,以一对具有生物素化的 5′-UTR 引物扩增,扩增产物作系列稀释,在微孔板上对 HCVRNA 和 IQS-探针杂交,此外还有其他类似的方法。PCR 法定量具有高度敏感性,但较繁琐和费时。另一定量方法称为 bDNA(branchDNA)信号扩增技术,方法较简便,重复较好,但是其敏感性却低于 RT-PCR 定量法。RT-PCR 技术的灵敏度一般为 500~1 000 Eq/mL,而第二代 bDNA 技术的灵敏度为 200 000 Eq/mL。因此,有 10%~30% 经 RT-PCR 检出 HCV RNA 阳性的慢性患者其 bDNA 检测为阴性。

(五)HCV 的基因分型

目前有多种方法可用于 HCV 的基因分型,主要有:①PCR 产物直接测序;②反向杂交(如线性探针分析);③型特异性 PCR;④PCR 扩增后限制性片段长度多态性(RFLP);⑤实时定量 PCR 扩增后熔合曲线;⑥型特异性抗体;⑦质谱仪分析限制性片段质量多态性。5′非翻译区(UTR)高度保守,又足以区分亚型,与 NS5B 分型结果高度一致,但不能有效区分亚太区高流行的 6a-1 和 1/Ib 型。核心区测序分析可有助于鉴别 6a-1 型。如不能有效鉴定 6a-1 型,则影响 1/Ib 型接受干扰素(IFN)治疗的持续病毒学应答(SVR)预测。

(六)HCV 感染的自然史

自然史研究存在一些无法克服的不利因素。难以确定获得感染的时间,原发感染往往无症状,而疾病进展缓慢。自然史数据因研究方法不同而异,比如是前瞻性还是回顾性研究。不同研究人群所得出的结论也不同,如肝病门诊患者、献血者、社会调查、输血后感染等。

HCV 感染临床经过的特征是多数患者为隐匿性起病,一般病情经过缓慢。急性 HCV 感染:①20%~30% 患者有症状;②暴发性肝衰竭非常罕见;③暴露后 2~8 周的时间出现 ALT 升高;④暴露后 1~2 周血清中可检测到 HCV RNA;⑤ALT 升高和出现临床症状之前 HCV RNA 可达峰值;⑥20%~50% 患者可以自发清除病毒;⑦有症状和女性患者更易清除病毒;⑧大多数病毒的清除在最初 12 周内;⑨50%~85% 的慢性化率。

约 15% 的 HCV 感染者自然恢复,多数急性感染患者发展成慢性,疾病的进展缓慢,从急性肝炎发展到终末期肝病平均约≥20 年。具有生化改变的慢性感染者多数组织学显示轻度至中度坏死性炎症病变和轻度纤维化,20%～30%的患者发展为慢性进展性肝病,最终导致肝硬化和肝细胞癌。HCV感染10年以内往往表现为病情似乎较轻,感染20年后肝硬化和肝癌发生率显著上升。

很多因素在HCV感染发展成肝硬化中起着重要作用:①感染时的年龄,老龄人获得感染疾病进展往往较迅速,感染在年轻人的进展较缓慢;②所有的研究均指出嗜酒是慢性丙型肝炎发展成肝硬化的重要协同因素;③协同HIV感染;④协同HBV肝炎;⑤其他:如感染持续时间、性别、免疫抑制情况(如合并HIV感染或器官移植)、肥胖和胰岛素抵抗、合并有其他病毒感染、ALT升高以及遗传因素等都与肝病的进展相关。虽然ALT升高提示活动性肝损伤,但正常的ALT水平亦不能排除显著的肝脏疾病;基线肝脏病理变化水平如炎症活动度及纤维化分级是进展为肝硬化的预测指标;一旦进展为肝硬化,HCC的年发生率为1%～4%。基线甲胎蛋白(alpha-fetoprotein,AFP)升高者发生率更高。此结果说明在已经形成或疑似肝硬化的患者有必要经常作超声波和AFP检查,监测肝细胞性肝癌的发生。近年根据回顾性和前瞻性观察对于HCV的自然史取得了比较一致的认识。

HCV感染自然史的共识。①急性感染患者应监测自发的病毒清除,有症状者及女性更易清除病毒。②慢性HCV感染者血清ALT升高提示肝脏损害进展,ALT正常也不能排除显著的肝脏损害,纤维化指数(Metavir指数>2或Ishak指数>3)提示进展性肝脏损害。③慢性HCV感染中,酒精摄入和胰岛素抵抗在疾病进展中的作用已得到广泛认同,推荐酒精的摄入量应该低于世界卫生组织酒精性肝病指南中的数值,建议通过运动和饮食控制达到理想体质量指数(BMI)来控制糖尿病和胰岛素抵抗。④HCV感染者失代偿肝硬化年发生率3%～4%,HCC年发生率1.4%～6.9%。代偿期肝硬化患者10年生存率是80%,失代偿肝硬化患者10年生存率锐减至25%左右。HCC是慢性HCV感染常见的危及生命的并发症,对肝硬化患者应该进行常规的监测以早期发现HCC。⑤IFN治疗对于防止HCV相关性肝硬化发生有益。在获得SVR的患者中,失代偿肝硬化的5年发生率是1%。获得生化应答的患者,失代偿的5年发生率是9.1%。

(七)丙型肝炎的肝脏组织病理及免疫病理改变

丙型肝炎的肝组织学改变与其他病毒所引起的肝脏病变相似,难以区别,但是丙型肝炎的组织学改变有其特点。例如,肝细胞明显嗜伊红变、肝窦单核细胞浸润、库普弗细胞活化、肝细胞内脂肪聚集、汇管区淋巴细胞聚集和胆小管损伤。这些特征并不是特异性的,也可见于其他类型病毒性肝炎,其区别仅是量与程度的差异而已。

1.急性丙型肝炎

肝活检组织病理改变常见:①肝实质肝细胞内可见大脂肪滴;②肝窦壁细胞明显活化,库普弗细胞增生,肝窦内可见淋巴细胞,有时还有浆细胞、嗜酸性粒细胞和中性粒细胞;③肝细胞质内见不规则嗜伊红变及嗜伊红小体;④肝细胞形成气球样变,胞质疏松,肝细胞膜界限分明,似中毒性肝细胞损害改变。汇管区病变一般较急性甲型与乙型肝炎轻,但个体间差异较大,轻者仅见淋巴细胞浸润为主,重者可见大量滤泡状淋巴细胞聚集,重症也可见片状坏死与桥接坏死,以及小胆管损伤。反复急性发作的丙型肝炎患者,连续肝活检证实其中10%～15%伴有肝硬化病变。

2.慢性丙型肝炎

(1)汇管区病变:汇管区见不同程度的淋巴细胞、浆细胞浸润,可出现类淋巴细胞聚集和滤泡伴有生发中心形成。这种病变虽不是丙型肝炎的特异性改变,但却是丙型肝炎的典型病变。免疫组织化学研究显示,生发中心内含有活化的 B 细胞,为滤泡树突细胞网络所包绕,其外围见 B 细胞带、大量的 T 细胞和少量巨噬细胞、浆细胞、嗜酸性粒细胞以及中性粒细胞。

(2)肝炎相关胆管损伤:病变的特征是汇管区胆管上皮细胞肿胀,形成空泡、核排列不规则和假复层形成,基底膜可出现断裂,有时可见淋巴细胞侵入,这些侵入细胞为 CD4$^+$ 或 CD8$^+$ T 细胞,偶尔见浆细胞或中性粒细胞浸润。胆管病变可见于各种肝炎,但是在丙型肝炎比较多见,约 25% 的慢性丙型肝炎病例可见这种病变。

(3)碎屑坏死:在肝脏实质和汇管区结缔组织界面肝细胞破坏,伴有淋巴细胞浸润称为碎屑坏死。其特征是界板不规则,汇管区炎症通过界板扩张到汇管区周围肝脏实质,炎性细胞围绕并侵犯损伤肝细胞,出现单个细胞坏死,嗜伊红或气球样变性。可出现肝细胞凋亡,形成凋亡小体。较大的凋亡小体含有细胞核片段,被称为嗜伊红小体,这些嗜伊红小体游离在肝窦内,最后被库普弗细胞吞噬和消化,上述病理改变与其他病毒所引起的肝脏病变相同。

(4)小叶内病变:与其他原因引起的肝脏病变相似,在小叶内见坏死性炎症改变,呈多灶性分布("斑点状"),主要由凋亡细胞构成。可见不同大小散在分布的凋亡小体、淋巴细胞和浆细胞在病灶内聚集以及吞噬清除凋亡细胞和其他残骸的肥大的库普弗细胞。除细胞坏死外,可见肝细胞气球样变;严重者第 3 区带见肝细胞脱落,中心至中心或中心至汇管区桥接坏死和不同程度的淤胆现象;或多小叶坏死伴有基质萎陷,脂肪变性一般为大空泡性细胞内脂肪聚集,呈轻度、中度或重度改变,在活检中占 30%～70%(平均约 50%)。

3.肝脏组织内病毒抗原的检出

不论是用酶免疫法还是用免疫荧光法均能成功地在组织内显示病毒抗原的定位。研究证实血清 HCV RNA 阳性的患者,约 75% 以上组织中可以检出 HCV 抗原。272 份不同肝病肝脏组织,用免疫组织化学酶免疫法以 NS3 单克隆抗体和多克隆抗-HCV 抗体检测肝脏内 HCV 抗原,结果分别为 19 例(7.54%)及 25 例(9.92%)检出 NS3 和 HCV 抗原表达。HCV 抗原阳性颗粒主要定位于肝细胞质内,多表现为胞质均质型分布,部分肝细胞肝癌的组织中见阳性物质绕核周分布或呈包涵体状。除少数组织中阳性细胞较多呈弥散性分布外,大多数组织中的阳性细胞较少,呈散在或簇状分布于肝脏小叶内。阳性细胞周围多数无坏死灶和炎性浸润,但是病毒抗原也可见于坏死灶残余肝细胞,或见于再生肝细胞和浸润的单个核细胞之中,以及汇管区胆小管上皮细胞内见病毒抗原表达。肝内 HCV 抗原阳性细胞可正常或呈不同程度的变性。但是从总体上看来 HCV 抗原表达与肝脏损伤以及病变严重性并无相关关系。HCV 是否具有直接致肝细胞病变作用,还是肝脏损伤系免疫性损伤是一尚待研讨的问题。

4.HCV 抗原在外周血单个核细胞(peripheral blood mononuclear cell,PBMC)内检出

HCV 可以感染 PBMC,单个核细胞内检出病毒抗原和 HCV RNA 正、负链。说明 HCV 存在于外周血细胞的细胞质内,并且可能在其中复制。HCV 感染 PBMC 是否可以影响其功能,不利于 HCV 的清除,使疾病慢性化仍不清楚。临床观察发现,干扰素治疗 HCV 感染后,部分患者外周血清中已经不能检出 HCV RNA,但在 PBMC 中仍然可以检出 HCV RNA,外周血细胞成为 HCV 隐藏的场所,推测这可能是干扰素治疗后疾病复发的一个因素。

5.HCV 抗原在其他肝外组织中检出

除 PBMC、唾液腺、精液外,有报道在其他肝外组织内,例如淋巴结、骨髓细胞、脾细胞、胰腺、肾脏、肾上腺和甲状腺内检出 HCV 抗原和 HCV RNA,并证实存在 HCV RNA 负链。但是在这些组织内 HCV 抗原的分布甚少,感染细胞未见明显病变。HCV 的肝外感染以及肝外复制场所

的意义尚待进一步研究。

六、预防

目前,尚无有效的预防性丙型肝炎疫苗可供使用。丙型肝炎的预防主要采取以下措施。

(一)筛查与管理

根据中华人民共和国卫生行业标准《丙型肝炎筛查及管理》,对丙型肝炎高危人群进行筛查及管理。医疗卫生机构和体检机构可在体检人员知情同意的前提下,将丙型肝炎检测纳入健康体检范畴。对静脉药瘾者进行心理咨询和安全教育,劝其戒毒。对育龄期备孕妇女进行抗-HCV筛查,如抗-HCV阳性,则应检测 HCV RNA,如果 HCV RNA 阳性,应尽快治愈后再考虑怀孕。如妊娠期间发现丙型肝炎,可以考虑继续妊娠,分娩并停止哺乳后再进行丙型肝炎的抗病毒治疗。

(二)严格筛选献血员

严格执行《中华人民共和国献血法》,推行无偿献血。通过检测血清抗-HCV 和 HCV RNA,严格筛选献血员。

(三)预防医源性及破损皮肤黏膜传播

推行安全注射和标准预防,严格执行《医院感染控制规范》和《消毒技术规范》,加强各级各类医疗卫生机构医院感染控制管理,要大力加强开展血液透析、口腔诊疗及有创和侵入性诊疗等服务项目重点科室的院内感染控制管理。医疗机构要落实手术、住院、血液透析、侵入性诊疗等患者的丙型肝炎检查规定,为易感人群和肝脏生物化学检测不明原因异常者提供检查服务,医务人员接触患者血液及体液时应戴手套。严格消毒透析设备、肠镜、胃镜、手术器械、牙科器械等医疗器械,严格规范注射、静脉输液、侵入性诊断治疗等医疗行为,使用自毁型注射器等安全注射器具。加强文身、文眉修脚等行业使用的文身(眉)针具、修脚工具和用品卫生消毒管理,不共用剃须刀及牙具等。

(四)预防性接触传播

对男男同性性行为(MSM)和有多个性伴侣者应定期检查,加强管理。建议 HCV 感染者使用安全套。对青少年应进行正确的性教育。

(五)预防母婴传播

对 HCV RNA 阳性的孕妇,应避免延迟破膜,尽量缩短分娩时间,保证胎盘的完整性,避免羊膜腔穿刺,减少新生儿暴露于母血的机会。

(六)积极治疗和管理感染者

只要诊断为 HCV 感染,不论疾病分期如何,符合抗病毒治疗指征的感染者均应该治疗。治疗所有 HCV 感染者可适度降低传播风险。

七、影像学诊断

目前,常用的影像学诊断方法包括腹部超声(ultrasound,US)检查、电子计算机断层扫描成像(computed tomography,CT)和磁共振成像(magnetic resonance image,MRI)等,主要目的是监测慢性 HCV 感染肝硬化疾病进展情况,发现占位性病变和鉴别其性质,尤其是监测和诊断 HCC。

(一)腹部 US 检查

操作简便、直观、无创和价廉,US 检查已成为肝脏检查最常用的重要方法。该方法可以协助判断肝脏和脾脏的大小和形态、肝内重要血管情况及肝内有无占位性病变,但容易受到仪器设备、解剖部位及操作者的技术和经验等因素的限制。

(二)CT 检查

CT 检查是肝脏病变诊断和鉴别诊断的重要影像学检查方法,用于观察肝脏形态,了解有无肝硬化,及时发现占位性病变和鉴别其性质,动态增强多期扫描对于 HCC 的诊断具有高灵敏度和特异性。

(三)MRI 检查

MRI 检查无放射性辐射,组织分辨率高,可以多方位、多序列成像,对肝脏的组织结构变化如出血坏死、脂肪变性及肝内结节的显示和分辨率优于 CT 和 US。动态增强多期扫描及特殊增强剂显像对鉴别良性和恶性肝内占位性病变优于 CT。

八、病理学诊断

肝活组织检查(简称肝活检)对丙型肝炎的诊断、炎症活动度和纤维化分期评价、疗效和预后判断等方面至关重要。丙型肝炎的肝脏组织病理学与其他病毒性肝炎相似,可有小叶内及汇管区炎症等多种病变。其病理学特征包括:肝窦内可见单个核细胞串珠样浸润;汇管区可见淋巴细胞聚集性浸润,甚至淋巴滤泡样结构形成;可见小胆管损伤,甚至小胆管结构破坏,细胞角蛋白(cytokeratin,CK)19 或 CK7 免疫组织化学染色有助于鉴别;可见肝细胞大小泡混合或大泡性脂肪变性,区带分布不明显,基因 3 型、1 型和 4 型较易见,肝活检组织学评价建议采用 Metavir 或 Ishak 评分系统。急性丙型肝炎无肝纤维化,肝细胞脂肪变性较轻或无,一般无界面炎(旧称碎屑样坏死),临床上除非与其他肝病相鉴别,通常不行肝活检。

九、临床诊断

(一)急性丙型肝炎的诊断

(1)流行病学史:有明确的就诊前 6 个月以内的流行病学史,如输血史、应用血液制品史、不安全注射、文身等其他明确的血液暴露史。

(2)临床表现:可有全身乏力、食欲减退、恶心和右季肋部疼痛等,少数伴低热,轻度肝大,部分患者可出现脾大,少数患者可出现黄疸。多数患者无明显症状,表现为隐匿性感染。

(3)实验室检查:ALT 可呈轻度和中度升高,也可在正常范围之内,有明确的 6 个月以内抗-HCV 和/或 HCV RNA 检测阳性的结果。部分患者 HCV RNA 可在 ALT 恢复正常前转阴,但也有 ALT 恢复正常而 HCV RNA 持续阳性者。

有上述(1)+(2)+(3)或(2)+(3)者可诊断。

(二)慢性丙型肝炎的诊断

(1)诊断依据:HCV 感染超过 6 个月,或有 6 个月以前的流行病学史,或感染日期不明。抗-HCV 及 HCV RNA 阳性,肝脏组织病理学检查符合慢性肝炎。或根据症状、体征、实验室及影像学检查结果综合分析,亦可诊断。

(2)病变程度判定:肝组织病理学诊断可以判定肝脏炎症分级和纤维化分期。HCV 单独感染极少引起肝衰竭,HCV 重叠 HIV、HBV 等病毒感染、过量饮酒或应用肝毒性药物时,可发展为肝衰竭。

(3)慢性丙型肝炎肝外表现:肝外临床表现或综合征可能是机体异常免疫应答所致,包括类风湿性关节炎、眼口干燥综合征、扁平苔藓、肾小球肾炎、混合型冷球蛋白血症、B细胞淋巴瘤和迟发性皮肤卟啉症等。

十、治疗目的和治疗终点

抗病毒治疗的目标是清除HCV,获得治愈,清除或减轻HCV相关肝损害和肝外表现,逆转肝纤维化,阻止进展为肝硬化、失代偿期肝硬化、肝衰竭或HCC,提高患者的长期生存率,改善患者的生活质量,预防HCV传播。其中进展期肝纤维化及肝硬化患者HCV的清除可降低肝硬化失代偿的发生率,可降低但不能完全避免HCC的发生,需长期监测HCC的发生情况;Child-Pugh评分A和B级的肝硬化患者HCV的清除有可能延缓或降低肝移植的需求,对该部分患者中长期生存率的影响需进一步研究;肝移植患者移植前抗病毒治疗可改善移植前的肝功能及预防移植后再感染,移植后抗病毒治疗可提高生存率。治疗终点定义为抗病毒治疗结束后12或24周,采用敏感检测方法(检测下限$\leqslant$15 IU/mL)检测血清或血浆HCV RNA检测不到(SVR 12或24)。

十一、泛基因型方案

(一)索磷布韦/维帕他韦

每片复合片剂含索磷布韦400 mg及维帕他韦100 mg,1片,1次/天,治疗基因1~6型初治或者聚乙二醇干扰素α联合利巴韦林或联合索磷布韦(Pegylated IFN-α,Ribavirin and Sofosbuvir,PRS)经治患者,无肝硬化或代偿期肝硬化疗程12周,针对基因3型代偿期肝硬化或者3b型患者可以考虑增加利巴韦林(RBV),失代偿期肝硬化患者联合RBV疗程12周。含NS 5 A抑制剂的DAAs经治患者,如果选择该方案,需要联合RBV疗程24周。在Ⅰ期临床试验中,索磷布韦/维帕他韦治疗12周,在基因1型(纤维化F0~F4,基因1a型为主)、2型(纤维化F0~F4)、3型(纤维化F0~F3)、4型(纤维化F0~F4)、5型(纤维化F0~F3)和6型(纤维化F0~F4)的SVR12率分别为99%、100%、97%、100%、97%和100%;索磷布韦/维帕他韦治疗12周,在基因3型(纤维化F4)和基因5型(纤维化F4)的SVR 12率分别为91%和100%;索磷布韦/维帕他韦联合RBV治疗12周,在失代偿期肝硬化基因1a型、1b型、2型、3型和4型的SVR率分别为94%、100%、100%、85%和100%。

以我国人群为主的亚洲临床试验结果显示,索磷布韦/维帕他韦12周,在基因1a型、1b型、2型、3a型、3b型和6型的SVR12率分别为100%、100%、100%、95%、76%和9%。有限数据显示,索磷布韦/维帕他韦治疗我国基因3b型无肝硬化患者12周的SVR率为96%,肝硬化患者的SVR率为50%,因此,在基因3b亚型流行率超过5%的地区,需要分辨出基因3b亚型。基因3b型肝硬化患者如使用此方案,建议加用RBV治疗12周。

对于接受索磷布韦/维帕他韦治疗12周的患者,因不良事件而永久停止治疗的患者比例为0.2%,出现任何严重不良事件的患者比例为3.2%,其中失代偿期肝硬化人群中为18%。在临床试验中,头痛、疲劳和恶心是在接受12周索磷布韦/维帕他韦治疗的患者中最常见(发生率$\geqslant$10%)的治疗引起的不良事件。上述及其他不良事件在接受安慰剂治疗的患者与接受索磷布韦/维帕他韦治疗的患者中的报告频率相似。

(二)格卡瑞韦/哌仑他韦

每片复合片剂含格卡瑞韦 100 mg/哌仑他韦 40 mg,3 片,1 次/天,治疗基因 1～6 型,初治无肝硬化患者,以及非基因 3 型代偿期肝硬化患者,疗程 8 周;初治基因 3 型代偿期肝硬化患者 12 周。PRS 经治患者、非基因 3 型无肝硬化患者疗程 8 周,代偿期肝硬化患者 12 周。基因 3 型 PRS 经治患者疗程 16 周。不含 NS 5 A 抑制剂但是含蛋白酶抑制剂(proteinase inhibitor,PI)的 DAAs 经治基因 1 型患者疗程 12 周,含 NS 5 A 抑制剂不含 PI 的 DAAs 经治基因 1 型患者,疗程 16 周。既往 NS 5 A 抑制剂联合 PI 治疗失败的患者,以及 DAAs 治疗失败的基因 3 型患者不建议使用该方案。该方案禁用于肝功能失代偿或既往曾有肝功能失代偿史的患者。

在 Ⅱ 期临床试验中,格卡瑞韦/哌仑他韦疗程 8 周,在基因 1 型(纤维化 F0～F3,基因 1a 型为主)、2 型(纤维化 F0～F3)、3 型(纤维化 F0～F3)、4 型(纤维化 F0～F3)、5 型(纤维化 F0～F3)和 6 型(纤维化 F0～F3)的 SVR 12 率分别为 99.8%、99%、97%、100%、100% 和 100%;格卡瑞韦/哌仑他韦治疗 12 周,在基因 1 型(纤维化 F4)、2 型(纤维化 F4)、4 型(纤维化 F4)、5 型(纤维化 F4)和 6 型(纤维化 F4)的 SVR 率为 99%、100%、100%、100% 和 100%;格卡瑞韦/哌仑他韦治疗 16 周,在基因 3 型(纤维化 F4)的 SVR 12 率为 96%

格卡瑞韦/哌仑他韦针对基因 3 型患者初治非肝硬化疗程为 8 周,初治代偿期肝硬化疗程需 12 周;经治患者伴或不伴肝硬化,需要延长疗程至 16 周。因此,在基因 3 型流行率超过 5% 的地区,需要分辨出基因 3 型。

对于接受格卡瑞韦/哌仑他韦治疗的患者,因不良事件而永久停止治疗的患者比例为 0.1%,在肝或肾移植患者中出现任何严重不良事件的患者比例为 2%。在临床试验中,头痛和疲乏是在接受格卡瑞韦/哌仑他韦治疗的患者中最常见(发生率≥10%)的不良事件。安慰剂治疗组患不良反应的发生率与本品治疗组相似。

(三)索磷布韦联合达拉他韦

索磷布韦 400 mg(1 片)联合达拉他韦 100 mg(1 片),1 次/天,疗程 12 周。肝硬化患者加用 RBV,对于 RBV 禁忌的肝硬化患者,需将疗程延长至 24 周。国外一项 Ⅱ b 期临床试验的数据显示,SVR 率为 95%～100%。

(四)索磷布韦/维帕他韦/伏西瑞韦

每片复合片剂含索磷布韦 400 mg/维帕他韦 100 mg/伏西瑞韦 100 mg,1 片,1 次/天,治疗基因 1～6 型,既往含 NS 5 A 抑制剂的 DAAs 治疗失败患者,疗程 12 周。针对基因 1a 型或基因 3 型患者,不含 NS 5 A 抑制剂的 DAAs 治疗失败患者,或者基因 3 型肝硬化患者,建议选择该方案治疗 12 周。索磷布韦/维帕他韦/伏西瑞韦主要用于 DAAs 治疗失败患者,针对基因 3 型初治或 PRS 经治肝硬化患者,可以考虑选择此方案。

十二、基因型特异性方案

(一)基因 1 型

1.达拉他韦联合阿舒瑞韦

达拉他韦片 60 mg(1 次/天)和阿舒瑞韦软胶囊 100 mg(2 次/天),治疗基因 1b 型无肝硬化或代偿期肝硬化患者,疗程 24 周。日本的一项开放该方案的 Ⅲ 期临床试验数据 33 显示,基因 1b 型对干扰素不适合/不耐受患者的 SVR 24 率为 87.4%,无应答或部分应答患者为 80.5%;肝硬化患者与非肝硬化患者 SVR 率相似,分别为 90.9% 和 84.0%。在中国大陆、台湾及韩国开展的该方案Ⅲ期临床试验数据显示,干扰素不适合/不耐受基因 1b 型患者 SVR 12 率为 91%～99%(野生株 SVR 率可以达到 99%),肝硬化患者和非肝硬化患者 SVR 率相似,分别为 90%和92%。基线病毒在 L31(F,I,M 或 V)或 Y93(H)位点检测出 HCV NS 5 A RAS 的基因 1b 型患者中,阿舒瑞韦软胶囊联合盐酸达拉他韦片的疗效降低,因此,采用此方案时,应该基线检测这 2 个位点的 RAS。

2.奥比帕利＋达塞布韦±RBV 方案

奥比他韦(12.5 mg)/帕立瑞韦(75 mg)/利托那韦(50 mg)复合单片药(奥比帕利 2 片, 1 次/天,与食物同服),以及达塞布韦 250 mg,1 片,2 次/天,基因 1b 型无肝硬化或代偿期肝硬化患者疗程 12 周;轻度至中度肝纤维化的初治基因 1b 型患者可以考虑治疗 8 周。基因 1a 型无肝硬化患者,联合 RBV 疗程 12 周;基因 1a 型肝硬化患者,联合 RBV 疗程 24 周。

两项针对 754 例来自中国大陆、中国台湾和韩国的奥比帕利＋达塞布韦±RBV 治疗基因 1b 型患者的Ⅲ期临床试验数据显示,无论患者以往是否接受过干扰素抗病毒治疗、是否合并代偿性肝硬化,在接受此方案治疗后 SVR 12 率为 99.5%～100%。国外数据显示,使用该方案治疗患者的总 SVR 率为 91%～100%。该治疗方案的大多数不良事件为轻度,常见(发生率≥10%)不良事件和实验室指标异常包括总胆红素升高(36.5%)、乏力(19.0%)、非结合胆红素升高(19.0%)、结合胆红素升高(17.5%)和贫血(14.3%)。3 例(4.8%)患者发生≥3 级不良事件,均被研究者判定为与研究药物无关。无患者出现导致提前停药的不良事件。

3.艾尔巴韦/格拉瑞韦

每片复合片剂含艾尔巴韦 50 mg 和格拉瑞韦 100 mg,1 片,1 次/天,治疗基因 1 型初治以及聚乙二醇干扰素 α 联合利巴韦林(Pegylated IFN-α and Ribavirin,PR)经治患者,疗程 12 周。但是针对基因 1a 型,在既往抗病毒治疗过程中就失败的患者,需要联合 RBV,并且疗程延长至 16 周。中国基因 1a 型流行率仅为 1.4%。

在包含 115 例中国慢性丙型肝炎受试者的一项国际多中心试验 C-CORAL 中,基因 1、4、6 型及初治、伴或不伴肝硬化的受试者接受艾尔巴韦/格拉瑞韦治疗 12 周。本试验入选的115 例中国受试者的中位年龄为 46(20～77)岁;48%为男性;平均体质量指数为 24 kg/m² ;72%基线 HCV RNA 水平超过5.9 log 10 IU/mL;17%存在肝硬化;92%为基因 1b 型,4%为基因 1 型其他亚型,4%为基因 6 型感染者。总体上,基因 1 型、伴或不伴肝硬化的初治受试者接受本品治疗 12 周,98%(109/111)的受试者达到了 SVR,<2%(2/111)患者因复发未达到 SVR。无论是否伴有肝硬化,SVR 率基本一致。

一项来自 12 个国际Ⅱ/Ⅲ期临床试验数据的综合分析,包括慢性丙型肝炎基因 1 或 4 型受试者 780 例,这些患者来自亚洲 15 个国家。他们接受了艾尔巴韦/格拉瑞韦,疗程 12 周,或艾尔巴韦/格拉瑞韦加 RBV 16 周。所有受试者中有 756/780(96.9%)获得 SVR 12,其中 748/772(96.9%)接受艾尔巴韦/格拉瑞韦治疗 12 周,8 例(100%)接受艾尔巴韦/格拉瑞韦加 RBV 治疗 16 周。在 1b 基因型感染人群中,SVR 12 的发生率为 97.5%(691/709),并且没有年龄、高基线病毒载量或肝硬化的影响。对于接受艾尔巴韦/格拉瑞韦治疗的患者,因不良事件而永久停止治疗的患者比例为 0.9%,出现任何严重不良事件的患者比例为 2.6%～3.9%。临床试验中,疲乏和头痛是在接受艾尔巴韦/格拉瑞韦治疗的患者中最常见(发生率≥10%)的治疗引起的不良事件。

4.来迪派韦/索磷布韦

每片复合片剂含索磷布韦 400 mg 和来迪派韦 90 mg,1 片,1 次/天,可用于成人以及大于

12 岁的青少年患者。无肝硬化患者疗程 12 周,初治的无肝硬化患者也可以 8 周疗程。代偿期或失代偿期肝硬化患者,应联合 RBV 疗程 12 周;或者,如有 RBV 禁忌或不耐受,则不使用 RBV,但疗程延长至 24 周。

在一项包含中国的国际多中心开放标签临床试验中研究了来迪派韦/索磷布韦的疗效,该试验在初治和经治的基因 1 型慢性 HCV 感染者中评估了 12 周的安全性和疗效。接受治疗的中国受试者(n＝206)平均年龄为 47 岁;50.0％男性,总计 32/206 受试者(15.5％)在基线时患有代偿期肝硬化,100/206 受试者(48.5％)为经治患者。基线 HCV RNA 平均值为 6.3 log 10 IU/mL,82.5％的受试者基线 HCV RNA 超过 5.9 log 10 IU/mL。206 例受试者,无论是否伴有肝硬化,SVR 12 率均为 100％。

对于中国受试者,最常见的治疗相关不良事件[均占 1％(2/206)]为恶心、胃食管反流病、疲劳、发热、头痛和 ALT 升高。此方案安全性好,未发现不良事件而停用来迪派韦/索磷布韦的病例。

国外数据显示,使用该方案治疗总体 SVR 12 率为 93％～99％。ION-3 临床试验在基因 1 型初治非肝硬化患者中评估了联合或不联合 RBV 8 周来迪派韦/索磷布韦或者 12 周来迪派韦/索磷布韦治疗疗效。患者按照 1∶1∶1 的比例随机分入三个治疗组,并按 HCV 基因亚型分层(1a 与 1b)。不联合 RBV 的 8 周来迪派韦/索磷布韦治疗疗效不差于联合 RBV 的 8 周来迪派韦/索磷布韦治疗和 12 周来迪派韦/索磷布韦治疗。在基线 HCV RNA＜6.8 log 10 IU/mL 的患者中,8 周来迪派韦/索磷布韦治疗的 SVR 12 率为 97％(119/123),12 周来迪派韦/索磷布韦治疗的 SVR 12 率为 96％(126/131)。

(二)基因 2 型

索磷布韦 400 mg 1 次/天和 RBV(＜75 kg 者 1 000 mg 1 次/天;≥75 kg 者 1 200 mg 1 次/天),疗程 12 周。肝硬化患者,特别是肝硬化经治患者,疗程应延长至 16～20 周。该方案的总 SVR 12 率为 95％,无肝硬化患者可达 97％,而肝硬化患者为 83％。但是如果其他可以治疗基因 2 型的泛基因型方案可及时,不建议仅用一种直接抗病毒药物(DAA)索磷布韦联合 RBV 治疗。

索磷布韦/来迪派韦 400 mg/90 mg,1 次/天,疗程 12 周。一项在中国台湾开展的3b期临床试验中,43 例感染 HCV 基因 2 型、伴 HBV 感染者,接受索磷布韦/来迪派韦 12 周,SVR 12 率达 100％。

(三)基因 3 型

索磷布韦 400 mg 1 次/天和 RBV(＜75 kg 者 1 000 mg 1 次/天;≥75 kg 者 1 200 mg 1 次/天),疗程 24 周。非肝硬化初治患者采用此方案 SVR 率为 94％,非肝硬化经治患者为 87％,而肝硬化经治患者 SVR 率仅为 60％,因此,肝硬化经治患者不建议选择此方案。如果泛基因型方案可及时,不建议选择此方案。中国开展的Ⅲ期临床试验显示,索磷布韦联合 RBV,疗程 24 周,126 例基因 3 型患者中,95.2％患者获得 SVR 12。

(四)基因 4 型

中国患者基因 4 型流行率非常低,基因 4 型患者可以选择的基因型特异性方案如下。

1.艾尔巴韦/格拉瑞韦

艾尔巴韦/格拉瑞韦 1 片,1 次/天,治疗基因 4 型初治以及聚乙二醇干扰素 α 联合利巴韦林(PR)经治患者,疗程 12 周。但是在抗病毒治疗过程中就失败的患者,需要联合 RBV,并且疗程延长至 16 周。

2.来迪派韦/索磷布韦

来迪派韦/索磷布韦1片,1次/天,可用于成人以及大于12岁的青少年初治患者,无肝硬化或者代偿期肝硬化,疗程12周。经治患者不建议使用此方案。

3.奥比帕利联合RBV方案

奥比他韦(12.5 mg)/帕立瑞韦(75 mg)/利托那韦(50 mg)复合单片药(奥比帕利,2片,1次/天,与食物同服),联合RBV,无肝硬化或代偿期肝硬化患者疗程12周。

(五)基因5/6型

来迪派韦/索磷布韦1片,1次/天,可用于成人以及大于12岁的青少年初治患者,无肝硬化或者代偿期肝硬化,疗程12周。经治患者不建议使用此方案。

治疗方案汇总见表2-2及表2-3。

表2-2 初治或PRS经治的无肝硬化丙型肝炎病毒感染者治疗方案

基因型	既往治疗经验	SOF/VEL	GLE/PIB	SOF/VEL/VOX	SOF/LDV	GZR/EBR	OBV/PTV/r+DSV
基因1a型	初治	12周	8周	不推荐	12周	12周	不推荐
	经治	12周	8周	不推荐	12周+RBV/24周	16周+RBV	不推荐
基因1b型	初治	12周	8周	不推荐	8周/12周	12周	8周(F0～F2),12周(F3)
	经治	12周	8周	不推荐	12周	12周	12周
基因2型	初治	12周	8周	不推荐	12周	不推荐	不推荐
	经治	12周	8周	不推荐	12周	不推荐	不推荐
基因3型	初治	12周	8周	不推荐	不推荐	不推荐	不推荐
	经治	12周	16周	不推荐	不推荐	不推荐	不推荐
基因4型	初治	12周	8周	不推荐	12周	12周	不推荐
	经治	12周	8周	不推荐	不推荐	16周+RBV	不推荐
基因5型	初治	12周	8周	不推荐	12周	不推荐	不推荐
	经治	12周	8周	不推荐	不推荐	不推荐	不推荐
基因6型	初治	12周	8周	不推荐	12周	不推荐	不推荐
	经治	12周	8周	不推荐	不推荐	不推荐	不推荐

注:PRS,聚乙二醇干扰素α联合利巴韦林或索磷布韦;SOF:索磷布韦;VEL:维帕他韦;GLE:格卡瑞韦;PIB:哌仑他韦;VOX:伏西瑞韦;LDV:来迪帕韦;GZR:格拉瑞韦;EBR:艾尔巴韦;OBV:奥比他韦;PTV:帕立瑞韦;r:利托那韦;DSV:达塞布韦;RBV:利巴韦林

表2-3 初治或PRS经治的代偿期肝硬化丙型肝炎病毒感染者治疗方案

基因型	既往治疗经验	SOF/VEL	GLE/PIB	SOF/VEL/VOX	SOF/LDV	GZR/EBR	OBV/PTV/r+DSV
基因1a型	初治	12周	12周	不推荐	12周+RBV/24周	12周	不推荐
	经治	12周	12周	不推荐	不推荐	16周+RBV	不推荐
基因1b型	初治	12周	12周	不推荐	12周+RBV/24周	12周	12周
	经治	12周	12周	不推荐	12周+RBV/24周	12周	12周
基因2型	初治	12周	12周	不推荐	12周+RBV/24周	不推荐	不推荐
	经治	12周	12周	不推荐	12周+RBV/24周	不推荐	不推荐
基因3型	初治	12周+RBV	12周	12周	不推荐	不推荐	不推荐

基因型	既往治疗经验	SOF/VEL	GLE/PIB	SOF/VEL/VOX	SOF/LDV	GZR/EBR	OBV/PTV/r+DSV
	经治	12周+RBV	16周	12周	不推荐	不推荐	不推荐
基因4型	初治	12周	12周	不推荐	12周+RBV/24周	12周	不推荐
	经治	12周	12周	不推荐	不推荐	16周+RBV	不推荐
基因5型	初治	12周	12周	不推荐	12周+RBV/24周	不推荐	不推荐
	经治	12周	12周	不推荐	不推荐	不推荐	不推荐
基因6型	初治	12周	12周	不推荐	12周+RBV/24周	不推荐	不推荐
	经治	12周	12周	不推荐	不推荐	不推荐	不推荐

注:PRS,聚乙二醇干扰素α联合利巴韦林或索磷布韦;SOF:索磷布韦;VEL:维帕他韦;GLE:格卡瑞韦;PIB:哌仑他韦;VOX:伏西瑞韦;LDV:来迪派韦;GZR:格拉瑞韦;EBR:艾尔巴韦;OBV:奥比他韦;PTV:帕立瑞韦;r:利托那韦;DSV:达塞布韦;RBV:利巴韦林。

十三、含聚乙二醇干扰素 α 的方案

(一)达诺瑞韦联合利托那韦及 PR

达诺瑞韦(Danoprevir,DNV)100 mg,1片,2次/天,加上利托那韦100 mg,1片,2次/天,联合聚乙二醇干扰素α 180 μg,皮下注射,1次/周,以及RBV,每天总量1 000 mg(体质量<75 kg)或者1 200 mg(体质量≥75 kg),分2~3次口服,治疗基因1b型非肝硬化患者,疗程12周。

在中国大陆进行的Ⅱ期临床试验(MAKALU研究)纳入的70例初治、非肝硬化、基因1型患者,给予达诺瑞韦联合利托那韦及PR治疗12周,SVR 12率可达96%(66/69)。在之后的Ⅲ期临床试验(MANASA研究)中纳入141例受试者,SVR 12率可达97%。

(二)索磷布韦联合 PR

聚乙二醇干扰素α(1次/周)、RBV(<75 kg者1 000 mg,1次/天;≥75 kg者1 200 mg,1次/天)和索磷布韦(400 mg,1次/天)三联治疗,治疗基因1~6型,疗程12周。但是从药物费用及药物不良反应考虑,不建议选择此方案。

除以上已经在中国上市的DAAs,还有许多DAAs正在进行临床试验,或者已经完成临床试验并向国家药品监督管理局药品审评中心提交了新药注册申请。截至目前,已经递交了新药注册申请的药物有以下几种。

1.可洛派韦(Coblopasvir,CLP)

可洛派韦联合索磷布韦,一项Ⅱ期临床试验:纳入初治的基因1、2、3或6型HCV感染者110例,10.9%的患者合并代偿期肝硬化。1例无肝硬化的患者未能完成随访,退出研究。109例患者SVR 12率为99.1%,1例6型肝硬化患者出现病毒学复发。大部分不良事件不需要治疗,可以自行缓解。国内大陆开展的一项单臂、开放标签、期试验数据显示总体SVR 12率为97%。

2.拉维达韦(Ravidasvir,RDV)

拉维达韦是一种高耐药屏障的泛基因型NS 5 A抑制剂。中国大陆Ⅱ/Ⅲ期临床实验中424例初治无肝硬化HCV基因1型患者,接受拉维达韦联合达诺瑞韦、利托那韦和RBV治疗12周,总体SVR 12率为96%(ITT分析)和99%(PPS分析)。1位患者因为药物变态反应中断治疗。试验期间未发生与治疗相关的严重不良事件(serious adverse event,SAE)。泰国和马来

西亚开展的国际多中心,拉维达韦联合索磷布韦Ⅱ/Ⅲ期临床试验纳入了300例HCV基因1、2、3、6型受试者。ITT分析显示,12周疗程在非肝硬化受试者中总体SVR 12率为97%(213/219),24周疗程在肝硬化受试者中SVR 12率为96%(78/81),基因3型肝硬化中为96%。

3.依米他韦(Yimitasvi,YMV)

依米他韦联合索磷布韦,一项Ⅱ期临床试验纳入129例初治和经治无肝硬化的基因1型患者,其中18.6%为经治患者。总体SVR率为98.4%(ITT分析)和100%(PPS分析)。初治患者SVR率为98.10%,经治患者SVR率为100%(24/24)。试验过程中未发生治疗期间病毒学失败(包括突破、反弹和疗效不佳)、治疗结束后复发等情况。大部分不良事件不需要治疗,可以自行缓解。未发生与研究相关的≥3级的不良事件或严重不良事件(SAE),未出现受试者因为不良事件而终止治疗或导致死亡的情况。

(崔师玉)

第十节　丁型病毒性肝炎

丁型病毒性肝炎的病原体丁型肝炎病毒(hepatitis D virus,HDV)为意大利Rizzetto在1977年发现。它是一种缺陷RNA病毒,必须在有HBV感染存在时才能感染宿主。乙型肝炎合并丁型肝炎病毒感染时常使病情加重、慢性化,甚至发展为急性重症肝炎,是肝炎防治中的一个重要问题。

一、丁型肝炎病毒的流行病学

(一)HDV感染是一种世界流行性疾病

丁型肝炎病毒在地中海国家、中东、中非和南美北部高度流行。在西方国家HBV感染的静脉药瘾者HDV感染也高度流行。全球超过3.5亿人有慢性HBV感染,其中约1 500万～2 000万合并HDV感染(同时感染或重叠感染)。20世纪80年代和20世纪90年代所完成的许多研究都指出,超过20%的HBsAg阳性者合并感染HDV;然而,20世纪80年代乙肝疫苗接种计划的实施使其患病率明显下降,降至5%～10%。在土耳其中西部地区有<5%的HBsAg阳性者感染HDV,而东南部>27%。HDV感染高度流行的另一个国家是蒙古,有三分之一的慢性肝炎感染者归因于HDV。

即使丁型肝炎在南欧低流行,但它仍然是中欧主要的健康负担,该流行主要归因于来自高流行区域的移民。在德国转诊中心的肝脏疾病中有大约8%～10% HBsAg阳性者检测到抗-HDV抗体阳性,这些丁型肝炎患者中超过3/4不是出生在德国。直到20世纪90年代中期该中心的大多数HDV阳性患者出生在土耳其;然而,从20世纪90年末开始在东欧和前苏联国家出生的HDV感染者比例明显增加。另一个德国肝脏病学中心也报道,在东欧和中亚出生的丁型肝炎患者数量增加。HDV感染在伦敦南部也越来越流行。伦敦英皇学院医院在2000年到2006年,大概1 000名慢性乙型肝炎患者中有82名检测出抗-HDV抗体阳性,该研究中的HDV感染者主要出生在非洲或东欧。尽管有这些调查结果,但是急性HDV感染者很少发生在非移民人群。

研究发现美国 1985 年到 1993 年男同性恋者 HDV 感染患病率为 2%，血友病患者和妓女大约为 20%，HBV 感染者超过 30%。然而，从那以后没有大样本的流行病学研究发表。特别是高危人群如静脉药瘾者 HDV 感染的患病率在美国还不清楚。

在巴西西部的亚马逊流域、委内瑞拉山区和太平洋西部的 HBsAg 阳性者中，丁型肝炎也流行。巴西西部的亚马逊流域 HDV 感染率很高，且患病率和病死率也高。

(二)我国 HDV 感染的流行状况

我国 HDV 感染的流行情况过去不太清楚。因为我国是 HBV 感染流行高发地区，因此，HDV 感染在各地的流行状况及其在慢性肝病中的地位，是值得关注的问题。1984 年，许健音报道北方 HBsAg 阳性患者血清中抗-HD 的检出率为 2%(5/224)。同年，郝连杰等在来自武汉地区的 111 例 HBsAg 阳性肝组织中，应用直接酶免疫法发现 10 例 HDAg 阳性(8.9%)。1986 年，Roggendorf 与买凯等在国内 12 个地区 1502 例 HBsAg 携带者进行抗-HD 的检查中，总检出率为 1.8%，并认为 HDV 感染主要在边疆少数民族地区。施惠萍等对北京、四川等地的 HDV 感染进行了调查，认为 HDV 感染在我国具有地方性发病倾向。为明确 HDV 感染在我国的存在情况，1987 年，张永源先后在意大利巴维亚及都灵，对我国的 67 例和 79 例 HBsAg 阳性慢性肝炎患者肝组织进行免疫组化检查 HDAg，发现其检出率分别为 8.95% 和 7.6%，证实 HDV 感染在我国乙肝所致的慢性肝病中确实存在。此后，同济医学院附属同济医院临床免疫研究室应用由 Rizzetto 教授所提供的特异性抗-HD 血清，对来自全国包括湖北、广东、江苏、山东、河北、甘肃、陕西、四川、云南、辽宁、吉林和新疆等 18 个地区，2 513 份肝组织进行了肝内 HDAg 检查。在受检的 2 513 份肝组织中，血清或肝组织 HBsAg 阳性者 1887 例(75.08%)，HDAg 阳性205 例，HDAg 仅在 HBsAg 阳性者中检出，其检出率为 5.26%～22.75%，平均为 10.86%。由于各地区所检测的肝组织数量有差异，为便于比较，将 18 个地区合并为中南、西南、西北、华东、华北及东北六个大地区，各大地区 HDAg 的检出率为 6.73%～16.51%，经统计学处理，各地区的检出率并无显著性差异。同一病理类型如肝活检标本中的 HDAg 各地的检出率亦无显著性差异。2006 年，刘成桂等对四川地区 216 例 HBsAg 携带者进行血清 HDAg 和抗-HD 检测，检出 HDAg 阳性 8 例，抗-HD 阳性 15 例，HDV 感染率为 10.6%。我国台湾亦为 HBV 感染的高发地区，早期报道 HDV 的感染率为 5%～7.5%，有资料表明，15.6% 的 HBsAg 阳性慢性活动性肝炎患者血清抗-HD 阳性，慢性 HBsAg 携带者 2.5% 急性肝炎样发作实为 HDV 的二重感染所致。

以上资料表明：①我国确实存在 HDV 感染。②HDV 感染不仅存在于边疆少数民族地区，也存在于中原、东南及我国的北方地区。③各地区的 HDV 感染率报告不一，可能与检查方法及对象有关。如在武汉地区，曾对作血脂普查的 698 份"健康"血清进行检查，其中 HBsAg 携带率高达 22.4%(RIA)，但均未检出抗-HD。但在慢性肝病患者的肝脏组织中却多次证实有 HDAg 的存在。

(三)HDV 感染的传播方式

HDV 的传播方式与 HBV 相同，主要为肠道外途径传播。HDV 感染的发生与注射、针刺、输血或血液制品的使用等有关。静脉药瘾者、同性恋者、血友病患者以及血液透析患者为高危人群。人口拥挤、居住条件不良、开放性皮肤损伤以及蚊虫叮咬等均可促进 HDV 的传播。

1973 年以前瑞典的静脉药瘾者几乎无抗-HD 阳性者，但此后 HBsAg 阳性药瘾者的抗-HD 的检出率从 0 上升到 75%。这说明 HDV 输入到 HBV 的高发人群可以引起局部的流行。又如在委内瑞拉的 Yucpa，3 年中出现了 149 例肝炎，其中 34 例死亡，22 例发展为慢性。86% 的

HBsAg阳性患者可检出抗-HD。9例尸检中有7例的肝内可检出HDAg,多数患者为儿童和青年HBsAg携带重叠感染HDV。患者居住拥挤,据认为其传播途径为与开放性皮肤伤口的接触有关。针刺和性接触可能是成人中传播的原因。在巴西亚马孙河谷的Labrea与北哥伦比亚的Siewa Nevada de Santa Marta,肝炎曾反复流行数十年,现在认为,这些肝炎也就是HDV感染。虽然在发达国家,由于采用了敏感方法筛选献血员,因输血而感染HDV的机会,在美国已下降至1/3 000以下,单次输血HDV感染的危险性更低,但反复应用由大量血浆制备的血液制品(如Ⅷ因子)感染HDV的危险性仍然存在。例如在欧洲和美国,HBsAg阳性的血友病患者抗-HD阳性率达27%～100%。此外,免疫血清球蛋白(ISG)传播HDV的可能性也不容忽视。在1970年以前生产的ISG中,75%以上可以检出抗-HD。经筛选HBsAg后1972年的产品中下降到45%,但在1981年和1982年的批号产品中抗-HD检出率仍有38%。由于HDV的感染滴度在某些血清中可明显高于HBsAg的感染滴度,因此,不能检出HBsAg的ISG,并不能完全排除传播HDV的可能性。母婴传播HDV仅见于HBeAg阳性和抗-HD阳性母亲所生的婴儿。这表明围生期传播仅在HBV可以传播的条件下才会发生。对HBV携带者的家庭研究提示,HDV主要经水平传播。在同一家庭中,HDV感染在其配偶及同胞之间占优势,而并非其子女。与这种传播模式一致的是HDV感染在婴儿中少见,11～20岁时显著升高,21～40岁达到高峰。

二、丁型肝炎病毒的生物学及分子生物学

丁型肝炎病毒颗粒为一球形大颗粒,大约36 nm,病毒颗粒由外壳和核衣壳结构构成。其外壳系协同感染的乙型肝炎病毒提供的表面蛋白(HBsAg)。核衣壳是一粗糙的球形结构,直径约19 nm,内含有60个HDV抗原(HDAg)多肽和长约1750个碱基对RNA(HDV RNA)。病毒颗粒在感染性血清中的浓度为每毫升$10^9 \sim 10^{10}$颗粒。在氯化铯(CsCl)密度梯中的浮密度为1.25 g/mL。HDV对各种灭活剂敏感,如用甲醛溶液灭活乙肝疫苗,也可使HDV丧失感染性,但HDV比较能耐干热,对脂溶剂如氯仿也较敏感。

(一)病毒结构

1.HDV外壳

由乙肝病毒的表面蛋白构成,其中94%为HBsAg(P24/P27),1%为前S1(P39/P42),5%为前S2蛋白(P33/P36),其组成与乙肝22 nm小圆颗粒相似。除HBV作为辅助病毒,为HDV提供外壳外,其他嗜肝病毒如土拨鼠肝炎病毒(WHV)和鸭肝炎病毒(DHBV)也可以用其表面蛋白为HDV提供外壳。嗜肝病毒为HDV提供外壳的意义,过去认为HDV的复制必须依赖于HBV感染的存在,故称为缺陷病毒(defectivevirus)。现已知HBV所提供的外壳组成中,含有较多的前S2成分,前S2能结合人多聚清蛋白,对HDV吸附在肝细胞膜上,侵入肝细胞可能有重要作用。最近Kuo等用克隆化的HDV序列转染培养的细胞,将HDV基因组的三聚体插入真核表达载体中,当培养细胞受到感染后,不仅出现HDV序列的DNA指导合成,而且出现RNA指导合成,基因及反义基因RNAs均来自RNA模板。该研究结果表明,HDV RNA指导的RNA合成不一定需要嗜肝DNA病毒为HDV提供外壳,但是它在HDV侵入肝细胞、包装、成熟释放和再感染等环节中,在HDV复制周期中的确切作用,仍是一个待研究的问题。

2.丁型肝炎病毒抗原(HDAg)

应用去污剂处理后,去掉HDV的外壳,暴露出HDV的特异性抗原(HDAg)。它是HDV的核蛋白,具有较好的抗原特异性,是HDV特异性诊断的基础。1980年,Rizzetto报道HDV的

相对分子质量为6 800,应用免疫转印分析证实,HDAg由相对分子质量为25000和29000(或称P27^{d}和P29^d)两种蛋白构成。从HDV感染的肝脏中提取HDVRNA,利用兔网织裂解细胞系统进行HDVRNA翻译,可以得到24000和27000两种蛋白,这两种蛋白与从HDV颗粒中获得的两种多肽,在电泳时迁移率相同,均能被抗-HD识别,故支持这两种多肽为HDV基因组所编码,而非宿主或HBV基因产物。

HDAg耐热,煮沸20 min后,抗原性不完全丢失,HDAg在下列试剂中性能稳定:2 mmol/L乙二胺四乙酸(EDTA)钠盐、0.5％脱氧胆酸盐、0.5％吐温80、乙醚、0.2％pH2.4甘氨酸-盐酸缓冲液、10％DNA酶Ⅰ或1％RNA酶A。HDAg在下列试剂中失去部分活性:0.1％胰蛋白酶(丢失34％)、3 mmol/L盐酸胍(40％)、5 mmol/L硫氰化钠(43％)、0.1％胰凝乳蛋白酶(69％)、1％二氯醋酸(92％)和链蛋白酶(96％)。

HDAg为HDV基因组编码的唯一蛋白,有两种大小,其一为195个氨基酸长(S-HDAg),当第1 015位核苷酸由T突变为C时,可编码214个氨基酸多肽(L-HDAg)。HDAg与HDVRNA形成所谓核心结构。HDAg除了参与装配病毒颗粒外,并对病毒的复制过程发挥不同作用。小相对分子质量HDAg可促进病毒的复制,而大相对分子质量HDAg可抑制HDVRNA的复制,这种调节作用对于HDV的生存非常必要,如果HDV RNA的复制只有正面调节,势必导致HDVRNA的过度聚集,而破坏病毒所依赖的宿主细胞。另外,大相对分子质量HDAg也参与HDV病毒颗粒的包装。HDAg有以下特征:①HDAg存在于病毒颗粒中,也存在于感染的肝细胞核中。推测有一种非常类似糖皮质蛋白受体结合样物质,促使HDAg向肝细胞核转移。②根据预测的氨基酸序列,195个氨基酸长的HDAg呈碱性。在pH6～9时,带有12个正电荷。这种正电荷与HDAg和HDVRNA相结合有关。利用重组蛋白进行研究,发现HDAg与HDVRNA结合区域位于该蛋白的中间部位,该区域含有亮氨酸拉链样结构,也是各个HDV分离株中最为稳定的区域。HDAg与HDVRNA结合,除了装配病毒颗粒外,还与病毒复制过程有关。实验发现HDAg不能与其他RNA结合,这种与HDVRNA结合的特异性可能与HDVRNA的二级结构有关。③体内合成的HDAg有一处或多处丝氨酸磷酸化。④根据对HDAg氨基酸序列预测,HDAg氨基酸序列存在两个较独特的区域,每个区域由连续的7个蛋氨酸组成,称为蛋氨酸拉链样序列。一般认为这种结构有助于蛋白质与蛋白质之间的相互作用,即像拉链那样,可以把两种蛋白质结合在一起。这种拉链样结构位于HDAg的氨基端,并可能使HDAg多肽具有小螺旋样结构特征,从而该区域可位于结构蛋白的表面。因此,一个HDAg可能与另一个HDAg分子形成同源二聚体,也可与其他蛋白质形成异源二聚体。

3.HDV的基因组

HDVRNA为一单股共价闭合环状负链RNA,约含有1 679个核苷酸,具有明显的二级结构。

1986年Dennistan等用HDV RNA为模板获得166个碱基对的互补DNA(cDNA)片段,率先将HDV cDNA克隆成功。以后Wang等(1986)又获得7个cDNA克隆,分别称为δ1、δ2、δ3b、δ4、δ7a、δ6、δ115,它们的核苷酸数目分别为567、250、829、1123、474、1378和1362。通过比较分析核苷酸序列,证明HDV RNA为一含有1 679个核苷酸的环状分子。在完全变性化的条件下,用电镜可观察到几乎相同比例的环状和线状分子,它们的核苷酸数目分别为1715和1748。而用序列分析和凝胶电泳鉴定HDV RNA则分别为1678和1700,其长度比任何动物的RNA病毒都短小。HDV RNA序列的一个明显的特点是鸟嘌呤(G)和胞嘧啶(C)含量高达

60%,且其内部许多区域具有互补性,因而在 70% RNA 分子之间存在自我碱基配对,形成具有多个杆状结构的二级结构,从而达到高度的稳定性。HDV 患者感染的肝脏中可检出 3 种 HDV RNA,约 300 000 基因组 RNA,50 000 反义基因组 RNA 和 600 mRNA。mRNA 转录子仅带有编码病毒蛋白 HDAg 的信息。血清中检出的病毒 RNA 链,被认为是基因组的单键、呈明显负极性的 RNA。基因组和反义基因组两者有核酶(ribozymes)的特征,具有进行自我-断开(self-cleavage)和自我-连接(self-ligation)的能力。

编码 HDAg 的开放阅读框位于反义基因组 RNA 链上,除编码 HDAg 的开放阅读框外还有一些开放阅读框能编码 100 多个氨基酸,定位于基因组和反义基因组链。然而,这些开放阅读框架的起始和终末密码位点不同,推测多肽大小各分离株各不相同。因此,来自活体的依据认为其无功能性作用。

4.HDV RNA 的复制

HDV 复制的机制尚不明了。由于 HDV 不具有反转录的作用,因此不能够以 RNA 为模板,转录成 DNA 的复制中间体进行复制。由于从感染的肝脏中分离得到的 HDV RNA 有多种形态,有线状、环状,某些比基因组更长,而且在肝组织内还存在互补基因组 RNA。因此人们推测 HDV 的复制不同于已知的动物病毒,可能与植物类病毒(viroids)相似,可能是通过双滚动周期模式复制其 RNA。以 RNA 为模板进行 RNA 指导下的 RNA 合成(RNA-directed RNA synthesis),其复制所用的酶为宿主的 RNA 聚合酶 II。复制中产生 3 种 RNA:基因组 RNA,反义基因组 RNA 以及充当翻译 HDAg 的 mRNA,编码大小两种 HDAg。通过滚动周期复制所形成的 HDV RNA 多聚体,可在自我断开位点切开而形成单聚体;再通过自我连接位点连接,成为环状 HDV RNA。

(二)类似植物病毒

鉴于 HDV RNA 短小,具有单键、环状结构、负链特征,HDV 感染肝组织内存在互补 RNA,以及需要辅助病毒提供外壳等特点,这都与动物病毒不同,而与植物病毒有许多相似之处。类病毒为微小的具有感染性的 RNA 分子,可引起一些植物疾病,由单键 RNA 构成(含 300~400 个核苷酸),形成共价结合闭锁环状分子。在自然情况下,由于广泛的分子内碱基配对,形成稳定的双键杆状结构。类病毒亦无外膜,但不需要辅助病毒的帮助,也不编码多肽。协生病毒具有类病毒样结构,但为外膜所包裹,是某些植物病毒双基因组的主要结构。卫星病毒例如卢塞恩一过性条纹病毒与 HDV RNA 有较多的相似性,卫星病毒不仅具有类病毒一样的结构,而且也是一种缺陷分子,其复制依赖于一种不相关的辅助病毒的帮助。与 HDV 相同,辅助病毒二重感染卫星病毒可使病情加重,同时也可使其辅助病毒的复制受到抑制。HDV 除与卫星病毒非常相似外,HDV RNA 与类病毒样病原体之间在结构上,也有一些同源性的序列片段。HDV RNA 的复制方式也可能与类病毒相似,类病毒通过内源性复制酶活性以卷环式机制进行复制。若 HDV 的复制确以此种方式进行,尚待进一步探讨活性复制酶的来源。有关 HDV 类似植物病毒的生物学意义目前尚不清楚。

(三)病毒的变异和基因分型

不同 HDV 分离株之间,遗传变异甚大,在有的株与株之间相互同源性仅在 60%~70% 之间,变异最大的区域位于非 HDAg 编码区,如从第 1 个核苷酸到第 300 个核苷酸之间,变异往往超过 20%。各株之间同源性最好的区域是位于自我断开和自我连接位点周围的核苷酸。

至少有 8 种 HDV 基因型已被确定。HDV 基因 1 型是最常见的基因型,分布在全世界,尤其在欧洲、中东、北美和北非。相比之下,基因 2 型见于远东,基因 3 型只见于南美洲北部。基因 4～8 型主要见于非洲患者,例如加蓬的妊娠妇女。在非洲 HDV 基因 4～8 型感染与 HBV A～E 基因型感染有关。HDV 基因 1 型与疾病的轻重有关,而基因 2 型与轻度疾病病程有关。

(四)动物模型

HDV 是一种缺陷 RNA 病毒,它的感染需要嗜肝病毒的协助。现已证明,嗜肝病毒家族中,除 HBV 外,土拨鼠肝炎病毒(WHV)及鸭乙型肝炎病毒(DHBV),也能为 HDV 提供外壳蛋白支持 HDV 感染。因此,黑猩猩、土拨鼠及北京鸭 HDV 试验性感染模型,对研究 HDV 的生物特征及 HDV 感染的自然史等具有重要的价值。

1.黑猩猩的实验性感染

黑猩猩对 HBV 易感,因而首选作为 HDV 实验性感染动物。黑猩猩 HDV 感染的研究证实:抗-HBc 阳性动物对 HDV(与 HBV 感染)具有免疫力,动物对接种不引起任何反应,说明对 HBV 具有免疫力的动物亦对 HDV 感染不敏感。②以 HDV 和 HBV 同时感染不具有任何 HBV 标志的黑猩猩,可在接种后 1～8 周从血清中检出 HBsAg,肝组织内可检出 HBcAg。在第 4 周后,肝脏组织内可见 HDAg,第 7 周血清出现 HDAg。血清出现 HBsAg 后第 4 周,转氨酶活性升高,且呈双峰样经过。第 7 周后,血清中出现抗-HBs,第 9 周相继出现抗-HBs 及抗-HD。动物所表现的肝脏炎症改变常为自限性经过。③若黑猩猩已有 HBV 感染,为慢性 HBsAg 携带状态时,在接种 HDV 后 3 周,HBsAg 携带的动物肝内出现 HDAg,第 4 周后血清中出现 HDAg。第 9 周出现抗-HD。多次接种 HDV 可见发病潜伏期进行性缩短。重叠感染者病情较严重,迁延性经过,形成慢性肝炎。肝脏病变进行性发展,动物可在数月或数年内死亡。

2.土拨鼠的实验性感染

土拨鼠为野生草食性动物。1978 年,Summers 等发现土拨鼠携带与人类 HBV 相似的肝炎病毒,称为土拨鼠肝炎病毒(woodchock hepatitis virus,WHV)。WHV 与 HBV 相似,有一表面蛋白外壳(WHsAg),实验证实土拨鼠也可支持 HDV 的复制;为研究 HDV 感染提供了一个经济而有用的动物模型。以 HDV 接种到 WHsAg 携带的土拨鼠,可在接种后 1～5 周的血清中出现 HDAg,第 2～8 周达到高峰。用免疫组化的方法在肝细胞核及细胞质内证实有 HDAg 存在,肝组织在接种后 3～8 周出现典型的肝炎病变。

3.北京鸭实验性感染

鸭乙型肝炎病毒(duck hepatitis B virus,DHBV)的形态、DNA 结构和 DNA 聚合酶等与 HBV 相似。Ponzetto 等(1987)将含有未经稀释的鸭乙肝病毒血清接种到受精鸭卵巢中,使子代鸭感染鸭乙型肝炎,在 2.5～6 个月鸭龄时接种 HDV 阳性血清,然后采血检查 HDAg 和 HDV RNA。结果表明,接种 HDV 1～2 周后,有短暂的病毒血症,并可查出 HDV RNA。这一实验说明 DHBV 也可支持 HDV 的复制。但抗-HD 的滴度低,肝脏无明显的组织学改变,不形成慢性 HDV 感染。

4.树鼩实验性感染

国内李奇芬等以 HBV/HDV 协同感染树鼩,证实协同感染后血清中出现 ALT 升高,HBsAg、HDAg、抗-HD 阳性,并见短暂的 HDV 病毒血症,肝脏出现组织学病变,且可检出 HDAg,提示树鼩有可能建立 HBV/HDV 协同感染模型,值得进一步研究。

三、HDV 感染的发病机制

目前所知关于 HDV 感染的发病机制是有限的。临床观察发现丁型肝炎主要是免疫介导的疾病过程。然而,特殊的临床病例提示 HDV 感染可出现细胞病变。例如,南美北部严重丁型肝炎的暴发与肝脏疾病罕见的组织学特征有关,该特征能代表细胞病变的病毒本质。这些急性重症肝炎病例大部分是 HDV 基因 3 型引起的。

关于 HDV 的细胞免疫应答已有几项研究,这些研究指出,宿主 T 细胞应答的数量和质量可能与感染控制的程度有关。2006 年我们发现 HDV 感染患者细胞毒性 $CD4^+$ T 细胞水平高于 HBV 或 HCV 感染者。值得注意的是,一般情况下肝脏中 $CD4^+$ T 细胞水平高于外周血,且随年龄增长而累积,这一特点可能是年龄较大的患者丁型肝炎进展更快的一种解释。

总的来说,至少在 HDV 基因 1 型和 2 型感染患者中,丁型肝炎主要是一种免疫介导疾病。因此,抗病毒治疗的目标应该是增强抗-HD 免疫及减少病毒血症而使感染得到长期控制。有趣的是,HIDIT-1 试验报道,最早的证据是 HDV 感染者 HDV 特异性 T 细胞应答的质量能预测 Peg IFN-α-2a 治疗的效果。需要注意的是,2009 年发表的另一项研究显示,HDV 可通过阻断 Tyk2 激活而干扰 IFN-α 信号通路,从而阻止 STAT1 和 STAT2 的活化及易位到细胞核,从而降低抗病毒治疗疗效。

多种肝炎病毒的同时感染与病毒复制交互抑制的不同模式有关。HDV 经常抑制 HBV 复制。70%～90%丁型肝炎患者乙型肝炎早期抗原(HBeAg)阴性,且血清 HBV DNA 低水平。早期共转染实验显示 delta 蛋白能减少 3.5 kb HBV RNA 和 2.1 kb HBV RNA 的细胞内水平。这一现象可能的解释是 HDV P24 和 HDV P27 蛋白抑制 HBV 增强子 pⅡE1 和 pⅡE2,并抑制 HBV 复制。另外,Williams 等发现 HDV P27 可反式激活 IFN-α 诱导的 Mx1 基因(也称为 MxA),从而抑制 HBV 复制。

尽管 HDV 对 HBV 有影响,但仍有 15%～30%丁型肝炎患者 HBeAg 和/或 HBV DNA 阳性。然而,对 HBeAg 阳性的丁型肝炎患者的病程没有很好的研究。重要的是,在 HDV 同时感染的情况下,甚至 HBeAg 阳性患者可能出现 HBV DNA 阴性。另一方面,HBV 前核心终止密码子能在丁型肝炎患者中产生。因此,HBeAg 阴性患者能有显著的 HBV DNA 水平,并需要对乙型肝炎行抗病毒治疗。HBV 病毒血症水平是 HBV 单一感染者疾病进展的一个最重要的预测指标。同样地,HBV 和 HDV 同时感染者应该监测 HBV 病毒血症且必要时进行治疗,HBV 病毒血症也能促进丁型肝炎患者向临床终点的发展。

1/3 以上的丁型肝炎欧洲患者与 HCV 同时感染。在这种情况下,需要重点指出在三重感染患者中,HDV 不仅能抑制 HBV 复制还能抑制 HCV 复制。在 HBV 和 HDV 重叠感染者中慢性 HCV 感染甚至能被清除。少于 1/5 的抗-HCV 抗体阳性,HBsAg 阳性和抗-HDV 抗体阳性患者 HCV RNA 阳性。然而,抗-HCV 抗体阳性和 HCV RNA 阴性患者真正从 HCV 感染恢复的数量,或在病毒同时感染的情况下 HCV 复制是否正好被抑制是不清楚的。病毒优势能随时间而改变,因此三重肝炎病毒感染的患者应该密切随访,且应考虑对主导病毒进行治疗。

四、HDV 感染的特异性检测

HDV 感染的检测对于确定 HDV 感染为现在感染,还是既往感染,区别 HDV 与 HBV 同时感染还是重叠感染,估计预后等均具有重要的意义。但 HDV 感染的检测当前还存在一些问题:

①HDV 感染的抗体应答较差,而且多变。急性丁型肝炎仅出现低水平的抗-HD,甚至常在急性病变开始后数周才出现抗体应答。②可用于检测血清中丁型肝炎抗原及抗体的试剂还很不普及,亦不够稳定。③许多敏感的检测方法,技术上很复杂,目前仅限于研究单位应用。

（一）丁型肝炎病毒抗原的检测

肝组织内的 HDAg 检测由 Rizzetto 于 1977 年首先进行,他用 HDV 感染患者的高滴度抗-HD血清作直接免疫荧光或免疫酶法检出肝组织内存在 HDAg。迄今仍认为肝内抗原检测是"金标准检测方法"。肝内 HDAg 可用免疫荧光染色在肝冰冻切片上检出,也可用直接免疫酶法在甲醛溶液固定的石蜡包埋组织切片上,用常规方法在光镜下检出。HDAg 可见于细胞核内,也可见于胞质内。本方法较简便,不仅可以明确病因及了解病理改变;而且对估计预后,指导治疗有重要的价值。由于免疫酶染色的抗体来自受感染患者的血清,虽然容易获得,但并不理想,难以标准化,且具有感染性,现已有人研制抗-HD 的单克隆抗体及人工合成 HDAg（Bermann,1989）,用以免疫家兔,获得抗-HD 化学多肽,可望用于 HDV 抗原的检测。

在受感染者的血清中,也可用酶免疫试验（enzyme immunoassay,EIA）、放射免疫试验（radioimmunoassay,RIA）以及 Western 印迹技术检测;美国最近一项研究表明,在急性HDVHBV同时感染的病例,RIA 法仅能在 26％ 的患者中检出 HDAg。与之相反,爱尔兰Shattock 等报道,用 EIA 检测,发现 100％ 的患者有 HDV 抗原血症。西班牙的研究报告,89％的急性丁型肝炎患者在发病的第 2 周可检出 HDAg。出现这种差异的原因可能是所用的检测方法敏感性不同,也可能与标本采集的时间有关。由于 HDAg 在血中出现早,而且仅持续 1～2 周。因此,多数临床疑诊为急性丁型肝炎的患者检测时已为时过晚,不能检出 HDAg。

慢性丁型肝炎病毒感染的患者中,用 RIA 或 EIA 很少能检出 HDAg,推测可能是因为血清中的 HDAg 与抗-HD 形成了免疫复合物,因而用这些方法不能检出。Western 印迹法可以解决这个问题,因为用本法可通过蔗糖将血清中的病毒颗粒与抗-HD 分离开来。Western 印迹分析在变性后进行聚丙烯酰胺凝胶电泳,可使标本中剩余的抗体与抗原离解。用 Western 印迹法可见到 HDAg 呈相对分子质量大小为 24000 及 26000 的 2 种抗原特异性蛋白。Buti 等（1989）认为这是一种敏感而有用的检测 HDAg 的方法。然而,本方法技术上较困难,而且费时,又需用核素,从而限制了它的推广应用。

（二）丁型肝炎病毒抗体的检测

血清中检测丁型肝炎病毒抗体是一种非常有用的诊断方法,抗-HD 可用 RIA 和 EIA 法检测,现已有商品试剂盒供应,一般检测 IgG 和 IgM 抗体（总抗-HD）。

急性丁型肝炎感染 3～8 周时约 90％ 可检出现抗-HD,一般为低滴度（＜1/100）,但在急性期后仍持续存在。由于抗-HD 的出现在时间和程度上往往有差异。因此,若疑为急性 HDV 感染,必须在数周内作多次重复检测。最近已建立了检测 IgM 型抗-HD 的方法,本法有助于诊断急性 HDV 感染。在急性 HBV/HDV 同时感染时,约 93％ 的病例出现一过性 IgM 型抗-HD 阳性。如果同时有总抗-HD 滴度的升高,更可证实诊断。丁型肝炎重叠感染时,HDV 的抗体应答更为可靠且稳定。早期很容易检出高滴度的 IgM 和总抗-HD（＞1/1 000 000）。抗-HD 滴度超过 1/1 000 即可认为具有诊断价值。但对免疫缺陷患者,抗-HD 检测并不可靠。如果血清出现持续性高滴度的抗-HD,即可确诊为慢性丁型肝炎感染。

（三）丁型肝炎病毒 RNA 的检测

在血清中能通过分子杂交或 RT-PCR 的方法检测 HDV RNA。杂交检测有大约 $10^4 \sim 10^6$

基因组/mL 的检出下限。这个技术已经被更敏感的 RT-PCR 代替,它的检出限为 10 基因组/mL。在肝脏标本中,HDV RNA 能通过原位杂交进行检测。然而,这一方法不常规使用,因为非常难做且耗时间。现在新的自动化检测方法使动态随访治疗期间感染患者血清中的病毒 RNA 成为可能。

五、HDV 感染的临床表现

HDV 感染有两种类型,HDV 与 HBV 同时感染和在慢性 HBV 感染的基础上再感染 HDV,称为重叠感染。

(一)HBV 与 HDV 同时感染

多数 HBV/HDV 同时感染的 HDV 复制现象并不显著(HDAg 仅一过性在肝内检出,而在血清中不能检出)。这些病例肝脏的病变轻微,血清中常一过性检出 HBsAg,仅见血清抗-HD IgM 阳性反应,呈一过性、自限性经过,故 HDV 感染常被漏诊。急性 HBV 和 HDV 同时感染导致 90% 以上患者病毒完全清除,但由于 HBV 复制活跃,HDV 的复制表现可非常明显,在一段较长的时间内血液及肝脏中均可检出 HDAg,这类患者常为重症或急性重症肝炎。HDV 只在少数慢性 HBsAg 携带者和 HDV 重叠感染中自发清除。HD 抗原血症的出现一般与肝脏损伤程度有关,提示有严重的肝脏炎症。同时感染大多可自行缓解,不发展为慢性,这类急性肝炎很难与 HBV 单独感染相区别,常见转氨酶升高为双相性经过,这可能是 HBV 与 HDV 相继感染的表现。根据黑猩猩实验感染的研究,HBV/HDV 同时感染的潜伏期为 4~20 周。这类急性肝炎常见于输血、用血液制品后及静脉药瘾者。HBV 和 HDV 同时感染患者的组织病理学比单独 HBV 感染患者的更严重,这在黑猩猩实验中也已证实。在世界不同地区已出现一些急性丁型肝炎的暴发。然而,幸运的是,由于 HBV 疫苗接种计划的实施,过去二十年急性丁型肝炎在西方国家已相当罕见。

(二)慢性 HBV 携带者重叠感染 HDV

慢性 HBV 携带者重叠感染 HDV 较 HBV/HDV 同时感染更为常见。HDV 重叠感染可呈无症状经过,由于已有 HBV 感染,常见 HDV 明显的复制,其肝炎症状较同时感染为重,表现为慢性肝炎急性发作或恶化形成慢性 HDV 感染,或甚至成为急性重症肝炎。在重叠感染时,血清及肝脏中可检出 HDAg,抗-HD IgM 与 IgG 阳性反应。无症状性 HBV 携带者重叠感染 HDV,如果过去未曾检查过乙肝指标,常会误诊为急性乙型肝炎。但血清学检查抗-HD IgM 与 IgG 阳性,而抗-HBc IgM 阴性或抗-HBc IgG 阳性,说明是慢性 HBV 携带者与 HDV 的重叠感染。HBV 携带者 HDV 重叠感染过去往往被误认为由于休息、饮食及药物治疗不当所致肝炎恶化,而实际上是因为 HDV 重叠感染所致。

(三)HDV 与暴发性乙肝

急性暴发性乙肝伴有 HDV 感染(由于 HBV/HDV 同时感染或 HBV 携带者 HDV 重叠感染所致)的发病率与形成因素尚不完全清楚。在 HDV 高发地区,据报告 HBV/HDV 同时感染形成急性重症肝炎的概率较高。例如,在意大利为 30%(25/82),在洛杉矶的静脉药瘾者达 41%(14/34)。而在 HDV 感染低发区,如美国与爱尔兰,HDV 感染在乙型肝炎所致急性重症肝炎中并不占重要地位,百分率极低。

(四)慢性 HDV 感染

HBV 携带者重叠 HDV 感染,虽也可自限或缓解,但多数形成慢性肝炎,病情出现进行性发展。例如,意大利报道 24 例 HBsAg 携带者重叠 HDV 感染中,20 例发展为慢性活动性肝炎。过去认为 HBsAg 携带者重叠感染 HDV 应用 RIA 在血清中不易检出 HDAg,这可能是因为血清中的抗原与抗-HD 形成了免疫复合物而不能检出。但应用免疫转印技术却可证实有持续性抗原血症存在。在慢性肝炎也可应用 HDV cDNA 探针作杂交,在血清中检出 HDV RNA。在慢性 HDV 感染的肝脏内常可检出 HDAg 及 HDV RNA。区别持续性 HDV 感染与既往 HDV 感染可作血清抗-HD IgM 和抗-HD IgG 检查。但应注意,慢性 HDV 感染时抗-HD IgG 常为高滴度阳性反应,可与既往感染相鉴别。如抗-HD IgM 与抗-HD IgG 两者在 HBV 携带者均为高滴度阳性反应时,提示为进行性慢性 HDV 感染。慢性 HBV 感染者为 HDV 最主要的宿主,是 HDV 感染的重要来源。

一些研究表明,慢性 HDV 感染导致的肝病比单独慢性 HBV 感染更加严重,且与纤维化进展加速、肝细胞癌风险增加和早期肝硬化失代偿有关。在土耳其东南部,几乎一半的肝硬化和肝细胞癌系 HDV 感染所致。一项意大利丁型肝炎患者随访 28 年的研究表明,25% 肝硬化患者发展为肝细胞癌,肝衰竭是 59% 患者死亡的原因。这些数据与来自台湾的一项研究一致,该研究报道,基因 1 型的 HDV 感染者的累计存活率低,15 年后只有 50% 患者存活。HDV 和 HIV 同时感染患者,HDV 感染也与发展为肝硬化风险的增加有关。一个西班牙研究小组发现,HIV、HBV、HCV 和 HDV 同时感染的患者有 66% 发展为肝硬化,但 HBV、HCV 和 HIV 同时感染的患者只有 6%。

(五)HDV 与慢性肝病

慢性 HDV 感染多有活跃的肝脏病变。例如意大利报告 HBsAg 携带者 32% 的慢性活动性肝炎(CAH)、52% 的肝硬化肝内均可检出 HDAg。另一报告在伴有 CAH 与肝硬化的 HBsAg 阳性儿童中,几乎全部伴有 HDV 感染,说明 HDV 感染是发展成慢性肝病的一个重要因素。但在美国,仅在静脉药瘾者的慢性肝病中有特别高的 HDV 检出率。伴慢性 HDV 感染的肝病患者,多数有明显症状,但明显严重的肝病也可见于无症状携带者。一组无症状但肝功能异常的 HBsAg 携带者的肝活检表明,61% 抗-HD 阳性者病理改变为 CAH 或肝硬化,或两者并存。因此,建议对抗-HD 阳性的无症状 HBsAg 携带者,作肝活检以确定慢性肝脏病变的性质。

(六)HDV 感染的临床经过特征

根据 111 例慢性 HBV 患者肝组织中发现 10 例 HDAg 阳性的回顾性分析,其临床特点如下

1.反复发作

10 例患者中有 9 例有反复肝炎发作的病史,病程分别为 2~8 年。在此期间,肝功能反复异常,肝炎症状不能缓解。其中有的患者在 2 年内因 ALT 升高、黄疸而住院 5~6 次。

2.急性肝炎样表现

10 例患者中有 1 例为 HBsAg 无症状携带者,肝功能和临床表现无异常,突然出现发热、恶心、呕吐及 ALT 升高等急性肝炎样表现。

3.病情重

HDAg 阳性患者病情多较严重。其中 5 例有肝硬化(2 例死于肝功能衰竭,有 2 例反复出现食管静脉曲张破裂出血、便血及腹水等肝功能失代偿现象,并转外科行门腔静脉分流术治疗);另 4 例有明显炎症,仅 1 例炎症较轻。本组病例的临床经过特征说明,乙肝重叠感染 HDV 者,临床表现多为病情反复发作,迁延不愈,病情呈进行性,发展为肝硬化、肝功能衰竭或食管静脉曲张破裂出血,有的病例出现急性肝炎症状,如果过去乙肝病史不明,往往误诊为急性肝炎。因此,临床

上对慢性乙肝患者突然急性发作或反复发作,病情进行性进展者,应考虑重叠 HDV 感染的可能,应及时检查血清中的抗-HD IgM 或肝组织内的 HDAg,以明确诊断。

六、肝脏病理改变与免疫病理

(一)HDV 感染的肝脏病理改变

Verme(1986)曾观察 HBsAg 携带者伴有慢性 HDV 感染、急性 HDV 感染发展为慢性的系列肝活检的组织病理学改变。认为 HDV 感染者的肝脏组织学改变,与其他类型病毒所引起的肝炎并无明显的组织学差异。在慢性肝炎患者的肝活检标本中,见汇管区及其周围炎症及碎屑样坏死等明显炎症病变,且常伴有肝硬化。肝小叶内见明显的单个核细胞浸润,肝细胞嗜酸性变及嗜酸性小体形成;肝细胞内有时可见微小滴状脂肪变。HDV 感染者的肝活检标本常见灶性、融合性与桥接坏死。肝细胞内 HDAg 在急性肝炎较少,而随着肝脏病变的慢性化而增加,在其晚期肝硬化时,HDV 抗原表达常较低。

我们曾对肝组织内不同病毒复制状态的慢性肝病组织学变化进行比较,其中肝组织内存在两种病毒复制(HDAg$^+$/HBcAg$^+$)33 例,仅有 HDV 复制者(HDAg$^+$/HBcAg$^-$)33 例,仅有 HBV 复制者(HDAg$^-$/HBcAg$^+$)25 例。同样亦发现,HDAg 阳性与 HDAg 阴性者的病理表现基本一致,各病变指标并无质的差异,而仅是量的不同。

(二)HDAg 在肝组织内表达的形式

应用抗-HD 血清作直接酶免疫或直接免疫荧光检查,可显示肝组织内的 HDV 抗原表达。HDAg 在肝细胞核内表现为均匀分布的细颗粒,在胞质中的表达可为局限于胞质内里包涵体状或弥散性分布在胞质内。在 144 份 HDAg 阳性标本中,53 份为单纯胞核型,82 份为单纯胞质型,9 份为混合型(既有胞核型也有胞质型)。

HDAg 阳性细胞在肝组织内的分布形式多为散在分布,HDAg 阳性肝细胞散在于阴性肝细胞之间,或成簇分布,较少为弥漫分布。

Kojima(1986)曾对肝细胞内 HDAg 进行免疫电镜研究。证实 HDAg 主要定位于肝细胞核内,也可见于肝细胞质内。肝细胞核的染色体区可检出 HDAg,表现为弥散性或片状分布。HDAg 表现为不规则的颗粒样结构,直径 20~30 nm。这些 HDAg 阳性颗粒表现为单个颗粒分布,或成簇状分布。在肝细胞质内 HDAg 见于细胞质基质内,也可见游离的或与内质网膜相连接的核糖体中,在核糖体内显示阳性的 HDAg 免疫染色,提示核糖体可能是 HDV RNA 翻译 HDAg 的场所。HDAg 再从核糖体进入胞质的基质中,而后再聚集在细胞核内。细胞质与核内抗原代表着 HDAg 扩散的不同阶段。

(三)HDAg 在不同类型 HBsAg 阳性肝病肝组织内的检出率

HDAg 在肝组织内的检出率不仅与不同地区的感染率有关,而且也与不同类型肝病有关。虽然有报告认为 HDAg 在无症状携带者、急性肝炎、慢性肝炎、重症肝炎及肝硬化均可检出,但一般认为以慢性肝炎、重症肝炎和肝硬化的检出率较高。

根据对 2 346 例不同病理类型肝病肝组织内 HDAg 直接酶免疫染色检查的结果分析,HDAg 在急性肝炎中的检出率最低,为 3.28%;慢性肝病次之(8.60%~10.59%),肝炎后肝硬化高达 14.32%。此外,HDAg 的检出率与临床病情有一定的关系,如在一组临床诊断为无症状 HBsAg 携带者中,均未检出 HDAg,而另一组 50 例 HBsAg 阳性重症肝炎的肝组织中,HDAg 的检出率却高达 16%。

HDV 重叠感染与肝病的活动性和慢性化有关。HDV 感染对部分患者肝硬化的发病以及重症肝炎的形成起着不可忽视的作用。

(四)HDAg 表达与肝脏病变的关系

表达胞质型 HDAg 的肝细胞形态可为正常,也可为明显萎缩的肝细胞。HDAg 可见于疏松改变或气球样变性的肝细胞,或者坏死区残留的肝细胞内。胞核型 HDAg 阳性肝细胞形态大多为光镜下正常的肝细胞,偶尔也可见少数核型 HDAg 表达的肝细胞呈高度疏松化。Kojima 在免疫电镜下见到存在 HDAg 的肝细胞,特别是胞质内有 HDAg 的肝细胞与无 HDAg 的肝细胞相比,有较严重的变性改变。这些改变包括内质网扩大、核糖体与内质网膜分解和线粒体异常等改变。在浆膜型 HBsAg 与 HBcAg 表达部位常有淋巴细胞浸润现象,但在 HDAg 阳性肝细胞周围则常不见淋巴细胞浸润。

上述观察结果表明,HDAg 表达的肝细胞多有变性改变,其周围很少见到炎性细胞浸润,间接地支持 HDV 可通过直接致细胞毒作用而造成肝细胞损伤。但是必须注意到,乙肝合并丁肝病毒感染的肝脏病变是复杂的,有的 HDAg 阳性肝细胞并无变性改变;HDAg 阳性肝细胞周围有时也出现如 Kojima 所见的炎性细胞浸润,肝细胞病变与 HDV 感染的细胞数之间并无平行关系。这些现象可能是同时存在着 HBV 感染以及机体免疫状态共同相互作用的结果,不能肯定病变是 HDV 直接的细胞毒性作用,还是免疫及炎症改变,或者两者共同作用导致肝脏损伤的结果。

(五)HDV 感染与肝细胞癌

HDV 感染与肝癌之间的关系尚不清楚。过去认为在肝癌中,肝内 HDAg 或血清中抗-HD 的检出率很低,甚至有人认为并发 HDV 感染者多在发展成肝癌以前已死亡。以往有动物实验表明,携带土拨鼠肝炎病毒(WHV)的土拨鼠在重叠感染 HDV 后 2 年,10 只中有 7 只发生了肝癌。Hadziyannis(1985)曾随访一组 HDV 感染患者 3.6 年,33%好转,另 33%无改变,8%明显恶化,25%出现肝硬化或肝细胞肝癌,并估计约 10%的 HDV 感染可发展成为肝细胞肝癌。在我们所观察的104 例肝癌肝组织中,HBsAg 的检出率为 75%,其中检出 HDAg 者 10 例(12.82%),均为胞质型。8 例 HDAg 在癌周肝细胞中,另 2 例有少数 HDAg 阳性肝细胞为癌前细胞,在典型的癌细胞内未发现 HDAg。

我国是肝癌的高发区,已证实癌周肝组织内 HBsAg 和 HBcAg 的检出率分别为 76%和 30%,在癌组织内的检出率分别为 14%和 6%,表明肝癌与 HBV 感染有密切的关系。HDV 感染在肝癌发病中的意义尚不清楚,推测 HDV 在癌变中由于引起肝细胞坏死、炎症及肝硬化可能对致癌起着促进作用(Verme,1991)。

(六)HDV 感染与 HBV 复制的关系

HDV 与 HBV 复制的关系目前认识尚不一致,多数认为 HDV 感染对 HBV 的复制有抑制作用。血清学研究表明,重叠 HDV 感染的慢性 HBV 感染者,血清中 HBsAg、HBeAg、HBV DNA 及 HBV 聚合酶等指标的滴度降低。但 Genesca(1987)认为,有 HBV/HDV 同时感染者与单独 HBV 感染者的血清中 HBV DNA 并无差异。我们在 167 例 HDV 抗原阳性的标本中,同时检出了 86 份 HBcAg 阳性。通过双染色发现,HDAg 与 HBcAg 定位于不同的肝细胞内,在同一肝细胞内偶见 HDAg 与 HBcAg 同时存在。提示 HDV 对 HBV 复制的抑制并不完全,HBV 与 HDV 也可在同一肝细胞内复制。此两者的协同感染在致病中的生物学意义,尚待进行深入研究。

七、丁型肝炎的诊断

HBsAg 阳性者至少应该检测一次抗-HDV IgG 抗体。没有证据提示在缺乏抗-HDV 抗体时能直接检测到 HDV RNA，因为 HDV 感染者都会产生抗-HDV 抗体。据我们所知，缺乏抗-HDV抗体的免疫低下患者，存在 HDV 病毒血症的病例仍然没有报道。然而，抗-HDV 抗体存在不一定表明活动性丁型肝炎，HDV 感染恢复 HDV RNA 可以消失。长期如此，感染恢复后抗-HDV 抗体可以消失。但是，抗-HDV 抗体也能持续很多年，甚至经历 HBsAg 血清学转换或肝移植。

HDV 感染应该以检测到血清 HDV RNA 来证实。如果血清 HDV RNA 阳性，应该评估肝脏疾病的分级和分期，监测肝细胞癌并考虑抗病毒治疗。可以进行 HDV RNA 定量检测。然而，没有证据表明血清 HDV RNA 水平与任何临床标志物活性或肝脏疾病阶段有关，同样与 HCV 感染无关。这说明 HDV RNA 定量只对抗病毒治疗有用。多项研究正在评估关于根据 HDV RNA 下降水平决定抗病毒治疗的停药规则。Erhardt 等提出对 Peg IFN-α-2b 治疗 24 周后血清 HDV RNA 水平下降少于 3 个 log 的患者继续治疗没有意义。Yurdaydin 等认为使用常规重组 IFN-α 获得 SVR 的 HDV 感染患者与不能清除 HDV 感染的患者相比，通常在治疗开始的 3~6 个月内血清 HDV RNA 水平下降。

20 世纪 80 年代和 20 世纪 90 年代活动性丁型肝炎的诊断依赖于抗-HDV 抗体 IgM 检测。抗-HDV 抗体 IgM 检测现在可能仍然有用，尤其是对 HDV RNA 检测为阴性的患者。由于 HDV 基因组的变异和 HDV RNA 检测标准化的缺乏，HDV RNA 检测可能产生假阴性的结果，或在疾病波动下 HDV RNA 水平检测可能低于检出限。在这些病例中，HDV RNA 应该重复检测，如果条件允许应进行抗-HDV IgM 抗体检测。

丁型肝炎只发生在与 HBV 同时感染或重叠感染情况下，要保证 HBV 感染一定成立，包括 HBV DNA 定量和 HBeAg、抗-HBe 抗体检测。同样地，必须检测抗-HCV 抗体和抗-HIV 抗体。以我们的经验，检测出抗-HDV 抗体阳性的患者中有 1/3 以上抗-HCV 抗体也检测出阳性，这一发现与其他研究小组是一致的。病毒性肝炎患者诊断应当包括肝病分级和分期，因为丁型肝炎能快速进展且疾病本身严重。由于治疗方案的选择有限，故开始评估 IFN 治疗的风险和益处时应该考虑肝纤维化的程度。针对丙型肝炎和乙型肝炎，纤维化的非侵袭性血清学标志和弹性扫描已被广泛地研究。然而，对丁型肝炎有用的信息非常有限。肝病分期定量评估，如 AST 与血小板比率指数（APRI）或 AST 与 ALT 比值，在有或无纤维化或肝硬化的丁型肝炎患者之间显著不同。目前，尚无有关 HDV 感染者瞬时弹性扫描方面的研究，因此肝活检仍是 HDV 感染诊断的关键。

总而言之，确立诊断的第一步是检测抗-HDV 抗体，然后通过肝脏中 HDAg 免疫组织化学染色或血清 HDV RNA 检测明确诊断。如果 HDV 感染被确诊，下一步是评估肝脏分级和分期以明确患者接受 IFN 治疗是否有益。

八、HDV 感染的治疗

实验与临床观察均已证明，HDV 感染是乙型肝炎慢性化及进行性发展的重要因素。HDV 感染在我国 HBV 患者的并发率已初步确定为 6%～10%。我国 HBsAg 携带率高达 10%～15%，尽管 HDV 感染率相对较低，但可累及成千上万的 HBsAg 携带者及慢性 HBV 感染患者。HDV 感染在 HBsAg 携带人群中的传播可造成病情的进展、加重及恶化等严重后果。因此,HDV 的防治在肝炎的防治中具有重要意义。

丁型肝炎是病毒性肝炎中唯一没有确定治疗方法的。然而,一些治疗策略可以采用。对于 HDV 感染的监测应被强制执行。不同病毒占主导地位的形式与不同的临床转归有关,且需要采取不同的治疗策略。然而,随着时间的推移病毒水平不一定稳定,因此,患者随访期间需要进行合适的治疗。

(1)类固醇、左旋咪唑、利巴韦林、胸腺素等已多次试用,但均未获得显著疗效。

(2)核苷及核苷类似物:一些用于 HBV 感染治疗的核苷及核苷类似物对 HDV 是无效的。泛昔洛韦在 20 世纪 90 年代临床用于乙型肝炎的治疗,但土耳其研究表明其对 HDV 无显著抗病毒活性。同样地,试验中拉米夫定对丁型肝炎的治疗也是无效的。单独利巴韦林或与 IFN 联合也不能增加 HDV RNA 清除率。然而,一项 HIV、HBV 和 HDV 同时感染者的长期观察研究发现,抗反转录病毒包括替诺福韦治疗显示出了有希望的结果。该研究中抗反转录病毒治疗持续 6 年,在这期间作者观察到血清 HDV RNA 水平平均值下降,从 7log10 降到 5.8log10,16 位患者有 3 位 HDV RNA 变成阴性。丁型肝炎患者对 HBV 聚合酶抑制剂延长治疗或许有效,可能归因于血清 HBsAg 水平下降。该数据需要在以后的三重感染者治疗试验中加以证实。

克拉夫定是乙型肝炎治疗发展中的一种核苷类似物,已被指出在土拨鼠中可抑制 HDV 病毒血症。然而,没有克拉夫定对丁型肝炎患者治疗有用的数据。此外,2009 年证实以线粒体 DNA 缺失为特征的严重肌病与克拉夫定治疗慢性乙型肝炎有关。因此,这种化合物的进一步临床发展尚不确定。

如果 HBV 聚合酶抑制剂用于丁型肝炎的治疗,则必须考虑变异的选择,包括 HBV 聚合酶抑制剂的耐药和 HBsAg 结构可能发生的变化,还有 HBV 聚合酶和 HBsAg 重叠的开放阅读框。尤其是 HBV 感染用拉米夫定治疗期间经常出现 rtM204V HBV 聚合酶变异,它与编码在 s195 和 s196 位置上的 HBV 小包膜蛋白的基因改变有关。HDV 通过 HBV 包膜蛋白壳体化。Vieether 等证明,拉米夫定诱导的 sW196L 或 sW196S HBsAg 变异抑制 HDV 颗粒的分泌。一个法国小组也证实上述结果,并指出 sW196S HBsAg 变异导致 HDV 颗粒装配受损。这些研究的临床结局不清,因为 HDV 颗粒不分泌的意思是细胞将由 HDV 抗原填充,这可能会引起细胞病变。这些数据表明,如果 HBsAg 变异被诱导,HDV 的致病性可能改变,丁型肝炎则应该避免不必要的核苷或核苷类似物治疗。

(3)重组 IFN-α:自 20 世纪 80 年代中期以来 IFN-α 用于丁型肝炎的治疗。随后大量试验研究 HDV 感染者 IFN-α 不同的治疗持续时间和剂量。然而,由于试验之间终点不同,故数据难以比较。随着时间的推移,仅少数研究对 HDV RNA 的血清水平进行了检测。

意大利一项随机研究发现,使用高剂量 IFN-α 是重要的,因为这种治疗与丁型肝炎患者获得长期有效的结局有关。一些试验已经延长了 IFN-α 治疗,从 HDV RNA 清除的方面来说似乎治疗 2 年优于较短的治疗持续时间。来自国立卫生研究所的一个病例报道,IFN-α 治疗 12 年最终导致 HDV 感染和 HBsAg 都消失。然而,IFN-α 高剂量和延长治疗只有少数患者能耐受,因此对大多数患者来说治疗的选择仍非常有限。

(4)Peg IFN-α:2006 年的 3 个小规模试验,评价了 Peg IFN-α 用于丁型肝炎的治疗效果,这些研究观察使用 Peg IFN-α-2b 治疗 48 周或 72 周。法国 Castelnau 等的研究包括 14 名完成

1年治疗的患者,发现6名患者(43％)获得SVR(定义为治疗结束后6个月未检测到血清HDV RNA)。值得注意的是,接着Andreas Erhardt和同事的研究发现,12名患者采用相似的治疗方案,但只有2名患者获得SVR。这项研究中治疗的前6个月期间HDV RNA血清水平下降似乎能预测SVR。规模最大的研究包括38名接受Peg IFN-α-2b治疗72周的患者,有22名还在前48周接受利巴韦林治疗。有8名患者(21％)在治疗结束后24周HDV RNA阴性。重要的是,利巴韦林没有明显效果,这与更早更小规模的试验一致,无法证明利巴韦林的抗-HDV活性。

HIDIT-1试验包括90名来自德国、土耳其和希腊的患者。患者随机分配到接受每周180 μg Peg IFN-α-2a加每天10 mg阿德福韦酯,每周180 μg Peg IFN-α-2a加每天安慰剂,或每天10 mg阿德福韦酯三组中,且均治疗48周。两个Peg IFN-α-2a组显示经过48周治疗,血清HDV RNA水平平均值比单用阿德福韦酯组显著下降。治疗后,HDV RNA在接受包括Peg IFN-α-2a治疗的患者中未被检出。Peg IFN-α-2a联合阿德福韦酯组显示,经过48周治疗,血清HBsAg水平下降1.1log10 IU/mL。这些数据与来自希腊的报道一致,同时还发现接受IFN-α长期治疗的丁型肝炎患者血清HBsAg水平显著下降。

(5)肝移植:肝移植是丁型肝炎肝硬化末期患者治疗的唯一选择。由于在被动免疫接种抗-HBsAg抗体和给予HBV聚合酶抑制剂的大多数人中,肝移植后HBV再感染可被预防,HDV再感染在移植后不会发生。因此,丁型肝炎患者移植后的效果很好,5年存活率显著高于因慢性肝衰竭等其他原因而行肝移植的患者。值得注意的是,肝移植后HDV RNA从血中快速消失,并与血清HBsAg水平同步下降。

总的来说,HIDIT-1试验说明:首先,超过40％患者Peg IFN-α-2a对HDV有显著的抗病毒疗效,25％患者在治疗48周后获得SVR。其次,阿德福韦酯在HDV RNA血清水平下降方面很少有效,但对HBV复制水平显著的患者可以考虑使用。第三,Peg IFN-α-2a加阿德福韦酯联合治疗对血清HBV DNA水平或血清HDV RNA水平的下降没有作用。最后,为使HDV感染者HBsAg血清水平下降,Peg IFN加核苷类似物联合治疗优于任何一种单药治疗。

九、HDV感染的预防

业已肯定,乙肝疫苗不但可预防HBV的感染,对HBV免疫者亦不再感染HDV,故也可预防HDV的感染。但在HBsAg携带者或HBsAg慢性肝炎,如何预防HDV重叠感染仍是一个问题。Papper设想未来的HDV疫苗不仅可预防HBsAg携带者的HDV重叠感染,亦可防止HDV重叠感染所出现的严重后果,如严重慢性肝炎与急性重症肝炎。因而HDV疫苗的研制仍然是一个不容忽视的问题。

HDV病毒的传播方式与途径和HBV相同,预防HBV传播的措施,均适用于HDV,特别是控制医源性感染(如注射、输血、血液制品、针刺、化验采血等),对防止HBV及HDV的传播具有重要的意义。

(李再波)

第十一节 戊型病毒性肝炎

戊型病毒性肝炎(viral hepatitis E,HE)简称戊型肝炎,是由于戊型肝炎病毒(hepatitis E virus,HEV)引起的急性传染病,是经粪-口途径传播的非甲非乙型肝炎。20 世纪 80 年代以来,在亚洲、非洲、拉丁美洲约 20 个国家报告有本病流行,我国新疆南部地区 1986 年曾有 HE 流行。其临床表现与甲型病毒性肝炎相似,但本病黄疸型多见,常见于青壮年,孕妇易感性高,病情较重,经及时治疗,预后较好。

一、戊型肝炎病毒(HEV)及其生物学

(一)病毒颗粒的发现

1983 年,前苏联学者 Balagan 首先报道一种粪-口传播的非甲非乙型肝炎病毒颗粒。其后美国 Bradley 及 Tice Hurst 等进一步研究发现,该病毒颗粒存在于感染者或感染动物急性期胆汁、粪便及肝细胞中,并经免疫电镜证实。感染者血清中亦表现有针对该病毒颗粒的特异性抗体反应。研究表明,这种病毒颗粒在血清学和形态学上明显不同于甲型肝炎病毒,其物理化学性质也不同于一般 RNA 病毒。晚近戊型肝炎病毒的基因组核苷酸序列已全部弄清,是肠道传播的新的肝炎病原体,称为戊型肝炎病毒(HEV)。

(二)HEV 生物学特征

HEV 是大小为 27～34 nm(一般在 30～32 nm)的单股、正链无包膜的 RNA 病毒,其表面有许多凹陷和突刺形成锯齿状结构,偶尔可见厚壳状破碎的颗粒。部分纯化的 HEV 沉降系数为 183S(前苏联 82 年株和墨西哥 86 株),酒石酸钾-甘油密度梯度离心其飘浮密度为 1.29 g/cm³。不少观察发现 HEV 相当容易破坏,在蔗糖变速离心中易受破坏,悬液中的病毒于－70 ℃与＋8 ℃之间极不稳定,液氮中则极为稳定。在碱性环境中较稳定,可存在于肝内胆汁和胆囊胆汁中。长期保存需放在液氮内,镁或锰离子有助于保持病毒颗粒的完整性。HEV 可能是一个尚未分类的新病毒族成员或是小杯状病毒中一个单独的病毒群。

(三)病毒的基因组与复制

HEV 有 4 种基因型,即 1、2、3 和 4 型。目前世界上流行的 HEV 主要有两个基因型,分别以 HEV 缅甸株和墨西哥株为代表,从我国分离的 HEV 与缅甸株属同一亚型。HEV 缅甸株,称 HEV(B)的基因组核苷酸序列分析表明:HEV 为单股、正链 RNA 病毒,其核苷酸链长度约为 7 500 个碱基,3′末端具有poly A结构,含有 150～200 个腺苷;5′末端含有 27 个碱基的非编码区,其中含有 3 个开放阅读框架。开放阅读框架 1(open reading frame,ORF-1)主要编码非结构蛋白,如 RNA 依赖的 RNA 多聚酶、三磷酸核苷结合酶等。该区具有所有正链 RNA 病毒保留的氨基酸特征:①具有特征性 GDD 三肽(位于氨基酸第 1 550～1 552位),这种三肽是 RNA 依赖的 RNA 多聚酶的一部分。②两处同源性最好的区域,均与三磷酸核苷结合酶有关。位置 A:位于氨基酸第 975～982 之间;位置 B:在位置 A 的下游 46 个氨基酸处,即氨基酸第 1 029～1 032 处。推测位置 B 可与 Mg²⁺-ATP 复合物中 Mg²⁺作用。

开放阅读框架 2(ORF-2):开始于 5 147 处核苷酸,计 1 980 个核苷酸长。终止于 3′末端

PolyB的上游65个碱基处。推测该框架编码病毒结构蛋白。该区所编码的多肽为一种新蛋白质,具有如下特征:①在N端有明显的疏水性,紧接疏水区后为亲水区。疏水区包括一个典型的信号序列(氨基酸位置5～22)。②在氨基酸残基22～322之间,大约10%的氨基酸为精氨酸,使多肽一半的等电点增高至10.35左右。③开读框架2编码核衣壳蛋白,核及壳蛋白带正电荷,在包被基因组时可有效中和RNA的负电荷。

开读框架3(ORF-3)共含369个碱基与开读框架1、2相互重叠,该区可编码能为HEV感染人及动物血清所识别的免疫反应多肽。

目前已证实HEV可在非人类的灵长类动物中复制,HEV的分泌量呈波浪状,多次传代可缩短潜伏期,不同的HEV株毒力不同,但细胞培养尚未获得成功。关于HEV复制的部位与途径目前尚不清楚,据推测HEV感染经胃肠道感染入血后在肝脏复制,这些过程大多数发生在肝炎症状出现前。

2000年前我国散发性戊型肝炎的HEV以1型为主。而近年研究表明,包括香港在内,从患者分离的HEV以4型为主。

(四)HEV血清型

目前对HEV的免疫学反应知之甚少,虽然发现有多种HEV分离株,但它们之间有血清交叉反应,也有交叉保护作用,对易感动物接种某地区分离株,两年后再用另一分离株感染,可获得交叉保护,出现抗HEV升高,表明存在免疫记忆。因此推测HEV有多种分离株,但只有一种血清型。值得注意的是1987年在印度收集的患者粪便悬液中,含有病毒样颗粒,与HEV形态不一样,该病毒样颗粒可在恒河猴中引起肝炎,但并不产生针对该病毒样颗粒的血清学反应。另外,从中亚地区收集的HEV,也不能与明确诊断的HEV感染者的特异性抗-HEV发生反应。推测除HEV外可能还存在另一种肠道传播的非甲非乙型肝炎病原。

二、HEV感染的检测方法

(1)血清学:用酶联免疫吸附试验检测血清HBsAg、抗-HBc IgM、抗-HAV IgM及抗CMV IgM均阴性,而急性期血清抗-HEV IgM阳性或急性期抗-HEV阴性至恢复期阳性。

王占英等应用反转录-巢式聚合酶链反应检测32例戊型肝炎患者系列血清HEV RNA,并与抗-HEV IgM和抗-HEV IgG比较,结果:HE患者发病1周内,血清HEV RNA阳性率(96.6%)明显高于抗-HEV IgM和抗-HEV IgG,发病2周后,血清HEV RNA大部分患者阴转,而抗-HEV IgM和抗HEV IgG阳性率明显增高(分别为71.1%和97.8%)。结果提示,发病后1周内,检测血清HEV RNA作为早期诊断指标最敏感,但发病后2周血清抗-HEV阳性率增加,作为诊断指标抗-HEV比HEV RNA敏感。

(2)急性期患者粪便中免疫电镜可找到HEV颗粒。

(3)肝组织活检:肝组织学病变与急性病毒性肝炎相似,但病变较轻。据国内刘志华等报道,3例HE患者肝穿结果显示肝小叶结构轻度紊乱,汇管区稍扩大,伴较多炎性细胞浸润。肝细胞呈灶性"中毒性"改变,胞质疏松、气球样变,胞质内淤胆和细胞灶性溶解性坏死,毛细胆管胆汁淤积显著,有胆栓形成,肝窦内库普弗细胞增生。有学者报道大多数HE患者的肝组织病理改变呈中度损坏,偶可见亚大块或大块坏死。

三、流行病学

本病流行与社会经济、卫生水平和文化素质等密切相关,世界各地均有发生,主要见于亚洲和非洲一些发展中国家。亚洲有印度、尼泊尔、巴基斯坦、日本、泰国和中国;在亚洲次大陆本病呈地方性流行。非洲阿尔及利亚、突尼斯及中美洲的墨西哥均有本病暴发性流行,美、英、法及前苏联有散发病例发生。我国的吉林、辽宁、内蒙古、河北、湖北、山东及新疆地区有本病流行发生。本病流行有明显季节性,多发生于雨季或洪水后。近年来我国的戊型肝炎发病率呈逐年上升趋势。

(一)传染源
主要是患者及隐性感染者的粪便污染水源或食物。

(二)传染途径
(1)经水传播:主要水源被患者的粪便污染所致。根据流行情况分为两种类型:一为短期流行,即水源被一次性污染,流行数周;二为长期流行,即水源持续性被污染所致。其流行达数月之久。

(2)经食物传播:患者(特别是潜伏期)的粪便污染食物而致局部流行。

(3)日常生活接触传播本病,有明显家庭聚集性。

(4)血液传播。

(5)母婴传播。

(6)动物源性(猪可能是我国戊型肝炎的传染源)。粪-口途径是主要传播途径。

四、HEV 感染病理特征

据国内张立伐等自戊型肝炎患者急性期、恢复期血清制备的辣根过氧化物酶标记抗-HEV IgM-HRP(辣根过氧化物酶)及抗-HEV IgG-HRP,用直接或间接标记法,对 14 例 HE 患者肝组织及 18 例 HE 孕妇患者死胎/新生儿肝组织进行 HEV 抗原检测,全部戊肝患者(包括孕妇)血清抗-HEV IgM 均阳性,HBsAg、抗-HBc IgM、抗-HAV IgM 则均阴性。以抗-HEV IgG-HRP 直接酶标法,在14 例HE 患者肝组织中检出 6 例阳性(48.25%),在胎肝和新生儿肝组织中未发现阳性颗粒。HEV 抗原阳性肝细胞多为单个散在分布,但在一些肝细胞病变明显部位,可见阳性细胞较集中并见淋巴细胞侵入 HEV 抗原阳性肝细胞中。HEV 抗原在肝细胞胞质中的表达可见胞质弥漫型,胞质包涵体型及核膜胞质面聚集型。肝细胞核中未发现 HEV 抗原。上述征象提示戊肝的免疫发病机制。

五、临床表现

潜伏期一般为 2~9 周,平均 6 周。

本病多见于青壮年,15~39 岁占 70%,男性发病率高于女性,两者之比(1.3~3.0):1,孕妇易感性高,重症者较多,且早产、死胎率高,晚期妊娠患者病死率亦较高。老年患者起病较隐袭,淤胆型肝炎所占比例较高,黄疸深,持续时间长,病程相对较长,恢复较慢。重型肝炎相对较多,并发症多,易继发感染。由于病毒株不同,毒力不同,其引起的病变程度和临床表现也不同。本病起病急,临床上分为急性黄疸型和无黄疸型。大多数为急性黄疸型。据国内刘志华等报道199 例戊肝患者,急性黄疸型 181 例(91%),无黄疸型肝炎 18 例(9%),其中重型肝炎 16 例(8.04%)。病程中发热伴不同程度畏寒、咳嗽者 78 例(39.2%),乏力、食欲缺乏、恶心呕吐者,分别为 176 例(88.4%)、178 例(89.4%)及 137 例(66.8%),腹胀 144 例(72.4%)、皮肤瘙痒 89 例(44.7%)、肝大 126 例(63.3%)、脾大 42 例(21.1%)、少数患者有关节痛及腹泻。重型肝炎 16 例中,男女各 8 例。孕妇 17 例中,发生重症肝炎者 6 例(35.3%),非孕妇 68 例中,发生重症肝炎 2 例(2.9%),全部病例均有肝性脑病。9 例并发出血,因消化道大出血死亡 2 例均为晚期妊娠者。晚期妊娠病死率占重型肝炎的 12.5%。存活病例中,经半年随访未见慢性肝炎发生。在经母乳喂养的 6 例婴幼儿中均未发病,提示戊肝病毒不经乳汁传播。

国内孙蕙蓉等报道 142 例肠道传播的暴发型非甲非乙型肝炎中,其临床表现与其他病毒性肝炎暴发型的表现基本相似,除一般肝炎症状外,突出表现为起病突然,消化道症状及全身中毒症状在黄疸出现后继续加重,黄疸程度与预后无明显相关性;全部病例均出现昏迷,昏迷越深,病死率越高;35%病例发生消化道和/或产道出血,但无齿龈及其他部位出血倾向,黄疸越深,出血机会越多;孕妇病死率高,其病死例数占总病死例数的 66%(37/56);早产及死胎分别为 55.2%和 31.2%,妊娠月龄愈大,病死率愈高,该组 36 例出现肝肾综合征,多为孕妇且多在病程早期出现,无一例存活。

在免疫抑制人群中,基因 3 型 HEV 可呈慢性持续性感染,可进展为肝硬化;在肝移植受者中 HEV 感染可能是导致慢性肝炎的病因之一。

六、诊断

戊型肝炎的诊断,主要根据流行病学资料和临床表现,结合实验室检查。如出现急性肝炎临床症状,急性期患者血清 HEV RNA 阳性和/或粪便中免疫电镜找到 HEV 颗粒,或发病 1 周后血清抗-HEV IgM 和/或抗 HEV IgG 阳性;或急性期抗-HEV 阴性,但恢复期抗-HEV 阳性者均可确诊。如无条件作上述特异性血清学检测,可用血清排除法;凡经血清学检查不符合甲型、乙型及丙型病毒性肝炎,无输血传播病毒(TTV)、巨细胞病毒、EB 病毒及其他肝炎病毒感染,经流行病学资料证实为经粪-口感染者,可诊断。

乙型和丙型病毒性肝炎,可重叠感染戊型肝炎,引起慢性肝炎的急性发作,造成严重的肝功能损伤,甚至重症肝炎。在诊断戊型肝炎时应结合过去病史,作乙型和丙型肝炎有关病原学检查。

七、HEV 感染的防治

(一)治疗

戊型肝炎的治疗与甲型病毒性肝炎相似。对一些症状明显患者采用护肝、降酶、退黄支持等治疗。老年淤胆型戊肝患者,可加用腺苷蛋氨酸(思美泰)联合熊去氧胆酸;重症戊型肝炎患者或合并其他肝炎病毒的重症患者,采用人工肝支持系统治疗,可显著改善临床症状及生化指标,提高治愈率。对戊型肝炎孕妇的处理,特别强调早期诊断、早期治疗。对重型肝炎患者除一般基础综合治疗外,应加强支持疗法,密切观察病情变化,早期应用清蛋白及少量多次输注新鲜血,对防止出血,促进肝细胞再生,增强机体免疫力和肝功能恢复等均有积极作用。并应积极防治脑水肿及肝肾综合征等各种并发症的发生。对晚期妊娠患者预防产后出血是抢救成功的关键。

(二)预防

同甲型病毒性肝炎。普通免疫球蛋白预防戊型肝炎无效,疫苗尚在研究中。鉴于本病目前尚无免疫预防方法,预防重点是切断粪-口传播途径,加强饮用水及粪便的管理,加强卫生宣传,改善环境卫生,认真贯彻执行食品卫生法等。在戊型肝炎流行区实施避孕对降低戊型肝炎的发病率和病死率有重要意义。此外,还应加强对献血员和血液制品的筛查。

(李再波)

第十二节 其他病毒所致肝炎

自从病毒性肝炎的主要致病因子甲、乙、丙、丁、戊5种肝炎病毒得到分离,临床上已能检测出绝大部分嗜肝病毒。但是仍然有12%～18%的输血后肝炎和散发性肝炎的病因尚未完全明确。进一步的流行病学研究和实验研究表明,确实存在可经肠道或肠道外传播而引起肝炎的致病因子。临床上已提出多种诊断,如隐源性肝炎、己型肝炎、庚型肝炎、M/P型肝炎、非甲乙丙型肝炎、非甲乙丙丁戊型肝炎、肝炎相关再生障碍性贫血等等。因此,某些肝功能不良患者不能排除"新型肝炎病毒"或"过客病毒"感染的可能性。随着分子生物学技术的突飞猛进及其在临床上的广泛应用,近20年来,陆续发现了GBV-C/HGV、TTV家族、SEN病毒等新型肝炎相关病毒。然而,大量相关研究未能显示这些所谓"新型肝炎病毒"就是导致某些不明原因的急慢性肝炎甚至急性重症肝炎的致病因子。此外,还有一些非嗜肝病毒感染可引起肝脏炎症。这些病毒主要引起全身性疾病,肝脏仅为继发性被累及,而且很少引起典型的肝炎症状,由于多出现在免疫功能受损的患者,故常与其他疾病重叠感染。一般肝脏实质性病变较轻,但也可出现严重的肝损害。

一、己型肝炎病毒

1983年,Bradley等在对黑猩猩进行非甲非乙型肝炎交叉感染实验时发现两种血清学类型迥然不同的病毒颗粒:一种是直径小于80 nm,易被氯仿灭活,现在被证实为HCV;另一种是耐氯仿,类似于肠道病毒的病毒颗粒,后来被推测为己型肝炎病毒(HFV)。己型肝炎病毒(hepatitis French virus,HFV)是1994年英国的Fagan等人命名的。他们在一项前瞻性研究中发现,肝移植术后7 d再次出现急性肝功能衰竭患者的临床表现和肝脏组织病理学改变符合病毒性损害,而且移植物和自身肝细胞胞质中都发现直径60～70 nm、有包膜的病毒样颗粒。类似的病毒样颗粒在泰国和尼泊尔的散发性急性肝功能衰竭患者中也被发现。在目前的检测水平下,以上病例均与已知的5型肝炎病毒无关。同年,Deka等用一名患者的粪便提取物感染恒河猴和Hep-2细胞系,发现了一种新的导致非甲至非戊型肝炎的肠道致病因子——HFV(命名待正式认可)。病毒颗粒直径为27～37 nm,在感染猴和肠道型非甲至非戊型肝炎患者的粪便提取物中均检测到了20 kb长的病毒DNA。然而Uchida等则认为,所谓的HFV其实就是HBV的"沉默"突变株,该突变株在X基因编码区有8个核苷酸的缺失,增强子Ⅱ/核心蛋白启动子也发生了突变,突变的结果使HBV的复制和蛋白表达受到抑制,因而不能检测到"沉默"HBV的血清学标志——HBsAg、HBcAb,但用PCR方法从这些非甲至非戊型肝炎患者的血清中扩增获得了HBV DNA。HFV属于双股DNA病毒,病毒分类是否与HBV同属一科目前尚无定论,其真正本质也尚待进一步的实验证实。

己型肝炎潜伏期较丙型肝炎略长,平均61 d。HFV对人有一定的致病性,在感染猴和患者体内都发现了不同程度的肝损害,但有关HFV感染后的其他临床症状、特点及临床转归尚无报道。目前尚未建立HFV的ELISA检测方法,主要采用PCR方法进行检测。

二、GB 病毒 C/庚型肝炎病毒(GBV-C/hepatitis G virus,HGV)

1995 年,美国 Abbott 实验室研究一位急性黄疸型肝炎姓名缩写为"GB"的外科医师的血清,发现了一种可能为非甲-戊型的致病因子,命名为 GBV-C。1996 年,Linnen 等人报道从一个免疫反应性互补 DNA 克隆扩展而得到的庚型肝炎病毒(HGV)独立克隆。在随后的研究中发现 GBV-C 和 HGV 的核苷酸、氨基酸的同源性分别为 86% 和 96%,因此它们被认为是同一种病毒的不同分离株,通常用 GB 病毒 C/庚型肝炎病毒(GBV-C/HGV)来表示。

(一)病原学

GBV-C/HGV 属于黄病毒家族,为单股正链 RNA 病毒。GB 组肝炎病毒分为 3 种:GBV-A、GBV-B、GBV-C。GBV-A 和 GBV-C 较近,而同 GBV-B 相差较远。GBV-A 是一种感染狨的病毒,GBV-B 则是一种人类病毒,GBV-C 能感染这两种种属的个体。GBV-C 与 GBV-A 的进化关系较近,和 HCV 的同源性只有 28%。HGV 与 HCV 全序列同源性为 43.4%~47.8%,与 GBV-A、GBV-B、GBV-C 的同源性分别为 65.4%、35.3% 和 84.9%,氨基酸同源性分析显示 GBV-C/HGV、GBV-A 在生物进化上形成了一个区别于 HCV 的独立分支,GBV-B 单独形成另外一个分支。

GBV-C/HGV 基因组长约 9 300 个核苷酸,只有一个开放阅读框架,编码约 2 900 个氨基酸,开放阅读框前有约 400bp 的非编码区,3′端也有一约 150bp 的非编码序列。GBV-C/HGV 编码的前体多聚蛋白的氨基端为结构蛋白,羧基端为非结构蛋白,依次可分为核心蛋白(C)、包膜区蛋白(E1,E2)及非结构蛋白(NS2/NS3/NS4/NS5)。非结构蛋白内保守区域为丝氨酸蛋白酶(NS3)、RNA 螺旋酶(NS5)和 RNA 依赖的 RNA 聚合酶区。HGV 基因具有高度的可变性,以编码区变异最大。目前认为 E2 区的 N 端变异较多,但无明显高变区。E2 区蛋白具有很好的抗原性,可诱导机体产生中和抗体。GBV-C/HGV 同 HCV 一样存在不同基因型,即 GBV-C 原型(GB 型)、HGV(HG 型)和新型(亚洲型)。

(二)流行病学

GBV-C/HGV 感染广泛分布于美洲、欧洲、非洲、亚洲等地区。

HGV 经血液或血液制品传播,所以受血者、静脉药瘾者、同性恋者、性工作者和接触血源的医务人员及长期血液透析者均为 GBV-C/HGV 的高危人群,但是也有报道暴发性 GBV-C/HGV 肝炎病例中没有上述危险因素。初步调查显示,GBV-C/HGV 在各类慢性肝病中检出率约为 10%;在输血后肝炎、丙型肝炎患者中检出率较高;在多次受血者,尤其静脉吸毒者中可高达 20%;供血员中达 1%~3%。中国的 GBV-C/HGV 感染率较国外高;非甲至非戊型肝炎中绝大多数是庚型肝炎病毒感染所致。由于与 HBV 及 HCV 有共同的传播途径,所以 GBV-C/HGV 有较多的双重或重复感染的病例,混合感染可能是 HGV 感染的主要形式。在 HCV 感染者中似乎有更高的 HGV/GBV-C 感染率,在混合感染时其致病性、机体免疫反应和预后会有所变化。

母婴垂直传播也是 GBV-C/HGV 的一种重要传播形式,与 HCV、HIV-1 相比,GBV-C/HGV 的母婴传播率较高。进一步研究获知在低危人群中 GBV-C/HGV 围生期母婴垂直传播的概率小,并且不同的生产方式(如自然生产、剖宫产等)也影响了 GBV-C/HGV 的传播概率,其中以剖宫产的 GBV-C/HGV 传播概率最小。

(三)临床特征与病理改变

GBV-C/HGV 病毒血症可在感染者体内持续存在相当长一段时间,最长者达 13 年。

GBV-C/HGV既可引起急性肝炎,也可引起慢性肝炎。庚型肝炎一般临床症状较轻,黄疸较丙型肝炎少见,临床表现较乙、丙型肝炎轻,多数急性感染呈亚临床表现,且近50%的GBV-C/HGV感染者ALT值正常。也有呈重型表现。少数慢性患者ALT水平呈间歇性或持续性升高,停用抗病毒药物后出现反跳。慢性化低于丙型肝炎,单纯HGV感染病例较少见,这可能由于同HCV有类似的传播途径所致。单纯GBV-C/HGV感染所致肝炎症状与HBV或HCV混合感染患者临床表现无明显区别,这可能同GBV-C/HGV的致病性低有关。但也有报道乙肝患者重叠感染GBV-C/HGV可加重病情。从HGV感染发展到肝硬化需较长时间,但一旦发生则可能进展很快,特别是HBV与HCV合并GBV-C/HGV多重感染。在血清和肝组织HBV和HCV阳性的患者中可检出HGV RNA阳性典型病例,提示肝癌的发生可能同HBV、HCV和HGV协同相关。

庚型肝炎的病理改变同丙型肝炎非常相似,主要表现为汇管区淋巴细胞浸润、肝实质性炎症、灶性坏死、嗜酸性改变和细胞皱缩;溶酶体保持完整,但有凋亡小体形成;慢性庚型肝炎可见有碎屑样坏死及界板破坏。说明GBV-C/HGV同HCV感染致病机制可能一样,并非直接对肝细胞损伤,而免疫介导损伤可能是主要原因。

(四)实验诊断

目前对GBV-C/HGV感染的检测方法主要有两种:一种是ELISA法检测GBV-C/HGV抗体;另一种是用RT-PCR法检测GBV-C/HGV RNA。两者检出率并不一定呈平行相关。因目前对HGV各抗原的研究尚不充分,故用ELISA法检测GBV-C/HGV抗体诊断GBV-C/HGV感染缺乏说服力,唯有用PCR法诊断GBV-C/HGV感染较可靠。随着对GBV-C/HGV感染分子生物学研究的迅速发展,有必要采用和合成多肽引物来提高GBV-C/HGV感染诊断的特异性和敏感性。

(五)治疗和转归

庚型肝炎治疗除一般的保肝与抗病毒药物治疗外,研究最多的是α-干扰素治疗。因其抗病毒作用强,GBV-C/HGV同HCV一样对干扰素较敏感,治疗后HGV标志消失,常伴有血清ALT复常及肝组织学改善。但也有认为,病毒被暂时抑制,未能根除,停药后病毒复制仍会恢复到原来水平,有可能同干扰素的用量、疗程和GBV-C/HGV基因型别等因素相关。总之,干扰素等常用抗病毒药物对GBV-C/HGV的疗效目前尚不肯定。

庚型肝炎的转归可以表现为快速痊愈,升高的ALT恢复正常,病毒血症消失;也可以迁延成慢性,患者有间歇性的传染性。

三、TT病毒家族

1997年,日本学者Nishizawa等以5名输血后非甲至庚型肝炎患者作为研究对象,用代表性差异分析(representational difference analysis,RDA)法从血清中克隆出新的病毒,并以第一位患者姓名的缩写字母命名为TT病毒(TTV)。尽管TTV也暗指病毒性肝炎输血传播病毒(transfusion transmitted virus,TTV),但输血并非其传播的唯一形式。TTV家族包括了原浆型TTV、SANBAN、TUS01、TJN01、YONBAN、TTV样微小病毒(TTV-likeminivirus,TLMV)。

(一)病原学

TTV是一种单链无包膜环状DNA病毒,其基因组全长3.9 kb。在基因组序列、编码的蛋白和生物物理性质上与圆环病毒科(circoviridae)非常接近,但在大小、核酸及氨基酸水平上有差异,目前 TTV 还未被精确分类,也有学者将其归类于微小病毒科(Parvoviridae)。病毒基因组分为约 1.2 kb 的非翻译区和2.6 kb的翻译区,非翻译区中含有一个 GC 丰富区,能形成茎环特征性二级结构,可能与病毒复制有关。翻译区包含两个开放阅读框架(ORF),ORF-1 位于该基因组的 589~2 898 位核苷酸,编码 770 个氨基酸;ORF-2 位于 107~712 位核苷酸,编码 202 个氨基酸。ORF-1 N 端为富含精氨酸的高亲水区。ORF-1 和 ORF-2 可能分别编码衣壳蛋白和非结构蛋白,且部分 ORF 相互重叠。TTV 虽为 DNA 病毒,但变异率很高。目前已报道的变异株包括SANBAN、TUS01、TJN01、YONBAN、TLMV 等。由于目前尚无统一的分型方法,TTV 基因型难以定论。目前一致的意见是 TTV 的基因型和 TTV 是否存在高变区,都应该在比较不同地区 TTV 全基因组序列后,方可得出合理的结论。

(二)流行病学特性

继日本之后,中国、英国、德国、泰国、巴西、新西兰、中非也先后发现了 TTV 的存在。TTV 在人群中的分布极为广泛,据各国对不同人群 TTV 感染的流行病学调查,一般人群的 TTV DNA 阳性率多在 10% 以上。TTV 主要经血液传播,暴露于血液的人群(如职业供血员、静脉药瘾者、血液透析和输血患者等)TTV DNA 阳性率明显高于一般人群。TTV 的性传播可能不起主要作用。TTV 不仅可以通过输血、血液制品传播,而且还可以通过母婴垂直传播。母乳也可能是婴儿 TTV 的传播途径。TTV 的传播不仅限于输血和母婴传播,日常生活接触极有可能是 TTV 传播的重要途径,是造成人群高比例携带的原因。粪便中检出 TTV DNA 提示肠道传播可能也是 TTV 传播的途径之一。

(三)临床特征和致病性

TTV 的感染率虽然不低,但其致病性却不强。总的来讲,绝大多数 TTV 感染者都表现为无症状的携带者,无明显的肝炎生化改变,肝穿活检亦无明显病理变化。在少数有丙氨酸氨基转移酶(ALT)升高的病例中,TTV 也常被较快清除而表现为急性的或一过性的感染。但也有资料显示,TTV 感染与暴发型肝炎、肝炎后肝硬化、ALT 长期波动的慢性肝炎等有一定的关系。对有明显肝炎症状的 TTV 感染者,应积极进行保肝治疗,注意营养和休息,禁酒,避免使用对肝脏有损害的药物。TTV 感染后能否引起肝脏炎症反应,存在较大的争议,但目前倾向于认为 TTV 不具致病性。

(四)实验诊断

目前,TTV 的检测方法主要是 PCR,也有人探索利用斑点杂交的方法对其进行检测。在 TTV 的检测中 PCR 方法与斑点杂交方法相比较,PCR 方法的灵敏性远高于斑点杂交法,但是斑点杂交法的特异性要优于 PCR,把两者结合起来不失为一种理想的方法。采用免疫沉淀法可检测血清中的抗-TTV,但由于该技术较为复杂,且易出现实验误差,不宜用于大规模筛检。最近,国内已有一些公司建立了抗-TTV 酶联免疫法,具有灵敏度好、特异性强、操作简便等优点。

(五)治疗

TTV 感染尚无特效药物治疗,曾有人应用干扰素治疗丙肝合并 TTV 感染的患者。也有应用泛昔洛韦治疗 TTV 感染的患者。抗病毒药物对 TTV 的作用机制如何,是否类同抗乙肝病毒,也值得进一步研究。

四、SEN 病毒

1999 年 6 月,意大利 Diasorin 研究中心的 Primi 研究小组宣布发现了一种新型病毒,其基因组序列与已知的任何一种病毒的同源性小于50%,他们认为这种病毒极有可能引起急性和慢性肝炎,并可能是80%的输血相关的非甲至非戊型肝炎的主要致病因子。由于这种病毒最初是在一个名字首拼为SEN的人类免疫缺陷病毒(human immunodeficiency virus,HIV)感染患者血液中发现的,故命名为SEN病毒(SEN virus,SENV)。

(一)病原学特点

SENV是一组无包膜、单链、环状DNA病毒,属圆环病毒科。血清中SENV的CsCl浮密度为1.33~1.35 g/mL,病毒颗粒直径大约为30 nm。根据其基因组的差异,可分为SENV A~H 8种亚型,各亚型间基因序列差异在15%~50%之间。病毒基因组全长依不同的病毒株而异,约3.2~3.8 kb。整个基因组结构和TTV类似,有3个开放阅读框架(ORF),其中ORF-1与ORF-2交错重叠,ORF-3位于ORF-1的3′末端。在ORF-1的N末端有一个富含精氨酸/赖氨酸区域,此区域在大多数SENV中高度保守。虽然结构上与TTV类似,但其核苷酸及氨基酸序列与TTV原型相比同源性分别小于55%和37%。

(二)流行病学特点

在献血者中SENV的感染率为13%,在接受过输血的人群中超过70%。SENV-D和SENV-H在供血者中感染率很低(低于1%),而在与输血相关的非甲至非戊型肝炎患者中感染率超过50%,这表明SENV-D和SENV-H可能与输血相关的非甲至非戊型肝炎的发生有关。SENV主要通过输血及血液制品的输注来传播,静脉吸毒、共用注射器传播也是SENV的重要传播方式。其他传播方式,包括血液透析、血浆置换、肝脏移植、粪-口途径和母婴垂直传播等,目前均有报道。

(三)临床特点和致病性

SENV有可能引起急性或慢性肝炎,尤其是在慢性非甲至非戊型肝炎患者中,SENV的检出率很高(68%),但大多数SENV阳性者并不发病。SENV可长期存在于感染者体内,在31名感染者中,45%体内SENV可持续存在1年以上,13%可持续存在12年。对10名非甲至非戊型肝炎患者进行病毒血症发生与ALT水平变化相关性的研究表明,SENV感染发生于ALT升高之前或在ALT升高的同时。

SENV可与其他病毒联合感染,在HCV感染者中,SENV检出率可达11%;在HBV感染者中可达20%,而在HIV感染者和静脉吸毒的人群中SENV的阳性率超过21.5%。SENV与HCV合并感染的患者其ALT水平并不比HCV单独感染者的ALT水平高,这表明联合感染并不加重丙型肝炎患者的病情。目前已发现SENV-D株和SENV-H株与输血相关的非甲至非戊型肝炎的发生有某些关联,但要证明SENV是输血后非甲至非戊型肝炎的致病因子还需要进一步的证据。

对肝细胞癌患者作SENV检测,发现SENV单独导致肝癌的可能性不大。然而调查儿童SENV感染状况时却发现SENV-D型在急性重症肝炎患者中感染率高达60%,因此认为SENV-D亚型可能是导致急性重症肝炎的危险因素之一。

(四)实验诊断

目前针对SENV的ORF-1序列已建立了检测病毒基因组的PCR方法。所用引物对从A~I的每种SENV变异株特异,也就是说一对引物不能通过单一的PCR反应检测出所有的SENV变异株。

虽然目前已明了SENV基因组的完整序列,但尚未确定免疫决定簇。因此,至今还没有血清学方法来检测病毒抗原或抗病毒抗体。

(五)治疗

应用 α-干扰素对慢性丙型肝炎患者重叠 SENV 感染进行治疗,发现 SENV 对 α-干扰素治疗敏感,16 例患者中有 15 例出现 SENV DNA 水平下降,其中 11 例(69%)表现为持续下降。联合利巴韦林用药,发现 HCV 和 SENV-D 对高剂量治疗都很敏感,但 SENV 影响 HCV 对药物应答尚存争议。

通过 HBV DNA 对拉米夫定的应答发现,SENV 感染组与无感染组之间存在显著性差异,表明慢性乙型病毒性肝炎患者在治疗过程中重叠 SENV 感染可能会使 HBVDNA 对拉米夫定的应答率下降。

（刘　梅）

第十三节　特殊人群病毒性肝炎

一、妊娠期病毒性肝炎

我国是 HBV 的高流行区,孕妇对 HBV 的易感性和非孕妇相同,孕妇中 HBsAg 的检出率与同龄妇女一致;孕妇甲型肝炎和丙型肝炎的发病率和普通人群相似;而戊型肝炎则在孕妇中高发。因此妊娠期妇女患病毒性肝炎相当常见。由于妊娠本身的特殊性。孕妇患病毒性肝炎后,临床表现、诊断、鉴别诊断、治疗和预后均不同于普通人群,具有自身的特点,对此应有足够的重视。

(一)妊娠期肝脏及肝功能的变化

妊娠是一个复杂的正反馈生理过程,一旦启动,需要由母体向胎儿提供逐日增加的蛋白质、脂肪、碳水化物和各种维生素,肝脏负担日渐加重。妊娠期肝脏大小及外形通常无变化,组织学结构正常,偶有一定改变。肝细胞核大小及形状略不一致,双核肝细胞可增多,胞质内有脂肪空泡,库普弗细胞增大。电镜下可见滑面内质网增生,线粒体肥大。妊娠时全血容量增加30%～40%,平均增加约 1 500 mL,主要是血浆,约增加 1 000 mL,红细胞约增加 500 mL,出现血液稀释。肝血流量占心排血量由平时的 35% 降至 28%,由于全血量和心排血量增加,肝血流量仍维持在正常范围内。2/3 的健康孕妇因雌激素水平增高,有肝掌和蜘蛛痣,分娩后消失。

由于下腔静脉受压和奇静脉系统血流量增加,约半数孕妇可出现轻度的食管静脉曲张。孕妇胆道平滑肌松弛,胆囊排空时间延长,肝脏合成胆固醇增加,因而容易发生胆石症。妊娠特别是末期可有轻微肝功能试验的改变(表 2-4)。

妊娠时可发生一些血清酶和血清蛋白的改变,在临床鉴别诊断中极易引起混淆,必须动态检测,正确解释。正常妊娠整个孕期均不会引起 ALT 和 AST 的升高,其他血清酶如谷氨酰转肽酶(GGT)、$5'$-核苷酸酶($5'$-NT)、LDH 等肝功能指标亦正常。血清胆汁酸包括甘氨胆酸、牛磺胆酸和鹅去氧胆酸,常在正常范围内。血清 ALP 随胎盘的成熟自妊娠开始就逐渐升高,分娩时达峰值,一般很少超过正常值上限的 4 倍,产后 2 周恢复正常,ALP 升高并非肝病,系由胎盘产生的 ALP 同工酶(ALP$_4$)释放入血所致,胎儿死亡迅速下降。血清蛋白电泳显示清蛋白下降,α 和

β-球蛋白升高,γ-球蛋白正常,A/G下降。除溶血卵磷脂外其他脂类均增加,甘油三酯增加 3 倍,胆固醇增加 2 倍以上。血清胆红素多正常,因妊娠时血红蛋白代谢增加,2%~6% 的孕妇可升高,多为 17.1~34.21 μmol/L,并不足以引起临床黄疸。妊娠期血浆纤维蛋白原较非孕时增加 5%,凝血因子Ⅱ、Ⅴ、Ⅶ、Ⅷ、Ⅸ及Ⅹ均增加,但凝血酶原时间始终保持在正常范围内。甲胎蛋白仅在胎儿体内能检出,约妊娠30 周时达峰值,临近分娩时迅速下降,除所孕胎儿为无脑儿或存在脊柱裂,或母亲患原发性肝癌外,孕妇血清通常检测不到 AFP。

表 2-4　正常妊娠时实验室检查的改变

参数	改变	改变最大的妊娠期
总蛋白	下降	中
清蛋白	约降低 20%	中
α-球蛋白	升高	晚
β-球蛋白	升高	晚
γ-球蛋白	正常或轻度下降	—
A/G	下降	晚
纤维蛋白原	升高	中
胆红素	正常或轻度升高	晚
凝血酶原时间	正常	—
甘油三酯	升高 3 倍	晚
胆固醇	升高 2 倍以上	晚
铜蓝蛋白	升高	晚
总胆汁酸	正常	—
ALT/AST	正常	—
GGT	正常	—
5'-NT	正常	—
ALP	升高	晚
LDH	正常	—
AFP	正常(除非无脑儿、胎儿脊柱裂或母亲肝癌)	—

(二)妊娠和病毒性肝炎的相互影响

1.妊娠对病毒性肝炎的影响

肝脏在妊娠期与非妊娠期有一定区别,妊娠对肝脏有潜在的影响,妊娠生理变化可改变病毒性肝炎的病理生理过程和预后。妊娠期新陈代谢旺盛,胎儿在母体内的呼吸、排泄等功能靠母亲完成,肝脏负担加重。妊娠期内分泌变化,由卵巢、胎盘产生的激素增多,从而妨碍肝脏对脂肪转运及胆汁排泄,可加重肝炎。妊娠妇女对热量需要比孕前平均增加 20%,铁、钙及多种维生素和蛋白质需要增加,而妊娠期胃酸减少,胆汁分泌受到影响,故消化能力减弱,容易造成营养不足,罹患肝炎后不容易恢复。

妊娠对不同临床类型的病毒性肝炎影响不同,主要看肝脏储备功能如何。如果肝脏代偿功能良好,多无明显妨碍,临床过程与非孕状态类似;如果出现黄疸,肝功能损害较重,则比同龄非孕妇女更容易重症化。

妊娠伴发急性无黄疸型肝炎和轻度慢性肝炎患者,总的说来,一般不会危及患者的生命,预后是良好的。国外有人报道,7例轻度慢性肝炎患者在7~8年内共妊娠10次,产前产后均很顺利,妊娠期间生化指标及临床表现均无变化,急性无黄疸型肝炎和轻度慢性肝炎时肝功能储备较好,妊娠并不改变其病理生理过程。大部分HBV无症状携带者妊娠期间肝功能无变化,可安全渡过整个妊娠期,仅个别报告可致病变活动。

妊娠对于急性黄疸型肝炎的影响则完全不同。妊娠特别是晚期妊娠伴发急性黄疸型肝炎时,患者发生重型肝炎的可能性以及病死率远比非妊娠妇女大,这种情况似乎一直没有明显改变。1956年,印度妊娠合并肝炎患者的病死率为35.6%(53/149)。1978年,克什米尔地区妊娠妇女合并肝炎时暴发性肝炎的发生率为25%(8/32),而未孕育龄妇女与男性分别为0%及2.8%,差别非常显著。1986-1988年,我国新疆发生的黄疸型肝炎大流行,也证明孕妇患者的病死率高达13.46%,远远高于末孕育龄妇女(1.41%)及成年男子(0.29%)。

孕妇肝炎出现黄疸,主要与病毒类型有关,以戊型肝炎病毒(HEV)感染多见。前述的3次肝炎大流行均由HEV引起。孕妇感染甲型肝炎病毒(HAV),黄疸出现的概率并不比其他人群高。1988年,上海的甲型肝炎大流行,共有150名孕妇患甲型肝炎,无一例发展为重型肝炎,孕妇的病死率并不比未孕育龄妇女及成年男子高。至于为什么孕妇感染HEV后较易发生急性黄疸型肝炎,目前尚不清楚,可能是孕妇对HEV易感性较高,罹患后病情常较重,发生肝衰竭者较多。

中、重度慢性肝炎和失代偿性肝硬化的女性患者,常有闭经、月经减少,无排卵周期、不育和性欲减退等,这类患者极少怀孕,但病变静息的慢性肝炎和代偿期肝硬化怀孕者并不太少见。由于肝脏炎症可反复活动,一旦妊娠常可能导致肝炎的恶化,甚至诱发慢性重型肝炎。

如果肝硬化已属晚期,肝脏的代偿能力已经很差或(和)食管静脉曲张已极明显,因妊娠血浆容量和心搏出量增加,腹内压增高,必然会增加食管静脉曲张破裂出血的可能。

2.病毒性肝炎对妊娠的影响

病毒性肝炎发生于妊娠早期,可加重妊娠反应,或将肝炎的胃肠道症状误认为是妊娠反应而耽误病情。发生于妊娠晚期时,妊娠高血压综合征的发生率明显增高。孕妇患肝炎时凝血因子合成减少,分娩时比正常产妇容易发生产后出血。重型肝炎对母婴威胁甚大,病死率远比患重型肝炎的非孕妇女高。

国内文献认为,早、中期妊娠患病毒性肝炎可有20%~30%的流产率;发生于妊娠末期的病毒性肝炎可能引起早产、死产和新生儿窒息。

目前认为肝炎病毒致畸的可能性不大,亦不引起先天性疾病。甲型肝炎病毒和戊型肝炎病毒不能使婴儿成为慢性携带者,都不发生围生期传播,感染HBV母亲的新生儿日后大多发展成为HBV无症状携带者,对HBsAg单一阳性的母亲所生婴儿,用乙肝疫苗可阻断HBV传播,对HBsAg、HBeAg双阳性母亲所生婴儿,应用乙型肝炎免疫球蛋白(HBIG)和乙型肝炎疫苗联合以阻断其传播,方法和剂量参考有关章节。对HBV的免疫预防可同时阻断HDV的传播。HCV的围生期传播估计为0~2%,但主要来自同时感染HIV的母亲,除隔离措施外,尚无可用于阻断HCV母婴传播的疫苗制剂。

(三)鉴别诊断

妊娠期特有的疾病常有黄疸和肝功能损害,容易与病毒性肝炎相混淆,须加以鉴别。

1.妊娠肝内胆汁淤积症

妊娠肝内胆汁淤积症(intrahepatic cholestasis of pregnancy,ICP)是一种在妊娠期特有的肝内胆汁淤积,多发生于妊娠晚期,病程经过比较良好,常随妊娠中止而迅速恢复,再次妊娠又可复发。不少患者主要表现为皮肤瘙痒,无可见黄疸,称为妊娠瘙痒症。

发病机制可能与雌激素有关,主要理由是,本病仅见于孕妇,且 70% 病例见于妊娠晚期;口服避孕药,特别是对非妊娠期的本病患者,可诱发瘙痒和黄疸;应用合成的乙烯雌二醇亦可诱发类似的瘙痒和黄疸;妊娠中止或分娩后,黄疸迅速消退或减轻;本病可与蜘蛛痣及肝掌并存,两者均与雌激素增加有关。推测雌激素变化可抑制毛细胆管膜上的 Na^+-K^+-ATP 酶,并抑制胆红素及胆酸盐的排泄,影响毛细胆管的通透性,使胆汁水分外渗,导致胆汁黏稠,形成胆栓,引起肝内胆汁淤积。孕酮的变化在本病中亦起一定作用。同时,黄疸常发生于患者妊娠晚期,特点是常伴有明显的皮肤瘙痒;瘙痒可发生于黄疸出现前1~2周,亦可与黄疸同时出现;瘙痒常很严重,夜间尤甚,黄疸多属中度,血中胆红素一般不超过85.51 μmol/L,以直接胆红素为主,故尿胆红素均阳性,大便颜色亦可变浅,但多不明显。瘙痒及黄疸一般于患者分娩后 2 周内消失,再次妊娠常再次出现。血清 ALP、5'-NT 及 GGT 均明显升高,胆固醇可增高至 15.34 mmol/L,血清总胆酸常增高至正常值的 10~100 倍;血清转氨酶可正常,亦可增高至正常值的3~4倍以上。肝脏活检主要为淤胆,无肝细胞坏死。

根据以上特点,与病毒性肝炎的主要鉴别点为,患者黄疸多发生于妊娠晚期,终止妊娠后血清胆红素迅速消退,瘙痒为首发症状,先于黄疸出现,一般健康情况好,可进行家务劳动,血清 ALT 正常或轻度升高,胆汁酸明显增高,可增加 10~100 倍,有家族史,再次妊娠有明显复发倾向,口服避孕药可出现黄疸和皮肤瘙痒。

除适当休息、注意营养外,无须特殊治疗。瘙痒严重时,可口服考来烯胺 2~4 g,每天 3 次,使胆酸及雌激素随粪便排除,从而可阻断胆酸与雌激素的肠肝循环。考来烯胺能妨碍脂溶性维生素的吸收,故应补充维生素 K。长期黄疸者应给予维生素 K 肌内注射,大剂量应用 S-腺苷-L-蛋氨酸(思美泰)1 000 mg/d 静脉注射,共 20 d,可降低血清胆汁酸和胆红素,减轻瘙痒。妊娠35 周应入院观察,37 周可终止妊娠,以减少胎儿宫内窘迫和死胎的发生。为防止产后大出血,产前需查 PT,异常者做好输血准备。产时应加强第三产程处理,胎儿分娩后立即静脉注射麦角新碱,加强子宫收缩,促胎盘排除,减少产后出血。产后不宜服口服避孕药。

2.先天性非溶血性黄疸

成人先天性非溶血性黄疸包括两种类型,一类为非结合胆红素增高型,另一类结合胆红素增高型。前者称 Gilbert 综合征,后者又分两型:Ⅰ型为 Dubin-Johnson 综合征,Ⅱ型为 Rotor 综合征。患者有阳性家族史,除黄疸外,其他症状和体征多缺如。黄疸间歇出现,妊娠前即有黄疸,并因妊娠诱发或加重,一般情况良好,无须治疗。Gilbert 综合征应用苯巴比妥退黄有效。肝组织活检时,Dubin-Johnson 综合征患者的肝脏组织肉眼呈黑色或黑绿色,镜下可见肝细胞内有特异性色素(既非铁质,也非脂褐素,可能为黑色素)沉着;Gilbert 综合征和 Rotor 综合征的肝脏组织常无明显异常。

3.妊娠剧吐

妊娠剧吐常发生于妊娠早期,与妊娠晨吐发生时间相似,但两病并不相同。其病因未明,可能与情绪紧张及营养不良有关。我国近年由于生活营养条件改善,本病已属少见。病程经过良好,重症者如未经妥善治疗,偶亦可致死亡,原因并非肝病,多为失水、酸中毒及营养不良。

肝组织在光镜下可见小叶中心胆色素沉着,少量脂肪泡,可有肝内毛细胆管胆汁淤积,一般无坏死。临床上有剧吐,继之黄疸,出现胆红素尿。血胆红素轻度增高,部分病例转氨酶轻度或中度升高。一旦呕吐被控制,肝功能迅速好转,不需特殊治疗。

4.药物性黄疸

在妊娠早期病毒性肝炎需与氯丙嗪引起的肝内胆汁淤积相鉴别,其特点如下:有由于剧烈呕吐而用氯丙嗪治疗的病史;黄疸多在给药的 4 周内产生;常常有皮疹;停用氯丙嗪后黄疸消失。

妊娠妇女静脉滴注 2 g 四环素可发生四环素脂肪肝,其病理、临床过程和预后与急性脂肪肝近似。

5.妊娠急性脂肪肝

妊娠急性脂肪肝(acute fatty liver of pregnancy,AFLP)是以妊娠晚期发生肝细胞脂肪浸润、急性肝衰竭为特征的疾病,与妊娠期重型肝炎最难鉴别。HBV 无症状携带的孕妇发生AFLP,因 HBsAg 阳性而极易被误诊为重型乙型肝炎。本病和 Reye 综合征、中链及长链脂肪酰辅酶 A 脱氢酶缺乏症、四环素中毒、丙戊酸钠中毒等统称为微囊泡性脂肪病,病理特征是肝细胞内含大量脂肪微囊泡。发病机制认为系脂质代谢紊乱。

肝内存在大量脂肪,占肝重的 10%～20%。脂肪呈微囊泡状充满于肝细胞内,肝细胞增大。脂肪浸润尤以小叶中心部为明显。小叶结构多数正常,多无明显炎症细胞浸润或坏死。胰腺细胞及肾小管上皮细胞内亦常有脂肪堆积,这可能是 AFLP 容易合并胰腺炎及肾衰的病理基础。

AFLP 的临床特点为,常发生于妊娠第 36～40 周,绝大多数发生于初产妇。起病急剧,常有上腹部剧痛、淀粉酶增高,酷似急性胰腺炎,重度黄疸,血清胆红素增高,但尿中胆红素阴性。有黄疸而尿胆红素阴性是本病的特点,原因未明,可能是肾小球基底膜增厚,不能滤过胆红素。急性肾衰竭出现早,肝缩小不明显,B 超声检查呈典型脂肪肝声像。如能早期诊断,迅速采取剖宫产终止妊娠,可降低孕妇病死率,好转病例可完全恢复,不遗留永久性肝病,可再次怀孕,再次妊娠复发罕见。

6.妊娠高血压相关性肝病

妊娠高血压综合征是指妊娠晚期出现的高血压、蛋白尿、水肿及抽搐等一系列综合征,包括先兆子痫、子痫、溶血合并高转氨酶及低血小板综合征(hemolysis,elevated liver enzymes,low platelets symdrome,HELLP 综合征)、肝脏梗死、血肿和破裂。

妊娠晚期出现的高血压、蛋白尿、水肿三联征称先兆子痫,在先兆子痫基础上出现抽搐或昏迷称子痫。HELLP 综合征、肝脏梗死、血肿和破裂病情介于先兆子痫、子痫之间。本病发病机制未明,目前认为主要机制是节段性血管痉挛导致血管病变和 DIC,因而该病属于血管内皮损伤性病变,脑、肾、肝、血液等多器官系统均可累及,肝脏病变是全身性病变的局部表现,可反应其严重程度。肝窦有纤维蛋白/纤维蛋白原沉积,门管区周围肝细胞可发生缺氧、坏死,甚至梗死。

临床上常有头痛、视力模糊、呕吐、右上腹痛及压痛。后者系由于肝大、包膜下血肿所致。血肿可破裂引起休克及大量血性腹水,如不及时抢救,即可致命。严重病例出现反复抽搐和昏迷。有不同程度的 ALT、AST 升高。除非发生溶血和肝破裂,血清胆红素一般不升高。

本类疾病与病毒性肝炎鉴别不难,主要鉴别点为肝功能损害之前出现高血压、蛋白尿和水肿,黄疸少见。

(四)预防

向育龄妇女宣传病毒性肝炎对妊娠的危害性是十分重要的,尚未康复或病情活动的女性肝病患者必须避孕,病毒性肝炎痊愈或病变静息后至少半年方可怀孕,最好避孕 2 年。慢性肝炎患者一旦怀孕,处理有时进退两难,十分棘手。避孕是最好的预防办法。

妊娠期妇女要特别注意预防戊型肝炎。戊型肝炎主要是通过粪-口途径传播的,目前尚无疫苗,普通丙种球蛋白无预防效果,预防的重点措施是注意饮食和个人卫生,严把病从口入关。

(五)治疗

强调早发现、早诊断、及时休息、充分营养。治疗原则同一般肝炎,但轻型应按普通型、普通型则按重型处理。

1.急性黄疸型肝炎

妊娠早期和中期伴发急性黄疸型肝炎,应严格卧床休息,给予高蛋白饮食,密切观察病情。黄疸较深者,应及时住院,按较重的肝炎患者进行治疗。

如为妊娠晚期伴发急性黄疸型肝炎者,则应马上入院,按重型肝炎处理,密切观察病情,尽量争取肝炎痊愈后再分娩。

对妊娠伴发急性黄疸型肝炎患者,一般多不主张人工中止妊娠,包括刮宫产在内。中止妊娠不但不能有效地挽救患者生命,反而有可能加重肝脏负担。

2.急性无黄疸型、轻度慢性肝炎

预后比较良好,一般不需终止妊娠。但应特别强调休息和营养(高蛋白饮食),如不重视休息和营养,则病情仍有恶化之可能。如果患者的胃肠道症状(恶心、呕吐)比较严重,则应按较重的肝炎处理,如静脉滴注葡萄糖,加大量维生素 C 及葡聚内酯(肝泰乐)等。对于诊断妊娠伴发戊型肝炎者,不论有无黄疸都必须慎重对待,按较重的肝炎患者处理。

3.慢性中、重度肝炎或肝硬化

最好早期终止妊娠。如患者肝功能良好,或肝硬化处于代偿期,食管静脉曲张轻微且非常需要妊娠者,则可在密切观察下继续妊娠,但分娩时应尽量不要用力,且可用产钳以缩短第二产程;要尽量防止产后大出血,做好应付食管静脉曲张大出血的准备。如肝脏炎症明显活动(黄疸、血浆蛋白明显异常)或肝硬化晚期(大量腹水、反复静脉曲张出血或出现昏迷)的患者,则应坚决地早期终止妊娠。对于初诊时已属妊娠晚期的患者,原则上仍应争取正常分娩,而不行剖宫产。如有产科指征,估计不能承担妊娠,则积极中止妊娠,中止方式依母胎情况而定,如可挽救胎儿,则剖腹,否则以引产为宜。

4.妊娠晚期

妊娠晚期患病毒性肝炎,不论病情轻重,一律按重型肝炎处理,应及早住院,尽量使肝功能恢复,维持足月产。即使发生重型肝炎,亦不主张人工中止妊娠,否则衰竭的肝脏难堪手术负荷,对母体的危险性更大。临产时应用止血药物,分娩后立即给宫缩剂,防止出血过多。

5.妊娠期重型病毒性肝炎

妊娠期重型病毒性肝炎的处理原则基本上与非妊娠相同,但有其特点,主要为容易出现DIC,出血现象严重,肝肾综合征出现早。要注意这方面的治疗和预防。前已述及一般不行人工中止妊娠,近来有人主张应尽早分娩,认为经短期保肝治疗和纠正凝血功能后,及时行选择性剖宫产,抢救成功的希望较保守处理大。

6.产褥期

产褥期常规应用对肝脏无毒性的抗生素,避免产褥感染使肝炎病情恶化。产后不宜哺乳,防止母婴传播和加重肝脏负担。

二、老年人病毒性肝炎

老年人病毒性肝炎的发病率在老年人传染病中居于首位。临床上具有易忽略、易误诊、易黄疸、易加重、并发症多、危险性大等特点,诊断中须与内、外、感染科多个病种鉴别,治疗上须顾及多个系统器官,不可不多加注意。本章着重阐述老年人病毒性肝炎的流行病学与临床表现特点以及诊断治疗中应特别注意的方面。

(一)流行病学

1.各型病毒性肝炎的流行病学特点

(1)甲型肝炎:病原为甲型肝炎病毒(HAV),是一种线状单股 RNA 病毒。传染源为急性期患者和亚临床感染者。经粪-口途径传播,水、食物为主要传播介质,近些年由毛蚶、泥蚶等贝壳类水产品引起的爆发流行屡有发生。人群普遍易感,感染后可获持久免疫力,再感染者极少见。其流行与各地的经济状况、居住条件、卫生水平密切相关。

人群中抗-HAV 阳性率随年龄增长而升高。上海居民平均阳性率为 51%,30 岁以上者阳性率 90%,50 岁以上者接近 100%。在抗-HAV 阳性者中,多数人是通过亚临床感染而获得免疫的。因此,老年人多已在中、青年时期感染过甲肝病毒并已产生免疫,进入老年期以后患甲型肝炎的机会少于非老年人。

(2)乙型肝炎:病原为乙型肝炎病毒(HBV),是一种环状双股 DNA 病毒。传染源为急、慢性乙肝患者以及 HBV 携带者。可通过血液、唾液、胆汁、阴道分泌物、乳汁、精液等多种途径传播。人群普遍易感,感染后可获一定免疫力。我国为高流行区,1995 年调查的 HBsAg 阳性率为 9.75%,HBV 平均感染率 57.63%。

我国乙肝感染率、发病率和 HBsAg 阳性率呈两个高峰:10 岁以前和 30~40 岁。40 岁以后随年龄增长 HBsAg 阳性率下降,抗-HBs 阳性率上升。老年人乙型肝炎一般都处于慢性肝炎或肝炎肝硬化阶段,可能是在青、中年时期感染而转为慢性。新近感染而发生急性乙型肝炎者少见。

(3)丙型肝炎:病原为丙型肝炎病毒(HCV),是一种线状单股 RNA 病毒。传染源为急性临床型、亚临床型丙肝患者、慢性丙肝患者以及无症状 HCV 携带者。主要经血或血液制品传播。人群普遍易感。呈世界性分布。我国一般健康人群 HCV 感染率为 3.2%。

丙肝感染主要与暴露机会相关,与年龄无直接关系。老年人丙型肝炎多有输血制品或手术史。不少资料显示老年人丙型肝炎明显多于非老年人,这可能与老年人疾病多、手术和输血制品机会多有关。

(4)丁型肝炎:病原为丁型肝炎病毒(HDV),是一种环状单股 RNA 病毒。传染源为急、慢性丁肝患者及 HDV 携带者。可经血、血制品、围生期以及日常生活接触传播。人群普遍易感,感染后不能形成持久免疫力,可发生 HDV 再感染。呈全球分布。我国属低感染区,抗-HDV、HDAg 及 HDVRNA 阳性率分别为 1.46%、4.25%、3.70%。老年人感染率亦低。

(5)戊型肝炎:病原为戊型肝炎病毒(HEV),是一种线状单股 RNA 病毒。主要传染源是潜伏期末和急性期患者。主要经水、食物传播,一些散发病例与进食贝壳类水产品可能有关。感染后可获一定免疫力,未发现二次发病者。发展中国家多见。我国一般人群戊肝感染率为 8.2%。

抗-HEV 阳性率随年龄增长而升高。发病者主要分布在 15~49 岁年龄组。老年人戊型肝炎占戊型肝炎患者的 22%。在老年人急性肝炎中,戊型肝炎相对多见。这可能与以往戊型肝炎的流行不如甲型肝炎广泛,因而在中、青年时期由亚临床感染获得免疫的机会较少有关。

2.我国老年人病毒性肝炎的病因构成

广州一组 160 例资料显示,老年人病毒性肝炎仍以乙型肝炎居多,占 33.8%,但明显少于青年组(100 例,20～35 岁)的 69%;其次为丙型肝炎占 23.2%和戊型肝炎占 16.3%,这两型比青年组(6%,0)多见;甲型肝炎为 0,而青年组为 11%;丁型肝炎两组都为 0;重叠感染占 17.5%,多于青年组(8.0%)。重叠感染中的慢性肝炎以乙型肝炎为主,丙型肝炎少见;重叠感染中的急性肝炎以戊型肝炎和丙型肝炎多见。急性肝炎中以戊型肝炎为主,其次为丙型肝炎,甲型乙型肝炎少见。而慢性肝炎、重型肝炎、肝炎肝硬化均以乙型肝炎为主。丙型肝炎病例中 86.5%有输血制品或手术史。

广州另一组 148 例资料显示,老年人病毒性肝炎中乙型肝炎占 57.38%,戊型肝炎占 18.58%,丙型肝炎占 15.30%,丁型肝炎占 4.92%,甲型肝炎占 3.28%。与对照组比较结果同上组资料相似。

综合国内资料,我国部分地区老年人急性病毒性肝炎以戊型肝炎相对多见,其次为丙型肝炎;慢性病毒性肝炎以乙型肝炎多见,其次亦为丙型肝炎;重型肝炎和肝炎肝硬化则主要由乙型肝炎病毒引起。老年人甲型肝炎发病较少,丁型肝炎罕见。与非老年人比,老年人丙、戊型肝炎较多,甲、乙型肝炎较少。

我国幅员辽阔,而戊型肝炎的发生与流行地域有关,丙型肝炎的发生与医疗条件有关,因此在东西、南北、城乡之间可能各有不同。唯慢性肝炎、重型肝炎、肝炎肝硬化仍以乙型肝炎病毒引起者为主,各地较为一致。

(二)临床表现特点

1.老年人病毒性肝炎临床表现特点

(1)起病阶段,因老年人对自觉症状不敏感,易延迟就诊,也易漏诊、误诊。

(2)发生于肝脏老化、衰退的基础上,各临床型的病情都比非老年人重,危险性比非老年人大,恢复较非老年人慢。广州一组 148 例老年人病毒性肝炎中死亡 9 例(病死率 6.08%),20～40 岁对照组 150 例中死亡 2 例(病死率 1.33%,$P<0.05$)。另几组病死率报告,辽宁 102 例,病死率 6.9%,明显高于非老年人(1.9%,$P<0.05$);江苏江阴 78 例中 13 例(16.7%),显著高于同期非老年组(3.5%,$P<0.001$);江苏南通 84 例中 12 例(14.4%);江苏苏州 46 例中 8 例(17.39%);安徽滁州 33 例中 4 例(12.1%)。有对照者均显著高于非老年组。

(3)重型肝炎发生率高,且病情凶险,病死率高。广州 148 例中重型肝炎 12 例,所占比例显著高于对照组。辽宁 102 例中重型肝炎 5 例,占 4.9%。北京一组资料显示,老年人重型肝炎 92%为慢性重型肝炎,6%为亚急性重型肝炎,2%为急性重型肝炎;慢性重型肝炎中伴肝硬化者占 80%,明显高于青中组(61%,$P<0.05$);病死率达 82%,显著高于青中年组(32%,$P<0.001$)。

(4)急、慢性肝炎黄疸发生率高,且黄疸较重。有报道老年人黄疸型肝炎占 93.2%,其中中度以上黄疸占 63.2%;老年人肝炎黄疸持续时间(平均 43 d)显著长于其他年龄组(平均 20 d 左右)。辽宁 102 例资料也显示老年人肝炎黄疸发生率高、程度深,与同期非老年组比有非常显著差别($P<0.01$);黄疸持续时间平均为 39.2 d,最长达 157 d。淤胆型肝炎较其他年龄组多见,恢复缓慢。

(5)并发症多且重。北京一组资料显示老年人重型肝炎有并发症者占 94%,显著高于青中年组(66%，$P<0.001$)；并发症多者有 6 种；常见并发症依次为电解质紊乱、肝肾综合征、肝性脑病、肺部感染、消化道出血、原发性腹膜炎伴休克、脑水肿伴脑疝。

(6)常与多种老年病伴随存在，相互影响，有时轮流加重，使病情显著复杂化。老年人常见的糖尿病、高血压、冠心病、脑血管病、肺部感染、泌尿道感染、骨质疏松所致骨折等等，都可能介入肝炎的病变过程，成为使病情复杂化或加重的因素，甚至成为直接致死的因素。

2.老年人病毒性肝炎常见并发症

(1)上消化道出血：老年人重型肝炎、肝炎后肝硬化相对多见。重肝、肝硬化使老年人原已脆弱的胃黏膜血流和胃黏膜屏障进一步削弱，容易出现胃黏膜损害出血。门脉高压则引起食管、胃底静脉曲张破裂出血。出血可引起心肌缺血缺氧，导致心绞痛。缺血缺氧还可在心肌和传导系统退行性改变基础上引起早搏等心律失常，从而进一步加重缺血缺氧。出血引起氮质血症，老年人出血后氮质血症持续时间较长，部分可达 1～2 周。出血后肝功能损害加重，易诱发肝性脑病。出血还可诱发脑血栓形成，或引起震颤等神经精神症状。

(2)原发性腹膜炎：老年重肝、肝硬化患者由于肠道菌群分布改变、肠黏膜屏障功能减弱、整体和局部的免疫功能低下，容易发生原发性腹膜炎。老年人原发性腹膜炎临床症状往往不典型。常见症状为发热，但多数为低热或无热。仅半数患者有腹部压痛及反跳痛。可有血白细胞计数升高、核左移。腹水为渗出性。腹水细菌培养阳性率低。原发性腹膜炎的发生常使肝功能进一步恶化。老年人原发性腹膜炎，继而发生肝性脑病、肝肾综合征者多于非老年人。

(3)各系统感染：老年人细胞免疫以及对感染的多种防御能力均低下，若伴有糖尿病等则免疫力更为低下；病毒性肝炎进一步降低老年人的免疫能力，使各种感染更易发生或加重。除原发性腹膜炎外的各系统感染中，肺部感染最为常见，胆道、泌尿道、肠道感染以及败血症亦不少见。老年人感染常见特点：往往发热不高或无热，但也可出现高热而导致神经系统损害；局部炎性刺激症状(如尿路刺激征)可不明显，但炎性分泌物(如痰)往往不少；血白细胞总数可不高，中性粒细胞比例多升高。老年人感染易加重，易出现并发症，恢复较慢。各种感染进一步加重肝脏负担，使肝炎病情加重，易诱发肝性脑病、肝肾综合征等更严重的并发症。

(4)肝性脑病：老年人重肝、肝硬化特别是有门-体静脉分流的患者易并发肝性脑病。老年人肝性脑病第 1 位诱因为上消化道出血，第 2 位为感染，其他常见诱因有电解质紊乱、高蛋白饮食、便秘等。对以上诱因的预防、及早发现与及时处理是防止肝性脑病的重要措施。老年人肝性脑病，其昏迷程度与预后的关系较非老年人更密切。有报道昏迷不低于Ⅲ度的老年患者病死率达 100%，而非老年患者为 25.6%。由于老年患者各系统器官的功能及贮备能力均降低，并发症多，因而老年人肝性脑病的病死率高，可达 90% 以上。

(5)肝肾综合征：见于重肝、肝硬化患者。可继发于消化道出血、大量利尿剂应用、感染、某些药物的使用等。出现急性肾功能不全表现：少尿或无尿，氮质血症，水、电解质和酸碱平衡紊乱等。病死率极高。

(三)诊断与鉴别诊断

1.诊断标准

老年人病毒性肝炎的病因分型，临床分型及诊断标准与非老年人无异，可参见相应章节。

2.诊断注意事项

(1)老年人出现持续的疲乏、食欲缺乏、恶心等消化道症状，应考虑肝炎可能，应认真询问病史，做好肝脏体检，及时检查肝功能。

（2）发现肝功能异常,应作肝炎病毒标志物检测,并了解有否应用损肝药物、有否摄入含酒精物质或其他损肝物质,注意排除引起肝功能异常的其他因素。

（3）依据流行病学、症状、体征、实验室检查,结合患者的各方面情况及动态变化,特别是老年人各型病毒性肝炎的流行病学与临床表现特点,综合分析,作出诊断,并确定病因分型与临床分型。

（4）注意并发症的出现,及时诊断并发症。

（5）注意伴随病变的诊断,注意伴随病变与预后关系的分析。病情加重与否,抢救是否成功,不少情况下正是取决于这些伴随病变,如糖尿病、冠心病等,有时甚至是一些不引人注意的小毛病。

3.鉴别诊断

（1）药源性肝病:老年人病多,用药多,肝脏的药物转化和解毒功能减退,发生药物性肝损害的机会远多于非老年人。因此,老年人出现肝功能异常以及肝炎症状、体征时,应首先注意有否应用损肝药物。对于原有乙、丙、丁型肝炎病毒慢性感染者,则损肝药物可能成为病毒性肝炎肝损害加重的诱因。

（2）细菌感染:引起的肝功能异常以胆道感染最为常见,其次为肺炎,其他如肝脓肿、膈下脓肿、急性肾盂肾炎、败血症等。胆道感染可有黄疸、食欲缺乏、乏力、消化道症状等,ALT 也可高达 200 U/L 以上,须与肝炎鉴别。肺炎可有 ALT 升高,幅度一般不大。老年人感染多,而症状常常不典型,由胆道感染、肺炎或其他感染引起的肝功能异常很容易被误诊为肝炎。在已有肝炎病毒感染的情况下,细菌感染也可以成为肝炎加重的诱因。

（3）肝、胆、胰肿瘤:原发性或继发性肝癌、胆管癌、壶腹癌、胰腺癌等,好发于老年人,病程中可有乏力、食欲缺乏、黄疸、消化道症状、肝大、肝功能异常等类似肝炎的表现,须注意鉴别。

（4）其他传染病:EB 病毒、腺病毒、柯萨奇病毒 B 群、巨细胞病毒、单纯疱疹病毒、风疹病毒、人免疫缺陷病毒等均可引起肝脏炎症,出现类似病毒性肝炎表现;伤寒、斑疹伤寒、布鲁杆菌病、钩端螺旋体病、疟疾、华支睾吸虫病、血吸虫病等也可引起 ALT 升高、肝大,须注意鉴别。

（5）其他肝胆胰疾病:脂肪肝在老年人颇为常见,病程中可有 ALT 轻度增高,须与肝炎鉴别;此外,如原发性胆汁性肝硬化、原发性硬化性胆管炎、肝结核、肝淀粉样变性、先天性非溶血性黄疸（如 Gilbert 综合征）等,亦须注意鉴别。

（6）其他:胃炎、溃疡病、胰腺炎、肠寄生虫病等可引起轻度 ALT 增高,各种心脏病心力衰竭可引起淤血性肝损害,有时须与肝炎鉴别。

只要在诊断思维中注意到了与有关病种的鉴别,通过详细询问病史、体检,认真收集实验室资料和其他检查资料,再给以全面的分析,作出正确的鉴别诊断一般不太困难。

（四）治疗

1.老年人病毒性肝炎基本治疗方法

（1）休息与营养支持:有肝功能异常者均应注意适当休息,病情较重者应卧床休息。避免过度劳累,避免熬夜。给予清淡、营养充足、易于消化吸收的饮食。因食欲缺乏、恶心呕吐、腹胀、腹泻等影响进食者,可输液补充营养。避免饮酒,避免煎、烤、炸食品,避免有损肝脏的饮食、药物摄入。不少患者经适当的休息与营养支持即能渡过症状高峰,走向康复。

老年人的休息与营养支持治疗,应结合每位患者各系统器官的功能状态以及伴随病变的情况全面考虑。长时间卧床易诱发呼吸道感染、压疮等,凡确需长时间卧床者应做好翻身、拍背等护理。糖尿病、高脂血症者应注意控制总热量。肾功能减退者应予优质蛋白饮食,控制植物蛋白摄入。肝性脑病者应控制饮食中的蛋白以及其他含氮物质,从静脉补充支链氨基酸,并酌情补充清蛋白。

(2)针对肝功能损害的治疗:在肝炎活动、肝功能受损的时期,应尽可能控制肝脏炎症,减轻肝损害,促进肝细胞的修复和肝功能的恢复。保肝药一般有两类,一类是中草药制剂,如强力宁、甘利欣、益肝灵、联苯双酯、齐墩果酸、垂盆草、云芝多糖、黄芩苷等,有保护肝细胞,促进肝功能恢复的作用。另一类为营养、代谢、维生素类药物,如门冬氨酸钾镁、肌苷、维生素 C 以及常用的肝泰乐等,通过其营养代谢作用而在一定程度上保护肝细胞。保肝药的治疗作用尽管常受到质疑,但临床很少不用它。

老年人应用保肝药物应少而精,充分注意对于伴随病变的影响。例如,对于有糖尿病或骨质疏松的患者,有激素样不良反应的药物应避免使用。

在针对肝功能损害的治疗中,中药辨证论治值得重视。在肝炎活动期,以清肝胆湿热加疏肝活血的方法最常用。但老年人体质各异,有肝肾阴虚、肝阳上亢、脾虚气弱、痰湿壅盛等,还可以有脾胃虚寒、肾阳虚等。应把肝炎的一般特点与各个老年患者的具体体质状态结合,辨证论治,随证遣方;不可只执一方,把中药当西药用。

(3)减轻、消除淤胆:对于淤胆,也以中药辨证论治为好,根据患者体质可选择清利湿热、凉血活血、解毒治痰诸法。可用以减轻淤胆的西药有熊去氧胆酸、苯巴比妥、肾上腺皮质激素等,不良反应均不少,都宜慎用。

(4)抗肝纤维化:研究较多的有桃仁制剂、丹参制剂、虫草头孢菌粉、汉防己甲素等,多为中药制剂。

(5)治疗并发症:上消化道出血、原发性腹膜炎、肝性脑病、肝肾综合征的治疗。

(6)治疗伴随病变:治病为了救人,治疗伴随病变不是直接治疗肝炎,但却是老年肝炎患者治疗、抢救成功的极重要环节。治疗伴随病变须注意各病变之间的相互关系,特别是与肝炎的关系,分清轻重缓急,尽量减少用药种类,避免损肝、损肾或有其他重要不良反应的药物。

(7)抗肝炎病毒:最常用者为干扰素,有广谱的抑制病毒复制的作用,急性丙肝治疗后 HCV RNA 转阴率达 80%～92%,慢性丙肝治疗后 HCV RNA 转阴率达 35%～69%,慢性乙肝治疗后 HBeAg 转阴率为34%～67%,HBV DNA 转阴率为 43%～80%,但老年人疗效不如非老年人。此外常用者有单磷酸阿糖腺苷、聚肌胞、无环鸟苷、三氮唑核苷等,效果不如干扰素。近年上市的拉米夫定(贺普丁)为一种核苷类似物,对 HBV 有特异的抗病毒活性,通过抑制病毒 DNA 的合成而抑制 HBV 复制,进而减轻肝脏炎症,减轻肝细胞坏死,减缓肝纤维化的进展,使用方便,每天一次口服 100 mg(1 片),吸收良好,长期使用耐受性良好,老年人不须调整剂量,仅中到重度肾损害者须调整剂量。

(8)肝脏及其功能的替代:肝移植在临床处于摸索阶段,成为老年人病毒性肝炎的常用治疗方法尚需时日。人工肝方法有多种,具有类似肝脏的解毒作用,对肝性脑病患者意识的恢复有帮助,也处于临床摸索阶段。

2.老年人各型病毒性肝炎的治疗

(1)急性肝炎的治疗:休息、营养支持、中药、少而精的保肝药。甲、戊型肝炎不转慢性,不必用抗病毒治疗。急性丙型肝炎可转慢性,可早期采用抗病毒治疗,例如肌内注射干扰素等,以减少转为慢性的概率。老年人急性乙型、丁型肝炎较少,必要时也可采用抗病毒治疗。

（2）慢性肝炎的治疗：根据具体病情，选用适当的休息与营养支持治疗、针对肝功能损害的治疗、抗肝纤维化治疗。老年人慢性乙型肝炎多已有较长病程，抗病毒治疗效果较差，但拉米夫定服用方便，不良反应少，有条件者可试用。老年人慢性丙型肝炎可试用干扰素治疗。

（3）淤胆型肝炎的治疗：休息、营养支持、针对肝功能损害的治疗、针对淤胆的治疗。抗病毒治疗参见急、慢性肝炎。

（4）重型肝炎的治疗：重症监护，绝对卧床休息直至黄疸消退，加强营养支持，不能进食者静脉补液，补充人血清蛋白或血浆，维持水、电解质及酸碱平衡，防止继发感染及其他并发症，改善微循环和调整免疫功能，针对并发症的治疗，人工肝的应用等。不能忘了伴随疾病的治疗。

（5）肝炎肝硬化的治疗：休息与营养支持，减轻肝损害和促进肝功能恢复，抗肝纤维化，改善微循环与调整免疫，伴随病变治疗，并发症治疗。

（五）预防

甲型肝炎、戊型肝炎的预防同一般人群。乙型肝炎应在青、中年时期防止或控制感染，以免转为慢性肝炎、肝硬化。丙型肝炎的主要预防措施是血制品的质量控制和尽量避免使用血制品。丁型肝炎的预防与乙、丙型肝炎同。

三、儿童肝炎

儿童生理发育与成人有较大差异，病毒性肝炎表现与成人有所不同：①新陈代谢快，组织生长迅速，病情发展快；②卫生意识较差，免疫功能低下，多为急性黄疸型肝炎，重型肝炎病死率比成人更高；③肝组织充血水肿及炎细胞浸润较成人显著；④病原主要为 HAV，HBV 感染多为免疫耐受而呈慢性携带状态，HDV 少见。

（一）感染和传播途径

1.垂直传播

母体肝炎病毒可通过胎盘、产伤或母乳喂养使婴幼儿发生垂直感染。父婴间的垂直传播亦有报道。

2.水平传播

由于婴儿、儿童免疫力低下，与携带病毒的父母或其他家庭成员的密切生活接触中，极易被感染；在儿童生活相对集中的地方如幼儿园、学校，存在广泛而隐蔽、潜在的水平传播途径。

3.血源性传播

多次受血及血制品的血液病患儿中，HCV 发病率明显高于其他患儿。除输血外，换血、血浆置换、肾透析、体外循环手术或接受带病毒的移植器官等都可发生感染。

（二）病原学回顾

1.肝炎病毒

各型肝炎病毒均可感染儿童，但主要为 HAV 和 HBV。

（1）HAV：是小儿病毒性肝炎的最常见病原。调查表明孕妇在怀孕早期患甲肝易导致流产，孕晚期易致婴儿早产，但 HAV 不引起畸形。HAV 不能通过胎盘引起垂直传播，原因可能为妊娠妇女患甲型肝炎后产生的抗体对婴儿有保护作用。近 10 年来，随着人民生活和卫生水平的提高，儿童 HAV 感染率有所下降。由于甲肝疫苗仅在小范围儿童人群中使用，故小儿甲型肝炎仍较常见。

（2）HBV：我国慢性 HBsAg 携带者主要是母婴传播造成的，新生儿期感染慢性乙肝者占

90%～95%,3岁以内者为20%～30%,而成人期仅为5%～10%。如果婚前母亲接种乙肝疫苗免疫成功,婴儿出生后约90%获得被动抗-HBs,而且能有效地避免HBV的父婴垂直传播。开展乙肝疫苗预防后,小儿HBV感染率已见下降,但是还不普遍,HBV仍是儿童肝炎的主要病原。

(3)HCV:血源性传播是HCV传播的主要途径。北京302医院13例小儿非甲非乙型肝炎病例中,38.50%有输血史;同济医科大学附属同济医院报道输血后肝炎26例,HCV感染者高达76.92%。HCV的母婴传播感染率较低,母亲合并HIV感染或HCV RNA滴度较高的母亲,这种传播的危险增加。HCV感染后最大的威胁是慢性化,发生率超过50%,男性多见。丙型肝炎临床表现一般较轻,常呈亚临床型或无黄疸型,接近40%～50%为自限性,但也可以发生重型肝炎。我国儿童丙型肝炎感染率及患病率均低于成人,但并不少见。预防尚无良策。大剂量干扰素全程疗法未达到肯定疗效,保肝疗法、对症治疗和中医中药辨证施治有一定疗效。

(4)HDV:HDV以水平传播为主,母婴垂直传播较少见。虽然我国是HBV感染高发地区,但人群血清抗-HDV检出率约为2%,肝组织中HDAg检出率为5.2%～19.7%。

(5)HEV:由HEV感染引起的垂直传播主要表现为黄疸型/无黄疸型肝炎,也可表现为重型肝炎,隐性感染少见,因此HEV对围生期婴儿发病率和病死率均有重要影响。

2.巨细胞病毒

CMV是小儿病毒性肝炎的主要病原,由其引起的婴儿肝炎患病率甚至超过HBV。感染途径主要为母婴传播,接触传播和血制品传播病。感染后大多无任何症状,属隐性感染,少数出现显性症状。临床表现与患儿年龄、受累器官数量与程度以及免疫状况有关。先天性感染症状较重,多器官受损,特别是单核-巨噬细胞系统和中枢神经系统受累。儿童期感染,除传染性单核细胞增多症外,常无其他症状。婴儿期感染,无论是先天感染、围生期感染或出生后感染,均可表现为婴儿肝炎综合征。预后良好,3～6个月可完全恢复。只有黄疸出现较早的先天感染,会遗留生长发育障碍和神经系统后遗症。

3.其他病毒

EB病毒引起的单核细胞增多症中,肝脏损害多见,常表现为肝脾大;肠道病毒如柯萨奇B3、B9、埃可6、14、11、9型均引起小儿、尤其是婴儿严重的肝脏病变,有时可造成流行;先天梅毒虽少见,但可引起婴儿肝大;新生儿单纯疱疹病毒感染可引起急性肝衰竭;麻疹累及肝脏者不少见,可高达75%,多在出疹后期发生,婴儿轮状病毒肠炎可有肝功能异常;风疹病毒引起的肝炎已十分少见,但仍可引起新生儿肝炎。

4.重叠感染

同成人一样,小儿也可发生两种或两种以上病毒重叠感染,使病情复杂化。主要为慢性HBV感染重叠HAV感染,HBV和HDV重叠感染、HCV和HBV重叠感染。

(三)临床表现

1.急性肝炎

儿童可发生所有类型的急性病毒性肝炎。据南京地区小儿散发性急性肝炎的调查显示,各型肝炎病毒血清标志物阳性率依次为抗-HAV-IgM(69.3%)、抗-HBV-IgM和抗-HBs(43.4%)、抗-HCV(1.2%)、抗-HDV、抗-HEV(均为0.6%)。在甲型肝炎中,急性黄疸型肝炎发病率高于急性无黄疸型肝炎,而乙型肝炎情况恰恰相反。本组病例中,肝炎病毒重叠感染占24.7%,单独感染占65.7%,提示儿童急性病毒性肝炎中以单独感染为主,而HDV、HEV感染极少见。

(1)急性无黄疸型肝炎:与成人相比,大部分儿童表现为无症状、无黄疸或症状轻微的亚临床型,常在体检时因肝大或肝功能异常而被注意。

(2)急性黄疸型肝炎:黄疸前期出现呕吐、嗜睡、腹痛较普遍,但典型的肝区疼痛较少见,疼痛部位多不在肝区。婴儿可能因为胆汁中胆酸总量减少,消化功能减弱,常伴有腹泻。此期约持续2~8 d。黄疸期多数病例表现为轻度黄疸,少数为中度黄疸,肝脏增大,且年龄越小,增大越明显,部分患儿可出现一过性脾大。亦可出现肝掌、蜘蛛痣,但与病情轻重无关。此期约持续7~14 d。恢复期黄疸的消退和消化道症状的消失较成人快,但肝脏回缩至正常约需6周时间。

无并发症的急性肝炎患儿可在家中接受适当治疗,但严重的呕吐引发脱水,严重的腹痛、嗜睡以及 PT 延长或转氨酶居高不下时,必须住院治疗。

2.慢性肝炎

(1)小儿慢性肝炎的临床特征:①症状轻,小儿慢性肝炎多表现为无症状或临床症状轻微,且亚临床型多见,主要表现为轻微的消化道症状,如食欲缺乏、恶心、呕吐、腹痛及发热,绝大多数可参加正常学习,很少有肝外表现,肝脏肿大不明显,与成人慢性肝炎表现不同;②体征少,成人慢性肝炎常见的蜘蛛痣、肝掌、脸色黝黑、脾大等特征在小儿慢性肝炎中不常见;③关节受累少,小儿慢性肝炎的肝外表现以肾损害多见,成人则以关节受累为多。

(2)预后:慢性丙肝比慢性乙肝差;慢性乙肝重叠丁肝预后较差;反复肝脏炎症活动者,预后较差。伴桥接坏死或多小叶坏死而未经治疗者,约82%在5年内形成肝硬化;而只有门管区周围肝细胞坏死者,肝硬化发生率却在17%以下,且大多数可以活到正常寿命。

3.小儿重型肝炎

小儿重型肝炎是一种十分严重的疾病,多种病毒,尤其肝炎病毒 HAV、HBV 或重叠感染可引发本病。诱因主要为发病后不注意休息,活动量过大,合并感染及治疗延误。多见于3~7岁儿童。临床表现除黄疸加重、消化道症状严重外,还可引起精神和神经系统方面的改变,病情进一步发展可出现嗜睡与烦躁不安交替出现,DIC 表现及肝肾综合征等。因本病发病急剧,病死率甚高,故积极的治疗抢救十分必要。

4.婴儿肝炎综合征

婴儿肝炎综合征是指6个月以下婴儿因各种原因引起的黄疸、肝大及肝功能异常等综合征。遗传代谢性疾病或胆道病变不属此范畴。

(1)病因:各种嗜肝病毒均可引发本病,而以乙型肝炎病毒和巨细胞病毒为主要病原。

(2)病理:除肝细胞病变外,肝实质及门管区有细胞浸润,库普弗细胞增生,造血细胞凝聚。半数以上患儿骨质疏松,皮质变薄,骨膜表面毛糙。肝脏病变影响皮质醇分解和甲状腺素合成,持续性低 T_3、T_4 现象提示病情预后凶险。

(3)临床表现:与婴儿期生理解剖特点有关,因肝脏体积相对较大,含血流量较多,肝内结缔组织发育差,一般进展为慢性肝炎及肝硬化较少见。但由于婴儿肝细胞对胆红素的代谢能力差,肝细胞受损后,发生黄疸较深,持续时间较长。因此,常有下列症状:①肝脏肿大,可在肋下3~6 cm,部分患儿同时有脾大;②黄疸较深,以直接胆红素升高为主,持续时间长,大便颜色变白;③出现畏食、呕吐、腹泻等消化道症状。

(四)治疗

小儿处于生长发育阶段,对蛋白质、热量及其他营养素的需求量远高于成人,且肝脏是体内重要的代谢器官,病毒性肝炎对生长发育有不同程度影响,婴幼儿期尤为突出。因此,要注意蛋白质、热量、维生素及微量元素等营养物质的供给。一般来说,蛋白质、热量应稍高于同年龄儿,脂肪的摄入根据病情轻重给予适当控制,碳水化物的供给以少量多餐为宜。急性肝炎患儿休息十分重要,减少活动,但除重型肝炎外不必绝对卧床休息,否则会影响小儿的情绪及食欲,肝功能正常 2~3 个月后可恢复上学,但 6 个月内不可参加剧烈的体育活动和重体力劳动。

以支持对症治疗为主,慢性乙型肝炎可用 IFN-α 6~10 MU/m² 或拉米夫定 3 mg/(kg·d),拉米夫定最大量不能超过 100 mg/d。

小儿病毒性肝炎仍应以预防为主,在抗病毒治疗方面缺乏疗效确切的药物,联合抗病毒与免疫调整治疗可减轻不良反应,增强抗病毒效果,但总体疗效仍没有根本改善。新的抗病毒疗法如基因疗法、疫苗疗法、导向疗法仍处于实验研究阶段。希望在不久的将来能攻克肝炎病毒。

(李再波)

第十四节 艾 滋 病

艾滋病即获得性免疫缺陷综合征(acquired immune deficiency syndrome,AIDS),由人类免疫缺陷病毒(human immunodeficiency virus,HIV)所致。美国在 1981 年报道了最早的艾滋病病例,均发生于既往体健的男性同性恋人群,临床表现为罕见的耶氏肺孢菌肺炎、卡波西肉瘤,提示其免疫功能严重受损。随后在静脉药瘾者、接受输血者和血友病患者中出现更多类似病例,提示其可通过性接触、血液途径传播。1983 年法国科学家从一位患者的淋巴结组织中率先分离出HIV,1984 年确认 AIDS 就是由 HIV 所导致,1985 年发明了敏感的实验室诊断方法,即酶联免疫吸附试验(ELISA)检测 HIV 抗体,由此拉开了人们了解 AIDS 全球流行情况的序幕。

HIV 感染是一个连续的慢性疾病进展过程,为方便评估其临床及免疫受损情况,目前 HIV感染的分期采用 1993 年美国疾病预防控制中心(CDC)标准,基于 HIV 感染者的临床情况(分为A、B、C 三期)和外周血 CD4$^+$ T 淋巴细胞计数[按照≤0.5×10^9/L、(0.2~0.499)×10^9/L、<0.2×10^9/L分别为 1、2、3 期]分为 9 类。其中所有的临床 C 期和 CD4$^+$ T 淋巴细胞计数<0.2×10^9/L的患者均为 AIDS 期。值得注意的是,即使患者经过治疗后临床改善及 CD4$^+$ T 淋巴细胞计数增多,但其分期保持不变。

临床分类 A 期包括无症状 HIV 感染、持续性全身淋巴结肿大(PGL)、相关临床表现或病史符合急性(原发性)HIV 感染。

临床分类 B 期指尚无临床 C 期表现,但出现 HIV 感染相关的提示细胞免疫缺陷的临床表现,或临床医师认为需要处理的 HIV 感染并发症。包括但并不仅限于下述情况:杆菌性血管瘤病;口咽部念珠菌病(鹅口疮);持续、复发或疗效不佳的外阴阴道念珠菌病;中重度宫颈不典型增生/宫颈原位癌;持续>1 月发热(≥38.5 ℃)或腹泻等全身症状;口腔毛状白斑病;带状疱疹发作≥2 次或累及>1 个皮肤区;特发性血小板减少性紫癜;李斯特菌病;尤其是并发输卵管卵巢脓肿的盆腔炎;周围神经病。

临床分类 C 期包括:气管、支气管、肺部念珠菌病;食道念珠菌病;侵袭性宫颈癌;播散性或肺外球孢子菌病;肺外隐球菌病;(持续>1 月)慢性肠道隐孢子球菌病;(肝、脾、淋巴结以外)巨细胞病毒病;(引起视力丧失的)巨细胞病毒视网膜炎;HIV 相关性脑病;引起(病程持续>1 月)

慢性溃疡、或支气管炎、肺泡炎或食道炎的单纯性疱疹病毒感染；播散性或肺外组织胞浆菌病；(持续＞1 月)慢性肠道等孢球虫病；卡波西肉瘤；Burkitt 淋巴瘤；原发性脑淋巴瘤；弥漫性或肺外鸟分枝杆菌复合体(MAC)或堪萨斯分枝杆菌感染；任何部位(肺或肺外)结核病；由其他分枝杆菌或未分类的分枝杆菌导致的弥漫性或肺外分枝杆菌；耶氏肺孢菌病；复发性肺炎；进展性多灶性脑白质病(PML)；复发性沙门氏菌败血症；脑弓形虫病；HIV 引起的消耗综合征。

虽然机体感染 HIV 后可以经历数年无临床症状的潜伏期，但其病理和免疫改变持续存在，影响机体各个系统；而在 HIV 感染后期进展至 AIDS 时，可并发多种机会性感染、机会性肿瘤等；并且，随着抗逆转录病毒药物治疗(antiretroviral therapy，ART)的进步，HIV 感染者经过正规、有效治疗已经可以长期生存，寿命已经接近正常人群，随着其年龄的逐步老化，其因其他慢性疾病的就医需求日益增大。在发达地区＜50％的 HIV 感染者死于 AIDS 相关疾病，非 AIDS 相关疾病如心脑血管疾病、肾脏疾病及肝脏疾病的死亡率呈现不断增高趋势，而每个医务工作者都会接触到 HIV 感染者，所以作为一名医学生有必要了解 HIV 相关的知识。因此，本章节内容阐述在 HIV/AIDS 的病毒学、疾病进展、诊断手段、治疗原则等基本知识的同时，还将介绍包括有关 HIV 流行病学、发病机制、治疗预防等方面的最近进展，旨在使医学生从基础到临床了解 HIV 感染。

一、病原学和流行病学

AIDS 由 HIV 引起，HIV 属于逆转录病毒科慢病毒属中的人类慢病毒组。全球范围内 AIDS 多由 HIV-1 感染所导致，HIV-2 仅在非洲西部有局部流行。

(一)HIV 病原学

1.HIV 形态

在电子显微镜下，HIV 颗粒呈 20 面体结构，包膜表面由众多突起构成，这些突起由两个主要的包膜蛋白组成，外膜糖蛋白(gp120)和跨膜糖蛋白(gp41)。病毒颗粒从感染细胞表面出芽释放，此间将一些宿主蛋白，包括主要组织相容性复合体(MHC)Ⅰ和Ⅱ类抗原，一起并入其脂双层包膜中。

2.HIV 复制周期

HIV 是 RNA 病毒，其最突出的特点在逆转录酶的作用下可以将其 RNA 基因组逆向转录为 DNA。CD4 分子是 HIV 的受体，其实质是 55 kDa 的蛋白质，主要表达在具有辅助细胞免疫功能的 T 淋巴细胞上，也可表达在单核细胞/巨噬细胞和树突细胞/郎格汉斯细胞上。HIV 表面的 gp120 和 CD4 分子具有高亲和力，二者结合后，gp120 构型发生改变，HIV 随后则结合上另一个辅助受体 CCR5 或者 CXCR4，从而和宿主细胞融合，病毒进到宿主细胞内。此为 HIV 复制周期的第一步。

HIV 结合辅助受体 CCR5、CXCR4 的不同，决定了 HIV 的细胞嗜性，可将 HIV 分为 X4 和 R5 毒株。其中 R5 型病毒通常只结合 CCR5 受体，而 X4 型病毒常利用 CXCR4 受体，有时还利用 CCR2b 受体。另有部分双嗜性 R5X4 病毒株。人体早期感染的几乎全部为 HIV 的 R5 株，随着疾病进展，40％的感染者其 HIV 转为 X4 株，导致 CD4 减少的速度加快，疾病进程加速。

在宿主细胞内，病毒逆转录酶催化病毒 RNA 基因组逆转录为双链 DNA。在细胞激活状态下，病毒 DNA 从胞浆中进入到细胞核内，在病毒编码的整合酶的作用下，HIV 前病毒(DNA)整合至宿主细胞核 DNA 上。经过转录后，HIV mRNA 翻译成蛋白，再经过修饰后和基因组 RNA

一起在细胞质膜上组装成为病毒颗粒,在宿主细胞双层脂质膜的特定区域形成成熟病毒并出芽,从而完成病毒复制周期。

3.HIV 基因组

和其他逆转录病毒一样,HIV-1 有编码病毒结构蛋白的基因:gag 编码蛋白组成病毒核心(包括 P24 抗原);pol 编码负责病毒蛋白加工、逆转录、整合过程中所需的蛋白酶;env 编码包膜糖蛋白。但 HIV-1 比其他逆转录病毒复杂,还包含至少 6 种其他基因(tat、rev、nef、vif、vpr 和vpu),编码的蛋白参与宿主细胞加强病毒生长、调节病毒基因表达。和这些基因临近的是长末端重复序列(LTRs),包含基因表达调节元素。

4.HIV-1 分子异质性

分子分析发现分离到的 HIV 病毒株在其各个基因组的所有区域均存在不同程度的序列差异。其原因一方面是由于多种方式可以引起 HIV 的突变,包括单个碱基对替换、插入、缺失、重组以及糖基化位点的获得和丢失。另一方面,由于逆转录酶无校正功能,转录的忠实度差,也直接导致了 HIV 序列的多样性。另外蛋白内的变异还受到宿主免疫反应的选择压力和功能约束之间保持平衡的影响。

HIV-1 共有 3 种亚型:M 亚型组(主要亚型),是全球感染最多的亚型;O 亚型组(少数亚型),相对罕见的病毒亚型,源于喀麦隆、加蓬和法国;N 亚型组,很为罕见,报道为数不多。M 亚型组又有 A、B、C、D、E、F、G、H、I、J、K 共 11 个亚型,以及近来发现的数目不断增加的主要和次要循环重组型(CRFs)。

在世界不同区域流行的病毒亚型不同,和病毒的起源、传播等有关,如美国、加拿大、西欧、部分南美国家、澳大利亚主要流行 B 亚型,非洲主要以 C 亚型为主,亚洲则主要流行 CRF01、AE、C 亚型和 B 亚型。我国以 HIV-1M 亚型组为主,已发现的有 A、B(欧美 B)、B'(泰国 B)、C、D、E、F 和 G 8 个亚型,还有不同 CRFs。

(二)HIV 流行病学

1.传播途径

HIV 的传播途径包括同性性接触及异性性接触,血液及血制品传播,由感染母亲在分娩期、围生期或哺乳时传给婴儿。研究调查未证实 HIV 可以经过日常生活接触(握手、拥抱、礼节性亲吻、同吃同饮以及共用厕所、浴室、办公室、公共交通工具、娱乐设施等)、蚊虫叮咬等传播。

(1)经性传播:HIV 感染是一种性传播性疾病(STDs)。HIV 可以在精液中感染的单核细胞及无细胞的成分中检出,尤其当精液中含有的淋巴细胞和单核细胞数目增多时,精液中的 HIV 浓度更高,例如有尿道炎、附睾炎等生殖道感染、存在其他 STDs 时。病毒也可从宫颈涂片和阴道液中检出。患有其他 STDs 尤其是伴有生殖道溃疡时,可以显著增加 HIV 的传染性和易感性。

(2)经血液或血制品传播:HIV 可以通过 HIV 污染的血制品、移植组织感染,静脉药瘾者(IDUs)可通过合用针头、注射器等感染 HIV。此外刺青、肌内注射也有传播 HIV 风险。

(3)母婴传播:HIV 的母婴传播最常见于围生期,在无抗逆转录病毒药物(ART)预防时,孕妇在经历妊娠、生产、分娩过程中将 HIV 传染给婴儿的风险在发达和发展中国家分别是 15%～25%、25%～35%。采取孕妇筛查 HIV、发现 HIV 感染孕妇启动 ART 并结合剖宫产、人工喂养可以显著减少母婴 HIV 传播。目前发达国家的 HIV 母婴传播已经降至接近 0。

2.HIV 流行情况

自 AIDS 出现以来,很快在全球肆虐。截至 2013 年底,全球共有 3900 万人死于 AIDS,其中

2013 年有 150 万人死于 AIDS。目前全球存活的 HIV 感染者有 3500 万,但 2013 年新增 HIV 感染者 210 万人。

艾滋病在 1985 年传入我国。目前估计我国 HIV 感染者为 80 万～100 万。截至 2013 年 9 月 30 日,全国共报告现存活 HIV 感染者和 AIDS 患者约 43.4 万例。

过去 10 年,我国 HIV 传播途径已经发生重大改变,从 2003 年以前的以血液传播为主,到现在的以性传播为主要途径。2015 年 1～9 月份新发现艾滋病病毒感染者(包括患者)约 7.0 万例,其中经性传播比例占 89.9%。伴随着这些传播方式的改变,我国艾滋病疫情已由高危人群向一般人群扩散。我国的艾滋病已由吸毒、暗娼等高危人群开始向一般人群扩散,疫情已覆盖全国所有省、自治区、直辖市,流行范围广,面临艾滋病发病和死亡高峰期。

二、病理和发病机制

HIV 导致疾病的标志性改变是由 CD4$^+$ 辅助 T 淋巴细胞数量减少、功能异常而继发的严重免疫缺陷。当 HIV 感染者的 CD4$^+$T 细胞水平降低至一定水平后,其患机会性感染和机会性肿瘤的风险增大。

(一)CD4$^+$T 细胞数量减少和功能异常的发病机制

HIV 直接感染和破坏、感染细胞被免疫清除、过度细胞激活引发的免疫耗竭和由免疫激活诱导的细胞死亡。

病毒和免疫相互作用引起的病理改变复杂,自感染 HIV 开始并持续存在,但在疾病的不同时期发病机制不同。以下以未经治疗的 HIV 感染者典型临床过程为例,说明 HIV 的发病机制。

1.原发性 HIV 感染、首次病毒血症、病毒播散

机体在 HIV 原发感染后发生的改变对于其后续 HIV 疾病的发展起到决定性作用。其中尤其是早期 HIV 播散受累的淋巴器官,特别是肠道相关淋巴组织(gut-associated lymphoid tissue,GALT),是形成慢性持续性感染的关键因素。

HIV 进入人体后,在 24～48 h 内到达局部淋巴结,约 5 d 出现首次病毒血症,病毒扩散至 GALT 等淋巴器官,由于体内尚无针对 HIV 特异性的免疫反应存在,病毒在 CD4$^+$T 细胞里活跃复制,继而产生高病毒载量的病毒血症,导致急性感染,感染者临床上出现类似单核细胞增多症的表现。所以高水平的病毒血症是 HIV 急性感染期的一个突出表现,之后随着特异性免疫反应的出现,病毒水平逐渐回落,在急性感染 1 年左右达到一个相对稳态水平,亦称调定点(setpoint)。HIV 感染的疾病进展和急性感染期血病毒载量的水平无关,但和病毒调定点相关。

2.HIV 感染引发的机体免疫反应

原发 HIV 感染后的高水平的病毒血症引发 HIV 感染者很强的免疫反应,从而使得体内的病毒水平回落,感染者进入到一个长达约 10 年的临床潜伏期。

HIV 诱发的机体免疫反应既有固有免疫反应,又有适应性免疫反应,包括体液免疫和细胞免疫反应。其主要体液免疫反应组成:结合抗体、中和抗体、抗体参与的抗体依赖性的细胞毒性反应(ADCC)、增强性抗体、补体。主要的细胞免疫反应组成:CD4$^+$T 辅助淋巴细胞、MHC-Ⅰ类分子限制的细胞毒性 CD8$^+$T 淋巴细胞、CD8$^+$T 淋巴细胞介导的抑制作用、ADCC、自然杀伤细胞参与的反应。

3.慢性、持续感染的形成

(1)持续病毒复制:HIV 感染有别于其他病毒感染的最显著的特征是形成慢性、持续感染状

态。尽管原发感染期诱发机体产生很强的细胞及体液免疫反应,但 HIV 不仅能够成功逃逸免疫反应不被清除,而且还在免疫激活状态下保持持续复制。

(2)逃逸免疫反应:病毒逃逸免疫系统的消灭和控制导致了慢性持续性 HIV 感染的形成。这种免疫逃逸的机制最关键在于病毒在持续复制过程中由于基因突变、重组出现了多种基因突变株。其中的一些突变株由于可以逃逸 CD8$^+$ 细胞毒性 T 细胞(CTLs)作用而被选择出来;与此同时,HIV 的高复制率和高突变率也使得中和抗体无法对体内存在的全部病毒准种都发挥作用。

免疫逃逸的另外一个机制和 HIV 的 Nef 蛋白可以下调被感染细胞表面的 HLA-Ⅰ类分子表达,从而影响了 CD8$^+$ CTL 的识别和杀伤作用有关。此外,HIV 还通过包膜序列的高度变异、过度糖基化、构象上遮挡中和的作用表位来逃逸中和抗体的中和作用。

还有一个不容忽视的作用是 HIV 感染后即开始不断地对活化 CD4$^+$ T 细胞的破坏,影响了免疫反应的正常作用,因为辅助性 CD4$^+$ T 细胞的辅助是整合抗原特异性的细胞和体液免疫的关键细胞。

最后,在原发 HIV 感染时就形成的存在于静止细胞中的潜伏感染病毒贮存库,无法被特异性 CTLs 识别,可以成功逃避免疫清除。这种病毒贮存库是病毒无法根除的主要障碍。

4.病毒的动力学

循环中的 HIV 颗粒的半衰期约 30～60 min,产毒细胞的半衰期为 1 d。未经治疗的感染者血中维持高水平病毒载量,其每天在循环中产生和清除的病毒数量惊人。在开始 ART 后,病毒复制很快受到抑制,2 周时循环中的病毒减少 90%,同时 CD4$^+$ T 细胞开始增加。在治疗早期 CD4$^+$ T 细胞的增加较快,主要来源于体内其他部位的 CD4$^+$ T 细胞释放至外周血中,和病毒量减少后免疫激活好转有关。

5.临床潜伏期和微生物潜伏期

除长期不进展者以外,HIV 感染者外周血中 CD4$^+$ T 细胞持续减少。由于 CD4$^+$ T 细胞数量减少通常是在不知不觉缓慢发生的,在 CD4$^+$ T 细胞的数量减少尚不严重时,多数感染者可以有一段时间无临床表现(可长达 10 年),称为临床潜伏期。但由于病毒血症是持续存在的,故不存在微生物学意义上的潜伏期。

6.HIV 疾病晚期

如不经治疗,HIV 感染者当其外周血 CD4$^+$ T 细胞数量减少至危险水平(<0.2×10^9/L)时,由于其免疫功能缺陷开始出现全身症状或各种机会性感染,所以 CDC 的 AIDS 病例定义中包括了所有 CD4$^+$ T 细胞<0.2×10^9/L 的感染者。如果不开始 ART,感染者的免疫缺陷日益严重,最终死于机会感染或恶性肿瘤。

7.长期存活者和长期不进展者

虽然典型的 HIV 感染者,如不经治疗,从原发感染到进展至 AIDS 期平均经过 10 年,但也有少数感染者的临床进展缓慢。

长期存活者指原发感染后存活>20 年者,这多见于疾病进展缓慢、进展至一定水平后稳定、接受 ART 或预防性治疗有效的感染者。

长期不进展者是指 HIV 感染>10 年,未经 ART 其 CD4$^+$ T 细胞计数保持正常并稳定的 HIV 感染者。通常长期不进展者体内可以检测到病毒,但其 HIV 特异性细胞和体液免疫反应强。有研究提示和 HIV 的 Nef 基因缺陷及在 LTR 区的 Nef 基因和 U3 区存在重叠有关。

但近来长期不进展者有了更严格的定义,指那些 HIV 感染＞20 年、未经 ART、CD4$^+$ T 细胞数量正常、血浆 HIVRNA＜50 拷贝/毫升的 HIV 感染者,也称为精英不进展者。其机制尚不明,研究提示主要和宿主因素有关,其中等位基因 HLAB＊5701、HLAB＊2705 和长期不进展的相关性强,提示这些分子和机体的特异性免疫反应有关。

8.细胞激活和 HIV 发病机制

机体的免疫系统正常情况下处于相对静止的平衡状态,而在遇到外来抗原刺激时出现免疫激活,诱导有效的免疫反应,在外来抗原清除后重新回到稳态。但在 HIV 感染中,免疫系统处在慢性激活状态,前面提到处于激活状态的 CD4$^+$ T 细胞是 HIV 感染最有效的靶细胞,这样就在 HIV 慢性复制过程中给其提供了源源不断的易感细胞。因此异常的免疫激活是 HIV 感染的特征,也是 HIV 疾病重要的发病机制。

免疫系统的激活状态表现包括 B 细胞过度激活导致高 γ 球蛋白血症、单核细胞激活、CD4$^+$ 和 CD8$^+$ T 细胞表达激活标记、激活相关的细胞凋亡增多、尤其是在病程早期的淋巴结增生、促炎症细胞因子分泌增多以及新蝶呤、β2 微球蛋白、对酸不稳定的干扰素和可溶性 IL-2 受体水平增高。

此外,外源性因素(如微生物)可增强细胞激活促进 HIV 复制,因此参与 AIDS 发病机制。研究表明,体内、体外许多其他病毒共感染也可以上调 HIV 表达,如 HSV-1、2 型、巨细胞病毒(CMV)、人类疱疹病毒(HHV)6、EB 病毒(EBV)、乙型肝炎病毒(HBV)、腺病毒和 HTLV-Ⅰ。结核杆菌、疟原虫感染也可通过增加免疫激活导致 HIV 载量增高。

持续的免疫激活引发的后果是多方面的。在病毒方面,尽管处于静止状态的 CD4$^+$ T 细胞可以被 HIV 感染,但在激活细胞中 HIV 逆转录、整合和病毒扩散的速度则显著提高。并且细胞激活诱导了潜伏感染细胞中 HIV 复制。在免疫方面,免疫系统长期暴露于特定抗原刺激后最终将导致免疫耗竭和病毒特异性 T 细胞凋亡。

9.其他可能的靶细胞

虽然 CD4$^+$ T 淋巴细胞和 CD4$^+$ 单核/巨噬细胞系是 HIV 的主要靶细胞,实质上任何表达 CD4 分子和辅助受体分子的细胞(如循环中的树突细胞、表皮朗格罕氏细胞)均可被 HIV 感染。在 HIV 疾病晚期,骨髓中 CD34$^+$ 单核细胞前体细胞可被 HIV 感染。

(二)HIV 感染的病理改变

艾滋病是累及全身多器官系统的疾病。HIV 感染引起的多系统机会性感染(包括原虫、病毒、细菌、真菌感染等)、恶性肿瘤(包括卡波西肉瘤、恶性淋巴瘤、子宫颈癌等)和免疫系统病变构成了 AIDS 复杂的临床病理变化。

1.耶氏肺孢菌病

两肺弥漫性受累、实变、重量增加,含气量显著减少。肺泡上皮细胞增生为立方状上皮细胞。耶氏肺孢菌包囊在肺泡腔内渗出液中,呈聚集分布。印片中,运用 Gram 或 Giemsa 染色时,滋养体可以清楚显示。运用 Giemsa 染色可清楚显示耶氏肺孢菌包囊。

2.弓形虫病

播散性弓形虫病也可累及眼、肺、心和胃肠道。弓形体脑病的病变可以呈局限性或弥漫性,脓肿可发生在大脑基底节和小脑皮质,并可进入蛛网膜下腔。局部脑组织发生凝固性出血性坏死,坏死区内有少量弓形体。坏死区周围有淤血和血管内皮增生带,增生带内重度炎症浸润,并含有多量的弓形体分散的速殖子和含有缓殖子的假包囊。HE 染色即可清楚观察到 2～3 μm 半

月形速殖子和 $50~\mu m$ 包囊或假包囊。

3.念珠菌病

口腔念珠菌病患者的舌表面由于渗出物覆盖,呈弥漫白色斑块,甚至形成厚厚的黑棕色覆盖物。胃肠道的任何部位都可以受累。食道是胃肠道白色念珠菌病最常累及的部位,在食道的黏膜表面可见灰色假膜,并有不规则形的溃疡。假膜由纤维素和坏死组织构成,其内可见网状的假菌丝。组织学检查,念珠菌呈现出由酵母样孢子或芽生孢子(直径约 $3\sim4~\mu m$,呈圆形或卵圆形)与假菌丝(由串状的孢子构成)。

4.分枝杆菌病

艾滋病患者常发生分枝杆菌病,包括结核病、鸟分枝杆菌复合体(MAC)及其他分枝杆菌病。显微镜下检查,艾滋病患者的干酪样坏死显著,结核肉芽肿不典型,上皮样细胞和巨细胞较少,可见广泛坏死和多量的抗酸结核杆菌。

MAC 感染多见于 AIDS 病程晚期,常引起播散性分枝杆菌病,此时 CD4$^+$ T 淋巴细胞数通常 $<0.1\times10^9$/L。在脾、肝、淋巴结、心脏和肾的切面上有时可见粟粒样肉芽肿。抗酸染色显示巨噬细胞肿胀,充满大量的分枝杆菌。

5.CMV 病

AIDS 患者 CMV 感染可引起胃肠道溃疡、间质性肺炎、肾小球肾炎、视网膜炎等。显微镜下检查,可见一些大细胞,核内与胞质内有明显的、边界清的包涵体。在所有人类病毒中,CMV 包涵体是最大的,在感染细胞的胞核与胞质内均可出现。

6.卡波西肉瘤

卡波西肉瘤是艾滋病患者最常见的恶性肿瘤,表现为血管来源的梭状细胞的过度增生,其梭形细胞具有血管内皮细胞和平滑肌细胞的共同特点,能够形成血管裂隙,其内可见红细胞。

三、临床表现

HIV 疾病是从原发感染开始后一系列、历经各个临床阶段的连续发展过程。HIV 感染的临床表现多种多样,可以是从原发感染相关的急性感染综合征、无症状临床长潜伏期到晚期疾病的表现。绝大多数感染者中,病毒活跃复制和持续进展的免疫损害贯穿 HIV 疾病的始终。除罕见的真正意义上的长期不进展者外,HIV 感染者不经 ART 治疗最终均会进展至艾滋病期。而 ART 对于延缓疾病进展、延长存活期具有非常显著的意义。

(一)急性 HIV 综合征

HIV 原发感染后的 $3\sim6$ 周,伴随着病毒血症的出现,50% ~ 70% 的感染者出现程度不同的急性临床综合征,临床上呈典型的急性病毒感染综合征或类似传染性单核细胞增多症样临床综合征。主要表现可以是全身症状、神经系统症状和皮疹。持续一至数周后,随着 HIV 特异性机体免疫反应的形成、血浆病毒血症水平回落而逐渐缓解。

急性 HIV 综合征伴随一系列免疫异常,淋巴细胞总数、CD4$^+$ 和 CD8$^+$ T 细胞数量减少,随后 CD8$^+$ T 细胞数量增加,CD4$^+$/CD8$^+$ T 细胞比率出现倒置。尽管 CD8$^+$ T 细胞可以短期内增高或正常,CD4$^+$ T 细胞数量通常减少,随后虽然回升,但常不能回到正常。10% 的原发感染者病情进展迅猛,虽然急性期症状可以消失但严重的免疫缺陷和临床恶化快速出现。

多数感染者不论是否出现急性感染综合征,均进入一段数年的临床潜伏期阶段。

(二)无症状期——临床潜伏期

尽管从最初感染至出现临床疾病这段临床潜伏期的长短可以不同,在不经治疗的情况下一般为 6～8 年,但期间 HIV 疾病中病毒复制和疾病进展是持续存在的。疾病的进展和慢性感染期的 HIV 病毒血症水平直接相关。感染者的 $CD4^+$ T 细胞常以平均 $0.05 \times 10^9/L$ 的速度持续减少,但临床无症状。直至 $CD4^+$ T 细胞减少至危险水平($<0.2 \times 10^9/L$),合并机会性感染和机会性肿瘤进展至临床疾病期的风险增大。

(三)临床疾病期

HIV 疾病的症状可以出现在 HIV 感染的任何阶段。通常随着 $CD4^+$ T 细胞计数逐渐减少,免疫缺陷程度加重,易患的临床疾病谱呈现不同。HIV 感染继发的危及生命严重并发症常发生在 $CD4^+$ T 细胞 $<0.2 \times 10^9/L$ 时。一旦 HIV 感染者的 $CD4^+$ T 细胞 $<0.2 \times 10^9/L$ 或出现任一提示其细胞免疫严重损害的 HIV 相关疾病,即诊断为 AIDS。

1.HIV 相关症状

主要表现为持续 1 个月以上的发热、盗汗、腹泻;体质量减轻常超过 10%。部分患者表现为神经精神症状,如记忆力减退、精神淡漠、性格改变、头痛、癫痫及痴呆等。另外,还可出现持续性全身淋巴腺病(PGL),其特点为:①除腹股沟以外,≥2 个部位的淋巴结肿大;②淋巴结直径≥1 cm,无压痛,无粘连;③持续时间3 个月以上。

2.HIV 感染者各系统常见的疾病情况

(1)呼吸系统疾病:急性支气管炎、鼻窦炎、复发性细菌性肺炎、耶氏肺孢子菌肺炎、肺结核、不典型分枝杆菌感染(MAC 最常见)、马红球菌肺炎、其他真菌性肺炎、侵犯肺的卡波西肉瘤、淋巴瘤等。

(2)心血管系统疾病:可由 HIV 感染直接引起或 ART 治疗导致的脂肪代谢障碍引起。包括充血性心力衰竭相关的扩张性心肌病(也称为 HIV 相关心肌病)、心包积液、急性心肌梗死发生率增加。

(3)中枢神经系统:隐球菌脑膜炎、结核性脑膜炎、弓形虫脑病、各种病毒性脑膜脑炎。

(4)口腔和胃肠道系统:是 HIV 感染最常累及的系统,多为继发感染,也可以是卡波氏肉瘤、淋巴瘤。口腔疾病包括鹅口疮、舌毛状白斑、复发性口腔溃疡、牙龈炎。胃肠道系统疾病包括念珠菌性食道炎、CMV 食道炎、HSV 食道炎、胃酸缺乏症、胃肠道感染、AIDS 肠病、HSV 活动引起的肛门直肠溃疡。

(5)肝胆道疾病:HBV 共感染、HCV 共感染、肉芽肿性肝炎(可由分枝杆菌、真菌引起)等。此外,在接受 ART 的患者中可出现药物相关性肝炎、胰腺炎。

(6)肾脏和泌尿生殖道系统:HIV 感染者肾脏受累的病因有 HIV 感染的直接作用(HIV 相关性肾病)、机会性感染和机会性肿瘤、药物毒性相关反应。

(7)内分泌系统及代谢性疾病:33%～75%的接受强效联合高效抗逆转录病毒药物治疗(highly active anti-retroviraltherapy,HAART)的患者发生脂肪代谢障碍。10%～15%的 HIV 感染者可出现因免疫重建或继发机会性感染所引起的甲状腺功能异常。

(8)风湿性疾病:由 HIV 感染所致的免疫缺陷和免疫抑制引起的免疫异常常见,从超敏反应、反应性关节炎发生率增高到弥漫性浸润性淋巴细胞增多。可出现药物变态反应、多种自身抗体阳性,如抗心磷脂抗体、性病研究实验室(VDRL)抗体、狼疮样抗凝物、抗核抗体。

(9)免疫重建炎症综合征:在开始有效 ART 后,10%～50%的 HIV 感染者存在的既往未经治疗或部分治疗的机会性感染的临床表现反而矛盾性加剧。尤其多见于 ART 开始前 CD4$^+$ T 细胞<0.05×10^9/L,ART 治疗后 HIVRNA 下降速度快的患者。常出现在 HAART 开始后的 2 周至 2 年内,表现为局部淋巴结炎、长期发热、肺部浸润影、颅内压增高、眼葡萄膜炎和 Graves 病。机理类似Ⅳ型变态反应,和 HIVRNA 下降后 HIV 感染导致的免疫抑制作用得到控制后的免疫功能的迅速改善有关。

(10)造血系统:包括淋巴结炎、贫血、白细胞减少、血小板减少。可由 HIV 之间作用、继发感染和肿瘤及治疗不良反应所导致。4%的 HIV 感染者发生静脉血栓或肺栓塞。

(11)皮肤疾病:发生率为 90%。包括脂溢性皮炎、毛囊炎、机会性感染、肺外肺孢菌病引起的坏死性血管炎、带状疱疹、HSV 感染、传染性软疣、尖锐湿疣、真菌性皮炎、甲癣、卡波西肉瘤。

(12)神经性疾病:中枢神经系统(CNS)最常见的机会感染是弓形虫病、隐球菌病、多灶性脑白质病(PML)和原发性 CNS 淋巴瘤,其次为分枝杆菌感染、梅毒、CMV/HTLV-1 等感染、HIV 相关性神经认知功能障碍(HNCI)、CMV 感染引起的脊髓病和多发性神经根炎、外周神经病、肌病。

(13)眼部疾病:CMV 视网膜炎、HSV 和带状疱疹病毒引起的急性坏死性视网膜坏死综合征、耶氏肺孢菌引起的脉络膜病变、弓形体性脉络膜视网膜炎。

(14)其他播散性感染和消耗综合征:巴尔通体感染(导致的杆菌性血管瘤病、猫抓病、战壕热)、组织胞浆菌病、马尼菲青霉病、内脏利什曼病。全身消耗性综合征是 AIDS 指征性疾病,指除 HIV 感染外无其他原因的、持续>30 d 的间断性或持续性发热、慢性腹泻或疲劳,同时非自愿性的体质量下降>10%。

(15)肿瘤:卡波氏肉瘤和非霍奇金氏淋巴瘤是 HIV 感染者中发病最高的肿瘤性疾病。其他肿瘤在 HIV 感染者中的发病率也增高,如霍奇金病、多发性骨髓瘤、白血病、黑色素瘤、多中心性 Castleman 病和宫颈、脑、睾丸、口腔、肺及直肠癌。

需要注意的是,艾滋病期的临床表现呈多样化,并发症也不尽相同,所发疾病与当地流行现患率密切相关。

四、诊断与鉴别诊断

(一)HIV 感染的诊断

HIV 检测是发现 HIV 感染者并为其提供预防、治疗的关键和前提。

HIV 感染的诊断依据 HIV 抗体检测阳性和/或直接检测发现 HIV 或其成分,其中循环中抗体的检出通常在感染后 2~12 周。

HIV 抗体检查包括筛查试验(含初筛和复测)和确认试验。HIV 感染的标准血液筛查检测方法是 ELISA 法,也称为 EIA。尽管 EIA 检测非常敏感,但其特异性不是 100%,可受到Ⅱ类原抗体、自身抗体、肝病、近期流感疫苗接种及急性病毒感染的影响,尤其是在用于低风险人群监测时。因此所有 EIA 抗体检测结果阳性或不好判断而怀疑感染 HIV 者需经过特异性更好的检测以确认,如免疫印迹法。免疫印迹法是最常用的 HIV 感染确认试验。可以检测 HIV 所有三种基因(gag、pol 和 env)产物。如果免疫印迹法显示 3 种 HIV 蛋白中(p24、gp41 和 gp120/160) 2 个蛋白条带阳性,可以明确 HIV 感染的诊断。但随着自愿咨询检测工作的开展,也可采用快速抗体检测。

筛查试验呈阴性反应可出具 HIV-1(或 HIV-2)抗体阴性报告。筛查试验呈阳性反应,不能出具阳性报告,只能报告"HIV 抗体待复查"。经确认试验 HIV-1(或 HIV-2)抗体阳性者,出具 HIV-1(或 HIV-2)抗体阳性确认报告,并按规定做好咨询、保密和法定传染病的报告工作。

(二)HIV 感染者的实验室监测

HIV 感染者血浆 HIVRNA 病毒定量和外周血 CD4$^+$T 细胞计数对 HIV 感染者评估疾病的进展、治疗反应都至关重要。

1.CD4$^+$T 淋巴细胞计数

CD4$^+$T 淋巴细胞是 HIV 感染最主要的靶细胞,HIV 感染人体后,CD4$^+$T 淋巴细胞进行性减少。CD4$^+$T 淋巴细胞计数的临床意义是,了解机体的免疫状态和病程进展,确定疾病分期和治疗时机,判断治疗效果和 HIV 感染者的临床合并症。

目前常用的 CD4$^+$T 淋巴细胞亚群检测方法为流式细胞术,可以直接获得 CD4$^+$T 淋巴细胞数绝对值,或通过白细胞分类计数后换算为 CD4$^+$T 淋巴细胞绝对数。如无条件用流式细胞仪测定 CD4$^+$T 淋巴细胞,可用淋巴细胞绝对数作为间接参考。

2.HIV 病毒载量

HIVRNA 水平代表着病毒复制及清除的情况,和疾病进展、免疫系统激活、病毒耐药发生等密切相关。最常用的两种方法是 RT-PCR 和 bDNA。标准的检测方法可以检出血中低至$(40\sim 50)\times 10^3$copies/mL$(40\sim 50$ copies/mm$^3)$的 HIV RNA,而超敏的为研究目的设计的方法可以检出 1×10^3copies/mL$(1$ copies/mm$^3)$的 HIV RNA。

通常应在确诊 HIV 感染时及以后每 3～6 月检测一次。多数情况下,在有效治疗开始后 6 月内,血浆中 HIV RNA 水平应$<50\times 10^3$copies/mL$(50$ copies/mm$^3)$,判定治疗有效。

3.HIV 耐药检测

HIV 耐药可以通过检测基因型或表型这两种方法进行。值得注意的是,患者治疗失败需要检测 HIV 耐药时,应在其原方案尚未更改时进行,因为一旦停药或更改用药方案去除了药物选择的压力,HIV 的准种库很快会向野生型病毒变化,影响耐药检测的准确性。在耐药率高的地区,如果条件允许最好在启动 ART 前行耐药检测,以指导和优化 ART 方案的选择。

4.HIV 辅助受体嗜性测定

作为 CC 趋化因子受体 CCR5 的拮抗剂,马拉维若(Maraviroc)被批准上市后,有必要对 HIV 感染者进行辅助受体嗜性测定,只有患者感染了 HIV 的 R5 株才可能对马拉维若有效。

(三)机会性感染和肿瘤的诊断与鉴别诊断

1.耶氏肺孢菌肺炎

起病隐匿或亚急性,临床表现为干咳、气短和活动后加重,可有发热、发绀,严重者可发生呼吸窘迫;肺部阳性体征少;胸部 X 线检查可见双肺从肺门开始的弥漫性网状结节样间质浸润,或呈磨玻璃状阴影;血气分析显示低氧血症;确诊依靠病原学检查,如诱导咳痰的痰液、支气管肺泡灌洗、经支气管肺组织活检等发现肺孢子虫的包囊或滋养体。

2.结核病

AIDS 合并结核病的诊断需要结合临床表现、辅助检查、病理学检查以及影像学检查结果来进行综合判断。

3.非结核分枝杆菌感染

非结核分枝杆菌感染的临床症状与活动性结核病相似,但全身播散性病变更为常见。确诊:血培养、痰培养、支气管肺组织活检、痰支气管冲洗物培养检出非结核分枝杆菌。

4.CMV 视网膜脉络膜炎

临床常见的表现为快速视力下降,眼底镜检查可确诊。

5.弓形虫脑病

临床表现为局灶或弥漫性中枢神经系统损害。颅脑 CT 呈单个或多个低密度病灶,增强扫描呈环状或结节样增强,周围一般有水肿带。确诊依赖脑活检。

6.真菌感染

临床上常见的是念珠菌感染和新生隐球菌感染。诊断依靠临床表现或感染部位发现病原体。血或脑脊液隐球菌乳胶凝胶实验可辅助诊断新生隐球菌感染。

五、治疗和预防

HIV 感染确诊后的相应临床处理包括:①对感染者给予心理辅导和咨询,以保证感染者的情绪稳定、提高依从性、了解如何防止将 HIV 传播给他人;②进行一系列临床评估,确定其 HIV 感染临床分期、可能合并的机会性感染,以便给予最适合的治疗;③机会性感染的治疗和预防;④HAART。

通常其临床评估包括:完整的病史和体格检查;血常规检查、血液生化检查、血脂、血糖、CD4$^+$T 细胞计数、血浆 HIV RNA 水平、(如有条件)HIV 耐药检测、快速血浆反应素环状卡片试验(RPR)、PPD、病毒性肝炎筛查(如果甲、乙型病毒肝炎抗体阴性建议给予相应的疫苗接种)等。

(一)常见机会性感染的治疗与预防

1.耶氏肺孢菌肺炎

(1)对症、支持治疗:中重度患者[PaO$_2$<9.3 kPa(70 mmHg)或肺泡-动脉血氧分压差>4.7 kPa(35 mmHg)]可同时采用泼尼松治疗,口服剂量为第 1~5 天每次 40 mg,每天 2 次,第 6~10 天每次20 mg,每天 2 次,之后每次20 mg,每天 1 次至第 21 天;如果静脉用甲基泼尼松龙,用量为上述泼尼松的 75%。

(2)病原治疗:首选 TMP/SMX,剂量为 TMP 每天 15 mg/kg 和 SMX 每天 80 mg/kg,但 TMP/SMX 总量一天一般不超过 12 片,分 3~4 次口服,疗程 2~3 周。

(3)预防:对于 CD4$^+$T 淋巴细胞计数<0.2×10^9/L(200/mm^3)的成人和青少年,包括孕妇及接受 HAART 者均应给予预防。首选 TMP/SMX,体质量≥60 kg 者,每天 2 片,体质量<60 kg 者,每天 1 片。

2.结核病

(1)应用常规抗结核治疗方法,但疗程应适当延长。抗结核药物使用时应注意与抗病毒药物之间存在相互作用及配伍禁忌。

(2)如果结核分枝杆菌对一线抗结核药物敏感,则使用异烟肼+利福平(或利福布汀)+乙胺丁醇+吡嗪酰胺进行 2 个月的强化期治疗,然后使用异烟肼+利福平(或利福布汀)进行 4 个月的巩固期治疗。对抗结核治疗的反应延迟(即在抗结核治疗 2 个月后仍有结核病相关临床表现或者结核分枝杆菌培养仍为阳性)或 X 线片上出现空洞的结核病患者,抗结核治疗疗程应延长至 9 个月。

(3)预防:患者结核潜伏感染相关检测结果为阳性,可采用异烟肼 300 mg 口服,1 次/天,共 9 个月进行干预。

3.非结核分枝杆菌感染

(1)首次治疗:克拉霉素(每次 500 mg,2 次/天)或阿奇霉素(600 mg/d)+乙胺丁醇[15 mg/(kg·d),分次服]。重症患者可联合应用利福布汀(300～600 mg/d)或阿米卡星(10 mg/kg,肌内注射,1 次/天),疗程 9～12 月。替代治疗为利福布汀(300～600 mg/d)+阿米卡星(10 mg/kg,肌内注射,1 次/天)+环丙沙星(每次 750 mg,2 次/天),疗程 9～12 个月。其他分枝杆菌感染的治疗同结核病的治疗或根据具体鉴定的菌种采取相应的治疗措施。

(2)预防:CD4$^+$T 淋巴细胞$<0.05\times10^9$/L(50/mm^3)的 AIDS 患者给予预防性治疗。选用克拉霉素每次 500 mg,2 次/天;或阿齐霉素,1 200 毫克/周。如果患者不能耐受克拉霉素和阿齐霉素,可选择利福布汀,常规剂量为 300 mg,1 次/天。如患者经 HAART 后 CD4$^+$淋巴细胞$>0.1\times10^9$/L(100/mm^3)并持续≥3 个月时,可停止预防用药。一旦患者 CD4$^+$淋巴细胞$<0.05\times10^9$/L(50/mm^3),就应再次给予预防性治疗。

(3)播散性 MAC 感染者在完成治疗(>12 个月)后。需要进行长期维持治疗(治疗方案与初始治疗方案一致)直至患者 CD4$^+$T 淋巴细胞$>0.1\times10^9$/L(100/mm^3),并持续>6 个月。

4.CMV 视网膜脉络膜炎

更昔洛韦 10～15 mg/(kg·d),分 2 次静脉滴注,2～3 周后改为 5 mg/(kg·d),每天 1 次静脉滴注,或 20 mg/(kg·d)分 3 次口服;或膦甲酸钠 180 mg/(kg·d)分 2～3 次用(静脉应用需水化),2～3 周后改为 90 mg/(kg·d)静脉滴注,每天 1 次。病情危重或单一药物治疗无效时可二者联用。CMV 视网膜炎可球后注射更昔洛韦。CMV 感染不主张一级预防治疗。对于 CD4$^+$T 淋巴细胞计数$<0.2\times10^9$/L(200/mm^3)的 AIDS 患者应定期检查眼底。一旦出现 CMV 感染眼底病变,应积极治疗,在疾病控制之后需终身服药以预防复发。

5.弓形虫脑病

(1)对症治疗:采取降颅内压、抗惊厥、抗癫痫等。

(2)病原治疗:首选乙胺嘧啶(负荷量 100 mg,此后每天 50～75 mg,每天 1 次维持)+磺胺嘧啶(每次 1.0～1.5 g,每天 4 次),疗程一般为 3 周,重症患者和临床、影像学改善不满意者疗程可延长至 6 周以上。替代治疗可选 TMP/SMX(3 片,每天 3 次口服),联合克林霉素(每次600 mg。静脉给药,每 6 h 给药 1 次)或阿奇霉素(0.5 g,每天 1 次静脉给药),疗程至少 6 周。

(3)预防:无弓形虫脑病病史但 CD4$^+$T 细胞计数$<0.1\times10^9$/L(100/mm^3)且弓形虫抗体IgG 阳性的患者应常规用 TMP/SMX(每天 2 片)预防,经 HAART 治疗使 CD4$^+$T 细胞增加到$>0.2\times10^9$/L(200/mm^3)并持续>3 个月时可停止预防用药。

6.新型隐球菌脑膜炎治疗

(1)病原治疗:分为诱导期、巩固期和维持期三个阶段,诱导期治疗经典方案为两性霉素B联合5-氟胞嘧啶。两性霉素 B 从每天 0.02～0.1 mg/kg 开始,逐渐增加至 0.5～0.75 mg/kg,最高剂量不超过50 mg/d。诱导治疗期至少 2 周。在脑脊液培养转阴后改为氟康唑 400 mg/d 进行巩固期治疗,巩固治疗期至少 8 周。而后改为氟康唑 200 mg/d 进行维持治疗,维持期至少 1 年。

(2)降颅内压:必要时药物效果欠佳者可采用腰椎穿刺术帮助降低颅内压,必要时可行侧脑室引流或脑脊液脑室腹腔分流术。

(二)高效联合抗逆转录病毒治疗(HAART)

1.治疗目标

最大限度地抑制病毒复制,保存和恢复免疫功能,降低病死率和 HIV 相关性疾病的发病率,提高患者的生活质量,减少艾滋病的传播。

2.开始 HAART 的指征和时机

发达国家推荐对于所有 HIV 感染者在能够保证良好的依从性、且无治疗禁忌证均应开始 HAART,从而最大限度地抑制病毒复制,保存和恢复免疫功能,降低病死率和 HIV 相关性疾病的发病率,提高患者的生活质量,减少艾滋病的传播。

我国对于 HIV 感染者实行国家免费治疗,根据我国中华医学会感染病学分会艾滋病学组制定的艾滋病诊疗指南和目前施行的 2012 年版的国家免费艾滋病抗病毒药物治疗手册。

如果无法检测 $CD4^+T$ 细胞计数并且出现临床症状的时候,外周血淋巴细胞总数 $\leqslant 1.2 \times 10^9/L$($1\,200/mm^3$)时可以开始 HAART。

在开始进行 HAART 前,如果患者存在严重的机会性感染,应控制感染后再开始治疗。

3.ARV 药物

目前国际上有 5 类药物,共 30 余种,分为核苷类逆转录酶抑制剂(nucleoside reverse transcriptase inhibitors,NRTIs)、非核苷类逆转录酶抑制剂(non-nucleoside reverse transcriptase inhibitors,NNRTIs)、蛋白酶抑制剂(protease inhibitors,PIs)、整合酶抑制剂(integrase inhibitors,IIs)和融合抑制剂(fasion inhibitors,FIs)。目前国内有前 4 类 ARV 药物共 18 种。

(1)成人及青少年 HIV/AIDS 患者的 HAART 推荐方案:3TC+TDF(或 AZT)+EFV(或 NVP、LPV/r、RAV、ETV)。对于合并 HCV 感染、$CD4^+T$ 细胞 $> 0.25 \times 10^9/L$($250/mm^3$)应避免使用含 NVP 的方案。

(2)儿童 HIV/AIDS 患者的 HAART:需要参考相关指南并咨询有经验的专科医师。

(3)妊娠期 HIV/AIDS 患者的 HAART:推荐 AZT+3TC+NVP 作为妊娠期患者的一线方案。对妊娠前已开始 HAART 者不建议停止治疗;如果原方案中无 AZT,在可能的情况下应加入 AZT;对未开始 HAART 者在妊娠的前 3 个月一般不推荐治疗。

(4)合并结核病的 HIV/AIDS 患者的 HAART:对于艾滋病晚期患者,推迟 HAART 可能会影响患者生存,故建议对 $CD4^+T$ 淋巴细胞计数 $< 0.05 \times 10^9/L$($50/mm^3$)的患者一旦抗结核治疗有效、病情有好转即开始 HAART;对 $CD4^+T$ 细胞计数在 $(0.05 \sim 0.2) \times 10^9/L$($50 \sim 200/mm^3$)的患者在抗结核治疗强化阶段结束后开始 HAART。

如果需要同时服用抗结核药物和 ARV 药物,首选药物包括 AZT/3TC 或 d4T/3TC 加 1 种 NNRTI 或 ABC。如果服用 NNRTI 类药物,则首选 EFV,因为它对肝脏的毒性作用要小于 NVP。

4.HAART 疗效的评估

治疗有效与否主要通过病毒学指标、免疫学指标和临床症状三个方面进行评估,其中最重要的是病毒学指标的改变。

(1)病毒学指标:治疗有效的患者血浆中病毒载量的水平 4 周内应下降 1 个 1g copies/mL 以上,3~6 个月内应达到检测不出的水平。

(2)免疫学指标:治疗 3 个月后 $CD4^+T$ 淋巴细胞计数与治疗前相比增加 30%,或治疗 1 年后 $CD4^+T$ 淋巴细胞计数增长 $0.1 \times 10^9/L$($100/mm^3$),提示治疗有效。

(3)临床症状:治疗有效时临床症状能够缓解,机会性感染的发生率降低。

5.换药的指征与原则

治疗失败和出现严重药物毒副作用时需要调整 ART 方案。

治疗失败的换药原则：①根据耐药试验结果进行分析后，对出现耐药的药物进行更换；②无法进行耐药试验，在可能的条件下应更换所有的治疗药物。

ARV 药物主要的严重毒副作用：如骨髓抑制、胰腺炎、重症皮疹、高脂血症、严重的肝功能异常等。因药物毒副作用换药的原则和方案(以我国现有药物为基础)

(三)HIV 感染的母婴垂直传播处理

阻断 HIV 母婴垂直传播的有效措施为产科干预＋ARV 药物干预＋人工喂养。应用此综合措施，可使母婴垂直传播率降低至＜2％。自愿咨询检测是预防母婴垂直传播的先决条件，也是最重要的内容之一。

1.产科干预

(1)终止妊娠：根据其个人意愿而定，并应进行产前咨询。

(2)分娩方式：应选择剖宫产分娩为宜。一般择期剖宫产的时机选择在妊娠 38 周。

2.ARV 药物干预常用方案

AZT＋NVP 方案；AZT＋3TC 方案；NVP 方案。具体方案的实施需要咨询有相关经验的专科医师。

3.产后阻断主要指喂养方式的咨询与选择

人工喂养可以完全杜绝 HIV 通过母乳传播给新生儿的可能，是最安全的喂养方式。

(四)职业暴露后的处理

HIV 的职业暴露是指卫生保健人员在职业工作中与 HIV 感染者的血液、组织或其他体液等接触而具有感染 HIV 的危险。

在发生职业暴露后，医疗卫生相关机构应提供对暴露者的随访和咨询，包括心理咨询。在发生职业暴露后即刻、4 周、8 周、12 周和 6 个月检测 HIV 抗体，有条件时可作 HIV P24 抗原和HIV RNA 测定。

职业暴露后的处理原则包括局部处理和预防性 ART。

其中局部处理原则为：①用肥皂液和流动的清水清洗被污染局部；②污染眼部等黏膜时，应用大量生理盐水反复冲洗黏膜；③存在伤口时，应轻柔挤压伤处，尽可能挤出损伤处的血液，再用肥皂液和流动的清水冲洗伤口；④用 75％乙醇或 0.5％碘伏对伤口局部进行消毒。

预防性 ART 的原则：仅可能在发生职业暴露后最短的时间内(2 h 内)进行预防性用药，最好不超过 24 h；疗程均为 28 d。

(五)其他人群的预防

目前尚无预防艾滋病的有效疫苗，因此应加强艾滋病防治知识的宣传教育。高危人群使用安全套，规范治疗性病。严格筛查献血员及血液制品。加强医疗器械消毒、使用一次性注射器。不共用牙具、剃须刀等个人用品。

六、小结

(1)艾滋病即获得性免疫缺陷综合征，由人类免疫缺陷病毒(human immunodeficiency virus，HIV，亦称艾滋病病毒)所导致。HIV 属于逆转录病毒科慢病毒属中的人类慢病毒组，是RNA 病毒，其最突出的特点是在宿主细胞内，病毒逆转录酶催化病毒 RNA 基因组逆转录为双链 HIV-DNA。

(2)HIV 的传播途径包括：同性性接触及异性性接触、血液及血制品和由感染母亲在分娩期、围生期或哺乳时传给婴儿。

（3）$CD4^+$T 淋巴细胞是 HIV 感染最主要的靶细胞，HIV 感染人体后，$CD4^+$T 淋巴细胞进行性减少，$CD4^+$/$CD8^+$比值倒置，细胞免疫功能受损。其检测有利于了解机体的免疫状态和病程进展，确定疾病分期和治疗时机，判断治疗效果和 HIV 感染者的临床合并症。

（4）艾滋病是累及全身多器官系统的疾病。HIV 感染引起的多系统机会性感染（包括原虫、病毒、细菌、真菌感染等）、恶性肿瘤（包括卡波西肉瘤、恶性淋巴瘤、子宫颈癌等）和免疫系统病变构成了 AIDS 复杂的临床病理变化。

（5）诊断 HIV/AIDS 必须是 HIV 抗体阳性（经确认试验证实），而 HIV RNA 和 P24 抗原的检测有助于 HIV/ AIDS 的诊断，尤其是能缩短抗体"窗口期"和帮助早期诊断新生儿的 HIV 感染。

（6）HIV 感染确诊后的临床处理包括：①对感染者给予心理辅导和咨询，以保证感染者的情绪稳定、提高依从性、了解如何防止将 HIV 传播给他人；②进行一系列临床评估，确定其 HIV 感染临床分期、可能合并的机会性感染，以便给予最适合的治疗；③机会性感染的治疗和预防；④HAART。

（7）目前国际上已有 30 余种 ARV 药物，在我国已有药物的基础上目前推荐的成年人治疗组合方案为：3TC＋TDF（或 AZT）＋EFV（或 NVP、LPV/r、RAV、ETV）。对于合并 HCV 感染$CD4^+$T 细胞＞$0.25×10^9$/L（250/mm^3）应避免使用含 NVP 的方案。

（张　韬）

第十五节　狂　犬　病

狂犬病是由狂犬病毒引起的一种侵犯中枢神经系统为主的急性人兽共患传染病。狂犬病毒通常由病兽通过唾液以咬伤方式传给人。临床表现有狂躁型和麻痹型，狂躁型症状为特有的恐水、怕风、恐惧不安、咽肌痉挛、进行性瘫痪等，狂躁型因有典型的恐水症状又名恐水症。

我国春秋时期《左传》中已有狂犬病的记载，描述疯狗咬伤可引起人死亡，至今该病尚无特效药物治疗，一旦发病，病死率达 100％。法国学者巴斯德在 1885 年发明了狂犬病减毒活疫苗并应用于该病的预防。

一、病原学

狂犬病毒属弹状病毒科拉沙病毒属，形似子弹，一端圆，另一端扁平，大小约 75 nm×180 nm，病毒以单股负链 RNA 为中心，外面为核衣壳和含脂蛋白及糖蛋白的包膜。狂犬病毒含 5 个结构基因，为 G、N、L、P 和 M 基因，分别编码糖蛋白、核蛋白、转录酶大蛋白、磷蛋白和基质蛋白等 5 个结构蛋白。糖蛋白（GP）是病毒表面棘突的成分，有凝集细胞的能力，能与乙酰胆碱受体结合，决定了狂犬病毒的嗜神经性；能刺激机体产生中和抗体和诱导细胞免疫产生保护性免疫反应；狂犬病毒的致病性与 GP 的表达水平及诱导细胞凋亡的能力有密切关系。核蛋白（NP）构成核酸的衣壳，是病毒颗粒的最主要成分之一，它不仅可保护基因组 RNA 免受核酸酶降解，也是狂犬病毒重要的抗原成分，是荧光免疫法检测的靶抗原，有助于临床诊断，但不能刺激机体产生中和抗体。磷蛋白即衣壳基质蛋白（MIP），也称为 NS 蛋白，位于病毒核心壳与包膜之间，与核酸衣壳一起，是狂犬病毒属的特异性抗原。包膜基质蛋白（m2P）构成狂犬病毒包膜的重要成分。除上述 5 个结构蛋白外还有 2 个微小蛋白属非结构蛋白。

在组织细胞内的狂犬病毒,于室温或 4 ℃其传染性可保持 1～2 周,若置于中性甘油,在室温下可保存数周,在 4 ℃可保存数月。病毒易为紫外线、苯扎溴铵(新洁尔灭)、碘酒、高锰酸钾、乙醇、甲醛等灭活,加热 100 ℃,2 min 可灭活。病毒可接种于鸡胚、鼠脑等,也可在地鼠肾细胞、人二倍体细胞培养中增殖、传代。从患者或患病动物直接分离得到的病毒称为野毒株或街毒株,致病力强,能侵入脑和唾液腺中并在其神经细胞中繁殖。野毒株在动物脑内传代 50 代后其毒力减弱,对人和犬失去致病力,不能侵入脑和唾液腺中增殖,但仍保持其免疫原性,可供制备疫苗,因其潜伏期固定在 4～6 d,称为固定毒株。

二、流行病学

(一)传染源
带狂犬病毒的动物是本病的传染源,我国狂犬病的主要传染源是病犬,占 80%～90%,其次为猫、猪、牛、马等家畜。在发达国家地区由于对流浪狗控制及对家养狗的强制免疫,蝙蝠、浣熊、臭鼬、狼、狐狸等野生动物成为主要传染源。

一般来说,狂犬病患者不是传染源,不形成人与人之间的传染,因其唾液中所含病毒量较少。一些貌似健康的犬或其他动物的唾液中也可带病毒,也能传播狂犬病。

(二)传播途径
病毒主要通过咬伤传播,也可由带病的毒犬唾液经各种伤口和抓伤、舔伤的黏膜和皮肤入侵,少数可在宰杀病犬、剥皮、切割等过程中被感染。蝙蝠群居洞穴中的含病毒气溶胶也可经呼吸道传播。器官移植也可传播狂犬病。

(三)易感人群
人群普遍易感,兽医与动物饲养员尤其易感。人被病犬咬伤后发病率为 15%～20%。被病兽咬伤后是否发病与下列因素有关。

(1)咬伤部位:头、面、颈、手指处被咬伤后发病机会多。

(2)咬伤的严重性:创口深而大者发病率高。

(3)局部处理情况:咬伤后迅速彻底清洗者发病机会较少。

(4)及时、全程、足量注射狂犬疫苗和免疫球蛋白者发病率低。

(5)被咬伤者免疫功能低下或免疫缺陷者发病机会多。全年均可发病,但冬季较少,男多于女,以农村青少年居多。

三、发病机制

狂犬病毒自皮肤或黏膜破损处入侵人体后,对神经组织有强大的亲和力,致病过程可分三阶段。

(一)组织内病毒小量增殖期
病毒先在伤口附近的肌细胞小量增殖,在局部可停留 3 d 或更久,然后入侵人体近处的末梢神经。

(二)侵入中枢神经期
病毒以较快的速度沿神经的轴突向中枢神经向心性扩展,至脊髓的背根神经节大量繁殖,入侵脊髓并很快到达脑部。主要侵犯脑干、小脑等处的神经细胞。

(三)向各器官扩散期
病毒从中枢神经向周围神经扩展,侵入各器官组织,尤以唾液腺、舌部味蕾、嗅神经上皮等处病毒量较多。由于迷走、舌咽及舌下脑神经核受损,致吞咽肌及呼吸肌痉挛,出现恐水、吞咽和呼吸困难等症状。交感神经受累时出现唾液分泌和出汗增多。迷走神经节、交感神经节和心脏神经节受损时,可引起患者心血管功能紊乱或者猝死。

狂犬病毒侵犯神经系统的原因:病毒侵犯的神经细胞的凋亡被抑制,被病毒感染的细胞继续存活,病毒得以不断传递到下一个神经细胞。特异性免疫 T 细胞虽可进入中枢神经系统但被破坏,使抗病毒免疫不能有效控制病毒,因此病毒不断被传递到新的神经元,并沿脊髓传到中枢神经系统。

病理变化主要为急性弥漫性脑脊髓炎,以大脑基底面海马回和脑干部位(中脑、脑桥和延髓)及小脑损害最为明显。外观有充血、水肿、微小出血等。镜下脑实质有非特异的神经细胞变性与炎症细胞浸润。具有特征性的病变是嗜酸性包涵体,称内基小体,为狂犬病毒的集落,最常见于海马以及小脑浦肯野细胞中。该小体位于细胞质内,呈圆形或椭圆形,直径 $3\sim10~\mu\mathrm{m}$,染色后呈樱桃红色,具有诊断意义。

四、临床表现

潜伏期长短不一,大多在 3 个月内发病,潜伏期可长达十年以上,潜伏期长短与年龄、伤口部位、伤口深浅、入侵病毒数量和毒力等因素相关。临床表现分为狂躁型和麻痹型,前者以急性或暴发性致死性脑炎为特征,后者呈脊髓神经及周围神经受损的表现。

狂躁型典型临床经过分为 3 期。

(一)前驱期

前驱期常有低热、倦怠、头痛、恶心、全身不适,继而恐惧不安,烦躁失眠,对声、光、风等刺激敏感而有喉头紧缩感。具有诊断意义的早期症状是在愈合的伤口及其神经支配区有烧灼、痒、痛、麻及蚁走等异样感觉,约发生于 $50\%\sim80\%$ 的病例。本期持续 $2\sim4~\mathrm{d}$。

(二)兴奋期

表现为高度兴奋、恐惧不安、恐水、恐风。体温常升高(38 ℃~40 ℃甚至超过 40 ℃)。恐水为本病的特征,占 $50\%\sim70\%$。典型患者虽极渴而不敢饮,见水、闻流水声、饮水,或仅提及饮水时均可引起咽喉肌严重痉挛。外界多种刺激如风、光、声也可引起咽肌痉挛。常因声带痉挛伴声嘶、说话吐词不清,严重发作时可出现全身肌肉阵发性抽搐,因呼吸肌痉挛致呼吸困难和发绀。患者常出现流涎、多汗、心率快、血压增高等交感神经功能亢进表现。因同时有过度流涎和吞咽困难而出现"泡沫嘴"。患者神志多清晰,可出现精神失常、幻视、幻听等。脑干和脑神经功能障碍可出现复视、面瘫和吞咽困难。括约肌功能障碍可出现排尿、排便困难。因累及下丘脑及杏仁核,患者可有性欲增强等改变。本期约 $1\sim3~\mathrm{d}$。

(三)麻痹期

患者肌肉痉挛逐渐停止,进入全身弛缓性瘫痪,患者由安静进入昏迷状态。最后因呼吸、循环衰竭死亡。该期持续时间较短,一般 $6\sim18~\mathrm{h}$。

麻痹型(静型)以脊髓或延髓受损为主的。该型患者无兴奋期和典型的恐水表现,常见高热、头痛、呕吐、腱反射消失、肢体软弱无力,共济失调和大小便失禁,呈横断性脊髓炎或上行性麻痹等症状,最终因全身弛缓性瘫痪死亡。

本病全程一般不超过 6 d,一旦出现症状,病情进展迅速,几乎 100% 短期内死亡。

五、辅助检查

(一)血、尿常规及脑脊液

外周血白细胞总数轻至中度增多,中性粒细胞一般占 80% 以上。尿常规可发现轻度蛋白尿,偶有透明管型。脑脊液压力稍增高,细胞数轻度增高,一般不超过 $200×10^6/L$,以淋巴细胞为主,蛋白轻度增高,糖及氯化物正常。

(二)病原学检查

1.病毒分离

取患者的唾液、脑脊液、皮肤或脑组织进行细胞培养或用乳小白鼠接种法分离病毒。

2.内基小体检查

动物或死者的脑组织做切片染色,镜检寻找内基小体,阳性率为 $70\%～80\%$。

3.核酸测定

取新鲜唾液和皮肤活检组织行反转录—聚合酶链反应(RT-PCR)法测定狂犬病毒 RNA。

(三)免疫学检查

1.抗原检查

可取患者的脑脊液或唾液直接涂片、角膜印片或咬伤部位皮肤组织或脑组织通过免疫荧光法检测抗原,阳性率可达 98%。此外,还可使用快速狂犬病酶联免疫吸附法检测抗原。

2.抗体检查

存活一周以上者做血清中和试验或补体结合试验检测抗体、效价上升者有诊断意义。此外,中和抗体还是评价疫苗免疫力的指标。国内多采用酶联免疫吸附试验(ELISA)检测血清中特异性抗体,该抗体仅在疾病晚期出现。WHO 推荐快速荧光灶抑制试验(RFFIT)检测血清中特异性抗体,特异性和敏感性高,但测试周期长、需要仪器设备多等缺点,不适合流行病学调查。

六、鉴别诊断

依据有被狂犬或病兽咬伤或抓伤史,出现典型症状如恐水、怕风、咽喉痉挛,或怕光、怕声、多汗、流涎和咬伤处出现麻木、感觉异常等即可作出临床诊断。麻痹型为横断性脊髓炎或上行性麻痹等症状为主要表现。确诊依靠检查病毒抗原,病毒核酸或尸检脑组织中的内基小体。

本病需与破伤风、病毒性脑膜脑炎、脊髓灰质炎等鉴别。

七、治疗

本病至今尚无有效治疗,病死率几近 100%,目前主要是对症及支持治疗,以减轻患者痛苦,延长存活时间。

(一)狂犬病的治疗

严格隔离患者,以防感染他人。病房内保持安静,避免声、光、风、水等刺激。维持水、电解质平衡及热量供给。高热时给退热剂。心悸、血压升高可用 β 受体阻断药如普萘洛尔等。兴奋期轮番交替使用镇静剂,如地西泮、苯巴比妥注射,必要时可用苯妥英钠 $0.25～0.5\,g/$次,缓慢静脉注射,$4～6\,h$ 可重复一次。脑水肿时可用 20%甘露醇快速静脉注射。保持呼吸道通畅,必要时行气管切开或人工呼吸器维持呼吸。

(二)动物咬伤后的处理

1.彻底清创

受伤后应尽快进行伤口处理。用 20%肥皂水或 0.1%苯扎溴铵(新洁尔灭)彻底洗刷伤口半小时以上(注意两药不能同用),然后用大量清水冲洗。如伤口较深,则需将导管插入伤口内,用注射器灌洗。冲洗后用 2.0%碘酊或 75%乙醇溶液彻底消毒伤口。伤口一般不缝合包扎。严重者或咬伤在头颈、面部、上肢,还需在伤口及周围浸润注射抗狂犬病免疫血清 $40\,U/kg$ 或人抗狂犬病免疫球蛋白 20 U/kg。

2.疫苗注射

国内目前多用地鼠肾细胞疫苗(PHKCV),于咬伤当日及伤后第 3、7、14、28(或 30)天各肌内注射 2 mL,也可于咬伤后当日及伤后第 1、2、3、7、14、30 d 各注射 2 mL,90 d 可加强注射一次。免疫期间应忌酒,避免过劳。有条件者可用人二倍体细胞疫苗,于咬伤当日及伤后 7、14、21 天各肌内注射 1 剂,注射后 2 周内能产生很强免疫力、不良反应小,但价格昂贵,暂不宜广泛应用。

八、预防

(一)管理传染源

管理传染源以犬的管理为主。捕杀野犬,管理和免疫家犬,并实行进出口动物检疫等措施。病死动物应予焚毁或深埋处理。

(二)伤口处理

应用 20%肥皂水或 0.1%苯扎溴铵(新洁尔灭)彻底冲洗伤口至少半小时,力求去除狗涎,挤出污血。彻底冲洗后用 2%碘酒或 75%酒精涂擦伤口,伤口一般不予缝合或包扎,以便排血引流。如有抗狂犬病免疫球蛋白或免疫血清,则应在伤口底部和周围行局部浸润注射。此外,尚需注意预防破伤风及细菌感染。

(三)预防接种

1.疫苗接种

疫苗接种可用于暴露后预防,也可用于暴露前预防。我国为狂犬病流行地区,凡被犬咬伤者,或被其他可疑动物咬伤、抓伤者,或医务人员的皮肤破损处被狂犬病患者唾液沾污时均需做暴露后预防接种。暴露前预防主要用于高危人群,即兽医、山洞探险者,从事狂犬病毒究人员和动物管理人员。世界卫生组织推荐使用的疫苗有:①人二倍体细胞疫苗,价格昂贵;②原代细胞培养疫苗,包括地鼠肾细胞疫苗、狗肾细胞疫苗和鸡胚细胞疫苗等;③传代细胞系疫苗,包括 Vero 细胞(非洲绿猴肾传代细胞)疫苗和 BHK 细胞(幼仓鼠肾细胞)疫苗。

我国批准的有地鼠肾细胞疫苗、鸡胚细胞疫苗和 Vero 细胞疫苗,暴露前预防:接种 3 次,每次 1 mL,肌内注射,于 0、7、28 d 进行;1～3 年加强注射一次。暴露后预防:接种 5 次,每次 2 mL,肌内注射,于 0、3、7、14 和 28 d 完成,如严重咬伤,可全程注射 10 针,于当日至第 6 天每天一针,随后于 10、14、30、90 d 各注射一针。部分 Vero 细胞疫苗可应用 2-1-1 免疫程序:于 0 d 在左右上臂三角肌肌内各注射一剂(共两剂),幼儿可在左右大腿前外侧区肌内各注射一剂(共两剂),7 d、21 d 各注射本疫苗 1 剂,全程免疫共注射 4 剂,儿童用量相同。对下列情形之一的建议首剂狂犬病疫苗剂量加倍给予:①注射疫苗前 1 个月内注射过免疫球蛋白或抗血清者;②先天性或获得性免疫缺陷患者;③接受免疫抑制剂(包括抗疟疾药物)治疗的患者;④老年人及患慢性病者;⑤暴露后 48 h 或更长时间后才注射狂犬病疫苗的人员。

2.免疫球蛋白注射

常用的制品有人抗狂犬病毒免疫球蛋白(HRIG)和抗狂犬病马血清两种,以人抗狂犬病免疫球蛋白为佳。抗狂犬病马血清使用前应做皮肤过敏试验。

(刘 梅)

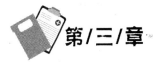

细菌感染性疾病

第一节 肺结核病

一、病原学

结核菌在分类学上属于放线菌目、分枝杆菌科、分枝杆菌属,分人型、牛型、非洲型和鼠型4型。对人类致病的主要为人型结核菌,牛型菌很少,非洲分枝杆菌见于赤道非洲,是一种过度类型,西非国家分离菌株倾向于牛型分枝杆菌,而东非国家分离菌株更类似于人型分枝杆菌。田鼠分枝杆菌对人无致病力。结核菌细长而稍弯,约 $0.4~\mu m \times 4.0~\mu m$,两端微钝,不能运动,无荚膜、鞭毛或芽胞;严格需氧;不易染色,但经品红加热染色后不能被酸性乙醇脱色,故称抗酸杆菌。结核菌对不利环境和某些理化因子有抵抗力。在阴湿处能生存5个月以上,干燥痰标本内可存活6~8个月,$-6~℃ \sim -8~℃$下能存活4~5个月。结核菌不耐热,对紫外线亦甚敏感,故常采用加热或紫外线进行消毒,而高压蒸汽($120~℃$)持续 $30~min$ 是最佳的灭菌方法。结核菌培养的营养要求较高、生长缓慢,人型菌的增殖周期约15~20 h,至少需要 2~4 周才有可见菌落。菌落多呈粗糙型,光滑型菌落大多表示毒力减低。结核菌细胞壁富含脂质,约占细胞壁的 60%,是抗酸着色反应的主要物质基础,具有介导肉芽肿形成和促进细菌在巨噬细胞内存活的作用。细胞壁中尚含脂多糖,其中脂阿拉伯甘露聚糖(lipoarabanmannan,LAM)具有广泛的免疫原性,生长中的结核菌能大量产生,是血清学诊断中应用较多的一类抗原物质。结核菌的菌体主要是蛋白质,占菌体干重的 50%。依据蛋白抗原定位结核蛋白可区分为分泌蛋白、胞壁蛋白和热休克蛋白。结核蛋白被认为是变态反应的反应原,已鉴定出数十个蛋白抗原,部分已用于免疫血清学诊断,但迄今尚缺少特异性很高的蛋白抗原。目前结核菌标准菌株 H37RV 全染色体测序已经完成,全基因组由 4 411 532 个碱基对组成,鸟嘌呤/胞嘧啶(G+C)高达 65.6%,约含 4 000 个基因,但病原性的分子基础即病原性基因及其编码的致病因子(蛋白质表型)尚不清楚。

二、流行病学

(一)流行环节

1.传染源

传染性肺结核患者排菌是结核传播的主要来源。带菌牛乳曾是重要传染源,现已很少见。

但我国牧区仍需重视牛乳的卫生消毒和管理。

2.传播途径

主要为患者与健康人之间经飞沫传播。排菌量愈多,接触时间愈长,危害愈大;直径1~5 μm大小的飞沫最易在肺泡沉积,情绪激昂的讲话、用力咳嗽,特别是打喷嚏所产生的飞沫直径小、影响大。患者随地吐痰,痰液干燥后结核菌随尘埃飞扬,亦可造成吸入感染。经消化道、胎盘、皮肤伤口感染均属罕见。

3.易感人群

生活贫困、居住拥挤、营养不良等是经济不发达社会中人群结核病高发的原因。婴幼儿、青春后期和成人早期尤其是该年龄期的女性以及老年人结核病发病率较高,可能与免疫功能不全或改变有关。某些疾病如糖尿病、硅肺、胃大部分切除术后、麻疹、百日咳等常易诱发结核病;免疫抑制者,尤其好发结核病。

(二)流行现状和控制目标

目前估计全球有20亿结核菌感染者,现患结核病例2 000万人,年新发病例800万~900万人,其中半数以上为传染性肺结核,每年约有300万人死于结核病,占各种原因死亡数的7%、各类传染病死亡数的19%。WHO 1995年发布《全球结核病紧急状态宣言》,2000年又召开22个结核病高负担国家"结核病控制与可持续发展部长会议",明确指出结核病对经济和社会发展的威胁,并阻碍人类发展,要求各国政府予以重视并作出承诺。WHO要求2005年达到全球结核病控制目标为发现70%的"涂阳"结核患者,85%的患者得到WHO正式推荐的直接督导下短程化疗(directly observed treatment short-course,DOTS)。据有关调查推算,20世纪20年代末全中国有结核病1 000余万人,每年死于结核病120余万人;1949年结核病患病率为1 750/10万,死亡率为200/10万。2000年全国流行病学调查显示,活动性肺结核患病率为367/10万,菌阳患病率为160/10万,涂阳患病率为122/10万,估算全国活动性肺结核患者约500万人,传染性肺结核患者200万人,肺结核病死亡率为8.8/10万。虽然我国结核病控制取得很大成绩,但仍然是世界结核病的高负担国家。目前我国正面临HIV/AIDS流行,与结核病形成双重夹击的严重威胁,加之管理方面还存在不足,形势非常严峻。我国政府正履行承诺,运用现代控制技术,并实施治疗费用的减免政策,推进全国防治工作。

三、发病机制

(一)结核菌感染的宿主反应及其生物学过程

结核菌入侵宿主体内,从感染、发病到转归均与多数细菌性疾病有显著不同,宿主反应具有特殊意义。结核菌感染引起的宿主反应分为4期。①起始期:入侵呼吸道的结核菌被肺泡巨噬细胞吞噬,因菌量、毒力和巨噬细胞非特异性杀菌能力的不同,被吞噬结核菌的命运各异,若在出现有意义的细菌增殖和宿主细胞反应之前结核菌即被非特异性防御机制清除或杀灭,则不留任何痕迹或感染证据,如果细菌在肺泡巨噬细胞内存活和复制,便扩散至邻近非活化的肺泡巨噬细胞,形成早期感染灶。②T细胞反应期:由T细胞介导的细胞免疫(cell mediated immunity,CMI)和迟发型变态反应(delay type hypersensitivity,DTH)在此期形成,从而对结核病发病、演变及转归产生决定性影响。③共生期:生活在流行区的多数感染者发展至T细胞反应期,仅少数发生原发性结核病,大部分感染者结核菌可以持续存活,细菌与宿主处于共生状态,纤维包裹的坏死灶干酪样中央部位被认为是结核杆菌持续存在的主要场所,低氧、低pH和抑制性脂肪酸的存在使细菌不能增殖。宿主的免疫机制亦是抑制细菌增殖的重要因素,倘若免疫受到损害便可引起受抑制结核菌的重新活动和增殖。④细胞外增殖和传播期:固体干酪灶中包含具有生长能力但不繁殖的结核菌,干酪灶一旦液化便给细菌增殖提供了理想环境,即使免疫功能健全的宿主,从液化干酪灶释放的大量结核杆菌亦足以突破局部免疫防御机制,引起播散。

(二)CMI 和 DTH

CMI 是宿主获得性抗结核保护作用的最主要机制。结核杆菌经 C_3 调理作用而被巨噬细胞吞噬,在细胞内酸性环境下其抗原大部分被降解,一部分则与胞体内的 I a 分子耦联成复合物而被溶酶体酶消化,并被转移至细胞膜和递呈给 Th 细胞,作为第一信号。在这一过程中伴随产生的淋巴细胞激活因子(LAF)即 IL-1 成为第二信号,两者共同启动 T 细胞应答反应。CMI 以 CD4$^+$ 细胞最重要,它产生和释放多种细胞因子放大免疫反应。CD8$^+$ 参与 Th1/Th2 调节。与 CMI 相伴的 DTH 是结核病免疫反应另一种形式,长期以来认为两者密不可分,只是表现形式不同。近年来大量的研究表明,DTH 和 CMI 虽然有些过程和现象相似,但两者本质不同:①刺激两种反应的抗原不同,结核菌核糖体 RNA 能激发 CMI,但无 DTH;结核蛋白及脂质 D 仅引起 DTH,而不产生 CMI。②介导两种反应的 T 细胞亚群不同,DTH 是由 TDTH 细胞介导的,而介导 CMI 的主要是 Th 细胞,Tc 在两种反应都可以参与作用。③菌量或抗原负荷差异和 Th1/Th2 偏移,感染结核菌后机体同时产生 Th1+Th2 介导的免疫反应,在菌量少、毒力低或感染早期 Th1 型反应起主导作用,表现为 CMI 为主;而菌量大、毒力强或感染后期,则向 Th2 型反应方向偏移,出现以 DTH 为主的反应。④起调节作用的细胞因子(cytokines,CKs)不同,调节 CMI 效应的 CKs 很多,而 DTH 引起组织坏死的主要是 TNF。⑤对结核菌的作用方式不同,CMI 通过激活巨噬细胞来杀灭细胞内吞噬的结核菌,而 DTH 则通过杀死含菌而未被激活的巨噬细胞及其邻近的细胞组织,以消除十分有利于细菌生长的细胞内环境。关于 DTH 是否对抗结核保护反应负责或参与作用,在很大程度上取决于 DTH 反应的程度。轻度 DTH 可以动员和活化免疫活性细胞,并能直接杀伤靶细胞,使感染有结核菌的宿主细胞死亡而达到杀菌功效。比较剧烈的 DTH 则造成组织溃烂、坏死液化和空洞形成,已被吞噬的结核菌释放至细胞外,取得养料,从而进行复制和增殖,并引起播散。总体上 DTH 的免疫损伤超过免疫保护作用。

四、病理

(一)渗出型病变

表现为组织充血、水肿,随之有中性粒细胞、淋巴细胞、单核细胞浸润和纤维蛋白渗出,可有少量类上皮细胞和多核巨细胞,抗酸染色可见到结核菌。其发展演变取决于 DTH 和 CMI,剧烈 DTH 可导致病变坏死,进而液化,若 CMI 强或经有效治疗,病变可完全吸收,不留痕迹或残留纤维化,或演变为增生型病变。

(二)增生型病变

典型表现为结核结节,其中央为巨噬细胞衍生而来的朗罕巨细胞,周围由巨噬细胞转化来的类上皮细胞成层排列包绕。在类上皮细胞外围还有淋巴细胞和浆细胞散在分布与覆盖。增生型病变另一种表现是结核性肉芽肿,多见于空洞壁、窦道及其周围以及干酪坏死灶周围,由类上皮细胞和新生毛细血管构成,其中散布有朗罕巨细胞、淋巴细胞及少量中性粒细胞。

(三)干酪样坏死

为病变恶化的表现。干酪样坏死灶可以多年不变,坏死病变中结核菌很少。倘若局部组织变态反应剧烈,干酪样坏死组织发生液化,经支气管排出即形成空洞,其内壁含有大量代谢活跃、生长旺盛的细胞外结核菌,成为支气管播散的来源。在有效化疗作用下,空洞内结核菌的消灭和病灶的吸收使空洞壁变薄并逐渐缩小,最后空洞完全闭合。有些空洞不能完全关闭,但结核的特异性病变均告消失,支气管上皮细胞向洞壁内伸展,成为净化空洞,亦是空洞愈合的良好形式。有时空洞引流支气管阻塞,其中坏死物浓缩,空气被吸收,周围逐渐为纤维组织所包绕,形成结核球,病灶较前缩小并可以保持稳定,但一旦支气管再通,空洞出现,病灶重新活动。

由于机体反应性、免疫状态、局部组织抵抗力的不同,入侵菌量、毒力、类型和感染方式的差别,以及治疗措施的影响,上述3种基本病理改变可以互相转化、交错存在,很少单一病变独立存在,而以某一种改变为主。

五、临床表现

(一)发病过程和临床类型

1.原发型肺结核

指初次感染即发病的肺结核,又称初染结核。典型病变包括肺部原发灶、引流淋巴管和肺门或纵隔淋巴结的结核性炎症,三者联合称为原发综合征。有时X线上仅显示肺门或纵隔淋巴结肿大,也称支气管淋巴结结核。多见于儿童,偶尔见于未受感染的成年人。原发性病灶多好发于胸膜下通气良好的肺区如上叶下部和下叶上部。其时机体尚未形成特异性免疫力,病菌沿所属淋巴管到肺门淋巴结,进而可出现早期菌血症。大约4~6周后免疫力形成,原发灶和肺门淋巴结炎消退,90%以上不治自愈。倘若原发感染机体不能建立足够免疫力或变态反应强烈,则发展为临床原发性肺结核。少数严重者肺内原发灶可成为干酪性肺炎;淋巴结干酪样坏死破入支气管引起支气管结核和沿支气管的播散;肿大淋巴结压迫或大量坏死物破入和阻塞支气管可出现肺不张;早期菌血症或干酪性病变蚀及血管可演进为血行播散性结核病。

2.血行播散型肺结核

大多伴随于原发性肺结核,儿童较多见。在成人,原发感染后隐潜性病灶中的结核菌破溃进入血行,偶尔由于肺或其他脏器继发性活动性结核病灶侵蚀邻近淋巴管道而引起。本型肺结核发生于免疫力极度低下者。急性血行播散型肺结核常伴有结核性脑膜炎和其他脏器结核。

3.继发型肺结核

由于初染后体内潜伏病灶中的结核菌重新活动和释放而发病,少数可以为外源性再感染,特别是HIV/AIDS时。本型是成人肺结核的最常见类型。常呈慢性起病和经过,但也有呈急性发病和急性临床过程者。由于免疫和变态反应的相互关系及治疗措施等因素影响,继发型肺结核在病理和X线形态上又有渗出浸润型肺结核、增生型肺结核、纤维干酪型肺结核、干酪型肺炎、空洞型肺结核、结核球(瘤)、慢性纤维空洞型肺结核等区分。继发型肺结核好发于两肺上叶尖后段或下叶尖段,肺门淋巴结很少肿大,病灶趋于局限,但易有干酪坏死和空洞形成,排菌较多,在流行病学上更具重要性。

(二)症状和体征

1.全身症状

发热为肺结核最常见的全身性毒性症状,多数为长期低热,每于午后或傍晚开始,次晨降至正常,可伴有倦怠、乏力、夜间盗汗。当病灶急剧进展扩散时则出现高热,呈稽留热或弛张热热型,可以有畏寒,但很少寒战。其他全身症状有食欲减退、体质量减轻、妇女月经不调、易激惹、心悸、面颊潮红等轻度毒性和自主神经功能紊乱症状。

2.呼吸系统症状

(1)咳嗽、咳痰:浸润性病灶咳嗽轻微,干咳或仅有少量黏液痰。有空洞形成时痰量增加,若伴继发感染,痰呈脓性。合并支气管结核时则咳嗽加剧,可出现刺激性呛咳,伴局限性哮鸣或喘鸣。

(2)咯血:1/3~1/2的患者在不同病期有咯血。结核性炎症使毛细血管通透性增高,常表现血痰;病变损伤小血管则血量增加;若空洞壁的动脉瘤破裂则引起大咯血,出血可以源自肺动脉,亦可来自支气管动脉。凡合并慢性气道疾病、心肺功能损害、年迈、咳嗽反射抑制、全身衰竭等,使气道清除能力减弱,咯血容易导致窒息。咯血易引起结核播散,特别是中大量咯血时,咯血后的持续高热常是有力提示。

(3)胸痛:部位不定的隐痛为神经反射引起。固定性针刺样痛随呼吸和咳嗽加重,而患侧卧位症状减轻,常是胸膜受累的缘故。

(4)气急:重度毒血症状和高热可引起呼吸频率增加。真正气急仅见于广泛肺组织破坏、胸膜增厚和肺气肿,特别是并发肺心病和心肺功能不全时。

3.体征

取决于病变性质、部位、范围或程度。病灶以渗出型病变为主的肺实变且范围较广或干酪性肺炎时,叩诊浊音,听诊闻及支气管呼吸音和细湿啰音。继发型肺结核好发于上叶尖后段,于肩胛间区闻及细湿啰音,极大提示有诊断价值。空洞性病变位置浅表而引流支气管通畅时,有支气管呼吸音或伴湿啰音;巨大空洞可出现带金属调的空嗡音,现已很少见。慢性纤维空洞性肺结核的体征有患侧胸廓塌陷、气管和纵隔间向患侧移位、叩诊音浊、听诊呼吸音降低或闻及湿啰音,以及肺气肿征象。支气管结核有局限性哮鸣音,特别是于呼气或咳嗽末。

4.特殊表现

(1)变态反应:多见于青少年女性。临床表现类似风湿热,故有人称其为结核性风湿症。多发性关节痛或关节炎,以四肢大关节较常受累。皮肤损害表现为结节性红斑及环形红斑,前者多见,好发于四肢尤其是四肢伸侧面及踝关节附近,此起彼伏,间歇性地出现。常伴有长期低热。水杨酸制剂治疗无效。其他变态反应表现有类白塞病、滤泡性结膜角膜炎等。

(2)无反应性结核:一种严重的单核-巨噬细胞系统结核病,亦称结核性败血症。肝、脾、淋巴结或骨髓以及肺、肾等呈严重干酪样坏死,其中有大量成簇结核菌,而缺乏类上皮细胞和朗汉斯巨细胞反应,渗出性反应亦极轻微,见于极度免疫抑制的患者。临床表现为持续高热、骨髓抑制或见类白血病反应。呼吸道症状和胸部X线表现往往很不明显或者缺如。无反应性结核病易误诊为败血症、白血病、伤寒、结缔组织疾病等。

六、实验室和辅助检查

(一)病原学检查

1.痰涂片显微镜检查

痰标本涂片姜-尼染色找抗酸杆菌具有快速、简便等优点。厚涂片可提高检测阳性率。荧光染色检查不需油镜,视野范围广、敏感性高,但容易有假阳性。抗酸染色直接镜检不能区分结核和非结核分枝杆菌(nontuberculous mycobacteria,NTM),但在我国非结核分枝杆菌病相对较少,涂片找到抗酸杆菌绝大多数为结核杆菌,可以提示诊断。

2.结核菌培养

敏感性和特异性高。培养后可进行药敏测试,随着耐多药结核菌增多,药敏愈显重要。结核菌培养传统方法至少1个月,近来应用BactecTB系统进行培养和早期鉴定,可以缩短至两周左右,药敏通常在培养阳性后的4～6 d即可完成。

3.分子生物学检测

聚合酶链反应(PCR)技术可以将标本中微量的结核菌DNA加以扩增。一般镜检仅能检测每毫升104～105条菌,而PCR可检出1～100fg结核菌DNA(相当于每毫升1～20条菌)。但DNA提取过程遭遇污染等技术原因可以出现假阳性,而且PCR无法区别活菌和死菌,故不能用于结核病的治疗效果评估、流行病学调查等。目前PCR检测仅推荐在非结核分枝杆菌病高发地区涂片抗酸杆菌阳性病例,用来快速区分结核与非结核分枝杆菌。

4.结核菌抗原和抗体检测

采用ELISA方法检测痰标本中结核菌抗原的结果差异甚大,可能与痰标本中结核菌抗原分布不甚均匀有关。采用不同的抗原(如A60、LAM等)检测肺结核患者血标本中结核菌IgG的诊断价值尚不肯定。

5.γ-干扰素释放试验(interferon-gamma release assays,IGRA)

采用结核杆菌比较特异性抗原(卡介苗和绝大多数非结核分枝杆菌所不具有),包括早期分泌性抗原靶6(ESAT-6)和培养滤过蛋白-10(CFP-10),在体外刺激血液单核细胞释放干扰素-γ,对后者加以测定。操作过程很少受干扰,报告结果快(24 h)。IGRA敏感性70%左右,虽然尚欠理想,但特异性大多在95%以上。

(二)影像学检查

后前位普通X线胸片是诊断肺结核十分有用的辅助方法。它对了解病变部位、范围、性质及其演变有帮助,典型X线改变有重要诊断参考价值。X线胸片诊断肺结核缺乏特异性,尤其病变在非好发部位及形态不典型时更是如此。胸部CT检查有助于微小或隐蔽性肺结核病灶的发现和结节性病灶的鉴别诊断。耐多药肺结核病考虑外科手术治疗时,需要比较精确地了解病变累及范围,可考虑胸部CT检查。

(三)结核菌素皮肤试验(tuberculin skin test,TST)

结核菌素简称结素,是结核菌的代谢产物,从长出结核菌的液体培养基提炼而成,主要成分为结核蛋白,目前国内均采用国产结素纯蛋白衍生物(purified protein derivative,PPD)。我国推广的试验方法是国际通用的皮内注射法(Mantoux法)。将PPD 5 IU(0.1 mL)注入左前臂内侧上中1/3交界处皮内,使局部形成皮丘。48～96小时(一般为72 h)观察局部硬结大小。判断标准为:硬结直径<5 mm为阴性反应,5～9 mm为一般阳性反应,10～19 mm为中度阳性反应,≥20 mm或不足20 mm但有水疱或坏死为强阳性反应。美国则根据不同年龄、免疫状态、本土居民还是移民(来自何地)等对TST判断有不同标准。结素试验的主要用途:①社区结核菌感染的流行病学调查或接触者的随访;②监测阳转者,适用于儿童和易感高危对象;③协助诊断。目前所用结素(抗原)并非高度特异。许多因素可以影响反应结果,如急性病毒感染或疫苗注射、免疫抑制性疾病或药物、营养不良、结节病、肿瘤、其他难治性感染、老年人迟发变态反应衰退者,可以出现假阴性。尚有少数患者已证明活动性结核病,并无前述因素影响,但结素反应阴性,即"无反应性"。尽管结素试验在理论和解释上尚存在困惑,但在流行病学和临床上仍是有用的。阳性反应表示感染,在3岁以下婴幼儿按活动性结核病论;成人强阳性反应提示活动性结核病可能,

应进一步检查;阴性反应特别是较高浓度试验仍阴性则可排除结核病;菌阴肺结核诊断除典型X线征象外,必须辅以结素试验阳性以佐证。

(四)纤维支气管镜检查

经纤支镜对支气管或肺内病灶钳取活组织作病理学检查,同时采取刷检、冲洗或吸引标本用于结核菌涂片和培养,有利于提高肺结核的诊断敏感性和特异性,尤其适用于痰涂阴性等诊断困难患者。纤支镜对于支气管结核的诊断和鉴别诊断尤其具有价值。

七、诊断与鉴别诊断

(一)病史和临床表现

轻症肺结核病例可以无症状而仅在X线检查时发现,即使出现症状亦大多缺少特异性,但病史和临床表现仍是诊断的基础,凡遇下列情况者应高度警惕结核病的可能性:①反复发作或迁延不愈的咳嗽咳痰,或呼吸道感染经抗生素治疗3～4周仍无改善;②痰中带血或咯血;③长期低热或所谓"发热待查";④体检肩胛间区有湿啰音或局限性哮鸣音;⑤有结核病诱因或好发因素,尤其是糖尿病、免疫抑制性疾病和接受激素或免疫抑制剂治疗者;⑥有关节疼痛和皮肤结节性红斑、滤泡性结膜角膜炎等变态反应性表现;⑦有渗出性胸膜炎、肛瘘、长期淋巴结肿大既往史以及婴幼儿和儿童有家庭开放性肺结核密切接触史者。

(二)诊断依据

1.菌阳肺结核

痰涂片和/或培养阳性,并具有相应临床和X线表现,确诊肺结核。

2.菌阴肺结核

符合以下4项中至少3项临床诊断成立:①典型肺结核临床症状和肺部X线表现;②临床可排除其他非结核性肺部病患;③PPD(5 IU)阳性或血清抗结核抗体阳性;④诊断性抗结核治疗有效。必要时应作纤维支气管镜采集微生物标本和活检标本通过微生物学和/或组织病理学确诊。

(三)活动性判定

确定肺结核有无活动性对治疗和管理十分重要,是诊断的一个重要内容。活动性判断应综合临床、X线表现和痰菌决定,而主要依据是痰菌和X线。痰菌阳性肯定属活动性。X线胸片上凡渗出型和渗出增生型病灶、干酪型肺炎、干酪灶和空洞(除净化空洞外)都是活动性的征象;增生型病灶、纤维包裹紧密的干酪硬结灶和纤维钙化灶属非活动性病变。由于肺结核病变多为混合性,在未达到完全性增生或纤维钙化时仍属活动性。在X线上非活动性应使病变达到最大限度吸收,这就需要有旧片对比或经随访观察才能确定。初次胸片不能肯定活动性的病例可作为"活动性未定",给予动态观察。

(四)分类和记录程序

为适应我国目前结核病控制和临床工作的实际,中华医学会结核病学分会《结核病新分类法》将结核病分为原发型肺结核、血行播散型肺结核、继发型肺结核、结核性胸膜炎和其他肺外结核5型。在诊断时应按分类书写诊断,并注明范围(左侧、右侧、双侧)、痰菌和初治、复治情况。

(五)鉴别诊断

肺结核临床和X线表现可以酷似许多疾病,必须详细搜集临床及实验室和辅助检查资料,综合分析,并根据需要选择侵袭性诊断措施,如纤维支气管镜采集微生物标本和活组织检查。不同类型和 X 线表现的肺结核需要鉴别的疾病不同。

1.肺癌

中央型肺癌常有痰中带血,肺门附近有阴影,与肺门淋巴结结核相似。周围型肺癌可呈球状、分叶状块影,需与结核球鉴别。肺癌多见于 40 岁以上嗜烟男性,常无明显毒性症状,多有刺激性咳嗽、胸痛及进行性消瘦。在 X 线胸片上结核球周围可有卫星灶、钙化,而肺癌病灶边缘常有切迹、毛刺。胸部 CT 扫描对鉴别诊断常有帮助。结合痰结核菌、脱落细胞检查及通过纤支镜检查与活检等,常能及时鉴别。肺癌与肺结核可以并存,亦需注意发现。

2.肺炎

原发综合征的肺门淋巴结结核不明显或原发灶周围存在大片渗出,病变波及整个肺叶并将肺门掩盖时,以及继发型肺结核主要表现为渗出性病变或干酪性肺炎时,需与肺炎特别是肺炎链球菌肺炎鉴别。细菌性肺炎起病急骤、高热、寒战、胸痛伴气急,X 线上病变常局限于一个肺叶或肺段,血白细胞总数及中性粒细胞增多,抗生素治疗有效,可资鉴别;肺结核尚需注意与其他病原体肺炎进行鉴别,关键是病原学检测有阳性证据。

3.肺脓肿

肺脓肿空洞多见于肺下叶,脓肿周围的炎症浸润较严重,空洞内常有液平面。肺结核空洞则多发生在肺上叶,空洞壁较薄,洞内很少有液平面或仅见浅液平。此外,肺脓肿起病较急、高热、大量脓痰,痰中无结核菌,但有多种其他细菌,血白细胞总数及中性粒细胞增多,抗生素治疗有效。慢性纤维空洞合并感染时易与慢性肺脓肿混淆,后者痰结核菌阴性。

4.支气管扩张

有慢性咳嗽、咳脓痰及反复咯血史,需与继发型肺结核鉴别。X 线胸片多无异常发现或仅见局部肺纹理增粗或卷发状阴影,CT 有助确诊。应当警惕的是化脓性支气管扩张症可以并发结核感染,在细菌学检测时应予顾及。

5.慢性支气管炎

症状酷似继发型肺结核。近年来老年人肺结核的发病率增高,与慢性支气管炎的高发年龄趋近,需认真鉴别,及时 X 线检查和痰检有助确诊。

6.非结核分枝杆菌肺病

非结核分枝杆菌(nontuberculous mycobacteria,NTM)指结核和麻风分枝杆菌以外的所有分枝杆菌,可引起各组织器官病变,其中 NTM 肺病临床和 X 线表现类似肺结核。鉴别诊断依据菌种鉴定。

7.其他发热性疾病

伤寒、败血症、白血病、纵隔淋巴瘤等与结核病有诸多相似之处。伤寒有高热、血白细胞计数减少及肝脾大等临床表现,易与急性血行播散型肺结核混淆。但伤寒热型常呈稽留热,有相对缓脉、皮肤玫瑰疹,血清肥达试验阳性,血、粪便培养伤寒杆菌生长。败血症起病急,有寒战及弛张热型,血白细胞及中性粒细胞增多,常有近期皮肤感染,疖疮挤压史或尿路、胆道等感染史,皮肤常见瘀点,病程中出现迁徙病灶或感染性休克,血或骨髓培养可发现致病菌。结核病偶见血象呈类白血病反应或单核细胞异常增多,需与白血病鉴别。后者多有明显出血倾向,骨髓涂片及动态 X 线胸片随访有助确立诊断。支气管淋巴结结核表现为发热及肺门淋巴结肿大,应与结节病、纵隔淋巴瘤等鉴别。结节病患者结素试验阴性,肺门淋巴结肿大常呈对称性,状如"土豆";而淋巴瘤发展迅速,常有肝脾及浅表淋巴结肿大,确诊需组织活检。

八、治疗

(一)抗结核化学治疗

1.化疗药物

(1)异烟肼(Isoniazid,INH,H):具有强杀菌作用、价格低廉、不良反应少、可口服等特点,是治疗肺结核病的基本药物之一。INH抑制结核菌叶酸合成,包括3个环节:①INH被结核菌摄取;②INH被结核菌内触酶-过氧化酶活化;③活化的INH阻止结核菌叶酸合成。它对于胞内和胞外代谢活跃、持续繁殖或近乎静止的结核菌均有杀菌作用。INH可渗入全身各组织中,容易通过血-脑屏障,胸腔积液、干酪样病灶中药物浓度很高。成人剂量每天300 mg(或每天4~8 mg/kg),一次口服;儿童每天5~10 mg/kg(每天不超过300 mg)。急性血行播散型肺结核和结核性脑膜炎,剂量可以加倍。主要不良反应有周围神经炎、中枢神经系统中毒,采用维生素 B_6 能缓解或消除中毒症状。但维生素 B_6 可影响INH疗效;常规剂量时神经系统不良反应很少,故无需服用维生素 B_6。肝脏损害(血清ALT升高等)与药物的代谢毒性有关,如果ALT高于正常值上限3倍则需停药。通常每月随访一次肝功能,对于肝功能已有异常者应增加随访次数,且需与病毒性肝炎相鉴别。

(2)利福平(Rifampin,RFP):对胞内和胞外代谢旺盛、偶尔繁殖的结核菌均有杀菌作用。它属于利福霉素的半合成衍生物,通过抑制RNA聚合酶,阻止RNA合成发挥杀菌活性。RFP主要在肝脏代谢,胆汁排泄。仅有30%通过肾脏排泄,肾功能损害一般不需减量。RFP能穿透干酪样病灶和进入巨噬细胞内。在正常情况下不通过血-脑屏障,而脑膜炎症可增加其渗透能力。RFP在组织中浓度高,在尿、泪、汗和其他体液中均可检测到。成人剂量空腹450~600 mg,每天1次。主要不良反应有胃肠道不适、肝功能损害(ALT升高、黄疸等)、皮疹和发热等。间歇疗法应用高剂量(600~1200 mg/d)易产生免疫介导的流感样反应、溶血性贫血、进行性肾衰竭和血小板减少症,一旦发生,应予以停药。

(3)吡嗪酰胺(Pyrazinamide,PZA):类似于INH的烟酸衍生物,但与INH之间无交叉耐药性。PZA能杀灭巨噬细胞内尤其酸性环境中的结核菌,已成为结核病短程化疗中不可缺少的主要药物。胃肠道吸收好,全身各部位均可到达,包括中枢神经系统。PZA由肾脏排泄。最常见的不良反应为肝毒性反应(ALT升高和黄疸等)、高尿酸血症,皮疹和胃肠道症状少见。

(4)链霉素(Streptomycin,SM)和其他氨基糖苷类:通过抑制蛋白质合成来杀灭结核菌。对于空洞内胞外结核菌作用强,pH中性时起效。尽管链霉素具有很强的组织穿透力,而对于血-脑屏障仅在脑膜炎时才能透入。主要不良反应为不可逆的第Ⅷ对脑神经损害,包括共济失调、眩晕、耳鸣、耳聋等。与其他氨基糖苷类相似,可引起肾脏毒性反应。变态反应少见。成人每天15~20 mg/kg,或每天0.75~1.0 g(50岁以上或肾功能减退者可用0.5~0.75 g),分1~2次肌内注射。目前已经少用,仅用于怀疑INH初始耐药者。其他氨基糖苷类如阿米卡星(AMK)、卡那霉素(KM)也有一定抗结核作用,但不用作一线药物。

(5)乙胺丁醇(Ethambutol,EMB):通过抑制结核菌RNA合成发挥抗菌作用,与其他抗结核药物无交叉耐药性,且产生耐药性较为缓慢。成人与儿童剂量均为每天15~25 mg/kg,开始时可以每天25 mg/kg,2个月后减至每天15 mg/kg。可与INH、RFP同时一次顿服。常见不良反应有球后视神经炎、变态反应、药物性皮疹、皮肤黏膜损伤等。球后视神经炎可用大剂量维生素 B_1 和血管扩张药物治疗,必要时可采用烟酰胺球后注射治疗,大多能在6个月内恢复。

(6)对氨基水杨酸(Para-aminosalicylic acid,PAS):对结核菌抑菌作用较弱,仅作为辅助抗结核治疗药物。可能通过与对氨苯甲酸竞争影响叶酸合成,或干扰结核菌生长素合成,使之丧失摄取铁的作用而达到抑菌作用。成人8～12 g/d,分2～3次口服。静脉给药一般用8～12 g,溶于5％葡萄糖液500 mL中滴注。本药需新鲜配制和避光静脉滴注。肾功能不全患者慎用。主要不良反应有胃肠道刺激、肝功能损害、溶血性贫血及变态反应(皮疹、剥脱性皮炎)等。

(7)其他:氨硫脲(Thiosemicarbazone,TBI)、卷曲霉素(Capreomycin,CPM)、环丝霉素(Cycloserinum,CS)、乙硫异烟胺(Ethionamade,1314Th)和丙硫异烟胺(Prothionamide,1321Th)为第二线抗结核药物,作用相对较弱,不良反应多,故目前仅用于MDR-TB。氟喹诺酮类抗菌药物(FQs)对结核杆菌有良好的抑制作用。这些药物仅用于MDR-TB的治疗。

2.标准化治疗方案

(1)初治:肺结核(包括肺外结核)必须采用标准化治疗方案。对于新病例其方案分两个阶段,即2个月强化(初始)期和4～6个月的巩固期。强化期通常联合用3～4个杀菌药,约在2周之内传染性患者经治疗转为非传染性,症状得以改善。巩固期药物减少,但仍需灭菌药,以清除残余菌并防止复发。

1)WHO推荐的治疗方案。

初治标准化疗方案:2HRZ/4HR(异烟肼、利福平、吡嗪酰胺2个月强化期/异烟肼、利福平4个月巩固期)。

衍生方案:①全程督导化疗,2HRZ/4H₃R₃(下角阿拉伯数字表示每周服药次数,后同)、2HRZ/4H₂R₂、2E₃H₃R₃Z₃/4H₃R₃ 和 2S₃H₃R₃Z₃/4H₃R₃;②用于高初始耐药地区方案,2EHRZ/4HR 和 2SHRZ/4HR。

2)我国卫生部推荐的化疗方案。

初治菌阳肺结核(含初治菌阴空洞肺结核或粟粒型肺结核):① 2HRZE(S)/4HR;②2HRZE(S)/4H₃R₃;③2H₃R₃Z₃(S₃)/4H₃R₃。如果第二个月末痰菌仍阳性,则延长1个月强化期,相应缩短1个月巩固期。

初治菌阴肺结核(除外有空洞、粟粒型肺结核):① 2HRZ/4HR;② 2HRZ/4H₃R₃。③2H₃R₃Z₃/4H₃R₃。

(2)复治:有下列情况之一者为复治。①初治失败的患者;②规则用药满疗程后痰菌又转阳的患者;③不规则化疗超过1个月的患者;④慢性排菌患者。获得性耐药是复治中的难题,推荐强化期5药和巩固期3药的联合方案。强化期能够至少有2个仍然有效的药物,疗程亦需适当延长。

(3)MDR-TB的治疗:MDR-TB是被WHO认定的全球结核病疫情回升的第三个主要原因。治疗有赖于通过药敏测定筛选敏感药物。疑有多耐药而无药敏试验条件时可以分析用药史进行估计。强化期选用4～5种药物,其中至少包括3种从未使用过的药物或仍然敏感的药物如PZA、KM、CPM、1321Th、PAS(静脉)、FQs,推荐的药物尚有CS、氯苯酚嗪等。强化期治疗至少3月。巩固期减至2～3种药物,至少应用18～21月。

(二)手术治疗

化疗的发展使外科治疗在肺结核治疗中的比重和地位显著降低。但对药物治疗失败或威胁生命的单侧肺结核病特别是局限性病变,外科治疗仍是可选择的重要治疗方法。其指征是:①化疗尤其是经过规则的强有力化疗药物治疗9～12个月,痰菌仍阳性的干酪样病灶、厚壁空洞、阻塞型空洞;②一侧毁损肺、支气管结核管腔狭窄伴远端肺不张或肺化脓症;③结核脓胸或伴支气管胸膜瘘;④不能控制的大咯血;⑤疑似肺癌或并发肺癌可能。这些患者大多病情严重、有过反复播散、病变范围广泛,因此是否适宜手术尚须参考心肺功能、播散灶控制与否等,就手术效果、风险程度及康复诸方面全面衡量,以作出合理选择。

(三)症状治疗

1.发热

随着有效抗结核治疗,肺结核患者的发热大多在1周内消退,少数发热不退者可应用小剂量非类固醇类退热剂。急性血行播散型肺结核和浆膜渗出性结核伴有高热等严重毒性症状或高热持续时,激素可能有助于改善症状,亦可促进渗液吸收、减少粘连,但必须在充分有效抗结核药物保护下早期应用,疗程1个月左右即应逐步撤停。

2.大咯血

大咯血是肺结核患者的重要威胁,应特别警惕和尽早发现窒息先兆征象,如咯血过程突然中断,出现呼吸急促、发绀、烦躁不安、精神极度紧张、有濒死感或口中有血块等。抢救窒息的主要措施是畅通气道(体位引流、支气管镜吸引气管插管)。止血药物治疗可以应用神经垂体素。对于药物难以控制而肺结核病变本身具备手术指征且心肺功能可胜任者,手术治疗可以显著降低大咯血病死率。对于不能耐受手术和病变不适宜手术的大咯血,支气管动脉栓塞止血有良效。

(四)食疗

1.食疗原则

对结核病治疗用药物攻邪,用食物补益形体,以祛邪、恢复正气。故给予高能量、高蛋白质、高维生素,适量矿物质和微量元素的平衡饮食。要注意食物色、香、味、形和患者个人喜好,并照顾其消化和吸收功能,随时调节饮食食物质和量。能量每天按167.2~209.9 kJ/kg,蛋白质为1.5~2 g/kg,可多选食蛋白质营养价值高的肉类、蛋类和奶类,但应避免过分甘肥油腻,以妨碍食物消化吸收。滋阴和补益精气食品,如鳗鱼、黑鱼、甲鱼、猪肝、猪肺、猪瘦肉、鸡蛋、鸭蛋、牛肉、羊肉等都富含优质蛋白质。蔬菜类,如青菜、胡萝卜、土豆等。豆类,特别是黄豆及其制品。果品类如柿、梨、橘子、苹果、番茄、百合、莲子、藕、菱、荸荠等,芡实、银耳等也都可选用。结核患者应忌烟、酒及辛辣等生痰助火食物,因食用之后可能使病情加重,甚至引起大咯血等意外并发症。

2.食疗方选

(1)潮热:取鳗鱼数条清水洗净,先在锅中煮沸清水,再将活鳗投入,加盖煮2~3 h,鳗油浮于水面,捞取鳗油后加食盐适量,每次服10 mL,每天2次,饭后服用。或将鳗鱼切成寸段,放于铁皮筒内,一端用泥封固,另一端用铁丝绕成团塞住,铁皮筒在炭火上烧烤,塞铁丝端向下,筒口用碗承接,待烧至鳗鱼焦时,鳗油即自下端流入碗中,烧至油尽鳗枯成炭为止;鳗油可用,同时可将鳗炭研细,每天服2次,每服3~6 g。初期低热,用枸杞根15 g;或嫩苗及叶常煎服,代茶饮用,对退潮热有益。如加用枸杞子,则更有补肾强壮作用。

用啤酒花10~12 g,泡水代茶饮用,可促进食欲并能退虚热;也有用鲜李子,捣汁冷饮以治骨蒸劳热,但多食可生痰,脾胃虚弱者不宜多食。五汁蜜膏为去核鸭梨、白萝卜各1 000 g,生姜250 g,洗净切碎,分别以洁净纱布绞汁。取梨汁和萝卜汁放入锅中,先用大火烧开,后以小火煎熬成膏状,加入姜汁及炼乳、蜂蜜各250 g搅匀,继续加热至沸,停火冷却,装瓶备用。服用时每次20 mL,以沸水冲化,或再加黄酒适量饮服,每天2次。可治虚劳、肺结核、低热、久咳不止等症。

（2）盗汗：以蛤蜊肉加韭菜做成菜肴，用韭黄更好，常食可治疗肺结核盗汗。或者以牡蛎壳30～60 g煎汤，用于治疗盗汗。甲鱼1只取血，用热黄酒适量冲服，应当天服完，持续服用。未熟桃干称为碧桃干，用其15 g，加水煎服。

（3）咳嗽咯血：木瓜15 g，茜草30 g，甘草6 g同煎，可治肺结核咳嗽，若用鱼腥草30～40 g代替茜草，其清肺热效果更为显著。咳嗽剧烈，可每天用生梨加冰糖蒸食，或常含化柿霜饼。如有咯血，用鲜百合2～3个洗净，捣汁以温开水冲服，每天2次。也可喝藕汁或以生藕片蘸糖吃或用乌贼骨12 g，藕节15 g，白芨10 g，水煎去渣，加蜂蜜调服，每天3次，饮服。紫皮大蒜瓣15～20片，去皮后放入沸水中煮1～2 min，取出备用。用煮蒜水与糯米50 g煮成稀粥，然后将原蒜瓣放入粥内拌匀食用。在食粥同时，可加白芨粉3 g，早晚各1次，连吃10～15 d，停3 d后再食。治肺结核、胸膜炎、咯血。油浸白果是传统单方，将去外皮带壳鲜白果放于瓶内，加入菜油，以浸没为度，将瓶密封埋于土中，5个月后取用，以越陈越好，每次取白果1枚剥取其肉，温水送服，可治肺结核咳嗽，并有平喘作用。

（4）食少便溏：用生山药120 g切片煮汁1 000 mL，当茶饮用；或用山药粉20～30 g以凉水调于锅内，不时以筷搅拌，煮2～3沸即成粥，或在山药粥中加熟鸡蛋黄3枚调入后用，均可治疗阴虚且损及脾胃者。称等量薏苡仁、芡实、淮山药，加水后煮食。本方适用于肺病久咳、脾虚、大便不实者。

（5）腰酸膝软无力：取2 500 g黄精熬制成500 g浸膏，每天4次，每次10 mL，每1 mL相当于黄精5 g，治疗浸润型肺结核。不加用西药，可使部分患者病灶完全吸收，大部分症状好转，并有体质量增加和症状改善。脾胃虚寒者不宜食用。取适量鲍鱼做成菜肴，每天食用，可治肺结核低热、盗汗、骨蒸，且有滋阴壮体功能。以乌龟壳烧存性研细末，用枣泥或炼蜜为丸，每次服6 g，每天2次，通常连服1～2个月后，可显示效果，复查时病灶可见钙化现象提早出现。用于治疗小儿骨结核，效果更佳。

（五）心理治疗

心理社会因素在肺结核的发生、发展中有一定影响。早在20世纪初就已注意到这种传染病的心理因素。Racamier于1950年观察了150名肺结核患者，发现他们存在着孤独与深深的不安全感，童年早期存在与父母的情感关系障碍，其中2/3是怀疑，1/3是溺爱。Brautigam在1957年强调患者存在对联络的敏感性以及自尊的易变性。同年Melytr用罗夏墨迹图测得结核病患者精神稳定性低，对情感及自我中心方面激惹性强，患者需要更多的理解，还存在受压抑的冲突、深藏的恐惧以及感情易变、烦躁，自我约束减退。谢云锦等于1986年对结核患者做MMPI测定，发现74％D分高（抑郁分值）、36％Hs分高（疑病分高）、27％Hy分高（癔症患者得分高）。近年来通过HAD测得142例肺结核住院患者有焦虑或抑郁可疑症状者73人，有明显症状者43人，无症状者26人，这说明肺结核患者心理压力较大，进而会导致免疫功能低水平，易于发病。临床资料证实，肺结核伴焦虑、抑郁明显者植物血凝素皮肤试验反应低于无情绪障碍者；淋巴细胞转化率低于无情绪症状者；有情绪症者IgG偏低（$P<0.05$）。

曾经写过《心身医学》这一古典名著的作者亚历山大（Alex ander）认为，结核病也属于心身医学的一种疾病，他说："如果只考虑是由结核杆菌引起的是不够的，还应考虑到机体本身具有的特异的、非特异的免疫力和机体对感染的抵抗力的问题，此外，情感因素也是构成结核病的一部分原因。"

结核杆菌含有类脂质、蛋白质和多糖类。在人体内类脂质引起淋巴细胞浸润而形成结核结节;蛋白质引起变态反应;多肽与多糖复合物与免疫的产生有关。结核病的发生、发展与转归取决于结核菌入侵的数量、毒力和人体免疫力、变态反应的高低。当人体免疫力低下,抵抗力处于劣势时,结核病就容易发生;反之,感染后不易发病,即使发病也较轻而且容易康复。情感因素也是构成结核病的一个重要原因。根据现代心理免疫学理论,情绪压抑时,淋巴细胞的致敏性和巨噬细胞的吞噬作用严重削弱,T细胞与绵羊红细胞结合呈现玫瑰花环反应大大减弱,而受植物血凝素(PHA)刺激后转化为母细胞的能力也明显减退,这就是说,机体的细胞免疫能力处于低下状态,因而结核病易罹性显著增强。

结核病的治疗已历经了四个阶段,从历史回顾的角度可分为卫生营养疗法阶段、人工气胸腹疗法阶段、综合治疗阶段以及崭新化疗阶段。其中抗结核化学药物治疗对结核病的控制起着决定性的作用,可使病灶愈合、症状消除并防止复发,但卫生营养疗法也决非无足轻重,它作为一种基础疗法日益显得重要。世界上的事物总是波浪式前进、螺旋式上升的,如今,卫生营养疗法应从心理治疗的高度重新认识与评价。结核病常用的心理疗法如下。

1.简易精神疗法

通过接受、支持、保证三步骤使患者明确:随着社会的进步、科学的发展、诊治疾病手段的先进,总体上讲结核病处于少见与散发状态,结核病患病率、发病率和死亡率分别不超过千分之一、万分之一、十万分之一。经近30年推行合理化疗以来,疗程一再缩短、治愈率超过95%,治愈后5年复发率仅为1%～2%,并防止了耐药性的产生,从而使患者增强信心,促进早日康复。

2.认知疗法

结核病是人类最古老的传染病之一,人类与之斗争了数千年,但由于各地区疫情控制尚不平衡、不规则用药或管理不善以及难民、移民、民工的流动性与特殊性,一旦发病通常难以接受合理治疗,因此结核病疫情仍然相当严重,流行形势也相当严峻,以至WHO 1993年4月向全世界宣布全球处于结核病紧急状态,并将每年的3月24日定为世界抗结核日。其实只要理智地认识到结核病病因明确、治有方法、防有措施,只要认真做好治疗、管理、预防及检查的各个环节的工作,只要高度关注结核病的疫情,切实做到查出必治、治必彻底,就完全可能使结核病流行情况改善,直至控制。

3.行为指导法

患者应注意适当休息疗养、生活起居合理、丰富的营养、必要的日光浴以及克服多愁善感、郁郁寡欢等易感性人格。

4.想象-信念疗法

想象T细胞与结核杆菌浴血大战并战而胜之;想象玫瑰花环试验明显增强;想象淋巴细胞转化能力增强。

5.气功疗法

肺结核中医辨证多属肺阴虚,先做放松功,行三线放松2～3个循环,再行内养功,意守丹田形成腹式呼吸,肺气虚者与气阴两虚患者也大同小异,在进行气功疗法的同时还应适当进行体育锻炼、增强体质、提高自然免疫力。

6.音乐疗法

(1)音乐安神法:本法以清幽柔绵、怡情悦志之曲,消除肺结核患者的焦虑烦躁状态。代表乐曲有梁代古曲《幽兰》、晋代古曲《梅花三弄》等。此外门德尔松的《小提琴协奏曲》,充满了甜美感情和温馨,可让思绪安定而平静;尤其是门德尔松的《乘着那歌声的翅膀》,这首歌曲充满了迷人的色彩,让人沉浸在"甜蜜、幸福的梦"之中。

(2)音乐开郁法:本法以爽快鲜明、激情洋溢之曲,疏泄患者的抑郁与忧虑。代表乐曲如春秋古曲《高山流水》、唐代古曲《阳关三迭》等,再如南派笛奏《姑苏行》、广东音乐《彩云追月》以及老约翰的《拉德斯基进行曲》、贝多芬的《欢乐颂》等。

(3)音乐激励法:本法以激昂悲壮、荡气回肠之曲治疗患者的忧思郁结。代表乐曲有汉代琵琶曲《十面埋伏》、宋元词曲《满江红》以及贝多芬《命运交响曲》、俄罗斯民歌《三套车》等。

(4)音乐愉悦法:本法以轻松喜悦、优美动人之曲排遣患者的悲哀郁闷。代表乐曲有唢呐独奏《百鸟朝凤》、民乐合奏曲《春江花月夜》以及小约翰的《蓝色多瑙河》、莫扎特《G 大调弦乐小夜曲》等。

(5)名曲情绪转变法:本法是日本山本直纯所著《音乐灵药》中介绍的方法,本法令人在不知不觉中身心好转,可以让音乐创造 24 h 的快乐。如巴赫名曲让人在早晨头脑清醒地醒来;午休时听舒伯特的《军队进行曲》振奋精神;以斯特拉文斯基的音乐缓解焦虑;以贝多芬的交响曲对抗抑郁;以勃拉姆斯的音乐安抚失落等。上述名曲有助于克服肺结核患者多愁善感、郁郁寡欢的易感性人格。

(6)辨证施乐法:肺结核中医辨证多属肺阴虚患者,患者免疫力差,常有咳嗽、盗汗、乏力等症状,易患外感病,而音乐能增强免疫功能与抵抗力,有助于肺结核的康复。乐曲应选气息宽广、刚劲有力、旋律明快坚定、节奏富有弹性的乐曲,如二胡曲《光明行》《听松》,广东音乐《旱天雷》《金蛇狂舞》等。还要注意对肺结核的音乐调理,以早晨进行较好。

九、预防

(一)DOTS 战略

WHO 结核病对策部总结近 20 余年来的经验,将 DOTS 上升为一种保证结核病控制对策获得成功的战略,主要是:①政府的支持和承诺;②通过对因症就诊进行痰涂片镜检发现患者;③对涂阳患者给予标准短程化疗(6～8 个月)并至少初治两个月在直接督视下服药;④保证抗结核药物供应;⑤可以用来评估治疗效果和全部规划实施的标准化病例登记和报告系统。DOTS 是当今降低和防止结核菌感染、结核病死亡、控制耐多药结核病最有效、最可能实施的战略。DOTS 的核心是规则、全程治疗。目标是有效地治疗患者,大幅度降低传染源密度,从而有效降低感染率和减少发病,防治结合,"寓预防于治疗"。

(二)卡介苗接种

机体获得性特异性免疫只产生在活菌感染之后。卡介苗(bacillus calmette-guérin,BCG)是一种无毒牛型结核菌活菌疫苗,接种后机体反应与低毒结核菌原发感染相同,产生变态反应同时获得免疫力。目前比较普遍的看法是 BCG 尚不足以预防感染,但可以显著降低儿童发病及其严重性,特别是结核性脑膜炎等严重结核病减少,并可减少此后内源性恶化的可能性。WHO 已将 BCG 列入儿童扩大免疫计划。我国推行 BCG 接种仍规定新生儿出生时即接种 BCG,每隔 5 年左右对结素转阴者补种,直至 15 岁。

(三)治疗潜伏结核感染(化学预防)

任何年龄结素新近转阳者第一年发病危险性是 3.3%,5 年内为 5%～15%。业已证明 INH 可以有效预防感染者的发病。在低感染率的发达国家主张对潜伏结核感染进行 INH 化学预防,方法为:①INH 300 mg/d,持续 9 个月,适用于所有潜伏结核感染,包括 HIV 感染者和孕妇;

②INH 900 mg,每周2次,疗程9个月;③RFP 600 mg/d,持续4个月,在选择性对象亦可使用。INH 联合 PZA 方案可缩短疗程至2个月,因不良反应发生率高,不予推荐。

（张 韬）

第二节 布 鲁 菌 病

布鲁菌病又称波状热,是布鲁菌(Brucella)所引起的人兽共患性传染病,属自然疫源性疾病。临床上以长期发热、多汗、乏力、肌肉关节疼痛、肝脾及淋巴结肿大为特点。

一、病原学

布鲁菌是一组球杆状的革兰氏阴性菌,无鞭毛,不形成芽胞或荚膜。本菌生长对营养要求高,但即使在良好培养条件下生长仍较缓慢,因此培养至少4周仍无菌生长才能判为阴性。根据储存宿主、生化、代谢和免疫学的差异分类,布鲁菌属分为6个种19个生物型,牛种(流产布鲁菌,B.abortus)、猪种(B.suis)、羊种(马尔他布鲁菌,B.melitensis)、犬种(B.canis)、绵羊附睾种(B.ovis)及沙林鼠种(B.neotomae)。本菌生物型较多,可能是由于同一个种可在不同种类宿主体内繁殖,从而发生遗传变异较多的缘故。各种的毒力、生物学形状、人畜感染后的临床表现等都有较大差别。其中前四种对人类致病,羊种布鲁菌致病力最强,可致严重的急性病理过程和致残性并发症;猪种布鲁菌次之,感染时常伴化脓性损害,病程较长;牛种布鲁菌常与轻型和散发病例有关,化脓性和致残性并发症少见;犬种布鲁菌感染多呈隐匿性发病,常复发,呈慢性过程,与牛种布鲁菌相似。

布鲁菌含20余种蛋白抗原和脂多糖,其中脂多糖在致病中起重要作用。本菌各种之间有共同抗原,故一种有效菌苗对各种均有预防作用,可用毒力较弱的牛种布鲁菌制成活疫苗,预防毒力较强的羊种和猪种布鲁菌感染。在抗生素等的作用下本菌可变成L型,此型可在体内长期存在并可逆转为普通型,这可能和复发有关。

该菌在自然环境中生命力较强,故可通过多种途径传播。在乳及乳制品、皮毛中能长时间存活。在病畜的分泌物、排泄物及死畜的脏器中能生存4个月左右,但对常用的物理消毒方法和化学消毒剂敏感,加热60 ℃或日光下暴晒10~20 min,或3％含氯石灰(漂白粉)澄清液数分钟均可被杀死。

二、流行病学

(一)传染源

目前已知有60多种家畜、家禽,野生动物是布鲁菌的宿主。与人类有关的传染源主要是羊、牛及猪,其次是犬、鹿、马、骆驼等。染菌动物首先在同种动物间传播,造成带菌或发病,然后波及人类。应当注意的是,各种布鲁菌在不同种动物之间可有转移现象,羊、牛、猪是重要的经济动物,与人类接触较多,从而增加了人类感染的机会。病畜可出现流产或死胎,其阴道分泌物传染性较大,并且皮毛、脏器、胎盘、羊水、乳汁、尿液也常染菌,其中乳汁中含菌量较多,排菌可达数月至数年之久。患者也可从粪、尿、乳汁中排菌,也有人传人的报道(夫妻间),但作为传染源的意义很小。

(二)传播途径

1.经皮肤及黏膜接触传染

直接接触病畜或其排泄物、阴道分泌物、娩出物;在饲养、挤奶、剪毛、屠宰以及加工皮、毛、肉等过程中没有注意防护,可经受损的皮肤或眼结膜感染;也可间接接触病畜污染的环境及物品而感染。

2.经消化道传染

食用染菌的生乳、乳制品和未煮熟的病畜肉类等,病菌可通过消化道进入体内而感染。

3.经呼吸道传染

病菌污染环境后形成气溶胶,可发生呼吸道感染。

4.其他

如苍蝇携带、蜱虫叮咬也可传播本病。人与人之间传播极为罕见。

(三)人群易感性

人群普遍易感,病后可获较强免疫力,疫区居民也可因隐性感染而获免疫。因不同种布鲁菌之间存在交叉免疫,因此再次感染者很少。其高危人群主要包括兽医、畜牧者、屠宰工人、皮毛工和进食被污染的动物产品或制品者。在流行区小儿布鲁菌病很为常见,占当地发病数的1/5~1/4。

(四)流行特征

本病感染率的高低主要取决于与病畜接触机会的多少,因此地区分布以牧区最高,半农半牧区次之,农业区又次之,城市最低;职业以兽医、畜牧工作者、屠宰工人为多;年龄以青壮年为多;性别以男性为多;季节以春末夏初(在家畜流产高峰后1~2个月)为多。

该病为全球性疾病,来自100多个国家每年上报WHO的布鲁菌病超过50万例,但疫情分布不均。我国于20世纪60年代到70年代曾进行大规模的动物布鲁菌感染防治,使发病率显著降低,但近年来有增高趋势。目前,主要流行于西北、东北、青藏高原及内蒙古等牧区,其分布逐渐从牧区向半农半牧、农区及城市蔓延;流行的形势也以多发的、散在的点状流行代替了大规模暴发流行。我国主要为羊种流行,其次为牛种,猪种仅存在于少数地区。

三、发病机制与病理

(一)发病机制

本病的发病机制较为复杂,细菌、毒素以及变态反应均不同程度地参与疾病的发生和发展过程。

病菌自皮肤或黏膜侵入人体,随淋巴液到达淋巴结,被巨噬细胞吞噬。如巨噬细胞未能将其杀灭,则细菌在胞内生长繁殖,形成局部原发病灶。细菌在巨噬细胞内大量繁殖导致巨噬细胞破裂,随之大量细菌进入淋巴液和血液循环形成菌血症。在血液里细菌又被血流中的单核细胞吞噬,并随血流带至全身,在肝、脾、淋巴结、骨髓等处的单核-巨噬细胞系统内繁殖,形成多发性病灶。在机体各因素的作用下,病原菌释放出内毒素及菌体其他成分,可造成临床上的菌血症、毒血症和败血症。内毒素在病理损伤、临床症状方面起着重要作用。机体免疫功能正常,通过细胞免疫及体液免疫清除病菌而获痊愈。如果免疫功能不健全,或感染的菌量大、毒力强,则部分细菌被巨噬细胞吞噬带入各组织器官形成新感染灶。经一定时期后,感染灶的细菌生长繁殖再次入血,导致疾病复发,如此反复成为慢性感染。至慢性期细菌主要局限于各器官组织,形成局部病变。也可出现细菌已被清除,而由变态反应引起病理损伤。

(二)病理解剖

本病的病理变化极为广泛,几乎所有器官组织均可被侵犯,其中以单核-巨噬细胞系统最为常见。本病病理改变初期为炎性细胞渗出,组织细胞变性、坏死。亚急性和慢性期以组织细胞增生和肉芽肿形成为特点。此肉芽肿主要由上皮细胞、巨噬细胞、浆细胞及淋巴细胞组成,主要为变态反应所致,乃本病的典型病变。部分慢性期患者肉芽组织发生纤维硬化性改变,是患者产生后遗症的基础。变态反应还可导致血管的增生破坏性病变,主要累及肝、脾、脑、肾等小血管及毛细血管,导致血管内膜炎、血栓性脉管炎、脏器的浆液性炎症和坏死等。骨、关节和神经系统的变态反应性炎症主要表现为关节炎、关节强直、脊椎炎、骨髓炎、神经炎、神经根炎等。心脏病变较血管病变少见,有心内膜炎、心肌炎等。肾浑浊肿胀,偶见弥漫性肾炎和肾盂肾炎。此外,尚有睾丸炎、附睾炎和子宫内膜炎等。

四、临床表现

本病临床表现各异,轻重不一。潜伏期一般 1~3 周,平均 2 周,也可长至数月甚至 1 年以上。临床上可分为亚临床感染、急性感染、亚急性感染、慢性感染、局灶性感染和复发。急性感染,指患病 3 个月以内;亚急性感染,3 个月到 1 年;慢性感染,1 年以上。

(一)亚临床感染

常发生于高危人群,血清学检测 30% 以上有高水平的抗布鲁菌抗体,不能追溯明确的临床感染史。

(二)急性和亚急性感染

病多缓起,主要症状为发热、多汗、乏力、肌肉关节痛、睾丸肿痛等。发热多为不规则热,仅5%~20%表现为典型的波浪形,其特点为发热 2~3 周后,间歇数天至 2 周,发热再起,反复多次,故本病又曾被称为波状热。多汗亦为本病突出的症状之一,较其他发热性疾病为著,常于夜间或凌晨热退时大汗淋漓,大多患者感乏力、软弱。关节痛主要累及骶髂、髋、膝、肩、腕等大关节,呈游走性,锥刺样疼痛,常较剧烈,一般镇痛药物无效。可有局部肿胀,如滑膜炎、腱鞘炎、关节周围炎等。肌肉痛多见于大腿及臀部,后者有时可出现痉挛性疼痛。睾丸肿痛最具特征性,占男性患者的 20%~40%,乃睾丸炎及附睾炎所致,多为单侧,可大如鹅卵。女性可出现卵巢炎、输卵管炎、子宫内膜炎等。肝、脾、淋巴结肿大常见。其他尚可有头痛、神经痛、皮疹等。

(三)慢性感染

可由急性期发展而来,也可无急性期病史而直接表现为慢性。凡慢性炎症表现明显者如低热、症状体征反复出现或加重者为活动型;凡无明显慢性炎症表现者如体温正常、症状体征或功能障碍较固定,仅于气候变化、劳累过度时才加重,则为相对稳定型。

本期表现更是多种多样,基本上可分两类:一是全身性非特异性症状,类似神经症和慢性疲劳综合征;另一类是器质性损害,可累及全身器官,其中以骨骼-肌肉系统最为常见,如大关节损害、肌腱挛缩等,神经系统病变也较常见,如周围神经炎、脑膜炎等。泌尿生殖系统病变也可见到,如睾丸炎、附睾炎、卵巢炎等。

(四)局灶性感染

布鲁菌病可以局限在几乎所有的器官,最常局限在骨、关节、中枢神经系统,表现为相应临床症状和体征。

（五）复发

经抗菌治疗后约 10％患者出现复发。复发往往发生在初次治疗结束后 3～6 个月。复发与细菌的耐药性、细菌在细胞内的定位以及不规范治疗有关。

五、实验室及辅助检查

（一）血常规

白细胞计数正常或偏低。淋巴细胞相对或绝对增加，可出现少数异型淋巴细胞。红细胞沉降率在急性期加快，慢性期则正常或偏高，持续增速提示有活动性。

（二）病原学检查

可取血液、骨髓、脑脊液、乳汁、子宫分泌物和尿液等进行细菌培养，一般认为血培养阳性率急性期高、慢性期低。骨髓培养的阳性率较血培养高。牛种布鲁菌初分离时不易生长，需有适当的二氧化碳环境。近年开展的 PCR 检测布鲁菌 DNA，速度快，与临床符合率高，但尚未推广应用。

（三）免疫学检查

1.血清凝集试验

试管法较灵敏，特异性高，故一般实验室常用。平板法操作更为简单，灵敏性也比较高，但可有假阳性，适用于筛查，其中以虎红平板凝集试验（RBPT）效果最佳。凝集试验于病程第 1 周即可出现，第 2～3 周常呈强阳性。在急性期时阳性率可达 80％～90％，慢性期为 30％～60％。

试管法滴度为 1∶100 以上或病程中效价有 4 倍以上升高者，提示近期感染。但接种过霍乱菌苗、兔热病菌苗、布鲁菌菌苗或做过布鲁菌素皮内试验者均可使凝集效价增高。另外，凝集反应可有钩状效应（即指免疫检测中由于抗原、抗体浓度比例不合适而致检测结果呈假阴性的现象），本检测多为抗体浓度相对较高，沉淀反应不明显，即前带现象，故稀释度至少应在 1∶100 以上。

2.酶联免疫吸附试验（enzyme-linked immunosorbent assay，ELISA）

灵敏度高于凝集试验，且可分别测定 IgM、IgG 和 IgA 抗体。其中 IgM 抗体出现早，感染后 1 个月左右达高峰。IgG 抗体产生较晚，至 6 个月达高峰，10 个月后开始下降。IgA 抗体的消长规律与 IgG 相似。因此，本法可有助于区分急、慢性患者，并且可用于复发的判断（复发时 IgG 抗体质量新升高，而 IgM 和 IgA 抗体常继续下降）。

3.补体结合试验

补体结合抗体主要为 IgG 抗体，出现阳性时间较晚，多于病程第 3 周才开始阳性，持续较久。急性期及慢性期的阳性率均较高，特异性强。

4.抗人球蛋白试验（Coomb's test）

用于测定不完全抗体。不完全抗体可阻断完全抗体与抗原的凝集反应，使凝集试验呈假阴性。此检测使不完全抗体与不可见抗原结合的复合物通过抗人球蛋白血清结合成块，直接可见。比凝集试验和补体结合试验更敏感，急性期和慢性期阳性率均较高，特异性也较强。鉴于本法操作复杂，只适用凝集试验阴性的可疑患者。

5.皮内试验

为迟发型超敏反应，发病后 2～3 周开始阳性，痊愈后仍能持续数年。皮试在病程 6 个月内的阳性率很低，慢性期患者几近 100％呈阳性或强阳性反应。因此，阴性有助于除外布鲁菌感染,阳性时不能鉴别是现症感染还是既往感染,接种疫苗也可呈阳性。一般用于流行病学调查。

6.2-巯基乙醇(2-mercaptoethanol,2-ME)试验

可检测 IgG 抗体,用于鉴别自然感染与菌苗免疫。自然感染达 1 个月后,体内凝集素即以 IgG 型为主,该 IgG 对 2-ME 有耐受;而菌苗免疫后 3 个月内的凝集素均以 IgM 为主,可被 2-ME 破坏。

(四)特殊检查

并发骨关节损害者可行 X 线检查。有心脏损害可做心电图。有肝损伤做肝功能检查。对于肿大的淋巴结必要时可做淋巴结活检。有脑膜或脑实质病变者可做脑脊液及脑电图检查,脑脊液变化类似结核性脑膜炎。

六、并发症和后遗症

(一)血液系统

可见贫血,白细胞和血小板减少。血小板减少性紫癜的发生率为 $1\% \sim 4\%$,有时非常严重且持续时间很长,需要应用激素或切脾治疗。

(二)眼睛

可见色素膜炎、视神经炎、视盘水肿及角膜损害,多见于慢性布鲁菌病。

(三)神经系统

发生率 $3\% \sim 5\%$。可见脑膜炎、脑膜脑炎、脊髓炎、多发性神经根神经病等。脑膜炎时脑脊液的变化类似结核性脑膜炎:脑脊液中淋巴细胞增多,蛋白质增多,葡萄糖轻度减少。细菌培养及抗体检测均可出现阳性。

(四)心血管系统

主要为心内膜炎,多侵犯主动脉瓣,病死率较高。此外,偶可见心肌炎、心包炎、主动脉炎等。

(五)其他

妊娠妇女罹患布鲁菌病如不进行抗菌治疗,流产、早产、死产均可发生。此外,肝脓肿、脾脓肿、肺炎、肾小球肾炎、胸膜炎等均有人报道。胸腔积液的改变类似结核性胸膜炎。

七、诊断

急性、亚急性感染通过流行病学史、临床表现和实验室检查作出诊断。①流行病学接触史:有传染源密切接触史或疫区生活接触史;②具有该病临床症状和体征并排除其他疑似疾病;③实验室检查:病原分离、试管凝集试验、补体结合试验、抗人免疫球蛋白试验等检查阳性。凡具备①、②项和第③项中的任何一项检查阳性即可诊断为布鲁菌病。慢性感染者和局灶性感染者诊断有时相当困难,获得细菌培养结果最为可靠。

八、鉴别诊断

本病急性和亚急性感染应与长期发热性疾病进行鉴别,特别是同时有多汗、关节疼痛、肝脾肿大者,如伤寒、结核、类风湿关节炎、淋巴瘤、结缔组织病等。慢性感染则需与慢性骨关节病、神经症、慢性疲劳综合征等进行鉴别。

九、治疗

(一)急性和亚急性感染

1.对症和一般治疗

注意休息、在补充营养的基础上,给予对症治疗。

2.病原治疗

应选择能进入细胞内的抗菌药物,且应采用联合治疗。

(1)成人及8岁以上儿童:WHO推荐一线治疗方案为多西环素(每次100 mg,每天2次,口服,6周)联合利福平(每次600~900 mg,每天1次,口服,6周)或多西环素(每次100 mg,每天2次,口服,6周)联合链霉素(每次1 000 mg,每天1次,肌内注射,2~3周)。如果不能使用上述药物或效果不佳,可采用二线药物治疗,即多西环素联合复方磺胺甲噁唑或利福平联合氟喹诺酮类药物。难治性病例可应用一线药物联合氟喹诺酮类或三代头孢菌素类药物。

(2)8岁以下儿童:可采用利福平联合复方磺胺甲噁唑治疗,也可采用利福平联合氨基糖苷类药物治疗。

(3)孕妇:可采用利福平联合复方磺胺甲噁唑治疗。如果在妊娠12周内发生布鲁菌病,可选用三代头孢菌素类药物联合复方磺胺甲噁唑治疗,可减少妊娠中断的发生;药物治疗对孕妇存有潜在的危险,应权衡利弊使用。

(4)并发症:合并睾丸炎,除采用多西环素联合利福平外,可短期加用小剂量糖皮质激素;合并脑膜炎、心内膜炎、血管炎和脊柱炎等,可在上述抗菌治疗基础上联合三代头孢菌素,必要时适当延长疗程,并分别对症治疗。合并心内膜炎,常需同时采取瓣膜置换术;合并脊柱炎,必要时需外科手术治疗。

(二)慢性感染

治疗较为复杂,包括病原治疗、脱敏治疗及对症治疗。慢性活动型患者一般采用病原治疗合并用脱敏治疗,而相对静止型患者一般多不采用抗菌治疗,而以脱敏治疗和对症治疗为主。

(三)病原治疗

与急性和亚急性感染者治疗相同,必要时需要重复治疗几个疗程。

(四)脱敏治疗

采用少量多次注射布鲁菌抗原避免引起剧烈的组织损伤,又起到一定的脱敏作用。

(五)对症治疗

根据患者的具体情况采取相应的治疗方法。由于慢性病例常有局限性器质性病变,为消除或减轻病变、减少痛苦、恢复功能,常采用理疗、针灸和外科治疗。

十、预防

应采取以家畜预防接种为中心的综合措施进行预防。

(一)控制传染源

对家畜进行定期检疫、治疗或屠宰病畜、病健畜分群放牧和菌苗免疫。患者虽然作为传染源意义不大,仍需隔离治疗,患者的排泄物(主要是尿)应予消毒,直至症状消失且血、尿培养均阴性。

(二)切断传播途径

加强畜产品的消毒和卫生监督。加强粪、水管理,防止病畜、患者的排泄物污染水源。病畜流产物应深埋,污染场地应严格消毒。乳类及乳制品采用巴斯德消毒或煮沸。来自疫区的毛皮需放置 4 个月,达到自然灭菌目的。家畜粪便要经过无害化处理后才能用做肥料及燃料。

(三)保护易感人群

健康牲畜的预防接种应做到连续性(连续免疫 3～5 年)和连片性,采用减毒活疫苗,做皮下注射或气溶胶吸入。

疫区人群应加强个人防护,尤其是高危人群接触病畜时应着防护装备,工作后应用消毒水或肥皂水洗手。牧民、兽医、实验室工作人员等均应预防接种,采用减毒活疫苗皮上划痕法。需注意的是菌苗有效期一般为 1 年,每年应加强复种 1 次,且疫区人群应在产羔羊前 2～4 个月接种。

(张　韬)

第三节　流行性脑脊髓膜炎

流行性脑脊髓膜炎简称为流脑,是由脑膜炎双球菌[属于奈瑟菌(N.meningitidis)属]引起的急性化脓性脑膜炎,为急性呼吸道传染病。主要临床表现为发热、头痛、呕吐、皮肤黏膜瘀点、瘀斑及脑膜刺激征,重者可有败血症性休克和脑膜脑炎。流脑感染进程迅速、病情严重,重者常可危及生命或留有后遗症。本病好发于冬春季,儿童为主,常呈散发。

一、病原学

脑膜炎双球菌直径为 0.6～1 μm,常凹面相对,成对排列或四联排列,能产生毒力较强的内毒素,有荚膜,无鞭毛,又称脑膜炎奈瑟菌(又称脑膜炎球菌)属奈瑟氏菌(Neisseria)属,革兰染色阴性,呈肾形双球菌,直芽胞。组成其细胞壁复合物有荚膜多糖、蛋白质、脂多糖、类脂质等多种成分。根据荚膜多糖免疫特异性的不同,国际上将脑膜炎球菌分成 13 个血清群,即 A、B、C、D、X、Y、Z、29E、W135、H、I、K、L 群等,在我国主要的流行菌群为 A 群,但近年来少数地区也出现 B 群和 C 群等血清群。

该菌为专性需氧菌,仅存在于人体,可从带菌者及患者鼻咽部、血液、脑脊液、皮肤瘀点中检出。培养条件要求较高,普通培养基上不生长,在含有血清或血液的培养基上或经加热(80 ℃以上)的血液琼脂培养基(巧克力血液培养基)上方能生长。该菌抵抗力很弱,对寒冷、干燥、热及一般消毒剂极为敏感,温度低于 30 ℃或高于 50 ℃均死亡。在体外极易自溶,故采集标本应注重保温并快速送检。脑膜炎球菌对青霉素、链霉素、头孢类、磺胺等均敏感,但容易产生耐药,磺胺类药物耐药率高。

二、流行病学

(一)传染源

带菌者和患者是本病的传染源。本病隐性感染率高,流行期间人群带菌率可高达 50％以上。由于病原菌存在于感染者的鼻咽部,大部分不出现临床症状,不易被发现,因此带菌者作为传染源的意义更重要。患者从潜伏期开始至发病后 10 d 内具有传染性。

(二)传播途径

病原菌主要经咳嗽、打喷嚏借飞沫经呼吸道传播。由于该菌在体外生存力极弱,故通过玩具与用品等间接传播机会极少。但密切接触如亲吻、同睡、怀抱、喂乳等对 2 岁以下婴幼儿传播有重要意义。

(三)人群易感性

人群普遍易感,隐性感染率高。人群易感性与体内抗体水平密切相关,6 个月至 2 岁小儿因从母体内获得的抗体降到最低水平,故发病率最高,以后随年龄增加,发病率逐渐降低。人感染后产生的免疫力较为持久,各群之间虽有交叉免疫,但不持久。

(四)流行特征

流脑遍及世界各地,呈散发或大、小流行。以冬春季发病较多,一般从 11～12 月开始上升,次年 2～4 月达高峰,5 月起逐渐下降,但全年均可有散发病例。我国各地均有本病发生,曾先后发生过多次全国性大流行,自 1984 年广泛开展 A 群疫苗接种后,发病率逐年降低,但近几年有上升趋势。以往流行菌株以 A 群为主,近年 B 群和 C 群有增多趋势,在个别省份发生了 C 群引起的局部流行。由于人群免疫力及受染机会的不同,各地区的发病差异甚大,与居住的人口密度、居住条件、健康状况及隐性感染机会等有密切关系。

三、发病机制与病理改变

脑膜炎球菌通常寄居于健康人鼻咽腔,5％～10％的健康人鼻咽部带有本菌,流行期高达 20％～70％,但带菌者 90％并不发病,少数引起鼻咽炎,严重者造成菌血症,仅 1％～2％的人经血流或淋巴到达脊髓膜引起细菌性脑脊髓膜炎。

脑膜炎球菌自鼻咽部侵入人体,其致病因素主要有菌体的荚膜、菌毛、菌体产生的 IgA1 蛋白酶以及菌体细胞壁外壁层的脂寡糖即内毒素。内毒素可激活补体,血清炎症介质明显增加,产生循环障碍和休克,是本病致病的重要因素。脑膜炎球菌内毒素可引起小血管和毛细血管坏死性出血,激活凝血系统,在休克早期即可出现弥散性血管内凝血,继而加重微循环障碍、出血及休克,引起缺血性组织损伤,导致多器官功能衰竭。

脑膜炎球菌通过跨细胞途径侵犯脑膜,在基底膜被释放进入脑脊液,释放内毒素破坏血-脑屏障,引起脑膜和脊髓膜化脓性炎症及颅内压升高,出现惊厥、昏迷等症状。

流脑在败血症期主要病变是血管内皮的损害,血管壁炎症、坏死及血栓形成,血管周围出血。皮肤黏膜、内脏器官也可有出血现象。严重败血症患者还可能引起肾上腺出血,即华-佛氏综合征。脑膜炎期主要病变在软脑膜和蛛网膜,表现为血管充血、出血、炎症及水肿,引起颅内压增高、脑脊液混浊。颅底部由于化脓性炎症的直接侵袭和炎症后粘连,可引起视神经、外展神经等脑神经损害,并出现相应的症状。

四、临床表现

潜伏期 1～10 d,一般为 2～3 d,短者仅为数小时。按病情分为以下各型。

(一)普通型

占 90％。按病情可分为 4 期。

1.前驱期(上呼吸道感染期)

约持续 1～2 d,多数患者无此期表现,部分表现为发热、咽痛、鼻炎和咳嗽等上呼吸道感染症状。

2.败血症期

常无前驱症状,多数起病后迅速出现此期表现,可持续 1～2 d。患者突然出现高热、寒战、头痛、呕吐、乏力、肌肉酸痛、神志淡漠等全身中毒症状,70%以上患者皮肤黏膜可出现瘀点、瘀斑。幼儿常表现为哭闹、拒食、烦躁、因皮肤感觉过敏而拒抱,以及惊厥等。

3.脑膜脑炎期

多与败血症期症状同时出现,经积极治疗后通常在 2～5 d 内进入恢复期。除高热及毒血症状外,主要表现为中枢神经系统症状,如剧烈头痛、喷射性呕吐、烦躁不安,以及颈项强直、布鲁津斯基征和凯尔尼格征等脑膜刺激征阳性,严重者可出现谵妄、抽搐及意识障碍。颅内压增高明显者可有血压升高、脉搏减慢等。婴幼儿多不典型,前囟未闭者可隆起,脑膜刺激征可缺如或不明显。

4.恢复期

经治疗后体温逐渐降至正常,皮肤瘀血、瘀斑消失或结痂愈合,症状逐渐好转,神经系统检查正常。病程中约 10%患者可出现口唇疱疹。

(二)暴发型

病情凶险、进展迅速,如不及时治疗 6～24 h 内即可危及生命,病死率高,儿童多见。可分为以下三种类型。

1.休克型

又称"暴发型脑膜炎球菌败血症"。表现为急起寒战、高热或体温不升,严重中毒症状。短期内(12 h 内)出现全身广泛瘀点、瘀斑,可迅速融合扩大,或继以瘀斑中央坏死。随后出现面色苍白、唇及指端发绀、四肢厥冷、皮肤花斑状、脉搏细速、血压下降,易并发弥散性血管内凝血。多无脑膜刺激征,脑脊液检查多无异常。

2.脑膜脑炎型

主要表现为脑膜和脑实质损伤,患者常于 1～2 d 出现严重神经系统症状,除高热、头痛、呕吐症状外,意识障碍加深,可迅速出现昏迷。颅内压升高,可有惊厥、脑膜刺激征阳性、锥体束征阳性。部分患者可出现脑疝及其相应的症状。

3.混合型

兼有上述二型的临床表现,常同时或先后出现,是本病最严重的一型。

(三)轻型

临床表现为低热、轻微头痛、咽痛等上呼吸道感染症状,皮肤黏膜可有少量细小出血点,亦可有脑膜刺激征。脑脊液可有轻度炎症改变,咽培养可有脑膜炎双球菌生长。

(四)慢性型

不多见,成年患者较多,病程常迁延数月之久。患者常有间歇性畏冷、寒战、发热发作,每次历时 12 h 后即缓解,相隔 1～4 d 后再次发作。血培养可为阳性。

五、实验室检查

(一)血常规

白细胞计数一般在$(10\sim20)\times10^9/L$,中性粒细胞增至 80%～90%以上。

(二)脑脊液检查

脑脊液检查是确诊的重要方法。病初或休克型患者,脑脊液多无明显变化,可表现为压力增高,应于12～24 h后复查。典型的流脑脑膜炎期,压力常增高,外观呈浑浊米汤样甚或脓样,白细胞数明显增高至 $1\,000\times10^6/L$ 以上,并以多核细胞增高为主,糖及氯化物明显减少,蛋白含量升高。

(三)细菌学检查

细菌学检查是确诊的重要手段,应注意标本送检条件。

1.涂片

取皮肤瘀点处的组织液或离心沉淀后的脑脊液做涂片染色。阳性率 $60\%\sim80\%$,是早期诊断的重要方法。

2.细菌培养

应在使用抗菌药物前收集标本。取瘀斑组织液、血或脑脊液,进行培养。

(四)血清免疫学检查

常用对流免疫电泳法、乳胶凝集试验、反向间接血凝试验、ELISA 法等进行脑膜炎球菌抗原检测,主要用于早期诊断,阳性率可达 90% 以上。

(五)其他

如脑膜炎奈瑟菌核酸 DNA 特异性片段检测等。

六、并发症与后遗症

经早期积极抗菌治疗,并发症及后遗症已很少见。主要有继发感染及病灶迁徙,包括肺炎、中耳炎、化脓性关节炎等。因脑及周围组织粘连等可引起后遗症,包括硬脑膜下积液、脑积水、肢体瘫痪、癫痫等。

七、诊断

诊断流脑需根据流行病学资料、临床症状和体征以及实验室检查结果进行综合分析,确诊需依靠细菌学或流脑特异性血清免疫学检查。

(一)疑似病例

(1)有流脑流行病学史:冬春季节发病(2～4 月为流行高峰),1 周内有流脑患者密切接触史,或当地有本病发生或流行;既往未接种过流脑菌苗。

(2)临床表现、脑脊液检查符合化脓性脑膜炎表现。

(二)临床诊断病例

(1)有流脑流行病学史。

(2)临床表现及脑脊液检查符合化脓性脑膜炎表现,伴有皮肤黏膜瘀点、瘀斑。或虽无化脓性脑膜炎表现,但在感染中毒性休克表现的同时伴有迅速增多的皮肤黏膜瘀点、瘀斑。

(三)确诊病例

在临床诊断病例的基础上,细菌学或流脑特异性血清免疫学检查阳性。

八、鉴别诊断

从国内发表的流脑误诊报告来看,流脑病例比较容易误诊为上感、其他原因的败血症及各种原因的紫癜性疾病。而其他容易误诊为流脑的病例,主要有其他细菌导致的化脓性脑膜炎、结核性脑膜炎、脑脓肿等。

(一)其他细菌引起的化脓性脑膜炎

具有发病急、畏寒、高热、头痛、呕吐、抽搐、意识障碍、脑膜刺激征阳性等,类似流脑。但本病常有原发病灶,如肺炎、中耳炎、乳突炎、败血症、脑外伤、骨髓炎等,或继发于腰穿、麻醉、手术等有创操作后。发病无明显季节性,散发为主,无皮肤瘀点、瘀斑等。确诊主要依据细菌学检查。

(二)结核性脑膜炎

本病可有急性发作者,在流脑流行季节,急性发作者易误诊为流脑;慢性型流脑患者,又易误诊为本病。但本病大多有结核患者接触史,肺部或肺外有结核病灶。发病缓慢,病程较长,伴有低热、盗汗、消瘦等症状,皮肤无瘀点和瘀斑;外周血白细胞正常或稍高,淋巴细胞增多;脑脊液澄清或为毛玻璃状,细胞总数增多,以单核细胞为主,蛋白质增高,糖及氯化物下降;脑脊液涂片可检出抗酸染色阳性杆菌。

(三)假性脑膜炎

某些急性发热性感染性疾病,如肺炎扁桃体炎、伤寒中毒性菌痢、脑型疟疾等有严重毒血症时,可出现脑膜刺激征,又称感染性中毒性脑病。但本病有显明的原发疾病存在,脑脊液除压力增高外,一般均正常(细胞总数可稍增,蛋白质量可轻度增加)。

九、治疗

(一)普通型

1.病原治疗

一旦高度怀疑流脑应尽早(30 min 内)、足量应用敏感并能透过血-脑屏障的抗菌药物。

(1)青霉素:目前青霉素对脑膜炎球菌仍高度敏感,虽不易透过正常血-脑脊液屏障,但在脑膜有炎症时亦有 10%～30%药物透过,故需大剂量才能达到脑脊液的有效浓度,临床上可获良好疗效。剂量成人每天 800 万～1200 万单位,儿童每天 20 万～40 万单位/kg,分 3～4 次加入 5%葡萄糖液内静脉滴注,疗程 5～7 d。

(2)头孢菌素类:第三代头孢菌素对脑膜炎球菌抗菌活性强,易透过血-脑脊液屏障,在脑脊液中浓度高。头孢噻肟:成人每天 2～4 g,儿童每天 50～150 mg/kg,分 2～4 次肌内注射或静脉滴注;或头孢曲松:成人每天每次 0.5～2 g,病情严重者间隔 12 h 给药 1～2 g,儿童每天 50～100 mg/kg,分 2 次肌内注射或静脉滴注。疗程 3～5 d。

(3)氯霉素:对脑膜炎球菌亦很敏感,且较易透过血-脑脊液屏障,脑脊液浓度为血浓度的 30%～50%。成人每天 2～4 g,儿童每天 50 mg/kg,根据病情可口服、肌内注射或静脉滴注,疗程 3～7 d。应注意其对骨髓抑制的不良反应,一般不作为首选。

(4)磺胺类药:由于近年来耐药菌株的增加,现已少用,仅用于该地区对磺胺药物敏感的流行菌株的患者,现多选用复方磺胺甲噁唑。

2.一般对症治疗

早期诊断,就地住院隔离治疗,密切监护,加强护理,预防并发症。同时加强营养支持治疗及维持水、电解质平衡。高热时可用物理降温和药物降温;颅内高压时予 20%甘露醇 1～2 g/kg,快速静脉滴注;根据病情间隔 4～6 h 可重复使用一次,应用过程中应注意对肾脏的损害。

(二)暴发型流脑的治疗

1.休克型治疗

(1)尽早应用抗菌药物:可联合应用抗生素、首剂可加倍。

(2)迅速纠正休克。①扩充血容量及纠正酸中毒:治疗最初 1 h 内成年人 1 000 mL,儿童 10～20 mL/kg,快速静脉滴注,输注液体为 5％碳酸氢钠液 5 mL/kg 和低分子右旋糖酐液,此后 酌情使用晶体液和胶体液,24 h 输入液量 2 000～3 000 mL 之间,儿童为 50～80 mL/kg,其中含 钠液体应占 1/2 左右,补液量应视具体情况。原则为"先盐后糖、先快后慢"。根据监测血 pH 或 CO_2 结合力,用 5％碳酸氢钠液纠正酸中毒。②应用血管活性药物:在扩充血容量和纠正酸中毒 基础上,正确使用血管活性药物以纠正异常的血流动力学改变和改善微循环,常用的药物为山莨 菪碱、多巴胺、间羟胺等。

(3)DIC 的治疗:高度怀疑有 DIC 时宜尽早应用肝素,剂量为 0.5～1 mg/kg,加入 10％葡萄 糖液 100 mL 静脉滴注,以后可 4～6 h 重复一次。应用肝素时,用凝血时间监测,调整剂量,要求 凝血时间维持在正常值的 2.5～3 倍为宜,如在 2 倍以下,可缩短间隔时间,增加剂量,如超过 3 倍,可延长间隔时间或减少剂量。高凝状态纠正后,应输入新鲜血液、血浆及应用维生素 K,补 充被消耗的凝血因子。

(4)肾上腺皮质激素的使用:适应证为毒血症症状明显的患者,有利于纠正感染中毒性休克。 地塞米松,剂量成人每天 10～20 mg,儿童 0.2～0.5 mg/kg,或氢化可的松 200～500 mg/d,儿童 剂量为 8～10 mg/kg。静脉注射,一般不超过 3 d。

(5)治疗流脑原发病同时注意保护肺脏、肝脏、肾脏等重要器官功能。

2.脑膜脑炎型的治疗

(1)抗生素的应用。

(2)防治脑水肿、脑疝:及早发现脑水肿,积极脱水治疗,预防发生脑疝。可用甘露醇治疗,用 法同前,此外还可使用白蛋白、利尿剂、激素等药物治疗。

(3)防治呼吸衰竭:在积极治疗脑水肿的同时,保持呼吸道通畅,必要时气管插管,使用呼吸 机治疗。

3.混合型的治疗

此型患者病情复杂严重,治疗中应积极治疗休克,又要顾及脑水肿的治疗。因此应在积极抗 感染治疗的同时,针对具体病情,有所侧重,二者兼顾。

十、预后

本病普通型预后好,如能及时诊断及治疗,多能治愈,并发症及后遗症少见。暴发型病死率 高,其中脑膜脑炎型及混合型预后差。小于 1 岁的婴幼儿及老年人预后差。如能早期诊断,及时 予以综合治疗,病死率可显著下降。

十一、预防

(一)控制传染源

早期发现患者,在当地医院进行呼吸道隔离与治疗,做好疫情报告。对患者所在社区、学校 等疫源地和周围环境开展消毒处理,患者应隔离至症状消失后 3 d,或自发病后 1 周。

(二)切断传播途径

流行期间做好卫生宣传工作,搞好个人及环境卫生。室内保持清洁和通风。儿童避免到公共场所,提倡少集会,少走亲访友。

(三)保护易感人群

疫苗预防对象主要为 15 岁以下儿童。国内多年来应用 A 群荚膜多糖菌苗,接种后的保护率达 90%以上,不良反应极少。剂量为 40～50 μg,皮下注射。近年来由于 C 群流行,我国已经开始接种 A+C 结合菌苗。药物预防的重点对象为发生流行的集体单位、患者周围密切接触者或发病家庭密切接触的儿童。根据药敏结果进行预防用药,未知药敏结果时可服用利福平,成人每天 600 mg,儿童 5～10 mg/kg,分 2 次服用,连用 2 d。由于磺胺类药物耐药发生率较高,故一般不采用,仅用于对磺胺药物敏感的流行菌株的患者。另外,头孢菌素类、喹诺酮类亦有良好的预防作用。

十二、小结

(1)流行性脑脊髓膜炎是由脑膜炎奈瑟菌引起的急性化脓性脑膜炎,为急性呼吸道传染病。主要临床表现为发热、头痛、呕吐、皮肤黏膜瘀点、瘀斑及脑膜刺激征,重者可有败血症性休克和脑膜脑炎,常可危及生命或留有后遗症。血常规、脑脊液检查可辅助诊断,确诊需要依靠细菌学或流脑特异性血清免疫学检查。

(2)本病的治疗重点是早期认识和诊断,正确使用抗生素,加强对症支持治疗,密切监测病情进展。同时发现病例要积极上报,管理好传染源、控制疾病的进一步传播,做好预防措施。

(王文华)

第四节　幽门螺杆菌感染

幽门螺杆菌(Hp)是一种定植于胃黏膜的微需氧、螺旋状革兰氏阴性杆菌,是引起慢性胃炎、消化性溃疡的主要致病因子,并与胃癌、胃黏膜相关淋巴组织(MALT)淋巴瘤等疾病密切相关。

一、病原学

幽门螺杆菌是一种革兰氏阴性杆菌,长 2.5～4.0 μm,宽约 0.5～1.0 μm,弯曲成螺旋形、S 形或海鸥状。菌体一端伸出 2～6 根带鞘鞭毛,可起到运动推进和定植锚定的作用。Hp 微需氧,体外培养营养要求高,需动物血清或血液,最适温度为 37.0 ℃,最适 pH 为 7.0～7.2(5.5～8.5 均能生长),相对湿度在 95%以上,生长缓慢,3～5 d 方可长出肉眼可见菌落。Hp 生化反应不活泼,不分解糖类,尿素酶丰富,可分解尿素产氨,是鉴定该菌的主要依据;此外,还可产生氧化酶、过氧化氢酶、碱性磷酸酶等。Hp 在 4 ℃水中至少可存活 1 年,但在室温空气中只能存活数小时。

二、流行病学

(一)传染源

一般认为 Hp 仅寄居于人类,感染者是目前唯一肯定的传染源。

(二)传播途径

目前认为 Hp 主要通过人-人之间的口-口或粪-口途径传播,此外,内镜污染也可导致 Hp 交叉感染。

(三)易感人群

人群对 Hp 普遍易感。

(四)流行特征

世界范围内自然人群的感染率约为 50%,但感染率在不同国家和地区的人群、不同种族之间有较大差异。Hp 感染率在发展中国家一般为 50%~80%,发达国家一般为 25%~50%,我国平均约为 60%。贫穷、卫生条件差、居住拥挤等为 Hp 感染高危因素。胃镜室医务人员 Hp 感染率高于普通人群。随着年龄增长 Hp 感染率增高。

三、发病机制

(一)黏附

Hp 进入人体胃内后,首先黏附于胃黏膜黏液表层,其后通过螺旋状结构和鞭毛运动到达黏膜表面,经菌体表面特异性的黏附素等与胃黏膜上皮细胞紧密黏附。Hp 分泌的黏素酶、磷脂酶,可溶解黏液,便于 Hp 穿透黏液层。此外,Hp 产生的尿素酶能将尿素分解为氨和二氧化碳,可中和胃酸,在菌体周围形成保护层。

(二)直接细胞病变

空泡毒素(VacA)和细胞毒素相关蛋白 A(CagA)是 Hp 主要的毒力因子。VacA 可诱导胃黏膜上皮细胞出现空泡样改变;而 CagA 可能在消化性溃疡和胃恶性病变中起重要作用。

(三)免疫及炎症损伤

Hp 感染可刺激中性粒细胞和巨噬细胞产生 TNF-α、IL-1、IL-8、白三烯等炎性介质,促进胃黏膜的炎症损伤。Hp 感染者细胞免疫应答下调,导致感染慢性化。Hp 可产生超氧化物歧化酶、过氧化氢酶,防止其受到机体免疫系统的杀伤。

(四)胃肠激素和胃酸代谢紊乱

Hp 感染者生长抑素释放减少,胃泌素增加,促进了胃酸分泌,胃蛋白酶活性增加,加重胃黏膜的破坏。

(五)癌变

Hp 感染破坏胃黏膜上皮细胞增殖和凋亡的平衡,导致慢性萎缩性胃炎,并进一步发展为肠上皮化生、不典型增生和癌变。WHO 已将 Hp 列为第一类生物致癌因子。

四、临床表现

Hp 感染的临床表现取决于其所致疾病。一般 Hp 感染后大多无任何症状,新近感染者可出现急性胃炎,约 30% 的感染者发展为慢性胃炎,10%~20% 感染者发展为消化性溃疡,少数可发展为胃癌和 MALT 淋巴瘤。慢性胃炎患者可表现为上腹疼痛、饱胀、不适、反酸、嗳气、晨起恶心等消化道症状。消化性溃疡患者可出现慢性、节律性上腹痛,周期性发作。

Hp 感染还与功能性消化不良、Barrett 食管、胃食管反流、淋巴细胞性胃炎、增生性息肉、不明原因的缺铁性贫血、特发性血小板性紫癜、Ménétrier 病等疾病密切相关。另有研究表明 Hp

感染是冠心病、儿童生长发育迟缓等肠外疾病的高危因素。

五、辅助检查

(一)侵入性方法

1.快速尿素酶实验(RUT)

胃镜活检胃黏膜组织置于含尿素的试剂中,如该组织有 Hp,其产生的尿素酶水解尿素生成氨和二氧化碳,氨引起 pH 升高,使指示剂变色,即为阳性反应;如试剂不变色,即为阴性反应,表示无 Hp 感染。该法具有简便、快速、准确等特点,敏感性 $80\% \sim 95\%$,特异性 $95\% \sim 100\%$,是临床常用的方法之一,接受胃镜检查时可常规行 RUT。建议胃窦和胃体两处同时取材送检,以提高敏感性。

2.直接涂片

活检胃黏膜组织,置于玻片上涂抹,行革兰氏染色,镜下若见到红色 S 型杆菌,即为 Hp。该法简单方便,但在菌量少时易漏诊,主要用于快速诊断。

3.组织学检查

活检胃黏膜组织固定液固定,可选用 Warthin-Starry 银染色、改良 Giemsa 染色、HE 染色、免疫组化、荧光原位杂交等方法染色。该法敏感性和特异性均可达 98% 左右,但耗时、烦琐。

4.细菌培养

胃黏膜组织置于生理盐水或 20% 葡萄糖水中,尽快送检。常用的培养基有脑心浸琼脂、哥伦比亚琼脂。该法耗时耗力,但可进一步行药敏试验,并可收集菌株用于科学研究。

5.分子生物学检测

取胃黏膜活检组织等标本,提取 DNA,进行 PCR 扩增和凝胶电泳鉴定。该法敏感性高达98%,特异性为 95% 左右,可进行 Hp 分型和耐药基因突变的检测,费用较高,主要用于科研,亦可用于临床诊断。

(二)非侵入性方法

1.尿素呼气试验(UBT)

原理为 Hp 的尿素酶能分解带核素的尿素而产生带标记的二氧化碳,检测受试者呼出气体中是否存在带标记二氧化碳即可诊断是否存在 Hp 感染。该法包括[13]C-UBT 和[14]C-UBT,后者可造成放射性污染,不适用于小孩和孕妇。该法具有快速和无痛苦等优点,敏感性和特异性均在98% 左右,已广泛运用于 Hp 感染的诊断和疗效评估。

2.血清抗体检测

Hp 感染后可诱导机体产生相应的抗体,如抗 Hp 特异性抗体。使用纯化尿素酶、全菌超声粉碎物作为抗原,用 ELISA 测抗 Hp-IgG 抗体。Hp 根除后抗体仍可维持较长时间,因此阳性表示既往或现症感染。该法简便易行、费用低,敏感性可达 98%,特异性约为 88%,多用于流行病学调查。

3.粪便 Hp 抗原(HpSA)检测

留取患者粪便标本,用 ELISA 检测 HpSA。本法具有快速、简单、方便等优点,敏感性和特异性为 90% 左右,阳性反应活动性感染,适用于 Hp 感染的筛查。

六、鉴别诊断

符合下列任何一项者为 Hp 现症感染。

（1）胃黏膜组织 RUT、组织切片染色或 Hp 培养三项中任一项阳性。

（2）^{13}C-UBT 或 ^{14}C-UBT 试验阳性。

（3）单克隆抗体法 HpSA 检测阳性。

（4）从未治疗者，血清 Hp 抗体检测阳性。

七、治疗

（一）抗 Hp 的适应证

1.Hp 阳性慢性胃炎

Hp 阳性慢性胃炎可进展为萎缩性胃炎，根除 Hp 可防止萎缩性胃炎的发生，起到预防胃癌发生的作用。

2.消化性溃疡

根除 Hp 有利于胃、十二指肠溃疡的愈合，并显著降低其并发症和复发率。根除 Hp 可使消化性溃疡不再是一种慢性复发性疾病，而成为可彻底治愈的疾病。

3.胃癌术后及有胃癌家族史者

此类患者有再次发生胃癌的高风险，根除 Hp 可显著降低这一风险。

4.MALT 淋巴瘤

抗 Hp 治疗是 Hp 阳性低级别胃 MALT 淋巴瘤的一线治疗，可使大部分患者获得完全应答，但病灶深度超过黏膜下层者疗效下降。

5.Hp 阳性非溃疡性消化不良

Hp 感染者几乎均存在慢性胃炎，根除 Hp 可部分使此类患者症状得到长期缓解，并可预防消化性溃疡及胃癌。

6.个人要求治疗者

对于 Hp 阳性，无症状要求治疗者，年龄＜45 岁，且无消化道出血、持续呕吐、消瘦、吞咽困难或腹部肿块等报警症状，可行抗 Hp 治疗；年龄＞45 岁或有报警症状，需先行胃镜检查，避免漏检肿瘤、掩盖病情和药物不良反应。

7.其他疾病

见表 3-1。

表 3-1　抗 Hp 治疗指征

Hp 阳性疾病	强烈推荐	推荐
慢性胃炎		+
消化性溃疡（无论是否活动）	+	
MALT 淋巴瘤	+	
早期胃肿瘤术后	+	
胃癌家族史		+
非溃疡性消化不良		+
长期服用质子泵抑制剂		+
计划或正在长期使用非甾体抗炎药		+
不明原因缺铁性贫血		+

Hp 阳性疾病	强烈推荐	推荐
特发性血小板减少性紫癜		+
淋巴细胞性胃炎		+
增生性胃息肉		+
Ménétrier		+
个人要求治疗者		+

(二)抗 Hp 治疗方案

1.经典三联方案

该方案为质子泵抑制剂(PPI)或铋剂加两种抗生素组成三联治疗方案。抗生素可根据当地 Hp 耐药情况合理选择。疗程为 1~2 周。

抗生素耐药显著影响根除率。我国推荐用于治疗的 6 种抗菌药物,甲硝唑的耐药率高达 $60\%\sim70\%$,克拉霉素为 $20\%\sim38\%$,而阿莫西林、呋喃唑酮和四环素的耐药率相对较低 $(1\%\sim5\%)$。因此既往推荐的标准三联疗法(PPI+克拉霉素+阿莫西林或 PPI+克拉霉素+甲硝唑),根除率已明显降低。

2.四联疗法

目前推荐铋剂+PPI+两种抗菌药物组成的四联疗法,抗菌药物组成方案有 4 种。

(1)阿莫西林+克拉霉素。

(2)阿莫阿林+左氧氟沙星。

(3)阿莫西林+呋喃唑酮。

(4)四环素+甲硝唑或呋喃唑酮。

抗菌药物餐后即服,剂量为阿莫西林每次 1 g,2 次/天;克拉霉素每次500 mg,2 次/天;左氧氟沙星每次500 mg,1 次/天或每次 200 mg,2 次/天;呋喃唑酮每次 100 mg,2 次/天;四环素每次 750 mg,2 次/天;甲硝唑每次 400 mg,2~3 次/天。PPI 及铋剂均为每天 2 次,餐后半小时服,可选药物有奥美拉唑、泮托拉唑、兰索拉唑、埃索美拉唑以及枸橼酸铋钾等。四联方案的疗程为 10 d 或 14 d。

初次治疗失败,可在剩余的方案另选一种进行补救治疗。青霉素过敏者可选择不含阿莫西林的方案,或选用克拉霉素+左氧氟沙星(或呋喃唑酮、甲硝唑)。

对铋剂有禁忌者或证实 Hp 耐药率仍较低的地区,也可选用非铋剂方案,包括三联方案、序贯疗法或伴同疗法。

八、预防

注意饮食和环境卫生,防止"病从口入"。发现感染者,根据指征抗 Hp 治疗。做好消化内镜的清洁消毒工作,防止交叉感染。Hp 疫苗尚处于研发中。

(王文华)

第五节　细菌性食物中毒

　　细菌性食物中毒是指由于进食被细菌或细菌毒素所污染的食物而引起的急性感染中毒性疾病。依据国内外统计,各种类型的食物中毒中,以细菌性食物中毒最多见。其根据临床表现的不同,分为胃肠型和神经型。

　　细菌性食物中毒的特点是多呈暴发起病,发病与饮食有密切关系,未进食污染食品者不发病,污染食品去除后不再有新病例出现。其全年均可发生,潜伏期短,突然发病,对人类健康可构成广泛影响。细菌性食物中毒的主要病原菌有沙门氏菌、志贺氏菌、致病性大肠埃希菌、副溶血弧菌、变形杆菌、空肠弯曲菌、金黄色葡萄球菌、溶血性链球菌等。近年来出现了许多新的致病菌,如"O157"大肠埃希菌、"O139"霍乱弧菌等。

一、胃肠型食物中毒

　　胃肠型食物中毒临床上最为常见,多发生于夏、秋两季,以恶心、呕吐、腹痛、腹泻等急性胃肠炎症状为主要表现。

(一)病原学

　　引起胃肠炎食物中毒的细菌很多,常见的有沙门氏菌、副溶血性弧菌、大肠埃希菌、变形杆菌、葡萄球菌及蜡样芽胞杆菌等6种。

　　1.沙门菌属

　　据其抗原结构和生化试验,目前已有2 000余种血清型,可依据菌体抗原O及鞭毛抗原H的不同而区别之。其中以鼠伤寒沙门氏菌、肠炎沙门氏菌和猪霍乱沙门菌较为多见。该菌为需氧的革兰氏阴性肠道杆菌,无芽胞及荚膜。沙门菌在水中不易繁殖,但可生存2～3周,冰箱中可生存3～4个月,在自然环境的粪便中可存活1～2个月。沙门菌最适繁殖温度为37 ℃,在20 ℃以上即能大量繁殖。但不耐热,60 ℃,15～30 min即可被杀灭。由于此类细菌广泛存在于猪、牛、羊、狗、鸭等动物肠道内,细菌可由粪便排出,污染饮水、食物、餐具以及新鲜蛋品、冰蛋、蛋粉等,人进食后造成感染。

　　2.副溶血性弧菌(嗜盐菌)

　　副溶血性弧菌为革兰氏阴性、椭圆形、荚膜球杆菌。菌体两端浓染,一端有鞭毛,运动活泼。本菌噬盐生长,广泛存在于海水中,偶亦见淡水。在海水中能存活47 d以上,淡水中生存1～2 d。在37 ℃、pH7.7、含氯化钠3%～4%的环境中生长最好。对酸敏感,食醋中3 min即死。不耐热,56 ℃、5 min即可杀死,90 ℃、1 min灭活。对低温及高浓度氯化钠抵抗力甚强。根据其菌体抗原O及鞭毛抗原H的不同可分为25个血清型,B、E、H是引起食物中毒的主要血清型。致病性菌株能溶解人及家兔红细胞,称为"神奈川"试验(Kanagawa test)阳性。其致病力与其溶血能力平行,这是由一种不耐热的溶血素(相对分子质量42 000)所致。本菌能否产生肠毒素尚待证明。带鱼、黄鱼、乌贼、梭子蟹等海产品带菌率极高,被海水污染的食物、某些地区的淡水产品如鲫鱼、鲤鱼等及被污染其他含盐量较高的食物如咸菜、咸肉、咸蛋亦可带菌。

3.大肠埃希菌

大肠埃希菌是一种两端圆钝、能运动、无芽胞的革兰氏阴性短杆菌。体外抵抗力较强,在水和土壤中能存活数月,在阴凉处室内尘埃可存活 1 月,含余氯 0.2 mg/L 的水中不能生存。大肠埃希菌的抗原成分复杂,可分为菌体抗原(O)、鞭毛抗原(H)和表面抗原(K),后者有抗机体吞噬和抗补体的能力。根据菌体抗原的不同,可将大肠埃希菌分为 150 多型,引起胃肠炎型食物中毒的大肠埃希菌主要有以下几种:①致病性大肠埃希菌,其致病因素尚不明确,主要引起婴幼儿腹泻;②产肠毒素大肠埃希菌,为儿童及旅行者腹泻的主要致病菌;③侵袭性大肠埃希菌,不产生肠毒素,但可侵入结肠上皮细胞生长繁殖,产生内毒素,可使成年人出现类似痢疾的临床表现。④肠出血性大肠埃希菌,其致病性可能与毒素产生有关,导致出血性肠炎的临床表现。

4.变形杆菌

变形杆菌为革兰氏阴性、无芽胞多形性小杆菌。其抗原结构有菌体(O)及鞭毛(H)抗原 2 种。依生化反应的不同,可分为普通、奇异、莫根、雷极及不定变形杆菌 5 种。其中可引起食物中毒的主要是前 3 种。主要存在于土壤、水源等以及人和家禽包括家禽的肠道中。本类细菌在外界环境中适应力强,营养要求低,极易生长繁殖,即便在蔬菜中亦可大量繁殖。此菌在食物中能产生肠毒素。莫根变形杆菌并可使蛋白质中的组氨酸脱羧成组织胺,从而引起变态反应。致病食物以鱼蟹类为多,尤其以赤身青皮鱼最见。近年来,变形杆菌食物中毒有相对增多趋势。

5.葡萄球菌

主要是由能产生血浆凝固酶的金黄色葡萄球菌引起,少数可由表皮(白色)葡萄球菌引起。该菌为球形或椭圆形,无鞭毛,不能运动,无芽胞,除少数菌株外一般不形成荚膜,革兰氏染色为阳性。其在肉类食物、乳产品中繁殖力极强,在 30 ℃的环境下 1 h 后会产生一种可溶性、低相对分子质量的肠毒素,肠毒素耐热,100 ℃,30 min 不能使其灭活,它包括 A、B、C、D、E 共 5 个血清型,其中 A 型更易导致食物中毒。此菌可存在于人的皮肤、鼻咽部、指甲及化脓性感染灶中,因而可污染各种食物,如鱼、肉、蛋、乳制品及淀粉类食物。

6.蜡样芽胞杆菌

蜡样芽胞杆菌为需氧、有芽胞、革兰氏阳性粗大杆菌。常单独、成双或短链状排列,芽胞常位于次极端;在体内形成荚膜,无鞭毛,不活动。芽胞体外抵抗力极强,能在110 ℃存活 1~4 d,可分泌强烈的外毒素,依毒素性质可分为 6 型(A、B、C、D、E、F),引起食物中毒者主要是 A 和 F 型。此菌广泛存在于自然界中,土壤、尘埃、水、草和腐物均可检出,也可存在于人、畜肠道中,随粪便排出污染食物、炊具等。

(二)流行病学

1.传染源

带菌的动物如家畜、家禽及其蛋品、鱼类及野生动物为本病主要传染源,患者带菌时间较短,作为传染源意义不大。

2.传播途径

被细菌及其毒素污染的食物经口进入消化道而得病。食品本身带菌,或在加工、储存过程中污染。苍蝇、蟑螂亦可作为沙门氏菌、大肠埃希菌污染食物的媒介。

3.人群易感性

普遍易感,病后无明显免疫力,且致病菌血清型多,可反复感染发病。

4.流行因素

本病在 5～10 月份较多,7～9 月份尤易发生,此与夏季气温高、细菌易于大量繁殖密切相关。常因食物采购疏忽(食物不新鲜、或病死牲畜肉)、保存不好(各类食品混合存放、或储存条件差)、烹调不当(肉块过大、加热不够、或凉拌菜)、生熟刀板不分或剩余物处理不当而引起。节日会餐时饮食卫生监督不严,尤易发生食物中毒。

(三)发病机制与病理

病原菌在污染的食物中大量繁殖,并产生肠毒素类物质,或菌体裂解释放内毒素。进入体内的细菌和毒素,可引起人体剧烈的胃肠道反应。

1.肠毒素

上述细菌中大多数能产生肠毒素或类似的毒素,致病作用基本相似。肠毒素通过刺激肠壁上皮细胞,激活腺苷酸环化酶,从而催化胞质中的三磷酸腺苷成为环磷酸腺苷(cAMP),它的浓度增高可促进胞质内蛋白质磷酸化,促进液体及氯离子的分泌,引起腹泻。而耐热肠毒素则使肠黏膜细胞的鸟苷酸环化酶激活,使环磷酸鸟苷浓度增高,肠隐窝细胞会增强分泌,绒毛顶部细胞减低吸收能力,从而导致腹泻。

2.侵袭性损害

上述菌群可通过对肠黏膜上皮细胞的侵袭性损害,导致黏膜充血、水肿、溃疡。侵袭性细菌性食物中毒潜伏期较长,多见黏液脓血便。

3.内毒素

沙门氏菌菌体裂解后可释放内毒素,其具有较强的致病性,症状主要表现为发热、胃炎、呕吐、腹泻等。

4.变态反应

莫根变形杆菌会使蛋白质中的组氨酸成为组织胺,导致变态反应。但是因为细菌不侵入组织,所以其病理改变较轻,一般无炎症改变。

(四)临床表现

潜伏期短,超过 72 h 的病例可基本排除食物中毒。金黄色葡萄球菌食物中毒由积蓄在食物中的肠毒素引起,潜伏期 1～6 h。蜡样芽胞杆菌 1～2 h。侵袭性细菌如沙门氏菌、副溶血弧菌、变形杆菌等引起的食物中毒,潜伏期一般为 16～48 h。

临床表现以急性胃肠炎为主,如恶心、呕吐、腹痛、腹泻等。葡萄球菌、蜡样芽胞杆菌食物中毒呕吐较明显,呕吐物含胆汁,有时带血和黏液。腹痛以上腹部及脐周多见。腹泻频繁,多为黄色稀便和水样便。侵袭性细菌引起的食物中毒,可有发热、腹部阵发性绞痛和黏液脓血便。鼠伤寒沙门氏菌食物中毒的粪便呈水样或糊状,有腥臭味,也可见脓血便。副溶血弧菌食物中毒的部分病例大便呈血水样。莫根变形杆菌会导致颜面潮红,并且出现头痛、荨麻疹等过敏表现。严重腹泻时会脱水、酸中毒、休克。

(五)实验室及其他检查

1.一般检查

(1)血常规:大肠埃希菌、沙门菌等感染者血白细胞计数多在正常范围。副溶血弧菌及金黄色葡萄球菌感染者,白细胞数可增高达 $10×10^9$/L 以上,中性粒细胞比例增高。

(2)粪便常规:粪便呈稀水样镜检可见少量白细胞,血水样便镜检可见多数红细胞,少量白细胞;血性黏液便则可见到多数红细胞及白细胞,与痢疾样便无异。

2.血清学检查

患者患病早期及病后两周的双份血清特异性抗体 4 倍升高可明确诊断。由于患病数天即可痊愈,血清学检查较少应用。但确诊变形杆菌感染应采患者血清,进行对 OX$_{19}$ 及 OXk 的凝集反应,效价在 1:80 以上有诊断意义。因为变形杆菌极易污染食物及患者的吐泻物,培养阳性亦不足以证明为真正的病原。患者血清凝集效价增高,则可认为由于变形杆菌感染引起。

3.病原学检查

(1)细菌培养:将患者的吐、泻物及进食的可疑食物做细菌培养,如能获得相同病原菌有利于确诊。

(2)特异性核酸检查:近年有采用特异性核酸探针进行核酸杂交和特异性引物进行聚合酶链反应以检查病原菌,同时可做分型。

(六)诊断

根据集体伙食单位短期内暴发大批急性胃肠炎患者,结合季节及饮食情况(厨房卫生情况、食物质量、保管及烹调方法的缺点)即可作出临床诊断。

有条件时,应取患者吐泻物及可疑的残存食物进行细菌培养,重症患者血培养,首先留取发病初期及发病后 2 周的血清,将其培养分离的细菌进行血清凝集试验,双份试验效价递增者具诊断价值。近年来采用琼脂扩散沉淀试验检测污染食物中毒的肠毒素,效果良好。动物试验:葡萄球菌与条件致病菌培养阳性者,可取纯培养滤液加热后喂猴或小猫,或行腹腔注射。副溶血型弧菌可用鼠或猫做试验,观察是否发病。

(七)鉴别诊断

1.非细菌性食物中毒

食用了有毒的植物、动物、化学品或重金属类物质,例如有机磷农药、桐油、野毒蕈、亚硝酸盐等。多表现为频繁呕吐,较少出现腹痛、腹泻等,且有明显的神经症状,病死率较高。

2.霍乱及副霍乱

一种急性腹泻疾病,病发高峰期在夏季,可在数小时内造成腹泻脱水甚至死亡。多有典型的米泔水样大便,粪便荧光染色剂培养可确诊。

3.急性菌痢

偶见食物中毒型暴发。多表现为发热、腹泻、里急后重、可见黏液脓血便,查体下腹部压痛阳性,粪便镜检可见红白细胞及巨噬细胞,约 50% 会培养出痢疾杆菌生长。

4.病毒性胃肠炎

一组由多种病毒引起的急性肠道传染病,潜伏期 24~72 h,临床特点为起病急、恶心、呕吐、腹痛、腹泻,排水样便或稀便,严重者可脱水、电解质及酸碱平衡紊乱。

(八)治疗

暴发流行时应先将患者按轻重分类,轻者在原就诊处集中治理,重症患者送往医院或卫生队治疗,并进行流行病学调查及检验检疫工作,从而助于明确病因。

1.对症治疗

卧床休息,流食或半流食,宜清淡,多饮盐糖水。吐泻腹痛剧者暂禁食,给复方颠茄片口服或注射山莨菪碱(654-2),腹部放热水袋。及时纠正水与电解质紊乱及酸中毒。血压下降者予升压药。高热者用物理降温或退热药。变形杆菌食物中毒过敏型,以抗组织胺药物治疗为主,如苯海拉明等,必要时加用肾上腺皮质激素。精神紧张不安时应给镇静剂。有腹泻症状的可以给予蒙脱石散口服。

2.抗菌治疗

通常无须应用抗菌药物,可以经对症疗法治愈。症状较重考虑为感染性食物中毒或侵袭性腹泻者,应及时选用抗菌药物,如更换新抗菌药物方案如喹诺酮类等,葡萄球菌的食物中毒可用苯唑西林等治疗。但抗菌药物不能缩短排菌期。

(九)预防

做好饮食卫生监督,认真贯彻《食品卫生法》。一旦发生可疑食物中毒,立即报告当地卫生防疫部门,进行调查,制定防疫措施,控制疫情。其次需加强食品卫生管理,进行卫生宣传教育,要求居民不吃腐败、变质、未熟透食物。

二、神经型食物中毒

神经型食物中毒亦称肉毒中毒,是因进食含有肉毒杆菌外毒素的食物而引起的中毒性疾病。临床上以恶心、呕吐及中枢神经系统症状如眼肌及咽肌瘫痪为主要表现。如抢救不及时,病死率较高。

(一)病原学

肉毒杆菌亦称腊肠杆菌,属革兰氏阳性厌氧梭状芽胞杆菌,次极端有大形芽胞,有周鞭毛,能运动。本菌芽胞体外抵抗力极强,干热 180 ℃、15 min,湿热 100 ℃、5 h,高压灭菌120 ℃、20 min 则可消灭。5％苯酚、20％甲醛,24 h 才能将其杀灭。其广泛存在于自然界,以芽胞形式存在于土壤或海水沉渣中,亦可存在于牛、羊、猪等动物粪便中,还可附着在蔬菜、水果及各种谷物上,故极易污染食物及食物原料。

本菌按抗原性不同,可分 A、B、C、D、E、F、G 7 种血清型,对人致病者以 A、B、E 3 型为主,F 型较少见,C、D 型主要见于禽畜感染。各型均能产生外毒素,是一种嗜神经毒素,剧毒,对人的致死量为 0.01 mg 左右,毒素对胃酸有抵抗力,但不耐热。A 型毒素 80 ℃、5 min 即可破坏,B 型毒素 88 ℃、15 min 可破坏。毒素在干燥、密封和阴暗的条件下,可保存多年。由于此毒素的毒性强,且无色、无臭、无味、不易察觉,必须注意防范。

(二)流行病学

1.传染源

家畜、家禽及鱼类为传染源。本菌芽胞广布于自然界,病菌由动物(主要是食草动物)肠道排出,污染土壤及岸沙土,由此污染饮食品,如制作罐头,如加热不足,则其所产芽胞不被消灭,加之缺氧环境,造成肉毒杆菌大量繁殖,产生大量外毒素。

2.传播途径

主要通过食物传播,多见于腌肉、腊肉、猪肉及制作不良的罐头食品,也可通过食用不新鲜的鱼、猪肉等发病。即使没有严格的厌氧环境及温度,肉毒杆菌仍可繁殖,A 型、B 型菌可产生蛋白水解酶,使食物变质,但 E 型菌不产生该酶,其在 6 ℃低温繁殖并产生毒素。战争环境中,敌方可利用肉毒毒素经气溶胶方式传播,广泛污染饮水、粮食及器物,如不及时处理,可造成集体中毒。

3.易感性

普遍易感,不引起人与人之间传染,亦不产生病后免疫力。

(三)发病机制与病理

肉毒毒素是一种嗜神经毒素,主要由上消化道吸收,毒素进入小肠和结肠后,则吸收缓慢,胃酸及消化酶均不能将其破坏,故多数患者起病缓慢,病程较长。肉毒毒素吸收后主要作用于脑神经核、外周神经、肌肉接头处及自主神经末梢,阻断胆碱能神经纤维的传导,神经冲动在神经末梢突触前被阻断,从而抑制神经传导介质乙酰胆碱的释放,使肌肉收缩运动障碍,发生软瘫,但肌肉仍能保持对乙酰胆碱的反应性,静脉注射乙酰胆碱能使瘫痪的肌肉恢复功能。

病理变化主要是脑神经核及脊髓前角产生退行性变,使其所支配的相应肌群发生瘫痪,脑干神经核也可受损。脑及脑膜显著充血、水肿,并有广泛的点状出血和血栓形成。显微镜下可见神经节细胞变性。

(四)临床表现

潜伏期一般为 12～36 h,最短为 2～6 h,长者可达 8～10 d。中毒剂量愈大则潜伏期愈短,病情亦愈重。但也可先轻型起病,后发展成重型。

临床表现轻重不一,轻者仅轻微不适,无须治疗,重者可于 24 h 内致死。起病突然,病初可有头痛、头晕、乏力、恶心、呕吐(E 型菌恶心呕吐重,A 型菌及 B 型菌较轻);随后出现眼内外肌瘫痪,表现为视力模糊、复视、眼睑下垂、瞳孔散大,对光反射消失。口腔及咽部潮红,伴有咽痛,如咽肌瘫痪,则致呼吸困难。肌力低下主要见于颈部及肢体近端。由于颈肌无力,头向前倾或倾向一侧。腱反射可呈对称性减弱。

自主神经末梢先兴奋后抑制,故泪腺、汗腺及涎腺等分泌先增多而后减少。血压先正常而后升高。脉搏先慢后快。常有顽固性便秘、腹胀、尿潴留。病程中神志清楚,感觉正常,不发热。血、尿与脑脊液常规检查无异常改变。轻者 5～9 d 内逐渐恢复,但全身乏力及眼肌瘫痪持续较久。重症患者抢救不及时多数死亡,病死率为 30%～60%,死亡原因多为延髓麻痹所致呼吸衰竭,心功能不全及误吸肺炎所致继发性感染。

婴儿偶尔吞入少量肉毒杆菌芽胞,在肠内繁殖,产生神经毒素,吸收后可因骤发呼吸麻痹而猝死(婴儿猝死综合征 the sudden infant death syndrome,SIDS)。

(五)实验室及其他检查

1.病原学检查

将食物、呕吐物或排泄物加热煮沸 20 min 后,接种血琼脂做厌氧培养,检出致病菌。

2.毒素检查

(1)动物试验:将检查标本浸出液饲喂动物,或做豚鼠、小白鼠腹腔内注射,同时设对照组,以加热80 ℃、30 min 处理的标本或加注混合型肉毒抗毒素于标本中,如实验组动物发生肢体麻痹死亡,而对照组无,则本病的诊断即可成立。

(2)中和试验:将各型抗毒素血清 0.5 mL 注射小白鼠腹腔内,随后接种检查标本 0.5 mL,同时设对照组,从而判断毒素有无和作型别鉴定。

(3)禽眼接种试验:将标本液 0.1～0.5 mL 注射于鸡、麻雀或鸽子等一侧下眼睑皮下,另侧注射稀释用液做对照。如眼睑闭合,可判定标本中含有肉毒毒素。根据标本中毒素量不同,检出时间从十几分钟到 48 h 不等。如将不同型别的抗毒素分别加入标本液,则可借以判定毒素的型别。

(六)诊断

有进食可疑食物,特别是火腿、腊肠、罐头或瓶装食品史,同餐者集体发病。有复视、斜视、眼睑下垂、吞咽及呼吸困难等特殊的神经系统症状及体征。

确诊可用动物试验查患者血清及可疑食物中的肉毒毒素,亦可用可疑食物进行厌氧菌培养,分离病原菌。在战争环境中,须警惕敌人施放含肉毒素的气溶胶;如有可疑,可将气溶胶从附着处洗下,进行动物试验。

(七)鉴别诊断

与脊髓灰质炎、白喉后神经麻痹、流行性乙型脑炎、急性多发性神经根炎、毒蕈及葡萄球菌肠毒素中毒等相鉴别。

(八)治疗

1.对症治疗

患者应严格卧床休息,并予适当镇静剂,以避免瘫痪加重。患者于食后 4 h 内可用 5% 碳酸氢钠或 1∶4 000 高锰酸钾溶液洗胃及灌肠,以破坏胃肠内尚未吸收的毒素。咽肌麻痹宜用鼻饲及输液。呼吸困难者吸氧,及早气管切开,呼吸麻痹者用人工呼吸器。为消灭肠道内的肉毒杆菌,以防其继续产生肠毒素,可给予大剂量青霉素。还应根据病情给予强心剂及防治继发性细菌感染等措施。出院后 10~15 d 内应避免体力劳动。

2.抗毒素治疗

多价肉毒素(A、B、E 型)对本病有特效,必须及早应用,有效用药时间为起病后 24 h 内或出现瘫痪前,使用肉毒素 10 万单位静脉或肌内注射,必要时可 6 h 后重复一次。在病菌型别已确定者,应注射同型抗毒素,每次 1~2 万单位。病程已过两日者,抗毒素效果较差,但应继续注射,以中和血中残存毒素。

3.化学疗法

近年,有人采用盐酸胍 35~50 mg/(kg・d),分 4~6 次口服。据报道有促进末梢神经纤维释放乙酰胆碱的作用,因而能改善神经肌肉传递功能,增加肌张力,缓解中毒症状。

(九)预防

1.管理传染源

一旦发生可疑中毒,立即报告当地卫生防疫部门。

2.切断传播途径

严格管理与检查食品,尤应注意罐头食品、火腿、腌腊食品的制作和保存。食品罐头的两端若有膨隆现象,或内容物色香味改变者,应禁止出售和禁止食用,即使煮沸也不宜食用。谷类及豆类亦有被肉毒杆菌污染的可能,因此禁止食用发酵或腐败的食物。

3.保护易感人群

遇有同食者发生肉毒素中毒时,其余人员应立即给予多价精制肉毒抗毒血清预防,1 000~2 000 U 皮下注射,每周 1 次,共 3 次。经常食用罐头者,可考虑注射肉毒杆菌类毒素。

(王文华)

第六节　细菌性痢疾

细菌性痢疾简称菌痢,是由志贺菌(也称痢疾杆菌)引起的肠道传染病。主要通过消化道传播,终年散发,夏秋季可流行。其主要病理变化为直肠、乙状结肠的炎症与溃疡,主要表现为腹痛、腹泻、排黏液脓血便以及里急后重等,可伴有发热及全身毒血症状,严重者可出现感染性休克和/或中毒性脑病。由于痢疾杆菌各组及各血清型之间无交叉免疫,但有交叉耐药性,且病后免疫力差,故可反复感染。一般为急性,少数迁延成慢性。

一、病原学

志贺菌属于肠杆菌科志贺菌属(Shigella),该菌为革兰氏阴性杆菌,有菌毛,无鞭毛、荚膜及芽胞,无动力,兼性厌氧,但最适宜于需氧生长。培养 24 h 后,成为凸起圆形的透明菌落,直径约为 2 mm,边缘整齐。

(一)抗原结构

志贺菌血清型繁多,根据生化反应和 O 抗原的不同,将志贺菌属分为 4 群(即痢疾志贺菌、福氏志贺菌、鲍氏志贺菌、宋内志贺菌,又依次称为 A、B、C、D 群),共 40 余个血清型(包括亚型)。我国以福氏和宋内志贺菌占优势。福氏志贺菌感染易转为慢性;宋内志贺菌感染引起症状轻,多呈不典型发作;痢疾志贺菌的毒力最强,可引起严重症状。

(二)抵抗力

志贺菌存在于患者与带菌者的粪便中,在体外生存力较强,温度越低,志贺菌保存时间越长。如在60 ℃ 10 min 死亡,阳光直射 30 min 死亡,在水中(37 ℃)存活,室温通常可存活 10 d。在粪便中数小时内死亡,但在污染物品及瓜果、蔬菜上可存活 10~20 d。志贺菌对酸和一般消毒剂敏感。D 群宋内志贺菌抵抗力最强,A 群痢疾志贺菌抵抗力最弱。

(三)毒素

志贺菌的致病力与其侵袭过程有关,当其侵入上皮细胞后,可在细胞内繁殖并播散到邻近细胞,由毒素作用引起细胞死亡。志贺菌可以产生内毒素和外毒素,内毒素是引起全身反应如发热、毒血症及休克的重要因素,外毒素又称为志贺毒素(shigatoxin,Stx),有肠毒性、细胞毒性和神经毒性,分别导致相应的临床症状。

1.肠毒性

具有类似大肠埃希菌、霍乱弧菌肠毒素的作用,此可解释疾病早期出现的水样腹泻。将其外毒素注入家兔的游离肠段内,可引起肠毒素样反应,局部产生大量液体,其电解质含量和霍乱肠毒素引起的肠液相似,但蛋白含量较高,而且出现渗出液时间较迟。

2.细胞毒性

对人肝细胞、HeLa 细胞和 Vero 细胞均有毒性,其中以 HeLa 细胞最为敏感。

3.神经毒性

将其外毒素注射入家兔体内,48 h 即可引起动物麻痹。严重的痢疾志贺菌感染可引起中枢神经系统病变,并可能致命。

志贺毒素由位于染色体上的 StxA 和 StxB 基因编码,由 1 个 A 亚单位和 5 个 B 亚单位组成。B 亚单位与宿主细胞糖脂(Gb3)结合,导入细胞内的 A 亚单位可以作用于 60S 核糖体亚单位的 28S rRNA,阻止与氨酰 tRNA 的结合,导致蛋白质合成中断。毒素作用的基本表现是上皮细胞的损伤,在少数患者可介导肾小球内皮细胞的损伤,导致溶血性尿毒症综合征。有研究表明,志贺毒素除了见于痢疾志贺菌 1 型、2 型(施密茨型),还可见于福氏志贺菌 2a 型。

二、流行病学

(一)传染源

包括急、慢性菌痢患者和带菌者。急性典型菌痢患者有黏液脓血便,排菌量大,非典型患者仅有轻度腹泻,往往诊断为肠炎,容易误诊。在流行期间典型和非典型菌痢的比例约为1:1,急慢性菌痢患者粪便内均可分离出志贺菌,由于慢性菌痢患者发现和管理比较困难,在流行中起着不容忽视的作用。慢性菌痢病情迁延不愈,排菌量虽然较少,但持续时间长,提示慢性菌痢患者有长期储存病原体的作用,而且在春季复发较多,对这个阶段维持流行过程起了重要作用。

(二)传播途径

本病主要经消化道传播。志贺菌随患者粪便排出后,通过手、苍蝇、食物和水,经口感染。另外,还可通过生活接触传播,即接触患者或带菌者的生活用具而感染。

食物型传播与水型传播均可引起暴发流行,多数发生于夏季进食受污染的食物,常易引起流行。水型暴发不受当地流行季节特点的限制,凡有构成粪便污染水源的条件(如降雨、化雪后)均可造成水型暴发。

(三)人群易感性

人群普遍易感。年龄分布有2个高峰,第一个高峰为学龄前儿童,第二个高峰为青壮年期。病后可获得一定的免疫力,但持续时间短,不同菌群及血清型间无交叉保护性免疫,易反复感染。

(四)流行特征

菌痢主要集中发生在发展中国家,尤其是医疗条件差且水源不安全的地区。在志贺菌感染者中,约70%的患者和60%的死亡患者均为5岁以下儿童。

我国目前菌痢的发病率仍显著高于发达国家,但总体看发病率有逐年下降的趋势。我国各地区菌痢发生率差异不大,终年散发,但有明显的季节性,一般从5月份开始上升,8~9月份达高峰,10月份以后逐渐下降。本病夏秋季发病率升高可能和降雨量大、苍蝇多,以及进食生冷瓜果食品的机会增加有关。若在环境卫生差的地区,更易引起菌痢的暴发流行。

三、发病机制与病理

(一)发病机制

志贺菌进入机体后的发展过程取决于细菌数量、致病力和人体抵抗力相互作用的结果。目前认为志贺菌致病必须具备3个条件:①具有光滑型脂多糖(LPS)O抗原;②具有能侵袭上皮细胞并在其中繁殖的基因编码;③侵袭后能产生毒素。

志贺菌进入消化道后,大部分被胃酸杀死,少数进入下消化道的细菌也可因正常菌群的拮抗作用、肠道分泌型IgA的阻断作用而不能致病。致病力强的志贺菌即使10~100个细菌进入人体也可引起发病。当人体抵抗力下降时,少量细菌也可致病。起病时常先有水样腹泻,然后出现痢疾样大便。志贺菌如何引起水样腹泻的机制尚不完全清楚。该菌在小肠和大肠中均可增殖,但在小肠内不引起侵袭性病变,所产生的肠毒素引起水样腹泻。由于不同的人或动物的肠上皮细胞上肠毒素受体数量不相同,所以人或动物感染等量细菌后,有的出现水样腹泻症状,有的则不出现。志贺菌侵袭结肠黏膜上皮细胞后,经基底膜进入固有层,并在其中繁殖、释放毒素,引起炎症反应和小血管循环障碍,炎性介质的释放使志贺菌进一步侵入并加重炎症反应,结果导致肠黏膜炎症、坏死及溃疡,但很少进入黏膜下层,一般不侵入血液循环引起败血症。感染痢疾志贺菌1型可引起溶血性尿毒症综合征,福氏志贺菌则罕见。有人发现引起这种综合征的患者有内毒素血症及循环免疫复合物,肾小球内有纤维性血栓沉积,可引起肾皮质坏死,提示由志贺菌严重结肠炎引起的内毒素血症,导致凝血机制障碍、肾性微血管病变及溶血性贫血。

中毒性菌痢主要见于儿童,发病机制尚不十分清楚,可能和机体产生强烈的变态反应有关。

志贺菌内毒素从肠壁吸收入血后,引起发热、毒血症及急性微循环障碍。内毒素作用于肾上腺髓质及兴奋交感神经系统释放肾上腺素、去甲肾上腺素等,使小动脉和小静脉发生痉挛性收缩。内毒素直接作用或通过刺激单核-巨噬细胞系统,使组氨酸脱羧酶活性增加,或通过溶酶体释放,导致大量血管扩张物质释放,使血浆外渗,血液浓缩;还可使血小板聚集,释放血小板因子-3,促进血管内凝血,加重微循环障碍。中毒性菌痢的上述病变在脑组织中最为显著,可发生脑水肿,甚至脑疝,出现昏迷、抽搐及呼吸衰竭,是中毒性菌痢死亡的主要原因。

(二)病理解剖

菌痢的肠道病变主要发生于大肠,以乙状结肠与直肠为主,严重者可以波及整个结肠及回肠末端。少数病例回肠部的损害可以较结肠明显,甚至直肠病变轻微或接近正常。

急性菌痢的典型病变过程为初期的急性卡他性炎,随后出现特征性假膜性炎和溃疡形成,最后愈合。肠黏膜的基本病理变化是弥漫性纤维蛋白渗出性炎症。早期黏液分泌亢进,黏膜充血、水肿、中性粒细胞和巨噬细胞浸润,可见点状出血。病变进一步发展,肠黏膜浅表坏死,表面有大量的黏液脓性渗出物。在渗出物中有大量纤维素,与坏死组织、炎症细胞、红细胞及细菌一起形成特征性的假膜。假膜首先出现于黏膜皱襞的顶部,呈糠皮状,随着病变的扩大可融合成片。假膜一般呈灰白色,如出血明显则呈暗红色,如受胆色素浸润则呈灰绿色。大约1周,假膜开始脱落,形成大小不等、形状不一的"地图状"溃疡,溃疡多浅表。经适当治疗或病变趋向愈合时,肠黏膜渗出物和坏死组织逐渐被吸收、排出,经周围健康组织再生,缺损得以修复。轻症病例肠道仅见弥漫性充血水肿,肠腔内含有黏液血性渗出液。肠道严重感染可引起肠系膜淋巴结肿大,肝、肾等实质脏器损伤。

中毒性菌痢肠道病变轻微,多数仅见充血水肿,个别病例结肠有浅表溃疡,突出的病理改变为大脑及脑干水肿、神经细胞变性。部分病例肾上腺充血,肾上腺皮质萎缩。

慢性菌痢肠道病变此起彼伏,原有溃疡尚未愈合,新的溃疡又形成,因此新旧病灶同时存在。由于组织的损伤修复反复进行,慢性溃疡边缘不规则,黏膜常过度增生而形成息肉。肠壁各层有慢性炎症细胞浸润和纤维组织增生,乃至瘢痕形成,从而使肠壁不规则增厚、变硬,严重的病例可致肠腔狭窄。

四、临床表现

潜伏期一般为1~4 d,短者数小时,长者可达7 d。菌痢患者潜伏期长短和临床症状的轻重主要取决于患者的年龄、抵抗力、感染细菌的数量、毒力及菌型等因素。所以任何一个菌型,均有轻、中、重型。但大量病例分析显示,痢疾志贺菌引起的症状较重,根据最近国内个别地区流行所见,发热、腹泻、脓血便持续时间较长,但大多预后良好。宋内菌痢症状较轻,非典型病例多,易被漏诊和误诊,以儿童病例较多。福氏菌痢介于两者之间,但排菌时间较长,易转为慢性。

根据病程长短和病情轻重可以分为下列各型。

(一)急性菌痢

根据毒血症及肠道症状轻重,可以分为4型。

1.普通型(典型)

急起畏寒、高热,体温可达39 ℃以上,伴头痛、乏力、食欲缺乏,并出现腹痛、腹泻,多先为稀水样便,1~2 d后转为黏液脓血便,每天10余次至数十次,大便量少,有时纯为脓血便,此时里急后重明显。部分病例开始并无稀水样便,以脓血便开始。患者常伴肠鸣音亢进,左下腹压痛。自然病程为 1～2 周,多数可自行恢复,少数转为慢性。

2.轻型(非典型)

全身毒血症状轻微,可无发热或仅低热。表现为急性腹泻,每天便 10 次以内,稀便有黏液,可无脓血。有轻微腹痛及左下腹压痛,里急后重较轻或缺如。1 周左右可自愈,少数转为慢性。

3.重型

多见于老年、体弱、营养不良患者,急起发热,腹泻每天 30 次以上,为稀水脓血便,偶尔排出片状假膜,甚至大便失禁,腹痛、里急后重明显。后期可出现严重腹胀及中毒性肠麻痹,常伴呕吐,严重失水可引起外周循环衰竭。部分病例表现为中毒性休克,体温不升,常有酸中毒和水、电解质平衡失调,少数患者可出现心、肾功能不全。由于肠道病变严重,偶见志贺菌侵入血液循环,引起败血症。

4.中毒性菌痢

以 2～7 岁儿童为多见,多数患儿体质较好,成人偶有发生。起病急骤,病势凶险,突起畏寒、高热,体温 39 ℃～41 ℃或更高,同时出现烦躁、谵妄、反复惊厥,继尔出现面色苍白、四肢厥冷,迅速发生中毒性休克。惊厥持续时间较长者可导致昏迷,甚至呼吸衰竭。临床以严重毒血症状、休克和/或中毒性脑病为主,而局部肠道症状很轻或缺如。开始时可无腹痛及腹泻症状,常于发病数小时后才出现痢疾样大便,部分病例肠道症状不明显,往往需经灌肠或肛拭子检查发现大便中白细胞、红细胞方得以确诊。按临床表现可分为以下 3 型。

(1)休克型(周围循环衰竭型):较为常见,以感染性休克为主要表现。表现为面色苍白、四肢厥冷、皮肤出现花斑、发绀、心率加快、脉细速甚至不能触及,血压逐渐下降甚至测不出,并可出现心、肾功能不全及意识障碍等症状。重型病例休克不易逆转,并发 DIC、肺水肿等,可致外周性呼吸衰竭或多脏器功能损害,而危及生命。个别病例起病呈急性典型表现,可于 24～48 h 内转化为中毒性菌痢。

(2)脑型(呼吸衰竭型):中枢神经系统症状为主要临床表现。由于脑血管痉挛,引起脑缺血、缺氧,导致脑水肿、颅内压增高,甚至脑疝。患者可出现剧烈头痛、频繁呕吐,典型呈喷射状呕吐;面色苍白、口唇发绀;血压可略升高,呼吸与脉搏可略减慢,伴嗜睡或烦躁等不同程度意识障碍,为颅内压增高、脑水肿早期表现。严重者可出现中枢性呼吸衰竭。由于频繁或持续性惊厥引起昏迷,开始表现为呼吸节律不齐、深浅不均,进而出现双吸气、叹息样呼吸、下颌呼吸及呼吸暂停等;开始时瞳孔忽大忽小,以后两侧瞳孔不等大,对光反射消失,有时在 1～2 次惊厥后突然呼吸停止。此型较为严重,病死率高。

(3)混合型:此型兼有上两型的表现,病情最为凶险,病死率很高(90%以上)。该型实质上包括循环系统、呼吸系统及中枢神经系统等多脏器功能损害与衰竭。惊厥、呼吸衰竭和循环衰竭是中毒性痢疾的三种严重表现。一般先出现惊厥,如未能及时抢救,则迅速发展为呼吸衰竭和循环衰竭。

(二)慢性菌痢

菌痢反复发作或迁延不愈达 2 个月以上者,即为慢性菌痢。菌痢慢性化的原因大致包括两方面:

1.患者抵抗力低下

如原有营养不良、胃肠道疾病、肠道分泌性 IgA 减少等,或急性期未得到有效治疗。

2.细菌菌型

如福氏志贺菌感染易发展为慢性;有些耐药性菌株感染也可引起慢性菌痢。根据临床表现可以分为3型。

(1)慢性迁延型:急性菌痢发作后,迁延不愈,时轻时重。长期出现腹痛、腹泻、稀黏液便或脓血便,或便秘与腹泻交替出现。常有左下腹压痛,可扪及增粗的乙状结肠,呈条索状。长期腹泻可导致营养不良、贫血、乏力等。大便常间歇排菌,大便培养志贺菌的结果有时阴性有时阳性。

(2)急性发作型:有慢性菌痢史,间隔一段时间又出现急性菌痢的表现,但发热等全身毒血症状不明显。常因进食生冷食物或受凉、受累等因素诱发。

(3)慢性隐匿型:有急性菌痢史,无明显临床症状,但大便培养可检出志贺菌,结肠镜检可发现黏膜炎症或溃疡等病变。

慢性菌痢中以慢性迁延型最为多见,急性发作型次之,慢性隐匿型比较少见。

五、实验室及辅助检查

(一)一般检查

1.血常规

急性菌痢白细胞总数可轻至中度增多,以中性粒细胞为主,可达$(10\sim20)\times10^9/L$。慢性患者可有贫血表现。

2.粪便常规

粪便外观多为黏液脓血便,镜检可见白细胞($\geqslant15$ 个/高倍视野)、脓细胞和少数红细胞,如有巨噬细胞则有助于诊断。

(二)病原学检查

1.细菌培养

粪便培养出痢疾杆菌对诊断及指导治疗都有重要价值。在抗菌药物使用前采集新鲜标本,取脓血部分及时送检和早期多次送检均有助于提高细菌培养阳性率。留取标本的病期也可影响结果的阳性率,发病第 1 d 阳性率最高,可达 50%,第 6 d 降至 35%,第 10 d 为 14.8%。为便于分离致病菌,常采用选择培养基,过去常用 SS 琼脂平板,近年发现对志贺菌属有抑制作用,采用木糖-赖氨酸去氧胆酸盐琼脂平板可以提高阳性率,国内采用 HE(Hektoen Enteric)培养基及 MacConkey 琼脂平板,取得较好效果。

2.特异性核酸检测

采用核酸杂交或聚合酶链反应(PCR)可直接检查粪便中的痢疾杆菌核酸,具有灵敏度高、特异性强、快速简便、对标本要求低等优点,是较有发展前途的方法。

(三)免疫学检查

采用免疫学方法检测抗原具有早期、快速的优点,对菌痢的早期诊断有一定帮助,但由于粪便中抗原成分复杂,易出现假阳性。荧光抗体染色技术为快速检查方法之一,较细胞培养灵敏。国内采用免疫荧光菌球法,方法简便,灵敏性及特异性均高,采样后 8 h 即可作出诊断,且细菌可继续培养并作药敏试验。

(四)其他检查

乙状结肠镜检查可见:急性期肠黏膜弥漫性充血、水肿,大量渗出,有浅表溃疡,有时有假膜形成;慢性期肠黏膜呈颗粒状,可见溃疡或息肉形成,自病变部位刮取分泌物作培养,可提高检出率。

另外,X 线钡剂检查在慢性期患者可见肠道痉挛、动力改变、袋形消失、肠腔狭窄、肠黏膜增厚或呈节段状。

六、并发症

菌痢的肠外并发症并不多见。

(一)志贺菌败血症

发病率为 0.4%~7.5%,主要见于婴幼儿、有营养不良及免疫功能低下者。福氏志贺菌引起者多见。其主要临床表现是持续高热、腹痛、腹泻、恶心及呕吐,大便为黏液水样便或黏液血性便,多有严重脱水,少数患者无腹泻。可有嗜睡、昏迷及惊厥,亦可有麻疹样、紫癜样皮疹,部分患者肝脾肿大,严重病例可有溶血性贫血、感染性休克、溶血性尿毒症综合征、肾衰竭及 DIC。其病死率远远高于普通菌痢。死亡原因主要是感染性休克及溶血性尿毒症综合征。血培养志贺菌阳性可确诊。

(二)溶血性尿毒症综合征

主要见于痢疾志贺菌感染,有些病例开始时有类白血病反应,继而出现溶血性贫血及 DIC。部分病例出现急性衰竭,肾脏大小动脉均有血栓及肾皮质坏死,肾小球及动脉壁有纤维蛋白沉积,约半数病例鲎试验阳性,多数病例血清中免疫复合物阳性。内毒素血症可能和发病有关,但其他细菌引起的内毒素血症并无类似表现。本病预后差。

(三)关节炎

急性期或恢复期偶可并发大关节的渗出性关节炎,局部肿胀疼痛,无后遗症,与菌痢严重程度关系不大,可能是变态反应所致。用激素治疗可以迅速缓解。

(四)赖特(Reiter)综合征

以关节炎、尿道炎和结膜炎三联症为特征的一种特殊临床类型反应性关节炎,常表现为突发性急性关节炎并且伴有独特的关节外皮肤黏膜症状。眼部炎症及尿道炎于数天至数周内消失,关节炎症状可长达数月至数年。

后遗症主要是神经系统后遗症,可产生耳聋、失语及肢体瘫痪等症状。

七、诊断与鉴别诊断

通常根据流行病学史,症状体征及实验室检查进行综合诊断,确诊依赖于病原学的检查。菌痢多发于夏秋季,有不洁饮食或与菌痢患者接触史。急性期临床表现为发热、腹痛、腹泻、里急后重及黏液脓血便,左下腹有明显压痛。慢性菌痢患者则有急性痢疾史,病程超过 2 个月而病情未愈。中毒性菌痢以儿童多见,有高热、惊厥、意识障碍及呼吸、循环衰竭,起病时胃肠道症状轻微,甚至无腹痛、腹泻,常需盐水灌肠或肛拭子行粪便检查方可诊断。粪便镜检有大量白细胞(≥15 个/高倍视野),脓细胞及红细胞即可诊断。确诊有赖于粪便培养出痢疾杆菌。

菌痢应与多种腹泻性疾病相鉴别,中毒性菌痢则应与夏秋季急性中枢神经系统感染或其他病因所致的感染性休克相鉴别。

(一)急性菌痢

与下列疾病相鉴别。

1.急性阿米巴痢疾

鉴别要点参见表 3-2。

表 3-2　急性菌痢与急性阿米巴痢疾的鉴别

鉴别要点	急性菌痢	急性阿米巴痢疾
病原体	志贺菌	溶组织内阿米巴滋养体
流行病学	散发性,可流行	散发性
潜伏期	数小时至 7 d	数周至数月
临床表现	多有发热及毒血症状,腹痛重,有里急后重,腹泻每天十多次或数十次,多为左下腹压痛	多不发热,少有毒血症状,腹痛轻,无里急后重,腹泻每天数次,多为右下腹压痛
粪便检查	便量少,黏液脓血便,镜检有大量白细胞及红细胞,可见巨噬细胞。粪便培养有志贺菌生长	便量多,暗红色果酱样便,腥臭味浓,镜检白细胞少,红细胞多,有夏科-莱登晶体。可找到溶组织内阿米巴滋养体
血白细胞	总数及中性粒细胞明显增多	早期略增多
结肠镜检查	肠黏膜弥漫性充血、水肿及浅表溃疡,病变以直肠、乙状结肠为主	肠黏膜大多正常,其中有散在深切溃疡,其周围有红晕,病变主要在盲肠、升结肠,其次为乙状结肠和直肠

2.其他细菌性肠道感染

(1)侵袭性大肠埃希菌(entero-invasive Escherichia coli,EIEC)肠炎:本病发病季节与临床症状极似菌痢,也表现为发热、腹泻、脓血便,重者类似中毒性菌痢的表现。鉴别需依据粪便培养出致病菌。

(2)空肠弯曲菌肠炎:发达国家的发病率超过菌痢。有发热、腹痛、腹泻或有脓血黏液便。少数人可有家禽或家畜接触史,依靠临床表现和粪便镜检常难鉴别。需采用特殊培养基在微需氧环境中分离病菌。

3.细菌性胃肠型食物中毒

因进食被沙门菌、金黄色葡萄球菌、副溶血弧菌、大肠埃希菌等病原菌或它们产生的毒素污染的食物引起。有进食同一食物集体发病史,大便镜检通常白细胞不超过 5 个/高倍视野。确诊有赖于从可疑食物及患者呕吐物、粪便中检出同一细菌或毒素。

4.其他

急性菌痢还需与急性肠套叠及急性出血坏死性小肠炎相鉴别。

(二)中毒性菌痢

1.休克型

其他细菌亦可引起感染性休克(例如金葡菌或革兰氏阴性杆菌),需与本型鉴别。血及大便培养检出不同致病菌有助于鉴别。

2.脑型

(1)流行性乙型脑炎(简称乙脑):也多发于夏秋季,且有高热、惊厥、昏迷等症。乙脑起病后进展相对较缓,循环衰竭少见,意识障碍及脑膜刺激征明显,脑脊液可有蛋白及白细胞增高,乙脑病毒特异性 IgM 阳性可资鉴别。

(2)流行性脑脊髓膜炎(简称流脑):两者均为急起高热,都有内毒素所致微循环障碍表现,可合并惊厥。但流脑多发于冬末春初,多可见皮肤黏膜瘀点、瘀斑,且常有头痛、颈强等中枢神经系统感染症状。

(三)慢性菌痢

慢性菌痢需与下列疾病相鉴别,确诊依赖于特异性病原学检查、病理和结肠镜检。

1.直肠癌与结肠癌

直肠癌或结肠癌常合并有肠道感染,当有继发感染时可出现腹泻和脓血便。所以凡是遇到慢性腹泻患者,不论何种年龄,都应该常规肛门指检和乙状结肠镜检查,对疑有高位肿瘤应行钡剂 X 线检查或纤维结肠镜检查。

2.血吸虫病

可有腹泻与脓血便。有流行区疫水接触史,常伴肝大及血中嗜酸性粒细胞增多,粪便孵化与直肠黏膜活检压片可获得阳性结果。

3.非特异性溃疡性结肠炎

病程长,有脓血便或伴发热,乙状结肠镜检查肠黏膜充血、水肿及溃疡形成,黏膜松脆易出血。常伴有其他自身免疫性疾病表现,抗菌痢治疗无效。

八、治疗

(一)急性菌痢

1.一般治疗

消化道隔离至临床症状消失,大便培养连续 2 次阴性。毒血症状重者必须卧床休息。饮食以流食为主,忌食生冷、油腻及刺激性食物。

2.抗菌治疗

轻型菌痢患者可不用抗菌药物,严重病例则需应用抗生素。近年来志贺菌对多种抗生素的耐药性逐年增长,并呈多重耐药性。因此,应根据当地流行菌株药敏试验或大便培养的结果进行选择,并且在一定地区内应注意轮换用药。抗生素治疗的疗程一般为 3～5 d。常用药物包括以下几种。

(1)喹诺酮类药物:抗菌谱广,口服吸收好,不良反应小,耐药菌株相对较少,可作为首选药物。首选环丙沙星,其他喹诺酮类也可酌情选用。不能口服者也可静脉滴注。儿童、孕妇及哺乳期妇女如非必要不宜使用。

(2)其他:WHO 推荐的二线用药——匹美西林和头孢曲松可应用于任何年龄组,同时对多重耐药菌株有效。阿奇霉素也可用于成人治疗。二线用药,只有在志贺菌菌株对环丙沙星耐药时才考虑应用。

(3)小檗碱(黄连素):因其有减少肠道分泌的作用,故在使用抗生素时可同时使用,每次 0.1～0.3 g,每天 3 次,7 d 为 1 个疗程。

3.对症治疗

只要有水和电解质丢失,无论有无脱水表现,均应口服补液,只有对严重脱水者,才可考虑先静脉补液,然后尽快改为口服补液。可采用世界卫生组织推荐的口服补液盐溶液(ORS)。高热可物理降温为主,必要时适当使用退热药;毒血症状严重者,可以给予小剂量肾上腺皮质激素。腹痛剧烈者可用颠茄片或阿托品。

(二)中毒性菌痢

应采取综合急救措施,力争早期治疗。

1.对症治疗

(1)降温止惊:高热应给予物理降温,必要时给予退热药;高热伴烦躁、惊厥者,可采用亚冬眠疗法。

(2)休克型:①迅速扩充血容量纠正酸中毒,快速给予葡萄糖盐水、5%碳酸氢钠及低分子右旋糖酐等液体,补液量及成分视脱水情况而定,休克好转后则继续静脉输液维持;②改善微循环障碍,可予山莨菪碱(654-2)、酚妥拉明、多巴胺等药物,以改善重要脏器血流灌注;③保护重要脏器功能,主要是心、脑、肾等重要脏器的功能;④其他,可使用肾上腺皮质激素,有早期 DIC 表现者可给予肝素抗凝等治疗。

(3)脑型:可给予 20％甘露醇每次 1～2 g/kg 快速静脉滴注,每 4～6 h 注射一次,以减轻脑水肿。应用血管活性药物以改善脑部微循环,同时给予肾上腺皮质激素有助于改善病情。防治呼吸衰竭需保持呼吸道通畅、吸氧,如出现呼吸衰竭可使用洛贝林等药物,必要时可应用人工呼吸机。

2.抗菌治疗

药物选择基本与急性菌痢相同,但应先采用静脉给药,可采用环丙沙星、左旋氧氟沙星等喹诺酮类或三代头孢菌素类抗生素。病情好转后改为口服,剂量和疗程同急性菌痢。

(三)慢性菌痢

由于慢性菌痢病因复杂,可采用全身与局部治疗相结合的原则。

1.一般治疗

注意生活规律,进食易消化、吸收的食物,忌食生冷、油腻及刺激性食物,积极治疗可能并存的慢性消化道疾病或肠道寄生虫病。

2.病原治疗

根据病原菌药敏结果选用有效抗菌药物,通常联用 2 种不同类型药物,疗程需适当延长,必要时可予多个疗程治疗。也可药物保留灌肠,选用 0.3％小檗碱液、5％大蒜素液或 2％磺胺嘧啶银悬液等灌肠液1种,每次 100～200 mL,每晚 1 次,10～14 d 为 1 个疗程,灌肠液中添加小剂量肾上腺皮质激素可提高疗效。

3.免疫治疗

有研究者应用自身菌苗或混合菌苗进行治疗。菌苗注入后可引起全身反应,并导致局部充血,促进局部血流,增强白细胞吞噬作用,也可使抗生素易于进入病变部位而发挥效能。

4.调整肠道菌群

慢性菌痢由于长期使用抗菌药物,常有菌群失调,可采用微生态制剂,如乳酸杆菌或双歧杆菌制剂治疗。

5.对症治疗

有肠道功能紊乱者可采用镇静或解痉药物。

九、预防

采用以切断传播途径为主的综合预防措施,同时做好传染源的管理。

(一)管理传染源

急、慢性患者和带菌者应隔离或定期进行访视管理,并给予彻底治疗,隔天 1 次大便培养,连续 2 次阴性才可解除隔离。从事饮食业、保育及水厂工作的人员,必须定期进行大便培养,必要时暂调离工作岗位。各级医疗部门应加强疫情报告,早期发现患者,特别对轻症的不典型病例,进行详细登记以便及时治疗。

(二)切断传播途径

养成良好的卫生习惯,特别注意饮食和饮水卫生。抓好"三管一灭",即饮水、饮食、粪便的管理,消灭苍蝇。

(三)保护易感人群

世界卫生组织报告,目前尚无获准生产的可有效预防志贺菌感染的疫苗。近年主要采用口服活菌苗,一般采用 3 种菌苗:自然无毒株;有毒或无毒痢疾杆菌与大肠埃希菌杂交的菌株;变异菌株。目前国内主要采用变异菌株,如 F2a 型依链株。活菌苗对同型志贺菌保护率约为 80%,而对其他型别菌痢的流行可能无保护作用。

(王文华)

第七节 伤 寒

伤寒是由伤寒沙门氏菌经肠道引起的全身性急性传染病。基本的病理特征是持续菌血症和全身单核-巨噬细胞系统的增生性反应,以回肠下段淋巴组织病变最明显。临床特点为持续发热、相对缓脉、全身中毒症状与消化道症状、玫瑰疹、肝脾肿大与血白细胞计数减少等。可并发心肌炎、中毒性肝炎、肠出血和肠穿孔。

一、病原学

伤寒沙门氏菌属于沙门菌属 D 群,在普通培养基中能生长,但在含有胆汁的培养基中更佳。菌体裂解释放出内毒素,并在该病发病过程中起重要作用。伤寒杆菌具有脂多糖菌体 O 抗原和鞭毛 H 抗原,感染宿主产生相应的 IgM 与 IgG 抗体。以凝集反应检测患者血清中的"O"与"H"抗体,即肥达试验,有助于本病的临床诊断。此外,该菌还有多糖毒力抗原(Vi 抗原),Vi 抗原的抗原性较弱,Vi 抗体的效价低,临床诊断价值不大,但大多数伤寒杆菌带菌者 Vi 抗体阳性,因此有助于伤寒慢性带菌者的检测。沙门氏菌属可发生自发性突变,其中有 S-R 变异其结果为 O 抗原消失;H-O 变异,失去 H 抗原;V-W 变异,Vi 抗原消失。这 3 种变异较稳定,其他位点变异是可逆的。

伤寒沙门氏菌在自然环境中生活力强,耐低温,水中可存活 2~3 周,粪便中可维持 1~2 个月,冷冻环境可维持数月。对热与干燥的抵抗力较弱,60 ℃ 15 min 或煮沸后即可杀死。对一般化学消毒剂敏感,消毒饮水余氯达 0.2~0.4 mg/L 时迅速死亡。

二、流行病学

随着经济发展与社会卫生状况改善,发病率呈下降趋势,但世界各地均有伤寒病发生,在一些发展中国家仍有地方性流行或暴发流行,发病率可高达 540/10 万。全球每年约 2 100 万人感染伤寒,60 万人死于伤寒。我国 20 世纪 80 年代发病率 50/10 万,90 年代都在 10/10 万以下,洪涝灾害的 1998 年发病率为 4.8/10 万,2011 年 CDC 报告病例数为 11 798 例,死亡 1 例。近年我国伤寒的流行特点为:地区发病呈不均衡性,全年各月都有病例,但以夏秋季为高峰(8~10 月份);各年龄组均可发病,高发年龄段为 20~40 岁;散发为主,但个别地区时有暴发流行,其中以水型暴发为主,食物型暴发约 10%~15%;从沙门氏菌收集到的菌种中伤寒沙门氏菌占 25%,副伤寒甲占 1%,副伤寒乙占 2%,丙型副伤寒仅 0.4%。

(一)传染源

患者与带菌者均是传染源。患者从潜伏期起即可由粪便排菌,起病后2~4周排菌量最多,传染性最强。恢复期或病愈后排菌减少,仅极少数(2%~5%)持续排菌达3个月以上。排菌期限在3个月以内称为暂时性带菌者,3个月以上称为慢性带菌者。原先有胆石症或慢性胆囊炎等胆管系统疾病的女性或老年患者容易变为慢性带菌者,慢性带菌者是本病不断传播或流行的主要传染源,有重要的流行病学意义。

(二)传播途径

伤寒杆菌通过粪-口途径感染人体。伤寒可通过污染的水或食物、日常生活接触、苍蝇与蟑螂等传递病原菌而传播。水源污染是本病传播的重要途径,也常常是伤寒暴发流行的主要原因。食物受污染亦可引起本病流行。散发病例一般以日常生活接触传播为多。

(三)人群易感性

人对本病普遍易感,病后免疫力持久,少有第二次发病者(仅约2%)。免疫力与血清中"O""H""Vi"抗体效价无关。伤寒、副伤寒之间并无交叉免疫力。

三、发病机制与病理

(一)发病机制

人体摄入伤寒杆菌后是否发病取决于所摄入细菌的数量、致病性以及宿主的防御能力。例如,当胃酸的 pH 小于2时伤寒杆菌很快被杀灭。伤寒沙门氏菌有效感染的半数感染量(ID50)为 10^6 菌落单位(CFU),细菌数量越大,潜伏期相应缩短。伤寒沙门氏菌进入消化道后,未被胃酸杀灭的细菌进入小肠,在肠腔内碱性环境、胆汁和营养物质的适宜条件下繁殖。伤寒沙门氏菌达回肠下段,侵入肠黏膜,再侵入回肠集合淋巴结,在单核-巨噬细胞内繁殖形成初发病灶;进一步侵犯肠系膜淋巴结经胸导管进入血液循环,形成第一次菌血症。此时患者无症状,临床上处于潜伏期。第一次菌血症后伤寒沙门氏菌进入肝、脾、胆囊、骨髓等组织器官内,继续大量繁殖后再次入血流引起第二次菌血症,伤寒杆菌释放脂多糖内毒素可激活单核-巨噬细胞释放白细胞介素-1和肿瘤坏死因子等细胞因子,引起持续发热、表情淡漠、相对缓脉、白细胞计数减少等表现(相当于病程第1~3周)。伤寒沙门氏菌继续随血流播散全身,经胆囊入肠道,大量细菌随粪便排出体外。来自胆囊的伤寒沙门氏菌,部分通过小肠黏膜,再次入侵肠道淋巴组织,使原已致敏的肠道淋巴组织产生严重炎症反应,加重肠道病变,肠坏死或溃疡可引起肠出血和肠穿孔(相当于病程第3~4周)。随着机体免疫反应,尤其是细胞免疫作用的发展,细胞内伤寒沙门氏菌逐渐被消灭,病变亦逐渐愈合,患者随之恢复健康。少数患者在病愈后,由于胆囊长期保留病菌而成为慢性带菌者。

(二)病理解剖

伤寒的病理特点是全身单核-巨噬细胞系统的增生性反应,回肠下段的集合淋巴结与孤立滤泡的病变最具有特征性。病程第1周,肠道淋巴组织增生肿胀呈纽扣样突起。镜下可见淋巴组织内有大量巨噬细胞增生,胞质内常见被吞噬的淋巴细胞、红细胞和伤寒杆菌,称为"伤寒细胞",伤寒细胞聚集成团,形成小结节,称为"伤寒小结"或"伤寒肉芽肿",具有病理诊断意义。第2周肿大的淋巴结发生坏死。第3周坏死组织脱落,形成溃疡。若波及病灶血管可引起肠出血,若侵入肌层与浆膜层可导致肠穿孔。儿童病者因淋巴组织尚未发育完全,少见溃疡形成。第4周后溃疡逐渐愈合,不留瘢痕。肠系膜淋巴结肿大、充血。镜下见淋巴窦内有大量巨噬细胞,亦可发生坏死。脾脏显著增大,包膜紧张,质软。镜下见红髓明显充血,亦可见灶性坏死。肝脏亦肿大,包膜紧张,边缘变钝。镜下见肝细胞混浊肿胀,变性和灶性坏死。

四、临床表现

伤寒潜伏期 3～21 d,一般为 7～14 d。

(一)典型伤寒

典型伤寒的自然病程为 4 周,分为 4 期。

1.初期(侵袭期)

病程第 1 周。多以发热起病,常伴全身不适、乏力、食欲缺乏等。起病大多缓慢,体温呈阶梯形上升,可在 5～7 d 内高达 39 ℃～40 ℃。发热前可有畏寒,少有寒战,出汗不多。可伴有全身疲倦、乏力、头痛、干咳、食欲缺乏、恶心、呕吐胃内容物、腹痛、轻度腹泻或便秘等表现。

2.极期

病程第 2～3 周。常有伤寒的典型表现,肠出血、肠穿孔等并发症较多在本期出现。

(1)发热:以稽留热为主要热型,少数可呈弛张热型或不规则热型,发热一般持续 10～14 d,长者可达 3～4 周。

(2)消化道症状:食欲缺乏明显,腹部不适,腹胀,多有便秘,少数以腹泻为主。右下腹可有轻压痛。

(3)神经系统症状:一般与病情轻重密切相关。病者精神恍惚、表情淡漠、呆滞、反应迟钝(称为伤寒面容),部分患者听力减退,重者可出现谵妄、昏迷、出现病理反射等中毒性脑病表现。这些表现多随病情改善、体温下降而恢复。

(4)循环系统症状:常有相对缓脉或有重脉,如并发心肌炎,则相对缓脉不明显。

(5)肝脾肿大:病程第 1 周末可有脾肿大,质软有压痛。肝脏亦可见肿大,质软,可有压痛。并发中毒性肝炎时,肝功能异常(如 ALT 上升等),部分病者可有黄疸。

(6)皮疹:部分病者皮肤出现淡红色小斑丘疹(玫瑰疹,rose spots),多见于病程 6～13 d,直径约 2～4 mm,压之褪色,多在 10 个以下,偶有超过数 10 个;多分布于胸腹部,偶可见于背部或四肢;皮疹多在 2～4 d 内消退,但呈分批出现。出汗较多者,可见水晶型汗疹(白痱)。

3.缓解期

病程第 3～4 周。体温出现波动,并开始逐步下降。食欲渐好,腹胀逐渐消失,肿大的脾脏开始回缩。本期仍有可能出现肠出血、肠穿孔等各种并发症。

4.恢复期

病程第 5 周。体温恢复正常,食欲好转,常在 1 个月左右完全康复。体弱、原有慢性疾病或出现并发症者,病程往往较长。

由于多数患者能早期得到抗生素治疗,目前典型表现患者已不多见。

(二)其他临床类型

1.轻型

发热 38 ℃左右,全身性毒血症状轻,病程短,1～3 周即可恢复。起病早期已接受有效抗生素治疗,病情可较轻,年幼儿童也稍多呈轻型。本型患者易被误诊或漏诊。

2.迁延型

起病初的表现与普通型相同,由于机体免疫力低,发热持续时间长,可达 5 周以上,甚至数月之久,弛张或间歇热型,肝脾肿大较显著。常见于合并慢性血吸虫病者。

3.逍遥型

毒血症状轻,病者常照常生活、工作而未察觉。部分病者以肠出血或肠穿孔为首发症状而被诊断。

4.暴发型

起病急,毒血症状严重,常为畏寒、高热、休克、中毒性脑病、中毒性肝炎或心肌炎等。如能早期诊断,及时积极抢救,仍可治愈。

(三)特殊临床背景伤寒的特点

1.小儿伤寒

小儿伤寒的临床表现不典型,随年龄增长,逐渐近似成人伤寒。起病较急,发热弛张型为多,胃肠道症状明显,肝脾肿大较常见,易并发支气管肺炎。外周血白细胞数一般不减少,甚或可增高。年长儿童病情一般较轻,病程较短,并发肠出血、肠穿孔的机会较少,病死率亦较低。

2.老年人伤寒

老年伤寒的临床表现也不典型,通常发热不高,但易出现虚脱,常可并发支气管肺炎和心力衰竭,持续的胃肠功能紊乱,记忆力减退,病程迁延,恢复慢,病死率较高。

3.再燃

部分患者于缓解期体温还没有下降到正常时,又重新升高,持续 5~7 d 后退热,称为再燃。此时血培养可再次出现阳性。再燃时症状加剧,可能与抗菌治疗不当,菌血症仍未被完全控制有关。有效和足量的抗菌药物治疗可减少或杜绝再燃。

4.复发

复发是指退热后 1~3 周,临床症状再现,血培养再度阳性。原因是免疫力低,潜伏在病灶中巨噬细胞内的伤寒杆菌繁殖活跃,再次侵入血流而致。多见于抗菌治疗不彻底的患者。个别患者可有多次复发,复发病情一般较初发轻,病程短,并发症较少。

五、实验室检查

(一)血常规

白细数一般在(3~5)×10^9/L,中性粒细胞减少,嗜酸性粒细胞减少或消失。嗜酸性粒细胞计数随病情好转而恢复正常,复发者再度减少或消失,对伤寒的诊断与病情评估有一定参考价值。

(二)伤寒沙门氏菌培养

伤寒沙门氏菌培养是伤寒诊断的"金标准",可以从血液、骨髓液、粪便、尿液和玫瑰疹中培养出伤寒沙门氏菌。

1.血培养

病程第 1~2 周的阳性率最高(80%~90%),第 3 周约为 50%,第 4 周不易检出。复发时血培养可再度阳性。已接受抗菌治疗者可作血凝块培养,去除血清中所含抗菌药物,增加阳性机会。

2.骨髓液培养

由于骨髓中巨噬细胞丰富,含菌多,培养阳性率高于血培养,阳性持续时间亦较长。对已用抗菌药物治疗、血培养阴性者尤为适用。

3.粪便培养

第3~4周的阳性率较高,慢性带菌者可持续阳性1年。

4.尿培养

早期常为阴性,病程第3~4周有时可获阳性结果,但须排除粪便污染尿液。

(三)肥达试验(Vidal test,伤寒血清凝集反应)

对未经免疫者,"O"抗体的凝集效价在1:80及"H"抗体在1:160或以上时,可确定为阳性,有辅助诊断价值。通常在病后1周左右出现抗体,第3~4周的阳性率可达70%以上,效价亦较高,并可维持数月。应用标准试剂检测,评价肥达试验结果,应注意"同时高"("O"抗体与"H"抗体同时增高)、"步步高"(每5~7 d复检,抗体效价4倍增高),方有诊断价值。

"Vi"抗体的检测可用于慢性带菌者的调查,如"Vi"抗体效价平稳下降,提示带菌状态消除。亦有一些带菌者"Vi"抗体阴性。

(四)其他检查

近年来建立了一些新的免疫学诊断方法,检测伤寒沙门氏菌抗原、抗体。例如,ELISA法可以检测伤寒沙门氏菌抗原,亦可用本法检测特异性IgM或IgG型抗体,有助于早期诊断。近期分子生物学技术的发展,利用DNA探针或PCR技术检测伤寒沙门氏菌的方法也有所报道。这些技术灵敏度高,但临床常规应用还有很多问题有待解决。

六、并发症

(一)肠出血

为较常见的严重并发症,多见于病程第2~4周,发生率为2%~8%。饮食不当、腹泻等常为诱因。肠出血轻重不一,从大便潜血阳性至大量血便。出血量少者可无症状,或仅有头晕、脉快;大量出血则体温突然下降,继而回升,头晕、烦躁、面色苍白、冷汗、脉细速、血压下降等休克表现。大便可呈暗红色血便。

(二)肠穿孔

为最严重的并发症,发生率为3%~4%,多见于病程第2~4周,好发于回肠末段。发生肠穿孔前常先表现腹痛或腹泻、肠出血等。穿孔发生时,突然腹痛,右下腹为甚,冷汗、脉快、体温与血压下降。随后出现明显腹胀、腹部压痛、反跳痛、腹壁紧张等急性腹膜炎征象,肝浊音界缩小至消失,外周血白细胞数增高伴核左移,体温再度升高,腹部X线检查可见膈下游离气体征。

(三)中毒性肝炎

发生率约10%~50%,常见于病程1~3周,肝大,压痛,ALT轻至中度升高,少数患者可有轻度黄疸。发生肝衰竭少见。随着伤寒病情好转,肝脏损害一般在2~3周内恢复正常。

(四)中毒性心肌炎

见于病程第2~3周有严重毒血症的患者。患者心率加快、第一心音低钝、期前收缩、血压下降等。心电图可有P-R间期延长、T波改变与ST段下降等改变。

(五)支气管炎或支气管肺炎

支气管炎多见于病程早期,支气管肺炎则以极期或病程后期较多见。通常是继发感染,极少由伤寒杆菌引起。

(六)其他

严重者可有中毒性脑病、溶血性尿毒综合征。急性胆囊炎、血栓性静脉炎、脑膜炎与肾盂等局灶感染亦偶可发生。孕妇可发生流产或早产。

七、诊断与鉴别诊断

(一)诊断依据
主要根据临床特征与实验室检查结果,流行病学资料亦有参考价值。

1.流行病学资料

有不洁饮食史、既往病史、预防接种史以及曾与患者接触史。

2.临床表现

持续发热 1 周以上,表情淡漠、呆滞、腹胀、便秘或腹泻,相对缓脉,玫瑰疹、脾肿大等。并发肠出血或肠穿孔则有助于诊断。对不典型的轻症患者亦应注意,以免误诊、漏诊。

3.实验室检查

外周血白细胞总数减少,淋巴细胞相对增多,嗜酸性粒细胞计数减少或消失。肥达试验阳性有辅助诊断意义。确诊的依据是检出伤寒沙门氏菌。早期以血培养为主,后期则可考虑作骨髓液培养。血培养阴性者,进行骨髓液培养有助于提高阳性率。粪便培养对确定排菌状态很有帮助。

(二)鉴别诊断

1.病毒性上呼吸道感染

患者有高热、头痛、血白细胞计数减少等表现与伤寒相似。但起病急,咽痛、鼻塞、咳嗽等呼吸道症状明显,没有表情淡漠、玫瑰疹、肝脾肿大,肥达试验与血培养均阴性。病程一般在 1~2 周以内。

2.疟疾

患者有发热、肝脾肿大、血白细胞计数减少与伤寒相似。可借助患者发热前常有畏寒与寒战,热退时大汗,体温波动大,退热后一般情况好,红细胞和血红蛋白降低,外周血或骨髓涂片可找到疟原虫等临床特点与伤寒相鉴别。伤寒与恶性疟的鉴别诊断较为困难尤其应予重视。

3.钩端螺旋体病

近期有疫水接触史。起病急,伴畏寒发热,眼结膜充血,急性热性病容易与伤寒淡漠面容区别。钩体病特殊的全身酸痛,腓肠肌痛与压痛,腹股沟淋巴结肿痛表现也是伤寒罕有的。部分病例有黄疸与出血征象。尿少甚至无尿,尿中有蛋白质、红、白细胞与管型。白细胞数上升与核左移,红细胞沉降率加速。血清凝集效价试验阳性。

4.流行性斑疹伤寒

有虱咬史,多见于冬春季。急起高热、寒战、脉快,结膜充血,神经系统症状出现早,皮疹常在病程3~5 d出现,量多,分布广,色暗红,压之不褪色。血白细胞计数多为正常,外斐氏反应(Weil-Felix 反应)阳性。病程一般 2 周左右。地方性斑疹伤寒则以 8~9 月多见,有鼠蚤叮咬史,病情较轻,病程较短,外斐氏反应 OX_{19} 亦呈阳性,临床表现相似。

5.血行播散性结核病

患者有长期发热、血白细胞降低与伤寒相似。可借助患者常有结核病史或结核患者接触史,发热不规则、伴有盗汗,结核菌素试验阳性,X 线胸部照片可见粟粒性结核病灶等临床特点,以及抗结核病治疗有效与伤寒相鉴别。

6.革兰氏阴性杆菌败血症

起病急,发热伴全身中毒表现,常伴有寒战、多汗。可早期出现休克,持续较长时间。血白细胞总数亦可正常或稍有下降,常伴核左移。可发现有胆管、尿路或肠道等处的原发感染灶。常需血培养发现致病菌确诊。

7.恶性组织细胞病

不规则高热,进行性贫血、出血、淋巴结肿大、脾肿大,病情进展较快,病程可达数月。外周血常规全血细胞减少,骨髓的细胞学检查可发现恶性组织细胞。

八、治疗

(一)一般治疗

1.隔离与休息

患者应按肠道传染病隔离处理,严格卧床休息,排泄物应彻底消毒。临床症状消失后,每隔5~7 d送粪便进行伤寒杆菌培养,连续2次阴性才可解除隔离。

2.饮食与护理

必须向患者交代清楚饮食,肠出血或肠穿孔常常是因饮食不当所诱发。应给予易消化、少纤维的营养丰富饮食。发热期可给予流质或半流质饮食,多饮水,必要时静脉输液以维持足够的热量与水电解质平衡。恢复期患者食欲好转明显,可开始进食稀饭或软饭,然后逐渐恢复正常饮食。饮食恢复必须循序渐进,切忌过急。注意观察体温、脉搏、血压、腹部情况及大便性状的变化,以及早发现并发症。注意保持口腔及皮肤清洁,对重症患者尤其重要。还要注意变换体位,预防压疮和肺部感染。

3.对症治疗

高热时酌用冰敷、酒精拭浴等物理方法,不宜用大量退热药,以免虚脱。烦躁不安者可用地西泮等镇静剂。便秘时以生理盐水低压灌肠,或开塞露插入肛,禁用泻药。腹胀时给予少糖低脂肪饮食,必要时可用松节油涂腹部及肛管排气,禁用新斯的明。毒血症状严重的患者,在足量、有效的抗生素治疗同时,可加用肾上腺皮质激素减轻毒血症状,可选择地塞米松,2~4 mg静脉滴注,每天1次;或者氢化可的松,50~100 mg静脉滴注,每天1次,疗程一般3 d。腹胀显著者慎用肾上腺皮质激素,以免诱发肠穿孔或肠出血。

(二)病原治疗

1.氟喹诺酮类

为首选药物。第三代喹诺酮类药物口服吸收良好,在血液、胆汁、肠道和尿路的浓度高,能渗透进入细胞内,作用于细菌DNA螺旋酶影响细菌DNA合成,与其他抗菌药物无交叉耐药性,对氯霉素敏感的伤寒菌株、氯霉素耐药的伤寒菌株均有良好的抗菌活性。但随着第三代喹诺酮类药物的广泛应用,已报道伤寒菌株对第三代喹诺酮类药物出现耐药,耐药机制与伤寒杆菌DNA旋转酶83和87位发生点突变造成抗菌靶位改变有关。第三代喹诺酮类药物不良反应轻,可有胃肠不适、失眠等,但通常不影响治疗。但孕妇与儿童不宜应用。用药后一般在3~5 d内退热。体温正常后均应继续服用10~14 d。

(1)左旋氧氟沙星:每次0.1~0.2 g,每天2次口服。

(2)氧氟沙星:每次0.2~0.3 g,每天2次口服。对于重型或有并发症的患者,每次0.2 g,每天2次,静脉滴注,症状控制后改为口服。

(3)环丙沙星:每次0.5 g,每天2次口服。对于重型或有并发症的患者,每次0.2 g,静脉滴注,每天2次,症状控制后改为口服。

其他新开发的第三代喹诺酮类药物有培氟沙星、洛美沙星和司氟沙星等,均有令人满意的临床疗效。

2.头孢菌素类

第三代头孢菌素在体外抗伤寒沙门氏菌作用强,临床应用也有良好的效果,孕妇与儿童亦可选用。

(1)头孢噻肟:每次 2 g,静脉滴注,每天 3 次;儿童每次 50 mg/kg,静脉滴注,每天 3 次,疗程 14 d。

(2)头孢哌酮:每次 2 g,静脉滴注,每天 2 次;儿童每次 50 mg/kg,静脉滴注,每天 2 次,疗程 14 d。

(3)头孢他啶(头孢噻甲羧肟):每次 2 g,静脉滴注,每天 2 次;儿童每次 50 mg/kg,静脉滴注,每天2 次,疗程 14 d。

(4)头孢曲松:每次 1～2 g,静脉滴注,每天 1 次;儿童每次 50 mg/kg,静脉滴注,每天 1 次,疗程 14 d。

3.氯霉素

用法为成人每天 1.5～2 g,分 3～4 次口服,退热后减半,再用 10～14 d,总疗程为 2～3 周。必要时最初可用静脉滴注给药的方法,病情改善后改为口服。曾被作为治疗伤寒的首选药物,但由于氯霉素的不良反应严重,耐药菌株增多,以及已有其他有效治疗药物等原因,目前氯霉素已不推荐用于伤寒首选治疗药物。

4.氨苄西林

用于敏感菌株的治疗。每次 4～6 g,静脉滴注,每天 1 次,疗程 14 d。使用之前需要做皮肤过敏试验。如果出现皮疹应及时停药,更换其他抗菌药物。

5.复方磺胺甲噁唑

用于敏感菌株的治疗。2 片/次,每天 2 次口服,疗程 14 d。

(三)并发症治疗

1.肠出血

严格卧床休息,暂禁饮食或只给少量流质。严密观察血压、脉搏、神志变化及便血情况。适当输液并注意水、电解质平衡。使用一般止血剂,视出血量之多少适量输入新鲜红细胞。患者烦躁不安时,可适当使用地西泮等药物。大量出血经积极的内科治疗无效时,可考虑手术处理。

2.肠穿孔

应早期诊断,及早处理。禁食,经鼻胃管减压,静脉输液维持水、电解质平衡与热量供应。加强抗菌药物治疗,控制腹膜炎。视具体情况予手术治疗。

3.中毒性心肌炎

在足量有效的抗菌药物治疗下,应用肾上腺皮质激素;应用改善心肌营养状态的药物。如出现心功能不全时,可在严密观察下应用小剂量洋地黄制剂。

(四)慢性带菌者的治疗

应用氨苄西林与丙磺舒联合治疗,氨苄西林每天 3～6 g,分次口服,丙磺舒每天 1～1.5 g,连用4～6 周;或可用复方磺胺甲噁唑(SMZ＋TMP),每天 2 次,每次 2 片,疗程 1～3 个月。亦可用喹诺酮类治疗,氧氟沙星每次 300 mg,每天 2 次,疗程 6 周。内科治疗效果不佳时,合并胆管炎症、胆石症者,可考虑手术切除胆囊。

九、预防

(一)控制传染源

患者应及早隔离治疗,体温正常后 15 d,或每隔 5 d 做粪便培养 1 次,连续 2 次阴性,可解除隔离。患者的大小便、便器、食具、衣服、生活用品等均须消毒处理。

饮食业从业人员定期检查,及时发现带菌者。带菌者应调离饮食服务业工作。慢性带菌者要进行治疗、监督和管理。

接触者要进行医学观察 21 d(副伤寒为 15 d)。有发热的可疑患者,应及早隔离治疗观察。

(二)切断传播途径

是预防本病的关键性措施。应大力开展爱国卫生运动,做好卫生宣教,搞好粪便、水源和饮食卫生管理,消灭苍蝇。养成良好个人卫生习惯与饮食卫生习惯,饭前与便后洗手,不吃不洁食物,不饮用生水、生奶等。

(三)提高人群免疫力

易感人群可进行预防接种。以往使用的伤寒、副伤寒甲、乙三联菌苗国内已不供应。近几年来,口服伤寒菌苗的研究有了较大的发展,例如口服减毒活菌苗 Ty21A 株的疫苗,保护效果可达 $50\%\sim96\%$,不良反应也较低。此外,注射用的多糖菌苗(外膜抗原-Vi)在现场试验中初步证明有效,成人剂量 0.5 mL(含多糖菌苗 30 μg),前臂外侧肌内注射,一年一次,保护率为 70% 左右,反应轻微。应急性预防服药,可用复方磺胺甲噁唑 2 片,每天 2 次,服用 3~5 d。

(王文华)

第八节　白　　喉

白喉是由白喉棒状杆菌引起的一种急性呼吸道传染病。人主要通过呼吸道飞沫传播而感染。临床表现主要为上呼吸道黏膜局部形成假膜,严重者可并发心肌炎、神经炎和全身中毒症状。

一、病原学

白喉棒状杆菌简称白喉杆菌,为革兰氏染色阳性需氧菌。细菌呈杆状,稍弯曲,菌体两端因含异染颗粒而钝圆,可呈 Y、V 或 L 形。在 0.033%亚锑酸钾培养基上生长能使锑盐还原,菌落呈灰黑色,可与其他类杆菌相鉴别。

白喉杆菌可分为重型、中间型、轻型和 Belfanti 型 4 种生物型,各个生物型均可引起白喉流行,但轻型毒性较弱,引起的病情较轻。

白喉杆菌产生的外毒素,又称白喉毒素,是致病的主要因素。白喉毒素分子由 A、B 两个片段经二硫键连接而成,A 片段是毒性功能区,但无直接毒性,能使肽链延长因子-2 失活;B 片段能与细胞受体结合,并嵌入细胞膜脂质双层形成通道,使 A 片段进入细胞内发挥毒性作用。白喉毒素能抑制细胞蛋白质的合成和杀伤敏感细胞,毒性强,豚鼠最小致死剂量为 0.1 μg,在人类其致死量约为 0.1 $\mu g/kg$。该毒素不稳定,以 0.3%~0.5%甲醛处理成为类毒素,可用于预防接种或制备抗毒素血清。

白喉杆菌对寒冷和干燥有较强抵抗力,在干燥的假膜中可生存 3 个月,在衣物、被单、玩具上可生存数天至数周。对常用的消毒剂和紫外线敏感,煮沸 1 min 或加热至 58 ℃ 10 min 都可灭活。

二、流行病学

(一)传染源

白喉患者和带菌者为本病的传染源。潜伏期末即可排菌,发病第 1 周传染性最强。无症状带菌者、轻症患者在本病的传播中具有重要意义。

(二)传播途径

白喉主要经呼吸道飞沫传播,也可经被污染的食物及物品间接传播。曾有报道,含菌牛奶经破损的皮肤传播。

(三)人群易感性和流行特征

人群对白喉普通易感。近年由于大力推行白喉、百日咳、破伤风三合一疫苗免疫接种,在发达国家已甚为少见。感染后免疫力持久。锡克试验可用于检测人体对白喉的免疫力。

本病呈全球性散发性分布,以温带地区多见,疫苗推广,罕见流行或暴发。全年均可发病,以冬春季多发。

三、发病机制

白喉杆菌侵袭力较弱,仅黏附于呼吸道黏膜表面繁殖,常不侵入深部组织或血流。白喉杆菌释放的外毒素是主要的致病因素,可引起组织炎性坏死,大量炎症细胞浸润,纤维蛋白渗出,局部形成特征性白喉假膜(DPM)。咽部假膜不易脱落,强行剥离易致出血。喉、气管及支气管等部位的假膜因受局部纤毛运动作用易脱落而引起窒息。白喉毒素从局部经淋巴组织和血液散布全身,引起全身中毒症状和多脏器病变,其中以中毒性心肌炎和白喉性神经炎最显著。心肌可有水肿、脂肪变性、玻璃样及颗粒样变性,肌纤维断裂并累及传导系统。神经炎以外周神经为主,呈脂肪变性,神经轴肿胀,髓鞘变性。肾脏病变为肾小管上皮细胞脱落,间质性肾病等。

四、临床表现

本病潜伏期 1~10 d,多为 2~5 d,潜伏期末可具传染性。假膜范围越大,毒素吸收越多,临床症状越重。按假膜形成的部位分下列类型。

(一)咽白喉

最常见,约占白喉的 80%,按病情严重程度又可分为四型。

1.轻型

假膜局限于扁桃体上,呈点状或小片状,有时无假膜形成,仅有轻微发热和咽痛,全身症状轻。

2.普通型

起病缓慢,有咽痛、轻至中度发热、乏力、食欲减退、恶心、呕吐、头痛等非特异症状。咽充血,扁桃体肿大,其上可见灰白色大片假膜,可累及悬雍垂与咽后壁,假膜不易剥脱,强行剥离易致出血。可伴有下颌淋巴结肿大。若未予及时有效治疗可向重型发展。

3.重型

全身中毒症状明显,中至高度发热,面色苍白,乏力明显,严重者出现低血压。扁桃体和咽部水肿、充血明显。假膜蔓延至喉部与鼻咽部,甚至口腔黏膜,呈淡灰色甚至黑色,口臭。可伴颈淋巴结肿大和软组织水肿。

4.极重型

起病急,进展快。假膜范围更广泛,呈黑色,局部坏死明显,具有特殊腐败口臭气味。扁桃体和咽部高度肿胀,严重影响呼吸和吞咽。外毒素弥散至颈部软组织引起严重水肿,形成特有的颈部肿胀,称为"牛颈"。全身中毒症状严重,并发有重症心肌炎和严重的周围神经炎,亦有血小板减少、出血等表现。病死率极高,常于 6~10 d 内死亡。

(二)喉白喉

喉白喉多为咽白喉蔓延而来,原发性喉白喉仅占 25%。表现为声音嘶哑,甚至失声,可有特征性"犬吠样"咳嗽,喉白喉常因喉部水肿、痉挛以及假膜引起呼吸道部分阻塞而产生窒息,出现吸气性呼吸困难和"三凹征"。

(三)鼻白喉

鼻白喉多来自咽白喉。主要表现为鼻塞、黏液脓性或血性鼻涕,全身症状轻。鼻孔周围皮肤发红、糜烂及结痂,鼻前庭或中隔上可见白色假膜。

(四)其他部位白喉

皮肤、外阴、食管、中耳、眼结膜等处偶尔可发生白喉。全身症状轻,但在疾病传播上有重要意义。

五、辅助检查

(一)常规实验室检查

常规实验室检查结果通常是非特异性的,血白细胞计数可轻至中度升高,以中性粒细胞增高为主,重症患者可有血小板减少。部分患者尿中可见白细胞、红细胞和蛋白尿。

(二)细菌学检查

从假膜和黏膜交界处取标本以提高阳性率。细菌涂片为革兰氏阳性杆菌,当用 2% 亚碲酸钾溶液涂抹假膜变为黑色或深灰色,提示有棒状杆菌感染。确诊需行细菌培养或白喉毒素试验。当临床上高度怀疑白喉杆菌感染时,需用特殊培养基(Loffler 或 Tindale 血清培养基)进行培养。

(三)聚合酶链反应(PCR)

PCR 检测白喉毒素基因的 A 片段,阳性提示存在该毒素基因,但不能确定是否有白喉杆菌持续产毒素,需进一步行细菌培养确诊。阴性有助于排除白喉感染。

(四)白喉毒素试验

取假膜或分泌物涂片,用荧光抗体法检测出白喉外毒素也可作出诊断。

六、鉴别诊断

白喉的诊断主要依靠流行病学资料和临床表现。凡有典型临床表现(发热、咽痛,咽部黏附灰白色假膜,全身乏力,淋巴结肿大等全身中毒症状),同时从呼吸道分泌物或黏膜病变处培养到白喉杆菌者,或者毒素试验阳性者可确诊。对临床上高度怀疑白喉感染的病例,需从假膜与黏膜交界处取标本进一步做白喉细菌培养和白喉毒素试验以明确诊断。

咽白喉需与急性扁桃体炎、鹅口疮、毛状白斑、疱疹性咽峡炎、溃疡膜性咽峡炎、A 组链球菌性咽炎、传染性单核细胞增多症和严重的口腔念珠菌病等疾病进行鉴别。喉白喉需和急性喉炎、喉头水肿等疾病鉴别。

七、治疗

早期治疗极为重要,凡临床症状提示白喉可能性大者,可不必等待细菌学检查结果而尽快给予白喉抗毒素(DAT)治疗。

(一)一般治疗和对症治疗

卧床休息,减少活动,一般不少于 3 周,假膜广泛者延长至 4～6 周。高热量流质饮食,维持水、电解质平衡。因有气道阻塞的风险,要注意口腔和鼻部卫生,保持呼吸道通畅至关重要。假膜脱落堵塞气道者需气管切开或喉镜取膜。重症患者动态监测心电图和心肌酶谱,评估心肌损伤程度,并发心肌炎或全身中毒症状严重者可用肾上腺皮质激素。神经炎可自愈,一般不需特殊治疗,吞咽困难者给予鼻饲饮食,咽肌麻痹者可行呼吸机辅助治疗。

(二)病原学治疗

1.抗毒素

DAT 从马的白喉免疫血清中提取,可以中和白喉毒素,主要用于白喉杆菌感染的预防和治疗。DAT 不能中和进入细胞内的毒素,只对游离毒素有中和作用,因此宜尽早、足量使用。给药剂量取决于病变部位、范围、严重程度及治疗时机。病程<48 h:白喉病变局限于咽部和喉部的患者,推荐 2 万～4 万单位;鼻咽部的患者推荐 4 万～6 万单位。病程超过 72 h 或发生弥漫颈部水肿(牛颈征)者,推荐8 万～12 万单位。抗毒素应静脉滴注,持续时间超过 60 min。不良反应主要为变态反应,白喉抗毒素来源于马,注射抗毒素前应询问过敏史,并作 1:100 稀释皮试,阳性者按脱敏法给予,高度过敏患者禁忌静脉使用抗毒素。

2.抗生素

抗生素治疗可以杀菌,抑制毒素进一步产生,减缓局部感染扩散,缩短病程。选青霉素 G 2.5 万～5.0 万 U/kg,最大剂量 120 万 U,静脉滴注,每天 2 次,直至患者可口服药物,改为口服青霉素 V,250 mg 每天4 次,总疗程14 d。对青霉素过敏者,可选用红霉素,每天 10～15 mg/kg,分3～4 次口服,疗程7～10 d。部分患者在疗程结束后细菌培养仍阳性,可根据药敏结果使用其他敏感抗生素。为保证彻底清除细菌,应在治疗结束后至少 2 周重复做细菌培养。

虽然无症状或轻度感染是最常见的,但未经处理的白喉也可能是致命的。许多患者死于喉白喉或中毒性心肌炎引起的呼吸道阻塞。白喉病死率约为 5%～10%,年龄少于 15 岁患者的死亡率高于年龄>15 岁患者(5.5% vs 1.7%)。合并心肌炎患者死亡率更高。

八、预防

(一)控制传染源

及时隔离患者,病愈后连续 2 次咽拭子白喉杆菌培养阴性,可解除隔离。带菌者需隔离 7 d,并用抗生素治疗,可不用抗毒素。培养连续 3 次阴性可解除隔离。

(二)切断传播途径

呼吸道隔离,患者鼻咽部分泌物及接触过的物品,必须进行严格消毒。

(三)保护易感人群

新生儿出生 3 个月应预防接种白喉类毒素-破伤风类毒素-百日咳菌苗三联疫苗,分别在 4、5 和 18～24 月龄再肌内注射 3 次,6 岁时可加强注射 1 次。7 岁以上儿童首次免疫,应接种白喉类毒素,对于流行期易感者或密切接触者,最好同时给予白喉类毒素和抗毒素注射。

(王文华)

第九节 霍 乱

霍乱是由霍乱弧菌所引起的烈性肠道传染病,以剧烈的腹泻和呕吐、脱水、肌肉痉挛、周围循环衰竭为主要临床表现,诊治不及时易致死亡。本病主要经水传播,具有发病急、传播迅速、发病率高、常在数小时内可致人死亡等特点,对人类生命健康形成很大威胁。在我国,霍乱属于甲类传染病。本病广泛流行于亚洲、非洲、拉丁美洲地区,属国际检疫传染病。

一、病原学

(一)分类

霍乱弧菌为霍乱的病原体,WHO 腹泻控制中心根据弧菌的生化性状,O 抗原的特异性,将霍乱弧菌分成 139 个血清群,其中仅 O1 与 O139 可引起霍乱流行。

1.O1 群霍乱弧菌

包括古典生物型霍乱弧菌和埃尔托生物型霍乱弧菌。前者是 1883 年第五次霍乱世界大流行期间德国细菌学家郭霍在埃及首先发现的;后者为 1905 从埃及西奈半岛埃尔托检疫站所发现。本群霍乱弧菌是霍乱的主要致病菌。

2.非 O1 群霍乱弧菌

生化反应与 O1 群霍乱弧菌相似,鞭毛抗原与 O1 群相同,而菌体 O 抗原则不同,不被 O1 群霍乱弧菌多价血清所凝集,又称为不凝集弧菌。

3.不典型 O1 群霍乱弧菌

本群霍乱弧菌可被多价 O1 群血清所凝集,但本群弧菌在体内外均不产生肠毒素,因此没有致病性,多由自然水源或井水中分离到。

4.O139 群霍乱弧菌

既不同于 O1 群霍乱弧菌,也不同于非 O1 群霍乱弧菌的 137 个血清群,而是一个新的血清群,于 1992 年 12 月 22 日首先在孟加拉分离到,所以又称 Bengal 型。

(二)形态学

O1 群霍乱弧菌是革兰染色阴性,呈弧形或逗点状杆菌,大小约 $(1.5～2.2)\mu m \times (0.3～0.4)\mu m$,无芽胞、无夹膜,菌体尾端有一鞭毛,运动极为活泼,在暗视野悬滴镜检观察,如同夜空中的流星。患者粪便直接涂片可见弧菌纵列呈"鱼群"样。O139 霍乱弧菌为革兰氏阴性弧菌,不具备非 O1 群霍乱弧菌 137 个血清型的典型特征,该菌长 2～3 μm,宽约 0.5 μm,有夹膜,菌体末端有一根鞭毛,呈穿梭样运动。

（三）培养特性

霍乱弧菌在普通培养基中生长良好,属兼性厌氧菌。在碱性环境中生长繁殖快,一般增菌培养常用 pH8.4～8.6 的 1% 碱性蛋白胨水,可以抑制其他细菌生长。O139 霍乱弧菌能在无氯化钠或 30 g/L 氯化钠蛋白胨水中生长,而不能在 80 g/L 浓度下生长。

（四）生化反应

O1 群霍乱弧菌和非典型 O1 群霍乱弧菌均能发酵蔗糖和甘露糖,不发酵阿拉伯糖。非 O1 群霍乱弧菌对蔗糖和甘露糖发酵情况各不相同。此外,埃尔托生物型能分解葡萄糖产生乙酸甲基甲醇(即 VP 试验)。O139 型能发酵葡萄糖、麦芽糖、蔗糖和甘露糖,产酸不产气,不发酵肌醇和阿拉伯糖。

（五）抗原结构

霍乱弧菌有耐热的菌体(O)抗原和不耐热的鞭毛(H)抗原。H 抗原为霍乱弧菌属所共有;O 抗原特异性高,有群特异性和型特异性两种抗原,是霍乱弧菌分群和分型的基础。群的特异性抗原可达 100 余种。O1 群弧菌型的特异性抗原有 A、B、C 三种,其中 A 抗原为 O1 群弧菌所共有,A 抗原与 B 或(和 C)抗原相结合则可分为三型。小川型(异型,Ogawa)含 AB 抗原;稻叶型(原型,Inaba)含 AC 抗原;彦岛型(中间型,Hikojima)含 ABC 三种抗原。霍乱弧菌所含的 BC 抗原,可以因弧菌的变异而互相转化,如小川型和稻叶型之间可以互相转化。O139 霍乱弧菌与 O1 群霍乱弧菌的多价诊断血清不发生交叉凝集,与 O1 群霍乱弧菌特异性的 A、B 及 C 因子单克隆抗体也不发生反应。

霍乱弧菌能产生肠毒素、神经氨酸酶、血凝素,菌体裂解后能释放出内毒素等。其中霍乱肠毒素(cholera toxin,CT)在古典型、埃尔托生物型和 O139 型霍乱弧菌均能产生,且互相之间很难区别。

霍乱肠毒素是一种不耐热的毒素,56 ℃ 30 min 即被破坏。在弧菌的生长对数期合成并释放于菌体外。O1 群霍乱弧菌和非 O1 群霍乱弧菌肠毒素的抗原特性大致相同。霍乱肠毒素是由一个 A 和五个 B 两个亚单位以非共价结合构成的活性蛋白。A 亚单位为毒性亚单位,分子量为27.2 kD。A 亚单位由 A1 和 A2 两条肽链组成,依靠二硫键相结合。A1 具有酶活性,A2 与 B 亚单位结合。B 亚单位为结合单位,能识别肠黏膜细胞上的特异性受体,其分子量为 11.6 kDa,由 103 个氨基酸组成。肠毒素具有免疫原性,经甲醛处理后所获得的无毒性霍乱肠毒素称为类霍乱原,免疫人体后其所产生的抗体,能对抗霍乱肠毒素的攻击。

霍乱弧菌体有菌毛结构,古典型有 A、B、C 三种菌毛,埃尔托生物型仅产生 B 型及 C 型菌毛。A 型菌毛的表达与霍乱肠毒素同时受 TOXR 基因调节,称为毒素协同菌毛(toxin coregulated pilus A,TCPA)。

（六）抵抗力

霍乱弧菌对干燥、加热和消毒剂均敏感。一般煮沸 1～2 min,可杀灭。0.2%～0.5% 的过氧乙酸溶液可立即杀死。正常胃酸中仅能存活 5 min。但在自然环境中存活时间较长,如在江、河、井或海水中埃尔托生物型霍乱弧菌能生存 1～3 周,在鱼、虾和介壳类食物中可存活 1～2 周。O139 霍乱弧菌在水中存活时间较 O1 群霍乱弧菌长。

二、流行病学

（一）传染源

患者和带菌者是霍乱的传染源。严重吐泻者可排出大量细菌,极易污染周围环境,是重要的传染源。轻型和隐性感染者由于发病的隐蔽性,在疾病传播上起着更重要作用。

(二)传播途径

霍乱是肠道传染病,患者及带菌者的粪便和排泄物污染水源和食物后可引起传播。其次,日常的生活接触和苍蝇亦起传播作用。近年来发现埃尔托生物型霍乱弧菌和O139霍乱弧菌均能通过污染鱼、虾等水产品引起传播。

(三)人群易感性

人群对霍乱弧菌普遍易感,本病隐性感染较多,而有临床症状的显性感染则较少。病后可获一定免疫力,能产生抗菌抗体和抗肠毒素抗体,但亦有再感染的报告。霍乱地方性流行区人群或对 O1 群霍乱弧菌有免疫力者,却不能免受 O139 的感染。

(四)流行特征

1.地方性与外来性

霍乱主要在东南亚地区经常流行,历次大流行均由以上地区传播。我国发生的霍乱系从国外输入,属外来传染病。流行地区以沿海一带,如广东、广西、浙江、江苏、上海等省市为多。O139 型菌株引起的霍乱无家庭聚集性,发病以成人为主(可达 74%),男病例多于女病例。

2.传播方式

主要经水和食物传播。一般先发生于沿海港口、江河沿岸及水网地区,再经水陆交通传播。通过航空做远距离传播也是迅速蔓延的重要原因。

3.季节性

霍乱为热带地区传染病,全年均可发病,但在各流行地区仍有一定的季节性,主要视气温和湿度是否适合霍乱弧菌生长。在我国霍乱流行季节为夏秋季,以 7～10 月为多。

三、发病机制与病理改变

(一)发病机制

霍乱弧菌经口进入消化道,若胃酸正常且不被稀释,则可杀灭一定数量的霍乱弧菌而不发病。但若胃酸分泌减少或被稀释,或者食入大量霍乱弧菌,弧菌经胃到达小肠,通过鞭毛运动,以及弧菌产生的蛋白酶作用,穿过肠黏膜上的黏液层,在毒素协同菌毛(TCPA)和霍乱弧菌血凝素的作用下,黏附于小肠上段肠黏膜上皮细胞刷状缘上,并不侵入肠黏膜下层。在小肠碱性环境中霍乱弧菌大量繁殖,并产生霍乱肠毒素(即霍乱原)。

霍乱肠毒素的作用方式如下:①肠毒素到达黏膜后,B 亚单位能识别肠黏膜上皮细胞上的神经节苷脂受体并与之结合;②肠毒素 A 亚单位进入肠黏膜细胞内,A1 亚单位含有二磷酸腺苷(ADP)-核糖转移酶活性,能从烟酰胺腺嘌呤二核苷酸(NAD)中转移二磷酸腺苷(ADP)-核糖至具有控制腺苷环化酶活性的三磷酸鸟嘌呤核苷调节酶中(GTP 酶或称 G 蛋白)并与之结合,从而使 GTP 酶活性受抑制,导致腺苷环化酶持续活化;③腺苷环化酶使三磷酸腺苷(ATP)不断转变为环磷酸腺苷(cAMP)。当细胞内 cAMP 浓度升高时,则刺激肠黏膜隐窝细胞过度分泌水、氯化物及碳酸盐,同时抑制绒毛细胞对钠和氯离子的吸收,使水和 NaCl 等在肠腔积累,因而引起严重水样腹泻。

霍乱肠毒素还能促使肠黏膜杯状细胞分泌黏液增多,使腹泻水样便中含大量黏液。此外,腹泻导致的失水,使胆汁分泌减少,且肠液中含有大量水、电解质和黏液,所以吐泻物呈"米泔水"样。除肠毒素外,内毒素及霍乱弧菌产生溶血素、酶类及其他代谢产物,亦有一定的致病作用。

（二）病理生理

霍乱的主要病理生理改变为水和电解质紊乱、代谢性酸中毒、循环衰竭和急性肾衰竭。患者由于剧烈的呕吐与腹泻，体内水和电解质大量丧失，导致脱水和电解质紊乱。在严重脱水患者，由于血容量明显减少，可出现循环衰竭，进一步引起急性肾衰竭；由于腹泻丢失大量碳酸氢根可导致代谢性酸中毒；而循环衰竭，组织缺氧进行无氧代谢，乳酸产生过多，同时伴发急性肾衰竭，不能排泄代谢的酸性物质，均可促使酸中毒进一步加重。

（三）病理解剖

霍乱患者的死亡原因为循环衰竭和尿毒症，其主要病理变化为严重脱水，脏器实质性损害不重。皮肤苍白、干瘪、无弹性，皮下组织和肌肉脱水，心、肝、脾等脏器因脱水而缩小、色暗无光泽。肠黏膜轻度发炎、松弛，一般无黏膜上皮脱落，亦无溃疡形成，偶见出血。小肠明显水肿，色苍白暗淡，黏膜面粗糙，活检镜下仅见轻微的非特异性炎症。肾脏无炎性改变，肾小球和肾间质毛细血管可见扩张，肾小管可有混浊变性和坏死。

四、临床表现

三种生物型弧菌所致霍乱的临床表现基本相同，古典生物型和 O139 型霍乱弧菌引起的疾病，症状较严重，埃尔托生物型霍乱弧菌引起的症状轻者较多，无症状的病原携带者亦较多。本病潜伏期，短者数小时，长者 7 d，一般为 1～3 d；典型患者多发病急，少数患者发病前 1～2 d 可有头昏、乏力或轻度腹泻等前驱症状。

（一）病程

典型病例的病程可分为 3 期。

1.吐泻期

绝大多数患者以剧烈的腹泻、呕吐开始。一般不发热，仅少数有低热。

（1）腹泻：腹泻是发病的第一个症状，不伴有里急后重感，多数不伴腹痛，少数患者因腹直肌痉挛而引起腹痛。大便初为泥浆样或水样，尚有粪质，以后迅速变为"米泔水"样大便或无色透明水样，无粪臭，微有淡甜或鱼鲜味，含有大量黏液。少数患者可排出血便，以埃尔托霍乱弧菌引起者多见。腹泻次数由每天数次至数十次不等，重者则大便失禁。腹泻量在严重患者甚至每次可达到 1 000 mL。

（2）呕吐：呕吐一般发生在腹泻之后，但也有先于或与腹泻同时发生。呕吐不伴恶心，多呈喷射性和连续性。呕吐物初为胃内食物，继而为清水样，严重者为"米泔水"呕吐物。呕吐一般持续 1～2 d。

2.脱水期

由于剧烈的呕吐与腹泻，使体内大量水分和电解质丧失，因而出现脱水，电解质紊乱和代谢性酸中毒。严重者出现循环衰竭。本期病程长短，主要决定于治疗是否及时和正确，一般为数小时至 2～3 d。

（1）脱水：可分轻、中、重三度。轻度脱水，可见皮肤黏膜稍干燥，皮肤弹性略差，一般约失水 1 000 mL，儿童 70～80 mL/kg。中度脱水，可见皮肤弹性差，眼窝凹陷，声音轻度嘶哑，血压下降和尿量减少，丧失水分 3 000～3 500 mL，儿童 80～100 mL/kg。重度脱水，则出现皮肤干皱，没有弹性，声音嘶哑，并可见眼窝下陷，两颊深凹，神志淡漠或不清的"霍乱面容"。重度脱水患者约脱水 4 000 mL，儿童 100～120 mL/kg。

（2）循环衰竭：是严重脱水所致的失水性休克。出现四肢厥冷，脉搏细速，甚至不能触及，血压下降或不能测出。继而由于脑部供血不足，脑缺氧而出现神志意识障碍，开始为烦躁不安，继而呆滞、嗜睡甚至昏迷。出现循环衰竭，若不积极抢救，可危及生命。

（3）酸中毒：临床表现为呼吸增快，严重者除出现库斯莫尔（Kussmaul）深大呼吸外，可有神志意识障碍，如嗜睡、感觉迟钝甚至昏迷。

（4）肌肉痉挛：由于呕吐、腹泻使大量的钠盐丧失，严重的低血钠引起腓肠肌和腹直肌痉挛。临床表现为痉挛部位的疼痛和肌肉呈强直状态。

（5）低血钾：频繁的腹泻使钾盐大量丧失，血钾可显著降低。临床表现为肌张力减弱，膝反射减弱或消失，腹胀，亦可出现心律失常。心电图示 QT 延长，T 波平坦或倒置和出现 U 波。

3.恢复期或反应期

腹泻停止，脱水纠正后多数患者症状消失，尿量增加，体力逐步恢复。但亦有少数病例由于血液循环的改善，残留于肠腔的内毒素被吸收进入血流，可引起轻重不一的发热。一般体温可达 38 ℃～39 ℃，持续 1～3 d 后自行消退。

（二）临床类型

根据失水程度、血压和尿量情况，可分为轻、中、重三型。

1.轻型

起病缓慢，腹泻每天不超出 10 次，为稀便或稀水样便，一般不伴呕吐，持续腹泻 3～5 d 后恢复。无明显脱水表现。

2.中型（典型）

有典型的腹泻和呕吐症状，腹泻每天达 10～20 次，为水样或"米泔水"样便，量多，因而有明显失水体征。表现为血压下降，收缩压 9.3～12.0 kPa(70～90 mmHg)，尿量减少，24 h 尿量500 mL 以下。

3.重型

患者除有典型腹泻和呕吐症状外，存在严重失水，因而出现循环衰竭。表现为脉搏细速或不能触及，血压明显下降，收缩压低于 9.3 kPa(70 mmHg)或不能测出，24 h 尿量50 mL 以下。

除上述三种临床类型外，尚有一种罕见的暴发型或称中毒型，又称干性霍乱。本型起病急骤，尚未出现腹泻和呕吐症状，即迅速进入中毒性休克而死亡。

五、实验室检查

（一）一般检查

1.血常规及生化检查

由于失水可引起血液浓缩，红细胞计数升高，血红蛋白和血细胞比容增高。白细胞可达 10×10^9/L 以上。分类计数中性粒细胞和单核细胞增多。严重脱水患者可有血清钠、钾、氯均可见降低，尿素氮、肌酐升高，而 HCO_3^- 下降。

2.尿常规

可有少量蛋白，镜检有少许红、白细胞和管型。

3.大便常规

可见黏液和少许红、白细胞。

（二）血清免疫学检查

霍乱弧菌感染者，能产生抗菌抗体和抗肠毒素抗体。抗菌抗体中的抗凝集抗体，一般在发病第 5 d 出现,病程 8～11 d 达高峰。血清免疫学检查主要用于流行病学的追溯诊断和粪便培养阴性可疑患者的诊断。若抗凝集素抗体双份血清滴度 4 倍以上升高,有诊断意义。

(三)病原学检查

1.粪便涂片染色

取粪便或早期培养物涂片行革兰染色镜检,可见革兰氏阴性稍弯曲的弧菌,无芽胞,无荚膜,而 O139 菌除可产生荚膜外,其他与 O1 菌相同。

2.悬滴检查

将新鲜粪便做悬滴或暗视野显微镜检,可见运动活泼呈穿梭状的弧菌。

3.制动试验

取急性期患者的水样粪便或碱性蛋白胨水增菌培养 6 h 左右的表层生长物,先做暗视野显微镜检,观察动力。如有穿梭样运动物时,则加入 O1 群多价血清一滴。若是 O1 群霍乱弧菌,由于抗原抗体作用,则凝集成块,弧菌运动即停止。如加 O1 群血清后,不能制止运动,应再用 O139 血清重做试验。

4.增菌培养

所有怀疑霍乱患者的粪便,除做显微镜检外,均应做增菌培养。粪便留取应在使用抗菌药物之前。增菌培养基一般用 pH 8.4 的碱性蛋白胨水,36 ℃～37 ℃培养 6～8 h 后表面能形成菌膜。此时应进一步做分离培养,并进行动力观察和制动试验,这将有助于提高检出率和早期诊断。

5.核酸检测

应用霍乱毒素基因的 DNA 探针做菌落杂交,能迅速鉴定出产霍乱毒素的霍乱弧菌,但不能鉴别霍乱弧菌的古典生物型、埃托尔生物型和 O139 生物型。应用 PCR 技术来快速诊断霍乱也得到应用。其中通过识别 PCR 产物中的霍乱弧菌毒素基因亚单位 CTxA 和毒素协同菌毛基因 TcpA 来区别霍乱弧菌和非霍乱弧菌。然后根据 TcpA 基因的不同 DNA 序列来区别古典生物型、埃托尔生物型和 O139 生物型霍乱弧菌。4 h 以内可出结果,能检测出碱性蛋白胨水中10 条以下的弧菌。具有快速、特异、敏感的优点。

6.ELISA

用针对 O139 霍乱弧菌“O”抗原的单克隆抗体,用 dot-ELISA 直接检测直肠拭子标本中的抗原,呈现出极高的敏感性和特异性。

六、并发症

(一)急性肾衰竭

发病初期由于剧烈呕吐、腹泻导致脱水,出现少尿,此为肾前性少尿,经及时补液尿量能迅速增加而不发生肾衰竭。若补液不及时脱水加重引起休克,由于肾脏供血不足,可引起肾小管缺血性坏死,出现少尿、无尿和氮质血症。

(二)急性肺水肿

由于本病脱水严重往往需要快速补液,若不注意同时纠正酸中毒,则往往容易发生肺水肿。这是代谢性酸中毒导致肺循环高压之故。

七、诊断

霍乱流行地区,在流行季节,任何有腹泻和呕吐的患者,均应考虑霍乱可能,因此均需做排除霍乱的粪便细菌学检查。凡有典型症状者,应先按霍乱处理。

(一)诊断标准

具有下列之一者,可诊断为霍乱。

(1)有腹泻症状,粪便培养霍乱弧菌阳性。

(2)霍乱流行期间,在疫区内有典型的腹泻和呕吐症状,迅速出现严重脱水,循环衰竭和肌肉痉挛者。虽然粪便培养未发现霍乱弧菌,但并无其他原因可查者。如有条件可做双份血清凝集素试验,滴度 4 倍上升者可诊断。

(3)疫源检索中发现粪便培养阳性前 5 d 内有腹泻症状者,可诊断为轻型霍乱。

(二)疑似诊断

具有以下之一者。

(1)具有典型霍乱症状的首发病例,病原学检查尚未肯定前。

(2)霍乱流行期间与霍乱患者有明确接触史,并发生泻吐症状,而无其他原因可查者。

疑似患者应进行隔离、消毒,做疑似霍乱的疫情报告,并每天做大便培养,若连续二次大便培养阴性,可做否定诊断,并做疫情订正报告。

八、鉴别诊断

(一)急性细菌性胃肠炎

急性细菌性胃肠炎包括副溶血弧菌、金黄色葡萄球菌、变形杆菌、蜡样芽孢杆菌、致病性和产肠毒素性大肠埃希菌等引起。由于细菌和食物中产生肠毒素,人进食后即发病。本病起病急骤,同食者常集体发病。且往往是先吐后泻,排便前有阵发性腹痛。粪便常为黄色水样便或偶带脓血。

(二)病毒性胃肠炎

病毒性胃肠炎常由人轮状病毒、诺如病毒等引起。患者一般有发热,除腹泻、呕吐外可伴有腹痛、头痛和肌痛,少数有上呼吸道症状。大便为黄色水样便,粪便中能检出病毒抗原。

(三)急性细菌性痢疾

典型患者有发热、腹痛、里急后重和脓血便,易与霍乱鉴别。

轻型患者仅腹泻黏液稀便,需与轻型霍乱鉴别,主要依靠粪便细菌学检查。

九、治疗

(一)治疗原则

严格隔离,及时补液,辅以抗菌和对症治疗。严格隔离患者应按甲类传染病进行严格隔离。及时上报疫情。确诊患者和疑似病例应分别隔离,患者排泄物应彻底消毒。患者症状消失后,隔天粪便培养一次,连续两次粪便培养阴性方可解除隔离。

(二)补液疗法

1.静脉输液

及时补充液体和电解质是治疗本病的关键。治疗开始时以生理盐水做快速静脉滴注,当血压回升后可考虑选择以下液体。

(1)541 液:即每升溶液中含氯化钠 5 g,碳酸氢钠 4 g,氯化钾 1 g。此液的电解质浓度与大便丧失的电解质浓度相似,为等渗溶液,是目前治疗霍乱的首选液。若在此溶液

1 000 mL中加50％葡萄糖20 mL,则为含糖541液,可防低血糖。可以按照0.9％氯化钠550 mL,1.4％碳酸氢钠300 mL,10％氯化钾10 mL和10％葡萄糖140 mL的比例配制。幼儿由于肾脏排钠功能较差,为避免高钠血,其比例改为每升液体含氯化钠2.65 g,碳酸氢钠3.75 g,氯化钾1 g,葡萄糖10 g。

(2)2∶1溶液:2份生理盐水,1份1.4％碳酸氢钠溶液,由于不含氯化钾,故应注意补充。

输液的量和速度:应根据失水程度而定。轻度失水患者以口服补液为主,如有呕吐不能口服者给予静脉补液3 000～4 000 mL/d;中度失水补液4 000～8 000 mL/d;重型脱水补液8 000～12 000 mL/d。补液量也可以根据血浆比重计算,血浆比重每升高0.001(正常为1.025),成人补液量为每千克体质量4 mL,婴儿、幼年儿童为每千克体质量10 mL。输液总量的40％应于15～30 min内输完,余量于3～4 h输完。补液不足和时间拖延可促使肾衰竭出现,补液过多过快易于发生肺水肿。因此,补液期间要密切观察病情变化,如皮肤黏膜的干燥程度、皮肤弹性、血压、脉搏、尿量、颈静脉充盈和肺部听诊情况,以避免肺水肿发生。

儿童患者的补液方法,轻型24 h内补液100～150 mL/kg。中、重型患儿静脉补液各自为150～200 mL/kg和200～250 mL/kg,可用541溶液。若应用2∶1溶液(即2份生理盐水,1份1.4％碳酸氢钠溶液)则应注意补钾。儿童粪便中钠含量较成人为低,因此补液中的钠含量相应减少,以避免高钠血症的发生。儿童对低血钾比成人敏感,所以钾的补充应及时和足量。

2.口服补液

霍乱肠毒素虽然能抑制肠黏膜对氯化钠的吸收,但对葡萄糖的吸收能力并无改变,而且葡萄糖还能增进水和钠的吸收。因此对轻中型患者可以口服补液,重症患者在通过静脉补液病情改善后,也可改用口服补液。一般应用葡萄糖20 g,氯化钠3.5 g,碳酸氢钠2.5 g,氯化钾1.5 g加水1 000 mL。口服量可按成人750 mL/h,小儿15～20 mL/kg。以后每6 h的口服量按前一个6 h吐泻量的1.5倍计算。

(三)抗菌治疗

应用抗菌药物控制病原菌后能缩短病程,减少腹泻次数和迅速从粪便中清除病原菌。但仅作为液体疗法的辅助治疗。近年来已发现四环素的耐药菌株,但对多西环素仍敏感。目前常用药物:①复方磺胺甲基异噁唑,每片含甲氧苄啶(TMP)80 mg,磺胺甲基异噁唑(SMZ)400 mg,成人每次2片,每天2次;小儿30 mg/kg,分2次口服。②多西环素成人200 mg,每天2次,小儿6 mg/(kg·d),分2次口服。③诺氟沙星成人每次200 mg,每天3次,或环丙沙星成人每次250～500 mg,每天2次口服。以上药物任选一种,连服3 d。不能口服者可应用氨苄西林肌内或静脉注射。O139菌对四环素、氨苄西林、氯霉素、红霉素、先锋Ⅴ号、环丙沙星敏感,而对复方磺胺甲基异噁唑、链霉素、呋喃唑酮耐药。

(四)对症治疗

休克患者经补液后血容量基本恢复,但血压仍低者,可应用地塞米松20～40 mg或氢化可的松100～300 mg,静脉滴注,并可加用血管活性药物静脉滴注。患者在输注541溶液的基础上尚需根据二氧化碳结合力(CO_2CP)情况,应用5％碳酸氢钠酌情纠酸。若出现心力衰竭、肺水肿,则应暂停或减慢输液速度,可应用强心药物,如毒毛旋花苷K 0.25 mg或毛花苷C 0.4 mg,加入25％的葡萄糖中缓慢静脉注射。

十、预后

本病的预后与所感染霍乱弧菌生物型的不同,以及临床类型轻重、治疗是否及时和正确有关。此外,年老体弱或有并发症者预后差,治疗不及时者预后差。死亡原因主要是循环衰竭和急性肾衰竭。

十一、预防

(一)控制传染源

应用敏感的、特异的方法进行定期的流行病学调查。建立肠道门诊,以便及时发现患者和疑似患者。尤其当发现首例可疑病例时,应该做到"五早一就",即早发现、早诊断、早隔离、早治疗、早报告和就地处理。对于高危人群如家庭密切接触者进行粪检和预防性服药。一般应用多西环素 200 mg 顿服,次日口服 100 mg,儿童每天 6 mg/kg,连服 2 d。亦可应用诺氟沙星,每次 200 mg,每天 3 次,连服 2 d。对疫源区要进行严格、彻底消毒,防止疫情扩散。加强和完善国境卫生检疫,严防霍乱从国外传入或国内传出。

(二)切断传播途径

加强饮水消毒,定期检测饮水余氯,确保用水安全。加强垃圾和污水的无害化处理。良好的卫生设施可以明显减少霍乱传播的危险性。对患者和带菌者的排泄物进行彻底消毒。加强对食品的卫生管理。此外,应消灭苍蝇等传播媒介。

(三)提高人群免疫力

以前使用全菌死疫苗和霍乱肠毒素的类毒素疫苗,由于其保护效率低,作用时间短,不能防止隐性感染和带菌者,目前已被停止使用。现国外应用基因工程技术制成并试用的有多种菌苗,仍在扩大试用,其中包括以下几种。

1.B 亚单位-全菌体菌苗(Whole Cell B Subunit Vaccine,BS-WC)

这是由灭活的霍乱弧菌全菌体细胞(WC)和纯化的霍乱肠毒素 B 亚单位(BS)组成的菌苗。此菌苗保护率为 $65\%\sim85\%$ 左右,对古典生物型霍乱弧菌的预防作用优于埃尔托生物型霍乱弧菌。此外,尚有一种重组 B 业单位-全菌体菌苗(BS-rWC),也显示出同样的保护效率。

2.减毒口服活菌苗

CVD103-HgR 疫苗,为一重组的不含 CTXA 基因减毒活疫苗,此菌苗能明显对抗 O1 群古典生物型和埃尔托生物型霍乱弧菌的感染。Tacket 等报告,口服 $(3\sim5)\times10^{8}$ 单一剂量 CVD103-HgR 菌苗后,志愿者中获得 100% 的保护作用。一般认为保护作用至少持续 6 个月,但动物实验表明,此菌苗对 O139 型霍乱弧菌无保护作用。

十二、小结

(1)霍乱属于甲类传染病,是由霍乱弧菌所引起的烈性肠道传染病,以剧烈的腹泻和呕吐、脱水、肌肉痉挛、周围循环衰竭为主要临床表现。

(2)本病主要经水传播,具有发病急、传播迅速、发病率高、诊治不及时易致死亡等特点。应按甲类传染病严格隔离患者,并及时上报疫情。

(3)治疗上及时补液,辅以抗菌和对症治疗。

（王昕红）

第十节 猩 红 热

猩红热是由 A 组 β 型溶血性链球菌引起的急性呼吸道传染病。临床主要特征为发热、咽部红肿、疼痛、皮肤出现弥漫性红色皮疹和疹退后脱屑等。少数患者恢复期可出现变态反应引起的肾炎,风湿热等非化脓性并发症。

一、病原学

A 组链球菌呈 β 型溶血反应,有 70 多个血清型,β 型溶血性链球菌致病力强。A 组溶血性链球菌占人类链球菌感染的 90％。该组菌的抗原分为 3 种:①核蛋白(P 抗原),各型都有,无特异性;②多糖抗原(C 抗原),是细胞壁成分,有"组"特异性;③表面蛋白质抗原,位于细胞壁外层,具有型特异性。其中又分为耐热的 M 抗原(毒力抗原)和不耐热的 T 抗原。M 抗原有抵抗机体白细胞吞噬的作用,与细菌的致病性密切相关。T 蛋白抗原的分布与 M 蛋白的分布没有直接联系,某一 M 型的不同菌株可以有相同或者不同的 T 抗原。近 30 年来全世界较为流行的是M1T1 血清型的菌株,该类菌株的基因组上整合了能编码链道酶(Sda)和外毒素(SpeA)等毒力因子的噬菌体基因。

A 组链球菌生长繁殖中,可产生多种毒素和酶类,都与致病力有关。红疹毒素能致发热和猩红热皮疹,可抑制粒细胞吞噬功能,影响 T 细胞功能及触发内毒素引起出血性坏死;链激酶(溶纤维蛋白酶),可溶解血块或阻止血浆凝固;透明质酸酶扩散因子,能溶解组织中的透明质酸,对细菌在组织中的扩散具有一定的意义;溶血素分 O 和 S 两种,可溶解红细胞,杀伤白细胞和血小板,溶血素有抗原性,感染后可产生抗体。

链球菌为球形或卵圆形,直径 0.5～1 μm,革兰氏染色阳性,常成对或成链排列。该菌对热及干燥的抵抗力较弱,加热 56 ℃ 30 min 及一般消毒剂均可将其杀死。但在痰及脓液中可生存数周。若冷冻干燥保存,致病力可保存数月,甚至数年之久。

二、流行病学

(一)传染源

本病的传染源为患者和带菌者。人群的带菌率与季节、流行强度及与患者接触的程度等有关。A 组 β 型溶血性链球菌引起咽峡炎,因排菌量大且不被隔离,是重要的传染源。咽炎的潜伏期约为 2～5 d。一般在使用适当的抗生素治疗后的 24 h 内,儿童患者已经没有传染性。这个临床观察结果对儿童返回到幼儿园或学校环境具有重要的指导意义。链球菌携带者(如慢性无症状的咽部或者鼻咽部带菌者)通常没有传染的风险,因为这种情况下,他们一般携带少量的低毒力菌株。

(二)传播途径

主要经空气飞沫传播。偶尔可经被污染的玩具、生活用具、饮料及食物而传播。亦可经破损皮肤或产道而传播,被称为"外科型猩红热"或"产科型猩红热"。也有因肛门、阴道等途径带菌而引起暴发流行的相关报道。

(三)人群易感性

人群普遍易感。儿童为主要易感人群。感染后可获得较持久的抗菌和抗红疹毒素免疫力。抗菌免疫力主要为抗 M 蛋白抗体,故具有型特异性,型间多无交叉免疫,再感染 A 组链球菌可不发疹,但仍可引起咽峡炎。抗红疹毒素抗体可抵抗同种红疹毒素的侵袭,目前已知有 A、B、C3 种不同的红疹毒素,故可见到 2 次或 3 次患猩红热者。

(四)流行特点

本病全年可发病,但冬春季较多,5~15 岁为好发年龄。事实上,猩红热已被认为是威胁学龄儿童健康的一个危害,该病也有可能在托儿所的年幼孩子中引起暴发流行。但其导致的新生儿疾病是比较罕见的,部分原因可能是由于从胎盘获得的抗体起到的保护效果。我国 20 世纪 20 年代流行时多为严重病例,病死率为 15%~20%,近年来明显下降,不过由于疫情的周期性特点,2011 年又处于高发年份。近 40 年来,猩红热临床表现渐趋向轻型化,脓毒型和中毒型者明显减少。轻型化的原因可能与以下因素有关:①敏感抗生素的广泛应用,引起链球菌的变异;②病程早期应用抗生素致使链球菌很快被抑制或杀灭,病原得到早期控制;③机体抵抗力增强。

三、发病机制与病理

(一)发病机制

在感染过程中,A 群链球菌首先通过磷壁酸和菌毛黏附定植在皮肤或者咽喉的鳞状上皮细胞上,再通过凝集素-碳水化合物/蛋白质-蛋白质等亲和力较强的相互作用决定组织特异性,目前多个毒力相关因子已被证实参与该过程,如菌毛、M 蛋白、透明质酸和多种细胞外基质(ECM)黏附蛋白。在突破皮肤或者黏膜等第一道屏障后,往深层次组织和全身性扩散的过程中,A 群链球菌利用已有的因子抵抗并逃避固有免疫系统的攻击:包括借助位于细胞壁上的白介素-8 蛋白酶(SpyCEP)降解 IL-8 或者其他 CXC 趋化因子;利用菌体表面的 C_{5a} 肽酶(ScpA)特异水解趋化因子 C_{5a};分泌链球菌分泌性酯酶(SsE)水解血小板活化因子(PAF),PAF 受体被认为在 A 群链球菌的感染过程中对中性粒细胞募集起重要作用。通过这些从而抑制中性粒细胞向感染部位募集并逃避中性粒细胞对 A 群链球菌的杀伤作用,这是 A 群链球菌在体内建立感染并减少其被宿主清除所必须具有的特性。此外,链球菌溶血素 S、链球菌溶血素 O 可直接损伤宿主上皮细胞、中性粒细胞和巨噬细胞。荚膜多糖透明质酸、M 蛋白、细胞外链球道 D、链球菌补体抑制因子、免疫球蛋白 G 内肽酶则有助于抵抗中性粒细胞的吞噬和杀伤。

(二)病理

主要病理变化为皮肤真皮层毛细血管充血、水肿,表皮有炎性渗出,毛囊周围皮肤水肿、上皮细胞增生及炎性细胞浸润,表现为丘疹样皮疹,恢复期表皮角化、坏死、大片脱落。少数可见中毒性心肌炎,肝、脾、淋巴结有充血等变化。主要产生 3 种病变。

1.感染化脓性病变

A 组 β 型链球菌侵入咽峡部或其他部位,M 蛋白抗原抵抗机体白细胞的吞噬,黏附于黏膜上皮细胞,侵入组织,致局部化脓性炎症反应,出现咽部及扁桃体充血,水肿,炎症细胞浸润及纤维蛋白渗出形成脓性分泌物。细菌亦可经淋巴直接侵犯附近组织而引起炎症或脓肿,如扁桃体周围脓肿、中耳炎、乳突炎、颈淋巴结炎、蜂窝织炎等。细菌如进入血流可引起败血症。

2.中毒性病变

病原菌所产生的红疹毒素及其他产物经咽部丰富的血管进入血流,引起发热、头痛、食欲缺乏、呕吐、中毒性休克等症状。可使皮肤充血、水肿,上皮细胞增生,白细胞浸润,以毛囊周围最为明显,形成典型的猩红热皮疹,黏膜亦可出现充血及出血点,称为"内疹"。肝、脾、淋巴结等间质血管周围单核细胞浸润,肝、脾肿大,心肌可出现肿胀、变性甚至坏死,肾脏亦可出现间质炎症。

3.变态反应病变

仅发生于个别病例。少数患者在病程的 2～3 周可出现急性肾小球肾炎或风湿性全心炎,风湿性关节炎等表现。其发生可能与免疫复合物在组织间隙沉积有关。

四、临床表现

猩红热患者病情的轻重可因机体反应性的差异而有所不同,但大部分表现为轻症患者。典型患者起病急骤,主要有发热、咽痛和全身弥漫性红疹三大临床特征性表现。主要分为以下四期:

(一)普通型猩红热

1.潜伏期

最短 1 d,最长 12 d,一般为 2～5 d,此期细菌在鼻咽部繁殖。

2.前驱期

发热多为持续性,体温可达 39 ℃左右,伴寒战、头痛、全身不适、食欲缺乏等中毒症状,发热的高低,热程长短与皮疹的多少密切相关,自然病程约 1 周。咽喉炎可与发热同时,表现有咽痛,吞咽时咽部疼痛加重,检查时可见咽部及扁桃体明显充血、水肿,扁桃体隐窝处可见点片状脓性分泌物,重者可形成大片状假膜,俗称"火焰咽"。软腭黏膜亦可见充血和出血性黏膜疹(内疹)。

3.出疹期

发热的第 2 d 开始出疹,最先见于耳后、颈及上胸部,24 h 内迅速蔓延至全身。典型皮疹是在弥漫性充血的皮肤上出现均匀的针尖大小的丘疹,压之退色,伴有痒感。少数呈黄白色脓头不易破溃的皮疹,称为"粟粒疹",严重者呈出血性皮疹。在皮肤皱褶处,皮疹密集或因摩擦出血而呈紫红色线状,称为"线状疹"(Pastia 线)。颜面部仅有充血而无皮疹。口鼻周围充血不明显,与面部充血相比而发白,称为"口周苍白圈"。皮疹多与毛囊一致,且碍手感,又称"鸡皮疹"。皮疹多于 48 h 达高峰。

病程早期与发疹的同时即可出现舌乳头肿胀,初期舌覆以白苔,肿胀的舌乳头凸出于白苔之外,此称为草莓舌,2～3 d 后白苔开始脱落,舌面光滑呈肉红色,舌乳头凸起,此称为杨梅舌,该表现可作为猩红热的辅助诊断。

4.恢复期

皮疹依出疹顺序于 3～4 d 内消退。消退 1 周后开始脱皮,脱皮程度与皮疹轻重一致,皮疹越多越密脱屑越明显。颜面及躯干常为糠屑状,手、足掌、指(趾)处由于角化层厚,片状脱屑常完整,呈手足套状。

(二)脓毒型猩红热

较罕见,一般见于营养不良,免疫功能低下及卫生习惯较差的儿童。发热达 40 ℃以上,有头痛、咽痛、腹痛、呕吐等症状,咽部及扁桃体可有明显充血水肿,溃疡形成及大量脓性分泌物而形成大片假膜,引起邻近组织炎症反应,出现化脓性中耳炎、乳突炎、鼻窦炎、颈淋巴结炎等。如果治疗不及时可发展为败血症,出现弛张热,皮疹增多、出血,可出现带脓头的粟粒疹,引起败血症性休克。

(三)中毒型猩红热

本型患者毒血症状明显,体温达 40 ℃以上,头痛、恶心严重,可出现不同程度的意识障碍,病情进展迅速,可出现低血压、休克及中毒性心肌炎、中毒性肝炎等,该型近年少见。

(四)外科型或产科型猩红热

病原经伤口或产道侵入人体而致病。咽部常无炎症表现,皮疹首先出现在伤口或产道周围,然后蔓及全身,中毒症状大多较轻。

五、实验室及辅助检查

(一)血常规

白细胞总数升高,多为$(10\sim20)\times10^9/L$,中性粒细胞常在 80% 以上,严重者白细胞中可出现中毒颗粒。

(二)尿常规

通常无明显异常。若发生肾脏变态反应并发症时,可出现尿蛋白,红、白细胞及管型。

(三)细菌学检查

咽拭子或其他病灶分泌物培养可有 β 型溶血性链球菌生长。亦可用免疫荧光作咽拭子病原菌的快速诊断。

六、并发症

病后可发生化脓或中毒性并发症,如化脓性中耳炎、乳突炎、鼻窦炎、淋巴结炎及非化脓性的关节炎、中毒性心肌炎、中毒性肝炎等,一般持续时间较短。病程 2~3 周,部分患者可出现风湿性关节炎、风湿性全心炎及肾小球肾炎等,但由于近年来早期应用抗生素病情得以及时控制,故并发症少见。

七、诊断与鉴别诊断

(一)诊断依据

流行病学资料,当地是否有本病流行及有无接触史。临床表现骤起发热,咽峡炎,病程 2 d 内出现典型的猩红热样皮疹,口周苍白圈,帕氏线,疹退后可见皮肤脱屑。实验室资料咽拭子或其他病灶分泌物,培养分离出 A 组溶血型链球菌,急性期血白细胞总数多在$(10\sim20)\times10^9/L$,中性粒细胞增多在 80% 以上,均有助于诊断。

(二)鉴别诊断

猩红热患者咽峡部脓性分泌物成片时,应与白喉形成的假膜相鉴别。出疹后应与金黄色葡萄球菌感染、药疹及其他出疹性疾病如麻疹、风疹等相鉴别。

八、治疗

(一)一般治疗

急性期应卧床休息,呼吸道隔离。中毒症状严重者,可补液对症治疗。加强护理,保持皮肤与口腔卫生。

(二)病原治疗早期病原治疗

可缩短病程,减少并发症。药物首选青霉素,成人患者每次 80 万单位,6~8 h 1 次,儿童每天 2~4 万 U/kg,分 2~4 次肌内或静脉注射,疗程为 7~10 d。中毒型或脓毒型患者剂量要加大。通常用药后 80% 患者于 24 h 左右退热。对青霉素过敏者可选用红霉素、螺旋霉素或头孢类抗生素,疗程同青霉素。

(三)并发症的治疗

除加强抗生素治疗外,对风湿病、关节炎、肾小球肾炎等应给予相应治疗。

九、预防

应对患者隔离治疗 6 d,有化脓性并发症隔离至痊愈为止。对接触者医学观察 7 d。儿童机构内有本病流行时,对有咽峡炎或扁桃体炎者,应按猩红热治疗,对其工作人员,应暂时调离工作。该病流行期间应避免到人群密集的公共场所,接触患者应戴口罩。

(王昕红)

第十一节 百 日 咳

百日咳是由百日咳鲍德特菌感染引起的急性呼吸道传染病。临床表现以阵发性痉挛性咳嗽为特征,咳嗽末伴有特殊的深长的"鸡鸣"样吸气吼声,病程较长,可达数周甚至 3 个月左右。

一、病原学

(一)细菌学检查

1.细菌培养

采集鼻咽部分泌物或用咳碟法取样培养,在发病第 1 周阳性率可达 90%。抗菌治疗、疾病后期和接种过疫苗者阳性率降低。

2.特异性基因检测

PCR 法检测鼻咽分泌物中细菌特异性基因片段。轻症或接受抗菌治疗者 PCR 阳性率高于细菌培养,具有快速、敏感、特异的诊断价值。

(二)血清抗体检测

主要检测百日咳杆菌 PT、FHA、PRN 和菌毛蛋白(FIM)的 IgG、IgM 和 IgA 抗体,多采用 ELISA 法。急性期血清特异性 IgM 阳性或者急性期和恢复期双份血清特异性 IgG 抗体滴度 ≥ 4 倍升高表明近期感染。有报道,2 年内未接种疫苗者,抗 PT 特异性 IgG 抗体升高提示近期感染。但近期接种过百日咳疫苗的疑似病例应比较双份血清特异性 IgG 滴度变化。12 岁以下儿童 IgA 反应较差,诊断价值有限。

二、流行病学

百日咳鲍德特菌,又称百日咳杆菌,为革兰氏阴性杆菌,百日咳的生物活性分子包括百日咳毒素(PT)、腺苷环化酶毒素(ACT)、气管细胞毒素(TCT)、凝集原(AGG)、丝状血凝素(FHA)及 69 kD 蛋白(PRN)等主要的致病因子。年长儿童和成年患者是主要传染源,尤其是轻型患者,通过飞沫传播。潜伏期末 1～2 d 至发病后 6 周内都有传染性,以病初 1～3 周最强。人群对百日咳普遍易感。新生儿自母体获得的抗百日咳抗体为非保护性抗体,因而不受保护。无论菌苗全程免疫者或自然感染者,均不能获得终生免疫,可再次感染。本病多见于寒带及温带,全年均可发病,以冬、春季高发。我国实施计划免疫后,其发病率和病死率已大幅下降。但近十几年来,全球发病率呈明显上升趋势,局部地区还有暴发流行,称之为"百日咳再现",且发病高峰年龄从婴幼儿转移至青少年及成年人。

三、发病机制

百日咳杆菌侵入呼吸道后,通过其分泌的丝状血凝素(FHA)、FIm^2 及 FIm^3 凝聚原、非菌毛表面蛋白等作用黏附于上皮细胞,在黏膜的上皮细胞上繁殖,并产生许多生物活性因子。

(一)百日咳毒素(PT)

百日咳毒素亦称淋巴细胞增多促进因子(LPF),PT 由 5 种多肽组成,百日咳临床征象、保护性免疫均由 PT 介导。LPF 还使淋巴细胞增多,损伤淋巴细胞功能。

(二)FHA 及非菌毛表面蛋白

FHA 及非菌毛表面蛋白参与白喉杆菌的定植。

(三)腺苷酸环化酶毒素(ACT)与气管细胞毒素(TCT)及表皮坏死因子

ACT 与 TCT 导致黏膜纤毛上皮细胞变性、纤毛麻痹、蛋白合成减少、亚细胞器破坏。

(四)组胺致敏因子(HSF)

HSF 增加气管对组胺的反应性。

(五)胰岛活性蛋白(IAP)

IAP 使胰岛素分泌增多,可产生低血糖。

由于纤毛运动障碍,使炎症产生的黏稠分泌物排出障碍,并不断刺激末梢神经,反射性地通过咳嗽中枢引起痉挛性咳嗽。由于长期咳嗽刺激,咳嗽中枢形成持久的兴奋灶。在其他刺激下(如冷空气、进食、情绪波动、检查咽喉部等)均可反射性引起痉挛性咳嗽发作。当分泌物排除不净,可导致呼吸道不同程度阻塞,以致引起肺不张、肺气肿、支气管扩张及感染。长期剧咳,还可使肺泡破裂,形成纵隔气肿和皮下气肿,面部浮肿,眼结膜和颅内出血,严重者并发百日咳脑病产生惊厥。

病理改变主要在气管、支气管黏膜,上皮细胞坏死,胞浆出现空泡,胞核碎裂溶解、死亡、脱落。上皮中层和基底层有多核和单核细胞浸润,支气管及肺泡周围粒细胞和淋巴细胞聚集,形成间质炎症。并发脑病时,脑组织充血水肿,神经细胞变性,并有多处小出血灶。

四、临床表现

潜伏期 5~21 d,通常为 7~14 d。前驱期表现有阵发性咳嗽,日渐加重,一般为 7~10 d。痉咳期出现明显阵发性痉挛性咳嗽,一般持续 2~6 周,亦可长达 2 个月以上,若无并发症,体温多正常。痉咳特点为成串的、接连不断的痉挛性咳嗽后,有一次深长吸气,因较大量空气急促通过痉挛的声门发出一种特殊的高调鸡鸣样吸气性吼声。痉咳次数随病情发展而增多。痉咳严重时可导致舌系带溃疡,面部、眼睑水肿,眼结膜出血、鼻出血,重者颅内出血。新生儿和 3 个月以下婴儿常不出现典型痉咳,多见咳嗽数声后即发生屏气、发绀,以至窒息、惊厥或心脏停搏。婴幼儿可并发细菌性肺炎及百日咳脑病。恢复期痉咳逐渐缓解,持续 2~3 周。

五、辅助检查

外周血白细胞计数升高,可高达(20~50)×10^9/L,以淋巴细胞为主,一般超过 60%,亦有高达 90% 以上。该特征常见于婴幼儿而非青少年。

六、鉴别诊断

(一)百日咳样综合征

腺病毒、呼吸道合胞病毒、其他呼吸道病毒、肺炎支原体、衣原体和副百日咳杆菌等引起的呼吸道感染,部分患者临床表现、肺部 X 线表现和外周血象与典型百日咳有相似之处,需依靠病原学检查鉴别。

(二)支气管淋巴结结核

肿大的肺门淋巴结压迫气管、支气管,或侵蚀支气管壁,可引起痉挛性咳嗽,但无鸡鸣样回声。可根据结核病接触史、结核中毒症状、结核菌素试验以及肺部 X 线改变等进行鉴别。

(三)气管支气管异物

气管支气管异物可突然发生阵发性痉咳,但有异物吸入史,白细胞不增高,X 线可见节段性肺不张,做支气管镜检查可发现异物。

(四)其他

年长儿持续咳嗽不愈,需注意与其他病因所致的慢性咳嗽鉴别;新生儿及小婴儿以惊厥及反复抽搐发作为主要表现者,需与中枢神经系统感染、其他原因所致的颅内出血等进行鉴别。

七、治疗

(一)治疗目标

减少痉咳次数、观察严重程度、支持治疗、合理喂养、预防和治疗并发症。临床高度疑似百日咳患者(婴儿咳嗽超过 6 周,1 岁以上儿童咳嗽超过 3 周)可以经验性抗菌治疗。

(二)抗菌药物治疗

首选大环内酯类抗菌药物。

1.阿奇霉素

(1)≤5 个月婴儿:10 mg/(kg·d),顿服,疗程 5 d,新生儿优先推荐。

(2)≥6 个月儿童:第 1 天 10 mg/(kg·d),最大剂量 500 mg,第 2～5 天 5 mg/(kg·d),最大剂量250 mg,顿服,疗程 5 d。

2.红霉素

40～50 mg/(kg·d),最大剂量 2 g/d,分 4 次口服,疗程 14 d。有报道新生儿口服红霉素可引起肥厚性幽门狭窄,不推荐首选。

3.克拉霉素

15 mg/(kg·d),最大剂量 1 g/d,分 2 次口服,疗程 7 d。新生儿不推荐使用。

4.罗红霉素

5～10 mg/(kg·d),分 2 次口服,疗程 14 d。

5.复方磺胺甲噁唑(磺胺甲噁唑-甲氧苄啶)

甲氧苄啶 8 mg/(kg·d),磺胺甲噁唑 40 mg/(kg·d),分 2 次口服,疗程 14 d,2 个月以下婴儿禁用。

(三)对症治疗

(1)吸氧。

（2）气道护理：吸痰清除气道分泌物，酌情超声雾化吸入，湿化气道，防止窒息。

（3）百日咳脑病者，酌情应用止痉剂和脱水剂，治疗同脑炎。

(四)婴幼儿

需监测心电、呼吸和氧饱和度，记录痉咳情况。

八、预防

(一)隔离患者

呼吸道隔离至少到有效抗生素治疗后 5 d，对于未给予及时有效抗生素治疗的患者，隔离期为痉咳后 3 周。

(二)保护易感人群

目前我国使用的疫苗是白喉类毒素、百日咳菌苗、破伤风类毒素（DPT）三联疫苗，百日咳菌苗有全细胞菌苗和无细胞菌苗，后者局部及全身反应均轻，而抗体产生较高。基础接种程序为3 剂，接种时间为3 月龄、4 月龄、5 月龄，18～24 月龄时加强 1 剂。一般疫苗接种 3～5 年后保护性抗体水平下降，12 年后抗体水平不能检测到。若有流行时易感人群仍需加强接种。

（王昕红）

第十二节　厌氧菌感染

厌氧菌是正常菌群的主要组成部分，它可引起人体任何组织和器官的感染。由厌氧梭状芽胞杆菌所致的特殊病症如气性坏疽、破伤风、肉毒中毒等早为临床医师所熟知和重视，而由无芽胞厌氧菌所引起的感染则常被忽视和漏诊。近年来由于厌氧菌培养技术的改进，厌氧菌得以及时分离和鉴定，对厌氧菌感染的认识也逐渐加深。

一、病原学

厌氧菌尚无公认的确切定义，但通常认为这是一类只能在低氧分压的条件下生长，而不能在空气（或含 18% 氧气）和/或 10% 二氧化碳浓度下的固体培养基表面生长的细菌。按其对氧的耐受程度的不同，可分为专性厌氧菌、微需氧厌氧菌和兼性厌氧菌。

引起感染的常见致病性厌氧菌有下列几种：①革兰氏阴性杆菌，包括脆弱拟杆菌、核梭形杆菌和产坏死梭形杆菌、普雷沃菌属等；②革兰氏阳性产芽胞杆菌，包括梭状芽胞杆菌，以产气荚膜梭菌为多见；③革兰氏阳性非产芽胞杆菌，包括放线菌属、丙酸杆菌属以及真杆菌属等；④革兰氏阳性球菌，包括消化球菌属和消化链球菌属等；⑤革兰氏阴性球菌，包括韦荣球菌、巨球型菌属等。

二、流行病学

(一)传染源

厌氧菌虽然普遍存在于自然界及人体的各个腔道及皮肤上，但一般不致病。厌氧菌感染主要来自患者本身，即内源性感染；外源性较少见。

(二)传播途径

1.呼吸道吸入

由于误吸痰液和食物等异物后,引起肺及胸腔的厌氧菌感染,常见于各种原因所致的意识障碍及吞咽困难患者。

2.血行播散

盆腔或腹腔的化脓性血栓性静脉炎,其细菌栓子脱落随血流到达肺部及脑部,引起肺部栓塞性化脓性病变及脑脓肿,常见于脑和肺部的感染。

3.直接蔓延

如慢性中耳炎、乳突炎、鼻窦炎可直接扩散致脑脓肿,或由脑部创伤引起;胸廓手术或外伤后致胸腔感染,或由膈下脓肿经横膈蔓延至胸腔而成;腹腔感染多继发于胃肠道手术、腹部创伤或阑尾炎穿孔等。

(三)易感人群

糖尿病、严重肝病、尿毒症、营养不良、褥疮溃疡、肢体坏疽、肿瘤、器官移植、血液病患者,以及长期应用免疫抑制剂、糖皮质激素的患者,抵抗力低下,均为本病易感人群。

三、发病机制

厌氧菌感染常为内源性,即自身菌群造成的感染。皮肤黏膜屏障功能的减退及正常菌群定植位置的变化是造成绝大多数厌氧菌感染的重要发病机制。氧化还原电势的降低有利于组织内厌氧菌的繁殖,造成氧化还原电势降低的原因主要为供血不足、组织坏死,或同时存在需氧菌或兼性厌氧菌。因此凡属影响血供的血管性疾病、药物注射后产生局部组织坏死、恶性肿瘤、冷冻、休克、水肿、外伤(特别是腹部、盆腔和牙齿的外伤)、外科操作(如拔牙等)、异物等均有利于厌氧菌感染的发生。患有糖尿病、严重肝病、肝硬化、尿毒症、压疮溃疡、肢体坏疽等疾病,以及长期接受免疫抑制剂、氨基糖苷类抗生素、糖皮质激素、抗代谢药物、放射治疗和器官移植等患者,发生厌氧菌感染的机会逐渐增多。

常见的厌氧菌感染途径包括以下几种。

(一)呼吸道吸入

吸入性肺炎是厌氧菌感染最为多见的类型。常见于各种原因所致的意识障碍及吞咽困难患者,由于误吸痰液和食物等异物后,口腔常见的厌氧菌侵入肺脏,可以引起肺部感染,进而可以引起胸腔感染。主要致病菌为拟杆菌属、梭杆菌属、厌氧链球菌和消化球菌等。

(二)血行播散

盆腔或腹腔的厌氧菌可以引起化脓性血栓性静脉炎,含有厌氧菌的细菌栓子脱落随血流到达肺部及脑部,引起肺脓肿及脑脓肿。致病菌以脆弱拟杆菌多见,其次为梭形杆菌和厌氧链球菌等。

(三)直接蔓延感染

鼻窦和口腔的厌氧菌在出现慢性中耳炎、乳突炎、鼻窦炎或者牙周炎时可以通过炎症向周边直接蔓延与扩散,或在头颅外伤后均可继发颅内厌氧菌感染,发生脓肿。胸腔外伤感染多因胸廓手术可以发生膈下脓肿经横膈蔓延至胸腔而成。腹腔感染多继发于胃肠道手术、腹部创伤或阑尾炎穿孔等。

四、临床表现

厌氧菌可引起任何部位和脏器的感染,但以口腔与上呼吸道感染、胸腔、腹部和盆腔感染为多见,占这些部位感染的 70％～93％,但 1/3～2/3 为混合感染。

(一)中枢神经系统感染

1.脑脓肿

厌氧菌是脑脓肿的主要致病菌,入侵途径包括中耳炎(常为慢性)和乳突炎直接蔓延、血源播散致脑脓肿、鼻窦炎直接扩散、其他尚有外伤、先天性心脏病(右向左分流)、口腔或牙齿感染、扁桃体或咽部炎症、感染性心内膜炎等,均可累及脑部致脑水肿。

临床表现主要为占位性病变症状,有头痛、精神障碍、脑神经麻痹、视神经盘水肿等。毒血症症状可以不明显,亦不一定有发热。头颅 CT 或 MRI、脑血管造影等有助于诊断与定位。脑脊液检查可见蛋白质增加、糖正常、白细胞数可轻度增多。如脓肿溃破入脑室则可迅速出现化脓性脑膜炎和颅内压增高症状。

2.脑膜炎

厌氧菌很少引起脑膜炎,厌氧菌脑膜炎仅约占细菌性脑膜炎的 1％ 左右。原发病灶亦以慢性中耳炎和/或乳突炎为最多见,其次为外科手术(或椎板切除术)。致病菌常为梭形杆菌、拟杆菌、厌氧球菌和梭状芽胞杆菌亦有所见。其临床表现与一般化脓性脑膜炎无异,病情轻重不一。丙酸杆菌所致脑膜炎可呈卒中样或呈慢性脑膜炎型,脑脊液细胞增加以单核细胞为主。

(二)口腔与呼吸系统感染

1.口腔与上呼吸道感染

口腔与上呼吸道感染包括口腔及附属性结构的厌氧菌感染。牙髓炎、根尖周或牙龈脓肿、下颌周腔隙感染常呈连续性,通常先有牙髓炎,然后发展为根尖周炎,再发展至由沿下颌骨插入的筋膜形成的潜在腔隙。常见的致病菌为梭形杆菌和消化链球菌,其次为拟杆菌。

2.肺部感染

肺部感染可表现为吸入性肺炎、肺脓肿、脓胸以及所引起的支气管胸膜瘘等化脓性并发症。吸入性肺炎有与急性肺炎相似的典型症状,难与一般细菌性肺炎鉴别,但病程相对慢性化,早期往往缺乏厌氧菌感染特征性症状如恶臭痰、组织坏死物的咳出。但病程后期一旦有脓肿形成和多发性肺坏死,常有高热、腐臭脓痰、大量腐肉组织的脱落随痰咳出。半数病者可伴有脓胸。致病菌多为混合性,常见厌氧菌为梭形杆菌、拟杆菌、消化链球菌、消化球菌、丙酸杆菌、真杆菌等,需氧菌为金黄色葡萄球菌、链球菌和革兰氏阴性杆菌。尤其是医院内获得的吸入性肺炎以及肺脓肿等,其致病菌以厌氧菌合并革兰氏阴性菌或金葡菌更多见。

(三)腹腔内感染

正常肠道含有大量厌氧菌,腹腔内感染常伴有肠内容物的污染,故具有以下两个特征:①厌氧菌分离率高,常见者为脆弱拟杆菌和其他拟杆菌、梭形杆菌、梭状芽胞杆菌、消化链球菌和消化球菌、真杆菌等。病菌种类取决于感染或手术部位,上消化道以来自口咽部的兼性革兰氏阳性菌为多,回肠下部为过渡性区域,厌氧菌和兼性菌各半,结肠则以厌氧菌为多,尤其拟杆菌为多见。②常为多种细菌的混合感染,平均每个标本可分离到 5 种细菌,包括厌氧菌和需氧菌(或兼性菌)。厌氧菌的分离率高,主要厌氧菌为脆弱拟杆菌,其次为梭状芽胞杆菌、厌氧球菌等;需氧菌以大肠埃希菌、克雷伯菌属、铜绿假单胞菌等为多见。

腹腔内感染初起时可表现为腹膜炎(弥漫性或局限性),继而局限化并形成脓肿,后者可位于腹腔内、腹膜后或内脏间。部分病例伴有菌血症,以拟杆菌为多见。

1.肝脓肿

肝脓肿的脓液培养约 40%～60%可无细菌生长,有关细菌学证实其中大多数为厌氧菌,其常见的致病菌为拟杆菌、梭形杆菌和厌氧链球菌、梭状芽胞杆菌等。临床表现和需氧菌肝脓肿雷同,基础疾病有胃肠道手术、炎症或穿孔、胆道感染、糖尿病等。脓液具臭味,脓腔内有气体,脓液涂片见细菌而常规培养多阴性。

2.胆道感染

正常胆囊壁和胆汁一般无细菌生长或含少量非致病菌,但约 50%结石症患者胆囊内可有细菌寄殖,主要为大肠埃希菌和肠球菌,老年者尤甚。结石引起胆总管梗阻时,细菌培养阳性率增高,在厌氧菌中以厌氧链球菌和梭状芽胞杆菌为多见,后者的检出率可达 20%以上,尤其在胆囊积脓时,在老年糖尿病患者,胆囊炎可呈气肿性,全身毒血症症状较重,X 线检查可见胆囊内有明显气体形成或气液平,多数由梭状芽胞杆菌引起。

3.阑尾炎

正常阑尾中可培养到大肠埃希菌、需氧链球菌、双歧杆菌和拟杆菌、梭形杆菌等。阑尾炎的致病菌以脆弱拟杆菌为多见,占 25%～90%。

(四)女性生殖道和盆腔感染

几乎所有非性传播造成的女性生殖道感染均有厌氧菌参与,主要是脆弱拟杆菌和大肠埃希菌。厌氧菌引起的多种女性生殖道感染包括子宫内膜炎、盆腔蜂窝织炎和脓肿、巴氏腺炎和脓肿、阴道炎、阴道壁脓肿、输卵管炎或脓肿、卵巢脓肿、剖宫产后伤口感染、脓毒性流产、产褥热、绒毛羊膜炎等。多数为混合感染,厌氧菌和需氧菌掺杂。

(五)尿路感染

尿路远端、会阴、阴道和外生殖道可有厌氧菌寄殖,且易进入膀胱,但很少引起尿路感染(仅 1%左右)。值得注意的是排出的尿标本检出厌氧菌可能来自正常尿道,菌落计数可达 10^3～10^4/mL,甚至更多,故不能认为是感染的依据。尿液标本应自耻骨上膀胱穿刺取得。常见的致病菌为拟杆菌、消化链球菌和乳酸杆菌、梭形杆菌等,往往同时有需氧菌混杂。厌氧菌尿路感染的来源有:①尿路本身病变使内源性菌群入侵而引起感染;②由邻近器官如子宫、肠道等上升感染所致;③血源性播散、尿道损伤(如挤压尿道、留置导尿等)可促使细菌由尿道进入膀胱。休克和尿道梗阻均有利于厌氧菌的增殖。

(六)骨和关节感染

厌氧菌性骨髓炎较为少见,通常可分为放线菌性与非放线菌性两种。前者主要见于颌骨和脊椎骨,其次尚有肋骨、颅骨、长骨、短骨等,可同时伴有其他厌氧菌和需氧菌的混合感染。丙酸杆菌属感染者往往有关节创伤、手术、假肢移植史,拟杆菌属感染常有远距离感染灶,梭杆菌属感染常有口咽部感染。感染过程常呈亚急性或慢性。在颌部或颈部有典型硬块,并有经常流脓并排出"硫黄颗粒"的窦道。非放线菌性厌氧菌骨髓炎以厌氧和微需氧链球菌所致者为多见,余依次为梭杆菌、脆弱拟杆菌、产黑色素普雷沃菌、其他拟杆菌、梭菌等。可由附近感染或血行传播而来。易发生于糖尿病患者。厌氧菌和需氧菌骨髓炎在临床上不易区别,但厌氧菌感染的全身症状较轻,有半数患者有恶臭分泌物,亦可有坏死组织脱落、软组织积气和脓肿形成等。

(七)血流感染和心内膜炎

1.血流感染

血流感染的病原中,厌氧菌占 1‰~17‰,新生儿厌氧菌血流感染的发病率尤高。入侵途径以胃肠道及女性生殖道为主,其次为压疮溃疡或坏疽。致病菌以拟杆菌,尤以脆弱拟杆菌为多见,其他还有消化链球菌属、梭菌属、梭杆菌属,多数为混合感染。由胃肠道入侵者血培养多次阳性并常为多种细菌感染。而由女性生殖道入侵血培养多次阳性者少见,但多种细菌感染则常见。

临床表现同需氧菌血流感染,常有发热、白细胞计数增高、感染性休克(30%)和弥散性血管内凝血。黄疸发生率高,可达 10%~40%。易并发迁徙性化脓性病灶(10%~28%)和脓毒性血栓性静脉炎(5%~12%)。血流感染可呈暴发型伴高病死率,如产气荚膜梭菌血流感染,常有溶血、黄疸、休克和肾衰竭,病情危重。近年来也发现部分血流感染病情轻微,无严重的毒血症表现,而呈良性经过,病程自限,不经抗菌治疗可康复。

2.心内膜炎

厌氧菌引起心内膜炎发生率占心内膜炎的 1.5%~10% 不等,并有日益增多的趋势。常见的病原为拟杆菌、梭形杆菌、梭状芽胞杆菌、角化丙酸杆菌以及微需氧和厌氧链球菌。入侵途径主要为口腔,较少见的为胃肠道。临床表现不同于一般亚急性细菌性心内膜炎,多见于无原发心脏病患者。厌氧菌侵入正常的瓣膜,且常引起栓塞、瓣膜破坏。更严重的并发症为心肌脓肿或瓣膜及其他支持结构的破坏或穿孔,常引起心力衰竭。

(八)皮肤和软组织感染

厌氧菌性皮肤和软组织感染的病原大多为混合性,常见于手术、创伤和缺血的部位,致病菌常为内源性者,在身体易受污染的解剖部位,如肠道或盆腔手术伤口、会阴、压疮等处受感染机会较大。其特征为常有腐臭分泌物、产气、广泛组织坏死,并有延伸至皮下组织和筋膜面形成窦道的倾向。

五、辅助检查

(一)标本的采集与运送

由于无芽胞厌氧菌为人体正常菌群,且在一定范围内为优势菌,远多于需氧菌,因此一切可能污染正常菌群的标本都不宜做厌氧菌检测,如痰液、齿龈拭子、小肠内容物、咽喉内拭子、溃疡及阴道分泌物、排泄尿、粪便、洗胃液等。

1.标本采集

不同部位的标本采集方法各有特点。

(1)闭合性脓肿(包括胸腔):用注射器抽取脓液后,注射针头插入无菌橡皮塞内以免空气侵入。但溃破的脓肿应先用棉签擦去表面脓液取深部脓液。

(2)支气管:用套管绒毛刷在利多卡因局部麻醉后取样。

(3)尿液:严格消毒后经耻骨联合上方穿刺,但常规使用有困难,目前仍以清洁中段尿为主。

(4)生殖道及盆腔:以吡咯烷酮碘消毒后,后穹隆穿刺取盆腔渗出液。子宫分泌物用双套管抽取,抽取后将取样管退回外套管后取出,以防阴道正常菌群污染。

(5)阑尾脓肿和腹腔内脏器感染:无菌手术切开后抽取。

(6)口腔:使用带空气导管的倒刺或活动尖端的刮器采样,导管可抽回内管并充入无氧的 CO_2,标本采集后退回外套管后取出。

(7)血液:应在用抗菌治疗前短期内采血 2～3 次,采血量多,阳性率高。

2.标本运输

标本采集后应尽量不接触空气,标本运送可采用下列方法。

(1)针筒运送法:用无菌针筒抽取标本后,排出多余的空气,针尖插入无菌橡皮塞,隔绝空气,运送至实验室,此法适用于运送各种液体标本。

(2)无氧小瓶运送法:以无菌青霉素小瓶采样,瓶内装培养基 0.5 mL,加盖密封,此法适用于运送小量脓液。

(3)大量液体标本运送法:装满标本瓶,即可驱除瓶中空气,加盖密封运送。

(4)组织块运送法:组织块置密闭厌氧罐中运送,罐内放入一团以酸化硫酸铜浸泡处理过的钢丝绒以吸氧。

(5)厌氧培养袋运送法:将标本床旁接种于预还原厌氧灭菌培养基,然后将平板放入厌氧袋中运送。

(二)培养

为使培养基在接种前处于无氧状态,初代培养用的平板应新鲜配制,4 h 内用完或放入充以 CO_2 的不透气密封塑料袋中,4 ℃保存,1～2 d 内用完。也可将培养基在使用前放入无氧环境,预还原 24～48 h。用预还原厌氧灭菌法配制的培养基,在整个配制和分装过程中均通入 CO_2,使培养基不接触氧。液体培养液使用前煮沸 10 min,驱除溶解其中的氧气,迅速冷却后立即接种。

非选择性培养基目前最常用者为牛心脑浸出液和布鲁菌肉汤两种基础培养基。选择性培养基利用其选择性,可在众多的细菌中,选出主要的致病菌。目前临床常用的厌氧培养装置有厌氧罐或厌氧缸、厌氧袋和厌氧箱或厌氧室三种系统,三者对厌氧菌检出率基本相同,但以厌氧罐最简便实用。培养一般需 1 周以上才能作出结论。

(三)鉴定

1.厌氧菌的常规鉴定

对于一般的临床实验室,多使用 Finegold 厌氧的三级鉴定方法进行鉴定。

(1)一级鉴定:又称初级鉴定,一般为对初代培养结果的鉴定,主要根据标本的来源、耐氧试验、选择性培养基生长和细菌菌落形态、溶血性、色素产生、镜下菌细胞特征等报告厌氧菌检出结果。一般只能鉴定到类、群或属及大种。

(2)二级鉴定:在一级鉴定的基础上结合细菌生长特性、生化试验结果等将厌氧菌的属和种做进一步鉴定。

(3)三级鉴定:在一、二级鉴定的基础上,补充被鉴定菌的代谢产物的色谱分析,以正确鉴定出菌属,并补充生化性状测定以及用 PCR 测序技术检测细菌保守 DNA 片段的基因序列以确定菌种。

2.气相色谱分析(GC)

包括细菌代谢产物和细胞成分的分析。不同菌属与菌种的厌氧菌在代谢过程中可产生种类与数量各不相同的挥发性和非挥发性短链脂肪酸以及醇类产物,挥发性脂肪酸可用气相色谱分析鉴定,而非挥发性脂肪酸不能直接进行气相色谱分析,必须先用甲醇或三氟乙硼等酯化,生成甲基衍生物再行氯仿提取进行气相色谱分析。

3.免疫学检查及其他

荧光抗体技术(包括直接与间接)能成功地识别各种厌氧菌(如拟杆菌、梭菌、梭杆菌、丙酸杆菌等)。与细菌培养法比较,两者的符合率相当高。用免疫酶标组化诊断产气荚膜梭菌与培养法和荧光抗体染色法的结果进行比较,三者的阳性率基本一致,有快速诊断的价值。

六、鉴别诊断

厌氧菌感染诊断的确立有赖于特征性临床表现及可靠的细菌学检查结果。

(一)临床提示线索

(1)脓液或渗出液有腐败性臭味或甜味,此为最重要的临床线索。必须注意的是,某些厌氧菌如革兰氏阳性厌氧菌可不产生臭味,厌氧菌感染灶不与体外相通时也可以不具有臭味。

(2)某些特殊部位的感染,如拔牙后下颌蜂窝织炎、牙感染、吸入性肺炎、肺脓肿、脑脓肿、腹膜炎、腹腔内脓肿、肠道或产道手术或创伤后伤口感染、宫颈炎、输卵管卵巢脓肿、产后感染、感染性流产、肛周脓肿、人或动物咬伤后感染,以及接近黏膜面的感染,均应高度怀疑为厌氧菌或混合感染。

(3)感染时有组织坏死、坏疽、气体形成、假膜形成或在恶性肿瘤坏死的基础上发生感染,或在渗出物中有硫磺样颗粒(放线菌),或血性渗出物呈黑色,在紫外光下显示荧光(产黑色素普雷沃菌可产生黑色素)。

(4)伴有脓毒性栓塞性静脉炎,易招致远处脏器单个或多发的迁徙性脓肿。

(5)某些特异的临床综合征,如气性坏疽、放线菌病、破伤风、肉毒中毒和假膜性肠炎等。

(二)细菌学检查线索

(1)脓性标本常规培养无细菌生长,但革兰氏染色却见到大量细菌,且形态上较一致。

(2)在硫乙醇酸钠液体或琼脂深处的厌氧带有菌落生长,常提示为厌氧菌生长。

(3)培养物产气并有腐败的恶臭。

(4)在含有 $100\ \mu g/mL$ 卡那霉素或新霉素的培养基中有革兰氏阴性杆菌生长。

(5)在厌氧琼脂平板上有典型菌落,刚长出的产黑色素普雷沃菌菌落在紫外光下呈红色荧光。

七、治疗

厌氧菌感染的治疗应根据其临床表现、感染的部位、细菌种类决定其治疗方案,然其共同的原则为建立不利于厌氧菌生长繁殖的环境(包括外科治疗)和选择有针对性的抗菌药物。对少数产外毒素的厌氧菌感染如破伤风、肉毒杆菌食物中毒,宜同时应用抗毒素。对严重感染患者应加强支持疗法、酌情输血浆或全血,积极治疗原发疾病。

(一)破坏厌氧环境

破坏厌氧环境包括局部病灶的切开引流、坏死组织的清除、明显肿胀伴气体形成病变组织的减压,以及并存的恶性肿瘤、异物、梗阻、血栓的去除等。为控制感染扩散和减轻毒血症,必要时施行截肢、子宫切除等手术。浅表厌氧菌感染局部可用过氧化氢溶液冲洗。高压氧治疗适用于骨及软组织厌氧菌感染患者。

(二)抗菌治疗

抗菌药物的选用应根据细菌培养及药物敏感试验的结果而定,但由于厌氧菌培养需要一定的时间和条件,临床上常在获得实验室结果以前医师已作出抗厌氧菌治疗的重要决定。厌氧菌感染抗菌药物的选择可根据感染部位的不同作出初步的推断,一般横膈上下的致病菌有较大差别,膈以上(包括中枢神经系统、头颈部、肺和胸膜)的致病菌对青霉素大多敏感;膈以下的感染如腹腔内和女性生殖道感染,脆弱拟杆菌为常见致病菌。

1.甲硝唑

本品属咪唑类化学合成药,为杀菌剂,对大多数厌氧菌均有杀菌作用。甲硝唑被还原的中间产物对氧十分敏感,在有氧环境下易失活,故只对厌氧菌发挥作用。在临床上,甲硝唑对腹腔内感染、女性盆腔感染、脑脓肿和厌氧菌骨髓炎等常有良好疗效。厌氧球菌对甲硝唑亦较敏感。甲硝唑的组织分布好,能透过血—脑屏障。替硝唑与奥硝唑的抗厌氧菌谱与甲硝唑基本相同。但口服相同剂量后的血药浓度略高,半衰期稍长,不良反应较少。

2.克林霉素和林可霉素

克林霉素是林可霉素的半合成衍生物,其抗菌作用与临床疗效均优于林可霉素。克林霉素对大多数厌氧菌包括消化球菌、消化链球菌、拟杆菌、梭杆菌、真杆菌、丙酸杆菌以及大多数放线菌属均有良好的抗菌活性。已报道20%～30%脆弱拟杆菌对本品耐药,某些梭杆菌特别是产气荚膜杆菌亦耐药。厌氧菌腹腔感染、女性盆腔感染、皮肤和软组织感染、骨和关节感染均可采用克林霉素治疗。本组药物难以透过血-脑屏障;长期应用易引起腹泻和艰难梭菌所致的假膜性肠炎,林可霉素的发生率为高。

3.β-内酰胺类抗生素

消化球菌、产气荚膜梭菌、梭杆菌、放线菌等对青霉素和头孢菌素较敏感,而脆弱拟杆菌对青霉素、羧苄西林、替卡西林、头孢唑林及二代、三代、四代头孢菌素如头孢噻肟、头孢哌酮等均耐药,故这些药物的疗效均令人失望,此与多数脆弱拟杆菌存在β-内酰胺酶有关。使用β-内酰胺酶抑制剂(如克拉维酸和舒巴坦)联合制剂可使阿莫西林、替卡西林、氨苄西林、头孢哌酮等抗生素的抗菌谱扩大,抗菌作用显著增强,从而对多种产β-内酰胺酶的细菌产生明显协同作用,可用于脆弱拟杆菌等感染。

4.大环内酯类

本类的抗菌作用逊于克林霉素,两者有交叉耐药性。主要作用于厌氧球菌,仅用于口咽部感染。

5.万古霉素和去甲万古霉素

万古霉素和去甲万古霉素对各种革兰氏阳性菌包括球菌与杆菌均有强大抗菌作用,最低抑菌浓度(MIC)大多为0.06～5 mg/L,为快效杀菌剂。口服对艰难梭菌所致的假膜性肠炎具极好的疗效。

6.四环素类

抗厌氧菌作用较氯霉素、克林霉素和甲硝唑差,对放线菌属和痤疮丙酸杆菌则有较强的抗菌活性,其中半合成四环素作用稍强,因此除放线菌病外临床上一般不用于厌氧菌感染的治疗。

7.氟喹诺酮类

对厌氧菌的作用多数认为较差或不稳定,近年有研究显示新一代的氟喹诺酮类药物莫西沙星在治疗厌氧菌感染中有显著疗效且较少产生耐药菌株。

(三)其他支持与对症治疗

其他支持与对症治疗包括维持水、电解质平衡,输血,纠正休克,患肢的固定等亦属重要。并发血栓性静脉炎或DIC时有应用肝素等抗凝剂的指征。局部可用3%H_2O_2冲洗和全身给氧,重症患者可考虑高压氧舱治疗。

八、预防

应防止体内正常厌氧菌群或体外厌氧菌带入伤口、闭合空腔或其他可能招致感染的部位。对外伤伤口,最有效的预防感染措施是尽快彻底清创、去除异物与死腔、重建良好的血供。如患者需要转送,不能立即进行清创,可予以预防性应用抗厌氧菌药物;腹部贯穿性外伤,尤其是累及结肠时,有应用抗厌氧菌药物预防的指征。慢性病灶如慢性中耳炎、鼻窦炎、乳突炎的积极治疗可预防颅内厌氧菌感染。体弱、神志不清或有吞咽困难者进食时应注意防止吸入。有瓣膜病变的心脏病者行牙齿外科手术或瓣膜修复术时应给予预防性抗厌氧菌药物。

（王　兵）

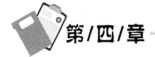

第/四/章

真菌感染性疾病

第一节 念珠菌病

念珠菌病是指念珠菌属真菌所引起的急性、亚急性或慢性感染,通常累及皮肤、黏膜,亦可累及内脏和各个系统器官而造成严重后果。念珠菌作为人体的正常菌群,只有在机体菌群失调或防御机制受损时才会致病。该条件致病菌所致的临床感染类型广泛,是目前发病率最高的深部真菌病。

一、病原学

念珠菌属酵母菌目,具酵母型或假菌丝型双相,酵母型为圆形或椭圆形,可产生芽生分生孢子。念珠菌属广泛存在于人体和环境中,是人体正常菌群之一,定植于人体与外界相通的各个器官,包括口咽部、鼻咽部、胃肠道、前尿道和阴道等。在念珠菌属中引起人类感染者主要为白念珠菌、光滑念珠菌、热带念珠菌、近平滑念珠菌、克柔念珠菌等十余种。念珠菌对热的抵抗力不强,加热至 60 ℃ 1 h 后即可死亡。但对干燥、日光、紫外线及化学制剂等抵抗力较强。念珠菌为双相菌,正常情况下一般为酵母相,致病时转化为菌丝相,因此在细胞涂片或组织切片中发现假菌丝是念珠菌感染的重要证据。

二、流行病学

念珠菌属是机会真菌或条件致病真菌中最常见者,其所致疾病在侵袭性真菌病(invasive fungal disease,IFD)中占首位。内源性感染是其主要的感染途径,也存在人与人之间的传播,可以引起皮肤黏膜感染或涉及某些脏器的侵袭性念珠菌病。在 ICU 患者、实体器官移植和造血干细胞移植受者的 IFD 中念珠菌属所致者占 42%。发生侵袭性念珠菌病的主要危险因素包括念珠菌定植、接受广谱抗菌药治疗、使用中央静脉导管、全胃肠外营养、胃肠道或心脏外科手术、住院时间延长、入住 ICU、烧伤、早产、中性粒细胞减少、全身应用糖皮质激素、HIV 感染、糖尿病等。

在念珠菌病中以白念珠菌所致者为主。近年来在临床分离的念珠菌中,白念珠菌所占比率呈下降趋势。而近平滑念珠菌、热带念珠菌和光滑念珠菌等非白念珠菌略上升。然而在某些科室和人群中白念珠菌所占比率下降明显。如来自 ICU 和某些免疫缺陷人群中的资料显示非白念珠菌检出率上升明显。在 ICU 念珠菌血症患者中，白念珠菌仅占 40％,近平滑念珠菌、光滑念珠菌和热带念珠菌各占 23％、15％和 9％。另一来自免疫缺陷者念珠菌血流感染的报道中非白念珠菌占 54％。非白念珠菌检出比率上升可能与氟康唑等唑类药物应用、经历手术和年龄＞65 岁有关。

三、发病机制与病理改变

念珠菌病发病机理较复杂,受三方面因素影响。

(一)宿主因素

首先是细胞免疫缺损,表现在对念珠菌抗原皮试无反应性,体外受念珠菌抗原刺激后,淋巴细胞转化率低下及巨噬细胞移动抑制因子合成减少或缺乏。其次是巨噬细胞数量减少,趋化性丧失,吞噬和杀菌能力下降。此外,髓过氧化物酶缺乏、转铁蛋白降低和血清铁升高、锌离子缺乏、高血糖、维生素 A 缺乏和皮肤损伤等都能诱发念珠菌病。

(二)病原因素

念珠菌胞壁主要由糖原、甘露聚糖等组成,后者能加强念珠菌的黏附能力,引起感染。实验证明带芽管的白念珠菌较单纯芽孢黏附力强。其次,白念珠菌在组织内常呈菌丝体,与孢子相比,不易被吞噬,因此其致病性增加,其他念珠菌形成菌丝能力弱,故致病力也弱。念珠菌菌体成分可激活补体旁路途径,产生补体趋化因子和过敏毒素,致局部血管扩张,通透性增高,局部水肿和炎性细胞浸润。巨噬细胞在局部聚集,并吞噬细菌,同时释放溶酶体酶类,致局部组织损伤。

(三)医源性因素

如广谱抗生素、肾上腺皮质激素、免疫抑制剂、放疗及化疗的应用;导管、输液、手术(如胃肠道和人工瓣膜手术)、烧伤等都能降低机体防御功能,为病菌入侵创造条件而增加感染机会。

根据不同器官和发病阶段,组织病理改变可呈炎症性(如皮肤、肺)、化脓性(如肾、肺、脑)或肉芽肿性(如皮肤)。特殊脏器和组织还可有特殊表现,如食道和小肠可有溃疡形成,心瓣膜可表现为增殖性改变,而急性播散性病例常形成微脓肿,脓肿内可见芽胞和菌丝,其外有中性粒细胞和组织细胞浸润。芽胞外围偶见嗜伊红样物质,类似星状体。菌丝有时侵入血管壁,病理组织中发现菌丝体有诊断价值,但必须与其他类型的真菌相鉴别。

四、临床表现

(一)黏膜念珠菌病

口腔念珠菌病时患者颊黏膜、上颚、咽、齿龈、舌等部位出现凝乳状白色假膜。外阴阴道念珠菌病可表现为白带增多,呈豆渣样,有腥臭味,瘙痒剧烈或灼痛。念珠菌性龟头包皮炎,包皮内侧及龟头弥漫性潮红,分布多量针帽大红色丘疹,伴有脱屑,有时甚至附着乳白色斑片。

(二)念珠菌性肉芽肿

临床较少见,为皮肤的深部感染。头皮、面、甲沟等部位,出现丘疹或斑块,可伴有水疱、结痂,合并细菌感染可有脓疱。表面覆盖黄褐色黏着性厚痂,角质增生明显时,皮损呈皮角样,去除角质块,基底为肉芽组织。

(三)慢性黏膜皮肤念珠菌病

慢性黏膜皮肤念珠菌病是一种少见的慢性进行性念珠菌感染,临床表现为一组综合征,特点为慢性反复性的皮肤、指甲及黏膜的念珠菌感染，一般不发展至全身念珠菌病。主要为 T 淋巴细胞功能缺陷所致。

(四)侵袭性念珠菌病

1.肺念珠菌病

特异性，有发热，可以为高热，也可是中低热；一般都有咳嗽，咳痰，为白色黏痰，有拉丝；部分为黄白痰；部分患者可以出现咯血，严重的病例可出现呼吸困难。

2.消化道念珠菌病

主要表现为念珠菌性食管炎、肠炎等。患者可有吞咽困难、胸骨下灼痛。念珠菌性肠炎多发于儿童，表现为腹泻、水样便、豆腐渣样便，泡沫多，黄色或黄绿色，偶有血便，严重者可引起肠穿孔、肠出血。

3.泌尿道念珠菌病

可由念珠菌性外阴阴道炎上行感染所致，多数为播散性念珠菌病血行播散而引起。累及膀胱有尿频、尿急、排尿困难甚至血尿等。累及肾脏及输尿管称念珠菌性肾盂肾炎，有发热、腰痛、尿浊等。

4.念珠菌性脑膜炎

较少见，常由呼吸系统及消化系统病灶播散而来。症状与一般脑膜炎相同。可有局灶性神经系统症状如失语、偏瘫等，颅内压升高、视盘水肿等少见。此外，尚有复视、耳鸣、眩晕、痴呆及昏迷等症状。病程迁延，多为慢性经过，还可出现脑脓肿、脑血栓、脑实质结节性软化、坏死等症状。

5.念珠菌血流感染

连续导管插管、长期静脉输液及使用降低机体防御功能的药物常为其诱因，多发生暂时性真菌菌血症，出现发热、寒战、肾功能障碍等。

(五)急性播散性念珠菌病

多发生于粒细胞减少患者，是急性危及生命的念珠菌感染。可侵犯脑膜、心肌、心内膜、骨髓、骨关节等。

(六)慢性播散性念珠菌病

又称为肝脾念珠菌病。表现为持续发热、肝脾大、体质量下降、肝功能异常等。

五、实验室检查

(一)直接镜检临床标本

念珠菌在正常状态下为孢子寄居，故从皮肤、黏膜取材培养出阳性结果，或镜检见到少数孢子时，只能说明有念珠菌存在，不能诊断为念珠菌病。只有在镜下看到假菌丝、菌丝和大量芽孢，才说明该菌处于致病状态。

(二)真菌培养

痰、便、脑脊液、血液等临床标本培养，鉴定致病菌种。一般认为对白念珠菌不推荐常规进行药敏试验，因耐药菌株少见。对从血流或其他无菌部位分离的光滑念珠菌和怀疑对唑类药物耐药的其他非白念珠菌可进行药敏测定，对抗真菌治疗无效或需要长期应用抗真菌治疗的病例亦应进行药敏测定以排除耐药菌株的可能。

(三)组织病理学检查

相关组织针吸或活检,用组织化学或细胞化学方法检获菌丝。

(四)脑脊液检查

念珠菌性脑膜炎脑脊液可以表现正常,或白细胞、单核细胞轻度升高,蛋白量明显增多,糖量正常或降低。

(五)抗原检测

血浆 G 试验(检测真菌细胞壁的主要成分 1,3-β-D-葡聚糖)是筛选侵袭性真菌病的有效方法,具有临床诊断意义,G 试验阳性提示可能为曲霉或念珠菌感染,但通常在临床症状和影像学出现变化数天后才检测出阳性。临床有效的抗真菌治疗能降低血浆 1,3-β-D-葡聚糖水平,连续监测有助于判断病情变化和治疗反应。

(六)影像学

胸部 CT 表现不特异,最多见的是结节影,约有 70％患者出现,大小 3～30 mm 不等,多发,部分边缘清晰,部分模糊。29％的患者可见晕征。35％的患者出现不规则形空洞,空洞与出血性梗死灶或合并的细菌感染相对应。念珠菌性食管炎的食管钡剂检查见黏膜破坏、粗糙,食管上下段运动不协调。

六、诊断

念珠菌病累及人体各组织器官,临床表现各异,目前建议对其诊断可分为:①深部器官念珠菌病,其中包括与外界相通器官的念珠菌病;②皮肤黏膜念珠菌病。

(1)深部器官念珠菌病属侵袭性真菌病,包括以下各系统的念珠菌病:①念珠菌血症;②心血管系统念珠菌病:念珠菌心内膜炎、化脓性血栓性静脉炎等;③中枢神经系统念珠菌病:念珠菌脑膜炎、脑脓肿;④念珠菌骨关节感染:骨髓炎、关节炎;⑤消化道念珠菌病、念珠菌腹腔内感染:腹膜炎、胆囊炎、腹腔脓肿;⑥泌尿道念珠菌病:尿道炎、膀胱炎、肾盂肾炎;⑦肺念珠菌病:肺炎、肺脓肿;⑧急、慢性播散性念珠菌病;⑨念珠菌眼内炎等。诊断主要依据宿主因素(如粒细胞缺乏、长期使用皮质类固醇、过去 90 d 内应用 T 细胞免疫抑制剂、同种异体造血干细胞移植受者、遗传性严重免疫缺陷等)、不同感染器官的临床特征和微生物学标准(包括直接检查:直接镜检、培养、组织病理学和间接检查:抗原检测)。三者均具备可明确临床诊断,如果具备宿主因素和临床特征而无微生物学证据,则为临床疑诊病例。

(2)皮肤黏膜念珠菌病包括:①皮肤念珠菌病;②外阴阴道念珠菌病;③口腔念珠菌病等。诊断主要依据侵犯部位皮肤黏膜损害特点和真菌学检查(直接镜检、培养、组织病理学)。

七、鉴别诊断

不同部位的念珠菌病需与相应部位的其他真菌、细菌、原虫、病毒等感染性疾病鉴别。局部形成实质性病灶者需与结核球、肿瘤等占位性疾病相鉴别。

八、治疗

(一)一般治疗

积极治疗原发病或基础疾病,加强营养,增加机体免疫力,尽可能减少广谱抗生素使用。维持水、电解质平衡。拔除感染的血管内装置。念珠菌皮肤感染应保持局部干燥。

(二)病原治疗

1.局部治疗

大多数皮肤黏膜念珠菌病可通过局部治疗获愈。①口咽部念珠菌病:可外涂 1%甲紫溶液或制霉菌素液(10 万 U/mL)、1%~3%克霉唑液含漱,3 次/天。②念珠菌性龟头炎可外涂抗真菌霜剂或溶液,1~2 次/天。③念珠菌性阴道炎可根据病情选用 5%小苏打溶液冲洗阴道,抗真菌药栓放入阴道,每天 1 次。

2.全身治疗

(1)念珠菌血症。

非中性粒细胞减少症患者的念珠菌血症:①对大多数成人患者的初始治疗建议采用氟康唑 800 mg 或 12 mg/kg(负荷剂量),之后改为 400 mg/d 或 6 mg/(kg·d)或棘白菌素(卡泊芬净:负荷剂量 70 mg,之后改为 50 mg/d;米卡芬净:100 mg/d;阿尼芬净:负荷剂量200 mg,之后改为100 mg/d)。对于病情较轻的患者及近期未曾接受唑类药物治疗的患者,建议采用氟康唑治疗;对于中至重症患者或近期曾使用过唑类药物的患者,建议采用棘白菌素治疗。②对氟康唑敏感型病原菌(如白念珠菌)感染者和临床症状稳定的患者,建议采用氟康唑进行治疗。③对光滑念珠菌引起的感染,最好使用棘白菌素治疗。对于起始接受氟康唑或伏利康唑治疗并获得临床改善的患者及随后细菌培养结果呈阴性的患者,继续采用唑类药物治疗直至痊愈。④对近平滑念珠菌引起的感染,推荐用氟康唑治疗。对于用棘白菌素初始治疗后获得临床改善且随后细菌培养结果呈阴性的患者,应继续使用棘白菌素治疗。⑤若患者不能耐受或不能获得其他抗真菌药物,可选用多烯类治疗。⑥强烈建议撤除未并发中性粒细胞减少症的念珠菌血症患者的静脉插管。⑦对未出现明显转移性并发症的念珠菌血症的推荐疗程为治疗至血流中念珠菌清除且念珠菌血症的症状消除后 2 周。

中性粒细胞减少症患者的念珠菌血症:①对大多数伴有中性粒细胞减少症的念珠菌血症患者推荐使用一种棘白菌素类药物治疗,即卡泊芬净负荷剂量 70 mg,之后改为 50 mg/d;米卡芬净:100 mg/d;阿尼芬净负荷剂量 200 mg,之后改为 100 mg/d。②对于病情较轻且近期未使用唑类药物的患者,氟康唑 800 mg,之后改为 400 mg/d 是较为合理的备选治疗方案。③对光滑念珠菌感染最好采用一种棘白菌素类药物治疗。两性霉素虽然有效,但因价格及潜在的毒性问题而较少使用。对于已经接受氟康唑或伏利康唑治疗并获得临床改善,而且其细菌培养结果呈阴性的患者,继续使用该唑类药物治疗直至痊愈。④对近平滑念珠菌引起的感染,最好用氟康唑作为初始治疗药物。若患者正接受某种棘白菌素类药物治疗并且临床改善、细菌培养结果呈阴性的患者,应继续使用该棘白菌素药物治疗。对克柔念珠菌引起的感染,推荐使用一种棘白菌素类药物或伏利康唑治疗。⑤应考虑拔除静脉插管。⑥针对无持续真菌血症或转移性并发症的念珠菌血症患者,推荐疗程为治疗至血流中念珠菌清除、念珠菌血症的症状消除以及中性粒细胞减少症消除后的 2 周。

(2)疑诊侵袭性念珠菌病的经验性治疗

非中性粒细胞减少症患者:采用氟康唑 800 mg 或 12 mg/kg(负荷剂量),之后改为 400 mg/d 或 6 mg/(kg·d)或棘白菌素(卡泊芬净:负荷剂量70 mg,之后改为 50 mg/d;米卡芬净:100 mg/d;阿尼芬净:负荷剂量 200 mg,之后改为100 mg/d)。对于近期接受唑类药物治疗的患者、患有中至重度疾病的患者或有感染光滑或克柔念珠菌高风险的患者最好首选一种棘白菌素治疗。若患者对其他抗真菌药物表现出耐药,可选用两性霉素 B 0.5~1 mg/(kg·d)或脂质体两性霉素 B 3~5 mg/(kg·d)。

中性粒细胞减少症患者:脂质体两性霉素 B 3～5 mg/(kg·d)和卡泊芬净 70 mg(负荷剂量),之后改为 50 mg/d 或者伏利康唑前 2 剂为 6 mg/kg,2 次/天,之后改为 3 mg/kg,2 次/天。或氟康唑 800 mg,之后改为 400 mg,或伊曲康唑 200 mg,2 次/天。曾接受唑类药物预防治疗的患者不应使用唑类进行经验性治疗。

(3)口咽部及食管念珠菌病。①口咽部念珠菌病:中重度病例推荐口服氟康唑 100～200 mg/d,疗程 7～14 d;氟康唑治疗失败的口咽部念珠菌病,口服伊曲康唑口服液 200 mg/d,疗程不超过 28 d;难治性患者可静脉用卡泊芬净或两性霉素 B 0.3 mg/(kg·d)。②食管念珠菌病:局部治疗无效,需全身治疗。推荐口服氟康唑 200～400 mg/d,疗程 14～21 d;氟康唑治疗失败,可用伊曲康唑口服液(≥200 mg/d)、伏利康唑(200 mg,2 次/天)、卡泊芬净(50 mg/d)、米卡芬净(150 mg/d),疗程 14～21 d;其他难治病例,可用两性霉素 B(每天 0.3 mg/kg～0.7 mg/kg)。

(4)泌尿生殖道念珠菌病。①无症状念珠菌尿症:除非患者属于播散性感染的高危人群,一般不需治疗。消除易感因素常常会获得清除念珠菌尿的效果。对于高危患者,包括粒缺患者、低体质量新生儿及接受泌尿系操作的患者,前两者按照深部念珠菌病进行治疗,后者推荐在操作前后数天应用氟康唑,剂量为 200～400 mg/d 或两性霉素 B,每天剂量 0.3～0.6 mg/kg。②有症状念珠菌尿症:对伴有可疑播散性念珠菌病的念珠菌尿患者,按照念珠菌血症进行治疗。对氟康唑敏感的念珠菌属引起的膀胱炎,推荐口服氟康唑 200 mg/d,疗程 14 d;若为氟康唑耐药的念珠菌感染,可选择两性霉素 B,剂量每天 0.3～0.6 mg/kg,疗程 1～7 d。对氟康唑敏感的念珠菌引起的肾盂肾炎,推荐口服氟康唑 200～400 mg/d,疗程 2 周;若为氟康唑耐药的念珠菌感染,可选择两性霉素 B,剂量每天 0.5～0.7 mg/kg,疗程 2 周。③非复杂性外阴阴道念珠菌病:可用氟康唑 150 mg,单剂口服。④复发性外阴阴道念珠菌病:推荐局部或口服唑类诱导治疗 10～14 d,随后使用氟康唑 150 毫克/周,疗程 6 个月。

(5)念珠菌性脑膜炎。初始治疗宜选用脂质体两性霉素 B(每天 3～5 mg/kg)联合或不联合氟胞嘧啶(25 mg/kg,4 次/天)。序贯治疗采用氟康唑每天 400～800 mg,疗程至所有症状体征、CSF 异常以及影像学异常消失。

(6)急性播散性念珠菌病:①骨髓炎和关节炎:推荐使用氟康唑 400 mg/d,疗程 6～12 个月。部分患者建议进行手术清创。②心内膜炎:自然瓣膜的感染性心内膜炎,推荐脂质体两性霉素 B 每天 3～5 mg/kg,联合或不联合氟胞嘧啶 25 mg/kg,4 次/天。如患者为敏感念珠菌菌株感染,且病情稳定,血液中念珠菌已被清除,可考虑使用氟康唑 400～800 mg/d,进行序贯治疗。推荐进行瓣膜置换,治疗应持续至瓣膜置换后至少 6 周,而发生瓣周脓肿或其他并发症患者应当持续更长时间。如不能进行瓣膜置换,感染控制后氟康唑 400～800 mg/d,长期治疗。③眼内炎:进展期病变或危及黄斑的病变推荐使用两性霉素 B 0.7～1 mg/kg,1 次/天,联合氟胞嘧啶 25 mg/kg,4 次/天。病情较轻的亦可选用氟康唑 400～800 mg/d。如患者不能耐受两性霉素 B 或治疗失败,可使用脂质体两性霉素 B 3～5 mg/(kg·d),伏利康唑负荷剂量首日 6 mg/kg,每 12 h 一次,维持剂量 3～4 mg/kg,每 12 h 一次,或棘白菌素。推荐疗程至少 4～6 周,应根据眼科检查确定病变稳定或缓解的情况决定。

(7)慢性播散性念珠菌病:病情稳定者推荐选用氟康唑,剂量为 400 mg/d。急性期患者或难治患者可使用脂质体两性霉素 B,剂量为 3～5 mg/(kg·d)或两性霉素 B,剂量为 0.5～0.7 mg/(kg·d)。两性霉素的诱导治疗 2 周后,口服氟康唑 400 mg/d,长程治疗。疗程应持续数周或数月,直至病灶钙化或病变缓解,尤其是仍需接受化疗或免疫抑制剂治疗者,过早停药可导致复发。

九、预防

(一)一般预防

积极治疗原发病,尽可能保护解剖生理屏障,减少不必要的侵入性操作。尽早拔除留置的导管,减少静脉营养的应用时间,早日转化为肠内营养等;对于免疫功能抑制的患者,需要促进免疫功能的恢复。

(二)靶向预防

对于存在免疫功能抑制的患者(有高危因素的粒细胞缺乏患者,接受免疫抑制治疗的高危肿瘤患者,具有高危因素的肝移植和胰腺移植患者,高危的 HIV 感染患者),需要进行预防治疗,预防治疗应持续到完全的免疫抑制治疗结束,或持续到免疫抑制出现缓解。

(三)预防性抗真菌药物种类的选择

氟康唑对预防大部分非光滑、非克柔的念珠菌感染能起到有益的作用,通常口服氟康唑400 mg/d,部分研究建议首剂加倍(800 mg)。当肌酐清除率低于 25 mL/min 时,剂量降至200 mg/d。氟康唑静脉使用剂量成人为 200～400 mg/d。伊曲康唑的抗菌谱广,可以扩展到曲霉和非白念珠菌。预防治疗通常使用伊曲康唑口服液 400 mg/d。棘白菌素类(卡泊芬净和米卡芬净)用于侵袭性真菌感染的预防是有效而安全的。两性霉素 B 因其输注相关反应和肾毒性,故一般不适合应用于预防治疗。氟胞嘧啶的抗菌谱相对狭窄,同时有明显的毒副作用,且单药使用易出现耐药,不作为预防药物推荐使用。

(王昕红)

第二节 隐球菌病

隐球菌病是由新型隐球菌和格特隐球菌感染导致的深部真菌病。隐球菌可以感染人体的任何组织和脏器,最常见的部位是中枢神经系统,其次为肺部和皮肤。其主要感染途径为经呼吸道或破损的皮肤黏膜。好发于免疫功能低下者,也可发生在免疫功能健全的患者中,临床表现轻重不一,病情可呈无症状型、急性或亚急性型和慢性型。目前,在免疫抑制患者中,隐球菌感染的发病率为 5%～10%,在艾滋病患者中,感染率高达 30%;在免疫功能正常人群中,隐球菌的感染率约为 1/10 万。

一、病原学

隐球菌属已知有 37 种之多,新型隐球菌在 1894 年首度被发现,依据荚膜抗原及生化特性主要分为 A、B、C、D 四种主要血清型及较少见的 AD 型。新型隐球菌为血清型 A 和 D 型,常见于后天免疫缺乏症候群患者;血清型 B 和 C 型以往被认为是新型隐球菌格特变种,常发现于正常人。目前格特变种作为一独立的菌种改称为格特隐球菌。加拿大曾经发生格特隐球菌感染在正常人群和动物中的大流行。

新型隐球菌属不全菌类隐球菌目、隐球菌属，是一种酵母样真菌。新型隐球菌在组织中呈圆形或椭圆形，直径 $4\sim6\ \mu m$，个别 $20\ \mu m$。革兰染色阳性，过碘酸锡夫染色（periodic-schiff stain，PAS）菌体呈红色，菌体为宽厚透明的荚膜，荚膜比菌体大 $1\sim3$ 倍。本菌在培养基上生长的菌落为酵母型，初为乳白色，逐渐转为棕黄色。普通培养基生长良好，可在 $25\ ℃\sim37\ ℃$ 间生长，最适宜温度为 $30\ ℃$，但 $40\ ℃\sim42\ ℃$ 不发育，由于鸟类体温较高，因此不易被感染。隐球菌荚膜的主要成分荚膜多糖是确定血清型的抗原基础，并与其毒力、致病性及其免疫性密切相关。新型隐球菌尿素酶试验阳性（少数为阴性），是隐球菌属中唯一的能产生酚过氧化酶而分解含有二酚或多酚化合物而使培养基底物产生黑色素的菌种。黑色素也是判断是否为毒力株的一个指标，可用于新型隐球菌的鉴定，特别是尿素酶阴性株的鉴定。

二、流行病学

新型隐球菌生存于土壤、尘土、腐烂的木材（或有机物）、果皮、尤加利树及鸟类的排泄物，偶可在健康人体的口腔、鼻腔、咽部、胃肠、皮肤等处分离到。隐球菌病在世界各地均有发生，可发生于任何年龄组，以 $20\sim30$ 岁的人群多发，儿童相对少见。较多发生于男性，呈散发性分布。

（一）传染源

新型隐球菌是一种广泛存在于自然环境中的条件致病菌。鸽粪是新型隐球菌临床传染的重要来源，中性、干燥鸽粪易于本菌的生长，其他禽类如鸡、鹦鹉、云雀等的排泄物亦能分离出隐球菌。桉树是格特隐球菌的主要来源，澳洲的树袋熊为其携带者。

（二）传播途径

一般认为由呼吸道吸入为新型隐球菌主要的传播途径，引发肺部感染，进而累及其他部位；消化道和由皮肤直接侵入也是感染途径之一。有个例报告新生儿出生后便发生感染，提示存在通过胎盘传播的可能性。

（三）人群易感性

普通人群有一定的自然免疫能力。较严重的感染多发生于免疫功能低下者，艾滋病患者中隐球菌病是最常见的能引起生命危险的真菌病。

易感动物有犬、猫、猪、牛、马、猴、兔、鼠和禽类。

三、发病机制与病理改变

新型隐球菌感染机体后，主要被巨噬细胞和自然杀伤细胞等吞噬，隐球菌的潜在生存模式即进入宿主的巨噬细胞内，有研究表明，巨噬细胞对隐球菌具有双重作用，在免疫功能正常的人群中巨噬细胞吞噬并杀死新型隐球菌，而对于免疫功能受损的人群，巨噬细胞还可作为携带新型隐球菌的载体，使其能够在宿主体内存活并在细胞内复制，新型隐球菌的这一生存方式被称为"木马机制"。菌体复制最终导致巨噬细胞裂解和破坏，并释放出活的隐球菌。新型隐球菌尚可通过吞噬和排挤作用逃避被感染的巨噬细胞而不必裂解，从而使宿主细胞与隐球菌共存，对于免疫功能低下的宿主，巨噬细胞通过提供新型隐球菌复制场所，从而成为其在血液循环内生存继而播散的工具。

新型隐球菌的毒性因子包括荚膜、黑色素、尿素酶、磷脂酶、降解酶等。①新型隐球菌在感染和播散期间，须穿越上皮细胞和内皮细胞屏障，通过跨细胞作用穿越脑微血管内皮细胞；而多糖荚膜则促使隐球菌与上皮细胞结合，二者之间相互作用导致上皮细胞生存能力下降，通过细胞紧密结构断裂和细胞骨架改变从而完成跨细胞作用。②新型隐球菌可利用各种儿茶酚胺前体,如多巴、多巴胺、去甲肾上腺素和肾上腺素来合成黑色素。黑色素可以阻断 T 细胞反应和细胞因子的分泌、降低由抗体介导的吞噬作用,并对治疗药物(如两性霉素 B)具有较强的抵抗力,因此黑色素合成与真菌的免疫逃避有关。③新型隐球菌经血液传播过程中,其菌体利用尿素酶,经内吞作用加速扩散至中枢神经系统。绝大多数隐球菌病原体是通过呼吸系统传播,即与磷脂酶破坏呼吸道及其他部位细胞膜而使菌体更易侵入组织有关。降解酶具有蛋白质水解活性,并参与菌体对组织的黏附、渗透及调节感染宿主的免疫功能,在脑组织损伤过程中可增加血-脑脊液屏障的通透性。

基本病理变化有两种,早期为弥漫性浸润渗出性病变,晚期为肉芽肿形成。早期病变,可以在组织中出现多量的新型隐球菌聚集成团。任何组织均可受累。由于菌体四周包绕胶样荚膜,使菌体与组织没有直接接触,所以组织的炎症反应不明显。但在少数已经失去荚膜的菌体周围,则可出现较明显的炎性细胞浸润。肉芽肿的形成常在感染数月之后出现,包括巨细胞、巨噬细胞及纤维细胞的增生,并有大量淋巴细胞的浸润,个别的可有小型的坏死灶及蜂窝状小空洞形成,脑组织较其他组织更易形成小空洞。新型隐球菌可出现在巨细胞和巨噬细胞的内外,在渗出性或坏死性病灶中新型隐球菌数目很多,而在肉芽肿病灶中,则很少发现。

四、临床表现

(一)肺隐球菌病
临床表现多种多样,从无症状的结节到严重的呼吸窘迫综合征。

1.无症状

免疫健全患者可无症状,仅在体检时胸部 X 线检查发现。

2.慢性型

常隐匿性起病,表现为咳嗽、咳少量黏痰或血痰、伴发热,部分患者可出现胸痛、咯血、乏力、盗汗、体质量减轻等。查体一般无阳性发现。

3.急性型

多见于免疫抑制尤其是艾滋病患者,临床表现为严重急性下呼吸道感染,有高热、呼吸困难等症状,伴有明显的低氧血症,可发展为急性呼吸衰竭。

(二)中枢神经系统隐球菌病

1.脑膜炎型

临床最为常见,患者主要表现为难以忍受的头痛,伴发热、恶心、呕吐,脑膜刺激征阳性等脑膜炎的症状与体征,视盘水肿较常见。

2.脑膜脑炎型

除脑膜受累外,可有脑实质(大脑、小脑、脑桥或延髓)受累,因脑实质受累部位不同而出现相应的局灶性损害征象,病情严重者甚至可形成脑疝。

3.肉芽肿型

临床较为少见,为隐球菌侵犯脑实质后形成的一种炎性肉芽肿病变,称为隐球菌性肉芽肿。临床症状与体征随肉芽肿病变的部位和范围,以及是否并发脑膜损害而异。

4.囊肿型

系隐球菌刺激脑膜形成囊肿所致,临床表现为颅内占位性病变,易诱发癫痫。影像学检查显示颅内占位性病变,神经外科手术可见蛛网膜明显增厚,蛛网膜腔隙内形成单个或多个囊肿,囊肿内为无色透明液体。

(三)皮肤隐球菌病

分为原发性和继发性。继发性隐球菌感染一般预示已经发生播散性隐球菌感染。皮损多种多样,最常见的为传染性软疣样带有脐凹的损害,还可表现为溃疡、结节、脓疱、红斑、坏死以及蜂窝组织炎等多种损害。

(四)骨隐球菌病

可累及全身骨骼,脊柱、颅骨、胫骨、肋骨、髂骨、股骨等更常见,多不累及关节。多为单发,患处有肿痛、触痛。

(五)其他隐球菌病

隐球菌可通过血液、淋巴系统或局部侵入等方式感染,因此还可以累及其他部位,如肾脏、肾上腺、胃、甲状腺、前列腺、心脏、乳房、肝脏、脾脏等。

五、实验室检查

(一)病原学检查

1.直接镜检

墨汁染色可发现隐球菌。

2.分离培养

脑脊液、痰、尿液、血液等分离培养到隐球菌是确诊的金标准,临床最容易获痰标本,但痰涂片和培养阳性率不高。

3.分子生物学检测方法

应用 DNA 探针法和 PCR 探针等方法,检测痰液、支气管肺泡灌洗液及经支气管吸出物中的新型隐球菌。

4.病理检查

组织标本用组织化学或细胞化学方法检出酵母菌细胞和/或假菌丝。

(二)脑脊液检查

(1)正常情况下,脑脊液外观澄清,当大量隐球菌存在时可变黏稠;颅内压常升高,大多数被感染的患者颅内压可达 300 mmH$_2$O(1 mmH$_2$O=9.81×10^{-3} kPa)以上,甚至达 900 mmH$_2$O以上,90%以上的患者脑脊液白细胞计数升高超过 0.20×10^6/L,淋巴细胞比例高于中性粒细胞,以混合细胞反应为主。此外,蛋白定量升高、葡萄糖和氯化物水平下降,尤以葡萄糖水平降低更为显著,严重者可降至零。值得注意的是,艾滋病患者合并新型隐球菌性脑膜炎时,脑脊液一般性状检查各项指标可于正常值范围,但病原体检测呈阳性。

(2)脑脊液墨汁染色涂片可以早期、快速诊断隐球菌脑膜炎。墨汁涂片阳性并不表示隐球菌感染没有得到有效控制,部分患者在完成治疗后墨汁涂片仍然阳性,少数患者此类情况甚至可以持续 1~2 年。脑脊液隐球菌菌体计数逐渐降低是治疗有效的一个重要指标。脑脊液真菌培养是确诊隐球菌脑膜炎的金标准,在治疗过程中培养结果转阴较为迅速,并不能依此判断隐球菌已完全丧失活力。

(三)抗原抗体检测

脑脊液和血清隐球菌荚膜多糖抗原乳胶凝集试验对隐球菌中枢神经系统感染的诊断具有重

要临床价值。在中枢神经系统感染时，血清抗原滴度常常大于脑脊液的滴度，但并不提示感染的播散。感染治愈后，许多患者乳胶凝集试验阳性仍可持续相当长时间。

（四）影像学

骨隐球菌病 X 线为溶骨性改变。肺隐球菌病的 CT 表现为非特异性，主要有三种类型。

1.肺炎样改变

表现为单侧或双侧肺段或肺叶实变，病变内有时可见支气管充气征。病变初期边缘模糊，进入亚急性期，病变边缘趋于清楚，较大病变常伴有纤维条索状影。

2.肺结节

为免疫功能正常患者最常见表现，占 1/3～1/2。典型的结节位于胸膜下，可为孤立性或多发，直径为 0.5～4 cm，边缘清楚或毛糙，空洞和钙化少见。

3.播散性病变

表现为粟粒结节影、弥漫性网状影。

六、诊断

（一）肺隐球菌病

确诊主要依靠组织病理检查和病灶内脓液穿刺标本的病原学涂片和培养。通常取自无菌部位如经皮肺组织穿刺活检标本等真菌涂片、培养阳性，有确诊意义；取自痰、咽拭子或支气管肺泡灌洗液的标本涂片或培养阳性，以及血清隐球菌荚膜多糖抗原乳胶凝集试验阳性有临床疑似诊断价值。

（二）中枢神经系统隐球菌病

脑脊液真菌涂片、培养和隐球菌乳胶凝集试验结果中的任一个阳性都可以确诊隐球菌中枢神经系统感染。患者的临床症状、体征和脑脊液常规、生化以及影像学检查对诊断具有重要价值。

（三）皮肤隐球菌病

诊断需要综合考虑发病部位，皮损类型，患者的免疫功能，皮肤病理以及真菌学检查的结果。最后确诊依赖于皮损真菌培养发现隐球菌和/或皮损的病理发现有荚膜的孢子。一旦确立为皮肤隐球菌感染，需要进行肺、脑脊液以及血液检查，以区分是原发性还是继发性皮肤感染。

（四）其他部位隐球菌病

主要依靠真菌学依据确诊。

七、鉴别诊断

不同部位的隐球菌病需与相应部位的感染性疾病鉴别。肺隐球菌病肺部感染表现为非特异性，应与肺癌、肺结核或非特异性炎性肉芽肿等相鉴别。中枢神经系统隐球菌病需与结核性脑膜炎、化脓性脑膜炎、病毒性脑膜炎、脑脓肿、脑肿瘤等鉴别；皮肤隐球菌病与皮肤其他真菌感染鉴别；骨隐球菌病与骨肿瘤等鉴别。

八、治疗

隐球菌病治疗成败的关键，在于早期诊断，规范的抗真菌药物治疗，严密观察病情变化，及时处理隐球菌感染可能出现的并发症，控制基础疾病，大部分的隐球菌病是可以治疗的。

(一)一般治疗

积极治疗原发病,如患者患艾滋病、血液病及其他恶性肿瘤等,应行相应治疗。

(二)抗真菌治疗

主要抗真菌药物有两性霉素 B、两性霉素 B 脂质体、5-氟胞嘧啶(5-FC)、氟康唑、伊曲康唑等。根据是否为 HIV 感染者以及是否为中枢神经系统感染治疗方案有所差异。

1.HIV 阴性患者的隐球菌感染治疗方案

(1)肺部及非中枢神经系统:治疗目标为治愈感染,防止感染播散到中枢神经系统(CNS)。不管选择何种方案,所有肺部感染(除无症状、非弥漫性病变的免疫正常宿主,且血清隐球菌抗原阴性或低滴度者外)及肺外隐球菌病患者均建议进行腰穿检查以排除伴发 CNS 感染的可能。轻至中症或无其他系统累及患者:氟康唑 200~400 mg/d,疗程 6~12 月或伊曲康唑 200~400 mg/d,疗程6~12 月或两性霉素 B 每天 0.5~1 mg/(kg・d),总剂量 1 000~2 000 mg。重症及严重免疫抑制患者:治疗方案与 CNS 感染相同。

(2)中枢神经系统:治疗目标为消除或减轻临床症状,如发热、头痛、精神症状、脑膜刺激征、颅内高压及脑神经异常;治愈感染,清除脑脊液中隐球菌;预防 CNS 后遗症,如脑神经瘫痪,听力丧失和失明。①诱导治疗:两性霉素 B 0.5~1 mg/(kg・d)联合 5-FC 100 mg/(kg・d),至少8 周;②巩固治疗:氟康唑 200~400 mg/d,或伊曲康唑 200~400 mg/d,至少 12 周。

鞘内注射两性霉素 B 可以提高抗真菌治疗的疗效,但要注意避免并发症的发生。所有患者在治疗期间必须严密监测颅内压,定期进行真菌学指标监测。对于长期应用泼尼松的病例,尽可能减少泼尼松用量(或相当剂量)到 10 mg/d 可提高抗真菌疗效;对于有明显肾脏疾病的免疫正常和免疫抑制患者,在诱导治疗阶段可采用两性霉素 B 脂质体来替代两性霉素 B;对于无法耐受氟康唑的患者,可采用伊曲康唑来替代。

2.HIV 阳性患者隐球菌感染治疗方案

(1)肺部及非中枢神经系统:①轻至中症或无其他系统累及患者,氟康唑首剂 400 mg,后改为200 毫克/次,2 次/天,或伊曲康唑首剂 400 mg,后改为 200 毫克/次,2 次/天,疗程为 6~12 个月。②重症及严重免疫抑制患者,治疗方案与隐球菌性脑膜炎相同。

(2)中枢神经系统:①两性霉素 B 0.7~1 mg/(kg・d)联合 5-FC 100 mg/(kg・d),诱导治疗2 周,继用氟康唑 400 mg/d 治疗至少 10 周,然后氟康唑 200 mg/d,终生维持;②两性霉素 B0.7~1 mg/(kg・d)联合 5-FC 100 mg/(kg・d),疗程 6~10 周,然后氟康唑200 mg/d,终生维持;③伏利康唑首个 24 h 给予负荷剂量,间隔 12 h 给药 1 次,每次 6 mg/kg 静脉滴注,之后每隔12 h 给药 1 次,每次 4 mg/kg 静脉滴注,与两性霉素 B 0.5~0.7 mg/(kg・d)联合 5-FC100~150 mg/(kg・d)联合应用 2 周后,停用伏利康唑,联合应用两性霉素 B 和 5-FC 12 周,后改用氟康唑 200 mg/d,终生维持。

不论采用何种方案,一般患者均需要终身氟康唑维持治疗,但若患者持续 6 个月以上 CD4$^+$T 细胞计数$>0.2×10^9$/L(200/μL),可以根据患者的具体情况考虑停止抗真菌治疗。必须充分兼顾好抗真菌治疗与抗 HIV 的高效联合抗病毒治疗(HAART)开始的时机,降低发生免疫重建炎症综合征的概率。

(三)颅内高压的处理

在 HIV 阴性和 HIV 阳性的隐球菌性脑膜炎的患者中,超过 50% 的患者有颅内压增高。高颅内压是隐球菌性脑膜炎患者死亡和发生各种并发症的一个重要原因。

如果脑脊液压力≥250 mmH$_2$O(1mmH$_2$O＝9.81×10^{-3}kPa),且诱导治疗的过程中出现颅内压升高的症状,可以采用引流的方法降低脑脊液压力(经腰椎穿刺引流,如果原本压力非常高,降低50％;否则,降到正常压力≤200 mmH$_2$O)。如果脑脊液压力持续≥250 mmH$_2$O,症状不缓解,每天进行腰椎穿刺,直到脑脊液压力和症状稳定2 d以上。对于需要每天进行腰椎穿刺的患者,可以暂时给予脑脊液外引流或脑室引流。患者充分抗真菌治疗后,且其他控制颅内压的方法无效时,可予永久脑室腹膜分流术(permanent ventriculoperitoneal,VP)。如果临床需要,患者接受有效的抗真菌治疗时,VP分流管可以在感染时植入。

常用处理高颅内压的药物治疗——甘露醇被认为无益,不常规推荐,应避免使用乙酰唑胺和皮质类固醇(除非发生免疫重建炎症综合征)。

(四)手术治疗

对局限性皮肤隐球菌病、骨隐球菌病、肺隐球菌病以及脑部隐球菌肉芽肿(＞3 cm)等容易切除的肉芽肿可行手术切除。

九、预后

由于有特效抗真菌药物治疗,轻症者预后较好;重者,特别是合并脑损害者预后较差。艾滋病合并新型隐球菌感染者预后差,往往需要终生治疗。

十、预防

(1)新型隐球菌属于生物安全二级的病原微生物。目前并无有效的预防性药物或疫苗。病原在环境中存活能力甚强,可达数月至数年。鸽粪是新型隐球菌的良好繁殖基质,所以养鸽需勤于清理鸽舍,妥善处理鸽粪。从事户外活动接触禽鸟、动物及野外植物后彻底洗手,在树下野餐防止生长在树干植物上的隐球菌飘入。

(2)高危险人群患者包括艾滋病、T淋巴细胞缺陷疾病(如恶性淋巴瘤、器官移植患者、类肉瘤症、长期使用类固醇者)、糖尿病、红斑狼疮、白血病等免疫缺陷患者,应避免接触鸟及污染土壤、鸽粪、带菌的食物,皮肤有伤口时须包扎以免接触而感染。已知或具高度感染性第二级危险的临床、环境或培养材料,或者经人工接种实验感染的动物,应于生物安全二级及动物生物安全二级的设备中操作;已知或怀疑含有新型隐球菌酵母细胞型的标本,要在一级或二级的生物安全设备中操作。

(王昕红)

第三节 曲霉菌病

曲霉菌病是由曲霉菌属真菌引起的一组疾病,包括变态反应性疾病(如过敏性支气管肺曲霉菌病)、定植和慢性感染(如曲菌球)以及侵袭性感染(如侵袭性肺曲霉病)三类。本节重点介绍侵袭性曲霉菌病的相关内容。在过去的20余年里,侵袭性真菌感染的发病率呈持续上升趋势,这与造血干细胞移植和实体器官移植的广泛应用、糖皮质激素及其他免疫抑制药物的使用增加有关。对高危患者,侵袭性曲霉菌病是导致其患病和死亡的重要病因。虽然近年来有多种新的抗真菌治疗药物问世,但目前侵袭性曲霉菌病的治疗仍是临床上的难点问题。早期诊断并应用抗真菌药物是治疗成功的关键。而播散性曲霉菌感染者和存在持续免疫抑制的患者预后很差,抗真菌治疗往往效果不佳。

一、病原学

目前已发现的曲霉菌有 250 余种,其中最常见的致病菌是烟曲霉,其次是黄曲霉、土曲霉和黑曲霉,杂色曲霉、构巢曲霉、米曲霉、灰绿曲霉等也可引起侵袭性感染。曲霉菌广泛存在于自然界中,包括土壤、腐败物、空气等。空气中的曲霉菌的分生孢子抵抗力强,可以在各种媒介(衣物、床上用品等)中长期存活。因此,空气传播是曲霉菌感染的首要途径。致病性曲霉菌的温度适应范围较广,可在 37 ℃ 的环境中快速生长,对培养基的要求亦不高。烟曲霉甚至可耐受 50 ℃ 的高温环境,该特征可用于辅助菌种鉴定。

曲霉菌同时也是鸟类、昆虫及家畜重要的病原菌,牛感染后可能会导致流产。黄曲霉在储存的粮食、坚果、调味品中生长可合成黄曲霉素。黄曲霉素是目前已知的最强的致癌物之一。动物或人经口摄入大量含黄曲霉素的食物可导致肝坏死或肝细胞癌。

二、流行病学

近几十年来,由于强效细胞毒药物在肿瘤化疗中的广泛应用、接受实体器官、骨髓和造血干细胞移植的患者逐渐增多以及器官移植后新的免疫抑制疗法的推广,使曲霉菌病的发病率显著上升。

侵袭性曲霉菌病的主要危险因素是肿瘤化疗、实体器官或骨髓移植、HIV 感染或大剂量糖皮质激素治疗等原因所致的免疫功能低下,其中风险最高的人群是血液系统疾病患者、接受移植的患者、糖皮质激素治疗者以及使用 TNF-α 拮抗剂等新型免疫抑制药物的患者。

侵袭性曲霉菌病是导致高危人群患病及死亡的重要原因。在许多免疫功能低下的患者,侵袭性曲霉菌病已成为首要的感染性致死病因。接受造血干细胞移植的患者罹患侵袭性肺曲霉菌病的死亡率约为 65%,而一旦出现中枢神经系统曲霉菌感染,死亡率高达 100%。

三、发病机制

吸入空气中的曲霉菌分生孢子是侵袭性曲霉菌病最主要的感染方式,含有曲霉菌分生孢子的水也可经口或以气溶胶的形式引起感染。正常情况下,机体免疫系统可以抵御曲霉菌的入侵。因此,虽然健康人群经常接触曲霉菌分生孢子,但基本上不会发生侵袭性感染。呼吸道纤毛运动是机体抵御曲霉菌的第一道防线,可清除绝大多数进入气道内的分生孢子。进入到肺泡内的分生孢子可被巨噬细胞吞噬及杀灭。分生孢子如果未能被巨噬细胞完全清除,即可生长形成菌丝。分生孢子和菌丝可激活补体,释放趋化因子,从而募集中性粒细胞到感染部位。中性粒细胞可通过细胞外杀菌作用清除分生孢子和菌丝。补体、甘露糖结合蛋白或表面活性蛋白可通过调理素作用协助机体杀灭病原菌。存在甘露糖结合蛋白缺陷的人群发生侵袭性曲霉菌病的风险明显增加。针对曲霉菌的抗体对机体并无保护作用,而高危患者在接触或感染曲霉菌后常常不能产生抗体,因此抗体检测不能辅助曲霉菌的诊断。

当机体免疫功能受损时,吸入肺泡内的分生孢子可长大形成菌丝。曲霉菌可以释放出多种毒素,包括黄曲霉毒素、赭曲毒毒素 A、烟曲霉毒素、胶霉毒素等。其中胶霉毒素可通过多种机制帮助曲霉菌抵抗机体的免疫清除:①抑制巨噬细胞内 NADPH 氧化酶的活化,后者在机体清除丝状真菌感染时发挥关键作用;②阻碍巨噬细胞对曲霉菌的吞噬作用;③抑制效应性 T 细胞应答。部分致病性曲霉菌还可以释放蛋白酶、磷脂酶等,亦参与其致病过程。曲霉菌菌丝还可侵入血管,造成局部组织损伤、坏死,甚至引起感染播散。糖皮质激素一方面会降低巨噬细胞对病原菌的氧化杀伤作用,另一方面显著提高曲霉菌的生长速率,从而使机体对曲霉菌病的易感性明显提高。

过敏性支气管肺曲霉菌病是由于机体对病原体产生过度的免疫反应所致。Th2 介导的免疫应答在过敏性支气管肺曲霉菌病的发病过程中起着重要作用。曲霉菌分生孢子被吸入体内后,可生长并形成菌丝。菌丝产生的变应原被抗原提呈细胞处理并提呈给 Th2 细胞,导致黏液大量合成、嗜酸性粒细胞募集、间断支气管梗阻,部分患者最终可出现支气管扩张。

曲菌球的发病机制尚未完全清楚,一般认为与慢性定植引起机体的免疫反应有关。曲菌球中的病原体通常并不侵犯组织。慢性肺曲霉菌病的发病与宿主免疫功能的轻微缺陷有关,包括甘露糖结合蛋白或表面活性物质的基因多样性。

四、临床表现

(一)侵袭性曲霉菌病

肺部是侵袭性曲霉菌病最常见的发病部位,通常由吸入曲霉菌分生孢子所致。有 1/3 的肺曲霉菌病患者存在菌丝侵犯肺部血管。肺曲霉菌病可向周围组织蔓延,也可经血行播散引起远隔器官感染。

1.侵袭性肺曲霉菌病

侵袭性肺曲霉菌病是侵袭性曲霉菌病最常见的类型,多发生于中性粒细胞减少超过10~12 d或出现移植物抗宿主病(graft-versus-host disease,GVHD)的患者,临床表现为发热、干咳、呼吸困难、胸痛、咯血、肺浸润等。但上述临床表现缺乏特异性,且滞后于病程进展。计算机断层扫描(CT)有助于早期诊断及确定病变严重程度。侵袭性肺曲霉菌病常见的 CT 改变包括肺内单发或多发结节影和胸膜下楔形实变影。肺内结节影周围可呈磨玻璃样密度增高影,称为"晕征",是由于肺坏死组织周边有出血所致,常见于疾病早期。疾病晚期时可出现肺内空洞或"空气新月征"。少数患者会产生胸腔积液。实验室检查可出现一些非特异性改变,如胆红素和乳酸脱氢酶升高、凝血异常、C 反应蛋白和纤维蛋白原升高等。

2.曲霉菌性气管-支气管炎

曲霉菌性气管-支气管炎常见于肺移植患者和艾滋病患者,以严重的假膜性或溃疡性病变为特征。患者可出现发热、咳嗽、胸痛或咯血等非特异性症状。胸部影像学检查结果可能正常。对临床疑诊该病的患者可通过支气管镜取病理活检确定诊断。

3.曲霉菌性鼻窦炎

曲霉菌性鼻窦炎常伴发于侵袭性肺曲霉菌病,有时也可单独发病。患者通常出现急性侵袭性鼻-鼻窦炎的表现,包括发热、咳嗽、鼻出血、流涕、头痛、面部疼痛等。罹患该病的白血病缓解期患者死亡率为 20%,而白血病复发期或进行干细胞移植的患者出现该病时死亡率高达 100%。鼻窦 CT 检查有助于确定感染范围以及局部骨和软组织侵犯情况。鼻或鼻窦分泌物培养可以检测到曲霉菌存在,但确诊该病需进行组织病理学检查。

4.播散性曲霉菌病

侵袭性肺曲霉菌病进展时可出现全身播散,最常累及的器官包括中枢神经系统、肾、肝、脾等,还可见于心脏、骨骼、皮肤等其他器官。在过去,播散性曲霉菌病患者的死亡率超过90%。尽管近年来抗真菌治疗取得了一定进展,目前该病的死亡率仍在50%以上。

5.脑曲霉菌病

脑曲霉菌病是最严重的侵袭性真菌感染之一,死亡率一般超过90%。脑曲霉菌病占侵袭性曲霉菌感染的10%～20%,通常发生于播散性曲霉菌病患者。对接受造血干细胞移植及其他免疫力严重下降的患者,曲霉菌是引起脑脓肿的主要病因之一。脑曲霉菌病的临床表现包括局灶性神经症状、意识障碍及头痛等。脑曲霉菌病的颅脑CT改变与其他病因所致的脑脓肿类似,表现为脓肿壁环形强化,周边存在脑组织水肿。颅脑MRI可显示更多的病灶,但仍缺乏特异性改变。该病确诊需通过病理活检,但对播散性感染患者往往可做出病因推断。

6.皮肤曲霉菌病

皮肤发生曲霉菌感染有两种途径,一是通过血源性播散,二是由于静脉留置导管或覆盖敷料引起局部感染。该病常见于中性粒细胞减少或其他免疫功能低下的患者,也可引起烧伤或外科切口部位感染。临床表现为局部红斑,范围迅速扩大,中心出现坏死,多形成溃疡,类似于坏死性脓疱。播散性曲霉菌病患者出现皮肤改变时,进行皮肤活检是确立诊断的便捷方法。

7.曲霉菌性骨髓炎

曲霉菌性骨髓炎是一种少见的侵袭性曲霉菌病,可由肺、鼻窦、脑等局部感染灶浸润所致,也见于播散性曲霉菌感染者。一些慢性肉芽肿性疾病患者或静脉吸毒者可能发生原发性骨髓感染。骨骼X线、CT、MRI等影像学检查可发现病灶部位,同时可引导进行病灶穿刺活检。

8.曲霉菌性心内膜炎

曲霉菌性心内膜炎是引起真菌性心内膜炎的第二位病因,仅次于念珠菌感染。该病一般发生于静脉吸毒者及接受人工瓣膜置换术的患者。患者可出现发热及动脉栓塞表现。血培养结果通常为阴性,给诊断带来很大困难。即使进行瓣膜置换及抗真菌治疗,该病死亡率仍达到100%。

9.其他

侵袭性曲霉菌病还可发生于心包、眼、消化道、肾脏等少见部位。曲霉菌性心包炎常由肺曲霉菌病侵犯所致,也可发生于播散性感染,严重者可导致心脏压塞。曲霉菌性角膜炎常发生于眼外伤或角膜手术患者,可经涂片检查和真菌培养确诊。

(二)腐生型和慢性曲霉菌病

1.曲菌球

曲菌球是菌丝及碎屑在肺部原有空腔内形成的团块,常见于肺结核、组织胞浆菌病、结节病、大泡性肺气肿、肺脓肿等慢性肺病患者。患者可无明显症状,部分患者会出现咳嗽、咯血、呼吸困难、体质量下降、乏力、胸痛或发热等,大量咯血可导致患者死亡。胸部影像学检查表现为空腔内的圆形致密影。痰中通常可培养出曲霉菌。

2.慢性肺曲霉菌病

慢性肺曲霉菌病是曲霉菌感染所致的慢性肺脏疾病,包括3种类型:①慢性空洞型肺曲霉菌病表现为肺内多发空洞性病变,体积可逐渐增大,其中可含有曲菌球;②慢性纤维型肺曲霉菌病:以广泛的肺纤维化为特征;③慢性坏死型肺曲霉菌病:常见于慢性肺病患者,往往引起肺组织的慢性炎症性坏死。慢性空洞型肺曲霉菌病患者可出现咳嗽、咯血、呼吸困难症状,慢性空洞形成可导致功能性肺组织减少。慢性坏死型肺曲霉菌病患者可出现咳嗽、呼吸困难及肺功能减退,但往往与并存的慢性肺脏疾病难以鉴别。

(三)过敏性曲霉菌病

过敏性支气管肺曲霉菌病是曲霉菌导致的一种慢性变态反应性疾病,常见于哮喘及囊性纤维化患者。有1%～2%的哮喘患者和7%的囊状纤维化患者合并该病。过敏性支气管肺曲霉菌病可引起支气管黏液嵌塞、嗜酸性粒细胞性肺炎及短暂性肺不张,临床表现为发作性呼吸困难、发热等。实验室检查提示嗜酸性粒细胞增多、IgE升高,痰培养常阳性,黏液栓中可查到菌丝。胸部影像学检查可见一过性肺浸润影、轨道征、戒指征、近端支气管扩张等。疾病常缓解与复发交替,最终可引起肺纤维化。

五、诊断

(一)侵袭性曲霉菌病

确诊侵袭性曲霉菌病依赖于组织活检发现菌丝浸润,同时曲霉菌培养阳性。在正常情况下无菌的部位(如脑脊液、穿刺活检组织)培养出曲霉菌也可确立诊断。六胺银染色、PAS染色是观察组织中曲霉菌菌丝的常用染色方法。曲霉菌菌丝无色有分隔,宽3～6 μm,分枝呈锐角。曲霉菌的上述形态学特征容易与接合菌相鉴别,但无法与镰刀菌属、赛多孢子菌等其他机会感染性真菌区分,因此需结合真菌培养结果才能确诊。

采集呼吸道标本进行培养对诊断侵袭性曲霉菌病有重要价值。对中性粒细胞缺乏或接受干细胞移植的患者,如呼吸道标本中培养出曲霉菌,尤其是支气管肺泡灌洗液中培养出曲霉菌,则高度提示存在侵袭性曲霉菌病。相反,曲霉菌的血培养阳性率很低。欧洲癌症研究和治疗组织/侵袭性真菌感染协作组(EORTC/MSG)提出中性粒细胞缺乏或异体造血干细胞移植患者同时出现临床症状、肺部浸润影以及肺泡灌洗液培养阳性时,可临床诊断侵袭性肺曲霉菌病。

胸部平片检查对侵袭性曲霉菌病诊断意义不大,因其敏感性和特异性均很低。而胸部CT检查则有助于侵袭性肺曲霉菌病的早期诊断。高危患者胸部CT上出现"晕征"是早期进行抗真菌治疗的指征。在治疗第1周,即使患者病情出现改善,影像学检查可能仍提示病灶扩大。因此,在分析早期影像学结果时应当谨慎,并结合其他临床资料。

一些真菌抗原检测方法已被用于侵袭性曲霉菌病的早期诊断。半乳甘露聚糖是曲霉菌细胞壁上的一种杂多糖,在侵袭性曲霉菌病时被释放入血液循环、肺泡和脑脊液中。利用酶免疫方法检测血液或肺泡中的半乳甘露聚糖(半乳甘露聚糖试验,GM试验)对免疫功能低下的患者诊断侵袭性曲霉菌病有重要意义。对造血干细胞移植患者,半乳甘露聚糖试验用于诊断侵袭性曲霉菌病的敏感性为89%,特异性为92%。另有一些研究发现该实验的敏感性仅为40%～50%,尤其是预防性使用抗真菌药物、进行抗真菌治疗或未多次送检的患者。目前推荐以光密度指数0.5作为临界值,此时诊断的敏感性和特异性分别为78%和81%。新生儿和接受哌拉西林/他唑巴坦等抗生素治疗的患者可能出现假阳性结果。检测支气管肺泡灌洗液、脑脊液中的半乳甘露聚糖也可用于侵袭性曲霉菌病诊断,但研究相对较少,尚未在临床普遍开展。

1,3-β-D-葡聚糖是另外一种可用于真菌感染诊断的抗原,除新型隐球菌、接合菌外,绝大多数致病性真菌的细胞壁均存在该抗原。1,3-β-D-葡聚糖试验(G试验)用于诊断侵袭性真菌感染时的敏感性与半乳甘露聚糖试验类似,但特异性较差。免疫功能低下的患者在发生侵袭性感染时往往不能产生抗体,因此,抗体检测对曲霉菌病诊断价值不大。

聚合酶链反应(PCR)技术在侵袭性曲霉菌病早期诊断方面具有一定的应用潜力,其敏感性优于其他检测手段。虽然一些研究证实对血液、支气管肺泡灌洗液等进行 PCR 检测有助于侵袭性曲霉菌病的诊断。但目前该技术缺乏标准化,尚未用应于临床。

(二)过敏性曲霉菌病

过敏性支气管肺曲霉菌病需结合临床表现、病原学结果和影像学改变来进行诊断。该病的主要诊断标准包括:①阵发性支气管梗阻(哮喘);②外周血嗜酸粒细胞增多;③曲霉菌抗原划痕试验出现即刻反应;④存在曲霉菌抗原沉淀抗体;⑤血清 IgE 水平升高;⑥肺部渗出病史(短暂性或固定性);⑦中央型支气管扩张。满足前 6 项主要诊断标准时疑似此病,满足全部主要诊断标准可确诊。以下次要诊断标准可用于辅助诊断:①多次痰涂片或培养检出曲霉菌;②咳褐色的斑块状物;③针对曲霉菌抗原的特异性 IgE 水平升高;④对曲霉菌抗原存在 Arthus 反应(晚期皮肤反应)。

六、治疗

(一)侵袭性曲霉菌病的治疗

侵袭性曲霉菌病的治疗主要包括三个方面:抗真菌治疗、纠正免疫功能低下以及必要时通过外科手术清除感染灶。伏利康唑是绝大多数侵袭性曲霉菌病患者的首选初始治疗药物。伏利康唑可以经静脉输注,也可口服用药,用法为第 1 d 6 mg/kg 静脉点滴 1 次/12 h,随后 4 mg/kg 静脉点滴,或 200 mg 口服 1 次/12 h。伏利康唑最常见的不良反应为短暂性视觉障碍,发生率约 30%。其他较常见的不良反应有肝功能异常、皮疹、恶心、呕吐、厌食等。伏利康唑可与多种药物发生相互作用,如环孢素、他克莫司以及雷帕霉素等,其中雷帕霉素不能与伏利康唑同时使用。对存在急性肝损害者,无须调整用药剂量,但应监测肝功能是否有加重趋势。轻到中度肝硬化者伏利康唑负荷剂量不变,维持剂量减半。

部分患者可能无法使用伏利康唑,如存在严重肝功异常、药物相互作用、药物不耐受等,这些患者可选用脂质体两性霉素 B 作为初始治疗药物。对疑似或确诊合并毛霉菌感染的患者脂质体两性霉素 B 亦可用于初始治疗。脂质体两性霉素 B 的不良反应明显少于两性霉素 B 脱氧胆酸盐。其常规用法为 3 mg/(kg·d)静脉点滴。伊曲康唑、泊沙康唑、卡泊芬净、米卡芬净可作为备选药物用于初始或挽救治疗。对眼内曲霉菌感染、肾曲霉菌病、曲霉菌性角膜炎患者,局部使用抗真菌药物可提高药物浓度,有助于疾病恢复。

患者免疫功能的恢复是侵袭性曲霉菌病治疗成功的关键因素之一。提高患者免疫功能主要通过两种方法:一是纠正中性粒细胞缺乏,二是糖皮质激素减量或停用。一些研究显示粒细胞集落刺激因子(G-CSF)、粒细胞-巨噬细胞集落刺激因子、γ-干扰素及粒细胞输注可起到一定的辅助治疗作用,但尚不能作为常规治疗手段。

一些侵袭性曲霉菌病患者可能需要进行外科手术治疗。对侵袭性肺曲霉菌病患者,病灶侵犯胸壁、病灶邻近心包或大血管、单发空洞性病变引起反复咯血是进行手术干预的指征。曲霉菌性脓胸需胸腔闭式引流,必要时进行清创。对曲霉菌性鼻窦炎进行清创有助于避免病变侵犯眼、海绵窦等邻近组织。为明确诊断、降低颅内压或保护脑关键区域,有时可能需要切除某些中枢神经系统病变。

(二)腐生型和慢性曲霉菌病

尽管三唑类抗真菌药物的长期治疗仍可能使部分患者获益,但总体来讲,抗真菌药物对曲菌球的治疗意义不大。伊曲康唑和伏利康唑是慢性空洞性肺曲霉菌病的常规治疗药物,可改善患者症状,维持或减轻影像学改变。慢性坏死性肺曲霉菌病患者亦应使用三唑类抗真菌药物进行治疗。外科手术可能引起支气管胸膜瘘、胸腔曲霉菌感染或导致肺功能进一步恶化,从而限制了其在孤立曲菌球和慢性空洞性肺曲霉菌病治疗中的应用。但对反复大量咯血的患者,手术切除空洞带来的益处可能大大高于风险。

(三)过敏性曲霉菌病

过敏性肺支气管曲霉菌病患者需进行糖皮质激素和伊曲康唑联合治疗。糖皮质激素是该病治疗的基础,但长期用药可能导致严重免疫抑制和多种代谢异常。伊曲康唑具有抑制曲霉菌的作用,可减轻抗原刺激引起的支气管炎症性破坏,从而减少糖皮质激素用量。间断使用糖皮质激素或在长期用药的基础上加大用药剂量可迅速缓解疾病发作时的临床症状。

七、预防

对于免疫功能低下的患者可采取的侵袭性曲霉菌病预防措施包括初级预防、经验性治疗和二级预防。血液系统疾病患者和造血干细胞移植患者推荐的预防用药是泊沙康唑,也可选用伏利康唑或伊曲康唑。对长期发热或存在肺部浸润影的高危患者经验性使用抗真菌药物可以实现早期治疗,可选择的药物包括脂质体两性霉素 B、卡泊芬净和伏利康唑。有曲霉菌病病史的患者在接受再次免疫抑制治疗前可使用伏利康唑进行二级预防。

对免疫功能低下或中性粒细胞缺乏的患者,减少空气中分生孢子的数量可能对曲霉菌病预防有一定作用。常用的措施包括病房使用高效微粒空气过滤器、改善空气流通、减少房间维护次数、提供清洁供水系统等。

八、预后

未经治疗的侵袭性曲霉菌病患者往往病情严重,死亡率很高。早期进行抗真菌治疗、机体免疫功能恢复以及基础疾病的好转可以改善患者的预后。过敏性曲霉菌病常反复发作,难以治愈。对慢性曲霉菌病患者进行多学科联合治疗可能有助于提高患者生存质量,改善其预后。

(王昕红)

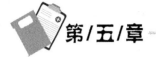

第/五/章

衣原体感染性疾病

第一节 肺炎衣原体感染

肺炎衣原体感染是由肺炎衣原体引起的感染性疾病,主要引起成人及青少年的非典型肺炎,也可引起咽炎、支气管炎、虹膜炎、心内膜炎、脑膜炎及结节性红斑等。研究发现肺炎衣原体感染与冠心病及心肌梗死等心血管疾病的发生明显相关。

本病在世界各地广泛存在且高度流行,无明显地区性及季节性,几乎每人一生中均会感染且常反复感染。据统计在引起肺炎的病因中,肺炎衣原体是继肺炎双球菌、流感嗜血杆菌之后引起社区获得性肺炎的第三位主要病原体。

一、病原学

(一)形态特征

肺炎衣原体的形态与另两种衣原体(沙眼衣原体、鹦鹉热衣原体)不同,包涵体为致密卵圆形,不含糖原,碘染色阴性,电镜下原体典型的为梨形,亦可呈多球形,平均直径约 380 nm,周围原浆区较大,网状体为球形,平均直径为 510 nm。

(二)结构特点

主要外膜蛋白(major outer membrane protein,MOMP)为其主要结构蛋白,相对分子质量为395000。目前所知肺炎衣原体仅有一个血清型。

(三)组织培养

肺炎衣原体组织培养较其他衣原体困难,可用 HeLa 229 细胞、HEP-2(人喉癌)细胞、McCoy 细胞及 HTED(人气管上皮)细胞培养。

(四)抵抗力

病原体对热敏感,易被冻融交替所灭活,可在 4 ℃存活较短时间(1～4 h),−70 ℃条件下较稳定。在相对湿度高的室温条件下虽然可以存活,但其感染能力持续下降,30 s 内可丧失一半的感染活性,在塑料表面能存活 30 h,在餐巾纸上能存活 12 h,在手上存活时间仅为 10～15 min。

(五)致病性

肺炎衣原体是一种人兽共患衣原体。一直以来,公认肺炎衣原体是一种人类专性寄生的病原体,无动物宿主。最近几年,陆续从动物体内分离获得肺炎衣原体,经研究证实肺炎衣原体可以感染人、考拉、马、两栖动物、爬虫等,而且感染动物和人类的菌株具有遗传相似性,从动物体内分离获得的肺炎衣原体被认为具有潜在的致人兽共患病的能力,但目前尚未得到证实。因此,推测肺炎衣原体原本就是一种起源于动物的致病菌,在自然进化过程中才逐渐感染人类的。

(六)免疫性

肺炎衣原体感染后能诱导机体产生特异性细胞免疫和体液免疫应答,以细胞免疫为主。但免疫力不持久,保护性不强。因此肺炎衣原体感染常表现为隐性感染、持续感染和反复感染。细胞免疫方面,肺炎衣原体感染的细胞免疫包括能诱导 IFN-γ 产生的 CD8$^+$T 和 CD4$^+$T 细胞免疫,小鼠实验中以 CD8$^+$T 细胞免疫为主,与沙眼衣原体以 CD4$^+$T 细胞免疫为主不同。首次感染肺炎衣原体的患者初期以激活 CD8$^+$T 细胞免疫为主,晚期则以 CD4$^+$T 细胞激活为主,急性发作时的 CD4$^+$T 细胞与病情好转有关。体液免疫分为两种情况:初次感染肺炎衣原体的青少年体内早期出现的是补体结合抗体,检测 IgM 通常要在3周后,IgG 的检测则在六周后。重复感染的人体内,IgG 出现较快,而 IgM 效价很低。肺炎衣原体感染后,血清中的中和抗体可以阻止衣原体对宿主细胞的吸附,也能通过调理作用增强巨噬细胞对衣原体的摄入。

二、流行病学

(一)传染源

患者及无症状病原携带者,后者数量较多且不易觉察,故在本病传播上意义更大。

(二)传播途径

经呼吸道飞沫传播。

(三)易感人群

肺炎衣原体感染分布于世界各地,人群普遍易感,以隐性感染为主,显性感染常表现为肺炎。人群血清学调查显示 8 岁以下儿童肺炎衣原体阳性者少见,以后随年龄增加,至 30 岁达高峰,成人血清中,抗体的阳性率为 25%~45%,感染后抗体滴度迅速下降,但以后可能再次升高,提示本病可以反复感染。男性稍多于女性。

(四)流行特征

热带国家和地区的感染发病率高于北部寒冷国家。5~14 岁年龄组发病率高于成人,婴幼儿少见。有散发与流行交替出现的周期性,散发发病持续 3~4 年后,可有 2~3 年的流行期,此间可有短期暴发。

三、发病机制

肺炎衣原体感染发病机制尚不明确。肺炎衣原体侵入人体后,主要引起单核-巨噬细胞反应,肺泡巨噬细胞作为病原体储存和传播的载体,造成其在宿主体内的持续感染。在非人哺乳动物如小鼠及猴的动物实验研究中发现,感染早期多无症状,大部分在 2 个月出现肺部病变,主要表现为间质性肺炎,早期局部有多核细胞浸润,以后则为巨噬细胞和淋巴细胞浸润。可从肺部及脾脏中分离出肺炎衣原体。其感染易转为慢性,与许多慢性感染有关,如冠心病、动脉粥样硬化、慢性阻塞性肺病、支气管哮喘、结节病及反应性关节炎等。

(一)黏附素

肺炎衣原体黏附于上皮细胞是衣原体在细胞内生长、繁殖并导致病变的前提。衣原体通过创面侵入机体后,吸附于易感的柱状或杯状黏膜上皮细胞并在其中繁殖,其中,MOMP作为黏附因素之一发挥了重要作用,它可与宿主细胞受体——硫酸乙酰肝素结合,促进肺炎衣原体吸附于宿主细胞表面,引起肺炎衣原体感染。最新研究表明,GroEL1蛋白也可能与肺炎衣原体入侵宿主细胞有关。

(二)内毒素样物质

衣原体能产生内毒素样物质,抑制宿主细胞代谢,直接溶解宿主细胞。这种物质还可引起宿主的炎症反应和超敏反应。在慢性心血管疾病方面,肺炎衣原体的热稳定成分脂多糖(lipopolysaccharides,LPS)可以引起巨噬细胞泡沫化。有研究表明,用抗衣原体LPS的单克隆抗体可以同时抑制体内外的肺炎衣原体感染。

(三)主要外膜蛋白

除了在黏附过程发挥作用外,MOMP在肺炎衣原体致病过程中还起着直接或间接的作用。有证据显示肺炎衣原体MOMP可以促进巨噬细胞分泌MMP-9(相对分子质量92000的明胶酶),加强细胞外基质的蛋白水解酶活性,导致基质降解。还可促进单核细胞产生IL-1等细胞因子,从而介导炎症发生、瘢痕形成,直接损伤宿主细胞,造成相关病变。MOMP富含半胱氨酸,二硫键使这些半胱氨酸广泛交联形成网状结构,维持外膜结构的坚韧性,增强肺炎衣原体抗机械作用能力,稳定其渗透压。同时,这种结构为肺炎衣原体原体与网状体的转换提供了足够的可塑性。MOMP有类似于孔蛋白的功能,通过β-折叠形成跨膜通道,经二硫键调控开/关状态,由此控制ATP等营养物质的进出;此外,它还能阻止吞噬体与溶酶体融合,致肺炎衣原体抗吞噬,有利于其生存并破坏宿主细胞。在进化过程中,MOMP还可以发生基因突变,以此来逃避免疫反应而继续感染细胞。

(四)热休克蛋白

肺炎衣原体的热休克蛋白(heat shock protein,HSP)除了作为分子伴侣的蛋白折叠功能外,还在衣原体病的致病机制及免疫/炎症病理损伤中发挥重要作用。目前的研究显示,HSP60是肺炎衣原体参与动脉粥样硬化形成的重要成分,是与冠状动脉疾病最相关的危险因子。HSP10与HSP60在遗传上密切相连,在蛋白结构和功能上也具有一定相关性。有研究发现哮喘患者体内的肺炎衣原体HSP10抗体明显高于健康对照组人群,说明肺炎衣原体HSP10抗体与成人哮喘可能具有相关性,但具体机制有待进一步研究。HSP70与HSP60均属于免疫优势抗原,同时,HSP70可能参与衣原体对宿主细胞的黏附作用,并可能作为一种信号分子激活与炎症相关的信号通路,调节细胞因子的表达。

(五)其他

肺炎衣原体上还有多种成分参与衣原体的致病。最新研究热点之一是Ⅲ型分泌系统(type Ⅲ secretion system,T3SS)可能与之相关。CPAF是第一个发现的由衣原体基因编码合成并分泌到宿主细胞内的蛋白酶样活性因子,具很强免疫活性,在衣原体的致病过程中及衣原体与宿主的相互作用中发挥重要作用。另外,Pmp20、Pmp21、Cpn0980、Cpn0809及Omp2等可诱导宿主分泌细胞因子,引起多种炎症介质失控性释放,造成机体持续的炎症反应。

四、临床表现

本病的潜伏期为10~65 d。本病缺乏特异临床表现。隐性感染及轻症患者常见,仅10%有临床表现。

(一)急性呼吸道感染

急性呼吸道感染最为常见,临床主要表现为肺炎、支气管炎、咽炎、喉炎、鼻窦炎及中耳炎等。其中以肺炎最常见,占50%以上,支气管炎次之。老年人以肺炎多见,20岁以下的青少年,则多表现为支气管炎及上呼吸道感染。起病时有发热,体温37.5 ℃～39.1 ℃,持续1～7 d。常伴全身不适、咽痛及声音嘶哑等。数天后出现咳嗽,此时体温多已正常。亦可引起支气管炎、支气管哮喘,还可引起咽炎、鼻窦炎及中耳炎,多与肺炎及支气管炎同时存在。病变一般均较轻,但即使使用抗生素治疗,病情恢复仍较慢,咳嗽及全身不适等症状可持续数周至数月。病情严重者可因基础疾病加重或因发生并发症如细菌感染而死亡。

(二)伤寒型

少数患者表现为高热、头痛、相对缓脉及肝脾肿大,易并发心肌炎、心内膜炎和脑膜炎,重症患者出现昏迷及急性肾衰竭,表现类似重症伤寒。

(三)肺炎衣原体感染与动脉硬化、冠心病及急性心肌梗死的发病相关

据统计50%的慢性冠心病及68%的急性心肌梗死患者血清中,可检出抗肺炎衣原体IgG和/或IgA抗体,对照组仅17%。用肺炎衣原体单克隆抗体免疫组化染色或用PCR法,在冠状动脉或主动脉的硬化斑中,可检出肺炎衣原体抗原或其DNA,证实在病灶内存在病原体,而在正常动脉组织中未检出。在电镜下观察亦发现在硬化的冠状动脉壁上,可见大小和形态与肺炎衣原体相似的梨状物。Gloria等报道用单克隆抗体免疫荧光法,分别在主动脉和冠状动脉硬化的标本中检出肺炎衣原体抗原,阳性率分别为13%和79%,正常主动脉为4%。其机制可能为衣原体脂多糖(LPS)与低密度脂蛋白结合,经修饰的脂蛋白或与低密度脂蛋白结合的抗体在体外可导致泡沫细胞形成,这恰恰是动脉粥样硬化的第一步。因而,对冠心病患者应注意除外肺炎衣原体感染,并认为防治肺炎衣原体感染有可能减少冠心病的发生。

(四)其他感染

其他感染可引起虹膜炎、肝炎、心内膜炎、脑膜炎及结节性红斑等。是艾滋病、恶性肿瘤或白血病等疾病发生继发感染的重要病原体之一。另发现在一些疾病如恶性肿瘤、脑血管病、肾功能不全、帕金森综合征、肝硬化和糖尿病患者,均可检出较高阳性率的肺炎衣原体抗体,两者间的确切关系尚不明确。近年来发现,肺炎衣原体感染在慢性阻塞性肺病患者中常见(65%),尤其是＞50岁的慢性阻塞性肺病患者,4%以上的急性发作与肺炎衣原体感染有关。

五、实验室检查

(一)临床检查

1.血液检查

外周血白细胞计数多正常,重症患者可升高,红细胞沉降率常增快。

2.肺部X线检查

呈非典型肺炎表现,常表现为单个浸润灶,多位于1个肺叶(中叶或下叶),少数患者也可为多发性及双侧性,可伴有胸膜炎或胸腔积液。病变多于第一次X线查出后12～30 d才消失。

(二)病原学检查

1.直接涂片

用咽拭子或自患者下呼吸道采集标本,用特异性单克隆抗体染色,检查其特异性包涵体及原体。

2.组织培养法

可用细胞培养法培养肺炎衣原体 24 h,再用肺炎衣原体特异性单克隆抗体染色,检查其特异性包涵体。

3.血清学检查

目前仍是临床上常用的诊断方法。

(1)直接免疫荧光法:使用肺炎衣原体直接免疫荧光单克隆抗体试剂,可以直接检查临床涂片标本中的肺炎衣原体。

(2)免疫荧光试验:微量免疫荧光试验被广泛用于衣原体的血清学诊断和定型,微量免疫荧光试验检测特异性 IgM 及 IgG,当 IgM>1:16 或 IgG>1:512,或双份血清抗体滴度呈 4 倍以上增高时均可诊断急性感染。IgM 抗体>1:32 为高度可疑。病程中抗体滴度 4 倍以上升高者可确诊。如仅 IgG 抗体>1:32,病程中无 4 倍升高者常为既往感染。

(3)补体结合试验:该实验是一种特异性强、敏感度高的经典血清学方法,被广泛应用于衣原体感染的诊断和衣原体抗原研究上。补体结合试验可用于诊断,但不能区分是哪种衣原体感染。

(4)琼脂免疫扩散试验:琼脂免疫扩散实验是将蛋白质抗原和相应的抗体分别加在琼脂板上相应的孔中,两者互相扩散,在比例适宜处形成沉淀线,如果抗原和抗体无关,则不会产生沉淀线。

(三)PCR 检测

该法检测肺炎衣原体的 DNA,具有敏感性高、简便、快速等特点,且可分辨不同型衣原体感染,其特异性和敏感性均高于其他方法。有报道 PCR-ELA 法是一种快速简便的酶联免疫测定法,可提高 PCR 法对肺炎衣原体 DNA 的扩散检测效率,理论上是一种较为理想的诊断方法。

六、诊断与鉴别诊断

(一)诊断

由于本病在 X 线及临床上均无明显特异性,确诊主要依靠有关病因的特殊实验室检查,如病原体分离和血清学检测。应结合呼吸道和全身症状、X 线检查、病原学和血清学检查作综合分析。

(二)鉴别诊断

1.沙眼衣原体(chlamydia trachomatis,Ct)感染性肺炎

Ct 感染性肺炎多发生于新生儿体内,由受感染的母体传染,可先造成眼部感染,再经鼻泪管传入呼吸道。症状多在出生后 2~12 周出现,虽也先有上呼吸道感染表现,但多不发热或偶有低热、气促,吸气时常有细湿啰音或捻发音,少有呼气性喘鸣。X 线胸片显示双侧广泛间质和肺泡浸润,过度充气征比较常见,偶见大叶实变。血常规显示嗜酸性粒细胞增多,从鼻咽拭子标本中可检测到 Ct 抗原,也可用 PCR 法直接检测出 Ct 的 DNA。

2.鹦鹉热衣原体(chlamydophila psittaci,Cps)感染性肺炎

Cps 感染性肺炎常为禽类饲养、贩卖和屠宰者的职业病。患者有家禽接触史或受染于鸟粪。Cps 通过呼吸道进入人体,在单核细胞内繁殖并释放毒素,经血流播散至肺及全身组织,引起肺实质及血管周围细胞浸润,肺门淋巴结肿大。潜伏期 6~14 d,发病呈感冒样症状,多伴肝、脾肿大。X 线胸片检查,从肺门向周边,可见毛玻璃样阴影中间有点状影。患者分泌物或排泄物可检测出病原体。

3.传染性非典型肺炎

传染性非典型肺炎(severe acute respiratory syndromes,SARS)潜伏期为1～14 d。多数患者感染4 d后发病,以发热为主要症状,体温持续39 ℃以上数天,病情进展快。呼吸道症状明显,5 d后可出现呼吸加速、憋气等呼吸困难症状,极个别患者出现呼吸衰竭,如诊治延误可引起死亡。实验室检查可进一步确诊。同时,还应考虑其他因素:曾经接触过患者或近期到过该病流行区;外周血白细胞数量不上升,甚至进行性降低;胸片有不同程度的阴影;抗菌药物治疗无明显效果。

4.其他非典型病原体肺炎

肺炎支原体肺炎、病毒性肺炎、军团菌肺炎的临床表现与肺炎衣原体肺炎不易鉴别,明确诊断必须根据病原体的分离培养鉴定和特异性血清学检查。

七、治疗

(一)一般治疗

包括充足休息、合理饮食等。病室保持环境安静清洁,空气流通,使患者保持良好的休息状态。重症患者应密切观察神志、呼吸、血压、心率及尿量等。发热患者应卧床休息,进食容易消化的高蛋白、高热量、富含维生素食物。鼓励患者多饮水,对于进食困难的患者可通过静脉输注葡萄糖和生理盐水等,以补充机体消耗并保证正常生理需求。

(二)对症治疗

保持呼吸道通畅,及时纠正水、电解质和酸碱失衡。对发热、咽痛、头痛、胸痛、干咳者给予相应的对症治疗。

(三)抗生素药物治疗

肺炎衣原体对四环素类、大环内酯类及喹诺酮类药物均极敏感,对磺胺、β-内酰胺类和氨基糖苷类耐药。传统认为四环素、红霉素及多西环素为该病的一线治疗用药。四环素或红霉素通常用法为每天2 g,分4次口服。多西环素通常用法为口服每次0.1 g,2次/天,疗程应超过3周。近年来发现阿奇霉素和克拉霉素对本病有良好的疗效,且较红霉素耐受性更好,故被列为新的一线用药,也可用作四环素和红霉素的替代药物。阿奇霉素用法为每天1次,1 g顿服。

八、预防

迄今为止,仍没有推广有效的肺炎衣原体疫苗应用于人群的免疫接种。由于肺炎衣原体可引起人类呼吸道的感染性疾病,因此应从呼吸道传染性疾病的共性及其自身感染的特性着手,采取有效的预防措施及治疗手段以对其进行控制。

(一)个人卫生

保持良好的个人卫生习惯,勤洗手,尤其在咳嗽、打喷嚏后要洗手,不要与他人共用毛巾等。

(二)保健

注意饮食均衡、适量运动、充足休息、经常进行户外运动,呼吸新鲜空气,增强体质。

(三)环境卫生

保持工作场所和住所的环境清洁,经常打开窗户,使空气流畅,勤打扫卫生,勤晒衣服和被褥等。保持空调设备的良好运行,并经常清洗隔尘网。

（刘　梅）

第二节 沙眼衣原体感染

沙眼衣原体(chlamydia trachomatis,CT)感染是由沙眼衣原体引起的感染性疾病,可引起沙眼及成人包涵体结膜炎。沙眼呈世界范围流行,全世界沙眼患者约 3 亿至 6 亿,数百万人因沙眼致盲,为致盲的重要病因。此外,沙眼衣原体还可引起泌尿生殖系统感染,如尿道炎、附睾炎、宫颈炎、子宫内膜炎、输卵管炎及性病淋巴肉芽肿等,是西方国家最流行的性传播疾病,其感染发病率及危害性已远远超过淋病奈瑟菌感染而居首位,成为严重的社会问题。不同年龄、性别人群均可感染沙眼衣原体,其中女性感染更严重且危害更大,育龄妇女感染可因输卵管粘连扭曲造成不孕、异位妊娠、流产、早产、死胎或低体质量儿,并可引起围生期感染,如新生儿结膜炎及肺炎。新生儿感染后多数成为慢性病原携带者及本病传染源,因而预防妊娠期沙眼衣原体感染是优生优育的重要措施。

一、病原学

病原为沙眼衣原体,是衣原体目衣原体科衣原体属中的代表菌种,为我国学者汤飞凡于1955 年采用鸡胚卵黄囊接种法首次分离培养成功。

(一)形态结构

沙眼衣原体在宿主细胞内生长繁殖,具有独特的发育周期,其形态和大小因处于不同发育阶段而有所差别,在进入细胞前为具有感染性的小的致密的原体,进入宿主细胞后逐渐增大繁殖成为始体,无感染性,当成熟后又成为原体。原体呈球形或椭圆形,直径约 $0.3~\mu m$,吉姆萨染色呈红色,在细胞外性质稳定,具有高度感染性。网状体又称始体,是发育周期中的繁殖型,直径$0.5\sim1.0~\mu m$,吉姆萨染色为深蓝色,不具有感染性。原体利用硫酸乙酰肝素作为桥梁,吸附于易感细胞,而后通过受体介导的内吞作用进入胞内,被置于膜包裹的空泡内,后者即包涵体。包涵体为衣原体在宿主细胞内的生长繁殖提供屏障保护作用,同时也是衣原体与宿主细胞进行物质交换和信息传递的门户,衣原体独特的发育周期在包涵体内完成。

(二)血清型

沙眼衣原体有 3 种生物变种:①沙眼生物变种。②性病淋巴肉芽肿生物变种。③鼠生物变种。前两种对人类致病,可分为 19 个血清型,其中沙眼生物变种 15 个(A～K、Ba、Da、Ia 和 Ja),性病淋巴肉芽肿生物变种 4 个(L1、L2、L2a 和 L3)。其中 A、B、Ba 和 C 血清型可引起沙眼,D～K血清型可引起包涵体性结膜炎及泌尿生殖系统感染。

(三)培养特性

所有沙眼衣原体均可在细胞培养中生长,现多采用 McCoy 细胞或 HeLa229 细胞培养分离病原体。

(四)抵抗力

沙眼衣原体耐冷不耐热,在 56 ℃～60 ℃仅可存活 5～10 min,在 −70 ℃可存活达数年之久。对常用消毒剂敏感,如 0.1%甲醛溶液 24 h、2%氢氧化钠或 1%盐酸 2～3 min、75%乙醇溶液 1 min 均可将其杀死。紫外线照射可迅速灭活。四环素类、大环内酯类及氟喹诺酮类药物均可抑制其繁殖。

二、流行病学

(一)传染源

患者和无症状病原携带者。

(二)传播途径

主要通过眼-手-眼传播,也可通过共用毛巾、洗浴用品、游泳池水污染等接触传播,成人可通过性接触传播,孕妇可能有宫内传播,产妇可经产道及产褥期传染新生儿。

(三)人群易感性

人群普遍易感,孕妇感染率较高。

(四)流行特征

本病分布广泛,亚洲、非洲及中南美洲为高发地区,全世界约有 3 亿至 6 亿患者。目前认为沙眼衣原体感染的危险因素包括:①15～24 岁感染率较高,随年龄增加呈下降趋势;②过去1～6 个月内有多个性伴侣者增加感染危险;③有性病史或现患性传播疾病者;④社会经济地位及受教育程度低者;⑤宫颈糜烂者;⑥避孕方式,不避孕可增加感染机会,口服避孕药物可增加宫颈上皮细胞易感性,与感染概率呈正相关,应用其他工具避孕不增加感染概率。

性病淋巴肉芽肿呈全球分布,以热带和亚热带如南美、非洲、印度和东南亚多见,主要通过性接触直接传播,故青壮年多发,男性患者多于女性,推测可能是由于男女性的淋巴回流不同所致。我国仅有少数疑似病例报道。

三、发病机制

多数情况下沙眼衣原体易侵入柱状上皮细胞,眼、鼻咽部、尿道、子宫颈及直肠黏膜等部位最常受累,除沙眼衣原体本身引起病变外,机体免疫病理反应(包括固有免疫和适应性免疫)也发挥重要作用,衣原体膜上的脂多糖可诱发机体免疫反应,但同时病原体可寄生于细胞内而逃避免疫应答,造成病原体持续感染及繁殖,导致机体反复持续感染。炎症初期以中性粒细胞、巨噬细胞浸润为主,继而淋巴细胞增多并形成淋巴滤泡,长期反复感染可导致局部发生粘连、坏死及瘢痕。

四、临床表现

沙眼衣原体感染临床上主要有以下表现。

(一)沙眼

因在睑结膜表面形成粗糙不平的外观,形似沙粒而得名沙眼。一般起病缓慢,潜伏期5～14 d,多为双眼发病。幼儿患病后表现为急性沙眼感染,可自行缓解,不遗留后遗症。成人患病表现为急性或亚急性过程,早期即出现并发症。沙眼初期表现为滤泡性慢性结膜炎,以后逐渐进展到结膜瘢痕形成,具体可有如下表现。

1.乳头增生及滤泡形成

病变早期,结膜由于受到炎症刺激,毛细血管扩张充盈,淋巴细胞浸润,结膜上皮细胞增生,结膜下淋巴细胞、浆细胞、肥大细胞及嗜酸性粒细胞聚集形成滤泡,表现为睑结膜充血、乳头增生、肿胀和表面粗糙不平,其上可有大小不等的类圆形或不规则形滤泡,为沙眼活动期病变,与一般结膜炎病变表现相似,不具有特异性。

2.瘢痕形成

病变进入修复期,炎症逐渐减弱,此时睑结膜上可有不同走向的黄白色或灰白色细线相互联结成网,甚至形成黄白色片状瘢痕。睑结膜和睑板由于纤维化瘢痕形成及挛缩,导致睑板缩短变形、睑内翻及倒睫,这是沙眼的典型病变特点。穹隆部因瘢痕收缩而变浅,形成球后粘连。

3.角膜血管翳

角膜血管翳是沙眼衣原体侵犯角膜的原发损害,由起自角膜缘的纤维血管膜进入透明角膜形成,是沙眼具有诊断价值的特有体征之一。在感染早期,除结膜病变外,角膜也可受到侵犯而出现病变,角膜上缘出现上皮下细胞浸润,结膜毛细血管末端出现新生血管,越过角膜缘并向透明角膜内生长形成血管翳,血管之间有细胞浸润,使角膜失去透明度。血管翳根据严重程度由轻到重可分为以下几种。①稀薄血管翳:角膜上的血管翳充血轻、细胞浸润少,须借助裂隙灯才能看见。②血管性血管翳:角膜上血管翳侵入较多,血管明显扩张充血,肉眼即可看到。③肉样血管翳:血管翳充血扩张明显、浸润渗出严重,隆起呈暗红色厚膜,多伸入角膜瞳孔处,引起视力下降及明显刺激症状,见于病变广泛的活动期沙眼。④全角膜血管翳:血管翳占据整个角膜,加之角膜浸润及混浊,对视力影响最大常致失明。重症血管翳不仅在角膜上皮层与前弹力层之间,还可破坏前弹力层并侵入实质浅层,故沙眼治愈后仍残留永久性血管支及瘢痕。

4.沙眼的并发症及后遗症

(1)睑内翻与倒睫:是沙眼最常见的并发症,由于眼睑瘢痕挛缩牵拉使睫毛改变了正常生长方向而发生倒睫,可引起角膜混浊及溃疡,是沙眼致盲的主要原因。

(2)角膜溃疡:血管之间的散在滤泡常因瞬目动作被粗糙的上睑结膜摩擦破溃形成角膜溃疡。可为角膜血管翳前端的新月形溃疡,可有明显刺激症状;也可为角膜血管翳之间的小圆形溃疡,常有局部充血或更明显的刺激症状,愈合后可遗留小圆形凹陷;也可为发生在角膜中央部的浅层溃疡,局部刺激症状较轻,但病变顽固愈合较慢。

(3)上睑下垂:因瘢痕形成,损伤苗勒氏肌丧失收缩功能所致。

(4)慢性泪囊炎:由于瘢痕累及泪道系统导致泪道阻塞所致。

(5)球后粘连:穹隆部因瘢痕挛缩而变浅,局部结膜缩短失去弹性所致。

为满足防治沙眼和调查研究的不同需要,对沙眼采用多种临床分期方法,目前最常用的主要有3种:Mac-Callan分期法、我国制定的沙眼分期法和WHO沙眼分期法。

为了统一进行流行病学调查和指导治疗,国际上对沙眼的表征进行了分期,常用Mac-Callan分期法:①Ⅰ期早期沙眼,上睑结膜出现未成熟滤泡,轻微上皮下角膜混浊、弥漫点状角膜炎和上方细小角膜血管翳。②Ⅱ期沙眼活动期,Ⅱa期滤泡增生,角膜混浊、上皮下浸润和明显的上方浅层角膜血管翳;Ⅱb期乳头增生,滤泡模糊,可以看到滤泡坏死、上方表浅角膜血管翳和上皮下浸润,瘢痕不明显。③Ⅲ期:瘢痕形成,同我国Ⅱ期。④Ⅳ期:非活动性沙眼,同我国Ⅲ期。

我国在1979年也制定了符合我国国情的分期方法:①Ⅰ期(进行活动期),上睑结膜乳头与滤泡并存,上穹隆结膜模糊不清,有角膜血管翳;②Ⅱ期(退行期),上睑结膜自瘢痕开始出现至大部分变为瘢痕,仅留少许活动病变;③Ⅲ期(完全瘢痕期),上睑结膜活动性病变完全消失,代之以瘢痕,无传染性。

1987年,世界卫生组织(WHO)介绍了一种新的简单分期法来评价沙眼的严重程度,标准如下。①结膜滤泡:上睑结膜5个以上滤泡;②弥漫性结膜感染:弥漫性浸润、乳头增生、血管模糊区>50%;③睑结膜瘢痕:典型的睑结膜瘢痕;④倒睫:严重倒睫或眼睑内翻;⑤角膜混浊:不同程度的角膜混浊。

（二）包涵体结膜炎

包涵体结膜炎是 D～K 血清型引起的一种通过性接触或产道传播的急性或亚急性滤泡性结膜炎，如不治疗症状可自行缓解或持续数月，一般不留有后遗症。由于表现不同，临床上又分为成人包涵体结膜炎和新生儿包涵体结膜炎。

1.成人包涵体结膜炎

好发于性生活频繁的年轻人，接触病原体后 1～2 周发病，单侧或双侧发病。病变早期表现为急性滤泡性结膜炎，眼睑肿胀、结膜充血和黏脓性分泌物，睑结膜和穹隆部结膜滤泡形成，多位于下方，并伴有耳前淋巴结肿大。3～4 个月后炎症逐渐减轻消退，但结膜肥厚和滤泡持续3～6 个月方可恢复正常。

2.新生儿包涵体结膜炎

婴儿通过产道时感染，潜伏期为出生后 5～14 d，有胎膜早破时可在出生后 1 d 即出现体征。双眼急性或亚急性发病，起初表现为少许黏液样分泌物，随之出现较多黏脓性分泌物，故又称为包涵体性脓漏眼。结膜炎持续 2～3 个月后出现乳白色光泽滤泡，严重病例可有假膜形成和结膜瘢痕化。大多数新生儿包涵体结膜炎是轻微自限的，但应注意的是衣原体还可引起新生儿其他部位的感染威胁其生命，如呼吸道感染、肺炎等。

（三）泌尿生殖系统感染

由 D～K 血清型引起，主要经性接触传播，以成人最常见，新生儿可经产道分娩时感染，潜伏期为1～3 周。约一半以上无症状，有症状者表现如下。

1.男性患者

(1)尿道炎：约 50%～60% 的非淋菌性尿道炎是由沙眼衣原体感染引起，临床表现与淋病类似但程度较轻。常见症状为尿道刺痒、刺痛或烧灼感，少数有尿频、尿痛，体检可见尿道口轻度红肿，分泌物呈稀薄浆液性，量少，有时可呈脓性，通常在晨起时发现尿道口有少量分泌物结痂封住了尿道口（糊口现象）或内裤被污染。不经治疗虽可自行缓解，但不及时彻底治疗易转为慢性，呈周期性加重。沙眼衣原体与淋病奈瑟菌感染关系密切，两者可相互激活和促进导致共同感染，表现为混合性尿道炎，更易转为慢性。

(2)附睾炎和前列腺炎：附睾炎是男性尿道炎最主要的并发症，多为急性，表现为一侧或双侧附睾疼痛及触痛。前列腺炎亚急性发病多见，表现为后尿道、会阴部、肛门部等区域钝痛或坠胀，慢性前列腺炎可表现为无症状或会阴钝痛、阴茎痛。

(3)结直肠炎：多发生在同性性行为者，轻者无症状，重者可有腹痛、腹泻和便血。

(4)Reiter 综合征：表现为尿道炎、结膜炎和关节炎三联症。

2.女性患者

(1)宫颈炎和尿道炎：最常见的是宫颈炎，半数以上患者无明显症状，也可表现为阴道分泌物增多，体检时可见宫颈水肿、糜烂等，如不及时治疗，易发展为持续感染或无症状携带者，感染也可上行发展为子宫内膜炎和输卵管炎。仅 25% 女性患者出现尿道炎，表现为尿道口充血、尿频、排尿困难等泌尿系统症状。

(2)子宫内膜炎和输卵管炎：输卵管炎主要为急性输卵管炎，起病时下腹部疼痛、压痛、反跳痛，常伴发热。部分患者可扪及增粗的输卵管或炎性肿块。慢性输卵管炎表现为下腹疼痛，若输卵管炎反复发作，可导致不孕或异位妊娠等严重并发症。

(3)不孕和异位妊娠:输卵管炎反复发作可使管腔黏膜变窄,最终导致不孕。即使受孕,受精卵往往难以通过因炎症粘连增厚的输卵管进入宫腔着床,常发生异位妊娠。妊娠期感染可损伤胚胎导致流产、早产、死胎、胎膜早破及产后盆腔炎,并能经产道传给新生儿引起新生儿结膜炎或肺炎。

(四)性病淋巴肉芽肿

性病淋巴肉芽肿(lymphogranuloma venereum,LGV)是沙眼衣原体感染引起的急性或慢性性传播疾病,又称第四性病,主要病变累及外生殖器、腹股沟、直肠和肛门引流部位淋巴系统,引起局部溃疡和坏死,晚期可有象皮肿或直肠狭窄。本病潜伏期1~6周,一般3周左右,根据临床发展过程的不同特点可分为三期。

1.早期(外生殖器初疮期)

男性好发于龟头、包皮内侧及冠状沟,女性好发于大小阴唇、阴道或宫颈,有时也可发生于生殖器以外的部位(手指、肛门、口唇等),潜伏期后可出现针头大小的丘疹或脓疱(初疮),很快破溃形成糜烂或溃疡,直径2~3 mm,周围有红晕,单个或多个,因症状体征不明显而常被患者忽视,一般10 d左右自愈,愈后不留瘢痕。

2.中期(腹股沟横痃期)

起病1~4周后男性患者可发生腹股沟淋巴结肿大,称为第四性病横痃,病变多为单侧,约1/3为双侧。起初肿大的淋巴结散在、孤立、质硬,可有疼痛及触痛,后逐渐融合形成与周围组织粘连、沿腹股沟分布的肿块,鸡蛋大小或更大,与周围组织粘连,表面皮肤青紫色或紫红色。由于腹股沟韧带将肿大的淋巴结肿块分为上下两部分,形成上下隆起、中间凹陷呈沟状的特征,称为"沟槽征",为本病的特征性表现,其表面皮肤发红并有压痛。1~2周后肿大的淋巴结肿块软化、波动,可破溃流脓,皮肤表面形成多个瘘管,经数周至数月愈合留下凹陷性瘢痕。也可有一侧横痃化脓破溃,而另一侧横痃不化脓,称为顿挫型性病淋巴肉芽肿横痃。女性外生殖器初疮部位如在外阴或阴道下1/3时临床表现与男性患者相似;若为阴道上2/3或宫颈,由于此处淋巴结主要引流至肛门直肠淋巴结,故主要引起直肠下段周围淋巴结炎,并可形成直肠壁脓肿,导致生殖器肛门直肠综合征,出现腹痛、腹泻、便中带血及腰背痛等症状,并可形成肛周脓肿或瘘管,也可因瘢痕形成导致直肠狭窄、排便困难。病变较轻者可无全身症状,重者可有发热、头痛、关节疼痛、全身不适,并可出现多形性或结节性红斑样皮肤损害。

3.晚期(外生殖器象皮肿和直肠狭窄期)

出现在起病数年后,由于外生殖器周围淋巴结炎症及淋巴管阻塞,而出现外生殖器象皮肿,男性主要累及阴茎和阴囊,女性常累及大小阴唇和阴蒂,表现为坚实肥厚性肿块。此外,直肠及其周围炎症、溃疡及瘘管愈合后留下的瘢痕收缩,可引起直肠狭窄,导致排便困难、腹部绞痛等,肛门指诊可发现肠壁增厚及肠腔狭窄,此更多见于男性同性恋者。女性患者由于组织破坏可形成直肠阴道瘘、阴道尿道瘘及肛门周围瘘等。

(五)新生儿肺炎

孕妇感染后约50%~70%新生儿受染,感染沙眼衣原体的新生儿10%~20%可发生新生儿肺炎,一般在出生后1~6个月,多发生于2个月内,50%有结膜炎史或同时有结膜炎。肺炎表现为阵发性咳嗽、气促及双肺啰音,多数患儿不伴发热。血常规检查嗜酸性粒细胞多增高,X线检查双肺有间质性浸润改变。患包涵体结膜炎的新生儿发生肺炎时应考虑本病。

(六)直肠炎

少数患者有直肠炎,表现为下腹部痛、腹泻及血便。1995年报道的1例匈牙利直肠炎患者,病程10年,抗生素及激素治疗均无效,后经血清学检出沙眼衣原体特异性抗体,肠活检用免疫荧光法检出沙眼衣原体抗原而确诊为沙眼衣原体直肠炎,用红霉素及多西环素治愈。

(七)复发与再感染

临床可出现二次发病,如病原体为同一血清型则多为复发,如间隔时间较长也不能排除再感染。如二次发病为不同血清型感染则为再感染。

五、实验室检查

(一)病原学检查

1.涂片检测衣原体包涵体

取眼结膜刮片或宫颈拭子做涂片,下呼吸道感染患者纤维支气管镜检查时用毛刷取分泌物或灌洗液,Giemsa染色或碘染色检测细胞内沙眼衣原体包涵体,改良的Diff-Quik染色将检测包涵体的时间缩短为几分钟。也可采用直接荧光抗体染色,将涂片用甲醇固定,加入抗沙眼衣原体荧光抗体,孵育洗片干燥后,在荧光显微镜下检查,方法简便快速,可用于高危人群的快速筛查,但其敏感性受人群感染率影响,阳性结果的判定带有主观性。

2.细胞培养法

常用经放线菌酮处理的单层McCoy细胞或HeLa细胞进行细胞培养,再用单克隆荧光抗体染色检测其特异性包涵体,是确诊沙眼衣原体感染的重要方法,敏感性及特异性均较高,曾被认为是检测沙眼衣原体的"金标准"。但此法费时且对实验设备技术条件要求较高,限制了其作为快速诊断方法的应用,其"金标准"的地位已受到PCR等检测方法的挑战。

(二)血清免疫学检查

1.直接免疫荧光法

直接免疫荧光法是检测沙眼衣原体抗原最常用的非培养方法,采精液、尿液、直肠液或子宫内膜等标本刮片,用荧光标记的沙眼衣原体单克隆抗体检测,敏感性及特异性均较高,且方法简便快速,已广泛应用于临床。

2.酶联免疫吸附法(ELISA)

用其多克隆或单克隆抗体检测抗原,敏感性及特异性均较高,且简便快速,但可与某些细菌感染有交叉反应。

3.血清特异性抗体检测

所有衣原体有共同的属抗原,用补体结合法可检测,但因感染后产生抗体滴度低难以检出,故一般不用此法诊断。

(三)分子生物学检查

1.原位杂交法检测

用DNA探针检测宫颈或直肠活检标本中沙眼衣原体DNA,具有很高的敏感性和特异性,可鉴别衣原体的种、型,但操作烦琐,主要用于流行病学调查。

2.PCR检测

方法简便、快捷,具有良好的检测敏感性和特异性,且可用于鉴定其种及血清型,可用于诊断、疗效判断及流行病学调查,此方法检出率高于其他方法,但可能存在非特异性DNA扩增而出现假阳性。据报道热启动 PCR 方法可明显降低非特异性扩增,提高敏感性和特异性。

现代沙眼衣原体的检测是以培养方法＋两个不同原理的非培养方法作为"金标准",如培养阳性,则无须使用非培养方法;如培养阴性,则使用两个非培养方法,只有在后者同时阳性时才能判断为阳性,否则判断为阴性。

六、诊断与鉴别诊断

(一)诊断

除具有上述沙眼、包涵体结膜炎、尿道炎、宫颈炎、子宫内膜炎及性病淋巴肉芽肿等临床表现外,确诊须进行病原学和/或血清免疫学检查。

1.用眼结膜拭子或刮片

涂片 Giemsa 染色法检测沙眼衣原体包涵体,方法简便,但检出率较低。

2.细胞培养法检测沙眼衣原体包涵体

敏感性及特异性均好,但费时且需一定技术设备条件,无法作为快速诊断方法。

3.免疫法

常用直接免疫荧光法或 ELISA 法检测沙眼衣原体抗原,并可确定其亚型。

4.原位杂交法或 PCR 法检测

沙眼衣原体 DNA 具有较高的敏感性和特异性,PCR 法可明显提高检出率,热启动 PCR 法可降低其非特异性扩增而减少假阳性。

(二)鉴别诊断

需与其他病原引起的泌尿生殖系统感染、结膜炎及肺炎鉴别。主要鉴别依据是进行相应的病原学及免疫检查。

1.沙眼衣原体泌尿生殖系统感染

有不洁性生活史者应考虑本病,并行病原学及血清免疫学检查,需与淋菌性尿道炎鉴别,后者潜伏期较短(10～20 d),起病急,尿痛明显,但需注意两者混合感染的可能。

2.性病淋巴肉芽肿

需要与下腹部、臀部、下肢、外生殖器、肛门区炎症及腺鼠疫、软下疳、梅毒螺旋体及钩端螺旋体病等引起的腹股沟淋巴结炎鉴别,主要依赖流行病学史、临床表现及病原学检查进行鉴别。

3.新生儿衣原体肺炎

一般在新生儿出生后 1～6 个月发生,如合并包涵体结膜炎则高度提示为沙眼衣原体感染,应及时行病原学检查,并需除外病毒、细菌及支原体肺炎。

七、治疗

多种抗菌药物对沙眼衣原体均有良好的抑制作用,如四环素族(四环素、多西环素、米诺环素)、大环内酯类(红霉素、螺旋霉素),此外,利福平、氟喹诺酮类及青霉素类也有效。因四环素和氟喹诺酮类对淋病也有效,尤其适合高度怀疑两者混合感染的患者。

(一)沙眼

1.局部治疗

应坚持长期用药,可局部滴用 0.1％利福平、15％磺胺醋酰钠滴眼液,每天 3～6 次,连续用药 1～3 个月,或使用四环素、红霉素软膏,每晚睡前涂于下穹隆部结膜囊内,连续用药 1～3 个月。

2.全身治疗

急性期或严重的沙眼应全身应用抗生素治疗,可口服多西环素 100 mg,每天 2 次;或红霉素 1 g/d,分 4 次口服。

3.手术治疗

针对沙眼的后遗症及并发症进行手术治疗,滤泡多者可行挤压术,因结膜瘢痕所致睑内翻和倒睫者可行外科矫正手术。

(二)包涵体结膜炎

1.局部治疗

局部使用抗生素滴眼液及眼膏,如 0.1％利福平、15％磺胺醋酰钠滴眼液。

2.全身治疗

婴幼儿可口服红霉素 40 mg/(kg·d),分 4 次服下,至少用药 14 d。如有复发,需再次全程给药。成人可口服多西环素 100 mg,每天 2 次,或红霉素 1 g/d,分 4 次口服,治疗 3 周。

(三)泌尿生殖系统感染

1.推荐方案

阿奇霉素 1 g,饭前 1 h 或饭后 2 h 一次顿服,或多西环素 200 mg/d,分两次口服,治疗 7 d。

2.替代方案

米诺环素 100 mg,每天 2 次,治疗 10 d;或四环素 500 mg,每天 4 次,治疗 2～3 周;或红霉素碱 500 mg,每天 4 次,治疗 7 d;或罗红霉素 150 mg,每天 2 次,治疗 10 d;或克拉霉素 500 mg,每天 2 次,治疗 10 d;或氧氟沙星 300 mg,每天 2 次,治疗 7 d;或左氧氟沙星 500 mg,每天 1 次,治疗 7 d;或司帕沙星 200 mg,每天 1 次,治疗 10 d。

3.妊娠期

红霉素 2 g/d,分四次口服,治疗 7 d;或红霉素 1 g/d,分四次口服,治疗 14 d;或阿奇霉素 1 g,一次顿服。不宜使用四环素类药物。

(四)性病淋巴肉芽肿

1.药物治疗

可用多西环素 200 mg/d,分两次口服;或米诺环素 200 mg/d,分两次口服;或四环素 2 g/d,分 4 次口服;或红霉素 2 g/d,分 4 次口服,疗程均为 14～21 d,可根据病情适当延长治疗时间。

2.手术治疗

局部淋巴结有波动时可穿刺吸脓并注入抗生素,但严禁切开引流,以免导致瘘管形成,不易愈合。若出现瘘管或窦道者可行外科修补术或成形术,直肠狭窄早期可行扩张术,晚期严重者和生殖器象皮肿者可行外科手术治疗。

八、预防

沙眼的预防是注意个人卫生,不共用毛巾及脸盆等生活用具。泌尿生殖系统感染的预防方法同其他性病预防。患者生活用具应定期煮沸消毒以防再感染,家庭成员集体同时治疗可减少相互再感染的机会。孕妇沙眼衣原体感染的筛查和及时治疗可大大减少新生儿感染机会,并可减少围生期并发症。高危人群可预防服药,如红霉素 0.5 g,每天 4 次,或阿莫西林 0.5 g,每天 3 次,治疗 7 d。

(刘　梅)

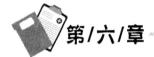第/六/章

常见传染病的护理

第一节　流行性出血热的护理

一、疾病概述

(一)概念和特点

流行性出血热亦称出血热肾病综合征,是由流行性出血热病毒(EHFV)引起的急性、地方性、经鼠传播的自然疫源性传染病。临床上以发热、休克、充血、出血和急性肾功能损害为主要表现。

EHFV不耐热和不耐酸,37 ℃和pH 5.0以下易灭活,56 ℃高温30 min和100 ℃高温1 min可灭活。对紫外线、酒精和碘酒等消毒剂敏感。传染源在我国是鼠类,主要通过不同途径接触鼠类带有病毒的排泄物而感染。人群普遍易感。有明显高峰季节,主要与传染源的密度和带毒率改变有关。

(二)发病机制与相关病理生理

本病发病机制未完全清楚,多数研究认为是病毒直接作用与病毒感染诱发免疫损伤及细胞因子和介质共同作用的结果。以小血管和肾脏病变最明显。基本病变是全身小血管广泛受损,可见其内皮肿胀、变性和坏死,引起各脏器病变。

(三)临床特点

特征性临床表现为发热、出血和肾损害。典型病例病程中有发热期、低血压休克期、少尿期、多尿期和恢复期的五期经过。

1.发热期

除发热外主要表现有全身中毒症状,毛细血管损伤和肾损害征。毛细血管损伤,主要表现为充血、出血和渗出水肿征。患者面部、颈部及上胸部明显充血潮红(三红)。腋下、胸背部皮肤呈条索点状或搔抓样瘀点。肾损害主要表现为蛋白尿和尿镜检发现管型等。

2.低血压期

多数患者发热末期或热退同时出现血压下降,甚至休克,可出现烦躁、谵妄。休克持续过久,可出现DIC、休克肺、脑水肿、急性肾衰竭等。

3.少尿期

少尿期主要临床表现为尿毒症、酸中毒和水、电解质紊乱。严重患者发生高血容量综合征和肺水肿。

4.多尿期

尿量逐渐增加,若水和电解质补充不足或继发感染,可发生继发性休克,也可发生低钠、低钾症状。

5.恢复期

尿量逐渐恢复至正常,精神及食欲恢复。

(四)辅助检查

1.血常规

白细胞计数逐渐升高,出现异常淋巴细胞,血小板下降。

2.尿常规

患者可出现尿蛋白,尿中还可有红细胞、管型或膜状物。

3.血液生化检查

血尿素氮及肌酐在低血压休克期开始升高,多尿后期开始下降。血钾在发热期和休克期处于低水平,少尿期升高,多尿期又降低。

4.凝血功能检查

高凝期凝血时间缩短,消耗性低凝血期则纤维蛋白原降低,凝血酶原时间延长和凝血酶时间延长,进入纤溶亢进期则出现纤维蛋白降解物(FDP)升高。

5.免疫学检查

早期患者的血清及尿沉渣细胞均可检出 EHF 病毒抗原,有助于病原诊断。特异性抗体检查:包括血清 IgM 和 IgG 抗体。IgM(1∶20)为阳性。IgG(1∶40)为阳性,双份血清滴度 4 倍以上升高有确诊价值。

(五)治疗原则

(1)抓好"三早一就近"(早诊断,早休息,早治疗,就近到有医疗条件的医疗机构救治)是本病治疗的关键。

(2)治疗中要注意防治休克、肾衰竭和出血。

(3)发热期应控制感染,减轻外渗,中毒症状重者可给予地塞米松 5～10 mg 静脉滴注。预防 DIC。

(4)低血压休克期应补充血容量,纠正酸中毒,应用血管活性药物与肾上腺皮质激素。

(5)少尿期应稳定内环境,促进利尿,可用甘露醇或呋塞米,也可使用导泻疗法或透析疗法。

(6)多尿期主要是维持水与电解质平衡,防治继发感染。

(7)恢复期应补充营养,逐步恢复工作。

二、护理评估

(一)流行病学史评估

评估患者居住地是否多老鼠,有无接触死鼠或鼠类排泄物,有无被鼠类咬伤史等。

(二)一般评估

1.生命体征

患者体温以稽留热和弛张热多见,心率加快或有心律不齐,呼吸急促。高血容量综合征血压升高、脉搏洪大、脉压差增大和心率增快等。肺水肿时患者呼吸急促、呼吸困难、发绀等。

2.患者主诉

评估患者有无全身中毒症状,例如疲乏、全身酸痛等和消化道症状。

3.相关记录

记录患者神志、皮肤、出入量等结果。

(三)身体评估

1.头颈部

观察充血、渗出及出血的表现:有无"三红"的表现,皮肤瘀斑的分布、范围及有无破溃出血,颜面部有无水肿等。

2.肺部

听诊有无呼吸音粗,有无干湿啰音。

3.腹部

触诊患者腹部有无压痛、反跳痛。肾脏有无叩击痛。

(四)心理-社会评估

评估患者对疾病知识的了解情况,患者在疾病治疗过程中的心理反应与需求,家庭及社会支持情况。

(五)辅助检查结果评估

实验室检查有无血液浓缩、异型淋巴细胞、血小板减少和蛋白尿。血液和尿沉渣细胞中是否检出特异性抗原和血清中检出特异性抗体。有无水、电解质和酸碱平衡失调。

(六)常用药物治疗效果的评估

(1)低分子右旋糖酐偶可见变态反应,例如发热、胸闷、呼吸困难、荨麻疹等。

(2)碳酸氢钠溶液剂量偏大或存在肾功能不全时,可出现水肿、精神症状、肌肉疼痛或抽搐、呼吸减慢、口内异味、异常疲倦虚弱等。

三、护理诊断/问题

(一)体温过高

体温过高与病原体感染有关。

(二)组织灌注量改变

组织灌注量改变与出血、感染、少尿和多尿等有关。

(三)疼痛

疼痛与全身中毒血症有关。

(四)潜在并发症

1.出血

出血与毛细血管损伤、凝血功能异常有关。

2.电解质紊乱

电解质紊乱与利尿、脱水、补液等有关。

3.肺水肿

肺水肿与少尿血容量增多有关。

4.感染

感染与抵抗力下降有关。

5.急性肾衰竭

急性肾衰竭与肾血流不足有关。

四、护理措施

(一)病情观察

观察生命体征、神志变化。注意有无出血、尿量及尿的颜色变化,记录24 h出入量。

(二)休息和饮食

急性期需绝对卧床休息,避免随意搬动患者,至恢复期逐渐增加活动量。发热期给予高热量、高维生素、富有营养的流质或半流质饮食,少量多餐。少尿期,严格控制入量,限制钠盐及钾盐的食物。

(三)疼痛的护理

患者有头痛、腰痛、眼眶痛等症状时,给予相应的解除疼痛的护理,创造舒适、安静的环境,减少噪声对患者的刺激,给予按摩止痛或按医嘱给予止痛药。

(四)发热的护理

观察发热的程度及热型、伴随症状并记录。每4 h测体温1次,体温>38.5 ℃时,可在体表大血管处进行冷敷,不宜用酒精擦浴,禁忌使用发汗退热药,以防大汗引起休克。遵医嘱补充液体。

(五)并发症的观察与护理

1.出血

观察出血的表现,有无咯血、呕血、便血、血尿、鼻衄以及注射部位有无渗血等。嘱患者勿用手挖鼻孔,以免损伤黏膜,引起出血。注意口腔清洁,刷牙尽量使用软毛牙刷,勿用牙签剔牙。勿用力搔抓皮肤。注射后针眼按压时间需延长,以防止出血及皮下血肿。遵医嘱应用药物。

2.心力衰竭、肺水肿

注意观察有无呼吸困难、烦躁、心率增快、咳粉红色泡沫痰、肺底啰音等。发现左心功能不全表现后应立即停止输液或控制输液速度,并报告医师按医嘱用药,给予20%~30%酒精湿化给氧。

(六)健康教育

(1)预防出血热的根本措施是灭鼠。搞好环境卫生和室内卫生,清除垃圾,消灭老鼠的栖息场所。严防鼠类污染食物;做好个人防护。

(2)患者出院后仍应休息1~3个月。生活要有规律,保证足够睡眠,安排力所能及的体力活动,以不感疲劳为度。

(3)预防接种:重点人群可行沙鼠肾细胞疫苗(Ⅰ型汉坦病毒)和地鼠肾细胞疫苗(Ⅱ型汉坦病毒)注射。

五、护理效果评估

(1)患者体温恢复正常。

（2）患者血压平稳。

（3）患者自觉疼痛减轻、疲乏好转、食欲好转。

（4）患者尿量恢复正常,渗出征减轻,皮肤黏膜出血好转。

（5）患者维持水、电解质平衡。

（聂　霞）

第二节　传染性非典型肺炎的护理

一、疾病概述

(一)概念和特点

传染性非典型肺炎又称严重急性呼吸综合征（severe acute respiratory syndromes,SARS）是一种因感染 SARS 相关冠状病毒而导致的急性传染病。以发热、干咳、胸闷为主要症状,严重者出现快速进展的呼吸功能衰竭。

SARS 相关冠状病毒在干燥塑料表面最长存活 4 d,腹泻患者的粪便中至少存活 4 d,在 0 ℃时可长期存活。对热敏感,56 ℃加热 90 min,75 ℃加热 30 min 或紫外线照射 60 min 可被灭活,暴露于常用消毒剂即失去感染性。

现症患者是重要的传染源。近距离飞沫传播是本病最主要的传播途径。人群普遍易感。本病首发于我国,迅速传至亚洲、北美、欧洲其他地区,以大中城市多见。发病季节为冬春季。

(二)发病机制与相关病理生理

病毒在侵入机体后,早期可出现病毒血症,引起机体细胞免疫受损,出现异常免疫反应,造成肺部损害。肺部的病理改变见弥漫性肺泡损伤、间质性肺炎病变为主,有肺水肿及透明膜形成。病程 3 周后有肺泡内机化及肺间质纤维化,造成肺泡纤维闭塞,出现急性呼吸窘迫综合征。

(三)临床特点

按病情的轻重分为普通型、轻型和重型。典型病例起病急,变化快。通常以发热为首发症状,体温常超过 38 ℃,热程为 1～2 周;可伴有畏寒、头痛、食欲缺乏、身体不适、皮疹和腹泻等感染中毒性症状。呼吸道症状表现为起病 3～7 d 后出现频繁干咳、气短或呼吸急促、呼吸困难;常无流涕、咽痛等上呼吸道卡他症状。痰少,偶有痰中带血丝。轻型病例临床症状轻,病程短,多见于儿童或接触时间较短的病例。重型病例病情重,进展快,易出现急性呼吸窘迫综合征。

(四)辅助检查

1.实验室检查

血常规早期白细胞计数正常或降低,中性粒细胞可增多。并发细菌性感染时,白细胞计数可升高。多数重症患者白细胞计数减少,$CD4^+$ 和 $CD8^+$ T 淋巴细胞均明显减少。

2.血气分析

部分患者出现低氧血症和呼吸性碱中毒改变,重者出现 I 型呼吸衰竭。

3.X 线检查

胸部 X 线、CT 检查见肺部以间质性肺炎为主要特征。肺部阴影与症状体征可不一致,临床症状还不严重时,X 线胸片中已显示肺部有絮状阴影,并呈快速发展趋势。

4.病原学检查

患者呼吸道分泌物、排泄物、血液等标本,进行病毒分离,阳性可明确诊断。

5.血清学检查

双份血清抗体有 4 倍或以上升高,可作为确诊的依据。阴性不能排除本病。

6.分子生物学检测

PCR 方法敏感度较高,特异性较强,可用于检查痰液、鼻咽分泌物、血液、活检标本等。单份或多份标本 2 次以上为阳性者可明确诊断。阴性者不能排除本病的诊断。

(五)治疗原则

(1)早发现、早诊断、及时治疗有助于控制病情发展。以对症支持治疗和针对并发症的治疗为主。

(2)在疗效不明确的情况下,应尽量避免多种抗生素、抗病毒药、免疫调节剂、糖皮质激素等长期、大剂量地联合应用。

(3)高热者可使用解热镇痛药。

(4)咳嗽、咳痰者给予镇咳、祛痰药。

(5)腹泻患者注意补液及纠正水、电解质失衡。

(6)并发或继发细菌感染,可选用大环内酯类、氟喹诺酮类等抗生素。

(7)有严重中毒症状可应用糖皮质激素治疗。

(8)抗病毒可试用蛋白酶抑制剂类药物洛匹那韦＋利托那韦等。

(9)重症患者可使用免疫增强药物,例如胸腺素和免疫球蛋白治疗。

二、护理评估

(一)流行病学史评估

评估患者发病前 2 周是否有同类患者接触史;是否生活在流行区或发病前 2 周到过流行区;是否发生在冬春季。

(二)一般评估

1.生命体征

患者大多有发热,心率加快,呼吸急促等症状,非典重症患者呼吸频率＞30 次/分钟,多器官功能衰竭者血压可下降。

2.患者主诉

患者主诉咳嗽、气促、呼吸困难、腹泻等。

(三)身体评估

1.头颈部

观察有无急性面容,有无呼吸急促、呼吸窘迫、口唇发绀,有无出汗。

2.胸部

肺炎体征表现为语音震颤增强,可闻及肺部湿啰音,严重者胸部叩诊呈实音。

(四)心理-社会评估

患者在疾病治疗过程中有无出现焦虑、抑郁、恐惧等不良情绪,监护病房隔离产生的孤独感,以及预后的社会支持。

（五）辅助检查结果评估

1.胸部 X 线

胸部 X 线早期呈斑片状或网状改变,部分患者进展迅速可呈大片阴影。

2.胸部 CT 检查

胸部 CT 检查可见局灶性实变,毛玻璃样改变。

（六）常用药物治疗效果的评估

（1）糖皮质激素可引起不良反应,例如上消化道出血、骨质疏松、继发性感染、低钾血症、低钙血症、高血糖、高血压等。

（2）干扰素等生物制品可引起发热、皮疹等变态反应。

三、护理诊断/问题

（一）体温过高

体温过高与病毒感染有关。

（二）气体交换受损

气体交换受损与肺部病变有关。

（三）焦虑/恐惧

焦虑或恐惧与隔离、担心疾病的预后有关。

（四）营养失调

低于机体需要量与发热、食欲缺乏、摄入减少、腹泻有关。

四、护理措施

（一）隔离要求

按呼吸道传染病隔离。疑似病例与确诊病例分开收治,应住单人房间。避免使用中央空调。工作人员进入隔离病室必须做好个人防护,须戴 N95 口罩,戴好帽子、防护眼罩及手套、鞋套等,穿好隔离衣。

（二）休息与活动

卧床休息,协助做好患者的生活护理,减少患者机体的耗氧量,防止肺部症状的加重。

（三）饮食护理

给予高热量、高蛋白、高维生素、易消化饮食。不能进食者或高热者应静脉补充营养,注意维持水、电解质平衡。

（四）病情观察

密切监测患者体温、呼吸频率、有无呼吸困难;了解血气分析、血常规以及心、肝、肾功能等情况;记录 24 h 出入量;定期复查胸片。

（五）对症护理

（1）及时吸氧,保持呼吸道通畅。

（2）痰液黏稠者给予祛痰剂,鼓励患者咳出痰液,必要时给予雾化吸入。

（3）呼吸困难者应根据患者的病情及耐受情况,选择氧疗和无创伤正压机械通气。必要时,予以气管插管或切开,呼吸机给氧,但应注意医护人员的防护。

（六）心理护理

由于患者被严密隔离,往往有孤独无助感,对病情的恐惧可出现焦虑、抑郁、烦躁不安的心理。对此,医护人员应及时与患者沟通,关心安慰患者,了解其真实的思想动态,并鼓励其面对现实,树立战胜疾病的信心和勇气。

（七）健康教育

(1)患者出院后应定期检查肺、心、肝、肾及关节等功能,若发现异常,应及时治疗。出院后应注意均衡饮食,补充足够的营养素。患有抑郁症者应及时进行心理治疗。

(2)流行期间减少大型群众性集会或活动,避免去人多或相对密闭的地方;不随地吐痰,避免在人前打喷嚏、咳嗽,清洁鼻子后应洗手;勤洗手;保持公共场所空气流通;需外出时,应注意戴口罩;保持乐观稳定的心态,均衡饮食,避免疲劳,充足睡眠,适量的运动等,均有助于提高人体对传染性非典型肺炎的抵抗能力。

(3)告诉患者如果出现下列任何一种情况,请速到医院就诊:①发热;②频繁的咳嗽、胸闷、呼吸急促。

五、护理效果评估

(1)患者呼吸困难减轻、无发绀,血氧饱和度正常。

(2)患者体温下降。

(3)患者食欲增加,大便形态正常。

（聂　霞）

第三节　甲型 H1N1 流感的护理

一、疾病概述

（一）概念

2009 年 3 月,墨西哥暴发"人感染猪流感"疫情,造成人员死亡。随后,全球范围内暴发此疫情。普通猪流感是一种人畜共患传染性疾病,指发生于猪群的流感,通常人很少感染,患者大多数与病猪有直接接触史。研究发现,此次疫情是由新型猪源性甲型 H1N1 流感病毒引起的一种急性呼吸道传染病,其病原为变异后的新型甲型 H1N1 流感病毒,该毒株包含猪流感、禽流感和人流感 3 种流感病毒的基因片段,主要通过直接或间接接触、呼吸道等途径在人间传播。临床主要表现为流感样症状,多数患者临床表现较轻,少数患者病情重,进展迅速,可出现病毒性肺炎,合并呼吸衰竭、多脏器功能损伤,严重者可以导致死亡。由于人群普遍对该病毒没有天然免疫力,导致 2009 年甲型 H1N1 流感在全球范围内传播。2009 年 4 月 30 日,中华人民共和国卫生部宣布将"甲型 H1N1 流感"纳入《中华人民共和国传染病防治法》规定的乙类传染病,依照甲类传染病采取预防、控制措施。

（二）流行病学

1.概述

全球历史上曾有多次流感大流行,发病率高,人群普遍对其易感,全球人群感染率为

5%～20%,病死率为0.1%。20世纪共发生5次流感大流行,分别于1900年、1918年、1957年、1968年和1977年,其中以1918年西班牙的大流感(H1N1)最严重,全球约5亿人感染,病死率2.5%。尽管在2010年8月份,世界卫生组织宣布甲型H1N1流感大流行期已经结束,但甲型H1N1流感在世界各地均存在随时卷土重来之势。

甲型H1N1流感的传播方式主要为呼吸道传播,其传播途径多,速度快,容易在人员密集、空气不流通的场所生存和传播,并随着人员的流动把流感病毒传播到四面八方而造成流行。当一种新的流感病毒在人类引起大规模流行后,感染过或注射过疫苗的人就对这种病毒有了一定的抵抗力,再次流行时传播和感染强度会大大减弱。同样,甲型H1N1流感已逐渐转变为季节性流感,并成为流感主导毒株。其流行特点是流行强度和流行范围较小,重症病例发生率较低。

2.传染源

传染源主要为甲型H1N1流感患者和无症状感染者。虽然猪体内已发现甲型H1N1流感病毒,但目前尚无证据表明动物为传染源。

甲型H1N1流感患者的传染期是出现症状前1 d至发病后7 d,或至症状消失后24 h(以两者之间较长者为准)。年幼儿童、免疫力低下者或者重患者的传染期可能更长。部分人虽携带病毒而自身可不发病,但仍可传染他人。

3.传播途径

甲型H1N1流感病毒主要通过感染者打喷嚏或咳嗽等飞沫或气溶胶经呼吸道传播,也可通过口腔、鼻腔、眼睛等处黏膜直接或间接接触传播。接触患者的呼吸道分泌物、体液和被病毒污染的物品亦可能造成传播。此外,要考虑到粪-口传播,因为许多患者有腹泻症状,可能存在粪便排毒。人类不会通过接触猪肉类或者食用猪肉类产品感染甲型H1N1流感。

4.易感人群

人群普遍易感,无特异免疫力,9～19岁年龄发病率高,短期内学校可发生聚集性病例。以下人群为感染甲型H1N1流感病毒的高危患者:①妊娠期妇女;②肥胖者(体质量指数≥40危险度高,体质量指数在30～39可能是高危因素);③年龄<5岁的儿童(年龄<2岁更易发生严重并发症);④年龄>65岁的老年人;⑤伴有以下疾病或状况者:慢性呼吸系统疾病、心血管系统疾病(高血压除外)、肾病、肝病、血液系统疾病、神经系统及神经肌肉疾病、代谢及内分泌系统疾病、免疫功能抑制(包括应用免疫抑制剂或HIV感染等致免疫功能低下)、19岁以下长期服用阿司匹林者。以上人群如出现流感相关症状,较易发展为重症病例,应当给予高度重视,应尽早进行甲型H1N1流感病毒核酸检测及其他必要检查。

(三)发病机制与相关病理生理

甲型H1N1流感是一种流感病毒急性感染,发病机制既与病毒复制并直接造成细胞损伤和死亡有关,也与机体和病毒的免疫作用有关。病理发现主要来自尸体解剖,主要的病理改变为支气管和肺泡上皮细胞损伤,肺泡腔渗出、水肿,肺泡积血,中性粒细胞、淋巴细胞及单核样细胞浸润,部分肺组织形成以中性粒细胞浸润为主的脓肿灶。其他病理改变包括肺血栓形成和嗜血现象。

(四)临床特点

甲型H1N1流感是一种自限性的呼吸系统疾病,临床表现与季节性流感相似。大部分患者临床表现比较轻微,但具有高危因素的患者容易发展为重症甚至死亡。潜伏期一般为1～7 d,多为1～3 d,比普通流感、禽流感潜伏期长。

大多数病例有典型的流感样症状,表现为发热、咳嗽、咽痛和流鼻涕。8%～32%的病例不发热。全身症状多见,如乏力、肌肉酸痛、头痛。恶心、呕吐和腹泻等消化道症状比季节性流感多见。严重症状包括气短、呼吸困难、长时间发热、神志改变、咯血、脱水症状、呼吸道症状缓解后再次加重。重症病毒性肺炎急性进展很常见,多出现在起病后 4～5 d,可导致严重低氧血症、急性呼吸窘迫综合征(ARDS)、休克、急性肾衰竭。合并 ARDS 的重症患者可以出现肺栓塞。约 14%～15%甲型 H1N1 流感表现为 COPD 或哮喘急性加重,或其他基础病急性加重。少见的临床综合征包括病毒性脑炎或脑病,出现意识不清、癫痫、躁动等神经系统症状;以及急性病毒性心肌炎。新生儿和婴儿典型流感样症状少见,但可表现为呼吸暂停、低热、呼吸急促、发绀、嗜睡、喂养困难和脱水。儿童病例易出现喘息,部分儿童病例出现中枢神经系统损害。妊娠中晚期妇女感染甲型 H1N1 流感后较多表现为气促,易发生肺炎、呼吸衰竭等。妊娠期妇女感染甲型 H1N1 流感后可导致流产、早产、胎儿宫内窘迫、胎死宫内等不良妊娠结局。

(五)辅助检查

1.血常规检查

白细胞总数一般正常,重症病例可表现为淋巴细胞降低。部分儿童重症病例可出现白细胞总数升高。

2.血生化检查

部分病例出现低钾血症,少数病例肌酸激酶、天门冬氨酸氨基转移酶、丙氨酸氨基转移酶、乳酸脱氢酶升高。

3.病原学检查

(1)病毒核酸检测:以 RT-PCR(最好采用 real-time RT-PCR)法检测呼吸道标本(咽拭子、鼻拭子、鼻咽或气管抽取物、痰)中的甲型 H1N1 流感病毒核酸,结果可呈阳性。

(2)病毒分离:呼吸道标本中可分离出甲型 H1N1 流感病毒。

(3)血清抗体检查:动态检测双份血清甲型 H1N1 流感病毒特异性抗体水平呈 4 倍或 4 倍以上升高。

4.胸部影像学检查

甲型 H1N1 流感肺炎在 X 线胸片和 CT 的基本影像表现为肺内片状影,为肺实变或磨玻璃密度,可合并网、线状和小结节影。片状影为局限性或多发、弥漫性分布,病变在双侧肺较多见。可合并胸腔积液。发生急性呼吸窘迫综合征时病变进展迅速,双肺有弥漫分布的片状影像。儿童病例肺炎出现较早,病变多为多发及弥漫分布,动态变化快,合并胸腔积液较多见。

(六)诊断

甲型 H1N1 流感的临床表现与季节性流感相同,因此,除流感病毒外,多种细菌、病毒、支原体、衣原体等亦可引起类似症状,包括呼吸道合胞病毒、副流感病毒、鼻病毒、腺病毒、冠状病毒、嗜肺军团菌感染等。临床表现均为不同程度的发热、咳嗽、咳痰、胸闷、气促、乏力、头痛和肌痛等,统称为流感样疾病。甲型 H1N1 流感病毒虽然是一种新型病毒,但是患者感染这种病毒后的症状表现却与上述疾病从临床表现上无法进行区分,很难从症状上判断是否感染了甲型 H1N1 流感。因此,最终确诊需要依据特异性的实验室检查,如血清学检查、核酸检测和病原体分离。

根据中华人民共和国卫生部甲型 H1N1 流感诊疗方案,本病的诊断主要结合流行病学史、临床表现和病原学检查,早发现、早诊断是防控与治疗的关键。

1.疑似病例

符合下列情况之一即可诊断为疑似病例。符合下述 3 种情况,在条件允许的情况下,可安排甲型 H1N1 流感病原学检查。

(1)发病前 7 d 内与传染期的甲型 H1N1 流感疑似或确诊病例有密切接触,并出现流感样临床表现。密切接触是指在无有效防护的条件下照顾感染期甲型 H1N1 流感患者;与患者共同生活,暴露于同一环境;或直接接触过患者的气道分泌物、体液等。

(2)发病前 7 d 内曾到过甲型 H1N1 流感流行(出现病毒的持续人间传播和基于社区水平的流行和暴发)的国家或地区,出现流感样临床表现。

(3)出现流感样临床表现,甲型 H1N1 流感病毒检测阳性,但未进一步排除既往已存在的亚型。

2.临床诊断病例

仅限于以下情况作出临床诊断:同一起甲型 H1N1 流感暴发疫情中,未经实验室确诊的流感样症状病例,在排除其他致流感样症状疾病时,可诊断为临床诊断病例。在条件允许的情况下,临床诊断病例可安排病原学检查。

甲型 H1N1 流感暴发是指一个地区或单位短时间内出现异常增多的流感样病例,经实验室检测确认为甲型 H1N1 流感疫情。

3.确诊病例

出现流感样临床表现,同时有以下一种或几种实验室检测结果即可确诊。

(1)甲型 H1N1 流感病毒核酸检测阳性(可采用 real-time RT-PCR 和 RT-PCR 方法)。

(2)血清甲型 H1N1 流感病毒的特异性中和抗体水平呈 4 倍或 4 倍以上升高。

(3)分离到甲型 H1N1 流感病毒。

4.重症与危重病例诊断

(1)重症病例:出现以下情况之一者为重症病例。①持续高热>3 d,伴有剧烈咳嗽,咳脓痰、血痰,或胸痛;②呼吸频率快,呼吸困难,口唇发绀;③神志改变,反应迟钝、嗜睡、躁动、惊厥等;④严重呕吐、腹泻,出现脱水表现;⑤影像学检查有肺炎征象;⑥肌酸激酶(CK)、肌酸激酶同工酶(CK-MB)等心肌酶水平迅速增高;⑦原有基础疾病明显加重。

(2)危重病例:出现以下情况之一者为危重病例。①呼吸衰竭。②感染中毒性休克。③多脏器功能不全。④出现其他需进行监护治疗的严重临床情况。

(七)治疗原则

1.一般治疗

休息,多饮水,密切观察病情变化;对高热病例可给予退热治疗。

2.抗病毒治疗

此种甲型 H1N1 流感病毒目前对神经氨酸酶抑制剂奥司他韦、扎那米韦敏感,对金刚烷胺和金刚乙胺耐药。①奥司他韦:成人用量为 75 mg,每天 2 次,疗程为 5 d。对于危重或重症病例,奥司他韦剂量可酌情加至 150 mg,每天 2 次。对于病情迁延病例,可适当延长用药时间。1 岁及以上年龄的儿童患者应根据体质量给药,体质量不足 15 kg 者,予 30 mg,每天 2 次;体质量15～23 kg者,予 45 mg,每天 2 次;体质量 24～40 kg 者,予 60 mg,每天 2 次;体质量大于40 kg者,予 75 mg,每天 2 次。对于儿童危重症病例,奥司他韦剂量可酌情加量。②扎那米韦:用于成人及 5 岁以上儿童。成人用量为 10 mg 吸入,每天 2 次,疗程为 5 d。5 岁及以上儿童用法同成人。

对于临床症状较轻且无合并症的甲型 H1N1 流感病例,无需积极应用神经氨酸酶抑制剂。感染甲型 H1N1 流感的高危人群应及时给予神经氨酸酶抑制剂进行抗病毒治疗。开始给药时间应尽可能在发病 48 h 以内(以 36 h 内为最佳),不一定等待病毒核酸检测结果,即可开始抗病毒治疗。孕妇在出现流感样症状之后,宜尽早给予神经氨酸酶抑制剂治疗。对于就诊时即病情严重、且呈进行性加重的病例,须及时用药,即使发病已超过 48 h,亦应使用。

3.其他治疗

(1)如出现低氧血症或呼吸衰竭,应及时给予相应的治疗措施,包括氧疗或机械通气等。

(2)合并休克时给予相应抗休克治疗。

(3)出现其他脏器功能损害时,给予相应支持治疗。

(4)出现继发感染时,给予相应抗感染治疗。

(5)妊娠期的甲型 H1N1 流感危重病例,应结合患者的病情严重程度、并发症和合并症发生情况、妊娠周数及患者和家属的意愿等因素,考虑终止妊娠的时机和分娩方式。

(6)对危重病例,也可以考虑使用甲型 H1N1 流感近期康复者恢复期血浆或疫苗接种者免疫血浆进行治疗。对发病 1 周内的危重病例,在保证医疗安全的前提下,宜早期使用。推荐用法:一般成人100～200 mL,儿童酌情减量,静脉输入。必要时可重复使用。使用过程中,注意变态反应。

(八)预防

目前中国甲型 H1N1 流感虽处于低发期,但国外有些国家仍然处在高发状态,形势依然严峻,不能掉以轻心。控制人感染甲型 H1N1 流感病毒,其关键在于预防。

1.控制传染源

积极监测疫情变化。一旦监测发现甲型 H1N1 流感患者,立即按照有关规定对疫源地彻底消毒。对确诊病例、疑似病例进行住院观察、预防隔离治疗。对与患者有密切接触者进行登记,给予为期 7 d 的医学观察和随访,并限制活动范围,做到早发现、早报告、早诊断、早治疗。

2.切断传播途径

消毒是切断传播途径控制甲型 H1N1 流感病毒感染的重要措施之一。

(1)彻底消毒感染者工作及居住环境,对病死者的废弃物应立即就地销毁或深埋。

(2)收治患者的门诊和病房按禽流感、SARS 标准做好隔离消毒:①医务人员要增强自我防护意识,进行标准防护。首先要勤洗手,养成良好的个人卫生习惯,用快速手消毒液消毒。进入污染区要穿隔离衣、戴口罩、帽子、手套,必要时戴目镜,学会正确穿脱隔离衣。②用过的体温计用 75% 的酒精浸泡 15 min,干燥保存;血压器、听诊器每次使用前后用 75% 的酒精擦拭消毒;隔离衣、压舌板使用一次性用品,保证不被交叉感染。③保持室内空气清新流通,对诊室、病房、教室、宿舍等公共场合进行空气消毒,采用循环紫外线空气消毒器,用乳酸 2～4 mL/100 m² 或者过氧乙酸 2～4 g/m³ 熏蒸,或用 1%～2% 漂白粉或含氯消毒液喷洒。④防止患者排泄物及血液污染院内环境、医疗用品,一旦污染需用 0.2%～0.4% 的 84 消毒液擦拭消毒,清洗干净,干燥保管。⑤所用抹布、拖布清洁区、污染区分开使用,及时更换,经常用 0.2% 的84 消毒液擦拭桌子表面、门把手等物体表面,感染性垃圾用黄色塑料袋分装,专人焚烧处理。

(3)患者的标本按照不明原因肺炎病例要求进行运送和处理。

3.保护健康人群

(1)保持室内空气流通,每天开窗通风2次,每次30 min。注意家庭环境卫生,保持室内及周围环境清洁。

(2)避免接触生猪或前往有猪的场所;避免到人多拥挤或通风不良的公共场所,避免接触流感样症状(发热、咳嗽、流涕)或肺炎等呼吸道患者,特别是儿童、老年人、体弱者和慢性病患者需要避免。

(3)养成良好的个人卫生习惯,经常使用肥皂和清水洗手,尤其在咳嗽或打喷嚏时,应使用纸巾、手帕遮住口鼻,然后将纸巾丢进垃圾桶;打喷嚏、咳嗽和擦鼻子后要洗手,必要时应用乙醇类洗手液;接触呼吸道感染者及其呼吸道分泌物后要立即洗手,接触确诊或疑似患者时要戴口罩。

(4)保持良好的饮食习惯,注意多喝水,营养充分,不吸烟,不酗酒。保证充足睡眠,勤于锻炼,减少压力。

(5)如出现流感样症状(发热、咳嗽、流涕等),应及时到医院检查治疗,不要擅自购买和服用药物,并向当地卫生机构和检验部门说明。确诊为流感者应主动与健康人隔离,尽量不要去公共场所,防止传染他人。

(6)对健康人群进行甲型H1N1流感疫苗预防接种。疫苗能增加人群的免疫力和降低病毒的复制能力,减慢感染扩散,降低流行峰值的高度,是个人预防的重要措施。儿童免疫接种达到70%的覆盖率即能有效地减轻流感在儿童中的流行,并能降低与其接触的社区人群的感染率。灭活流感疫苗(TIV)和减毒活疫苗(LAIV)是目前批准使用的甲型H1N1流感疫苗。美国推荐用常规TIV预防接种6～59个月的儿童,鼻喷剂LAIV只推荐在5岁以上儿童中使用。人群大规模接种流感疫苗可能会发生严重不良反应,必须引起高度重视。

二、护理评估

(一)流行病学评估

1.可能的传播途径

甲型H1N1流感病毒可通过感染者咳嗽和打喷嚏等传播,接触受感染的生猪、接触被人感染甲型H1N1流感病毒污染的环境、与感染甲型H1N1流感病毒的人发生接触。

2.传染源

甲型H1N1流感患者为主要传染源。虽然猪体内已发现甲型H1N1流感病毒,但目前尚无证据表明动物为传染源。

3.易感人群

老人和儿童、从疫区归来人员、甲型H1N1流感病毒实验室研究人员、体弱多病者易感。

(二)健康史评估

(1)了解患者的年龄、性别、身高、体质量、营养状况等。

(2)询问患者起病的时间,起病急缓程度,有无发热、咳嗽、喉痛、头痛等全身症状。有无腹泻、呕吐、肌肉痛等;询问患者既往治疗史,效果如何,服用过何种药物,服药的时间、剂量、疗效如何,有无不良反应。

(3)询问患者是否与猪流感患者有过密切接触。

(三)身体评估

(1)评估患者的体温、血压、脉搏;监测并记录体温的变化;评估患者的全身状况,有无身体疼痛、头痛、疼痛持续时间、头痛的性质,有无呕吐、腹泻,眼睛是否发红;进行体格检查。

(2)评估患者有无潜在并发症,如严重肺炎、急性呼吸窘迫综合征、肺出血、胸腔积液、全血细胞减少、肾衰竭、败血症、休克及 Reye 综合征等。

(四)心理-社会评估

由于患者对疾病缺乏认识,对隔离制度的不理解,容易产生恐惧、焦虑的心理,评估患者的精神状态,心理状况;评估其家庭支持系统对患者的关心和态度,对消毒隔离的认识。

(五)辅助检查结果评估

1.外周血常规

白细胞总数一般不高或降低。

2.病原学检查

(1)病毒核酸检测:以 RT-PCR 法检测呼吸道标本中的甲型 H1N1 流感病毒核酸,结果可呈阳性。

(2)病毒分离:呼吸道标本中可分离出甲型 H1N1 流感病毒。合并病毒性肺炎时肺组织中亦可分离出该病毒。

3.血清学检查

动态检测血清甲型 H1N1 流感病毒特异性中和抗体水平呈 4 倍或 4 倍以上升高。

4.影像学检查

可根据病情行胸部影像学等检查。合并肺炎时肺内可见斑片状炎性浸润影。

三、护理诊断/问题

(一)体温过高

体温过高与病毒血症有关。

(二)焦虑

焦虑与知识缺乏、隔离治疗等有关。

(三)潜在并发症

潜在并发症如肺炎、急性呼吸窘迫综合征、肺出血、胸腔积液等。

(四)有传播感染的危险

传播感染与病原体播散有关。

四、护理措施

(一)隔离要求

1.疑似病例

疑似病例安排单间病室隔离观察,不可多人同室。

2.确诊病例

确诊病例由定点医院收治。收入甲型 H1N1 流感病房,可多人同室。

3.孕产期妇女感染甲型 H1N1 流感

孕妇感染甲型 H1N1 流感进展较快,较易发展为重症病例,应密切监测病情,必要时住院诊治,由包括产科专家在内的多学科专家组会诊,对孕产妇的全身状况以及胎儿宫内安危状况进行综合评估,并进行相应的处理。如果孕妇在妇幼保健专科医院进行产前检查,建议转诊至综合医院处理。接受孕产期妇女甲型 H1N1 流感转诊病例的医院必须具备救治危重新生儿的能力。孕产期妇女辅助检查应根据孕产期情况进行产科常规项目检查。孕妇行胸部影像学检查时注意做好对胎儿的防护。

(1)待产期的甲型 H1N1 流感病例应在通风良好的房间单独隔离。

(2)分娩期的甲型 H1N1 流感病例应戴口罩,防止新生儿感染甲型 H1N1 流感。分娩过程中加强监护,并使患者保持乐观情绪。与患者有接触的医务人员和其他人员均应戴防护面罩和手套,穿隔离衣。使用隔离分娩室或专用手术间,术后终末消毒。在产后立即隔离患甲型 H1N1 流感的产妇和新生儿,可降低新生儿感染的风险。新生儿应立即转移至距离产妇 2 米外的辐射台上,体温稳定后立即洗澡。

(3)患甲型 H1N1 流感的产妇产后应与新生儿暂时隔离,直至满足以下全部条件:①服用抗病毒药物 48 h 后;②在不使用退烧药的情况下 24 h 没有发热症状;③无咳嗽、咳痰。满足上述条件的产妇,可直接进行母乳喂养。在哺乳前应先戴口罩,用清水和肥皂洗手,并采取其他防止飞沫传播的措施。在发病后 7 d 之内,或症状好转 24 h 内都应采取上述措施。鼓励产后母乳喂养,母乳中的保护性抗体可帮助婴儿抵抗感染。为避免母乳喂养过程中母婴的密切接触,隔离期间可将母乳吸出,由他人代为喂养。

(4)甲型 H1N1 流感的患者分娩的新生儿属于高暴露人群,按高危儿处理,注意观察有无感染征象,并与其他新生儿隔离。

(5)曾患甲型 H1N1 流感的产妇出院时,应告知产妇、亲属和其他看护人预防甲型 H1N1 流感和其他病毒感染的方法,并指导如何监测产妇及婴儿的症状和体征。出院后加强产后访视和新生儿访视,鼓励产妇继续母乳喂养。

(二)常规护理

实行严密隔离制度,嘱患者多卧床休息,多饮水,进食清淡、易消化、富含营养的食物。

(三)病情观察

严密监测患者的生命体征,记录患者体温、血压、心率的变化,记录出入量;评估患者的精神状态,意识情况;观察患者有无呼吸困难、少尿等症状,若有,提示有并发症的发生,及时通知医师,配合治疗。

(四)用药护理

人类已研制出的所有流感疫苗对于猪流感都无效,但人感染猪流感是可防、可控、可治的。及早应用抗病毒药物,在进行常规抗病毒治疗的过程中,观察药物的疗效及不良反应,鼓励患者坚持治疗。为防止细菌感染的发生,可应用抗生素。

(五)心理护理

由于患者对甲型流感的认识不足,对隔离制度的不理解,容易产生焦虑、恐惧、孤独感;护理工作人员应热心地与患者交流,回答患者提出的问题,向患者及家属讲解此病的传播途径,隔离的意义,鼓励患者配合治疗,树立与疾病作斗争的信心,争取早日的康复。

(六)健康教育

(1)勤洗手,养成良好的个人卫生习惯。

(2)睡眠充足,多喝水,保持身体健康。

(3)应保持室内通风,少去人多不通风的场所。

(4)做饭时生熟分开很重要,猪肉烹饪至 71 ℃以上,以完全杀死猪流感病毒。

(5)避免接触生猪或前往有猪的场所。

(6)咳嗽或打喷嚏时用纸巾遮住口鼻,如无纸巾不宜用手,而是用肘部遮住口鼻。

(7)常备治疗感冒的药物,一旦出现流感样症状(发热、咳嗽、流涕等),应尽早服药对症治疗,并尽快就医,不要上班或上学,尽量减少与他人接触的机会。

(8)避免接触出现流感样症状的患者。

(七)出院标准

根据中国卫生部甲型 H1N1 流感诊疗方案,达到以下标准可以出院。

(1)体温正常 3 d,其他流感样症状基本消失,临床情况稳定,可以出院。

(2)因基础疾病或合并症较重,需较长时间住院治疗的甲型 H1N1 流感病例,在咽拭子甲型 H1N1 流感病毒核酸检测转为阴性后,可从隔离病房转至相应病房做进一步治疗。

五、护理效果评估

(1)患者体温逐渐恢复正常。

(2)患者能自我调节情绪,焦虑减轻。

(3)患者遵守隔离制度,坚持合理用药。

(4)患者无并发症的发生。

(5)住院期间没有新的感染病例。

(聂 霞)

第四节 手足口病的护理

一、疾病概述

(一)概念和特点

手足口病是肠道病毒引起的常见传染病之一,以婴幼儿发病为主。多数患儿表现为手、足、口腔等部位的皮疹、疱疹,大多预后良好。但少数患儿可表现为严重的中枢神经系统损害,引起神经源性肺水肿、无菌性脑膜炎、急性迟缓性麻痹等,病情进展迅速,病死率高。

(二)发病机制与相关病理生理

手足口病是肠道病毒包括柯萨奇病毒 A16 和肠道病毒 EV71 引起的小儿急性传染病,发病人群主要为婴幼儿、学龄前儿童,多发生于夏秋季。口腔溃疡性损伤和皮肤斑丘疹为手足口病的特征性病变。光镜下斑丘疹可见表皮内水疱,水疱内有中性粒细胞或嗜酸性粒细胞碎片,水疱周围上皮有细胞间和细胞内水肿,水疱下真皮有多种白细胞的混合型浸润。电镜下可见上皮细胞内有嗜酸性包涵体。脑膜脑炎表现为淋巴细胞性软脑膜炎,脑灰质和白质血管周围淋巴细胞、浆细胞浸润,局灶性出血和局灶性神经细胞坏死以及胶质反应性增生。心肌炎表现为局灶性心肌细胞坏死,偶见间质淋巴细胞和浆细胞浸润。肺炎表现为弥漫性间质淋巴细胞浸润、肺泡损伤、肺泡内出血和透明膜形成,可见肺细胞脱落和增生,有片状肺不张。

(三)临床特点

手足口病的潜伏期多为2～10 d,平均3～5 d。

1.一般症状

急性起病,发热,口腔黏膜、手、足和臀部出现斑丘疹、疱疹,疱疹周围可有炎性红晕,疱内液体较少。可伴有咳嗽、流涕、食欲缺乏等症状。部分病例仅表现为皮疹或疱疹性咽峡炎。多在一周内痊愈,预后良好。

2.重症病例表现

少数病例(尤其是小于3岁者)皮疹出现不典型,病情进展迅速,在发病1～5 d出现脑膜炎、脑炎(以脑干脑炎最为凶险)、脑脊髓炎、肺水肿、循环障碍等,可留有后遗症。极少数病例病情危重,可致死亡。

(1)神经系统表现:精神差、嗜睡、易惊、头痛、呕吐、谵妄甚至昏迷;肢体抖动,肌阵挛、眼球震颤、共济失调、眼球运动障碍;无力或急性弛缓性麻痹;惊厥。查体可见脑膜刺激征,腱反射减弱或消失,巴氏征等病理征阳性。

(2)呼吸系统表现:呼吸浅促、呼吸困难或节律改变,口唇发绀,咳嗽,咳白色、粉红色或血性泡沫样痰液;肺部可闻及湿啰音或痰鸣音。

(3)循环系统表现:面色苍灰、皮肤花纹、四肢发凉,指(趾)发绀;出冷汗;毛细血管再充盈时间延长。心率增快或减慢,脉搏浅速或减弱甚至消失。

(四)辅助检查

1.血常规

白细胞计数正常或降低,病情危重者白细胞计数可明显升高。重症病例白细胞计数可明显升高($>15\times10^9$/L)或显著降低($<2\times10^9$/L),恢复期逐渐恢复正常。

2.血生化检查

部分病例可有轻度谷丙转氨酶(ALT)、门冬氨酸氨基转移酶(AST)、肌酸激酶同工酶(CK-MB)升高,病情危重者可有肌钙蛋白(cTnI)、血糖升高。C反应蛋白(CRP)一般不升高。乳酸水平升高。

3.血气分析

轻症患者血气分析在正常范围。重症患者呼吸系统受累时可有动脉血氧分压降低、血氧饱和度下降,二氧化碳分压升高,代谢性酸中毒。

4.脑脊液检查

脑脊液外观清亮,压力增高,白细胞计数增多,多以单核细胞为主,蛋白正常或轻度增多,糖和氯化物正常。脑脊液病毒中和抗体滴度增高有助于明确诊断。

5.病原学检查

用组织培养分离肠道病毒是目前诊断的标准,但CoxA16、EV71等肠道病毒特异性核酸是手足口病病原确认的主要方法。咽拭子、气道分泌物、疱疹液、粪便阳性率较高。

6.血清学检查

恢复期与急性期血清手足口病肠道病毒中和抗体IgG滴度4倍或4倍以上升高,证明手足口病病毒感染。

7.胸部放射学检查

胸部放射学检查可表现为双肺纹理增多,网格状、斑片状阴影,部分病例以单侧为著。

8.磁共振

神经系统受累者可有异常改变,以脑干、脊髓灰质损害为主。

9.脑电图

脑电图可表现为弥漫性慢波,少数可出现棘(尖)慢波。

10.心电图

心电图无特异性改变。少数病例可见窦性心动过速或过缓,Q-T 间期延长,ST-T 改变。

(五)治疗原则

1.普通病例

注意隔离,避免交叉感染。适当休息,清淡饮食,做好口腔和皮肤护理。

2.重症病例

(1)控制颅内高压限制入量,积极给予甘露醇降颅内压治疗,每次 0.5~1.0 g/kg,每 4~8 h 一次,20~30 分钟快速静脉注射。根据病情调整给药间隔时间及剂量。必要时加用呋塞米。

(2)保持呼吸道通畅,吸氧;呼吸衰竭者,尽早给予气管插管机械通气。

(3)早期抗休克处理:扩充血容量,10~20 mL/kg 快速静脉滴入,之后根据脑水肿、肺水肿的具体情况边补边脱,决定再次快速静脉滴入和 24 h 的需要量,及时纠正休克和改善循环。

(4)及时使用肾上腺糖皮质激素:可选用甲泼尼龙,氢化可的松,地塞米松。病情稳定后,尽早停用。

(5)掌握静脉注射免疫球蛋白的指征,建议应用指征:精神萎靡、抽搐、安静状态下呼吸频率超过30~40 次/分钟;出冷汗、四肢发凉、皮肤花纹,心率增快 140~150 次/分钟或以上(按年龄)。

(6)合理应用血管活性药物,常用米力农注射液:维持量 0.25~0.75 μg/(kg·min),一般使用不超过 72 h。血压高者,控制血压,可用酚妥拉明 2~5 μg/(kg·min),或硝普钠 0.5~8 μg/(kg·min),一般由小剂量开始逐渐增加剂量,逐渐调整至合适剂量。如血压下降,低于同年龄正常下限,停用血管扩张剂,可使用正性肌力及升压药物,如多巴胺、多巴酚丁胺、肾上腺素、去甲肾上腺素等。

(7)注重对症支持治疗:①降温;②镇静、止惊;③保护各器官功能,特别注意神经源性肺水肿、休克和脑疝的处理;④纠正水电解质失衡。

(8)确保两条以上静脉通道通畅,监测呼吸、心率、血压和血氧饱和度,有条件监测有创动脉血压。

二、护理评估

(一)流行病学史评估

注意当地流行情况,评估患者病前 1 周内有无接触史。

(二)一般评估

注意患者有无发热、拒食、流涎、口腔疼痛、呕吐、腹泻等症状,注意皮疹出现部位和演变,有无脑膜炎、脑炎及心肌炎症状。

(三)身体评估

注意手、足、臀及其他体表部位有无斑丘疹及疱疹,形状及大小,周围有无红晕及化脓感染。注意唇、口腔黏膜有无红斑、疱疹及溃疡。有无局部淋巴结肿大。

(四)心理-社会评估

此病的患者多为小儿,评估小儿的状况,家长的关心和支持程度,家庭经济状况。

(五)辅助检查结果评估

血白细胞计数及分类,咽拭子培养。疱疹如有继发感染,必要时取其内容物送涂片检查及细菌培养。咽拭子病毒分离;疱疹液以标记抗体染色检测病毒特异性抗原,或 PCR 技术检测病毒RNA。如有神经系统症状应作脑脊液常规、生化及病毒 RNA。必要时取血清检测病毒抗体。疑有心肌炎者检查心电图。

三、护理诊断/问题

(一)潜在并发症

潜在并发症如神经源性肺水肿、心力衰竭。

(二)体温升高

体温升高与病毒感染有关。

(三)皮肤完整性受损

皮肤完整性受损与手、足、口腔黏膜、臀部存在疱疹有关。

(四)营养失调

低于机体需要量与口腔存在疱疹不易进食有关。

(五)有传播感染的可能

传播感染与病原体排出有关。

四、护理措施

(一)隔离要求

及时安置在负压隔离病房内进行单间隔离。严格执行消毒隔离措施,操作前后应严格洗手,做好手卫生。病房内每天以 600 mg/L 的含氯消毒剂对床及地面进行彻底消毒,医疗垃圾放入双层黄色垃圾袋中,外贴特殊标签,直接送至垃圾处理中心,不在其他地方中转。出院或转科后严格执行终末消毒。一旦诊断,医师应立即上报医院感染管理科,并留取大便标本备检。

(二)饮食护理

发热 1 周内应卧床休息,多饮开水。饮食宜给予营养丰富易消化的清淡、温凉的流质或半流质食物,如牛奶、米粥、面条等,禁食冰冷、辛辣等刺激性食物。意识障碍者暂禁食,逐渐改鼻饲流质,最后过渡到半流质饮食。

(三)病情观察

密切观察患儿的病情变化,24 h 监测心率、血氧饱和度、呼吸及面色,常规监测体温并观察热型和变化趋势。同时注意观察发热与皮疹出现的顺序。评估患儿的意识,大多数患儿神经系统受损发生在病程早期。对持续热不退,早期仅出现皮疹,但1~2 d 后继发高热者需引起重视。

(四)对症护理

1.高热的护理

(1)体温超过 39 ℃且持续不退的患儿除给布洛芬混悬液等退热药物外,还需以温水擦浴、冰袋或变温毯降温。使用降温毯时严密监测生命体征,观察末梢循环,出现异常及时汇报医师。

(2)注意肢体保暖,防止冻伤,勤翻身,检查皮肤有无发红、发紫,衣被有无潮湿,防止压疮。

(3)遵医嘱给予抗病毒的药物。

2.口腔的护理

(1)每天四次口腔护理,常规的口腔护理用 0.05％的醋酸氯己定清洗口腔,然后喷活性银喷雾剂(银尔通),经口气管插管的患儿,采用口腔冲洗。

(2)患儿原有口腔疱疹,极易出现口腔溃疡,若出现溃疡,可给予复方维生素 B_{12} 溶液(贯新克)喷溃疡处,促进伤口的愈合。

3.皮肤黏膜的护理

(1)保持皮肤及床单位干燥清洁,剪短患儿指(趾)甲,必要时包裹患儿双手,避免抓破皮疹,防止感染。

(2)臀部有皮疹时要保持臀部干燥清洁,避免皮疹感染。皮疹或疱疹已破裂者,局部皮肤可涂抹抗生素药膏或炉甘石洗剂。

(五)并发症的护理

1.神经系统

EV71 具有嗜神经性,病毒在早期即可侵犯中枢神经系统,密切观察患儿入院后第 1～3 d 的病情变化,重点观察患儿有无厥及意识、瞳孔、生命体征、前囟张力、肢体活动情况等变化,注意有无精神差、嗜睡、烦躁、易呕吐等神经系统病变的早期症状和体征。患儿呕吐时应将其头偏向一侧,保持呼吸的通畅,及时清除口腔内的分泌物,防止误吸;观察呕吐物的性质,记录呕吐的次数、呕吐物的颜色及量。

2.循环系统

持续心电监护,注意有无心率增快或缓慢、血压升高或下降、中心静脉压过高或过低、尿量减少;观察有无面色苍白、四肢发凉、指(趾)甲发绀、毛细血管再充盈时间延长(＞2 s)、冷汗、皮肤花纹;听诊有无心音低钝、奔马律及心包摩擦音等。立即报告医师,遵医嘱给予适当镇静,并遵医嘱给予强心、升压等处理,维持循环系统的稳定。

3.呼吸系统

严密观察呼吸形态、频率、节律,注意有无呼吸浅快、节律不规则、血氧饱和度下降、三凹征、鼻翼扇动等呼吸困难表现。神经源性肺水肿是手足口病常见的死亡原因,临床上以急性呼吸困难和进行性低氧血症为特征,早期仅表现为心率增快、血压升高、呼吸急促等非特异性表现,一旦出现面色苍白、发绀、出冷汗、双肺湿啰音、咳粉红色泡沫痰、严重低氧血症时应及时通知医师,备好各类急救用品,紧急气管内插管辅助呼吸。使用呼吸机可减轻心肺功能,缓解呼吸困难,早期的心肺功能支持可改善 EV71 病毒感染患儿的预后。

(六)心理护理

由于患儿患病突然,尤其确诊后家长担心患儿的生命危险和后遗症的发生。患儿住隔离病室,限制探视,病情变化时及时跟家长沟通,评估患儿家长的心理承受能力,帮助家长树立信心,同时帮助家长接受现实,以取得家长的支持与配合。

五、护理效果评估

(1)患者的疱疹、斑丘疹消退,自感舒适。

(2)患者未发生并发症或发生但被及时发现和处理。

(3)患者的家属学会了如何进行皮肤的护理,并对疾病的预防知识有了一定的了解。

(聂 霞)

第五节 流行性乙型脑炎的护理

一、疾病概述

(一)概念和特点

流行性乙型脑炎简称乙脑,由乙型脑炎病毒引起,以脑实质炎症为主要病变的中枢神经系统急性传染病。其临床特征为高热、意识障碍、抽搐、呼吸衰竭。重症患者可留有后遗症。

乙脑病毒抵抗力不强,对温度、乙醚和酸均很敏感。加热 100 ℃,2 min;56 ℃,30 min 可以灭活。乙脑是人畜共患的自然疫源性疾病,动物(家畜如猪、牛,家禽如鸭、鸡等)或人受感染后出现病毒血症是本病的传染源。蚊虫为其主要传播媒介,流行于夏秋季。人群普遍易感,感染后可获持久免疫力。

(二)发病机制与相关病理生理

病毒随蚊虫叮咬侵入机体,在单核-巨噬细胞内繁殖,继而进入血液循环引起病毒血症。若不侵入中枢神经系统则呈隐性或轻型感染,仅在少数情况下,例如机体免疫力低下、病毒量多、毒力强时,病毒才通过血-脑屏障进入中枢神经系统,引起脑炎。主要病理变化:神经细胞变性、肿胀与坏死,可形成大小不等、散在的软化灶;脑实质中有淋巴细胞和大单核细胞浸润;脑实质和脑膜血管扩张、充血,大量浆液性渗出,产生脑水肿。

(三)临床特点

典型乙脑临床表现分为初期、极期、恢复期和后遗症期。极期临床表现主要有持续高热、意识障碍、惊厥或抽搐和呼吸衰竭。高热、惊厥及呼吸衰竭是乙脑极期的严重症状,三者相互影响,其中,呼吸衰竭常为致死的主要原因。后遗症可表现为意识障碍、痴呆、失语及肢体瘫痪、癫痫等。癫痫后遗症可持续终生。

临床上根据发热、意识障碍、抽搐程度、病程长短、有无后遗症等病情轻重不同,把乙脑分为轻型、普通型、重型及极重型。

(四)辅助检查

1.血常规检查

血常规检查一般显示白细胞计数偏高。

2.脑脊液检查

脑脊液检查显示为无菌性脑膜炎改变:压力增高,外观无色透明或微浊,白细胞计数轻度增加,氯化物正常,糖正常或偏高。

3.血清学检查

特异性 IgM 抗体测定和补体结合试验。

4.病原学检查

病毒分离和病毒核酸检测。

(五)治疗原则

(1)主要为对症治疗,处理高热、抽搐和呼吸衰竭等危重症状是乙脑患者抢救成功的关键。

(2)高热以物理降温为主,可用小量阿司匹林或肌内注射安乃近。

(3)持续高热伴反复抽搐者可加用亚冬眠疗法。

(4)惊厥或抽搐给予去除病因及镇静止痉。

(5)脑水肿所致者以脱水治疗为主。

(6)呼吸道痰阻者,应及时吸痰,并给予吸氧,必要时气管切开。

(7)脑实质炎症应及时予镇静止痉。

(8)呼吸衰竭应根据引起呼吸衰竭的原因给予相应的治疗。

(9)中枢性呼吸衰竭可用呼吸兴奋剂。

(10)恢复期及后遗症期应进行功能训练。

二、护理评估

(一)流行病学史评估

评估患者是否有家畜家禽、特别是猪的接触史;是否被蚊子叮咬;是否有乙脑感染史;是否发生在夏秋季节及患者的年龄。

(二)一般评估

1.生命体征

体温高达 39 ℃以上,呼吸衰竭时表现为呼吸表浅,节律不整、叹息样呼吸、潮式呼吸以至于呼吸停止;发生循环衰竭时,血压可下降,脉搏细速;颅内高压时可出现血压升高,脉搏变慢。有无出现意识障碍,如嗜睡、昏迷。

2.患者主诉

患者常有发热、头疼症状,伴有恶心呕吐等,家长诉患儿有昏迷和抽搐等。

3.相关记录

记录生命体征、神志、瞳孔大小及对光反射、肌张力、神经反射等。

(三)身体评估

1.头颈部

观察有无急性面容;有无口唇发绀,双瞳孔直径及对光反射情况。有无局部小抽搐,婴幼儿颅内高压时可见前囟隆起;重症患者恢复期可出现神志迟钝、痴呆。

2.肺部

并发支气管肺炎听诊呼吸音粗,坠积性肺炎可闻及湿啰音。

3.其他

观察患者有无肢体阵挛性抽搐、全身抽搐或强制性痉挛等。

4.神经系统评估

(1)较大儿童及成人均有不同程度的脑膜刺激征。

(2)若锥体束受损,常出现肢体痉挛性瘫痪、肌张力增强,Babinski 征阳性。

(3)小脑及动眼神经受累时,可发生眼球震颤、瞳孔扩大或缩小,不等大,对光反应迟钝等。

(4)自主神经受损常有尿潴留、大小便失禁;浅反射减弱或消失,深反射亢进或消失。

(四)心理-社会评估

患者在疾病治疗过程中的心理反应与需求,家长的反应及支持系统,后遗症期的康复需求等。

(五)辅助检查结果评估

血白细胞及中性粒细胞有无升高;脑脊液氯化物、糖是否正常,压力有无增高,脑脊液外观颜色等。

(六)常用药物治疗效果的评估

1.亚冬眠疗法的评估

(1)评估生命体征变化:观察神志、体温、瞳孔变化,四肢及皮肤颜色;呼吸节律、幅度、方式、呼吸音;评估肌张力。

(2)观察抗惊厥药对呼吸的抑制作用,有无发生误吸。

(3)评估对外界的刺激反应有无减弱,有无瞳孔缩小、对光反射迟钝、呼吸深慢、深反射减弱或消失。

2.呼吸衰竭用药评估

(1)评估呼吸型态有无改变。

(2)指尖血氧饱和度和血气分析结果。

3.脱水治疗的评估

(1)有无电解质紊乱;生化检查有无低钾、低钙。

(2)准确记录出入量。

三、护理诊断/问题

(一)体温过高

体温过高与病毒血症及脑部炎症有关。

(二)意识障碍

意识障碍与中枢神经系统、脑实质损害、抽搐、惊厥有关。

(三)气体交换受损

气体交换受损与呼吸衰竭有关。

(四)躯体移动障碍

躯体移动障碍与意识障碍、感觉运动缺失、瘫痪、长期卧床有关。

(五)有皮肤完整性受损的危险

皮肤完整性受损与昏迷、长期卧床有关。

(六)有受伤的危险

受伤与惊厥、抽搐发作有关。

四、护理措施

(一)隔离要求

按接触传播隔离,预防蚊虫叮咬,病房有防蚊和降温设备,亚冬眠治疗者室内温度应维持在

30 ℃以下。

(二)休息与环境

患者应卧床休息。环境安静、光线柔和,防止声音、强光刺激患者。

(三)病情观察

注意患者的意识状态,瞳孔大小、对光反射,体温变化,血压改变,呼吸频率、节律、幅度的改变,以早期发现脑疝的临床表现。观察惊厥发作先兆,例如烦躁不安、口角抽动、指(趾)抽动、两眼凝视、肌张力增高等,以及发作次数、发作持续时间、抽搐的部位和方式。准确记录出入量。

(四)意识障碍的护理

根据意识障碍不同的原因,给予相应的护理:脑水肿所致者以脱水为主。呼吸道分泌物堵塞者,应清除口咽分泌物,以保持呼吸道通畅,并吸氧。舌后坠阻塞呼吸道可用缠有纱布的舌钳拉出后坠舌体并使用简易口咽通气管,必要时行气管切开。

(五)生活护理

做好眼、鼻、口腔的清洁护理,每天用漱口液清洁口腔 2 次,口唇涂以液状石蜡,以防干裂。定时翻身、拍背,骶尾部等受压处应经常按摩,防止压疮形成。注意患者安全,防止坠床,必要时用床栏或约束带约束。有吞咽困难或昏迷者,以鼻饲或静脉补充足够水分和营养。

(六)健康教育

(1)康复期有肢体瘫痪者,应注意协助使其肢体保持功能位,并进行按摩和被动运动,防止肌肉挛缩和功能障碍。有失语、痴呆等神经精神症状者,应鼓励患者坚持康复训练和治疗,使残疾减到最低程度。

(2)流行季节前对猪进行疫苗接种,能有效控制乙脑在人群中的流行。大力开展防蚊、灭蚊工作。对 10 岁以下儿童和初进入流行区的人员进行疫苗接种。

五、护理效果评估

(1)患者体温下降。
(2)患者意识恢复、水电碱质平衡。
(3)患者呼吸平稳。
(4)患者皮肤完整性良好。

(聂　霞)

第六节　流行性腮腺炎的护理

一、疾病概述

(一)概念和特点

流行性腮腺炎是儿童和青少年中常见的急性呼吸道传染病,由腮腺炎病毒所引起,其临床特征为发热和腮腺非化脓性肿胀、疼痛。病毒可累及各种腺组织、神经系统及心、肝、肾、关节等器官,因而易并发脑膜脑炎、睾丸炎、胰腺炎、乳腺炎、卵巢炎等。

腮腺炎病毒属副黏液病毒,是核糖核酸(RNA)型病毒,直径为 85～300 nm。病毒存在于早期患者的唾液、血液、脑脊液、尿及甲状腺中。病毒对理化因素的作用均甚敏感,来苏、乙醇、甲醛等可于 2～5 min 内将其灭活,暴露于紫外线下迅速死亡。在 4 ℃时其活力可保持 2 个月,37 ℃时可保持 24 h,加热至55 ℃～60 ℃,10～20 min 即失去活力。

传染源为早期患者和隐性感染病例。实验证明隐性感染病例在流行时所占比例较大,为 30%～50%,由于本身无症状,易被忽略而不予以隔离而造成疾病广为传播。自腮腺肿大前 6 d 至肿大后 9 d 具有高度传染性。本病通过飞沫经呼吸道感染。人群普遍易感,但由于 1 岁以内婴儿体内尚有获自母体的特异性抗体,成人中约 80%通过显性或隐性感染而产生一定的特异性抗体,因此约 90%的病例发生于 1～15 岁的儿童。流行性腮腺炎为世界各地常见的传染病,全年均可发病,在温带地区以春、冬季最多,在热带无明显季节性差异。在儿童集体机构、部队以及卫生条件不良的拥挤人群中易造成暴发流行。病后可获持久免疫力。

(二)发病机制与相关病理生理

腮腺炎病毒侵入口腔黏膜和鼻黏膜,在上皮组织中大量增殖后进入血循环(第一次病毒血症),经血流累及腮腺及一些组织,并在其中增殖,再次进入血循环(第二次病毒血症),侵犯未受累及的一些脏器,引起相应器官的炎症。各种腺组织如睾丸、卵巢、胰腺、胸腺、甲状腺等均有受侵的可能,脑、脑膜、肝及心肌也常被累及,脑膜脑炎就是病毒直接侵犯中枢神经系统的后果,故腮腺炎的临床表现变化多端。

腮腺的非化脓性炎症为本病的主要病变。由于腮腺导管的部分阻塞,使唾液的排出受到阻碍,唾液中的淀粉酶排泄受阻而循淋巴进入血流,再从尿中排出,故患者血清及尿淀粉酶升高。本病病毒易侵犯成熟的睾丸,幼年患者很少发生睾丸炎。胰腺可充血、水肿,胰岛有轻度退化及脂肪性坏死。

(三)临床特点

流行性腮腺炎潜伏期为 8～30 d,平均为 18 d。患者大多无前驱期症状,而以耳下部肿大为首发征象。少数病例可出现肌肉酸痛、食欲缺乏、倦怠、头痛、低热、结膜炎、咽炎等症状。本病大多起病较急,有发热、畏寒、头痛、咽痛、食欲不佳、恶心、呕吐、全身疼痛等,数小时至 1～2 d 后腮腺即显肿大。腮腺肿大最具特征性,一侧先肿胀,也有两侧同时肿胀者,一般以耳垂为中心,向前、后、下发展,状如梨形而具坚韧感,边缘不清。当腺体肿大明显时出现胀痛及感觉过敏,张口咀嚼及进酸性饮食时更甚。局部皮肤紧张发亮,表面灼热,有轻触痛。颌下腺或舌下腺也可肿大,腮腺四周的蜂窝组织亦可呈水肿。舌下腺肿大时可见舌及颈部肿胀,可出现吞咽困难。

腮腺管口(位于上颌第二磨牙旁的颊黏膜上)在早期常有红肿。唾液开始分泌增加,继之因潴留而减少。腮腺肿胀大多于 1～3 d 达高峰,持续 4～5 d 逐渐回复正常,整个病程 10～14 d。不典型病例可以单纯睾丸炎或脑膜脑炎的症状出现,也有仅见颌下腺或舌下腺肿胀者。

(四)辅助检查

1.常规检查

血白细胞计数大多正常和稍增加,有睾丸炎者白细胞计数可以增高。有并发症时白细胞计数可增高,偶有类白血病反应。尿常规一般正常,有肾损害时可出现尿蛋白和管型。

2.血清和尿淀粉酶测定

90%患者的血清淀粉酶有轻至中度增高,尿中淀粉酶也增高,有助诊断。淀粉酶增高程度往往与腮腺肿胀程度成正比。血脂肪酶增高,有助于胰腺炎的诊断。

3.血清学检查

(1)中和抗体试验:低滴度如 1:2 即提示现症感染。近年来应用凝胶内溶血法,与中和试验基本一致,而比中和抗体的检测简便迅速,但方法上还需进一步改进。

(2)补体结合试验:病程早期及第 2~3 周双份血清效价有 4 倍以上增高或 1 次血清效价达 1:64 即有诊断意义。

(3)血凝抑制试验:用鸡胚受病毒感染,其羊水及尿囊液可使鸡的红细胞凝集。流行性腮腺炎患者恢复期血清有很强的抑制凝集作用,而早期血清的抑制凝集作用较弱,如 2 次测定效价相差 4 倍以上,即为阳性。

4.病原学检测

(1)特异性抗体检测:常用 ELISA 法检测。血清流行性腮腺炎特异性 IgM 抗体效价增高是近期感染的诊断依据。对流行性腮腺炎病毒感染后不表现腮腺炎,但呈脑膜脑炎或脑炎的病例,可检测脑脊液中特异性 IgM 抗体来明确诊断。

(2)抗原检测:近年来有用特异性抗体或单克隆抗体来检测流行性腮腺炎病毒抗原,可作早期诊断。

(3)RNA 检测:应用 RT-PCR 和巢式 PCR 技术检测流行性腮腺炎病毒 RNA 敏感度高,可明显提高患者的诊断率。此外,TaqMan 探针的一步法实时定量 PCR 可测定从 $10\sim10^8$ copies/mL 的病毒载量,该法敏感度和特异度均高。

(4)病毒分离:腮腺肿大前 6 d 至肿大后 9 d 可从唾液中分离到病毒。并发脑膜脑炎或脑炎时脑脊液也常可分离到病毒。起病 2 d 内血中可查到病毒。起病 2 周内尿液可查到病毒。

(五)治疗原则

1.一般治疗

按呼吸道传染病隔离。卧床休息,注意口腔卫生,饮食以流质、软食为主,适当增加维生素。

2.对症治疗

高热头痛和腮腺胀痛,可用解热镇痛药。并发睾丸炎者可予以睾丸冷敷,己烯雌酚 1 mg 口服,每天 3 次,5~7 d。颅内高压患者可用 20% 甘露醇 1~2 g/kg,静脉推注,4~6 h 用药 1 次。

3.抗病毒治疗

发病早期可用利巴韦林,1 g/d,儿童 15 mg/kg,静脉滴注,疗程 5~7 d。亦可应用小剂量干扰素,100 万~300 万单位皮下注射,每天 1 次,疗程 5~7 d,能使腮腺炎和睾丸炎症状较快消失。

4.肾上腺皮质激素

尚无肯定疗效,对重症或并发脑膜炎、心肌炎、睾丸炎时可考虑短期使用。地塞米松 5~10 mg,静脉滴注,3~5 d。

5.预防睾丸炎

青春期及男性成人患者,为预防睾丸炎的发生,早期可应用己烯雌酚 1 mg 口服,每天 3 次,疗程 3~5 d。

二、护理评估

(一)流行病学史评估

注意询问当地有无腮腺炎流行史,在 2~3 周内有无与腮腺炎患儿的密切接触史。有无麻疹、腮腺炎、风疹疫苗接种史,既往有无腮腺炎病史。

(二)症状、体征评估

评估患儿有无上呼吸道感染的前驱症状,重点评估有无腮腺炎症状、体征,如有无耳痛、咀嚼困难,以耳垂为中心的局部肿胀、压痛,有无腮腺管口的红肿。其他腺体如颌下腺、舌下腺、睾丸有无肿胀,有无发热、头痛、呕吐、颈项强直、神志改变等中枢神经系统受累的表现。

(三)心理-社会评估

流行性腮腺炎是一种常见的急性传染病,可累及包括腮腺在内的多个器官,临床症状多变,且易产生生殖系统、神经系统并发症,患者易产生惊慌失措等不良心理反应。要评估患者对疾病的心理状态、产生相应的情绪反应及对疾病知识的了解情况。要评估流行区儿童群体机构对疾病的应对方式及参与防治的态度。

(四)辅助检查结果评估

血白细胞计数大多正常或稍增加,淋巴细胞相对增多。90%的患者血清淀粉酶有轻至中度增高,尿中淀粉酶也增高,有助于诊断。淀粉酶增高程度往往与腮腺肿胀程度成正比。脑脊液压力稍高,细胞数及蛋白量稍增多,符合病毒性感染的表现,对非典型病例,有条件时可作病毒分离和血清中特异性抗体测定。

三、护理诊断/问题

(一)疼痛

疼痛与腮腺肿胀有关。

(二)体温过高

体温过高与病毒感染有关。

(三)知识缺乏

患者及家属缺乏家庭护理及预防知识。

(四)有传播感染的危险

传播感染与病原体播散有关。

(五)潜在并发症

睾丸炎、卵巢炎与病毒侵入生殖腺体有关;脑膜脑炎与病毒侵入脑组织有关。

四、护理措施

(一)隔离要求

按呼吸道传染病隔离,一般患者可家庭隔离,病情较重或有并发症者需住院隔离。隔离期限自发病开始至腮腺消肿和症状消失为止,一般不少于10 d。因被传染源唾液所污染的物品,在短时间接触易感者的口腔亦能引起感染,故患者用过的食具、毛巾等应予煮沸消毒,患者使用过的被褥及玩具等,可置于日光下暴晒或以紫外线照射消毒。

(二)休息和活动

保持病房安静,发热期及有并发症者均应卧床休息,热退及轻症患者可允许在室内活动,但要适当限制活动,不可劳累。

(三)营养与饮食

患者可因张口及咀嚼食物使局部疼痛加重,宜给予富有营养且易消化的半流质或软食,如稀饭、面汤、面条等。不宜给予酸、辣、甜味及硬而干燥的食物,否则会刺激唾液腺分泌增多,可因排出通路受阻而致腺体肿痛加剧。

(四)病情观察

密切观察患者有无高热、寒战、头痛、睾丸肿痛、坠胀感等,如有异常应立即与医师联系处理。

(五)对症护理

1.发热的护理

密切监测患者体温,如体温超过 39 ℃以上者,可用物理降温或给予适当的退热剂口服。鼓励患者多饮水,成人每天保持饮水 1 500～2 000 mL。遵医嘱给予板蓝根冲剂、补液等治疗。保持皮肤清洁干燥,出汗后及时擦干并更换衣服,保持口腔清洁,预防继发细菌感染。指导和协助患者经常用生理盐水或复方硼砂溶液漱口,以清除口腔内食物残渣。

2.疼痛的护理

患者急性期应卧床休息。保持口腔清洁,协助患者饭后、睡前用生理盐水或复方硼砂溶液漱口。常规给予如意金黄散或青黛散调醋敷局部,每天 1～2 次。疼痛较剧者,可进行腮腺局部间歇冷敷。忌酸辣等饮食,以防加剧疼痛。

(六)心理护理

本病多发生于儿童及青少年,易产生恐惧心理,需耐心与患者交谈,介绍疾病的特点和发展趋势,使其消除不良心理反应,主动配合治疗和护理。

(七)并发症的观察与护理

1.脑膜脑炎

脑膜脑炎多见于腮腺肿胀后 1 周,可有高热、嗜睡、头痛、呕吐、脑膜刺激征阳性等表现,应密切观察生命体征及瞳孔变化,若有变化,立即告知医师。保持患儿安静,限制探视。嘱患者卧床休息,颅内压较高者注意取去枕平卧位。呕吐频繁者可暂禁饮食,给予静脉补液。有高热、头痛及烦躁不安者,可给予头部冷敷或服用退热止痛剂,重症患者可静脉滴注肾上腺皮质激素。颅内压增高者应静脉给予甘露醇或山梨醇等脱水剂。

2.睾丸炎

睾丸炎多见于 10 岁以上的男孩,发生于腮腺肿大后 1 周,表现为寒战、高热、睾丸肿痛、质硬、压痛明显,可伴阴囊水肿。护理人员应主动关心患者,密切观察病情,若出现上述症状,应立即与医师联系处理。嘱患者卧床休息,用丁字带将睾丸托起。每 4 h 监测体温 1 次,遵医嘱给予解热止痛剂,静脉滴注氢化可的松或口服泼尼松。疼痛难忍者给予局部冷敷,严重者可用 2% 普鲁卡因局部封闭。

3.胰腺炎

注意观察患者有无发热、腹痛、恶心、呕吐、血及尿淀粉酶增高等急性胰腺炎表现,有异常者按急腹症处理。暂禁食,静脉输液,腹胀严重者可行胃肠减压,腹痛缓解后从少量清淡流质开始,逐渐恢复饮食。上腹部置冰袋或肌内注射阿托品、东莨菪碱等用于解痉止痛,病情较重者可遵医嘱静脉滴注氢化可的松或地塞米松。便秘者可用开塞露通便。必要时给予抗生素。

(八)健康教育

(1)单纯性腮腺炎患者,一般不需住院治疗。护士应向家属介绍腮腺炎的症状、流行特点及可能产生的并发症,并指导家属做好隔离、用药、饮食等护理工作。一旦发现并发症,应立即到医院就诊。

(2)告知家属学龄前期或学龄期的患儿在患病期间应在家隔离,疾病愈后要增加体格锻炼。做好各种计划免疫,提高机体抗病能力。

五、护理效果评估

(1)患者体温逐渐下降至正常。

(2)腮腺肿痛消失。

(3)患者能按要求进行休息和饮食。

(4)患者及家属能积极配合医务人员进行隔离、消毒工作,掌握对疾病的正确应对方式。

(5)住院期间没有发生新的潜在并发症和新的感染病例。

(聂 霞)

第七节 脊髓灰质炎的护理

脊髓灰质炎是由脊髓灰质炎病毒引起的急性传染病,临床主要表现为发热、咽痛及肢体疼痛,部分病例可发生肢体麻痹,严重患者可因呼吸麻痹而死亡。本病多发生于小儿,俗称"小儿麻痹症"。

脊髓灰质炎病毒属肠道病毒,按其抗原性的不同可分为Ⅰ、Ⅱ、Ⅲ三个血清型,各型之间无交叉免疫。脊髓灰质炎病毒在外界生命力强,可在污水、粪便中存活数月。耐寒冷,低温下可长期存活,但对热、干燥及氧化消毒剂敏感,60 ℃ 30 min 或煮沸均可灭活,紫外线、2％碘及高锰酸钾、过氧化氢等均可使其灭活。

脊髓灰质炎病毒经口进入人体,在咽部扁桃体及肠道淋巴组织内繁殖,刺激机体产生特异性抗体而形成隐性感染。病毒进入血循环形成病毒血症,可侵犯呼吸道、消化道、心、肾等非神经组织而引起前驱期症状,此时体内有中和抗体产生,病毒被清除可使疾病停止发展,而不侵犯神经系统形成顿挫性感染。若感染病毒量大、毒力强或机体免疫力差,则病毒可通过血-脑屏障侵入中枢神经系统,引起无瘫痪型或瘫痪型表现。脊髓灰质炎病毒为嗜神经病毒,可引起中枢神经系统的广泛病变,其中以脊髓病变最严重,脑干次之。脊髓病变以前角运动神经细胞最为显著,而引起下运动神经元性瘫痪。脊髓病变又以颈段及腰段最重,尤其是腰段受损严重,故临床上可见四肢瘫痪,尤其是下肢瘫痪更为多见。

一、护理评估

(一)流行病学资料

1.传染源

人是唯一的贮存宿主。患者及无症状病毒携带者是传染源,其中轻型无麻痹患者及无症状病毒携带者,由于数量多且不易被发现,而成为本病的主要传染源。

2.传播途径

主要通过粪－口途径传播,粪便中排病毒数量多且持续时间长,可长达数周至数月,污染的水、食物、手及玩具为其主要传播方式,苍蝇、蟑螂可能成为传播媒介。发病初期亦可通过呼吸道飞沫传播,但为时短暂。

3.人群易感性

人群普遍易感,感染后可获得同型病毒的持久免疫力,本病隐性感染率高达90%以上,5岁以上儿童及成人均多已通过显性或隐性感染而获免疫。

4.流行特征

6个月以下儿童可从母体获得抗体,故以6个月至5岁小儿发病率最高,近年随着在小儿中普遍应用疫苗,小儿发病率降低,发病年龄有增高趋势。在温带地区,夏秋季发病率显著高于冬春季,在热带及亚热带地区则无明显季节性。

(二)身心状态

1.症状、体征

潜伏期为3~35 d,一般为5~14 d。临床表现轻重不等,有无症状型(隐性感染)、顿挫型、无瘫痪型及瘫痪型4型。其中以无症状型最多见,占90%以上;顿挫型占4%~8%;瘫痪型仅占1%~2%,瘫痪型为本病的典型表现,可分以下各期。

(1)前驱期:常有发热、食欲缺乏、多汗、乏力、咽痛、咳嗽等上呼吸道症状,或有恶心、呕吐、腹痛、腹泻等消化道症状。1~4 d后多数患者体温下降、症状消失而痊愈为顿挫型,部分患者进入瘫痪前期。

(2)瘫痪前期:前驱期热退1~6 d体温再次上升(呈双峰热),或由前驱期直接进入本期。患者出现高热、头痛,颈、背、四肢肌痛、感觉过敏,体检可见脑膜刺激征阳性。因颈背强直,使患儿坐起时呈三脚架征(面、臂后伸直以支撑身体),吻膝试验阳性(坐位时不能自如地弯颈使下颌抵膝),伴多汗、尿潴留等神经功能失调症状,但无瘫痪,一般1~5 d后热退康复,称无瘫痪型。少数患者进入瘫痪期。

(3)瘫痪期:病后2 d或3~4 d发热,1~2 d后发生瘫痪,并逐渐加重,至体温正常后瘫痪停止进展。瘫痪以脊髓型最多见。为下运动神经元性瘫痪,呈弛缓性,肌张力减退,腱反射消失,多不伴有感觉障碍。瘫痪表现多不对称,常见的是四肢瘫痪,尤以下肢瘫痪多见,多数为单肢瘫痪,其次为双肢。可累及任何肌肉及肌群,如影响呼吸肌则可引起呼吸运动障碍,严重者甚至缺氧,甚至呼吸衰竭。脑干型的病变主要在延髓和脑桥第7、9、10、12对脑神经受损,出现面瘫、吞咽困难、呛咳、咽部痰液积聚,易发生窒息。第3、4、6对脑神经受损,出现眼球活动障碍、眼睑下垂等相应症状。如延髓呼吸中枢或血管运动中枢受损,可因呼吸衰竭和循环衰竭而死亡。部分患者有高热、嗜睡、意识障碍、昏迷、抽搐等脑炎表现。脊髓型及脑干型同时存在较常见。

(4)恢复期:瘫痪后1~2周肢体功能逐渐恢复,一般从肢体远端小肌群开始恢复,继之为近端大肌群。肌腱反射亦逐渐出现。最初1~2个月恢复较快,以后恢复减慢。上述表现1年后仍不能恢复者称后遗症,多有肌肉萎缩而出现肢体畸形,表现为脊柱弯曲、足内翻、足外翻及足下垂等。

(5)并发症:病程中可并发支气管炎、肺炎、尿路感染等。

2.心理-社会因素评估

脊髓灰质炎为急性传染病,人群普遍易感,在未用疫苗的地区本病可发生流行,病死率为5%~15%,严重病例可留有难以恢复的后遗症,且本病无特效治疗,患者及流行区群众极易产生消极、悲观、恐惧等不良心理反应。要评估患者及家属对本病知识的了解程度及对疾病的应对方式,在流行区要评估社会群众对疾病的知识水平及对预防和隔离的重视程度。

(三)实验室检查

1.血常规

多正常,急性期红细胞沉降率可增快。

2.脑脊液检查

发病初期无异常,而后微浊,颅内压稍增高,白细胞计数增多,一般为$(50\sim500)\times10^6/L$,早期以中性粒细胞增多为主,以后则以淋巴细胞为主。热退后白细胞迅速恢复正常,蛋白质增高,且可持续 4~10 周,呈蛋白质细胞分离现象。氯化物正常,糖正常或稍高。

3.病毒分离

起病后 1 周内,可从患者鼻咽部、血、脑脊液及粪便中分离出病毒,病毒可在粪便中长时间存在,可从潜伏期到发病后 3 周或更长。

4.血清免疫学检查

用中和试验或补体结合试验检测血中的特异性抗体。病程中抗体滴度增高 4 倍以上有诊断意义。阳性率及特异性都较高,可作为近期诊断的依据。特异性 IgM 抗体的检测有利于早期诊断,其阳性率高,4 周内阳性率为 93.5%。

二、护理诊断

(一)体温过高
与病毒血症有关。

(二)疼痛
与病毒侵犯神经组织、肌肉痉挛有关。

(三)躯体移动障碍
与肌肉瘫痪、疼痛有关。

(四)有清理呼吸道无效的危险
与咽部肌肉及呼吸肌瘫痪、呼吸中枢受损有关。

(五)有吞咽障碍的危险
与脑神经受损有关。

(六)有传染的危险
与病毒排出有关。

三、护理目标

(1)患者体温尽快恢复正常。

(2)瘫痪进展终止,促进神经功能最大程度地恢复,防止肌肉挛缩畸形。

(3)保证营养供给,保持呼吸道通畅。

(4)患者在住院期间不发生新的潜在并发症。

(5)患者及流行区群众掌握预防隔离的重要性及疾病的基本知识。

四、护理措施

(一)前驱期的护理

前驱期无神经系统受损的表现,临床上不能作出诊断,故应对可疑患者采取预防性措施,尽可能避免瘫痪的发生。

（1）对疑似前驱期的患者,嘱其卧床休息至热退后 3～7 d,因活动可增加发生瘫痪的机会及加重瘫痪的程度。

（2）在此期内应避免手术,尤其是扁桃体切除术及拔除龋齿,避免或减少不必要的注射给药。这些因素较易发生瘫痪,预防注射也宜延缓。

（3）保证足够的液体量、电解质和酸碱平衡。

（4）热退后 1 周内,仍应观察体温是否再度上升、精神状态、出汗多少、肌肉疼痛等,以便及时发现瘫痪前期的表现。

（二）瘫痪前期的护理

此期加强护理可减少瘫痪的范围或减轻瘫痪的程度。

1.休息与饮食

患者应绝对卧床休息,室内避免强烈的光线和保持通风。尽可能保持室内安静,妥善安排好治疗护理内容,保证患者有较多的休息时间,卧位要舒适,床下置木板,预防脊柱弯曲或髋关节屈曲挛缩,用橡皮圈或空心木板或泡沫塑料代替枕头,以支持颈部肌肉。

发热期给予高营养的流质或半流质,饮食中宜含适量的钠盐和钾盐,有助于维持神经和肌肉的兴奋性。如患者无吞咽困难,饮食中应有适量的多纤维蔬菜,以保持大便通畅。热退后,无延髓和呼吸肌麻痹的患者可改为普通饮食。

2.皮肤与口腔护理

保持皮肤清洁、干燥,防止骨隆突部位的皮肤长时间受压。用软海绵进行擦浴,擦浴的次序要计划好,尽量减少翻转次数,尽量缩短擦浴时间,擦浴后用软浴巾轻轻拭干,不能用力过重,防止因此而引起的肌肉痉挛。口腔护理时漱口水宜选用弱碱性溶液,既可对抗呕吐物的酸性,又能溶解口腔中的黏液。

3.湿热敷

湿热敷能缓解受累肌肉的疼痛和痉挛,并有助于改善局部循环。用拧干水的热棉垫敷于患处,外用塑料皮隔水,加盖干毛巾或周围用热水袋保温,湿热敷前皮肤应涂凡士林,防止烫伤患者,每次 20～30 min,每天 2～4 次。操作时减少翻动,避免触痛肢体。

4.用药及病情观察

对明显肌肉痉挛、疼痛影响休息者,可给予阿司匹林、对乙酰氨基酚、吲哚美辛或可待因等止痛剂,也可给予适量镇静剂。病情较重者可静脉注射 50％葡萄糖及大剂量维生素 C,每天 1 次,连续数天,也可静脉滴注地塞米松及氢化可的松,注意观察发热、呼吸、血压、脉搏、肌震颤、肌痉挛、肌张力等。持续发热要警惕瘫痪的可能,呼吸、脉搏、血压的改变常为延髓受累的表现。肌震颤是瘫痪的先兆,肌痉挛是脊髓后根刺激征所致,肌张力减低及腱反射减弱均为瘫痪的征象。

（三）瘫痪期的护理

1.休息与体位

在热退、瘫痪终止之前,仍需绝对卧床休息,减少不必要的刺激。瘫痪一旦停止进展,则应尽早开始各种疗法,以促进瘫痪的恢复。通过枕头、卷起的浴巾、沙袋的衬垫等保持肢体关节处于功能位置,防止或减轻肢体畸形的发生。按定向更换卧位,移动时以挪动各关节为主,以防压疮、肺炎等并发症的发生。

2.病情观察

对于早期瘫痪的患者,必须密切观察神经损害的进展情况,常规观察的内容有以下几点。

①血压:延髓麻痹时既可能产生高血压,也可能产生休克;②换气是否充分与清理呼吸道的能力;③有无声带瘫痪、咽麻痹、肺水肿、肺不张或肺炎等;④咀嚼及吞咽能力;⑤膀胱排空能力。

3.吞咽障碍的护理

(1)密切观察病情,有无鼻音、饮水呛咳、吞咽困难等,只有吞咽障碍而呼吸正常者可作体位引流,备用吸引器,随时吸出口咽分泌物。

(2)吞咽困难早期,营养可暂由静脉供给,待病情稳定后再鼻饲流质。

(3)吞咽功能恢复时,宜先试喂少量开水,再逐渐增加食品的数量和种类。

4.呼吸障碍的护理

根据引起呼吸障碍的不同原因给予护理。

(1)脑干型麻痹:因脑神经麻痹引起吞咽困难致分泌物潴留而引起的呼吸道梗阻,应及时清除口咽部的分泌物,保持呼吸道通畅。视具体情况给予静脉输液或经鼻管供给饮食。酌情选用抗菌药物防治肺部感染,必要时给予呼吸兴奋剂,改善中枢性呼吸衰竭,输氧。

(2)呼吸肌麻痹:发现肺活量明显降低及血气分析出现明显异常者,应及时应用人工呼吸器。对明显呼吸障碍者或呼吸道分泌物不能清除者,应及早进行气管切开术,如病情危急可作气管插管并行人工呼吸。当患者恢复自主呼吸后即可停止人工呼吸,但必须等咳嗽及吞咽完全恢复正常、肺部感染已获控制,才能拔除气囊套管。

(四)恢复期的护理

出现瘫痪后1~2周即进入恢复期,瘫痪肌肉开始恢复功能,多自肢体远端开始恢复。应尽早进行针灸、按摩、理疗等恢复期的综合治疗,以促进神经功能最大限度地恢复,防止肌肉萎缩和挛缩畸形,已造成的畸形可行畸形矫正术。

(五)防止疾病的传播

(1)按消化道隔离,第1周还须呼吸道隔离,隔离到病后40 d。

(2)患者的粪便需经漂白粉消毒2 h后倾倒。

(3)被患者分泌物、排泄物所污染的衣服、用具、食具等应随时进行消毒。一般常用煮沸法、高压蒸气法或选用1:1 000高锰酸钾溶液、3%漂白粉澄清液、0.5%氯胺溶液浸泡30 min等方法,对不同的物品进行消毒。

(4)不宜蒸煮或浸泡的物品可置于日光下曝晒,地面需用肥皂水或碱水洗刷。

(六)预防

对密切接触者医学观察20 d,其中5岁以内未服过脊髓灰质炎减毒活疫苗者,可肌内注射丙种球蛋白0.3~0.5 mL/kg,以保护易感儿。对易感者在非流行期口服脊髓灰质炎减毒活疫苗,可产生有效免疫并能维持3年以上。服用减毒活疫苗时最好先在口中嚼碎,再用凉开水吞服,严禁用热开水冲化后服用,防止病毒被杀灭而无效。

五、护理评价

(1)体温恢复正常。

(2)潜在的并发症未发生,或虽发生经积极处理后未造成严重后果。

(3)瘫痪未继续发展,肢体功能恢复良好。

(4)流行区群众掌握疾病的基本知识及了解预防本病的重要性。

(5)严格执行消毒隔离制度,未造成疾病的传播。

(聂　霞)

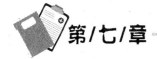

第七章

传染病预防控制技术

第一节 信息管理技术

随着经济社会不断发展,尤其是互联网经济模式的转变,与传染病发生与发展密切相关的影响因素更加复杂和多样性,人流物流高通量、跨区域的频繁交换,对新形势下的传染病防控技术和防控效率提出了新的挑战。如何及时、快捷、准确、全面掌握传染病监测信息,提升传染病预警预测能力,制订传染病防治策略并有效组织实施和评估,都离不开全面、快速、有效的传染病信息管理体系支撑。

一、信息的分类

参照原国家卫生部信息化标准委员会分类标准,传染病信息分为监测信息、调查信息、干预信息、评价信息、报告与发布信息共五大类。监测信息包括疾病监测信息和突发公共卫生事件监测信息,是掌握传染病发生、发展动态的基础性信息。调查信息包括现场调查信息、疫情暴发调查信息、突发公共卫生事件调查信息,是科学制订控制策略的业务性信息。干预信息包括政策决策信息、控制技术信息、医学措施信息,是及时控制传染病疫情扩散与蔓延的决策性信息。评价信息是指对实施各项干预措施后的效果评价信息,是调整、总结控制策略的评价性信息。报告与发布信息包括预报与预警信息、结论报告与发布信息,是面向社会、确定影响、沟通认识的公众性信息。由此可见,传染病信息涵盖了传染病监测、处置、干预、控制、评价、报告与发布的全过程。在具体的信息管理中,各个过程信息都是相互交错、相互影响、相互作用的,同时又是一个同步进行的整体管理过程。

二、信息管理的作用

信息就是事实依据,信息就是决策依据。疫情来源于信息,效果取决于信息,管理决定于信息。传染病疫情信息管理是传染病预防控制的重要技术环节,一套及时、准确、完整的传染病疫情信息管理,就能正确研判传染病疫情的发生趋势、科学预警预报传染病的发展趋势,有助于科学制订传染病的防治策略、科学评价传染病的防治效果、科学保护健康人群的生命安全。科学先进的信息管理技术是迅速赢得遏制传染病疫情暴发、扩散、流行、蔓延的先决条件,更能获得有效应对突发公共卫生事件的主动权。显然,传染病疫情信息的科学管理在传染病预防控制中具有极其重要的作用。

如何管理好、利用好传染病疫情信息,这完全取决于信息管理技术的先进性与科学性的充分应用。科学先进的信息管理技术是时代科技进步的象征,也是科学管理、科学预防、科学控制传染病的重要技术手段。战争需要现代信息管理技术,传染病防治也依然需要现代信息管理技术。如快速的网络直报、快速的信息传递、快速的信息反馈、快速的信息共享,就决定了传染病科学预防、科学控制策略的制订,就决定了快速控制传染病疫情扩散与蔓延的速度,也决定了各类突发公共卫生事件的应急处置水平。

三、信息采集与管理

20 世纪 50 年代以后,我国逐步建立起传染病疫情信息登记管理制度,传统的传染病疫情信息采集与管理,完全依托原始的纸质介质手段对传染病信息进行记录、报告、汇总,存在信息量小、报告周期长、汇总时间久、分析效率慢的缺点,不易发挥疫情信息管理的潜在效用。纸质介质管理技术主要存在以下五方面的局限性:①信息报告时效差。通过邮寄、传真等形式采集的传染病管理信息是单一的疫情信息,报告周期长,时效性差,只能达到季报、月报、周报的时效水平,无法达到及时研判传染病疫情的要求。②信息采集量小。通过纸质管理的方式所采集的信息,出于人工填写工作量和信息传输效率的考虑,传染病疫情报告卡包含的信息内容有限,信息量不大,影响疫情研判效果。③信息利用效率低。纸质介质记录有一个致命的弱点,需要人工录入计算机信息系统后才能进行方便的统计分析和与历史数据进行对比,影响了信息的快速分析和应用。④信息数据误差大。纸质介质记录的信息在管理过程中,由于监控手段有限,信息无法有效检验,容易导致信息漏填漏报、表述不准、逻辑错误,不利于数据质量的控制。⑤信息数据保存难。对于长期累积的疫情信息、系统监测的本底信息、病原变异的分析信息,沿用纸质管理技术,在保存方面存在易损坏、易丢失、不利于长期保存等实际问题。由此而见,单纯的纸质管理技术已经不适应现代信息管理的需要,改进和创新传染病疫情信息的纸质管理技术,推进科学先进的传染病疫情信息采集与管理技术已势在必行。

在我国,利用计算机技术进行全国范围系统化采集与管理传染病疫情信息,可追溯到1989 年启用的中国传染病疫情信息管理系统,即疫情信息管理人员习惯简称的 PHIS。PHIS 是基于微机 DOS 操作系统下开发的应用软件,受当时信息技术发展的局限,系统所采集管理的信息数据也仅为病例累计发生数,统计周期较长,主要以统计数据为主,无完整的传染病个案数据,在传染病早期预警应用方面作用不大。2002－2003 年,全国应用了基于 Windows 操作系统下的 C/S(客户端/服务器)技术架构的传染病信息管理系统,首次将病例个案信息纳入到系统采集范畴。但由于数据需要按月或旬逐级上传,实效性仍然不高,仍然无法满足动态预警监测的需要。2004 年 1 月 1 日起,我国正式启动了以传染病个案报告为基础的网络直报系统。病例个案信息通过各级医疗机构疫情直报点实时录入,在信息录入、监控、应用上大大缩短了工作时限,在疫情报告的及时性、敏感性、准确性和数据完整性方面有了很大提高,传染病信息采集关口向前迈进了一大步。此外,随着互联网 B/S(浏览器/服务器)技术架构的普遍应用,我国还针对不同业务需要、不同疾病等构建了多个疾病信息网络直报系统,如发热性呼吸道综合征、腹泻性肠道综合征、出疹性发热综合征、流感样病例综合征的网络直报与主动监测系统,为传染病疫情监测与预警应用提供了更为全面可靠的数据来源和信息技术支撑平台。

(一)信息的采集

传染病疫情信息的采集是传染病疫情信息管理的基础功能。要科学设计信息采集目标、采集程序、采集内容、采集路径和采集方式。2003年《国家疾病预防控制信息系统》实施运行后,为我国传染病信息采集建立了快速高效的信息化平台。

1.采集目标

传染病信息的采集目标可分为预先设定信息和临时设定信息。

2.采集内容

《国家法定传染病报告卡》是传染病信息采集的核心内容,包括患者的基本信息,如姓名、身份证号、性别、出生日期、工作单位、现住址、职业等,以及患者疾病有关信息,如病例分类、诊断病名、发病日期、诊断日期、死亡日期、订正病名等。随着传染病监测与应用手段不断发展,实验室检验检测信息、传染病突发事件应急处置与管理的过程信息也纳入了日常采集内容。此外,还有与传染病发生发展有关的卫生资源配置、人口、气象、地理、地貌、交通、习俗、饮食、饮水等区域性基本信息。

3.采集路径

《国家法定传染病报告卡》信息内容采集路径表述为首诊医师填报《国家法定传染病报告卡》→医疗机构疫情管理部门登录系统录入信息→县级疾病预防控制机构审核信息→市级及以上疾病预防控制机构对信息进行管理、监控、综合分析;《突发公共卫生事件报告卡》信息内容采集路径表述为县级疾病预防控制中心填报与审核(一般事件)→市级疾病预防控制中心审核(较大事件)→省级疾病预防控制中心审核(重大事件)。

4.采集方式

20世纪末,由于网络普及局限,传染病信息采集主要依靠各级客户端离线采集,再逐级上传汇总,这种方式效率低,信息更新周期长,仅适用于年报、季报信息的采集,不能实现实时动态地采集个案性信息,满足不了诸如动态监测、预警预测、实时监控等方面的应用需要。为满足信息的实时采集,保证信息来源唯一性,2003年《国家疾病预防控制信息管理系统》实施,数据采集末梢部署到各级医疗机构,通过网页直接在线填报信息,数据集中管理,信息更新周期达到实时动态,因此,这种集中式部署的B/S(浏览器/服务器)网络直报方式成为现在传染病信息采集的主要方式。最近几年,《国家疾病预防控制信息系统》有针对性地面向各级医疗机构开放了传染病报告卡数据接口标准,一些信息化基础较好的医疗机构依托医院内的信息系统完成报告卡原始数据采集后,通过数据接口标准自动将数据推送到《国家疾病预防控制信息系统》,大大减少了基层业务人员人工录入的工作量,又保证了信息的及时性、准确性和完整性。

(二)信息的传输

信息的传输受信息管理系统的规模、时空分布约束,所采用的信息传输技术受设备、人员技术等因素的影响。对传染病监测系统而言,信息的传输分为上行传输、下行传输两个方面,上行传输主要是基础信息传输到系统,下行传输是指预警、报警等信息从系统传输到目标人员,包括面向公众的信息公开。上行传输的末梢用户往往来自于法定的基层医疗机构,这类机构的终端用户多,提供的信息量大,是实现有效信息传输的重要环节。由于互联网覆盖广,上网成本低,也成为各类信息系统的首选传输途径。我国目前传染病信息管理同样也依赖于互联网(开放互联网或基于互联网的虚拟专用网)来完成信息的收集工作。但通过互联网实现信息的传输需要充分考虑信息传输的安全问题,这也是当前困扰传染病信息管理工作者的一大难题。从系统传输到目标人员的下行传输需要考虑更多的是传输效率和定向传输问题,除依托互联网、局域网等常规传输介质外,手机短信也成为当前信息传输的重要手段。

(三)信息的存储

信息存储可采用集中式存储、分布式存储、集中式与分布式存储相结合的方式。根据传染病信息采集与应用的特点,集中式存储具有部署容易、数据质量控制方便、信息内容更新及时、运行维护简单和建设成本低等优势,尤其是在当今互联网技术十分普及的社会环境下,集中式存储成为传染病信息存储的首选。信息存储要充分考虑信息的安全性,采取集中式存储时在同一机房中建立实时热备方案,同时还要健全异楼、异地备份容灾管理,避免在发生人为或遭遇自然灾害时,使数据无法挽救,而造成不可估量的重大损失。

(四)信息的维护

信息更新的实时性和准确性是传染病信息维护的关键要求。如何保证信息实时性,信息更新职能要前移到信息产生的部门,尽可能让处于信息产生最前沿的人员负责系统信息的更新维护。国家疫情信息系统的信息更新由各级医疗机构网络直报点负责,也是确保疫情信息实现个案卡片数据实时管理的根本途径。这种关口前移、重心下沉的信息更新管理模式,更有利于保证信息的数据质量。

《国家疾病预防控制信息系统》作为传染病监测预警信息管理的权威信息平台,作为核心功能组成内容的法定传染病疫情监测系统自 2004 年正式上线以来,由于适应业务与社会需求,在较短时间里便实现了地域和业务覆盖"横到边、纵到底"的目标,发挥了传染病疫情信息管理主力军的关键作用。系统经过了十几年的运行应用,特别是随着当今信息化应用领域广泛扩展,人们工作生活方式发生了巨大变化,传染病监测信息的来源更加多样化,海量数据采集与处理需要更加快速高效,对基于传统互联网构架建设的现有法定传染病疫情监测系统提出了新的挑战,全生命周期信息管理、全业务高通量监测数据采集、全过程精准信息移动追踪、全人群信息便民惠民服务等成为新的迫切需求。国家卫生健康委已统筹规划了全民健康信息化建设顶层设计,依托云计算、大数据、物联网、移动互联网、区块链等新技术的广泛应用,突出"互联网＋公共卫生"建设理念,强化业务应用与信息技术融合,注重信息互联共享,减少数据重复采集,将成为未来法定传染病疫情信息系统迭代升级的技术方向。

四、信息的分析

从疫情信息的采集、传输、储存、维护等管理过程的完成,是一个极其复杂的信息化工程,也是体现现代信息化管理技术的重要标志,对于确保疫情信息的采集质量、准确应用、永久储存具有极其重要的科学意义。但最终的目的是要对疫情信息进行分析、研究、开发、利用,让疫情信息产生实际价值、决策价值、科学价值。分析传染病疫情信息的常用技术指标可分为以下几类。

(一)流行强度的定量分析指标

1.发病率

表示在一定期间内、一定人群中某病新病例出现的频率。

$$发病率 = \frac{一定时期内某人群某病新病例数}{同期该人群暴露人口数} \times K$$

K 可根据需要选用 100%、$1\,000‰$、$10\,000/万$、$100\,000/10\,万$。

观察的时间单位可根据传染病疫情发生的病种及时间来决定,发病率通常用一年时间计算。

一个人在一年内多次感染发病,应多次计为新发病例数,如流感、腹泻等,同时期暴露人口数多用年初与年终人口之和除以 2 所得的平均人口数(或当年 7 月 1 日的人口数表示)。

发病率可按年龄、性别、职业、民族、种族、婚姻状况、病因等分别计算发病专率。由于发病率的准确度可受很多因素的影响,所以在对比不同资料时,应考虑年龄、性别等的构成,进行发病率的标化。

2.罹患率

通常指在某一局限范围,短时间内的发病率。观察时间可以日、周、旬、月或一个观察期为单位。适用于局部地区传染病的暴发或食物中毒等情况。

$$罹患率 = \frac{观察期间某病新病例数}{同期暴露人口数} \times K$$

K 通常取值为 100%、1 000‰。

3.患病率

患病率也称现患率,是指某特定时间内的人口中,曾患有某病的新、旧病例所占的比例。患病率可按观察时间的不同分为期间患病率和时点患病率两种,以时点患病率较常用,时点常指一个月。

$$时点患病率 = \frac{某一时点某人群中某病新旧病例数}{该时点人数} \times K$$

$$期间患病率 = \frac{某观察期间某人群中某病新旧病例数}{同期平均人口数} \times K$$

K 可根据需要选用 100%、1 000‰、10 000/万、100 000/10 万。

期间患病率实际上等于某一特定期间开始时刻的患病率加上该期间内的发病率。

如果某病在相当长时期内发病率(设定为 I)、患病率(设定为 P)、病程(设定为 D)都相当稳定,则三者关系可表示为:患病率=发病率×病程,即:P=ID。

影响患病率升高、降低的原因:①影响患病率升高的因素包括病程延长、未治愈者的寿命延长、新病例增加(即发病率增高)、病例迁入、健康者迁出、诊断水平提高、报告率提高等因素。②影响患病率降低的因素包括病死率高、新病例减少(发病率下降)、健康者迁入、病例迁出等因素。

4.感染率

感染率是指在某个时间内所检查的人群中,某病现有感染者数所占的比例。感染率的性质与患病率相似。

$$感染率 = \frac{受检者中感染人数}{受检人数} \times 100\%$$

流行病学工作中对这一指标的应用极为广泛,常用于研究某些传染病感染状况描述和防治工作的效果评价,估计某病的流行态势,也可以为制订干预措施提供依据。它是评价人群健康状况常用的指标之一,特别是对那些隐性感染、病原携带及轻型和不典型病例的调查较为有用,如艾滋病、乙型肝炎、结核、寄生虫、伤寒、霍乱、乙型脑炎、脊髓灰质炎等。

5.续发率

在某些传染病最短潜伏期至最长潜伏期之间易感接触者中发病的人数占所有易感接触者总数的百分率。

$$续发率 = \frac{潜伏期内易感接触者中发病人数}{易感接触者总人数} \times 100\%$$

在一个家庭、病房、集体宿舍、托儿所、幼儿园班组中第一个病例发生后,在该病最短与最长潜伏期之间出现的病例称续发病例,有时也称为二代病例。

在进行续发率的计算时,必须将原发病例从分子及分母中去除。续发率可以用于比较传染病传染力的强弱,分析传染病流行因素,包括不同条件对传染病传播的影响(如年龄、性别、家庭中儿童数、家庭人口数、经济条件等)及评价疾病预防控制措施的效果(如对免疫接种、隔离、消毒、家庭人口数、经济条件等)。

6.死亡率

死亡率是指在一定期间内,在某人群中,死于某传染病的比率,它是用于表述人群死亡严重程度最常用的测量指标。

$$死亡率 = \frac{某人群某年总死亡人数}{该人群同年平均人口数} \times K$$

K 可根据需要选用 100%、$1\,000‰$、$10\,000/万$、$100\,000/10\,万$。

死于所有原因的死亡率是一种未经过调整的率,也称粗死亡率。死亡率也可按不同年龄、性别、职业、民族、种族、婚姻状况、病因等特征分别计算死亡率。计算时应注意分母必须是与分子相应的人口,比较不同地区死亡率时因人口构成不同,也需要先将死亡率进行标化。死亡率常用于探讨病因和评价防制措施。

7.病死率

病死率是表示一定时期内某起疫情发生后,患某病的全部患者中因该病而死亡的比例。

$$病死率 = \frac{某时期内因某病死亡人数}{同期某病患者数} \times K$$

病死率表示确诊疾病的死亡概率,既是表明传染病危害的严重程度,也是反映医疗水平和诊断能力的一个重要指标,一种传染病的病死率在不同流行中可因病原体、宿主和环境之间的平衡发生改变而变化。但是,用病死率作为评价不同医院的医疗水平和诊断能力时,要注意机构级别、诊疗水平的可比性。

8.超额死亡率

超额死亡率是指在某传染病(常指流感之类传染病)流行期间的死亡率与非流行年同期平均死亡率的差值。它常用于反映某些病死率不是很高、发病率不易计算、流行程度及严重性不易表述的传染病。

(二)流行强度的定性分析指标

1.散发

散发是指发病率呈历年的一般水平,各病例间在发病时间和地点方面无明显联系,表现为散在发生,这样的发病强度称为散发。确定散发应参照当地前三年该病的发病率水平而定,在未明显越过既往的一般水平时即可称为散发。由于散发是某病在同一地区历年发病率之间的比较,一般不能用于人口较少的人群,只适用于范围较大的地区。对于较小的人群(如居民区、村庄或托幼机构)可用发病的病例数表示。

疾病分布出现散发的原因:①该病因在当地常年流行或因预防接种的结果使人群维持一定的免疫水平,如麻疹流行后,易感人数减少或因接种麻疹疫苗后人群中具有一定的免疫力,出现散发;②有些以隐性感染为主的疾病,可出现散发,如脊髓灰质炎;③有些传播机制不容易实现的一些传染病也可出现散发,如斑疹伤寒;④某些长潜伏期传染病,如炭疽,也易出现散发。

2.暴发

暴发是指在一个局部地区或集体单位中,短时间内突然有很多相同的患者出现,这些人多有相同的传染源和传播途径。大多数患者同时出现在该病的最长潜伏期内,如食物中毒、托幼机构的麻疹、流行性脑脊髓膜炎等的暴发。

3.流行和大流行

某病在某地区显著超过该病历年散发发病率水平时,称流行。流行的判定应根据不同病种、不同时期、不同历史情况进行。如果某地某病达到流行水平,则意味着有某种促使发病率升高的危险因素发挥作用,应引起关注。

有时疾病迅速蔓延可跨越一省、一国或一洲,其发病水平超过该地一定历史条件下的流行水平且跨越国界、洲界时,称为大流行。其特点是传播迅速,波及范围广泛,如流感、霍乱的世界大流行。

与上述内容有关联的还有地方性,它是指某些疾病经常地存在于某一地区或某一人群,无须从外地输入传染源时称为疾病的地方性,但它不表示流行强度的大小。

(三)其他一般性分析指标

1.率

率是某事物在总体中发生的频率或强度,分子包含于分母之中,两者单位相同,可以是人数、观察单位数,反映了发生某现象的概率。

2.比

表示不同事物之间的相对比值,比值通常以小数或分数表示,而且分子与分母的单位可以相同或不同。

3.构成比

表示同一事物局部与总体之间数量上的比值,亦称百分比。

4.漏报率

指被调查人群或医院,在某一时期内法定传染病漏报病例数占调查中查出的总病例数(漏报病例数＋已报告病例数)的百分比。

$$漏报率 = \frac{某期内漏报例数}{同期应报总病例数} \times 100\%$$

(四)流行特征的主要分析指标

1.分析时间分布

可按发病日期分别统计分析不同时间段、不同地区、不同人群的发病频数(按小时、日、周、月、年来计算),分析和确定发病的潜伏期,并按时间动态观察病例发生的时间分布规律和流行趋势。

2.分析地区分布

可按不同时间、不同人群分别统计分析病例数在不同市、县、乡、村、屯、家庭、单位的分布情况,并按时间动态观察病例发生的地区分布规律,从中探索传播途径及传播速度。

3.分析人群分布

可按年龄、性别、职业、工种、工龄、预防接种史、居住年限,甚至民族等分别统计分析不同时间、不同地区的发生频率,计算不同人群组别的发病率。

4.分析传播方式

共同因素的传播分析有一次污染(指受感染的人是同一次暴露于某个传播因素或同个传染源。一般说同一次暴露,其发病日期曲线呈单峰型为暴发流行,受感染的日期通常是在暴发高峰往前推一个常见潜伏期的日期前后)和持续污染(人们多次暴露于受污染的传播因素,则发病日期持续较久或有多个高峰;而通过日常生活接触传播,一般不形成暴发,多表现为疫源地内多发,或家庭内结发)。连锁式传播分析有人与人之间互相传播、昆虫媒介传播、动物宿主传播。

5.分析暴发原因

首先要建立假设,这是分析的主要目的。可围绕患者感染时间前后,追查感染和未感染人群的生活、生产及活动情况,找出与感染有关的因素,从中可推断出主要传播因素及传染源。例如,一次钩体病流行,发病高峰前一个潜伏期时该地下了一次暴雨,之后受感染人群中又大多有在河水中洗浴的情况,则初步考虑可能为水源受污染引起的暴发。暴发原因的分析中还应尽量运用对比的方法。如在食物中毒暴发时,对比吃与未吃某种食物者的发病情况,可以较容易地初步分析出该食物是否为引起暴发的原因。

6.分析预防控制措施的效果

最后应对传染病发生、流行、暴发的原因、传播方式、流行特点、流行趋势、预防控制措施(包括组织措施、技术措施)进行效果评价,及时总结经验教训,提出下一步的工作意见,对于预防再发生类似的疫情有极其重要的现实意义和深远意义。

(李　霞)

第二节　传染病疫情的预测技术

预测分为定性预测和定量预测。定性预测指由熟悉业务知识及经验丰富的工作人员,根据熟悉的历史资料和直观材料,通过知识及经验去分析判断事物的未来发展趋势,给出预测的判断。定性预测虽然方法简单,不需要借助复杂的数学公式,但是会带有一定的主观性。定量预测是指通过分析历史数据,结合数学及统计学知识,模拟历史数据的走势规律,建立合适的数学模型,用来推测数据的未来发展变化。常用的定量预测方法有回归分析法、Box-Jenkins 模型法、灰色动态模型法、动力学模型法、人工神经网络等。其中较流行,常用于传染病发病率预测的模型方法有:①Box-Jenkins 模型方法,对于传染病的预测而言,该模型可以很好地控制发病的长期趋势、季节性、周期性等因素的影响,该方法最受学者的青睐。②灰色动态模型法,不需要太多数据、运算方便、原理简单以及可检验,所以自提出以来,应用范围已拓展到众多科学领域,并取得了显著成果。③动力学模型法,通过建立模型,拟合模型基本性态和数值,发现疾病流行传播的影响因素,分析其对疾病发展趋势的影响,为疾病今后发展提供预测预警。与传统的统计方法相比较,传染病动力学模型是从疾病传播机制中反映发病过程,一旦与实际流行病学调查结果相结合,可更加真实反映疾病流行状况。④人工神经网络方法:该方法能考虑到传染病发病率数据受多种因素影响,不规则、混沌等非线性特征而得到广泛的应用。通常情况下,定性预测与定量预测配合使用预测效果更好。

近年来,传染病网络直报系统的建立,使得传染病相关数据资料库得到了进一步完善,有了较全面的传染病数据资料,通过对数据的统计分析,来挖掘与传染病相关的信息,对传染病的预防控制将会给予很大帮助。由传染病网络直报系统的数据对传染病进行预测分析,是对疾病未来发生、发展和流行趋势的研究,一个好的分析和预测是传染病预防与控制的重要环节,给出准确的预测,才能制订相应的预防措施。传染病的预测可以帮助及早发现疾病流行发展的趋势,增加预防控制工作的预见性,对传染病的治疗、预防及制定卫生决策都有很重要的现实意义。

在国外,一些学者在传染病建模预测方面做了许多研究,如 Korthals 等拟合季节性自回归移动平均(SARIMA)模型,以时间序列揭示了肺结核发病的季节趋势。我国使用传染病预测方法对传染病分析预测起步较晚,20 世纪 80 年代以后才逐步发展起来,后来慢慢成为疾病监测工作不可缺少的一部分。

此处重点介绍以下四种模型。

一、回归分析

回归分析是在分析自变量和因变量之间相关关系的基础上,把影响因变量的各种因素(自变量)找出来,建立变量之间的回归方程式(回归模型),然后利用样本数据估计模型参数并对模型进行误差检验,如果模型确定,就可以用模型对因素的变化值进行预测。回归预测是回归方程的重要应用之一,当因变量为计量变量时,根据自变量的多少,可分为简单线性回归和多重线性回归,当因变量为分类变量时,如疾病发生与否(发生、不发生),则可采用 logistic 回归族。回归分析预测在医学统计中应用广泛且技术较成熟,能够综合考虑多种因素的共同作用,但模型需要的数据量较大,并且对样本的分布有较高的要求。这里重点介绍常用的三种回归分析预测方法:简单线性回归、多重线性回归和 logistic 回归。

(一)简单线性回归

1.简单线性回归的概念

回归分析中,最简单的模型仅包含一个应变量(Y)和一个自变量(X),若两变量间的变化呈线性趋势,则选用直线回归方程来描述其变化规律,称之为简单线性回归,又称直线回归。总体直线回归方程式为:

$$Y = \alpha + \beta X + \varepsilon$$

式中,ε 为随机误差,β 称为总体回归系数,即直线的斜率,含义为当 X 每增加或减小 1 个单位时,因变量 Y 平均改变 β 个单位。α 称为截距,为 $X = 0$ 时,Y 的估计值。

样本资料的直线回归方程一般形式为:

$$\hat{y} = a + bx$$

$\hat{y}$ 为 y 的估计值,a 和 b 分别为样本截距和回归系数。线性回归分析要求数据满足线性、独立性、正态性等方差的前提假设。一般要求因变量 y 是来自正态总体的随机变量,自变量 x 可以是正态随机变量,也可以是精确测量和严密控制的值。

2.直线回归分析预测的一般步骤

(1)绘制散点图:首先通过将 n 个观察单位的变量(x,y)在直角坐标系中绘制散点图,判断 x 与 y 是否呈直线趋势。若呈线性趋势,则可拟合直线回归方程。

(2)求回归方程的回归系数 b 和截距 a:方程 $\hat{y} = a + bx$ 中的 a 和 b 是两个待定常数,根据样本实测(x,y)计算 a 和 b 的过程就是求回归方程的过程。利用最小二乘法原理,当各实测点到回归直线的纵向距离的平方和$[\sum(y-\hat{y})^2]$最小,方程能较好地反映各点的分布规律,求出b和a。

具体计算公式如下:

$$b = \sum \frac{(X-\overline{X})(Y-\overline{Y})}{\sum(X-\overline{X})^2} = \frac{l_{XY}}{l_{xx}}$$

式中,l_{XY}为X、Y的离均差积和,l_{xx}为X的离均差平方和;

$$l_{XX} = \sum X^2 - \frac{(\sum X)^2}{n}$$

$$l_{XY} = \sum XY - \frac{(\sum X)(\sum Y)}{n}$$

$$a = \overline{Y} - b\overline{X}$$

(3)对回归方程进行假设检验:回归方程检验的目的是检验求得的回归方程在总体中是否成立,即是否样本代表的总体也有直线回归关系。我们知道即使X、Y的总体回归系数β为零,由于抽样误差的原因,其样本回归系数b也不一定为零,因此,须作β是否为零的假设检验,方法有以下两种。①方差分析:其基本思想是将因变量Y的总变异$SS_{总}$分解为$SS_{回归}$和$SS_{剩余}$,然后利用F检验来判断回归方程是否成立。②t检验:其基本思想是利用样本回归系数b与总体均数回归系数进行比较来判断回归方程是否成立。

(4)利用回归方程进行预测预报:把预报因子(即自变量x)代入回归方程对预报量(即因变量y)进行估计,即可得到个体y值的容许区间。

实际上,在传染病预测预警中的很多场合下,需要考察因变量如何依赖多因素变化而变化的规律,再通过这种规律对传染病的趋势进行预测预警。如手足口病的流行受到儿童EV71疫苗接种率、是否为流行季节、儿童人口密度等因素的影响。此时,所需要的统计分析方法称为多重回归分析,当因变量为计量变量时,称为多重线性回归。

(二)多重线性回归

1.多重线性回归的概念

当模型包含一个因变量与多个自变量的线性回归分析,称为多重线性回归,它是简单线性回归分析的推广。以Y为因变量,X_1、$X_2\cdots$、X_i分别代表i个自变量。对于总体而言,多重线性回归模型的表达式为:

$$\hat{Y} = \beta_0 + \beta_1 X_1 + \beta_2 X_2 + \cdots + \beta_i X_i + \varepsilon$$

式中,β_0为总体截距,β_1、β_2、$\cdots$、β_i分别为各个自变量所对应的总体偏回归系数,ε为随机误差,常假定其服从正态分布。偏回归系数$\beta_i(i=1、2、\cdots、i)$表示在其他自变量固定不变的情况下,X_i每改变1个单位时,因变量Y平均改变的单位数。对于样本而言,多重线性回归模型为:

$$\hat{Y} = b_0 + b_1 X_1 + b_2 X_2 + \cdots + b_i X_i$$

其中$\hat{Y}$表示Y的估计值,b_0、b_1、b_2、$\cdots$、b_i为样本的截距和偏回归系数,它们是相应总体参数的估计值。多重线性回归分析同样要求数据满足线性、独立、正态等方差的前提假设,且要求样本量足够大,一般是自变量个数的$10\sim20$倍。

2.多重线性回归预测分析的步骤

(1)根据预测目标,确定自变量和因变量:明确预测的具体目标,也就确定了因变量。如预测具体目标是各县区手足口病的发病率,那么手足口病发病率 Y 就是因变量。通过查阅资料,结合专业理论和经验,寻找与预测目标的可能相关影响因素,即自变量。

(2)判断变量间是否存在多重共线性:多重共线性是指线性回归模型中的解释变量之间由于存在精确相关关系或高度相关关系而使模型估计失真或难以估计准确,如气候因素中的温度、湿度、降雨量等之间可能有显著的相关关系,即可能会存在多重共线性。严重的多重共线性会大大影响模型的预测结果。诊断协变量间的共线性是回归分析的重要环节,常用指标有简单相关系数、容忍度、方差膨胀因子法和条件指数等,一般来说,简单相关系数大于 0.8、容忍度小于 0.1、方差膨胀因子大于 30、特征根趋于 0、条件指数大于 100,提示存在的共线性。

多重共线性问题可以在建模过程中借助软件来处理,如统计模型处理时可以通过逐步回归,在 R 语言中,用 step() 命令,选择最小 AIC 信息统计量的模型,可以排除引起共线性的变量,是解决多重共线性的比较常用方法。另一种多重共线性的解决方法是岭回归,R 语言中的 MASS 包提供了 lm.ridge() 函数用于实现岭回归。

(3)筛选自变量,建立回归预测模型:淘汰那些对因变量影响无统计学意义的自变量,从中选出主要的影响因素,使拟合的多重线性回归模型精简且具有更高的价值,即变量的筛选和建模过程。

变量筛选方法主要分为以回归模型拟合优劣准则判断的全局择优法和基于统计检验准则的局部择优法。局部择优法筛选变量时常用的方法有后退法、前进法和逐步法。变量的筛选可以通过 R 语言、SAS 软件等进行,为了选出最优模型,通常需要用到一些评判指标,如 Cp、AIC、BIC 及 Adjusted R2 等,Adjusted R2 越接近 1 说明模型拟合得越好,其他三个指标则是越小越好。在实际使用中,AIC 和 BIC 应用更广,当样本量非常大时,AIC 倾向于选择更多的变量,BIC 倾向于选择出正确的那个子模型。

(4)检验回归预测模型,计算预测误差:回归预测模型是否可用于实际预测,取决于对回归预测模型的检验和对预测误差的计算。回归方程只有通过各种检验,且预测误差较小,才能将回归方程作为预测模型进行预测。

(5)计算并确定预测值:利用回归预测模型计算预测值,并对预测值进行综合分析,确定最后的预测值。

(三)logistic 回归

前面介绍的简单线性回归和多重线性回归因变量均为计量资料,当因变量为分类变量时,如疾病发生与否(发生、不发生)、疾病严重程度(轻、中、重),则采用 logistic 回归,根据因变量的多少,可分为二分类 logistic 回归和多分类 logistic 回归。logistic 回归由于因变量 Y 不满足多重线性回归模型的应用条件,因此,须对其先进行 logit 变换,其模型表达式为:

$$\text{logit P} = ln(\frac{P}{1-P}) = \beta_0 + \beta_1 X_1 + \beta_2 X_2 + \cdots + \beta_i X_i$$

其中 P 为发生概率,取值在 $[0,1]$ 之内,发生概率 P 与未发生概率 $1-P$ 之比为优势,β_1、β_2、$\cdots$、β_i,称为 Logistic 偏回归系数,当 X_i 为二分类变量或无序分类变量时,偏回归系数 β_i 表示当其他自变量固定不变时,变量 X_i 的一个类别和另一个类别或参照水平比值比的对数值。当 X_i 为定量变量或有序多分类变量,偏回归系数 β_i 表示当其他自变量固定不变时,变量 X_i 每改变一个单位,因变量 y 发生与不发生概率之比的对数值。

logistic 回归模型预测分析的步骤与多重线性回归预测分析类似,首先要根据预测目标,确定自变量和因变量,进行自变量筛选,然后通过原始数据估计方程中的各个偏回归系数β_i,建立 logistic 回归模型,并对模型及各偏回归系数做假设检验,AIC 和 BIC 准则也可用于推断 logistic 回归模型的拟合优度,对于同一组数据,进行变量筛选时,AIC 和 BIC 值越小,表示模型的拟合效果越好。

二、Box-Jenkins 模型

所谓时间序列是按时间顺序所排列的数据集合。时间序列中常含有确定因素和不规则因素。确定因素是指时间序列中含有长期趋势、季节变化等;不规则因素则主要是指由随机因素引起的偶然变化。时间序列分析建模,就是根据观察指标数据的变化规律来建立适合的数学模型,从而推测指标未来的变化趋势。

Box-Jenkins 模型是一种精确度较高的短期预测时间序列模型。它将预测对象随时间变化形成的序列看作是一个随机序列,并呈现一定的规律性,可以用数学模型近似描述。在医学卫生领域中,传染病的发病会受到许多因素的影响,而且这些影响因素之间又存在着错综复杂的联系,很难运用结构式的因果模型加以解释;而数据之间的这种相互依存关系恰恰是研究对象最重要和最有用的特性,这时根据其自身的变动规律建立时间序列的动态模型则是一种行之有效的方法。Box-Jenkins 模型是具有代表性的时间序列分析和预测方法。可以揭示研究对象与其他对象随着时间的发展变化其数量关系的变化规律,此模型应用较其他模型更为广泛,也能够取得很好的预测效果。

20 世纪 60 年代,美国的 Box 及英国的 Jenkins 给出了他们的研究成果:时间序列分析、预测及控制方法。该种方法被称为 Box-Jenkins 建模方法,也称为 B-J 模型或 ARMA 模型。基本的 ARMA 模型有 3 种:①自回归模型,简称 AR 模型;②移动平均模型,简称 MA 模型;③自回归移动平均模型,简称 ARMA 模型。

ARMA(p,q)模型的表达式为:

$$Xt = \varphi_1 X_{t-1} + \cdots + \varphi_p X_{t-p} + \varepsilon_t - \theta_1 \varepsilon_{t-1} - \cdots - \theta_q \varepsilon_{t-q}$$

$$E(\varepsilon_t) = 0, Var(\varepsilon_t) = \sigma_\epsilon^2, E(\varepsilon_t \varepsilon_s) = 0, t \neq s$$

$$\varphi_p \neq 0, \theta_q \neq 0, E(X_s \varepsilon_t) = 0, \forall s < t$$

φ_p 为滞后项的系数,模型自回归的阶数为 p,θ_q 为滞后的随机误差项的系数,模型移动平均的阶数为 q;$\{\varepsilon_t\}$ 为零均值白噪声序列,条件 $E(X_s \varepsilon_t) = 0$,对任意的 $s < t$ 说明当期的随机干扰与过去的序列值无关。

ARMA 模型是一种比较成熟的模型,适用于短期预测,建模的数据要求是平稳时间序列,如果在解决实际问题的预测中,所用数据非平稳,就不能直接用 RMA 模型建模。这种情况下需要对数据做差分处理,再用 ARIMA(p,d,q)模型建模。d 为把非平稳的时间序列转化成平稳时间序列时对原时间序列进行差分的次数。ARIMA(p,d,q)的数学表达式为:

$$\varphi(B) \nabla^d X_t = \theta(B) \varepsilon_t$$

X_t 表示 t 时刻的序列,B 是后移算子 $\nabla = 1 - B$,p,d,q 分别表示自回归阶数、差分阶数和移动平均阶数。

SARIMA 模型是 ARIMA 模型的推广,对于包含有季节性和趋势性的非平稳序列,如果可以通过逐期差分和季节差分使序列平稳化,就需要运用更复杂的模型描述,这就是 SARIMA(p,d,q)(P,D,Q)$_s$模型。该模型的一般形式为:$\Phi(B^s) \varphi(B)(1-B)^d(1-B^s)^D X_t = \Theta(B^s) \theta(B) \varepsilon_t$,

$\varphi(B) = 1 - \varphi_1 B - \varphi_2 B^2 - \cdots - \varphi_p B^p$，$\theta(B) = 1 - \theta_1 B - \theta^2 B_2 - \cdots - \theta_q B^q$，$\Phi(B^s) = 1 - \varphi_{s,1} B^s - \varphi_{s,2} B^{2s} - \cdots - \varphi_{s,P} B^{Ps}$，$\Theta(B^s) = 1 - \theta_{s,1} B^s - \theta_{s,2} B^{2s} - \cdots - \theta_{s,Q} B^{Qs}$，式中，$X_t$ 是一个 t 时刻非稳定的时间序列，ε_t 是一个白噪声，d 是一般差分次数，D 是季节差分次数，s 代表周期，当随机事件的发展变化随时间表现出季节性时，若以月为单位，则 s=12。p 为一般模型的自回归阶数，P 为季节模型的自回归阶数，q 为一般模型的移动平均阶数，Q 为季节模型的移动平均阶数，B 是后移算子（$BX_t = X_{t-1}$）。

SARIMA 模型的建模步骤如下。

第一步：序列平稳化。将数据分为两部分，一部分用来建立模型，另一部分用来检验模型预测效果。建模前要检验数据的平稳性，如果不平稳，可通过差分将非平稳的时间序列转化为平稳的时间序列，可用增广的迪基-富勒（ADF）检验法检验序列是否平稳。

第二步：模型识别。通过观察平稳序列的自相关函数和偏相关函数图，确定 SARIMA(p，d，q)(P，D，Q)$_s$ 模型中可能的 p、q、P 及 Q 值，从而确定可能的模型。

第三步：参数估计与模型诊断。参数估计采用非条件最小二乘，选取各参数有统计意义的预测模型，对其进行残差检验，残差的 Box-Jenkins Q 检验的 pro 值大于 0.05，则残差序列通过白噪声检验，模型是适应的。通过赤池信息准则（akaike information criterion，AIC）和施瓦茨准则（schwaz criterion，SC）确定拟合效果最好的模型（AIC 与 SC 越小，模型拟合优度越高）。

第四步：预测应用。用所建模型进行预测，并根据预测值与实际值的平均绝对误差（mean absolute error，MAE）、平均绝对百分比误差（mean absolute percentage error，MAPE）及均方根误差（root mean square error，RMSE）来衡量模型的预测精度，三个指标值越小说明模型预测精度越高。其中，AIC 准则为：$AIC = -\dfrac{2\ln L}{n} + \dfrac{2K}{n}$，AIC 越小模型拟合效果越好。SC 准则为：

$$SC = -\frac{2\ln L}{n} + \frac{K\ln(n)}{n}$$，SC 也是越小模型拟合效果越好。

MAE 的计算公式为：$MAE = \dfrac{\sum\limits_{t=1}^{n} |X_t - \hat{X}_t|}{n}$

MAPE 的计算公式为：$MAPE = \dfrac{\sum\limits_{t=1}^{n} \dfrac{|X_t - \hat{X}_t|}{X_t} \times 100}{n}$

RMSE 的计算公式为：$RMSE = \sqrt{\dfrac{\sum\limits_{t=1}^{n} (X_t - \hat{X}_t)^2}{n}}$

式中，$\hat{X}_t$ 为预测值，X_t 是实际观测值，n 是观测值的个数。

任何一种预测模型都是对实际情况的抽象，不免存在局限性及不完备性，B-J 模型方法一样也有缺点。由于卫生资源、社会条件等在不断变化，该模型方法长期预测性能会下降。

三、灰色系统理论

灰色系统理论是由我国学者邓聚龙教授于 1982 年创立。所谓灰色性是指一个系统的层次和结构关系模糊，具有随机的动态变化性，指标数据也是不全的或不确定的。具有灰色性的系统被称为灰色系统。

灰色系统理论重点研究"小样本,贫信息"的不确定性问题和"外延明确,内涵不明确"的对象,该类问题是概率统计与模糊数学中难以解决的。不同于经典的统计学,灰色预测模型在实验观测数据及其分布方面没有特殊的要求和限制,也不需要大量的历史资料数据,甚至4个数据即可建模预测,较好地解决了一些常见的预测方法难以解决的问题。

由于灰色模型拥有不需要太多数据、运算方便、原理简单以及可检验等许多优点,所以自提出以来,应用范围已拓展到众多科学领域,并取得了显著成果。近年来,灰色系统理论在传染病预测分析中也有一定应用,并取得了较好的预测效果。

灰色系统理论在预防医学中的应用集中于几个传统的灰色预测模型、GM(1,1)、GM(1,N)等。

在建模前,先对原始数据进行建模可行性检验和生成处理,通过累加生成或相关生成强化序列规律性,弱化数据随机性,使系统灰色量白化并呈现一定的规律性,然后建立动态微分方程模型并做出预报。

(一)灰色系统理论的主要建模预测步骤

数据检验与预处理、模型建立、模型检验几个步骤。

1.数据检验与预处理

首先,为了验证模型的适用性与可行性,需要对已知数据列做必要的检验。准光滑性检验、准指数律检验和级比检验是常用的三种检验方法。

设参考数据为 $x^{(0)} = [x^{(0)}(1), x^{(0)}(2), \cdots, x^{(0)}(n)]$,$x^{(0)}$ 的一阶累加生成序列为 $x^{(1)} = [x^{(1)}(1), x^{(1)}(2), \cdots, x^{(1)}(n)]$。准光滑性检验 $\rho(k) = \dfrac{x^{(0)}(k)}{x^{(1)}(k-1)} < 0.5$,$k = 2, 3, \cdots, n$;准指数规律检验 $\delta(k) = \dfrac{x^{(1)}(k)}{x^{(1)}(k-1)} \in [1, 1.5]$,$k = 2, 3, \cdots, n$;级比检验 $\sigma(k) = \dfrac{x^{(0)}(k-1)}{x^{(0)}(k)} \in (e^{-\frac{2}{n+1}}, e^{\frac{2}{n+1}})$,$k = 2, 3, \ldots, n$。

如果所有的级比 $\sigma(k)$ 都落在可容覆盖 $(e^{-\frac{2}{n+1}}, e^{\frac{2}{n+1}})$ 内,则数列 $x^{(0)}$ 可以作为模型 GM(1,1) 的数据进行灰色预测。否则,对原始数列 $x^{(0)}$ 应用数据变换处理,通过数据变换使其落入可容覆盖 $(e^{-\frac{2}{n+1}}, e^{\frac{2}{n+1}})$ 内。常用的变换方法为平移变换,选取合适的常数 c,对 $x^{(0)}$ 作平移变换,即:令 $y^{(0)}(k) = x^{(0)}(k) + c$,$k = 1, 2 \cdots, n$,使数列 $y^{(0)} = [y^{(0)}(1), y^{(0)}(2), \cdots, y^{(0)}(n)]$ 的级比 $\sigma_y(k) = \dfrac{y^{(0)}(k-1)}{y^{(0)}(k)} \in (e^{-\frac{2}{n+1}}, e^{\frac{2}{n+1}})$。三种检验关系为 $\sigma(k) = \dfrac{\rho(k+1)}{\rho(k)}(1 + \rho(k))$,$\delta(k) = (1 + \rho(k))$,因此这三种检验方法是相通的。

2.模型建立

基于累加生成处理后的数据,构建灰色预测模型如下。

$$\frac{d^M x_1^{i}(k)}{dt^M} + a_1 \frac{d^{M-1} x_1^{i}(k)}{dt^{M-1}} + \cdots + a_M x_1^{(i)}(k) = b_2 x_2^{(i)}(k) + b_3 x_3^{(i)}(k) + \cdots + b_N x_N^{(i)}(k)$$

式中,M 为微分方程的阶,N 为方程中变量个数,以上方程也被称为灰色动力学模型,通常记作 GM(M,N)。模型参数可由最小二乘法估计。常用的灰色预测模型有 GM(1,1)、GM(2,1)、GM(0,N)、GM(1,N)。

3.模型检验

对生成的模型可信度检验,常用的方法有残差检验,级比偏差检验,灰色关联度检验和后验差检验。

(1)残差检验:记残差序列为 $E = [e(1), e(2), \cdots, e(n)]$,其中 $e(k) = x^{(0)}(k) - \hat{x}^{(0)}(k)$, $k = 1, 2, \cdots, n$ 。

计算相对误差序列:$Rel = (\varepsilon_1, \varepsilon_2, \cdots, \varepsilon_n)$,其中 $\varepsilon_k = \dfrac{e(k)}{x^{(0)}(k)}$,$k = 1, 2, \ldots, n$ 。当 $\varepsilon_k < 0.2$ 时,可认为模型达到一般要求;当 $\varepsilon_k < 0.1$ 时,则认为模型达到较高要求。

(2)级比偏差值检验首先根据参考数据 $x^{(0)}(k-1)$,$x^{(0)}(k)$ 计算出级比 $\sigma(k)$,然后由发展系数 a 求出相应的级比偏差。

$$\lambda(k) = 1 - \left(\frac{1 - 0.5a}{1 + 0.5a} \right) \sigma(k)$$

若 $\lambda(k) < 0.2$,则可认为模型达到一般要求;若 $\lambda(k) < 0.1$,则认为模型达到较高要求。

(3)灰色关联度检验:设 $x^{(0)} = [x^{(0)}(1), x^{(0)}(2), \cdots, x^{(0)}(n)]$ 为系统参考序列,$\hat{x}^{(0)} = [\hat{x}^{(0)}(1), \hat{x}^{(0)}(2), \cdots, \hat{x}^{(0)}(n)]$ 为 $x^{(0)}$ 的模拟序列,定义 $x^{(0)}$ 与 $\hat{x}^{(0)}$ 的灰色绝对关联度为 $R = \dfrac{1 + |S| + |\hat{S}|}{1 + |S| + |\hat{S}| + |\hat{S} - S|}$,其中:

$$|S| = \left| \sum_{k=2}^{n-1} (x^{(0)}(k) - x^{(0)}(1)) + \frac{1}{2}(x^{(0)}(n) - x^{(0)}(1)) \right|$$

$$|\hat{S}| = \left| \sum_{k=2}^{n-1} (\hat{x}^{(0)}(k) - \hat{x}^{(0)}(1)) + \frac{1}{2}(\hat{x}^{(0)}(n) - \hat{x}^{(0)}(1)) \right|$$

$$|\hat{S} - S| = \left| \sum_{k=2}^{n-1} [(x^{(0)}(k) - x^{(0)}(1)) - (\hat{x}^{(0)}(k) - \hat{x}^{(0)}(1))] + \frac{1}{2}(x^{(0)}(n) - x^{(0)}(1)) - (\hat{x}^{(0)}(n) - \hat{x}^{(0)}(1)) \right|$$

(4)后验差检验:设初始数据序列 $x^{(0)}$ 及残差序列 E 的方差分别为 S_1^2 和 S_2^2,计算后验差比值 $C = \dfrac{S_2}{S_1}$ 和小误差概率 $P = P\{|e(k) - \bar{e}| < 0.6745 s_1\} = \dfrac{m}{n}$,式中,$m$ 为满足 $|e(k) - \bar{e}| < 0.6745 s_1$ 的例数。对于给定的 $P_0 > 0$,当 $P > P_0$ 时,称模型为小概率合格模型。可以参照表 7-1 判断模型预测精度。

表 7-1 模型精度评价标准

模型精度评价	绝对关联度(R)	均方差比值(C)	小误差概率(P)
1 级(好)	>0.9	<0.35	>0.95
2 级(合格)	>0.8	<0.5	>0.8
3 级(勉强)	>0.7	<0.65	>0.7
4 级(不合格)	≤0.7	≥0.65	≤0.7

(二)外推预测

若模型预测精度较好,直接应用预测模型外推预测。

灰色 GM(1,1)模型是灰色预测模型 GM(M,N)中应用最为广泛的一个模型,模型构建简单,对样本量要求低,4 个数据即可建模。GM(1,1)模型通过构建一个一阶微分方程描述系统行为特征,其应用过程虽含有大量复杂的矩阵代数,但却可在 Matlab 环境下通过编写简单代码轻易实现。

模型包括 3 个基本组成部分:累加生成、逆累加生成、灰色建模。主要预测步骤如下:

步骤一:为弱化原始序列随机性,增强其规律性,对原始序列进行一阶累加生成处理,生成离散光滑序列。

设 $x^{(0)}$ 为非负原始序列:$x^{(0)} = [x^{(0)}(1), x^{(0)}(2), \cdots, x^{(0)}(n)]$,其一阶累加生成序列为:$x^{(1)} = [x^{(1)}(1), x^{(1)}(2), \cdots, x^{(1)}(n)]$,其中 $x^{(1)}(k) = \sum_{i=1}^{k} x^{(0)}(i), k = 1, 2, \cdots, n$。

步骤二:基于生成数据建立 GM(1,1) 预测模型,计算模型参数(常用最小二乘法拟合)。

累加生成处理后的原始数列,弱化了系统中"坏"数据即随机因素的干扰,使处理后的数据呈现指数增长规律。根据累加生成序列 $x^{(1)}$ 建立如下一阶线性微分方程模型:$\dfrac{dx^{(1)}}{dt} + ax^{(1)} = b$。记模型参数列 $\hat{a}$ 为 $\hat{a} = [a, b]^T$,记一阶累加生成序列 $x^{(1)}$ 的紧邻均值生成序列 $z^{(1)} = [z^{(1)}(2), z^{(1)}(3), \cdots, z^{(1)}(n)]$,其中 $z^{(1)}(k) = \dfrac{1}{2}(x^{(1)}(k) + x^{(1)}(k-1)), k = 2, 3, \ldots, n$,

且 $Y = \begin{bmatrix} x^{(0)}(2) \\ x^{(0)}(3) \\ \vdots \\ x^{(0)}(n) \end{bmatrix}, B = \begin{bmatrix} -z^{(1)}(2) & 1 \\ -z^{(1)}(3) & 1 \\ \vdots & 1 \\ -z^{(1)}(n) & 1 \end{bmatrix}$。

其中,a 称为灰色模型的发展系数,反映了原始数列 $x^{(0)}$ 及其一阶累加生成序列 $x^{(1)}$ 的发展趋势;b 称为模型的协调系数,反映系统数据间的变化关系。由最小二乘法计算模型参数

$\hat{a} = [a, b]^T = (B^T B)^{-1} B^T Y \begin{cases} a = \dfrac{CD - (n-1)E}{(n-1)F - C^2} \\ b = \dfrac{DF - CE}{(n-1)F - C^2} \end{cases}$。其中,$C = \sum_{k=2}^{n} z^{(1)}(k), D = \sum_{k=2}^{n} x^{(0)}(k), E$

$= \sum_{k=2}^{n} x^{(0)}(k) z^{(1)}(k), F = \sum_{k=2}^{n} (z^{(1)}(k))^2$。

步骤三:根据建立的 GM(1,1) 模型得到预测表达式。

由以上结果,可得到微分方程 $\dfrac{dx^{(1)}}{dt} + ax(1) = b$ 的解为 $x^{(1)}(t) = ce^{-at} + \dfrac{b}{a}$。所以其时间响应式

为 $x^{(k)} = ce^{-ak} + \dfrac{b}{a}$,其中 c 为未知积分常数。常用的确定 c 的方法有:①$c = \left(x^{(1)}(1) - \dfrac{b}{a}\right)e^a$ [假定 $x^{(1)}(1) = x^{(0)}(1)$];②$c = \left(x^{(1)}(n) - \dfrac{b}{a}\right)e^{an}$ [假定 $x^{(1)}(1) = x^{(0)}(n)$];③$c = \sum_{k=1}^{n}$

$\left[x^{(1)}(k) - \dfrac{b}{a}\right]e^{-ak} / \sum_{k=1}^{n} e^{-2ak}$(最小二乘法)。

经典的 GM(1,1) 采用 $c = \left(x^{(1)}(1) - \dfrac{b}{a}\right)e^a$,即假定 $x^{(1)}(1) = x^{(0)}(1)$,则 $x^{(1)}(t)$

$= \left(x^{(0)}(1) - \dfrac{b}{a}\right)e^{-at} + \dfrac{b}{a}$,其离散形式为 $\hat{x}^{(1)}(k+1) = \left(x^{(0)}(1) - \dfrac{b}{a}\right)e^{-ak} + \dfrac{b}{a}, k = 1, 2, \cdots, n$。

其还原模型为 $\hat{x}^{(0)}(k+1) = \hat{x}^{(1)}(k+1) - \hat{x}^{(1)}(k) = c(e^{-a} - 1)e^{-ak} = (1 - e^a)\left(x^{(0)}(1) - \dfrac{b}{a}\right)e^{-ak}$。

当 $GM(1,1)$ 模型的发展系数 $|a|\geqslant 2$ 时,该模型无意义,即当 $|a|<2$ 时,模型才有意义。模型预测效果随着 a 取值的不同也有所不同。要得到较高拟合精度,往往要求 $a\in\left(-\dfrac{2}{n+1},\dfrac{2}{n+1}\right)\subseteq(-2,2)$ 。

类似于许多常用的预测方法,灰色系统预测方法主要从数据上获取信息探讨疾病的统计规律。它缺乏详细地讨论疾病发生、发展的各种影响因素,因此须综合各方面因素考虑预测结论;当采用小样本数据做预测时,有时由于数据的偏倚也会导致预测结果的偏离;随着时间的推移,模型的灰度越来越大,拟合误差也会随之增大,模型在实际应用时,不宜做长期预测,要不断加入新信息,剔除老信息,改进模型。

四、传染病动力学

传染病动力学是依据疾病的传播机制,依据影响疾病传播发展的因素,建立反映疾病的传播特征、发展过程和流行趋势的数学模型,该模型通过研究数学模型的基本形态、数值模拟,是理论流行病学的研究方法之一。近年来,随着传染病动力学研究的深入发展,越来越多的模型被应用于各种传染病。除去性病、艾滋病等一些特殊的传染病研究,大部分模型都是适用于各类传染病。根据模型选入的因素,探讨不同因素对于疾病传播、发展流行的影响,得到控制疾病传播的关键因素,为传染性疾病流行趋势的预测提供数量依据和理论支持。

随着传染病动力学模型在实践中的深入探索,在忽略种群人口变动的前提下,可用于描述一些病程较短的疾病。

依据疾病是否存在潜伏性,传染病动力学模型可分为 SI 模型、SIR 模型、SIRS 模型、SIS 模型、SEIR 模型和 SEIRS 模型。

SI 模型适用于无疾病潜伏期,且患病后难以治愈的传染性疾病;SIS 模型则适用于无疾病潜伏期,但患病后可以治愈的传染性疾病;SIR 模型适用于无疾病潜伏期,但传染病患者康复后可获得终身免疫性的传染性疾病。SIRS 模型则适用于无疾病潜伏期,但传染病患者康复后只能获得暂时免疫力的传染性疾病,传染病感染者在前期愈后获得暂时性免疫力,一段时间后会有部分痊愈者失去免疫力,而再次变成易感者而染病。SEIR 模型则适用于存在疾病潜伏期,且染病者痊愈后可获得永久性免疫力的传染性疾病。SEIRS 模型通常存在疾病潜伏期,且染病者愈后仅获得暂时性免疫力的传染性疾病,康复者在经过一段时间后会失去免疫力而再次因感染患病。

若考虑到出生率、死亡率和人口流动等种群动力学变化,考虑是否存在先天性免疫力以及疾病是否存在垂直传播,动力学模型还可添加出生率、死亡率或人口流动等这些种群动力学因素,建立更加复杂的传染病动力学模型,以期全面细致揭示疾病的传播机制,描述疾病流行过程,为预测传染性疾病流行趋势提供进一步的理论依据和可靠基础。

1926 年,为了研究 1965－1966 年伦敦黑死病及 1906 年孟买瘟疫的流行规律,Kermack 与McKendrick 构建了 SIR 仓室模型。在 1932 年又提出了 SIS 仓室模型;并且在仓室模型的基础上,提出"阈值理论",应用该理论判断疾病是否会在某地区流行。

(一)Kermack-McKendrick 的 SIR 仓室模型

长期以来,传染病动力学模型是以"仓室"模型为主。该模型于 1927 年由 Kermack 与 McKendrick 首次提出,到目前为止,"仓室"模型的理论依然不断发展并广泛应用。

就某地区某种传染病而言,所谓的 SIR 仓室模型就是依据该地区全部人群分为三类,每一类代

表一仓室,即共有 3 个仓室。其中,易感者类(susceptibles)数量记为 S(t),表示 t 时刻,具有易感性且未染病者的人数;传染者类(infectives)数量记为 I(t),表示 t 时刻具有传染力且已被感染为患者的人数;移出者类(removed)数量记为 R(t),表示 t 时刻已从染病者类移出的人数。

假定该地区总人口为 N(t),在 t 时刻,则有 N(t)＝S(t)＋I(t)＋R(t)。Kermack-McKendrick 的 SIR 仓室模型的建立,是依据以下 3 个假设为前提条件:考虑研究环境的开放性,即不考虑人口出生率、死亡率;人口流动等动力学因素;忽略出生和死亡对疾病产生的影响。假定环境中的种群总数固定不变,是唯一常数:N(t)＝k 或 S(t)＋I(t)＋R(t)＝K(2)。

每一个患者与易感者接触,且具有传染力。假定传染病患者与易感者接触后就一定能被传染。假定在 t 时刻的单位时间里,该环境内易感者总数 S(t)与一个传染病患者能使易感者患病的数量呈正比,称为感染率,也就是比例系数为 β,故 t 时刻单位时间内所有传染病患者使易感者染病的总数,即新发病的人数为 βS(t)I(t)。

t 时刻,单位时间内移出者与患者数量呈正比。单位时间内移出者在所有染病者中所占的比例,称其为移出率系数,为了使用方便本研究也将其简称为移出率,通用 γ 表示。若从传染病染病者中移出部分仅为康复者,没有死亡等其他个体,移出率 γ 又可称为恢复率系数或恢复率。在 t 时刻单位时间内,传染病患者数量与移出者数量呈正比,移出率比例系数为 γ,t 时刻单位时间内移出者的数量为 γI(t)。

基于上述三个基本假定条件,绘制传染病传播框架,如图 7-1 所示,描述传染病易感者从染病到移出的状态变化过程。

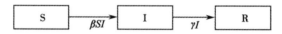

图 7-1　传染病易感者染病到移出的变化过程(愈后具有免疫力)

建立每一仓室人口变化率的平衡方程式,得到如下模型:

$$\begin{cases} \dfrac{dS}{dt}=-\beta SI \\[2mm] \dfrac{dI}{dt}=\beta SI-\gamma I \\[2mm] \dfrac{dR}{dt}=\gamma I \end{cases}$$

上述这一模型一般用于通过病毒为介质传播的疾病,疾病患者康复后,机体会获得免疫力,如流感、麻疹和水痘等。

(二)Kermack-McKendrick 的 SIS 仓室模型

若传播介质为细菌,且疾病患者痊愈后不具有免疫力,可再次被感染的疾病,如淋病、脑炎等,则适用于以下 SIS 模型。SIS 模型是于 1932 年,由 Kermack 与 McKendrick 提出,适用于描述细菌性染病者,且痊愈后不具有免疫力的疾病传播过程,模型的传播框架如图 7-2 所示。

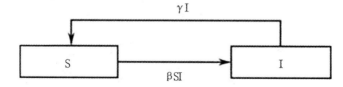

图 7-2　传染病易感者染病到移出的变化过程(愈后不具有免疫力)

假定传染病染病者在愈后不具有免疫力,会再次成为易感者,若该模型的假设与 SIR 模型相同,SIS 模型则为:

$$\begin{cases} \dfrac{dS}{dt} = -\beta SI + \gamma I \\ \dfrac{dI}{dt} = \beta SI - \gamma I \end{cases}$$

假设环境中的总人数为 N,且传染性疾病是通过人与人之间接触传播,传染性疾病染病者在单位时间内与其他人接触的次数为 n,接触频率为 (n/N)。假设每次染病者通过接触传播疾病的概率为 β_0,β_0 被称为有效接触概率。接触者若为易感者,则会造成疾病的传播流行。

基本再生数是指在疾病发病初期,种群中存在易感者,一个染病者在其患病期间内能够感染易感者的人数,称为基本再生数,通常用 R_0 表示,是区分传染性疾病是否流行的阈值。若 $R_0<1$,表示一个染病者在其患病期间内能够传染的总人数小于 1 人,说明该疾病会慢慢消亡;若 $R_0>1$,则表示该疾病将会持续存在,并成为一种地方病。

不同模型有着不同的适用范围和优势,其预测精度往往也是不同的。如果简单地将预测误差较大的一些方法舍弃掉,将会丢失一些有用的信息。若将这些方法进行组合,可增大信息量,能更好地进行预测。组合预测将各种预测效果进行总体性综合考虑,比单个预测模型更系统、更全面。组合预测在国外称为 Combination forecasting、Combined forecasting、Combination of forecasts 等,在国内也称为综合预测、结合预测或复合预测。组合的主要目的就是当单一的预测方法无法预测或达不到预期效果时,较大限度地综合利用各种方法所提供的信息,尽可能地提高预测精度。流行的组合模型有 ARIMA 和神经网络模型组合、灰色模型与神经网络组合等。

除了以上的常用预测模型外,还有很多其他的模型,如:logistic 回归流行潜势模型、马尔可夫数学模型等。各个预测方法有其特点,不同传播途径的传染病有着不同的流行特征,同一种传染病由于受自然环境和社会因素的影响,在不同地区的流行趋势也不尽一样,对一组随机变量的动态过程同时进行观测,并将其作为整体加以研究,根据资料数据的特点选用适合的方法,并用多种方法进行预测,能寻求到一个基于这些单一模型而又博采众长的模型,或者尝试着将多种方法综合起来进行分析,势必能更系统、更全面地反映动态现象的内部规律性和未来趋势。但是,模型是实际原型的模型,而不是原型本身,决定事物未来发展的因素众多。有时由于所掌握的资料不够准确和完整或所用方法不够恰当,会影响预测的准确性。利用各种数学统计模型探讨某个实际问题时,关键是找到符合实际的好模型。随着对模型研究的深入,会有更多的预测经验上升到理论并模型化,会有更多的预测方法渗透到对传染病未来流行趋势的预测中,为更好地防制传染病和制定各项卫生管理决策服务。

传染病的发生发展是一种复杂的现象,对其进行准确可靠的预测,需要不断纳入新方法、新知识,不断提高传染病模型的模拟精度,使流行强度与传播区域预测更加准确。

(潘新颖)

第三节 传染病监测技术

传染病监测是一项预防和控制传染病扩散、蔓延、暴发和流行的重要技术措施,是传染病预防控制最基础的工作,其目的是为了及时发现传染源,掌握疫情的动态分布,了解各种传播因素和人群免疫状况、流行规律及其影响因素,评价预防措施的效果,为制订预防对策提供科学依据。科学有效的监测,不但能够及时发现传染病患者、甄别传染病的高危人群、识别新发传染病,而且能够科学总结归纳预防控制经验和教训,及时调整传染病干预措施,使得传染病的干预方向更准确、方法更适用、效果更理想、效益更明显、效用更广泛。因此,开展传染病的监测,有着非常重要的现实意义。

一、传染病监测的定义

应对突然发生,造成或者可能造成公众健康损害的急性传染病及群体性不明原因疾病,系统、长期、连续获取传染病发生发展的相关信息资料,确定传染病发生发展的动态信息数据,分析传染病的发生发展原因、多态分布现状、流行影响因素的数据资料,并将信息及时上报与反馈、转化与应用,指导干预措施的实施,并评价其实施效果的系列过程。

传染病监测只是一种技术和手段,其最终目的是预防和控制传染病流行,所以监测信息的反馈和利用非常重要。

二、我国传染病监测及报告

我国法定传染病疫情报告系统建于1950年,是最重要、最基本的传染病监测系统。20世纪80年代以前,各类医院发现的法定传染病病例后填报传染病卡通过邮寄方式逐级上报到卫生防疫站,以月报告的形式体现。自1978年开始,我国陆续建立了流感、乙型脑炎、流脑、霍乱、流行性出血热、鼠疫、钩端螺旋体病等单病种的监测系统。20世纪70年代以后,许多国家广泛开展监测,观察传染病疫情动态,监测方式不断增多,监测内容也随之扩大。2003年传染性非典型肺炎(SARS)突显了我国疫情信息沟通渠道不畅、信息不透明的问题,促进了我国于2004年1月1日建立了"横向到边、纵向到底"的法定传染病网络直报系统,实现了采用"个案、实时、在线"的原则对传染病及突发公共卫生事件进行报告。目前,我国已经成为世界上少数几个对传染病进行全面监测的国家。该系统的建设与成功运行,极大地提升了我国传染病现代管理水平,标志着我国传染病预防控制从被动报告进入主动预警的新时期。

自1989年9月1日起实施的《中华人民共和国传染病防治法》,单独有一章对"疫情的报告和公布",我国的传染病疫情报告自此有了法律保障。2004年8月28日《中华人民共和国传染病防治法》修订后的文本,总结了应对SARS和禽流感疫情的经验和教训,对现行传染病疫情报告和公布制度作了完善,并设立了传染病疫情信息通报制度。2004年修订颁布的《中华人民共和国传染病防治法》将我国需要监测和报告的法定传染病分为甲、乙、丙三类,共39种。各种传染病的具体监测内容,根据本地区主要的传染病病种以及疫情动态、国家下发的专病监测方案等确定,主要内容可包括:①人口、地理地貌、气温、环境、风俗及生活习惯、教育水准、经济水平、人口流动等背景资料；②人群的免疫状况；③传染病的发病、死亡、三间分布、疾病的变动趋势等；④病原体型别、毒力、耐药及变迁等病原学监测；⑤动物宿主及媒介昆虫监测如种类、密度、分布及病原体携带情况等；⑥疾病的发生、流行规律；⑦防治效果评价；⑧专题调查；⑨传染病流行预测。

三、传染病监测的管理

传染病监测的管理可分为常规监测的管理、主动监测的管理及被动监测的管理。

(一)常规监测的管理

常规监测的管理也称常规疫情报告，是传染病防治管理的日常工作，属于传染病监测技术的基础组成部分。主要是指按照《中华人民共和国传染病防治法》和《突发公共卫生事件与传染病疫情监测信息报告管理办法》及《传染病信息报告管理规范》等法律法规的要求所执行的疫情报告、网络直报两种方式。法定要求各级各类医疗机构、疾病预防控制机构、卫生检验机构执行职务的医务人员发现疑似、临床诊断或实验室确诊的传染病病例后，必须实行网络直报。网络直报的责任报告单位应于 24 h 内进行网络直报，不具备网络直报条件的应在诊断后 24 h 内寄送出传染病报告卡(也就是一直惯用的旧的疫情报告方式)。县级疾病预防控制机构和具备条件的乡镇卫生院收到传染病报告卡后，应在 2 h 内进行网络直报。发现暴发疫情时要按照《突发公共卫生事件相关信息报告管理工作规范》的要求进行报告。为确保常规疫情报告质量，各级疾病预防控制机构定期对医疗卫生机构开展报告质量调查，中国疾病预防控制中心、省级疾病预防控制中心对辖区的网络直报单位实行定时监控，定期或不定期地通报网络直报单位的工作运行情况。

(二)主动监测的管理

主动监测就是通过有计划、有目的、有范围、有对象的专项监测管理，是传染病防治技术的重要组成部分，多用于重大传染病的防治管理和应急反应。主动监测管理能更准确地适时反映传染病的发病信息，能快速反映传染病的流行季节和暴发疫情。主动监测管理内容丰富，形式多样，包括对定点监测、抽样监测、专题监测的管理；对发病症候、重点人群、人居环境、免疫接种、历史疫情、流行因素、地理地貌、气象变化、经济状况、交通状况、流动人口、风俗习惯等的监测管理；对于患者综合征监测，是当前比较热门、经济实惠、效果显著的监测管理，如呼吸道综合征、肠道综合征、脑炎综合征、出血综合征、精神综合征等的监测。全面系统的主动监测所获取的信息对于制订传染病预防控制措施、评价预防控制效果均具有极其重要的流行病学意义。

(三)被动监测的管理

被动监测管理是指由报告责任人按照既定的报告规范和程序，向公共卫生机构紧急报告的传染病疫情数据和资料，报告接收单位处于被动接受报告。被动监测管理与主动监测管理是完全不同的，被动监测管理只有预案，没有事先计划的监测地区、监测对象、监测数量，在突发疫情报告后，出于对疫情事件进行紧急核实的需要，才紧急确定的监测范围、监测方法、监测对象、监测数量，整个过程完全处于被动状态。2004 年我国建立起突发公共卫生事件直报网络则属于被动监测管理的范畴。按照《国家突发公共卫生事件相关信息报告管理工作规范》的要求，责任报告单位和责任报告人对可能构成或已发生的突发公共卫生事件相关信息，在 2 h 内以电话或传真等方式向属地卫生行政部门指定的专业机构报告，具备网络直报条件的同时进行网络直报，直报的信息由指定的专业机构审核后进入国家数据库。不具备网络直报条件的责任报告单位和责任报告人，采用最快的通讯方式将《突发公共卫生事件相关信息报告卡》报送属地卫生行政部门指定的专业机构,接到《突发公共卫生事件相关信息报告卡》的专业机构,对信息进行审核,确定真实性,2 h内进行网络直报,同时以电话或传真等方式报告同级卫生行政部门。

接到突发公共卫生事件相关信息报告的卫生行政部门要尽快组织有关专家进行现场调查,如确认为实际发生突发公共卫生事件,则应根据不同的级别及时作出相应的响应。如尚未达到突发公共卫生事件标准的,由专业防治机构密切跟踪事态发展,随时报告事态变化情况。

四、传染病监测方法

传染病监测方法主要分为定点监测、抽样监测和专题监测。

(一)定点监测

定点监测是连续、系统、全面监测传染病疫情发生发展规律的一种常用方法,监测时间大多为两年以上,长的可达数十年,其主要特点是具有连续性、系统性、全面性。既适用于传染病监测,又适用于慢病监测。定点监测一般选用社区定点监测和单位定点监测。确定社区或单位定点的方法可采用区位定点、抽样定点等方法。习惯使用的方法大多为区位定点法。

区位定点方法是指按照区位方向大致确定监测点的方法。大多采用东、南、西、北、中五个区位方向各选 N 个省或县,在省或县的基础上再按东、南、西、北、中五个区位方向各选 N 个乡进行全人口监测或特殊群体监测,最后,将监测结果按五个区位分类统计进行相互间比较、省际或县际间比较、监测结果与总体比较。这种监测往往来自于目标宏观、方法易行,表述准确、容易统计,定性为主、定量为辅而监测经费又极其有限的监测项目。比较适用于基线监测、摸底调查、开题调查、预试验观察之类的监测与研究。

区位定点方法具有方法简单、便于操作、选点直观、便于管理、系统连续、资料完善、易于汇总、精于比较之优点。但是这类方法也比较粗糙,总体的代表性较差,无法控制类似于地理位置、经济水平、公众交通、居住环境、医疗服务等分层因素的偏倚。

(二)抽样监测

传染病抽样监测技术是传染病监测工作中最常用的工作方式,是指在全人群对象的总体中抽取一部分对象针对某一内容进行定期观察、采集样本、检测分析的一种方法。所研究的内容一般为一次性的横断面结果,据此横断面结果推断全人群的横断性总体特征。抽样监测方法具有经济性好、实效性强、适应面广、准确性高的特点。

传染病抽样监测技术属于非全面监测的范畴,必定存在抽样的误差和偏倚问题。通常抽样监测方法的误差有两种:一种是工作误差,通常由询问误差、表述误差、时间误差、地点误差、登记误差所造成;另一种是代表误差,通常是由抽样的代表性所造成,但是,可以通过抽样设计减少这类误差,通过一系列的卫生统计学方法计算,把代表误差控制在允许的范围之内,抽样监测结果的准确性一般高于全面监测结果。因此,抽样监测的结果是非常可靠的。

1.抽样监测的主要步骤

(1)界定监测总体。

(2)确定抽样监测方法。

(3)计算监测样本量。

(4)确定抽样监测的信度和效度。

(5)进行均衡性分析,制订监测质量控制办法。

(6)实施抽样监测并推测总体。

2.抽样监测遵循的原则

抽样监测方法属于非全面监测的范畴,具有其他非全面监测所不具备的如下原则。

(1)随机原则:监测样本是按随机原则抽取,在总体中每一个单位被抽取的机会是均等的,因此,能够保证被抽中的单位在总体中的均匀分布,不致出现倾向性误差,代表性强。

(2)样本原则:所抽选的监测样本量,必须根据监测范围及抽样误差的要求,经过科学计算确定,才有助于提高样本监测结果的可靠性。

(3)误差原则:抽样监测的误差,在监测前就可以根据监测样本量和总体中各单位之间的差异程度进行计算,并控制在允许范围以内,监测结果的准确性较高。

3.抽样监测的几种常用方法

基于以上特点,抽样监测被公认为是非全面监测方法中用来推算和代表总体的最完善、最科学的监测方法。按抽取样本的方式可以分为概率抽样(简单随机抽样、系统抽样、分层随机抽样、整群抽样)和非概率抽样(偶遇抽样、判断抽样、定额抽样、雪球抽样等)。概率抽样主要有如下几种。

(1)简单随机抽样:简单随机抽样又称单纯随机抽样,是按等概率原则直接从含有 n 个观察单位的总体中抽取 n 个观察单位组成样本的一种抽样方式。简单随机抽样一般可采用掷硬币、掷骰子、抽签、查随机数字表等办法抽取样本。在实际工作中,由于总体单位较多,前三种方法较少采用,主要运用后一种方法。例如,某学校有 2 000 名同学,需要从该人群中随机抽取 100 人进行调查,以了解该人群中乙肝表面抗体水平,为学校预防乙肝提供措施和意见。具体方法是:先将 2 000 名学生依次编号:1、2、3、…、2 000。再从随机数字表中任一列或一行开始,随机读入 100 个在 2 000 以内的随机数字,其对应的号码即被确定为调查样本。单纯随机抽样是最基本的抽样方法,也是其他抽样方法的基础。优点是均数(或率)及标准误的计算简便;缺点是当总体观察单位数较多时,要对观察单位一一编号,比较麻烦,实际工作中有时难以办到。

(2)系统抽样:系统抽样又称等距抽样或机械抽样,是把总体的所有观察单位进行编号排序后,计算出某种间隔,然后随机确定起点,再按这一固定的间隔抽取相应号码的观察单位来组成样本的一种抽样方式。例如,要从 1 000 户居民中抽取 100 户居民进行卫生服务利用调查,按照门牌号码依次编序,在 1~10 号随机选择一个开始号,再每隔 10 号抽一户,所抽到的 100 户组成样本。

系统抽样的优点:①易于理解,简便易行;②容易得到一个按比例分配的样本,由于样本相应的顺序号在总体中是均匀散布的,其抽样误差小于单纯随机抽样。

系统抽样的缺点:①当总体的观察单位按顺序有周期趋势或单调增(或减)趋势,则系统抽样将产生明显的偏性,也缺乏代表性;②实际工作中一般按单纯随机抽样方法估计抽样误差,因此这样计算得到的抽样误差一般偏大,但系统抽样抽取各个观察单位并不是彼此独立的。

(3)分层抽样:分层抽样又称为分类抽样或类型抽样,是先将总体中的所有观察单位与研究目的有关的某种特征或标志(如性别、年龄、职业或地域等)划分成若干类型或层次,然后再在各个类型或层次中采用简单随机抽样或系统抽样的办法抽取一个子样本,最后将这些子样本合起来构成样本的一种抽样方式。

当样本含量确定后,确定各层观察单位数的方法一般有:①按比例分配,即按总体各层观察单位数的相同比例分配各层样本观察单位数,例如在某小学调查近视率情况,该学校共有六个年级,若按年级分层且每个年级的抽样比例为 10%,则 6 个年级所抽取的学生即构成本次调查的样本;②最优分配,即同时按总体各层观察单位数的多少和标准差的大小分配各层样本观察单位数。

分层抽样的优点:①减少抽样误差,分层后增加了层内的同质性,因而可导致观察值的变异度减小,各层的抽样误差减小,其标准误一般均小于(样本含量相同时)单纯随机抽样、系统抽样和整群抽样的标准误;②便于对不同层采用不同的抽样方法,有利于调查组织工作的实施;③还可对不同层独立进行分析。

(4)整群抽样:整群抽样是首先将总体中各单位归并成若干个互不交叉、互不重复的集合,我们称之为群;然后以群为抽样单位抽取样本的一种抽样方式。例如,对某县居民进行血吸虫病调查时可按照乡镇分成整群,从中随机抽取几个乡镇,然后对所抽取到的群内所有个体均进行调查。整群抽样与前几种抽样的最大差别在于,它的抽样单位不是单个的个体,而是成群的个体。"群"的大小是一个相对的概念,可以是自然的区划,也可以是人为的区划。每个群内的观察单位数可以相等,也可以不等,但相差一般不应太大。

整群抽样的优点是便于组织,节省经费,容易控制调查质量;缺点是当样本含量一定时,其抽样误差一般大于单纯随机抽样的误差。群间差异越小,抽取的"群"越多,精度越高。因而在样本含量确定后,宜增加抽样的"群"数而相应地减少群内的观察单位数。

(5)等距抽样:等距抽样也称为系统抽样或机械抽样,它是首先将总体中各单位按一定顺序排列,根据样本容量要求确定抽选间隔,然后随机确定起点,每隔一定的间隔抽取一个单位的一种抽样方式。

根据总体单位排列方法,等距抽样的单位排列可分为 3 类:按有关标志排队、按无关标志排队以及介于按有关标志排队和按无关标志排队之间的按自然状态排列。

按照具体实施等距抽样的做法,等距抽样可分为直线等距抽样、对称等距抽样和循环等距抽样。

等距抽样的最主要优点是简便易行,且当对总体结构有一定了解时,充分利用已有信息对总体单位进行排队后再抽样,则可提高抽样效率。

(6)双重抽样:又称二重抽样、复式抽样,是指在抽样时分两次抽取样本的一种抽样方式,具体方法是首先抽取一个初步样本,并搜取一些简单项目以获得有关总体的信息,然后,在此基础上再进行深入抽样。在实际运用中,双重抽样可以推广为多重抽样。双重抽样的主要作用是提高抽样效率、节约调查经费。

(7)概率抽样:按规模大小成比例的概率抽样,简称为 PPS 抽样,它是一种使用辅助信息,从而使每个单位均有按其规模大小成比例地被抽中概率的一种抽样方式。PPS 抽样的主要优点是:使用了辅助信息,减少抽样误差;主要缺点是:对辅助信息要求较高,方差的估计较复杂等。

(8)多阶段抽样:前述的四种基本抽样方法都是通过一次抽样产生一个完整的样本,称为单阶段抽样。但在现场调查中,往往面临的总体非常庞大,情况复杂,观察单位很多,而且分布面广,很难通过一次抽样产生完整的样本,而是根据实际情况将整个抽样过程分为若干阶段来进行。多阶段抽样,也称为多级抽样,是指在抽取样本时,分为两个及两个以上的阶段从总体中抽取样本的一种抽样方式。其具体操作过程是:第一阶段,将总体分为若干个一级抽样单位,从中抽选若干个一级抽样单位入样;第二阶段,将入样的每个一级单位分成若干个二级抽样单位,从入样的每个一级单位中各抽选若干个二级抽样单位入样……依此类推,直到获得最终样本。不同的阶段,可采用相同或不同的抽样方法。

多阶段抽样特别适用于抽样调查的面特别广,没有一个包括所有总体单位的抽样框,或总体范围太大,无法直接抽取样本等情况,可以相对节省调查费用。其主要缺点是抽样时较麻烦,而且从样本对总体的估计比较复杂。

上述各种抽样方式均为随机抽样方式。此外,还有非随机抽样方式,即按照调查人员主观设立的某个标准抽选样本的抽样方式,如偶遇抽样、立意抽样、配额抽样等。

(三)专题监测

专题监测是为收集常规报表之外、无法通过常规数据信息收集渠道收集的信息而组织的监测活动。专题监测往往是针对某种特定目的(如监测项目进展情况调查)或特定疾病(如艾滋病)进行监测,从而为制订工作规划和进行评估提供依据。专题监测一定要重视质量控制工作,把质量控制贯穿在专题监测的每个阶段。

专题监测的主要内容与上述的七项主动监测内容大致相同,主要目的是系统掌握如下重要信息。

1.掌握监测人群的基本情况

即了解人口结构、出生水平、死亡状况、生活习惯、经济状况、教育水平、居住条件和人群流动等人口学资料。

2.掌握监测疾病的分布情况

即了解人群分布、时间分布、地区分布的动态变化,包括传染病漏报状况和亚临床感染状况。

3.掌握监测人群的免疫状况

即了解监测人群对传染病的易感性及免疫水平。

4.掌握监测病种的生物特征

即了解传染病的传染源、传播途径、易感人群、寄生宿主、昆虫媒介及传染来源。

5.掌握监测病种的病原体特征

即了解病原微生物的生物型别、致病毒力及药物的耐药性等。

6.评价监测病种的干预效果

即了解对监测病种实施干预措施后的效果,以便及时调整防治策略。

7.开展监测病种的规律研究

即了解影响监测病种的流行因素和流行规律研究,为进一步制订有效的干预措施、迅速控制传染源、及时切断传播途径、有效保护易感人群提高科学依据,并推进监测病种的疫情预测、预警预报研究。

总之,随着我国传染病防治工作的深入发展,传染病监测工作将越来越显得重要。长期有效开展传染病定点监测、抽样监测、专题监测工作,是积累传染病预防控制技术的有效方法,适合我国传染病综合防治的实际需要,应当广泛推广。但是,随着经济和信息化的高速发展,开展传染病监测应当重视监测信息的规范化、电子化、网络化的建设与管理工作,提高监测管理工作效率和信息开发利用效率。

五、传染病监测的分类

由于各种传染病的监测目的不一,监测内容与对象分类也不尽统一,涉及的内容分类极为广泛,不同性质传染病的监测具有不同的特别要求,但对其监测内容进行认真研究,可归纳为 7 类监测。

(一)发病症候类监测

监测发病症候的主要目的就是要掌握传染病发生的性质、流行的现状、流行的范围、流行的强度、流行的特征,便于因地制宜地快速做出判别与病原诊断、预防与控制决策。监测发病症候时,通常将发病患者分为病原学诊断病例、临床诊断病例和疑似病例3种,主要是通过采集血液、脑脊液、胸腔积液、腹水、痰液、尿液、粪便、囊肿液等标本,根据流行病学、临床学特征,做出方向性判别后,进行相应的细菌、病毒、寄生虫、真菌、支原体、衣原体等病原检测,进行相应的血清免疫学检测、基因核酸检测。在同一个地区的相近流行期内,检出病原体或血清免疫学检测或基因核酸检测阳性并具有临床症状者可确定为病原学诊断病例,标本检测为阴性但具有典型临床症状者确定为临床诊断病例,病原体检测阴性且具有相近的临床症状者确定为疑似病例。

(二)重点人群类监测

SARS、艾滋病、甲型 H1N1 流感、霍乱、伤寒副伤寒等多种传染病的预防控制的经验和教训告诉我们,监测重点人群可发现相当数量的潜在传染源,及时采取有效的医学措施是阻止疫情持续蔓延、扩散,防止疫情实现近程传播和远程传播的一个极其重要的手段。重点人群的监测重点可以根据不同性质传染病来确定,一般包括病后病原携带者、患者密切接触者、患者周围人群、行为危险人群、饮食服务从业人群、饮用水供给人群、托幼机构保育人群、疫区回归人群、特殊界别人群等(如流动人群、孕妇人群、野外作业人群)的定期与不定期监测。可以针对不同的重点人群,采集相应的适用标本进行相应的病原学、血清免疫学、分子生物学检测,以期发现患者或病原携带者,以便及早采取传染源控制针对措施,防止疫情的继续扩散与继续蔓延。但是,对有些人群,如艾滋病的高危人群监测所发现的感染者或患者,是很难达到医学管理目的的。

(三)人居环境类监测

监测人居环境可以粗略判断传染病发生与流行的危险程度,人居环境决定着存在的传染病种类,气温环境包括赤道带、热带、亚热带、暖温带、温带、寒温带,六个温度带所流行的传染病是有所不同的,值得深入研究;城市环境易于传播呼吸道传染病;农村环境容易传播肠道传染病、自然疫源性传染病、人兽共患传染病;校区环境极易发生呼吸道与肠道传染病的暴发,也容易造成大规模的食物中毒。

人居环境类监测的常测样本内容,主要有饮用水源、各类食品、生活用品、生活污物、医院排水、公厕粪坑、蚊子苍蝇、病家污物、呕吐物和排泄物、物体标本、产品标本、气体标本、禽畜标本、昆虫标本、虫媒标本等。疫情发生后,要根据流行病学指征进一步扩大外环境标本的采集范围和频次,以期快速确定污染范围,在控制疫情扩散与蔓延的工作中有着极其重要的作用。

(四)免疫状况类监测

以传染病的感染与流行而言,人群的免疫状况决定了传染病的预防与控制效果。有效掌握人群的免疫状况就可以判研人群中传染病发生、扩散、流行的可能性或发展趋势。免疫状况监测有接种史监测与血清学监测两种,接种史监测就是对某研究人群的接种历史进行流行病学调查、接种资料收集、归纳整理接种情况、分析接种完成情况,进一步了解分析疫苗接种的种类、时间、剂次、规模,直至掌握免疫接种覆盖状况;血清学监测就是对某研究人群采集血液标本进行免疫学检测,研判其对传染病的免疫力,具有免疫力的人群一般来自两个方面:一方面是人工免疫,就是我们现在正在实施的国家免疫规划,对特定人群实施免疫接种技术,使其获得对某一传染病的免疫保护。但也有一些免疫缺陷、免疫应答不完全的人群在实施免疫接种技术后,仍不能起到免疫保护作用;另一方面就是自然免疫,自然免疫就是在机体感染某一种传染病后,在其体内自然产生的免疫保护,有些传染病一旦获得自然免疫保护,可终身具备该病的免疫保护,如天花、麻疹等。因此,人群的免疫状况监测是我们研判该人群是否发生某一种传染病的重要依据。一般而言,如果某一个人群对某一种传染病的免疫保护作用达到 80% 以上,就容易形成一个免疫屏障,就可以有效阻断某一种传染病在某一人群中传播。

(五)历史疫情类监测

了解过去,才能展望未来。对历年疫情进行监测就是要在充分把握过去流行历史的情况下,科学研判传染病疫情未来发生、发展的趋势。显然,开展历年疫情监测就是为制订未来传染病预防控制策略服务。历年疫情监测可分为年、季、月时间序列发病与监测资料;年龄、性别、职业时间序列发病与监测资料;乡、县、市、省时间序列发病与监测资料。完整的发病与监测资料是建立传染病疫情预警预报的重要依据,也是制订科学、有效的专项防控策略的根本前提。因此,历年疫情监测不但具有重要的流行病学意义,而且更具有实际需要的现实意义。

(六)流行因素类监测

影响传染病流行的重要因素主要包括生物因素、自然因素、社会因素三大类,其详细内容已在本书第二章专题介绍。由于流行因素复杂,内容繁多,不可能一应俱全进行全面监测,一般而言,在开展监测工作时,要依据该传染病的流行特征,有选择性地决定其相应的监测内容。流行因素监测的目的就是要适时把握传染病发生、流行、扩散、蔓延的影响因素,及时采取针对性措施控制其发展势头。对流行因素监测所获取的各类流行病学数据、资料,要及时应用正确的卫生统计方法进行统计分析,归纳研究其流行规律,适时预测疫情发展趋势,适时评价预防措施效果,才能制订切合控制疫情发生发展势头的措施。

(七)疫情舆情类监测

随着各种媒体种类(报纸、电视、广播、网络等)的快速发展,舆情信息监测日趋广泛,当国内外某地发生传染病疫情时,舆情监测既可快速报道疫情信息又能了解疫情的早期情况,为预防和控制该传染病在本地的流行提供有价值的信息。

(八)其他因素类监测

有计划、有目的地收集地理地貌、气象变化、经济状况、交通状况、流动人口、风俗习惯等内容的监测资料,对于传染病的预防控制均有极其重要的流行病学意义,大多资料都应实事求是地来源于相关专业部门,可长期用于研究与传染病发生发展的关联性分析。该类资料不宜在传染病专题研究中进行专项监测,一是检测技术复杂,设备手段要求高,不可能配备专套仪器开展监测,最好是与相关部门共享工作与科研的成果;二是组织难度大,学科领域永远超出传染病学的工作范畴。但是这些资料的完整获取,无疑对于传染病的预防控制仍不失为特有的重大贡献。

(潘新颖)

第四节　传染病疫情控制技术

任何一种传染病疫情发生后,控制其扩散与蔓延的根本技术在于如何实施传染源的科学管理、迅速切断传播途径、及时有效地保护健康人群。在我国的传染病防治史上不但具有成功范例,而且有更具创新的典型史例,这是中国传染病防治实践为全球传染病防治作出的重要贡献。

一、传染源管理

传染源是指体内有病原体生长、繁殖,并能排出病原体的人或动物,包括患者、病原携带者(含人和动物)、受感染的动物或媒介。科学管理、有效消除三类传染源是预防控制传染病扩散、蔓延的重要技术手段。

(一)患者的管理

患者是传染源的一种主要表现形式。我国法定的39种传染病中,大部分的传染源都可以以患者的方式出现(狂犬病、人感染猪链球菌病、流行性乙型脑炎、炭疽、疟疾、登革热等除外),尤其以甲类传染病(鼠疫、霍乱)和部分乙类传染病(如传染性非典型肺炎、肺性炭疽、肺性艾滋病、人感染高致病性禽流感、麻疹等)的传染源危害最大。但也有对健康人群危害不严重的传染病(如狂犬病、人感染猪链球菌病、流行性乙型脑炎、登革热、炭疽、布鲁菌病、钩端螺旋体病、出血热肾病综合征等),这类患者可不必隔离。作为传染源的患者的有效管理是迅速遏制疫情扩散与蔓延的重要技术手段。我国成功总结出的"五早"措施,即:"早发现、早报告、早诊断、早隔离、早治疗"的患者管理模式,是对流行病学理论的重要补充。只有做到"五早"才能迅速有效控制传染源,防止传染病在健康人群中传播、扩散、蔓延。

"早发现"可以为早报告、早诊断、早隔离、早治疗争取时间,避免无谓的死亡,为有效减少病原向健康人群传播打下基础;"早报告"是早诊断的前提,有利于尽快获取疫情信息和相关的流行病学资料,有利于及时获得样本,及时进行疫情性质的诊断核实,部署预防控制措施;"早诊断"不仅是早治疗的科学依据,更重要的是正确部署控制疫情扩散与蔓延的事实依据;"早隔离"的根本意义在于消除传染源传播给健康人群的机会,是流行病学措施的主要手段和方法,可根据不同传染病种类的要求实行居家管理、住院隔离或就地隔离管理;"早治疗"就是尽早规范治疗传染病患者,以尽快恢复健康、避免死亡,同时可以减少患者播散病原体概率。

传染病患者一经确诊,就是传染源,应按《中华人民共和国传染病防治法》规定进行流行病学调查、实行隔离管理、严格规范治疗。传染病疑似患者也是疑似传染源,也必须进行流行病学调查、开展医学随访,必要时实行隔离管理措施,防止在健康人群中的无谓传播。但对于以隐性感染为主要形式的传染病,对患者管理的措施发挥的作用还是有限的。

(二)病原携带者的管理

我国法定的39种传染病中,大部分传染病的传染源都可以以病原携带者的方式出现,如流行性脑脊髓膜炎、脊髓灰质炎、乙型肝炎、肺结核、艾滋病等。很多人熟悉"伤寒玛丽"的故事,她看上去很健康,但因为体内携带了伤寒杆菌,所以通过在多个家庭做厨师,使其雇主的家庭先后有53人患上了伤寒。所以对于检出的病原携带者,进行相应的医学管理具有重要的流行病学意义。

1.医学管理和跟踪随访

对于检出病原的携带者必须进行有效的医学管理和跟踪随访,包括造册登记、跟踪随访,适时了解病原携带者的健康状况。跟踪随访包括询问与疾病相关的症状体征、采样检查,并了解其所接触人群的健康状况等。

2.行为干预与行业管理

病原携带者在治愈之前,要进行相应的行为干预,通过健康促进的方式,防止不良行为将病原传播给其他健康人群,依法限制就业,不得从事促使传染病扩散的工作。如肠道传染病病原携带者在两次病原检查转阴之前,不得从事餐饮、饮用水生产与管理及保育等工作;活动性肺结核排菌者经临床、痰检证明停止排菌之前,不得从事教师、托幼等工作;乙、丙型肝炎病原携带者在表面抗原转阴之前,不得从事生物制品、献血等工作;检出可经血液传播的传染病如病毒性肝炎、艾滋病等的病原携带者应禁止其承担献血员的义务和责任等。

3.健康教育与健康促进

对于病原携带者应加强健康教育和健康促进工作,特别要进行医学教育、责任教育和道德教育,提高病原携带者的公众意识和责任意识,使其培养良好的公德行为和个人卫生习惯,减少与他人接触和传播的机会。

4.病原消除与规范治疗

对于检出的病原携带者,应及时针对病原携带者的病原进行医学管理,依法隔离、系统、足量、规范治疗,并进行定期的复查,直至携带状态消除为止。对于不能消除携带状况的也应通过规范治疗降低病原载量,降低其传播力。

(三)动物或传播媒介的管理

部分传染病的传染源是受感染的动物,如狂犬病、炭疽、血吸虫病、人感染猪链球菌病、人感染禽流感等。对于动物传染源,有经济、科研或生态价值的野生动物及家畜,应隔离治疗,必要时可宰杀,同时消毒;对人类危害较大或价值不大的病畜、野生动物等则应捕杀后焚烧或深埋,如患狂犬病的狗、患炭疽病的家畜(牛、马)、患流感的家禽(鸡、鸭、鸟)、患链球菌病的猪、野生鼠类等。此外,要做好家畜的预防接种和检疫工作,对于狂犬病、炭疽的预防控制来说,对狗、马、牛、羊、猪实施预防接种措施就尤为重要。对于传播媒介,则应该通过动员群众、大搞爱国卫生运动的方式,采取喷洒杀虫剂、清除孳生地的方式杀灭,以堵洞抹缝的方式改变病媒的生存环境,遏制病媒的生存与繁殖,以达到消除或遏制病媒的目的,如引起流行性乙型脑炎、疟疾、登革热的蚊子,引起肠道传染病的苍蝇等。

二、传播途径的阻断

切断传播途径是防止传染病传播的重要环节。对于肠道传染病、虫媒传染病以及许多寄生虫病来说,切断传播途径通常是起主导作用的预防措施。纵观传染病的传播、扩散、蔓延事实,其传播方式可分为经接触传播、经水传播、经食物传播、经空气传播、经生物媒介传播、经母婴传播、经土壤传播、经血液传播等八大类,针对不同的传播途径,要采取相应的阻断措施。值得注意的是,少部分传染病仅可通过一种传播途径进行传播,如淋病、梅毒等;大部分传染病可经多种传播途径传播,比如炭疽,人接触受感染动物的皮毛可导致皮肤炭疽,吸入含炭疽芽孢的飞沫可引起肺炭疽,食用受感染的动物可引起胃肠炭疽等。

(一)经空气传播的阻断技术

空气传播包括两种方式,最常见的是经飞沫传播,即通过大声说话、咳嗽、打喷嚏等引起病原的扩散传播,多数呼吸道传染病如流脑、SARS、流行性感冒、百日咳等可通过该途径引起传播,一些拥挤的住所、临时工棚以及人群密集的监狱、学校、车船、候车室等公共场所是发病的高危地带;其次是经气溶胶传播,如飞沫中水分蒸发后形成的飞沫核、屠宰及皮毛加工产生的含有病原体的烟尘雾、地面及物体表面分泌物干燥后形成的飘尘等,可较长时间在空气中悬浮,从而造成病原的扩散传播。经空气传播的途径是所有传播途径中传播机制最容易实现的,由于大量易感者的存在,只要存在传染源,病原极容易通过该途径进行传播,因此,要实施该途径的阻断技术具有较大的实际难度。

空气传播的阻断技术主要有:①教育患者尽量不到人员密集的地方去,外出佩戴口罩,不大声说话,不随地吐痰,在咳嗽和打喷嚏时用手帕和纸巾捂住口鼻等;②教育群众在呼吸道传染病流行季节尽量减少聚会和去公共场所的机会;③教育群众注意开窗通风,保持室内空气流通和空气新鲜;④改革生产工艺,减少携带病原体气溶胶的产生;⑤进行环境、物品清洁时尽量湿式作业,防止扬尘。

(二)经水传播的阻断技术

经水传播也包括两种传播方式:一种是饮用水被粪便等污染而造成的传播,经由此种方式传播的常见疾病有霍乱、伤寒副伤寒、甲型肝炎、细菌性痢疾、感染性腹泻等;另一种是由于与疫水接触而造成的传播,此种方式传播的主要有血吸虫病、钩端螺旋体病等。

针对饮用水污染的阻断技术主要有:①立即停止被污染的水源供应,如发生因自备井水受污染的经水传播的肠道传染病暴发疫情时,须立即停用自备井水的使用,及时更换饮用水源;②饮用水取水点必须远离污染源如厕所、污水沟、垃圾池,距离在 30 m 以上;③加强对饮用水的卫生管理和消毒,保证其符合国家饮用水卫生标准;④要同时加强对饮用水的监测,连续监测一段时间后,检测符合卫生标准方可恢复使用。

各级政府应该制订长远和近期的改水目标和计划。在城镇和有条件的村屯要兴建自来水厂。已建成自来水厂的地区和单位,要保护好自来水水源,确保水源不受污染。供水单位必须加强管理,严格执行操作程序和规章制度。自来水必须经过净化和消毒处理,确保末梢水的余氯含量达到 0.3~0.5 mg/L(即 0.3~0.5 ppm)的卫生标准;要经常检查管道,发现破裂漏水应及时维修;饮用水管理和消毒人员要相对固定,并经业务技术培训。对水源和出水口要实行严格的卫生管理,防止污染。

在没有自来水供给的地方,要因地制宜,采取有效措施,不断提高饮用水的卫生合格率。水井要有井台、井栏、排水沟,使用公用水桶;饮用河塘水的地方,要严格分段、分塘用水。在饮用井水、河水、沟水、塘水的地方,要制订卫生公约保护水源,提倡缸水消毒、饮用开水的良好卫生习惯。

不符合要求的取水点或用水供应点要及时改造,如距离污染源(厕所、污水沟、垃圾堆等)不足 30 m 者要及时移至远离污染源超过 30 m 的地方;达不到消毒处理要求的水厂须及时整改,加大投入,增加设备如将人工投氯改为使用自动加氯机等,并有加氯和余氯量检测的记录。

粪水处理首先要加大投入,建设和普及三级化粪池。使用水粪的地区要建立无害化厕所或沼气池;使用干粪的地区要实行高温堆肥发酵。农村集体或个人的蓄粪场要远离饮用水源,防止水源受污染。粪缸与厕所要搭棚加盖,防止苍蝇叮爬、雨后外溢。粪车、粪船、粪码头要加强卫生管理,粪车、粪船严禁装载过满,以防外溢污染水源和环境,若发生翻车、沉船事故应及时报告当地疾病预防控制机构。对于患者和病原携带者的排泄物要进行消毒处理。医疗卫生机构对污水应进行无害化处理,使之符合排放标准,严禁污染水源;医疗卫生机构须有粪便无害化处理设施,并要经常检查维修,定期检测其处理效果;要做好污染物的处理,病房、门诊的污物、垃圾,应集中消毒处理或焚烧。

针对第二种情况即与疫水接触而造成传播的疾病,则要对疫水采取相应的卫生措施,如进行卫生管理和消毒,设立警示牌,禁止群众接触水源,不下水游泳、捕鱼等;同时应教育相关人群,加强对接触疫水的职业人群的个人防护,如穿高筒水鞋、防水服等。

（三）经食物传播的阻断技术

所有的肠道传染病、某些寄生虫病及少数呼吸道传染病（如结核病、白喉）可经食物传播。经食物传播包括两种情况：①因食物本身含病原体引起传播，如感染猪囊尾蚴或患炭疽家畜的肉类及其相关制品，患结核或感染布氏菌的乳牛产的奶制品、沙门菌感染的家畜和家禽制品和蛋类、携带甲型肝炎病毒的水生物（毛蚶、牡蛎、蛤、贝壳）等，食用未煮熟或未经消毒的上述食物即可受到感染；②食物在生产、加工、运输、储存、销售的某一环节中被污染，从而引起疾病传播。

针对食物携带病原体的阻断技术主要有：①加强群众卫生防病知识宣传，教育群众不要生吃、半生吃肉类、蛋类、海水产品及相关制品，吃前必须将食物煮熟煮透；②畜物加工业、奶制品厂家要严格对相关动物的检疫，禁止使用病、死畜肉制作食品，并严格制作流程和消毒程序，保证相关制品的安全卫生。

针对污染食物的阻断技术主要有：①食品生产经营单位和个人都必须认真遵守《中华人民共和国食品安全法》，加强食品的卫生管理，提高食品卫生的合格率；②餐饮部门要做到生熟分开，严格操作流程，严格餐具等各环节的消毒，不加工、不销售腐败变质食物；③饮食行业从业人员要定期体检，有可疑感染或带菌者要调离原工作岗位。

特别要做好群众的经常性卫生教育工作，教育群众搞好家庭食品卫生管理，把好病从口入关，疾病流行季节禁止吃生冷食品，防蝇、防污染。在肠道传染病疫区，要劝阻群众不要进行婚、丧、喜宴的聚餐活动，防止引起食源性暴发疫情的发生。对于不听劝阻又不接受卫生监督、因聚餐而造成肠道传染病暴发或流行者，应严肃处理。

做好食品卫生监督与指导。要严格执行饮食从业人员准入制，依法体检发证，一旦发现患者及其病原携带者，要立即调离；严格食品安全的监督和管理，重点做好学校、工地等食品集中加工、供应的安全监督和管理，确保食品从原料、加工、运输、储存、销售、食用等各环节的卫生安全；食堂和食品制作场所的选址必须远离厕所、垃圾池等污染源，距离须在 25 m 以上。

（四）经接触传播的阻断技术

接触传播途径包括直接接触传播和间接接触传播两种。其中直接接触是指易感者与传染源直接接触而未经任何外界因素所造成的传播，如性传播性疾病、狂犬病等；间接接触传播亦称日常生活接触传播，是指易感者接触了被传染源的排泄物或分泌物污染的日常生活用品而造成的传播。

针对直接接触传播的传染病，阻断的途径相对比较简单，就是要避免接触途径的实现，比如在预防感染艾滋病和其他性病方面，要加强自我保护的宣传教育，通过使用安全套防止性接触传播是一种科学、经济、实惠的有效方法，去除性乱交、多性伴等不良生活行为，取缔娼妓经营活动，是通过消除性接触传播环境而达到阻断性接触传播的主要管理技术；至于预防狂犬病，则要避免被已感染病毒和未接种疫苗的猫、狗等动物咬或抓伤等。但是真正要实现避免这些直接接触，会涉及很多难以避免的社会问题，在未来的一段时间内尚难轻易地很好实现。

针对间接接触的传染病，一方面要加强群众防病知识的卫生宣传教育，培养良好的卫生习惯，做到接触食物前、便后和接触患者后要洗手，不吃不洁食物等；另一方面要大搞爱国卫生运动，消灭苍蝇和蚊蝇孳生地，做好粪便的管理，保持清洁卫生的环境，防止食物和水源受到污染。

（五）经生物媒介传播的阻断技术

此类传播途径包括两种情况：①经媒介昆虫机械携带或叮咬吸血所造成的传播。携带某些肠道传染病病原体的苍蝇、蟑螂等，当它们觅食时，通过反吐或随粪便将病原体排出体外，使食物或餐具受到污染,人们吃了这种被污染的食物或使用这些餐具时而被感染。②吸血节肢动物叮咬处于菌血症、立克次体血症、病毒血症、原虫血症的宿主,使病原体随宿主的血液进入节肢动物的肠腔或体腔内,再经过发育、繁殖后感染易感者。

针对第一种情况,主要见于肠道传染病,首当其冲的是搞好环境卫生,消灭苍蝇、蟑螂等传播疾病的害虫,消灭蚊蝇孳生地;二是教育群众培养良好的卫生习惯,保护食物、餐具和饮用水的卫生安全,防止苍蝇、蟑螂的污染从而导致的疾病传播。

针对第二种情况的阻断措施,最重要的是做好个人防护,如预防流行性乙型脑炎,教育群众做好防蚊的措施,晚上睡觉前要挂好蚊帐,必要时可使用蚊香、灭蚊器等;需要从事野外作业、有可能受到吸血节肢动物叮咬的相关职业的,要做好相应的职业防护,野外作业时不要将身体如手、脚等过多地暴露,可穿长衣长裤、着长筒胶鞋,也可涂抹或喷洒防蚊露、防虫剂等;同时,畜牧部门做好家禽、家畜如猪、狗等可作为传染病宿主动物的检疫,防止发生传染病经节肢动物—病畜—人类的传播链的实现。

(六)经母婴传播的阻断技术

经母婴传播是指孕妇在产前期内或分娩过程中将病原体传给后代,包括经胎盘传播和上行性传播两种。经胎盘传播为孕妇感染一些传染病如风疹、乙型肝炎、流行性脑脊髓膜炎、麻疹、水痘、巨细胞病毒感染及虫媒病毒感染、梅毒等可经胎盘传播至胎儿,孕妇在妊娠早期(前3个月)感染风疹病毒,均可感染胎儿导致先天性缺陷;上行性传播则指分娩引起的传播,病原体经孕妇阴道通过子宫颈口到达绒毛膜或胎盘引起胎儿感染,胎儿从无菌的羊膜腔出来后,暴露于母亲的产道内,产道内如存在淋病奈瑟菌、疱疹病毒等病原体,即可经胎儿的呼吸道、皮肤、胃肠道感染胎儿。

针对胎盘传播的阻断措施,应包括:①孕妇在孕期应做好保健,尽可能避免病原感染,尤其是3个月内。②对孕妇实行病原筛检(如艾滋病筛检)的工作。如感染上危害严重的传染病如艾滋病等,如可能,可采取人工引产的方式终止妊娠;如在充分尊重孕妇选择意愿的情况下须继续妊娠者,可对孕妇实施母婴阻断措施,为继续妊娠并分娩的感染病原的孕产妇和婴儿免费进行抗病毒药物治疗。③做好产后儿童的保健与追踪工作。

针对上行性传播的阻断措施,则主要是:①应避免在产道感染病原期间受孕,宜在疾病治愈后再考虑怀孕;②患病孕妇在生产时,接产医师应采取措施,尽可能避免胎儿感染,减少胎儿感染的机会。

(七)经土壤传播的阻断技术

使用人粪施肥可使肠道传染病的病原体或寄生虫虫卵污染土壤。某些细菌如破伤风梭杆菌、炭疽杆菌等的芽孢可长期在土壤中生存,如果有皮肤破损的情况,伤口被土壤污染,就容易发生破伤风和气性坏疽;儿童喜欢玩泥土,易感染上蛔虫病;农民赤脚在未加处理的人粪施肥的土地上劳动,容易感染上钩蚴等。

此类传播途径的阻断措施包括:①不要直接施用新鲜的人、畜粪便,应事先进行无害化处理。②教育农民要注意个人卫生。在农作时,不要用脏手揉眼睛、挖鼻孔、掏耳朵,更不要吃东西,收工后一定要用肥皂或清水洗净手,妇女给小孩喂奶前应把手洗干净,皮肤有伤口应事先包扎好,教育儿童养成玩耍后和吃东西前要洗手的习惯。③加强个人防护。施用人、畜粪肥时,可洒上水或掺上一些湿土,以防粪沫飞扬,另外亦应戴口罩,穿上长衣长裤和鞋子,防止病原从呼吸道和皮肤侵入体内。

(八)经血液传播的阻断技术

此途径一是指通过输血或生物制品、药物受污染等引起的病原传播;二是指发生医疗操作意外时通过破损的皮肤引起感染。如 HBV、HCV、HIV 均可经此途径传播。

阻断的主要措施:①采取严密措施,保证血液制品、生物制品和药物的安全。在血液采集、生物制品和药品制作过程中应遵循规定的准入制度和操作程序,如对供血者进行严格的体检,事前进行相关病原如 HBV、HCV、HIV 等的检测等,凡有黄疸史、肝病、肝功能异常或 3~5 年内患过疟疾、查血抗体阳性者等情况,均不能做献血员,不允许违规操作的情况发生,防止相关制品受到病原的污染。②遵守操作程序,严格做好职业防护。采血和接触血液前后应用肥皂和流水彻底洗手;接触血液或污染物时要戴手套,如工作人员手上有伤口时更应注意,手套如有破损应立即更换并彻底洗手,同时要戴口罩、穿隔离衣等;防止锐器刺伤,使用后的注射器等医疗废弃物要按要求进行回收,注意防止刺伤或划伤皮肤;做好检验标本及报废血液等废物的处理,所有检验标本应放在带盖的专用容器内密封运走;所有医疗废弃物,如一次性手套、棉签等均应放入专用污物袋中,统一进行消毒和焚烧处理;一旦发生意外,要及时进行处理。如血液进入眼睛后要立即用盐水或大量清水冲洗,采集的血液接触到工作人员的皮肤、黏膜时应立即用肥皂和流水彻底清洗,被锐器污染物刺伤后应立即挤出伤口血液,并用肥皂和流水清洗伤口,然后用碘酊消毒,同时注射高效价免疫球蛋白等;给医务人员接种乙肝疫苗等相关疫苗。

三、健康人群保护

健康人群的保护技术是指在一定的地区范围内传染病疫情发生、扩散、蔓延、流行、暴发的过程中,对可能受到威胁的健康人群应该或必须实施的医学保护措施,主要包含预防接种、预防服药、健康教育三类。

(一)预防接种

预防接种是保护健康人群发生传染病的首要技术,是 20 世纪对保护人类健康的一大技术贡献。人类实施免疫预防已经成功地消灭了天花,基本消灭了脊髓灰质炎,有效控制了麻疹、白喉和百日咳等诸多可免疫性传染病。

预防接种即免疫预防,它是以具有抗原或抗体活性的免疫制品给易感人群接种,使人体获得对传染病的特异性免疫而免受病原体的侵袭,是防止传染病发生、流行乃至消灭的最经济、最有效、最方便的措施。

预防接种按免疫原理分为 3 类:①人工自动免疫,将抗原物质接种于人体使人体自动产生特异性免疫;②人工被动免疫,将含有特异性抗体的免疫制品接种于人体,使之获得现成的特异性免疫保护;③被动自动免疫,先接种被动免疫制剂,迅速获得免疫力,然后再接种自动免疫制剂,获得持久的免疫力。

从防疫实践角度预防接种可分为 3 种:①计划免疫,即常年进行的儿童基础免疫和根据流行病学资料在流行前期对重点人群或重点地区人群进行的预防接种;②应急接种,是在遭受传染病流行威胁时所进行的预防接种;③暴露后接种,是指暴露于某病的传染源后或暴露于某种感染因子后的预防接种。

1.常规接种

免疫规划是国家有计划、有组织、科学地使用生物制品,对儿童按照一定免疫程序实施的预防接种,以预防相应的儿童传染病,提高人群免疫水平,达到控制以至最终消灭相应传染病的目的。常规免疫强调的是科学性和计划性。我国自 20 世纪 80 年代初期开始实施计划免疫,目前被列入儿童计划免疫的有卡介苗、脊髓灰质炎疫苗、百白破三联疫苗、麻疹疫苗等,分别预防结核、脊髓灰质炎、百日咳、白喉、破伤风、麻疹等,即"四苗防六病",持续近 30 年的免疫接种已经产生巨大的社会效益和经济效益,保护了大量的健康人群。2002 年初我国又将乙型肝炎疫苗正式纳入国家计划免疫管理的范畴,常抓不懈地坚持乙肝免疫接种策略,我国乙肝的预防与控制将有可能成为世界乙肝防治的典范。2008 年起又增加了 14 种苗预防 15 种传染病。

2.应急接种

应急接种是在某一区域出现传染病暴发、预测可能有传染病流行、出现大量的外来人口进入、确定有外来传染源进入时,对一定的人群采取的一种紧急应对措施。以期在短期内提高易感人群对某病的免疫水平,达到预防、控制或终止某病传播蔓延的目的。应急接种应遵循的原则包括:①正确选择疫苗,即应急接种的疫苗必须产生免疫力快,接种后产生免疫力的时间应短于该病的潜伏期;②接种范围和接种对象选择要适当,通过流行病学调查和风险评估确定,降低引发群体性预防接种反应事件的风险;③接种时间愈早愈好。

3.暴露后接种

暴露后接种就是根据某一个体或群体暴露于某一种传染病后需要采取的紧急措施,可以根据传染病发生发展情况选择适当时间,在短期内组织一定的人力、物力,集中对暴露人群或个人实施免疫预防接种。猫狗咬、抓伤后接种狂犬疫苗和人狂犬病免疫球蛋白或抗狂犬病血清,就是一种最常见的暴露后接种措施。

(二)药物预防

药物预防又称预防服药。即在传染病疫情流行区,给传染病易感人群预防性服用某种药物,防止传染病在该人群中发生和传播。如使用磺胺类药物预防流行性脑脊髓膜炎,用诺氟沙星预防伤寒、菌痢和感染性腹泻等。药物预防只能在特殊条件下可以作为一种应急措施,但存在一定的局限性,且易产生菌株耐药性的后果,甚至引发群体预防性服药反应事件,必须在经过认真论证的情况下,慎重运用。预防服药的范围可包括:①传染病疫点或者疫区的密切接触者和易感人群;②进入疫区处理传染病疫情的人员;③前往可能发生传染病流行的灾区的救灾人员;④从传染病疫区返回可能带菌(毒)的人员;⑤某些急性传染病的家庭、医疗、护理密切接触者;⑥其他存在感染风险而需要预防服药人员。

(三)健康教育

健康教育是一项预防疾病和促进健康的基础工作,是有效的行为干预技术。通过宣传传染病防治知识,可加强群众对传染病发生过程、危险因素及诊治要求的认识,促进群众自觉改变行为,增强预防感染、及时就诊甚至发现与报告的意识,在传染源控制、切断传播途径、保护易感人群等防控传染病重要环节具有积极的现实意义。

发生传染病疫情时,健康教育对象应以受传染病威胁的高危人群为重点,但对于不具备认知和自我行为控制能力者,健康教育对象应为对其实行监护者,如手足口病的高危人群主要为 3 岁以下儿童,应重点对其父母或托幼机构人员等开展手足口病防治知识宣传教育。另外,实施健康教育的范围也应视疫情防控具体需要而定,如一所学校发生肠道传染病疫情而周边学校并无类似风险时,健康教育范围可限定在该学校;某地或单位发生人感染禽流感疫情时,往往周边地区或其他单位同样具有发生疫情的风险,这样,健康教育的范围则应适当扩大。

健康教育的方式要因地制宜,充分利用群众喜闻乐见的形式适时开展宣传教育工作,如广播、电视、板报、橱窗、专栏、宣传单、宣传画、报纸、手机短信、网络媒体、微信平台、专家访谈等。宣传传染病防治知识应包括防和治两个方面,如病原体、传染源、传播途径、易感人群、流行因素(如季节、地区等)、发病过程、主要临床表现、诊断和治疗措施等。通过"知—信—行"过程提高人们的认识并改变不卫生行为方式,从而达到预防疾病的目的。在传染病防治知识的宣传教育中,应根据对象不同而设计宣传内容。对于有时间、有认知能力者,可就传染病防治进行较全面介绍,突出"知"。对于一般群众或认知能力有限者,应重点强调防治传染病的行为要求——"行"。

健康教育的最终目的是要达到健康促进,达到对政府、社会、社区、群体、个人的促动效果。因此,要用科学的数据、权威的分析、文明的倡导、正确的方式来促进政府决策,引起社会重视和参与,充分调动社会各界力量,共同防治传染病疫情。

四、暴发疫情处理

(一)组织管理

1.成立疫情处置领导小组

发生暴发疫情后,根据"属地管理、分级负责"的原则,调查处置工作由相应级别政府直接领导,卫生行政部门组织,属地政府及相关部门配合实施。按照疫情性质以及调查处置工作需要,政府应组织财政、卫生、教育、农业、林业、宣传、公安、工商、爱卫会、食品药品监督管理等部门成立疫情处置领导小组,负责指挥调度和组织协调疫情调查处置工作,全面落实各项防治措施。

2.成立处置技术指导组

卫生行政部门成立由疾病预防控制机构、医疗机构等有关部门专家参加的疫情调查处置技术指导组,负责指导暴发疫情的调查、医疗救治和疫情控制工作。

3.成立处置技术工作组

由疾病预防控制机构、医疗机构等部门组成疫情调查处置、医疗救治等技术工作组,明确分工和职责,相互配合,开展患者救治、现场调查、病原学检测、疫区消毒、宣传教育、监督检查等工作。

根据传染病防治法的规定,在有传染病暴发流行时,县级以上地方人民政府应当立即组织力量,按照传染病防控预案进行防制,切断传染病的传播途径。必要时,报经上一级人民政府决定,可以采取下列紧急措施并予以公布:限制或停止集市、演出或其他大型人群聚集的活动,停工、停业、停课,封闭或封存被传染病病原体污染的公共饮用水源、食品以及相关物品,控制、捕杀染疫的野生动物、家畜、家禽,封闭可能造成传染病扩散的场所。

在采取紧急措施防止传染病传播的同时,应立即组织开展传染病暴发调查,并及时实施有效的措施控制疫情。包括隔离传染源,治疗患者,抢救危重患者,检验及分离病原体;切断在暴发调查过程中发现的传播途径,消除危险因素,如封闭可疑饮用水源,对饮用水进行消毒,禁食可疑食物,捕杀染疫动物,开展人群应急接种等。

(二)疫情处置技术

1.疫点和疫区的划分

主要与传染源的活动及疾病传播方式有关。通常以病家及与病家密切相关的若干个住户、有传染源活动的一个或若干个办公室、列车或汽车的车厢、同一航班、同一病区等为疫点。如果传染源已经在更大范围内活动并造成传播危险,或在一个较大范围内出现了数个传染源,或出现了暴发、流行,则可由县级以上地方政府报经上一级地方政府决定,将这个范围(如一个乡、一个街道、一个小区甚至一个城市等)划为疫区,对疫区开展卫生处理等措施,必要时对出入疫区的人员、物资和交通工具实施卫生检疫。

2.病例隔离

对于暴发疫情的病例,由于病例数量较多,医院容纳量有限,除必须住院隔离的病种外,一些传染病可采取在机关单位、居民点、学校等场所建立临时隔离室或家庭隔离的方式进行隔离,由医护人员诊治、护理,并指导有关人员消毒与照顾。如某县一乡镇学校发生伤寒副伤寒暴发疫情,因乡镇卫生院病床有限,可在学校内设立临时隔离治疗点,由当地卫生局组织医疗队进驻学校,将一部校舍相对隔离起来。

3.切断传播途径

根据疫情性质及传播方式,采取不同的切断传播途径的措施。如发生水传播的传染病疫情后,要及时切断水源,停用污染的井水、自来水,同时给群众提供符合饮用水标准的饮用水,学校及集体单位要及时提供足够的开水或矿泉水、纯净水等。

4.保护易感人群

对于受疫情威胁的易感人群,一般可视情况采取应急接种、预防服药、健康教育等措施,以减少发病,控制疫情进一步蔓延。

(1)应急接种:根据疫情暴发的情况,经卫生行政部门批准,在疾病预防控制部门的指导下,可在疫情暴发地区及毗邻地区的重点人群进行疫苗应急接种,以增强人群免疫力。

(2)预防服药:仅限于对同一传染来源的可疑感染人员。可在疾病预防控制机构的指导下,根据各地药敏试验的结果,选择敏感的抗生素进行应急性预防服药,服用的时间一般为5~7 d,要在持有执业医师资格的医师指导下使用。预防服药应严格控制服用对象和范围,不能无指征地扩大服药范围,这样既可避免由此造成人力、财力的浪费,又可避免造成的不良反应如菌株产生耐药性等现象。

(3)健康教育:为使群众了解传染病的发病原因及防治方法,提高防病意识,要采取多种形式积极开展健康教育和健康促进工作,教育群众养成良好的卫生习惯,注意饮食卫生,便后及接触食物前必须洗手,不喝生水,不吃腐败变质食物,不食用不洁食物,不随地大小便,不乱倒垃圾,等等,劝阻群众不在疫区内举行大型聚餐活动,共同把好"病从口入"关。

5.疫区管理

对于甲类传染病暴发、流行地区,根据疫情状况及需要,经县级以上地方政府报请上一级政府批准,可以对该疫区实施封锁。如要封锁大、中城市的疫区或跨省、自治区和直辖市的疫区以及封锁疫区导致中断干线交通或封锁国境时,必须由国务院决定。解除疫区封锁由原定宣布实施疫区封锁的机关宣布。被封锁的疫区要实行以下检疫措施。

(1)疫源管理:要严格隔离、治疗患者,限制或停止集市、集会、影剧院演出以及人群聚集等活动。

(2)社会管理:根据疫情控制的实际需要,进行停工、停业、停课,封锁被病原体污染的公共饮水来源等社会管理措施。

(3)环境管理:要实施彻底的消毒、杀虫和管理患病动物。

(4)医学管理:要认真追索和登记所有接触者并实行留验。

(5)人群管理:必要时对疫区的易感人群开展应急性自动、被动免疫或药物预防;必须离开封锁区的人员到达目的地后,应立即接受就地医学观察;限制易感者进入封锁区,必须进入者须接受人工自动免疫或药物预防等保护措施。

(6)物资管理:封锁区内的物资和交通工具经检查和卫生处理,同时保证消灭了病原体、媒介昆虫和染疫动物后,方允许其离开。

(7)尸体管理:疫区传染病死者的尸体不经严格处理,一律不得外运。

(8)后期管理:当患者继续存在的情况下,要对其排泄物、分泌物及其污染物品进行随时消毒,当患者死亡后,应对疫区进行全面彻底的终末消毒。

对乙、丙类传染病暴发、流行地区,一般不对疫区采取封锁措施。对乙类传染病患者,需要住院治疗者都应动员其到传染病医院(科)或临时隔离病房进行隔离治疗,对病原体所污染的环境和各种物品进行彻底消毒,虫媒传染病和动物源性疾病应彻底杀虫、灭鼠。丙类传染病患者,如无并发症一般不须住院治疗,可在医护人员指导下实行居家隔离治疗,并指导患家,根据所患传染病的不同,做好相应通风、消毒等工作。

6.尸体的处理

因鼠疫、炭疽、传染性非典型肺炎和人感染禽流感等传染病死亡的患者尸体含有大量传染性极强的病原体,如不经彻底的处理,易造成环境污染或对接触人群的危害,引起续发病例,甚至可造成这些疾病的再度暴发和流行。因此,这些病的死亡者尸体必须由医疗单位负责消毒处理后,运送火葬场立即火化,不得举行遗体告别等仪式。对患病毒性肝炎等乙类传染病死亡的患者尸体亦应经消毒后火化。因民族习惯和宗教信仰不能进行火化或不具备火化条件的农村、边远地区,患者尸体可由治疗患者的医疗单位或当地疾病预防控制机构负责消毒后,在远离居民点和饮用水源 500 m 以外的地方将尸体深埋,要求距离地面在 2 m 深以上。

7.疫区解除的条件

在疫区实施了一系列措施后,须同时具备以下 3 个条件,才能由原决定机关宣布解除疫区。

(1)传染源已消除:患传染病的患者已隔离、治愈、死亡或移至他处,病原携带者基本被查清并治愈,患传染病的动物被消灭或治愈,病死者尸体被焚化或深埋。

(2)传播途径已切断:被患者或患病动物所污染的环境以及各种物品被彻底消毒,疫区内的有关媒介昆虫被消灭。

(3)没有新病例发生:经过全面巡诊后,在传染病的一个最长潜伏期内未再发生新的续发病例和病原携带者。

(潘新颖)

第五节　传染病样本处理技术

在传染病的实验室检测中,正确地采集、运输及保藏样本是准确检测的前提。样本采集的种类、部位、时间、分量决定着检测结果的有效性、敏感性和特异性,运输条件的规范决定着检测结果的可靠性、准确性和及时性,保藏措施的好坏决定着检测结果的重复性、追溯性和拓展性。

一、采样三原则

每当有传染病事件发生,需要进行采样检测时,我们应从以下三方面去把握如何采集好样本。

(一)采对样本

根据疾病的临床表现及调查需要,选择检测目标较多存在的部位、在检测目标出现最多的时机进行采样,这不但可提高检出率,还可避免假阳性和假阴性的检测结果。

(二)采全样本

传染病的第一现场往往是稍纵即逝,多部位地采集潜在有病原体感染指征的样本,可利于用多种方法对各类样本进行系统检测和综合分析,以查明病因及追溯疫源。

(三)采足样本

根据疫情波及范围大小、疾病性质、检测能力来决定采集足够的目标群体样本数,同时特别注意尽可能对个体的不同类型样本进行足量采集,这样不但有助于实验的重复验证,还有助于后续的拓展研究。

与已知传染病不同,对于不明原因的较严重传染病疫情,为了能证实检测出的病原体为致病原,除了按常规采集病例样本外,还要采集内对照和外对照样本以便分析判断:如采集疫区内的健康人群样本做内对照,疫区外的健康人群样本做外对照。

二、样本种类

涉及疾病调查及处置的微生物样本种类繁多,但根据其来源的不同大致可为以下4类:

(一)临床样本

包括各种体液样本、上皮细胞样本、排泄物样本、分泌物样本,以及尸解或活检的各种组织器官样本等。具体的临床样本有:血液、脑脊液、鼻咽拭子、痰液、粪便、尿液、组织样本等。

(二)环境样本

包括饮用水、污水、土壤、空气、日用品及各种物表涂抹等。

(三)产品样本

包括与所调查疾病潜在相关的食品、化妆品、涉水产品、消毒剂及卫生用品等。

(四)动物及媒介昆虫样本

包括各种宿主动物(家禽、家畜及各种野生动物)的血液样本、上皮细胞样本、排泄物样本、组织器官样本,以及各种昆虫样本等。

本文主要对临床样本的采集、运输及保藏方法进行简述。

三、采样注意事项

(一)安全防护

传染病样本采集过程中同样存在着感染风险,如操作不慎或违规,都有可能造成采样人员感染和传染病疫情扩散。按照实验室生物安全管理的要求,在采样时应做到以下4点。

1.专业人员

传染病样本的采集人员必须掌握相应的专业知识和操作技能,接受过生物安全培训,预防接种过相关的疫苗。

2.安全防护

采样时通常要穿戴好必要的个人防护用品,如工作服、手套、口罩、帽子等;防护水平应与采集的病原微生物样本所需要的生物安全防护水平相适应,必要时须穿戴高防护等级的防护服和呼吸保护器。接触不同患者时应注意更换手套,避免患者被交叉传染;使用注射器、手术刀等锋利器械时,应小心避免刺伤和割伤。在疫情现场没有足够的防护用具的情况下,可采取让采样人员处于上风口位置、患者位于下风口位置等措施开展工作。

3.废物处置

样本采集过程中产生的废弃物不能随意丢弃,应将它们装到专用医疗垃圾袋,针头、刀片、安瓿等利器应放入利器盒,然后进行消毒处理。

4.样本包装

每份样本必须使用单独包装,所用容器除要求洁净、无菌、无检测抑制物外,还要求具有密封性好、不易破损的特点。

(二)沟通指导

由于不同病原体的检测目的、检测项目、检测程序和检测方法都不尽相同,对样本的采集种类、采样工具、处理方法、运输方式、保藏手段都不完全一致,因此现场处置人员应提前与相应的专业实验室及临床单位沟通,必要时实验室应派员到现场进行采样指导。

(三)样本质量

样本的采集质量与检测结果的准确性有非常大的关系,在采样过程中应注意以下四点:

(1)通常情况下,用于病原体分离培养、核酸检测或抗原检测的样本,选择病原繁殖和分泌最多的部位采集样本,且尽可能地多采集病灶细胞,如采集咽拭子时要稍加用力刮擦咽后壁。

(2)用于病原体分离培养、核酸检测或抗原检测的样本,尽可能在患者处于发病早期或急性期时采集样本,如是细菌类病原体的培养鉴定,尽量在抗生素使用前采集。对于一些有间歇排菌特性传染病,应分别在两个不同时间采集样本。使用查 IgM 抗体的方法来检测病原体时,应注意当急性期血清样本检测为阴性时,还须在发病 7 d 后采集第二份血复检。对于重大传染病或不明原因传染病来说,恢复期血样的采集非常重要,它是用四倍抗体增高来验证分离的未知病原体是致病原的重要证据。

(3)对于一些重大疫情来说,为排除可能存在外界污染或干扰对检验结果的影响,可同时设置采样器械空白对照组,如细菌分离培养时,同时开启 1～2 平皿,然后随同采集的样本一同送检。采样时还须注意不同患者、不同部位间独立使用各自的采样器具,避免样本间的交叉污染。

(4)用于细菌类病原体分离培养的样本,最好能采用床前接种的方法来提高分离成功率;用于病毒类病原体分离培养的样本,必须使用冷链方式尽快将样本送实验室接种培养,如运送时间较长,最好采用液氮或干冰保存的方式运送。对于抗原、抗体和核酸类样本的运送条件也要采用冷链方式尽快运送,否则病原体核酸的降解或杂菌的污染都会给检测结果造成影响。

(5)因棉拭子或木质拭子材料中含有 PCR 扩增反应抑制剂,因此采集用于检测核酸类的样本,如鼻咽拭子或肛拭子等时,避免使用这类材料,而应采用人造纤维拭子。

四、传染病样本的采集方法

(一)血液样本

用作血液病原体培养时,采用无菌穿刺法采集肘静脉血,移入无菌的抗凝容器中送检,或直接接种到血培养瓶或血平皿上。血培养瓶的样本接种量接种比例一般按 1∶(5～10),目的是稀释血液中的抗菌药物、抗体等杀菌物质。

对于不明原因的较严重传染病疫情,建议双侧(左右侧肢)双瓶(需氧、厌氧)采集,近年来,临床普遍采用负压血培养瓶。无菌穿刺采血后(排尽针头内空气),先注入厌氧培养瓶,再注入需氧培养瓶,轻轻混匀以防血液凝固。

用作病原体培养的血液样本在环境温度下大多可存放 24 h;血培养瓶在送到实验室放入培

养箱进行培养前,不宜暂存在冰箱或 4 ℃~8 ℃冷藏箱内。

做核酸检测的全血,抗凝剂一般使用 EDTA-K3 或枸橼酸钠,不可用肝素。

(二)血清样本

血清分为单份和双份两种采集方式,单份血清指急性期血清(发病 0~3 d,越早越好),主要用于病原体 IgM、抗原或核酸的检测;双份血清指急性期血清和恢复期血清(第一次采血后3~4 周),双份配对血清同时检测,如 IgG 抗体滴度有 4 倍以上升高才有诊断意义。使用真空采血器,静脉采集 3~5 mL 全血,自凝后分离血清,尽可能无菌地将血清移到 2 mL 外螺旋的血清保存管中。急性期或恢复期血清管盖最好采用不同的颜色,以便区分。将血清置-20 ℃以下冰柜冷冻保藏。

(三)脑脊液样本

查 IgM 只需一份脑脊液,查 IgG 则需两份,分别于发病初期和恢复期采集;用于病原体分离或抗原、核酸检测的样本要求在患者出现神经系统症状后 3 d 内采集。脑脊液的采集最好在医院由有经验的医师行腰椎穿刺采集,采集量至少 1 mL,尽可能采集到 3~5 mL,采集后分别注入3~4 支带螺旋盖的无菌冻存管中,每管 1 mL;原则上第一管用于细菌学检测(作厌氧培养时,样本应注入厌氧瓶内),第 2 管送疾病预防控制中心的专业实验室复核或做其他微生物检测,第3 管、第 4 管分别用于临床生化及常规检测。用于细菌培养的样本应立即送检,或采集后直接放入血培养瓶内且不能冷冻。脑膜炎奈瑟菌离体后迅速自溶死亡,最好采用床边接种。用于病毒培养时无须添加病毒运输液,样本在 4 ℃~8 ℃条件下最多可维持 48 h,更长时间须在-80 ℃保存。

(四)咽拭子样本

在患者发病 3 d 内采集,主要用于病原分离或抗原、核酸检测。持专用采样拭子,让患者取合适坐姿、仰头张口,将无菌拭子(可用无菌盐水浸湿)伸入口腔,适度用力拭抹双侧咽后壁、扁桃体部位、溃疡或发炎处,应避免触及口腔舌部,必要时可使用压舌板。将采好样的拭子放入装有3~5 mL 保存液的 15 mL 外螺旋盖采样管中,并将手持部分折断弃去,旋紧管盖并密封。

(五)鼻咽样本

在患者发病 3 d 内采集,主要用于病原分离或抗原、核酸检测。让患者取合适坐姿、仰头张口,放入扩鼻器,从扩鼻器中插入一根专用拭子到鼻咽部,缓慢旋转拭子 3~5 圈或短暂停留,然后慢慢取出,放入装有 3~5 mL 保存液的 15 mL 外螺旋盖采样管中,将手持部分折断弃去,旋紧管盖并密封。

(六)含漱液样本

在发热 72 h 内采集,主要用于病原分离或抗原、核酸检测。用生理盐水或自配淡盐水5~10 mL 作为洗漱液,先让患者咳嗽,然后用洗漱液反复洗漱咽部 1 min 后吐入 15 mL 外螺旋盖采样管中,旋紧管盖并密封。

(七)痰液样本

清晨采集痰液样本最佳,因此时痰量较多且病原体含量高,主要用于病原分离或抗原、核酸检测。患者晨起后用清水充分漱口数次,以减少口腔正常菌群污染,然后用力自气管深部将痰液咳出,吐至 15 mL 外螺旋盖采样管内,并尽量防止唾液及鼻咽部分泌物混入,之后旋紧管盖并密封。

(八)下呼吸道样本

适用于气管插管的重症患者,在急性期采样,主要用于病原分离或抗原、核酸检测。收集气管吸取液或支气管灌洗液 5～10 mL,放入 15 mL 外螺旋盖采样管中,旋紧管盖并密封。

(九)粪便样本

一般在发病 3 d 内采集,尽量采集用药前自然排便的样本,主要用于病原分离或抗原、核酸检测。可以先使用干净的食品袋或纸杯盛接粪便,然后迅速将挑取的粪便盛入到无菌便盒或 15 mL 外螺旋盖采样管中,旋紧管盖并密封。黏液脓血便挑取黏液或脓血部分 5～10 g;液状粪便采取水样便或含絮状物的液状粪便 5～10 mL;成形粪便挑取 5～10 g。若患者不能排便,可用专用采样拭子插入肛门 4～5 cm 深处(小儿 2～3 cm),轻轻转动一圈,擦取直肠表面的黏液及上皮细胞后取出,放入装有 3～5 mL 保存液的 15 mL 外螺旋盖采样管中,将手持部分折断弃去,旋紧管盖并密封。采集粪便时要注意勿将尿液或水混入。

(十)疱疹、瘀点、瘀斑样本

要用于病原分离或抗原、核酸检测。先用 75% 的乙醇对疱疹、瘀点、瘀斑周围的皮肤进行消毒,待皮肤干燥后,用消毒针将疱疹液、瘀点、瘀斑挑破,用棉签蘸取液体,将拭子头部折断,放入装有 3～5 mL 保存液的 15 mL 外螺旋盖采样管中,旋紧管盖并密封。

(十一)尸检样本

患者死亡后越早采集越好,主要用于病原分离或抗原、核酸检测。采集脑、肝、肺、肾、肠和淋巴结等重要组织样本,每一采集部位分别使用单独的消毒器械;每种组织应多部位取材,每部位应取 2～3 份 5～10 g 的组织,淋巴结取 2 个;分别置于 15 mL 外螺旋盖采样管中,旋紧管盖并密封。

五、运输注意事项

(一)安全管理

国际和国内对病原微生物样本的运输过程中的生物安全管理都非常重视,我国原卫生部还专门以第 45 号部长令的方式颁布了《可感染人类的高致病性病原微生物菌(毒)种或样本运输管理规定》,因此在运送病原微生物样本时,应先对其可能的生物安全危害程度进行评估,然后对照国家的相关规定或规范进行包装和运送。

(二)运送包装

样本的标准运输包装多采用三层包装系统。

1.第一层容器

又称主容器,用来盛装样本,多使用密封、不渗漏、不易破损的塑料器皿,管盖应使用外螺旋密封盖。在主容器的外壁上有牢固粘贴的标签,其中有样本类别、样本编号、患者姓名、样本量、采样时间、采样地点等基本信息。

2.第二层容器

它为一个防水、防渗漏的包装,用于封闭和保护主容器,其中还衬垫有足够的吸收材料,以确保一旦发生泄漏后所有液体都可被吸收。

3.第三层容器

外层包装通常由纸箱和泡沫保温箱组成,其作用起到冷藏效果、避免外部的物理损坏和标识样本运输信息。

依据病原微生物的危害程度及运输方式,分别采用 A 类感染物质运输箱或 B 类感染物质运输箱进行包装,具体采用哪种,可参照《人间感染的病原微生物名录》(卫生部卫科教发[2006]15 号)。

在检验单位内部运送样本一般只须直接把主容器装在一个有盖的盒子内;在省内专车运送病原微生物样本时可使用自己组装的三层包装系统运送;如使用公共交通系统,特别是使用民航货运,必须使用经国家质量监督检验检疫部门认可的三层包装系统来运送。

(三)运送温度与时间

尽可能将运送过程控制在最短时间内,大多数种类的样本多采取 4℃ 左右温度进行冷藏运输;用于病毒分离的组织、体液和分泌物等样本,为提高分离率,多采用更低的温度冷冻运输,如液氮或干冰冷冻。需要注意的是运送过程切忌样本的反复冻融,以免样本丧失其生物活性;全血、血细胞和细菌类样本不能冷冻运送。

(四)高致病性病原微生物样本的运输

国家对高致病性病原微生物样本的采集施行严格的管理和审批制度,其运输过程必须遵守《可感染人类的高致病性病原微生物菌(毒)种或样本运输管理规定》(卫生部令第 45 号),省内运送必须经过省级卫生行政管理部门的批准,施行专人专车运送;跨省运送必须先获得省级卫生行政管理部门的同意,然后还须得到国家卫生健康委员会(原卫生部)的批准,航空运送必须通过民航管理部门的审验,并交由具有感染性危险品运输资质的航空公司承运。

(五)可利用具有危险品/病原微生物运输资质的公司进行样本的转运

样本运输前所需报批手续由送出样本的单位办理,申请通过后交由具有感染性危险品运输资质的航空公司进行转运。

六、保藏注意事项

实验室在收到样本后,原则上应立即进行前期处理和分装,尽快完成所有检测项目。千万不要忽视样本分装的重要性,它是减少样本污染、保持样本生物活性、便于重复验证以及拓展分析的必要措施。

(一)低温保藏

传染病样本都是具有某种特定生物活性的物质,因此深低温保藏是保持其生物活性的最好方式。在兼顾避免反复冻融样本的同时,应把样本存放在 −20 ℃ 以下的低温冰箱中;如有条件,应将样本保藏在 −80 ℃ 左右的超低温冰箱内长期保藏;对于一些珍贵样本和(菌)毒种,可采用液氮浸泡方式保藏。

(二)保藏容器

置于低温保藏的样本盛装容器应可能耐受低温的材料,特别是放置在液氮中的冻存管必须是专用液氮冻存管,否则易造成管子冻裂或样本溢出。盛装容器还应具有良好的密封性,否则长期的冻存,会造成样本脱失水分。

(三)严格管理

传染病样本的保藏应严格管理和做好登记造册。样本应分批和分类打包保藏,并在外包装上给予清晰和唯一标识,然后有次序和有记录地在冰箱中码放,以便后期的查找。对于高致性病原微生物菌(毒)种和样本,必须使用专库专柜单独保藏,所在库房要求有可靠的安保措施,有严格的生物安全管理制度,指定专人负责保管,建立有长期保存的管理档案。

(潘新颖)

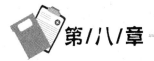

第 /八/ 章
疫苗预防控制传染病技术

第一节　疫苗的概念和种类

疫苗针对疾病是指通过疫苗的预防接种，使易感人群对传染病产生抵抗力，从而达到控制乃至消灭疾病发生的一类传染病。随着科技发展，疫苗针对疾病不仅是传染病，逐步向其他非传染病拓展。

一、疫苗的概念

疫苗一词是 19 世纪末巴斯德最早提出的概念，指可用于免除瘟疫的物质。现代疫苗的定义：疫苗是病原体或其蛋白、多肽、多糖或核酸，它们以单一成分或以含有效成分的复杂颗粒形式，或通过活的减毒致病原或载体，进入机体后能产生灭活、破坏或抑制致病原的特异性免疫应答。疫苗的免疫作用不局限于预防传染病，对癌症、自身免疫性疾病也可以用疫苗进行预防和治疗。

理想的疫苗最少应具备下列特性：①使用于人必须十分安全，无不良反应，且能产生良好及持久的保护性免疫力；②价格低廉；③便于保存；④使用方便易于接种，且接种次数不须太多次；⑤对于具有造成潜伏性感染的病原，不但要能抑制发病，还要能预防感染。

根据《疫苗流通和预防接种管理条例》（2016 年），我国把已经上市使用的疫苗分为第一类疫苗和第二类疫苗。而根据《中华人民共和国疫苗管理法》（2019 年）则称为免疫规划疫苗和非免疫规划疫苗。

第一类疫苗是指政府免费向公民提供，公民应当依照政府的规定受种的疫苗，包括国家免疫规划确定的疫苗，省、自治区、直辖市人民政府在执行国家免疫规划时增加的疫苗，以及县级以上人民政府或者其卫生主管部门组织的应急接种或者群体性预防接种所使用的疫苗；如新生儿用乙型肝炎疫苗、卡介苗、脊髓灰质炎疫苗、百白破疫苗、麻疹疫苗、甲肝疫苗等。第二类疫苗/非免疫规划疫苗是指由公民自费并且自愿受种的其他疫苗，如人用狂犬疫苗、B 型流感嗜血杆菌结合疫苗、肺炎多糖结合疫苗等。第一类疫苗与第二类疫苗是一种行政管理上的分类，不是医学分类，第一类苗和第二类苗不是绝对的，现在有些第一类苗以前也曾经是第二类苗，比如乙肝疫苗、麻腮风（MMR）疫苗等。

二、疫苗的种类

(一)减毒活疫苗

减毒活疫苗是指病原体经过甲醛处理后,A 亚单位(毒性亚单位)的结构改变,毒性减弱,但 B 亚单位(结合亚单位)的活性保持不变,即保持了抗原性的一类疫苗。将其接种到身体内,不会引起疾病的发生,但病原体可以引发机体免疫反应,刺激机体产生特异性的记忆 B 细胞和记忆 T 细胞。起到获得长期或终生保护的作用。与灭活疫苗(死疫苗)相比,这类疫苗免疫力强、作用时间长,但安全是一个问题,具有潜在的致病危险(有可能因发生逆行突变而在人体内恢复毒力);如脊髓灰质炎减毒活疫苗、麻疹减毒活疫苗等。减毒活疫苗接种较小剂量即可在体内复制,并产生良好的免疫反应。因减毒活疫苗通常只须接种一剂,非常适用群体预防接种。

(二)灭活疫苗

灭活疫苗是指先对病毒或细菌进行培养,然后用加热或化学剂(通常是甲醛溶液)将其灭活。灭活疫苗即可由整个病毒或细菌组成(全病毒灭活疫苗),如脊髓灰质炎灭活疫苗、霍乱疫苗等;也可由它们的裂解片段组成为裂解疫苗,如乙肝疫苗、流感裂解疫苗等。灭活疫苗由于将病原灭活,其安全性较高;但是灭活疫苗不能在人体内复制和繁殖,主要产生体液免疫反应,细胞免疫反应弱,必须增加接中的剂量及次数,定期加强接种以提高或增强抗体滴度,因此成本也相对比较贵。

(三)多糖疫苗

多糖疫苗是由构成某些细菌表膜的长链或短链糖分子组成的灭活亚单位疫苗,它引起的免疫反应是典型的非 T 细胞依赖型免疫反应,产生的主要抗体是 IgM,只产生少量 IgG,在 2 岁以下儿童不能产生有效的免疫反应。多糖疫苗无免疫记忆反应,重复注射抗体滴度不升高。

为提高多糖疫苗的免疫原性,把多糖与蛋白分子进行化学结合,就能将非 T 细胞依赖型免疫反应转变为 T 细胞依赖型免疫反应,促进多糖疫苗在婴儿中的免疫原性增高和疫苗多次接种产生抗体"增强"反应。

目前我国使用的多糖疫苗有 23 价肺炎球菌多糖疫苗、伤寒 Vi 多糖疫苗等;多糖结合疫苗有 b 型流感嗜血杆菌疫苗、13 价肺炎多糖结合疫苗等。

(四)亚单位疫苗

用化学方法提取抗原有效成分制成的疫苗称为亚单位疫苗。其特点是安全性高、不良反应轻微,但亚免疫原性较低,须与佐剂合用。目前我国使用的亚单位疫苗品种较少,如流感亚单位疫苗。

(五)基因工程疫苗

基因工程疫苗使用 DNA 重组生物技术,把天然的或人工合成的遗传物质定向插入细菌、酵母菌或哺乳动物细胞中,使之充分表达,经纯化后而制得的疫苗。应用基因工程技术能制出不含感染性物质的亚单位疫苗、稳定的减毒疫苗及能预防多种疾病的多价疫苗。如重组乙型肝炎疫苗、人乳头瘤状病毒疫苗等。

(六)联合疫苗

联合疫苗是指多联疫苗和多价疫苗两种形式:①采用多种具有免疫原性的抗原(不同病原微生物的自然抗原型或类毒素型)联合制成多联疫苗(如 DTP、MMR 等);②用同一种病原微生物不同株或不同型别制备成的多价疫苗(如三价流感疫苗、OPV 等)。联合疫苗具有预防多种目标疾病,减少接种针次,简化免疫程序,提高接种率,降低交叉感染风险,降低冷链成本,节约家长和儿童时间成本等优越性,越来越受到接种医师和接种对象的欢迎。

(高秀丽)

第二节 疫苗临床评价技术

所有疫苗在正式上市使用前,都需要严格按照国家相关法律法规进行上市前的临床研究;上市后,还要进行上市后的临床研究。所有以人为对象的研究必须符合《赫尔辛基宣言》的伦理学准则和国际医学科学组织委员会颁布的《人体生物医学研究国际道德指南》的道德原则,即保障研究对象在临床研究中的权益、知情权、选择权,确保研究对象在临床研究中获益大于其所承担的风险;公正、尊重人格、力求使受试者最大限度受益和尽可能避免伤害。《药品临床试验管理规范》是有关药品临床试验的方案设计、组织实施、分析总结等全过程的基本要求,宗旨是保护受试者的权益并保障其安全,保证药品临床试验的过程规范可信,结果科学可靠,其一般原则也适用于疫苗。伦理委员会与知情同意书是保障受试者权益的主要措施。

一、疫苗临床研究分期

疫苗临床研究分为以下几个阶段:临床前期研究→临床研究Ⅰ期～Ⅲ期→批准上市→临床研究Ⅳ期。各期临床研究的目的、对象和内容如下。

(一)Ⅰ期临床研究

首次用于人体上的试验,通常选择 20 例左右的成人受试者,评估疫苗的安全性,也可以评估疫苗剂数增加的耐受性(剂量递增),评估两次或者更多连续接种的安全性,评估免疫应答。

(二)Ⅱ期临床研究

考察疫苗的免疫原性和免疫程序可行性,通常选择 300 例健康受试者,选择和判定最终的剂型剂量和配方,确定最有效的免疫程序(初免程序,确定最有效的免疫途径,确认疫苗安全性,证实疫苗对疾病预防的概念。

(三)Ⅲ期临床研究

进一步对疫苗的保护效力和安全性考察,通常选择 500 至大于 10 000 例健康受试者检测疫苗的保护效力,证明疫苗可以预防感染、疾病,免疫学与保护性的相关性。若含相同抗原成分的疫苗已广泛应用,或疫苗相关疾病的发病率很低,可考虑用与临床保护相关的免疫学指标作为疫苗效力评价的替代终点,也可以用其他与保护作用相关的参数来评价。

安全性:政府需要申报者提供足够大的安全性数据库。

(四)Ⅳ期临床研究

上市后疫苗的大规模人群的保护效力、安全性考察,通常观察人数在数千至数万人群。一些罕见的疫苗不良反应需要通过Ⅳ期临床研究才能发现。

二、随机双盲对照研究(RCT)的样本量计算及数据分析集

随机双盲对照研究被认为是判定疫苗临床试验质量的"金标准",被广泛用于疫苗临床研究。随机是指受试者被随机分配进入各治疗组(如试验组、对照组),将受试者随机分配进入不同治疗组的方法称为随机化。随机方法有掷硬币、掷骰子和随机数,临床研究的随机化通常使用由计算机生产的随机数。不论使用哪种随机方法,都应事先指定。双盲是指试验疫苗、对照疫苗或安慰剂被伪装,受试者和研究人员都不知道接受的是哪种疫苗或安慰剂;对照是指在疫苗临床试验中要设置对照组,至少同时评价两种治疗方法。

一个疫苗临床研究只能有一个主要研究目的和一个与主要临床终点有关的主要假设。终点指标是指临床上相关的能够直接描述、表现治疗、预防效应的参数。主要假设和主要终点决定了样本量。以下三种数据决定所需的样本量:①临床研究终点以前的观察值(预期值),如麻疹疫苗的血清保护率是 95%;②显著性水平(Ⅰ类水平/错误),通常设置为 5%,但近年来改为 2.5%;③检验效能/把握度,通常设为 85%~95%。

在评价临床试验的疗效时,常用的假设检验有非劣效性试验、等效性试验和优效性试验,其中以非劣效性试验应用最为广泛。

优效性试验的样本量计算公式:

$$N=2\sigma^2(Z_{1-\alpha}+Z_{1-\beta})^2/\delta^2$$

式中,$Z_{1-\alpha}$ 为 α 单侧检验的分位值,σ 为共同标准差,δ 为两种治疗方法的差异。

有非劣效性试验的样本量计算公式:

$$N=2\sigma^2(Z_{1-\alpha}+Z_{1-\beta})^2/\Delta^2$$

式中,Δ 为等效界值。

数据纳入统计分析中的受试者集有意图治疗原则(ITT)、全分析集(FAS)、符合方案分析集(PP)和安全性分析集(SS)。通常优效性试验使用全分析集(FAS),非劣效性试验使用符合方案分析集(PP)。

三、疫苗临床研究结果评价

(一)安全性评价

一般反应终点评价指标采用前瞻性随机双盲对照试验、自身前后对照试验等,描述局部反应,主要是注射局部的疼痛、红斑、硬结等和全身反应主要是发热、全身不适、肌痛、头痛等,必要时进行肾、肝、血液等实验室检验。疫苗不良反应分级标准按照国家食品药品监督管理局下发的《预防用疫苗临床试验不良反应分级标准》。不良反应强度分级的一般评估原则对于上面分级表中未涉及的临床异常情况,按照下列标准对不良反应进行强度分级评估。

1 级(轻度):短时间的不适(小于 48 h),无需治疗。

2 级(中度):轻度到中度限制日常活动,不需要或只需要少量的医疗干预。

3 级(重度):显著地限制日常活动,需要日常生活照顾,需要治疗,可能需要住院。

4 级(危及生命):极度限制日常活动,显著地需要日常生活照顾,需要治疗和住院。

由临床医师认定的任何严重的或危及生命的临床事件,其强度均被认为是 4 级,包括昏迷、手足抽搐、糖尿病酮症酸中毒、弥散性血管内凝血、弥散性瘀斑、麻痹或瘫痪、急性精神病、严重抑郁症等。严重的或罕见的不良反应一般需要在Ⅳ期研究中才能发现。

(二)有效性评价

1.免疫原性

采用随机分组的随机对照双盲试验(RCT)或自身前后对照试验等,使用中和试验、血凝抑制试验等方法检测抗体,或细胞介导的免疫反应,评价疫苗免疫前后血清抗体阳转率,以及平均抗体滴度、可信区间等。

2.疫苗效力

采用 RCT 或前瞻性队列试验等评价受试者的保护率、发病率和/或用免疫学检测保护抗体阳性率等;对于含已知抗原,且抗原诱导的保护性抗体与疫苗的保护密切相关的疫苗,免疫原性检测可作为效力指标。

3.疫苗群体保护效果

依赖疫苗接种覆盖的范围,同时也有赖于其预防疾病和控制感染的效果,即疫苗自身的效力。可采用前瞻性随机双盲对照试验、前瞻性队列试验、病例对照试验、优效性试验,评价受试者的发病率、感染率等。在评价时应明确病例诊断标准,并考虑疫苗本身的效力、接种覆盖率、个体因素(易感性、感染概率)、人群特征(如年龄分布等)、疫苗株与流行株的关系、病例的确定等影响因素。

4.免疫持久性

采用前瞻性随机对照试验、前瞻性队列试验、自身前后对照试验等评价受试者的长期发病率、保护性抗体持久阳性率等。

5.评价应注意的问题

(1)选用的方法要有可重复性和相对稳定性。

(2)检测的指标要与流行病学指标一致。

(3)要有可靠的参考标准品。

(4)样本越大越能接近总体。但样本过大,须考虑人、财、物力耗费的承受能力。一般说样本分布构成呈正态分布,则无需过大样本。若是再分组,样本就要增大,随着组距确定样本大小。

6.桥接试验

1998 年,人用药物注册技术要求国际协调会(ICH)出台的 E5 指南《接受国外临床资料应考虑的种族问题》中提出了桥接试验的概念。桥接试验是指在新地域进行的附加试验,以提供与新地域人群有关的药代动力学或有效性、安全性、适宜剂量以及给药方案的信息,允许将原地域的临床数据外推到新地域,这样的研究可能包括附加的药效学研究。桥接试验在一些国家和地区成功实施,已成为新药注册申请的重要形式,对于外推国外的临床试验数据、判断药品种族差异、减少重复试验、缩短新药审批时间有重要的意义。

(高秀丽)

第三节 预 防 接 种

一、预防接种的概念

预防接种是泛指用人工制备的疫苗类制剂(抗原)或免疫血清类制剂(抗体)通过适宜的途径

接种到机体,使个体和群体产生对某种传染病的自动免疫或被动免疫。

就广义而言,预防接种包括了所有疫苗的人群使用,如儿童计划免疫、成人常规接种和应急接种;免疫血清类制品的临床治疗和免疫预防;体内用诊断用品的使用方法等。计划免疫用疫苗只是预防接种总体疫苗中的一部分,计划免疫中的预防接种也是预防接种总体中的一部分。

计划免疫是指根据疫情监测和人群免疫水平,按照国家规定的免疫程序,有计划地利用疫苗进行预防接种,以提高人群免疫水平,达到控制乃至最终消灭针对传染病的目的。实施计划免疫必须具备几个基本要素:①要明确控制乃至消灭的针对传染病;②要选择安全、有效的疫苗,并制订科学的免疫规划和免疫策略;③受种者依从性高,能达到高水平的免疫覆盖率和免疫成功率;④要建立一个有效的组织实施系统,并制订科学的技术措施来加以保证;⑤要建立有效的免疫覆盖率和针对传染病监测、评价系统。随着我国预防接种工作发展到免疫规划时期,计划免疫的概念逐步淡化,取而代之的是免疫规划。

国务院颁发的《疫苗流通和预防接种管理条例》(2005 年)中,首次提出免疫规划的概念。国家免疫规划是指按照国家或者省级卫生行政部门确定的疫苗品种、免疫程序或者接种方案,在人群中有计划地进行预防接种,以预防和控制特定传染病的发生和流行。免疫程序是指对某一特定人群(如儿童)预防针对传染病需要接种疫苗的种类、次序、年(月)龄、剂量、部位及有关要求所做的具体规定。目前纳入国家免疫规划的有 14 种疫苗,可预防 15 种传染病。

免疫规划是计划免疫工作的拓展,是在预防接种工作规范化、科学化、法制化管理的基础上,进一步巩固计划免疫已取得的成果,提高和维持免疫覆盖率,扩大预防接种服务人群,积极推广应用新疫苗的一种免疫预防的新策略。它是随着生物科学技术的发展、新疫苗的不断开发和应用,有利于我国预防接种工作与国际接轨,为更加合理地使用疫苗和开展预防接种工作,以达到控制乃至最终消灭针对传染病的需要而发展起来的。

二、我国预防接种服务管理遵循的规范

2019 年全国人大常委会通过的《中华人民共和国疫苗管理法》,2016 年国务院下发的《疫苗流通和预防接种管理条例》,2016 年国家卫生计生委办公厅下发的《预防接种工作规范》,2017 年国家卫生计生委、食品药品监督局下发的《疫苗储存和运输管理规范》,2007 年卫生部下发的《扩大国家免疫规划实施方案》,2009 年卫生部下发的《预防接种异常反应鉴定办法》《中华人民共和国药典》(第三部 2010 版),2010 年卫生部、食品药品监督局下发的《全国疑似预防接种异常反应监测方案》,2010 年中国疾病预防控制中心下发的《扩大国家免疫规划相关监测信息报告方案》。

三、预防接种的组织机构和人员

县级及以上各级疾病预防控制机构(疾控机构)设立负责预防接种工作的业务部门(中心、所、科、室),乡(镇)卫生院、社区卫生服务中心依据其职责设立预防接种科室。

接种单位为从事预防接种工作的医疗卫生机构,由县级卫生计生行政部门指定,并明确其责任区域或任务。

(一)接种单位应当具备下列条件

(1)具有医疗机构执业许可证件。

(2)具有经过县级卫生健康行政部门组织的预防接种专业培训并考核合格的执业医师、执业助理医师、护士或者乡村医师。

(3)具有符合疫苗储存、运输管理规范的冷藏设施、设备和冷藏保管制度。

(4)乡(镇)卫生院、社区卫生服务中心及其他承担常规接种服务的城镇医疗卫生机构应当设立预防接种门诊。

(二)接种人员

各级疾控机构、乡(镇)卫生院、社区卫生服务中心、接种单位根据其职责、任务,结合本行政区域的服务人口、服务面积和地理条件等因素,合理配置专业技术和接种人员。

承担预防接种的人员应当具备执业医师、执业助理医师、护士或者乡村医师资格,并经过县级卫生健康行政部门组织的预防接种专业培训,考核合格后方可从事预防接种服务工作。

四、预防接种分类

(一)常规接种

常规接种是指接种单位按照国家免疫规划疫苗儿童免疫程序、疫苗使用指导原则、疫苗使用说明书,在相对固定的接种服务周期时间内,为接种对象提供的预防接种服务。

(二)临时接种

在出现自然灾害、控制疫苗针对传染病流行等情况,开展应急接种、补充免疫或其他群体性预防接种时,按应急接种、补充免疫或群体性预防接种方案,在适宜的地点和时间,设立临时预防接种点,对目标人群开展的预防接种服务。

(三)群体性预防接种

群体性预防接种是指在特定范围和时间内,针对可能受某种传染病威胁的特定人群,有组织地集中实施的预防接种活动。补充免疫(原称为"强化免疫")是一种较常采用的群体性预防接种形式。

(四)应急接种

应急接种是指在传染病疫情开始或有流行趋势时,为控制传染病疫情蔓延,对目标人群开展的预防接种活动。

五、预防接种服务形式和周期

县级卫生健康行政部门应当根据人口密度、服务半径、地理条件和医疗卫生资源配置等情况,合理规划和设置接种单位,或按省级卫生健康行政部门的相关规定实施。

(一)定点预防接种

城镇地区原则上每个社区卫生服务中心至少应当设立一个预防接种门诊,服务半径不超过5 km,实行按日(每周≥3 d)预防接种。农村地区原则上每个乡(镇)卫生院至少应当设置1个预防接种门诊,服务半径不超过10 km,实行日、周(每周1~2 d)预防接种。

(二)村级接种单位

农村地区根据人口、交通情况及服务半径等因素,设置覆盖1个或几个行政村的定点接种单位。村级接种点每月应当至少提供2次预防接种服务。

(三)产科接种单位

设有产科接种单位的医疗卫生机构承担新生儿出生时首针乙肝疫苗及卡介苗的预防接种服务。

（四）其他接种单位

主要指成人接种门诊、狂犬疫苗接种门诊等。

（五）入户预防接种

交通不便的边远山区、牧区、海岛等地区，可采取入户方式进行预防接种。实施入户接种的地区，每月应当至少提供1次预防接种服务。

六、预防接种证、卡（簿）的管理

国家对儿童实行预防接种证制度。接种单位应按规定为适龄儿童建立预防接种证、卡（簿），作为儿童预防接种的凭证。其他人群的预防接种也要实行接种记录工作。

（高秀丽）

第四节　预防接种监测技术

一、接种率监测

接种率监测包括预防接种报告和预防接种调查、评价。

（一）报告接种率

接种单位每月填报"国家免疫规划疫苗常规接种情况报表"，通过纸质表格或者"中国免疫规划监测信息管理系统"网络逐级报告至省级疾病预防控制机构，经审核后通过网络报告至国家疾病预防控制机构。各级月报告接种率统计内容有应受种人数、实受种人数、累计应受种人数、累计实受种人数。

报告接种率统计指标：①接种率＝实受种人数/应受种人数×100％；②累计接种率＝累计实受种人数/累计应受种人数×100％。

（二）接种率调查

接种率调查是对实际接种情况进行进一步的了解。调查内容包括预防接种建卡率、建证率，接种率的评估，合格、全程接种率等。

评价县级或以上接种率调查方法通常使用标准组群抽样法，评价乡镇（街道）通常用批质量保证抽样法。我国第二个计划免疫（以县为单位）和第三个计划免疫（以乡镇为单位）85％达标的评估，主要是分别按以上抽样法进行接种率调查评估的。

接种率调查统计指标包括：①建证率＝有预防接种证儿童数/调查儿童数×100％；②建卡率＝有预防接种卡儿童数/调查儿童数×100％；③疫苗合格接种率＝某种疫苗合格完成基础免疫的儿童数/调查儿童数×100％；④疫苗全程覆盖率＝合格完成乙肝疫苗、卡介苗、脊髓灰质炎疫苗（OPV）、百白破疫苗、麻疹疫苗基础免疫的儿童数/调查儿童数×100％。

二、免疫成功率和人群免疫水平监测

免疫成功率监测是对接种前和完成基础免疫或加强免疫后1个月的受种者采集血样进行实验室检测，以确定受种者接种疫苗后的免疫成功率（阳转率），一般每种须评估的疫苗监测人数

30~50 人。每种疫苗的检测方法、判定标准和免疫成功率评价指标按照相关国家标准进行评定。

人群免疫水平监测目的是通过评价免疫规划疫苗针对疾病的免疫水平、健康人群的免疫效果,为预测疾病流行、制订疾病控制策略、完善免疫程序和评价免疫规划工作质量提供科学依据。监测对象为无针对传染病的人群,包括流动人口,并且无论其疫苗接种史如何。监测对象分为1 岁以内、1~2 岁、3~4 岁、5~6 岁、7~14 岁、15~19 岁、≥20 岁等年龄组。每个年龄组人数为30~50 人。监测方法主要有横断面监测、队列监测等。

监测的统计指标:①血清抗体阳转率=某种疫苗免前免后抗体阳转人数/监测人数×100%;②血清抗体保护率=有某种疫苗针对疾病保护抗体水平的人数/监测人数×100%;③血清抗体几何平均滴度(GMT):计算监测人群免前免后的平均 GMT。

三、疾病监测

免疫预防针对传染病监测主要包括常规疾病监测(通常来源于《中华人民共和国传染病防制法》对疾病报告的种类)、哨点监测、疾病漏报调查、个案调查和暴发调查及实验室检测。

(高秀丽)

第五节 冷链管理和监测技术

一、冷链

(一)概述

疫苗对温度条件要求较高,疫苗在生产、储存、装卸、运输和使用过程中,必须保持在推荐的储存条件下,尤其是温度,以确保其质量及其安全性和效力。《疫苗流通和预防接种管理条例》要求疾病预防控制机构、接种单位、疫苗生产企业、接受委托配送疫苗的企业应当遵守疫苗储存、运输管理规范,保证疫苗质量。疫苗储存、运输的全过程应当始终处于规定的温度环境,不得脱离冷链,并定时监测、记录温度。对于冷链运输时间长、需要配送至偏远地区的疫苗,省级疾病预防控制机构应当提出加贴温度控制标签的要求。

《疫苗流通和预防接种管理条例》(2016 年)冷链的定义是指为保证疫苗从疫苗生产企业到接种单位运转过程中的质量而装备的储存、运输冷藏设施、设备。在《预防接种工作规范》(2016 年)中冷链是指为保障疫苗质量,疫苗从生产企业到接种单位,均在规定的温度条件下储存、运输和使用的全过程。冷链系统是在冷链设施设备的基础上加入管理因素(即人员、管理措施和保障)的工作体系。

主要的冷链设施与设备:①贮存疫苗的低温冷库、普通冷库;②疫苗运输车;③冰箱、冷藏箱、冷藏背包;④冷链监控系统。

《药品经营质量管理规范》(GSP)对储存、运输冷藏药品设施设备要求:①冷库配备温度自动监测、显示、记录、调控、报警的设备——自动监测、调控温湿度,实时采集、显示、记录、传输温湿度数据,远程及就地实时报警,每 100 m² 至少安装 2 个测点终端;②冷藏车:密闭,耐腐蚀,自动监测、显示、调控、存储、读取温湿度监测数据，报警；③冷藏箱(保温箱)：外部能显示和采集箱体内温度数据，自动监测，实时报警。

(二)冷链监控系统

1.疫苗瓶温度标签(VVM)

通过 VVM 颜色变化可肉眼观察冷链状况。目前常用 VVM 有 4 种：①VVM2 用于热稳定性低的疫苗(37 ℃下达到终点的时间为 2 d)；②VVM7 用于热稳定性较低的疫苗(37 ℃下达到终点的时间为 7 d)；③VVM14 用于热稳定性较高的疫苗(37 ℃下达到终点的时间为 14 d)；④VVM30 用于热稳定性高的疫苗(37 ℃下达到终点的时间为 30 d)。疫苗生产企业可以根据所产疫苗的热稳定性，在 4 种类型 VVM 中选择相对应的一种。

2.疫苗防冻指示卡

不可逆的温度指示卡：当疫苗暴露于<0 ℃时，会发生破裂。疫苗生产企业将其与 DTP、TT、DT、Td、液体 Hib 及 HepB 疫苗包装在一起，可监测冰箱内温度。但其不能提示每 1 支疫苗是否已经冻结。

3.电子温度记录标签

主要运用于冷链运输中对环境温度的跟踪监控，可记录每时每刻的温度，并且对温度的状况进行全程的监控。

4.疫苗冷链温度监测硬件新产品

随着科学技术发展，一些温度监测硬件的新产品逐渐运用到监测中，这些新产品包括冷库冷链监测终端、冰箱冷链监测终端、保温箱温度采集器、USB 型温度采集器、无线电射频识别(RFID)温度记录仪(冷藏车监测终端)等。

5.基于物联网和云平台疫苗冷链监测系统

系统利用物联网技术、RFID 温度无线传感技术、云平台/计算等信息技术为支撑，采集终端在需要监测的冷链设备安装实时监控设备进行数据采集和传输，云平台是实时的温湿度监测预警管理软件平台，该平台可实现多级疾控的冷链网络化管理。通过 RFID 温度无线传感技术，就可实现对区域内每一条设备的实时温度进行监控，并可触发预警机制。

6.基于物联网的冷链温度监测 APP

APP 主要提供实时温度监测数据查询、记录查询、报警查询等服务功能。特别是能提供多级报警方式和安全可靠的报警机制管理。

二、疫苗存储和运输的温度要求

目前在所有上市的疫苗中，只有二价脊髓灰质炎减活疫苗(bOPV)须在−20 ℃以下避光保存和冷藏运输。其他疫苗均在 2 ℃～8 ℃贮存运输，严禁冻结。稀释液根据说明书要求的温度条件贮存运输。

三、冷链温度监测

疾控机构和接种单位在疫苗储存、运输的全过程中按要求定时监测、记录温度，保证疫苗质量。

(一)疫苗储存温度监测

采用自动温度记录仪对普通冷库、低温冷库进行温度监测，自动温度仪测温时间间隔及记录保存要求另行制订。同时每天上午和下午各测温至少查阅 1 次温度监测记录(间隔不少于 6 h),填写"冷链设备温度记录表"。发现异常温度记录要及时评估,根据评估结果采取相应措施。

采用温度计对冰箱(包括普通冰箱或冰衬冰箱、低温冰箱)进行温度监测。

温度计应分别放置在普通冰箱冷藏室及冷冻室的中间位置、冰衬冰箱的底部及接近顶盖处或低温冰箱的中间位置。每天上午和下午各测温 1 次(间隔不少于 6 h),并填写"冷链设备温度记录表",每次应测量冰箱内存放疫苗的各室温度,冰箱温度应控制在规定范围(冷藏室为 2 ℃～8 ℃,冷冻室低于－15 ℃)。

有条件的单位可应用自动温度监测设备连续、动态监测冰箱温度。

冷链设备温度超出疫苗储存要求时,应及时将可以使用的疫苗转移到其他设备中,不能使用的疫苗按照有关规定进行处置。当冷链设备状况异常时,应及时报告、维修、更换,并做好设备维修记录。

(二)疫苗运输温度监测

(1)疾控机构对疫苗运输过程进行温度监测并记录。

(2)记录内容包括疫苗名称、生产企业、供货(发送)单位、数量、批号及有效期、启运和到达时间、启运和到达时的疫苗储存温度和环境温度、运输工具名称和接送疫苗人员签名,并填写"疫苗运输温度记录表"。

(三)监控与评价

疾控机构定期采用温度测量器材,如疫苗瓶温度标签(VVM)、疫苗防冻指示卡、自动温度记录仪等,查阅冷链使用记录、维护保养记录,对辖区储存、运输和使用环节的冷链设备的性能和运行状况进行监控和评价。

(四)由第三方配送疫苗冷链管理模式

由专业医药物流企业负责疫苗冷链配送是近年来相关法律法规提倡的新模式,利用专业物流企业的专业设备、专业人员和专业管理直接配送至各接种门诊,可减少环节和风险。

(高秀丽)

第六节　疑似预防接种不良反应的报告与处置技术

一、定义

疑似预防接种异常反应(AEFI)是指在预防接种后发生怀疑与预防接种有关的反应或事件。

预防接种异常反应是指合格的疫苗在实施规范接种过程中或者实施规范接种后造成受种者机体组织器官、功能损害,相关各方均无过错的药品不良反应。下列情形不属于预防接种异常反应:①因疫苗本身特性引起的接种后一般反应;②因疫苗质量不合格给受种者造成的损害;③因接种单位违反预防接种工作规范、免疫程序、疫苗使用指导原则、接种方案给受种者造成的损害;④受种者在接种时正处于某种疾病的潜伏期或者前驱期,接种后偶合发病;⑤受种者有疫苗说明书规定的接种禁忌,在接种前受种者或者其监护人未如实提供受种者的健康状况和接种禁忌等情况,接种后受种者原有疾病急性复发或者病情加重;⑥因心理因素发生的个体或者群体的心因性反应。

二、发生疑似预防接种异常反应的因素

发生疑似预防接种异常反应的因素大体分为 3 种。

(一)疫苗本身因素

(1)与疫苗毒株的毒力、毒性、菌体蛋白和代谢产物等生物学因素有关。

(2)与培养液中的小牛血清、营养素、动物蛋白、抗生素等有关。

(3)外源因子(潜在病毒)污染动物细胞,例如脊髓灰质炎病毒采用猴肾细胞培养,而猴病毒大都作为潜在因子存在于猴体;动物血清可能含有噬菌体,可产生毒素,还可能导致人体细胞的改变。

(4)防腐剂:常用的防腐剂硫柳汞可引起迟发型变态反应,高剂量有神经毒性。

(5)佐剂(吸附剂):常用的氢氧化铝可增加人体 IgE 抗体的产生,增加人体致敏程度;局部注射后的疼痛和触痛。浓度高或未摇匀,刺激结缔组织增生。

(二)疫苗使用因素

1.禁忌证

违反任何禁忌证都有发生不良反应的危险,发生概率及反应严重程度随疫苗种类、禁忌证的性质而异。禁忌证的判断必须仔细询问病史和以往的健康状况。

2.接种部位

含有吸附剂的疫苗(如百白破、白破、白喉疫苗)注射太浅,可引起局部反应或注射部位脓肿。

3.接种次数

一些疫苗接种次数增加,可发生疑似预防接种异常反应的概率会增大。如注射百白破引起的局部红肿与发热反应的程度随着接种次数增加而增加。

4.接种剂量

在一定限度内,免疫力的产生和注入剂量成正比。抗原剂量低于一定限度,不足以调动机体的免疫反应。抗原剂量增至一定程度,抗体增长较缓,达到最高限度后不再增加,超过限度反而抑制抗体上升,而且加重反应。接种剂量随接种方法、疫苗和年龄而异,大部分疫苗的使用剂量随年龄增大而递增,成人剂量给儿童使用,可引起反应加剧。

5.运输和储存

使用安瓿已破损或裂缝的疫苗,或开启后暴露时间过长,有可能被细菌污染;疫苗在运输或保管中受高热或冻结的影响,也可引起不良反应的发生。暴晒在阳光下时间过长可使疫苗变性,不但使用效果极差,而且会加重反应。疫苗(特别含有吸附剂的疫苗)在使用前未充分摇匀,致使液体浓度不均,引起局部反应加重或无菌性脓肿。如卡介苗接种后局部脓肿和淋巴结炎与疫苗的活菌数有很大关系,疫苗必须充分摇匀、剂量准确。

6.安全注射

注射器、针头不消毒或不严格消毒可导致脓肿及乙肝、丙肝、艾滋病等医源性疾病传播。注射器或疫苗使用时间过长,受到空气中细菌或操作人员污染。注射局部消毒不严、注射技术不当可导致创伤性麻痹、卡介苗淋巴结炎。注射器混用或处理不当是引起过敏性休克的原因之一。

(三)受种者个体因素

1.健康状况

重度营养不良、经常低热、消耗性疾病的恢复期会加重反应;体质过度衰弱、疲劳等会导致晕

厥;体弱儿童接种卡介苗可引起局部淋巴结肿大或破溃;消化功能差的儿童口服脊髓灰质炎疫苗可引起胃肠道症状。

2.过敏性体质

过敏性体质者受同一抗原再次或多次刺激后,易发生变态反应,造成组织损伤或生理紊乱;以往有变态反应疾病者,预防接种后易再次发生变态反应。

3.免疫功能不全(包括使用免疫抑制剂)

原发性或继发性免疫缺陷者、免疫功能衰退者,在接种活疫苗(如麻疹疫苗、水痘疫苗等)后易发生异常反应,引起与病毒血症有关的轻度全身性感染;原发性或继发性免疫缺陷者,对病原性很弱的微生物缺乏抵抗力,常引起严重或持续感染,甚而致死。

4.精神因素

不是以抗原抗体机制所引起的,在临床上只有精神或神经系统方面的症状,而检查不出任何器质性病变。临床上,服药、输血、计划生育手术等均有发生。通常发生在 7 岁以上儿童,以少年、青年居多,成人亦有发生。幼儿的反应不同,往往发生焦虑性呕吐、屏气,导致短时间神志丧失。

三、疑似预防接种异常反应报告的时间和范围要求

(一)24 h 内

如过敏性休克、不伴休克的变态反应(荨麻疹、斑丘疹、喉头水肿等)、中毒性休克综合征、晕厥、癔症等。

(二)5 d 内

如发热(腋温≥38.6 ℃)、血管性水肿、全身化脓性感染(毒血症、败血症、脓毒血症)、接种部位发生的红肿(直径>2.5 cm)、硬结(直径>2.5 cm)、局部化脓性感染(局部脓肿、淋巴管炎和淋巴结炎、蜂窝织炎)等。

(三)15 d 内

如麻疹样或猩红热样皮疹、过敏性紫癜、局部过敏坏死反应(Arthus 反应)、热性惊厥、癫痫、多发性神经脑病、脑炎和脑膜炎等。

(四)6 周内

如血小板减少性紫癜、吉兰-巴雷综合征、疫苗相关麻痹型脊髓灰质炎等。

(五)3 个月内

如臂丛神经炎、接种部位发生的无菌性脓肿等。

(六)接种卡介苗后 1～12 个月

如淋巴结炎或淋巴管炎、骨髓炎、全身播散性卡介苗感染等。

(七)其他

怀疑与预防接种有关的其他严重疑似预防接种异常反应。

四、疑似预防接种异常反应的报告人

医疗机构、接种单位、疾病预防控制机构、药品不良反应监测机构、疫苗生产企业、疫苗批发企业及其执行职务的人员均为疑似预防接种异常反应的责任报告单位和报告人。疾病预防控制机构和接种单位及其医疗卫生人员发现预防接种异常反应、疑似预防接种异常反应或者接到相

关报告的,应当依照预防接种工作规范及时处理,并立即报告所在地的县级人民政府卫生主管部门、药品监督管理部门。接到报告的卫生主管部门、药品监督管理部门应当立即组织调查处理。

五、报告程序

(一)报告部门

属于报告范围的疑似预防接种异常反应(包括接到受种者或其监护人的报告后)当及时向受种者所在地的县级卫生行政部门、药品监督管理部门报告。

(二)报告时限

发现怀疑与预防接种有关的死亡、严重残疾、群体性疑似预防接种异常反应、对社会有重大影响的疑似预防接种异常反应时,责任报告单位和报告人应当在发现后 2 h 内向所在地县级卫生行政部门、药品监督管理部门报告。

县级卫生行政部门和药品监督管理部门在 2 h 内逐级向上一级卫生行政部门、药品监督管理部门报告。

应当在发现疑似预防接种异常反应后 48 h 内填写疑似预防接种异常反应个案报告卡,向受种者所在地的县级 CDC 报告;发现怀疑与预防接种有关的死亡、严重残疾、群体性疑似预防接种异常反应、对社会有重大影响的疑似预防接种异常反应时,在 2 h 内填写疑似预防接种异常反应个案报告卡或群体性疑似预防接种异常反应登记表,以电话等最快方式向受种者所在地的县级 CDC 报告。

(三)报告网络

县级 CDC 经核实后立即通过全国预防接种信息管理系统进行网络直报。各级 CDC 和药品不良反应监测机构应当通过全国预防接种信息管理系统实时监测疑似预防接种异常反应报告信息。

六、疑似预防接种异常反应的调查诊断

疑似预防接种异常反应的调查诊断主要包括资料收集、专家组调查诊断、调查诊断报告。

(一)资料收集的主要内容

1.临床资料

既往预防接种异常反应史、既往健康状况(如有无基础疾病等)、家族史、过敏史,掌握患者的主要症状和体征及有关的实验室检查结果、已采取的治疗措施和效果等资料。必要时对患者进行访视和临床检查。死亡病例,应当进行尸检。受种方拒绝或者不配合尸检,承担无法进行调查诊断的责任。

2.疫苗产品资料

疫苗进货渠道、供货单位的资质证明、疫苗购销记录;疫苗运输条件和过程、疫苗贮存条件和冰箱温度记录、疫苗送达基层接种单位前的贮存情况;疫苗的种类、生产企业、批号、出厂日期、有效期、来源(包括分发、供应或销售单位)、领取日期、同批次疫苗的感官性状。

3.预防接种资料

接种服务组织形式、接种现场情况、接种时间和地点、接种单位和接种人员的资质。接种实施情况、接种部位、途径、剂次和剂量、打开的疫苗何时用完;安全注射情况、注射器材的来源、注射操作是否规范;接种同批次疫苗其他人员的反应情况、当地相关疾病发病情况。

(二)专家组调查诊断

由县级疾病预防控制机构组织专家进行调查诊断。死亡、严重残疾、群体性疑似预防接种异常反应、对社会有重大影响的疑似预防接种异常反应,由市级或省级疾病预防控制机构组织预防接种异常反应调查诊断专家组进行调查诊断。

(三)调查诊断报告

调查诊断报告内容应包括:对疑似预防接种异常反应的描述,疑似预防接种异常反应的诊断,治疗及实验室检查,疫苗和预防接种组织实施情况,疑似预防接种异常反应发生后所采取的措施,疑似预防接种异常反应的原因分析、初步判定及依据,撰写调查报告的人员、时间等。

疑似预防接种异常反应的调查诊断见图8-1。

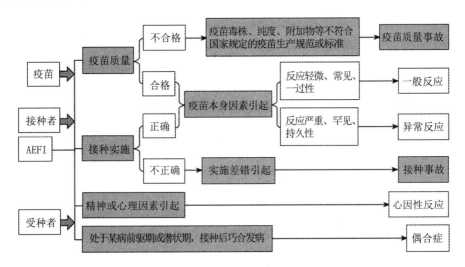

图 8-1 疑似预防接种异常反应(AEFI)分类示意图

1.不良反应

指合格的疫苗在实施规范接种后,发生的与预防接种目的无关或意外的有害反应,包括一般反应和异常反应。

(1)一般反应:在预防接种后发生的,由疫苗本身所固有的特性引起的,对机体只会造成一过性生理功能障碍的反应,主要有发热和局部红肿,同时可能伴有全身不适、倦怠、食欲减退、乏力等综合症状。

(2)异常反应:合格的疫苗在实施规范接种过程中或者实施规范接种后造成受种者机体组织器官、功能损害,相关各方均无过错的药品不良反应。

(3)不良反应与疫苗的关系。①肯定无关:由于其他因素导致不良反应发生,有充分证据证明不良反应或事件是由其他原因引起,而与疫苗接种无关的。②可能无关:不良反应的发生可能是由其他因素导致,如受试者的临床状况,其他治疗或伴随用药,与已知的疫苗接种不良反应不相符。③可能有关:不良反应与已知的试验疫苗信息相符,与疫苗接种有合理的时间次序,和/或为疫苗接种曾经出现过的不良事件;并与试验疫苗有因果关系,但也可能与其他因素有关。④很可能有关:不良反应与已知的试验疫苗信息相符,并与试验疫苗有因果关系,且不能用其他因素解释,如受试者的临床状况,其他治疗或伴随用药。⑤肯定有关:不良反应与已知的试验疫苗信息相符,并与试验疫苗有因果关系,且这种关系不能用其他因素来解释,如受试者的临床状况,其他治疗或伴随用药。另外,在受试者再次使用试验疫苗时,不良事件重复出现。

2.疫苗质量事故

由于疫苗质量不合格,接种后造成受种者机体组织器官、功能损害。

3.接种事故

由于在预防接种实施过程中违反预防接种工作规范(如未尽知情告知、无接种资质等)、免疫程序、疫苗使用指导原则接种方案,造成受种者机体组织器官、功能损害。

4.偶合症

受种者在接种时正处于某种疾病的潜伏期或者前驱期,接种后巧合发病。

5.心因性反应

在预防接种实施过程中或接种后因受种者心理因素发生的个体或者群体的反应。

七、疑似预防接种异常反应的鉴定

预防接种异常反应鉴定由设区的市级和省、自治区、直辖市医学会负责,主要包括以下程序。

(一)鉴定申请

受种方、接种单位、疫苗生产企业对预防接种异常反应调查诊断结论有争议时,可以在收到预防接种异常反应调查诊断结论之日起 60 d 内向接种单位所在地设区的市级医学会申请进行预防接种异常反应鉴定,并提交鉴定所需材料。

须提供的鉴定材料(受种方、接种单位、疫苗生产企业):预防接种异常反应调查诊断结论;受种者健康状况、知情同意告知以及医学建议等预防接种有关记录;与诊断治疗有关的门诊病历、住院志、体温单、医嘱单、化验单(检验报告)、医学影像检查资料、病理资料、护理记录等病历资料;疫苗接收、购进记录和储存温度记录等;相关疫苗该批次检验合格或者抽样检验报告,进口疫苗还应当由批发企业提供进口药品通关文件;与预防接种异常反应鉴定有关的其他材料。

(二)鉴定过程

医学会组织专家鉴定组,鉴定组为 5 人以上单数,成员主要为临床医学、流行病学、医学检验、药学、法医等方面专家。必要时可召开听证,听取受种方、接种单位、疫苗生产企业各方陈述,及对受种者进行医学检查。对设区的市级医学会鉴定结论不服,可在收到预防接种异常反应鉴定书之日起 15 d 内,向接种单位所在地的省级医学会申请再鉴定。

(三)鉴定结论和再鉴定

预防接种异常反应鉴定书内容:申请人申请鉴定的理由;有关人员、单位提交的材料和医学会的调查材料;接种、诊治经过;对鉴定过程的说明,预防接种异常反应的判定及依据;预防接种异常反应损害程度分级;经鉴定不属于预防接种异常反应的,应当在鉴定书中说明理由。对疑似预防接种异常反应调查诊断结论有争议时,按照《预防接种异常反应鉴定办法》的有关规定提起鉴定与再鉴定。

八、疑似预防接种异常反应补偿原则

因预防接种异常反应造成受种者死亡、严重残疾或者器官组织损伤的,应当给予一次性补偿。因接种第一类疫苗引起预防接种异常反应需要对受种者予以补偿的,补偿费用由省、自治区、直辖市人民政府财政部门在预防接种工作经费中安排。因接种第二类疫苗引起预防接种异常反应需要对受种者予以补偿的,补偿费用由相关的疫苗生产企业承担。国家鼓励建立通过商业保险等形式对预防接种异常反应受种者予以补偿的机制。

预防接种异常反应具体补偿办法由省、自治区、直辖市人民政府制定。

(高秀丽)

第七节 常用疫苗针对传染病的防控技术

一、重组 B 亚单位/菌体霍乱疫苗

霍乱疫苗的预防接种,可以降低霍乱的发病率,减轻症状和降低死亡率。对肠毒性大肠埃希杆菌腹泻有一定预防作用。

(一)免疫程序和接种对象

目前,有三种经过世界卫生组织资格预认证的口服霍乱疫苗:Dukoral©、Shanchol™、和 Euvichol-Plus©。三种疫苗均须使用两剂,以获得全面保护。Dukoral©须配合缓释溶液使用,成人需要 150 mL 清洁水。任何 2 岁以上的人均可接种 Dukoral©。每两剂次疫苗之间必须间隔至少7 d,但不得超过 6 周。2~5 岁儿童需要接种三剂次。Dukoral© 主要用于旅行者。两剂Dukoral©可以提供两年的保护。Shanchol™ 和 Euvichol-Plus© 可以给所有 1 岁以上的人接种。这两种疫苗的两个剂次之间必须间隔至少两周。两剂可提供三年保护,一剂疫苗可以提供短期保护。根据现有证据,2017 年 8 月世界卫生组织《口服霍乱疫苗立场文件》指出在存在霍乱地方病和发生人道主义危机且霍乱风险高的地区以及霍乱疫情期间,应使用口服霍乱疫苗;而且应同时采取其他预防控制霍乱的策略。接种疫苗不应打乱其他控制或预防霍乱疫情的重点卫生干预措施。

建议在 2 岁或 2 岁以上的儿童、青少年和有接触或传播危险的成人中使用,主要包括以下人员:①卫生条件较差的地区、霍乱流行和受流行感染威胁地区的人群;②旅游者、旅游服务人员,水上居民;③饮食业与食品加工业、医务防疫人员;④遭受自然灾害地区的人员;⑤军队执行野外战勤任务的人员;⑥野外特种作业人员;⑦港口、铁路沿线工作人员;⑧下水道、粪便、垃圾处理人员。

(二)疫苗安全性及免疫效果

口服霍乱疫苗不但可预防霍乱,也可预防肠毒性大肠埃希杆菌所致的腹泻。2004 年世界卫生组织(WHO)的流行病学报告也表明,目前推荐的霍乱疫苗是安全的,并在一定时间内(至少1 年)能够提供很好的保护。国内陈清、甄蓓等进行的人群试验表明,rBS/WC 霍乱疫苗具有良好的免疫原性和安全性,人群中不良反应发生率低,未发现严重不良反应。

(三)接种禁忌

发热、严重高血压,心、肝、肾脏病,艾滋病及活动性结核。孕妇及 2 岁以下婴幼儿。服用后出现变态反应或服后发现不良反应者,停止服用。

(四)不良反应

口服后一般无反应,有的可有腹痛、荨麻疹、恶心、腹泻等,均属轻度,一般不须处理,可自愈。

如有严重反应,应及时诊治。

(五)注意事项

为取得更好效果应于餐后 2 h 服苗,服苗后 1 h 勿进食。服苗后 2 d 内忌食生冷、油腻、酸辣食品。本品忌冻结,在低温冻结后不能使用。胶囊经密封处理,裂开后不能使用。过期失效,出现异味后不能使用。任何急性感染或发热性疾病都须推迟口服本品,除非医师认为不服用会导致更大的危险。由于肠溶胶囊质地较脆,取用时请从铝箔无字面沿椭圆形边缘轻启,将胶囊取出,谨防胶囊破损。

二、卡介苗

结核病是一种由结核分枝杆菌造成的细菌传染病,全身各个器官都可累及,但以肺结核最常见。此病通过活动性呼吸道疾病患者咽喉和肺部产生的飞沫在人际传播。接种卡介苗(BCG)后可使儿童产生对结核病的特殊抵抗力,降低小儿结核病的发病率。

(一)免疫程序和接种对象

我国已将卡介苗列为计划免疫必须接种的疫苗,新生儿一出生就应该接种。如果出生时没能及时接种,在 1 岁以内一定要到当地结核病防治所卡介苗门诊或者卫生防疫站计划免疫门诊去补种。

卡介苗接种的主要对象是新生婴幼儿。

(二)疫苗安全性及免疫效果

BCG 的安全性良好,如疫苗质量合格,接种操作无误,接种后的疑似预防接种异常反应很少。

卡介苗最有争议的方面是疫苗免疫原性的变异,不同地区的临床试验显示卡介苗接种后呈现不同的效果。卡介苗发明 90 年来,全球有关卡介苗效果的研究不计其数,大型随机对照和病例对照研究中显示,不同国家卡介苗的保护效果从 0 到 80% 不等。总体来说,在北美和北欧的保护率最高(60%～80%),而在热带地区临床试验的保护率通常较低甚至无保护。对于这种差异出现的原因仍在争论,怀疑可能与卡介苗病毒株的变异以及不同人群遗传背景的差异有关。目前,关于卡介苗无法预防结核病感染的观点已经得到公认。美国从未将卡介苗列为常规疫苗。一些西方结核病负担较轻的国家,也已经取消新生儿接种卡介苗,转向广泛检测潜伏的结核病。然而,卡介苗绝非完全无效,同样的研究也显示卡介苗对于预防结核性脑膜炎和播散性结核有75%～86%的效果,同时还能预防麻风病。世卫组织仍建议结核病高负担国家为新生儿接种。

(三)接种禁忌

(1)免疫功能受损的人员(有症状的 HIV 感染、已确诊或疑似的 HIV 感染、白血病、淋巴瘤或全身性恶性疾病)。

(2)正在接受免疫抑制治疗的患者(糖皮质激素、烷化剂、抗代谢药物、放射治疗)。

(3)妊娠期妇女。

(四)不良反应

接种 BCG 后,一般 2 周左右可出现局部红肿、浸润、化脓,并形成小溃疡,经过自行吸收、结痂,留下永久性凹陷瘢痕,俗称"卡疤"。局部淋巴结肿小于 10 mm 者,可自行消退。个别发生淋巴结炎,即颈部、腋下、锁骨上下等处淋巴肿大(直径大于 10 mm),发生率低于 1‰。严重罕见的异常反应有 BCG 骨髓炎和全身播散性 BCG 感染。具有免疫力的患者发生全身性 BCG 感染的极其少见,发生率约为 0.19/100 万～1.56/100 万,并且均因疏忽大意而对细胞免疫严重抑制的个体接种 BCG 所致。

(五)注意事项

(1)有免疫缺陷或损害者(如艾滋病患者)有可能引起全身性卡介苗疾病的危险。

(2)正使用免疫抑制药物或放射治疗者,亦有上述同样的危险性。

(3)对卡介苗过敏者,有可能引起强烈变态反应。

(4)发热及急性传染病患者,包括活动性结核病患者,待疾病治愈后再进行治疗。

三、白喉疫苗

白喉是一种由白喉棒状杆菌引起的急性中毒性疾病。接种白喉疫苗后,可使机体产生免疫应答反应,用于百白破联合疫苗全程免疫后的儿童的白喉和破伤风加强免疫。在 20 世纪 70 年代,估计在中低收入国家每年发生 100 万例白喉病例,包括 5 万～6 万例死亡。1974 年扩大免疫规划(EPI)建立后,世界范围内白喉发病率急剧下降。在 1980 年至 2000 年期间,报告的白喉病例总数减少了 90%。白喉疫苗接种禁忌、不良反应及注意事项,见表 8-1。

表 8-1　白喉疫苗接种禁忌、不良反应及注意事项

疫苗名称	吸附无细胞百白破联合疫苗	吸附白喉破伤风联合疫苗
接种禁忌	1.有癫痫、神经系统疾病及抽搐史者禁用 2.急性传染病(包括恢复期)及发热者暂缓注射	
不良反应	1.常见不良反应有低热、局部红肿、痒感 2.极罕见不良反应有严重的局部反应	1.常见不良反应有疼痛、触痛 2.罕见不良反应有一过性发热、局部红肿、硬结
注意事项	1.使用时应充分摇匀,如出现摇不散的凝块、有异物、安瓿有裂纹、制品曾经冻结、标签不清和过期失效者不可使用 2.注射后局部可能有硬结,可逐步吸收。注射第2针时应更换另一侧部位 3.应备肾上腺素,供偶有发生休克时急救用 4.注射第 1 针后出现高热、惊厥等异常情况者,不再注射第 2 针	1.使用时应充分摇匀,如出现摇不散的沉淀、异物、疫苗曾经冻结、疫苗瓶有裂纹或标签不清者,均不得使用 2.应备有肾上腺素等药物,以备偶发严重变态反应时急救用。接受注射者在注射后应在注射现场休息片刻 3.严禁冻结

(一)免疫程序和接种对象

1.吸附无细胞百白破联合疫苗(百白破疫苗,DTaP)

(1)免疫程序与接种方法。①接种对象及剂次:共接种 4 剂次,分别于 3 月龄、4 月龄、5 月龄、18 月龄各接种 1 剂,每次 0.5 mL。②接种部位:臀部外上方1/4处或上臂外侧三角肌附着处皮肤经消毒后肌内注射。

如儿童已按疫苗说明书接种含百白破疫苗成分的其他联合疫苗,可视为完成相应剂次的百白破疫苗接种。

(2)百白破疫苗补种原则。①3月龄至 5 岁未完成百白破疫苗规定剂次的儿童,须补种未完成的剂次,前 3 剂每剂间隔≥28 d,第 4 剂与第 3 剂间隔≥6 个月。②≥6 岁接种百白破疫苗和白破疫苗累计<3 剂的儿童,用白破疫苗补齐 3 剂;第 2 剂与第 1 剂间隔 1～2 个月,第 3 剂与第

2 剂间隔 6～12 个月。③根据补种时的年龄选择疫苗种类,3 月龄至 5 岁使用百白破疫苗,
6～11 岁使用吸附白喉破伤风联合疫苗(儿童用),≥12 岁使用吸附白喉破伤风联合疫苗(成人及
青少年用)。

2.吸附白喉破伤风联合疫苗(白破疫苗,DT)

(1)免疫程序与接种方法。①接种对象及剂次:6 周岁时接种 1 剂。②接种部位:上臂三角
肌肌内注射。③用法用量:注射 1 次,注射剂量 0.5 mL。

6～11 岁使用吸附白喉破伤风联合疫苗(儿童用),≥12 岁使用吸附白喉破伤风联合疫苗(成
人及青少年用)。

(2)白破疫苗补种原则:＞6 岁未接种白破疫苗的儿童,补种 1 剂。其他参照无细胞百白破
疫苗的补种原则。

(二)疫苗安全性及免疫效果

海南省 18 个市县共调查 877 名儿童,白喉抗体总阳性率为 88.48%。调查广西 112 个县
(市、区),结果本次调查广西 1～6 岁儿童 16 845 人,白喉抗体阳性率为 95.45%,抗体几何平均
浓度(GMC)为 0.192 IU/mL。

四、百日咳疫苗

百日咳是一种由百日咳鲍特杆菌引起的急性传染病。尽管疫苗接种覆盖率很高,但百日咳
仍然是一个公共卫生问题。百日咳是发展中国家儿童的主要问题之一。

(一)疫苗作用

预防百日咳发病。

(二)免疫程序和接种对象

使用百白破联合疫苗,具体参考白喉接种。

(三)疫苗安全性及免疫效果

中国自实施儿童计划免疫以来,百日咳发病率显著下降,近年来发病率低于 1/10 万,大部分
省报告发病率低于 0.5/10 万。

在美国,接种 3 剂次无细胞百白破联合疫苗后,其保护效果＞85%;接种 5 剂次的保护效果
＞98%。

目前一般认为,接种 4 剂次无细胞百日咳疫苗诱导的保护力仅可维持 5～6 年。

据世界卫生组织估计 2001 年全球如果没有接种疫苗会导致大于 130 万人引起百日咳相关
死亡;2013 年,仍造成 63 000 的年龄＜5 岁儿童死于百日咳,2014 年 3 剂含百日咳疫苗的全球疫
苗覆盖率估计为 86%。

五、破伤风疫苗

破伤风是一种急性传染性疾病,由杆菌属破伤风梭状芽胞杆菌的产毒菌株引起。破伤风不
会在人与人之间传染,它是唯一可以预防具有感染性而无传染性疾病的疫苗。新生儿破伤风在
发展中国家最常见。

(一)疫苗作用

预防破伤风发病。

(二)免疫程序和接种对象

使用百白破联合疫苗接种时,具体参考白喉接种。

破伤风疫苗接种禁忌、不良反应及注意事项,见表8-2。

表 8-2 破伤风疫苗接种禁忌、不良反应及注意事项

疫苗名称	吸附破伤风疫苗	吸附白喉破伤风联合疫苗
接种禁忌	1.患严重疾病、发热者 2.有过敏史者 3.注射破伤风类毒素后发生神经系统反应者	1.癫痫、神经系统疾病及抽搐史者禁用 2.急性传染病(包括恢复期)及发热者暂缓注射
不良反应	常见不良反应有红肿、疼痛、发痒或有低热、疲倦、头痛	1.常见不良反应有疼痛、触痛 2.罕见不良反应有一过性发热、局部红肿、硬结
注意事项	1.使用前检查包装、容器、标签、外观、有效期是否符合要求 2.使用时应充分摇匀,如出现摇匀不散的凝块、异物、疫苗曾经冻结、疫苗瓶有裂纹或标签不清者,均不得使用 3.注射后局部可能有硬结,1～2个月即可吸收,注射第2针时应换另一侧部位 4.疫苗开启后必须在30 min内用完 5.应备有肾上腺素等药物,以备偶有发生严重变态反应时急救用。接受注射者在注射后应在现场休息片刻 6.严禁冻结	1.使用时充分摇匀,如出现摇不散的沉淀、异物、疫苗曾经冻结、疫苗瓶有裂纹或标签不清者,均不得使用 2.应备有肾上腺素等药物,以备偶发严重变态反应时急救用。接受注射者在注射后应在注射现场休息片刻 3.严禁冻结

(三)疫苗安全性及免疫效果

破伤风疫苗于1924年首次以破伤风类毒素的形式引入,并在第二次世界大战期间得到广泛使用。破伤风可以通过适当的伤口处理以及常规免疫进行有效预防,破伤风类毒素是已知最有效的免疫原之一,接种破伤风疫苗可保护接种者至少5～10年不被破伤风感染导致发病。有研究表明,破伤风抗体水平随年龄增长逐渐衰减,6～11月龄婴儿有90%达到保护性水平。梁祁等人对国产吸附破伤风疫苗用于成人加强免疫的进行安全性及免疫原性观察,结果显示破伤风抗体浓度达到保护性水平的受试者比例均达到100%,GMC(指南)为3 U/mL以上。有文献报道基础免疫要求在12月龄内完成,未完成基础免疫的14岁内儿童应尽早进行补种,3月龄至6岁儿童使用百白破疫苗;7～11岁儿童使用白破联合疫苗;12岁以上儿童使用成人及青少年用白破联合疫苗。每5～10年或者伤后皮下注射0.5 mL类毒素疫苗就可以快速产生抗体,而无须被动免疫。完全按要求基本可以维持20～30年。

自1990年以来,英国2岁儿童破伤风疫苗覆盖率为94%～96%。英国破伤风报告数同比下降4.5%,从1969年的19例下降到2014年的4例。同期破伤风相关死亡人数同比下降6.0%。

破伤风尽管每年的病例数量很少,但血清调查数据显示,在没有加强剂的情况下,血清保护随年龄增长而下降,这表明需要为人们提供加强剂,以便提供终生保护。

六、流行性脑脊髓膜炎疫苗

流行性脑脊髓膜炎(流脑)是由脑膜炎奈瑟菌引起经呼吸道传播的急性化脓性脑膜炎。

(一)疫苗作用

A群C群脑膜炎球菌多糖疫苗或A群C群脑膜炎球菌结合疫苗可预防A、C群脑膜炎球菌引起的流行性脑脊髓膜炎(流脑)。ACYW135群脑膜炎球菌多糖疫苗可以预防A群、C群、Y群、W135群引起的流行性脑脊髓膜炎;三联疫苗(AC-Hib)可以预防A群、C群脑膜炎球菌与b型流感嗜血杆菌引起的感染性疾病。

(二)免疫程序和接种对象

1.A群C群脑膜炎球菌多糖疫苗

2周岁以上儿童及成人,在流行区的2岁以下儿童可进行应急接种。须接种一次,接种应于流行性脑脊髓膜炎流行季节前完成,三年内无须再次接种。

2.ACYW135群脑膜炎球菌多糖疫苗

(1)对于2岁以上儿童,如已按照免疫程序接种过2剂A群流脑多糖疫苗(或A+C群结合疫苗),尚未接种A+C群流脑多糖疫苗,可在3、6周岁时各选择接种1剂ACYW135群脑膜炎球菌多糖疫苗。

(2)对于2岁以下儿童,如已按照免疫程序接种过2剂A群流脑多糖疫苗(或A+C群结合疫苗)和1剂A+C群流脑多糖疫苗。可与上一剂A+C群流脑多糖疫苗间隔≥3年,选择接种1剂ACYW135群脑膜炎球菌多糖疫苗。

(3)对于2岁以上儿童,如既往未接种过任何A群流脑多糖、A+C群流脑多糖或结合疫苗,可选择接种1剂ACYW135群脑膜炎球菌多糖疫苗;间隔≥3年后,可选择接种第2剂ACYW135群脑膜炎球菌多糖疫苗。

(4)成人,尤其是高危人群,建议接种1剂ACYW135群脑膜炎球菌多糖疫苗。如果接种1剂疫苗2~3年后抗体水平快速下降,并持续存在暴露的风险,则应考虑初次免疫3~5年内再次接种。

(5)出现Y群和W135群脑膜炎球菌疫情时,建议给易感高危人群应急接种1剂ACYW135群脑膜炎球菌多糖疫苗。应急接种时应努力覆盖所有高危人群,以控制疫情的扩散。应急接种的具体目标人群可通过分析流脑的流行特征来确定。ACYW135群脑膜炎球菌多糖疫苗适用于2周岁以上儿童和成人,尤其推荐高危人群接种。高危人群包括:①旅游或居住在高危地区者,如非洲撒哈拉地区,或前往中东国家的朝圣者;②从事实验室、医疗卫生或疫苗生产工作,可从空气中接触到A、C、Y、W135群脑膜炎球菌;③根据流行病学调查,由国家卫生健康委和疾病预防控制中心预测有Y及W135群脑膜炎球菌传染暴发地区的高危人群。

3.三联疫苗(AC-Hib)

2~5月龄接种3剂,6~11月龄接种2剂,12~71月龄接种1剂,间隔1个月。目前本疫苗尚未获得免疫持久性研究数据,是否需要加强免疫尚未明确。

(三)疫苗安全性及免疫效果

1.A群C群脑膜炎球菌多糖疫苗

有研究进行了A群C群脑膜炎球菌多糖疫苗安全性及免疫原性的现场考察,表明该疫苗是安全的,免疫原性较好。流脑的发病率与人群的抗体水平存在密切负相关。通过3年连续观察,可看出该疫苗有良好的免疫持久性,可预防 A 群和 C 群流脑的发病。

2.ACYW135 群脑膜炎球菌多糖疫苗

WHO 认为,已经证明 ACYW135 群脑膜炎球菌多糖疫苗对成年人和 2 岁以上儿童有良好的安全性和免疫原性,并建议使用 ACYW135 群脑膜炎球菌多糖疫苗进行应急接种和控制流脑的暴发,或用于已知具有高风险的人群。

3.三联疫苗(AC-Hib)

国产 MenAC-Hib 联合疫苗具有良好的免疫原性。"AC-Hib"三联疫苗是安全的,但是目前尚未明确是否需要加强免疫。

(四)接种禁忌

接种禁忌,见表 8-3。

表 8-3 流行性脑脊髓膜炎疫苗接种禁忌

疫苗名称	A 群 C 群脑膜炎球菌多糖疫苗	A 群 C 群脑膜炎球菌结合疫苗	ACYW135 群脑膜炎球菌多糖疫苗	AC 群脑膜炎球菌 b 型流感嗜血杆菌联合疫苗(简称三联疫苗,AC-Hib)
接种禁忌	1.对该疫苗所含任何成分过敏者 2.患急性疾病、严重慢性疾病、慢性疾病的急性发作期和发热者 3.患脑病、未控制的癫痫和其他进行性神经系统疾病者	1.对该疫苗所含任何成分过敏者 2.患癫痫、脑部疾病及有惊厥、过敏史者 3.患肾脏病、心脏病及活动性结核者 4.急性传染病及发热者 5.对破伤风类毒素过敏者	1.对该疫苗所含任何成分过敏者 2.患急性疾病、严重慢性疾病、慢性疾病的急性发作期和发热者 3.患脑部疾病、癫痫及有过敏史 4.肾脏病、心脏病、活动性结核患者及 HIV 感染者 5.急性传染病及发热者 6.妊娠妇女	1.对该疫苗所含任何成分过敏者,特别对破伤风类毒素过敏者 2.患急性疾病、严重心脏病、高血压、肝脏等严重疾病者 3.患脑病、未控制的癫痫、抽搐和其他神经系统疾病者 4.患急性疾病、严重慢性疾病、慢性疾病的急性发作期和发热者
不良反应	1.常见不良反应有疼痛、触痛、局部红肿、一过性发热 2.罕见不良反应有严重发热反应、局部重度红肿或其他并发症 3.极罕见不良反应有过敏性皮疹、过敏性休克、过敏性紫癜、血管神经性水肿及变态反应性神经炎、变态反应剥脱性皮炎	一过性发热、皮疹、头晕、头痛、乏力、食欲减退、腹痛、腹泻,注射局部压痛、瘙痒、红肿,变态反应等	红肿、硬结、疼痛、发热、变态反应等	接种后不良反应轻微,偶有红肿、少数有头痛、发热、一过性皮疹

续表

疫苗名称	A群C群脑膜炎球菌多糖疫苗	A群C群脑膜炎球菌结合疫苗	ACYW135群脑膜炎球菌多糖疫苗	AC群脑膜炎球菌b型流感嗜血杆菌联合疫苗(简称三联疫苗,AC-Hib)
注意事项	家族和个人有惊厥史者、患慢性疾病者、有癫痫史者、过敏体质者、哺乳期妇女慎用	任何情况下,疫苗中的破伤风类毒素不能代替常规破伤风类毒素的免疫接种	1.不得与百日咳菌体疫苗和伤寒菌体疫苗同时注射 2.哺乳期妇女慎用	家族和个人有惊厥史者、患慢性疾病者、有癫痫史者、过敏体质者、哺乳期妇女患者

七、23价肺炎球菌多糖疫苗(PPV23)

肺炎链球菌是球菌属中的一种具有α溶血性的革兰氏阳性球菌。目前已经确定了90多种血清型,各血清型致病力不同。肺炎链球菌主要通过呼吸道飞沫直接传播或由定植菌导致自体感染,可引起中耳炎、鼻窦炎和非菌血症性肺炎、脑膜炎、菌血症性肺炎和菌血症等症状,严重者可致死亡。

(一)疫苗作用

预防由本疫苗含有的23种血清型肺炎链球菌引起的侵袭性疾病。不预防本疫苗所包括血清型以外的其他肺炎链球菌和其他微生物导致的疾病。

(二)免疫程序和接种对象

1.免疫功能正常人群

50岁以上(含50岁)人群的常规接种;2岁以上(含2岁)患有慢性心血管疾病(包括充血性心力衰竭和心肌病)、慢性肺疾病(包括慢性阻塞性肺疾病和肺气肿)或糖尿病的个体;2岁以上(含2岁)患酒精中毒、慢性肝脏疾病(包括肝硬化)及脑脊液漏的个体;2岁以上(含2岁)功能性或解剖性无脾个体(包括镰状细胞病和脾切除);2岁以上(含2岁)生活于特定环境或社会环境的个体(包括阿拉斯加土著和某些美国印第安人群);免疫功能受损人群:2岁以上(含2岁)HIV感染者、白血病、淋巴瘤、霍奇金病、多发性骨髓瘤、一般恶性肿瘤、慢性肾衰竭或肾病综合征患者;进行免疫抑制性化疗(包括糖皮质激素类)的患者;以及器官或骨髓移植患者(见免疫程序和剂量,接种时间)。

2.免疫低下人群或其他特殊人群

至少在脾切除前2周接种肺炎球菌疫苗。对于计划进行肿瘤化疗或其他免疫抑制治疗(如霍奇金病、器官或骨髓移植)的患者,接种疫苗和开始免疫抑制治疗之间至少应间隔2周。应避免在化疗或放疗期间接种疫苗。可在化疗或放疗结束后数月内接种肺炎球菌疫苗。霍奇金病患者接受加强化疗(伴或不伴放疗)后,对疫苗的免疫应答在2年或更长时间内可能不够理想。对于一些完成化疗或其他免疫抑制治疗(伴或不伴放疗)的患者,在随后的两年时间中可观察到其对抗体的应答有明显提高,特别是在治疗结束和接种肺炎球菌疫苗间隔延长的情况下。对于无症状或有症状的HIV感染者,应在确诊后及早接种疫苗。

通常不推荐已接种23价肺炎球菌多糖疫苗的免疫功能正常者再次接种。然而,对2岁以上且存在严重肺炎球菌感染高危因素的接种者、首次接种肺炎球菌疫苗已超过5年且肺炎球菌抗体水平可能快速下降者,建议再接种一次。肺炎球菌感染高危人群包括功能性或解剖性无脾(如镰状细胞病或脾切除)、HIV 感染、白血病、淋巴瘤、霍奇金病、多发性骨髓瘤、恶性肿瘤转移、慢性肾衰、肾病综合征患者,或者其他伴有免疫抑制状况(如器官或骨髓移植)以及正在接受免疫抑制性化疗(包括长期使用全身性糖皮质激素类)的个体。对再接种时年龄为 10 岁以下并处于严重肺炎球菌感染高危因素的儿童,建议在前次接种 3 年后考虑再接种。如果高危患者的既往接种情况不明,应接种肺炎球菌疫苗。所有在 5 年内未接种疫苗的 65 岁及 65 岁以上老年人(包括前次接种时不到 65 岁者)应再次接种疫苗。

由于接种 3 次或更多次肺炎球菌多糖疫苗的安全性数据不充分,一般不建议在第二次接种后再接种。

(三)疫苗安全性及免疫效果

有研究表明疫苗接种后,全身反应微弱。出现的疼痛、发红、肿胀等局部反应和头痛、发热、乏力等全身反应症状多为轻度,大多数不须特殊处理均在 3 d 内自行缓解,表明该疫苗有良好的安全性。第 2、3 剂 PPV23 的局部反应可能会更常见,但这些反应一般不严重且多为自限性的。

肺炎球菌多糖疫苗所包括的 23 个血清型覆盖了 85% 以上的致病菌的型别。用 23 价疫苗免疫人群后,各接种对象对 23 种多糖的免疫应答各不相同,这与接种者在免疫前是否已受过某些型别的肺炎球菌的感染有关。免疫前抗体水平已经较高的型别免疫后一般抗体应答较差。有研究显示,23 价肺炎球菌多糖疫苗接种后 1 个月抗体水平较接种前增加 2 倍以上,表明该疫苗免疫原性较好。疫苗保护期大致为 5 年,原则上不进行复种。

(四)接种禁忌

(1)对该疫苗所含任何成分过敏者。

(2)发热、急性感染、慢性病急性发作期,应推迟接种。

(3)既往接种该疫苗出现超敏反应,则禁止再次接种。

(五)不良反应

1.常见不良反应

疼痛、红肿、硬结,一过性发热等。

2.罕见不良反应

头痛、不适、虚弱乏力、淋巴结炎、过敏样反应,血清病,关节痛,肌痛,皮疹,荨麻疹,可致特发性血小板减少性紫癜者复发,神经系统异常病等。

(六)注意事项

(1)建议要接受脾切除手术或免疫抑制治疗(化疗等)的对象至少提前两周接种本疫苗。

(2)不推荐孕妇(尤其是妊娠期的前三个月)和哺乳期妇女接种本疫苗。

(3)严重心脏和肺部疾病的患者慎用,应严密监测全身不良反应的发生。

(4)任何发热性呼吸系统疾病及一些活动性感染存在时,都应推迟本品的接种。

(5)2 岁以下儿童不适宜接种。原则上不推荐给 3 年内已接种者。

八、13 价肺炎球菌多糖结合疫苗(PCV13)

(一)疫苗作用

预防由本疫苗含有的 13 种血清型肺炎链球菌引起的侵袭性疾病。不预防本疫苗所包括血清型以外的其他肺炎链球菌和其他微生物导致的疾病。

(二)免疫程序和接种对象

推荐常规免疫接种程序：2、4、6 月龄进行基础免疫，12～15 月龄加强免疫。

本品适用于 6 周龄至 15 月龄婴幼儿。一些发达国家实行 PCV13＋PPV23 的免疫程序。

(三)疫苗安全性及免疫效果

PCV13 用于 6 周龄开始基础免疫可诱导婴幼儿体内产生良好的免疫应答，6 周龄开始接种的免疫程序在婴幼儿中具有较强的免疫原性，与 2 月龄开始 PCV13 基础免疫诱导的免疫应答相似，且不良事件发生率在可接受范围内，表现出良好的安全性。此外，PCV13 于 6 周龄开始基础免疫时可显著降低儿童的侵袭性肺炎球菌疾病发病率，减少儿童肺炎球菌鼻咽部定殖，降低肺炎球菌对抗生素的耐药性，同时表现出对非疫苗接种目标人群的间接保护效果。综上所述，PCV13 于 6 周龄开始基础免疫的免疫程序在婴幼儿中具有良好的免疫原性、有效性和安全性。

(四)接种禁忌

对疫苗中任何活性成分、辅料或白喉类毒素过敏者禁用。

(五)不良反应

国内注册临床试验对肺炎 13 价疫苗的安全性进行了评估总结，其中不良反应包括发热，食欲减退，睡眠问题，注射部位出现红斑、肿胀，等等，但一般发生率都很低，一般不须特殊处理，可自行缓解，必要时应及时与接种单位联系进行对症治疗，罕见情况下发生变态反应。

(六)注意事项

(1)本品严禁静脉注射，不能在臀部注射本品。

(2)同其他疫苗一样，患急性、严重发热性疾病者应暂缓接种本品。

(3)同所有其他注射用疫苗一样，接种本品时，应备有相应的医疗及抢救措施以防接种后出现罕见的超敏反应。

(4)与其他肌内注射一样，血小板减少症、任何凝血障碍或接受抗凝血剂治疗者接种本品时应非常谨慎。

(5)本品只能对该疫苗所含肺炎球菌血清型具有预防保护作用，不能预防本品以外的血清型别和其他微生物导致的侵袭性疾病、肺炎或中耳炎。

(6)与其他疫苗一样，本品不能保证所有受种者都不会罹患肺炎球菌性疾病。

(7)尚无免疫功能受损者(例如恶心肿瘤、肾病综合征患者)接种本品的安全性和免疫原性数据，因此应根据患者个体情况进行接种。

(8)有限的数据表明，7 价肺炎球菌结合疫苗(3 剂基础免疫)用于镰状细胞病患儿时能诱发适当的免疫应答，且其安全性特征与非高危人群大体相同。

(9)在＞24 月龄的镰状红细胞病、无脾、HIV 感染、慢性疾病或其他免疫功能受损的儿童中，使用本品结合疫苗并不能代替 23 价肺炎球菌多糖疫苗(PPV23)。

(10)与所有注射用儿童疫苗一样，早产儿进行基础免疫时应该考虑到有呼吸暂停的潜在风险。按推荐程序接种仍在住院的极早早产儿(出生时＜30 孕周)时，接种本品后应考虑进行至少 48 h 的监测。考虑到早产儿接种疫苗的获益，不建议停止接种或推迟接种本品。

九、伤寒 Vi 多糖疫苗

伤寒是由伤寒沙门菌引起的急性传染病。伤寒是主要累及全身单核-巨噬细胞系统的感染性疾病，病变突出表现在肠道淋巴组织、肠系膜淋巴结、肝、脾和骨髓等处。主要症状为持续发热、全身中毒症状与消化道症状、玫瑰疹、肝脾大等,严重者可引起肠出血、肠穿孔。伤寒的潜伏期一般为 3～42 d,平均 14 d,典型病例的病程为 3～4 周。副伤寒潜伏期短,临床表现往往不易与伤寒区分,症状较轻,病程较短,经 1～3 周痊愈。伤寒、副伤寒通过粪—口途径传播,患者和带菌者是传染源,主要由污染的水、蔬菜、瓜果、水产品、奶制品等食品,以及污染的其他生活用品而传播。

(一)疫苗作用

预防伤寒沙门菌引起的伤寒,不能预防由甲、乙、丙副伤寒沙门菌引起的副伤寒。

(二)免疫程序和接种对象

用于成人和 2 岁以上儿童。接种一个剂量就能起到保护作用。对有持续暴露危险者每 3 年需要重复免疫接种一次。到疫区的旅行者、迁移者和医护工作者是重点接种对象。

(三)疫苗安全性及免疫效果

有研究显示,主动观察伤寒 Vi 疫苗接种的第 1 天、第 2 天、第 3 天的局部反应发生率分别为 7.90%、0.42%、0.43%,局部症状均表现为疼痛;接种后第 1 天、第 2 天、第 3 天全身反应的发生率分别为 1.49%、0.42%、0.21%。未发现严重不良反应病例和死亡病例。接种后未发生中度及中度以上反应,全身总反应率和局部反应率较低。证明目前注射用伤寒 Vi 多糖疫苗是安全的。伤寒 Vi 多糖菌苗 1996 年开始在我国使用,临床试验保护率 70%,保护期 3 年。研究发现暴发期间接种疫苗的保护效果为 71%。在伤寒暴发流行期间开展大规模预防接种能有效控制伤寒暴发流行。

(四)接种禁忌

(1)已知对本疫苗的某种成分过敏。

(2)发热、急性疾病、慢性疾病急性发作期应推迟接种。

(3)妊娠期妇女。

(五)不良反应

同其他具有活性的制品一样,本疫苗在某些人中会引起程度不同的反应。这些接种后的反应一般来说是轻微和一过性的,主要表现为接种部位的局部反应(疼痛、红斑、水肿)。全身反应(发热、头痛、头晕、关节痛、肌痛、恶心、腹痛)少见。个别病例会出现典型的变态反应(瘙痒、皮疹、荨麻疹)。

(六)注意事项

(1)本疫苗不能进行血管内注射,确保针头未进入血管内。

(2)该疫苗能防止伤寒沙门菌感染,但不能预防甲型或乙型副伤寒沙门菌感染。

(3)本疫苗对 2 岁以下儿童不能产生有效的免疫保护,因此,不适用于 2 岁以下的儿童。

(4)家族和个人有惊厥史者、慢性疾病者、有癫痫史者、过敏体质者、哺乳期妇女慎用。

(5)主要用于部队、港口、铁路沿线的工作人员,下水道、粪便、垃圾处理人员,饮食行业、医务防疫人员及水上居民或有本病流行地区的人群。

十、乙型病毒性肝炎疫苗

乙型病毒性肝炎(简称"乙肝")是由乙肝病毒引起的传染病,主要经血传播(如不安全注射等)、母婴传播和性传播。感染乙肝病毒后可成为乙肝病毒携带者,感染年龄越小,成为慢性携带者可能性越大,部分人可转化为慢性乙肝患者,甚至发展为肝硬化或肝癌。

2015 年全球乙肝病毒(HBV)感染率估计为 3.5%,有 2.57 亿为慢性乙肝患者。2015 年,乙型肝炎导致 88.7 万人死亡,大多死于并发症(包括肝硬化和肝细胞癌)。在世界卫生组织西太平洋区域和非洲区域,乙型肝炎流行率最高。这两个区域的成年人口感染率分别为 6.2% 和 6.1%。最近的《全球疾病负担研究》报告指出,HBV 感染是全球第十大死亡原因。

乙肝传播途径为母婴传播、密切接触传播(可发生于经皮肤或者黏膜破损感染的血液或者体液,例如共用牙刷等)、性传播、血液传播。易感人群包括注射吸毒者、职业暴露人群与慢性感染共同生活的密切接触者等。

(一)疫苗作用

全程接种 3 剂可有效预防乙肝。相同剂量的各类含乙肝成分疫苗预防乙肝效果相近。

乙型病毒性肝炎疫苗接种禁忌、不良反应及注意事项,见表 8-4。

表 8-4　乙型病毒性肝炎疫苗接种禁忌、不良反应及注意事项

疫苗名称	乙肝疫苗	甲乙肝联合疫苗
接种禁忌	1.对该疫苗所含任何成分过敏者,包括辅料及甲醛过敏者 2.患急性疾病、严重慢性疾病、慢性疾病的急性发作期和发热者 3.患未控制的癫痫和其他进行性神经系统疾病者 4.妊娠期妇女	
不良反应	1.常见不良反应:疼痛、触痛 2.罕见不良反应:一过性发热、局部红肿、硬结 3.极罕见不良反应:局部无菌性化脓、过敏性皮疹、阿瑟氏反应、过敏性休克	1.常见不良反应:疼痛、触痛 2.罕见不良反应:一过性发热、局部红肿、硬结 3.极罕见不良反应:局部无菌性化脓、过敏性皮疹、阿瑟氏反应、过敏性休克、过敏性紫癜
注意事项	家族和个人有惊厥史者、患慢性疾病者、有癫痫史者、过敏体质者慎用	

(二)免疫程序和接种对象

1.免疫程序

小于 24 月龄的新生儿和婴幼儿乙肝应在大腿前外侧肌肉接种,儿童、青少年、成年人于上臂三角肌肌内注射。

2.接种对象

(1)新生儿、特别是母亲为 HBsAg、HBeAg 阳性者。

(2)从事医疗工作的医护人员及与接触血液的实验人员。

在大多数情况下,以下两种备选方案可任选其一:①三剂法,新生儿出生时接种第一剂(单价疫苗),第二剂和第三剂(单价疫苗或联合疫苗)分别与百白破疫苗的第一剂和第三剂同时接种,前两剂间隔 1 个月,第三剂间隔 6 个月(即分别在 0、1、6 月接种)。②四剂法,即在出生时接种一剂单价疫苗,此后接种三剂单价疫苗或联合疫苗,通常与其他常规儿童疫苗同时接种。

95% 以上的婴儿、儿童和青年接种全系列疫苗后体内产生的抗体可达到具有保护作用的水平。保护期至少持续 20 年,可能终身免疫。因此,世卫组织不建议已经完成三剂接种程序的人补种。

(三)疫苗安全性及免疫效果

乙型肝炎疫苗对预防感染及乙肝导致的慢性疾病和肝癌发展的效果达到 95%。

孟艳等对 344 名北京市丰台区 7~12 月龄婴儿完成"0-1-6"免疫程序三针的乙肝疫苗接种

后进行为期 5 年的随访。2009 年所有儿童乙肝抗体阳转率为 100%,五年后抗体阳转率仍然较高(82.5%),乙肝表面抗体滴度中位数为 43.5 IU/L,虽然儿童乙肝抗体滴度随着免疫时间的延长而有所下降,但依然维持较高水平。

我国自从 1992 年实施乙肝疫苗免疫规划以来,HBsAg 阳性率和乙肝发病率显著下降。乙肝疫苗何时需要加强免疫还存在争议,有研究指出在乙肝疫苗初次免疫后 18～23 年,约 20% 受接种者已丧失免疫记忆反应,因此推荐对抗-HBs 阴性者加强接种乙肝疫苗 3 针次。

十一、脊髓灰质炎疫苗

脊髓灰质炎俗称小儿麻痹症,是由脊髓灰质炎病毒引起的急性肠道传染病,可引起肢体不对称弛缓性麻痹,部分患者会留下瘫痪后遗症,个别重症者可危及生命。初期症状是发热、疲惫、头痛、呕吐、脖颈僵硬以及四肢疼痛。在少数情况下,该病可造成永久瘫痪。脊髓灰质炎只能通过免疫接种预防。

全球根除脊髓灰质炎指日可待。全球病例数量野生脊髓灰质炎病毒引起的病例数自 1988 年以来减少了 99% 以上,从当时 125 个流行国家中估计的 35 万例病例,下降至 2018 年的 33 例报告病例。在三株野生脊髓灰质炎病毒中(1 型、2 型和 3 型),2 型野生脊髓灰质炎病毒已于 1999 年得到消灭。自 2012 年 11 月尼日利亚最后一个报告病例以来,没有发现 3 型野生脊髓灰质炎病毒病例。在疫苗接种者和密切接触者中引起疫苗相关麻痹性脊髓灰质炎估计全球发生率约为 4.7/100 万。

(一)疫苗作用

全程接种 4 剂次可有效预防脊髓灰质炎,以下各类含脊髓灰质炎成分疫苗预防脊髓灰质炎效果相近。五联疫苗(DTaP-IPV/Hib)可以预防百日咳、白喉、破伤风、脊髓灰质炎及 b 型流感嗜血杆菌引起的感染性疾病。

脊髓灰质炎疫苗接种禁忌、不良反应及注意事项,见表 8-5。

表 8-5　脊髓灰质炎疫苗接种禁忌、不良反应及注意事项

疫苗名称	脊髓灰质炎减毒活疫苗 (bOPV)	脊髓灰质炎灭活疫苗(单苗)		吸附无细胞百白破、灭活脊髓灰质炎和 b 型流感嗜血杆菌(结合)联合疫苗(简称五联疫苗)
		进口(SalkIPV)	国产(SabinIPV)	
接种禁忌	1.已知对该疫苗所含任何成分,包括辅料及抗生素过敏者 2.患急性疾病、严重慢性疾病、慢性疾病的急性发作期、发热者 3.免疫缺陷、免疫功能低下或正在进行免疫抑制剂治疗者 4.未控制的癫痫和患其他进行性神经系统疾病者	1.对本品中的活性物质、任何一种非活性物质或生产工艺中使用物质,或以前接种本品时出现过敏者 2.发热或急性疾病期患者,应推迟接种本品	1.对本疫苗中的活性物质、任何非活性物质或制备工艺中使用的物质,或以前接种本疫苗过敏者 2.发热、急性疾病期患者,应推迟接种本疫苗 3.严重慢性疾病、过敏体质者	1.对本品的任一组分或百日咳疫苗过敏者禁用 2.患有进行性脑病者禁用 3.以前接种百日咳疫苗后 7 d 内患过脑病者禁用 4.发热或急性疾病期间应推迟接种

续表

疫苗名称	脊髓灰质炎减毒活疫苗（bOPV）	脊髓灰质炎灭活疫苗（单苗）		吸附无细胞百白破、灭活脊髓灰质炎和b型流感嗜血杆菌（结合）联合疫苗（简称五联疫苗）
		进口（SalkIPV）	国产（SabinIPV）	
不良反应	1.个别人有发热、恶心、呕吐、腹泻和皮疹 2.极少数儿童会出现疫苗相关性小儿麻痹和疫苗衍生病毒，终生残疾	1.注射部位常见的不良反应有疼痛、红斑（皮肤发红）、硬结 2.全身常见的不良反应有中度、一过性的发热	1.十分常见发热（中度，一过性） 2.常见于注射部位反应：触痛、发红、烦躁、嗜睡、呕吐、腹泻、皮疹 3.偶见于接种部位肿胀	1.全身和注射部位常见的不良反应包括发热、注射部位触痛、红斑和硬结 2.其他不良反应还包括呕吐、食欲减退、嗜睡、异常哭闹等
注意事项	1.家族和个人有惊厥史者、患慢性疾病者、有癫痫史者、过敏体质者慎用 2.应使用37℃以下温水送服 3.注射免疫球蛋白者应至少间隔3个月以上接种本疫苗	1.极早早产儿，特别是既往有呼吸不成熟史者，接种后进行48～72 h的呼吸监测 2.血小板减少症或者出血性疾病者慎用 3.正在接受免疫抑制剂的治疗或患有免疫缺陷者建议在治疗结束后进行接种。患有慢性免疫缺陷如HIV感染的患者建议接种 4.妊娠妇女只有在非常有必要时才可接种，哺乳期妇女慎用	1.sIPV疫苗严禁血管内注射 2.一旦出现浑浊、变色（紫色）、疫苗瓶有裂纹者均不可使用 3.应备有肾上腺素等药物和设备，以备偶有发生严重变态反应时急救。接种者在注射后应在现场观察至少30 min 4.sIPV说明书中描述的其他应注意事项	1.极早早产儿（胎龄不超过28周），特别是既往有呼吸不成熟史者，接种后进行48～72 h的呼吸监测 2.血小板减少症或凝血障碍者慎用 3.戊二醛、新霉素、链霉素和多黏菌素B过敏者慎用 4.曾经出现过与前一次疫苗注射无关的非热性惊厥者慎用 5.曾经接种疫苗出现以下情况者慎用：①48 h内出现的非其他明确病因导致的≥40℃发热；②接种后48 h内出现虚脱或休克样症状（低张力低反应现象）；③接种后48 h内出现超过3 h、持续且无法安抚的哭闹；④接种后3 d内出现惊厥；⑤接种后出现吉兰-巴雷综合征或臂丛神经炎者慎用，但对于接种少于3剂次的婴儿，可继续接种 6.正在接受免疫抑制剂的治疗或患有免疫缺陷者建议治疗结束后进行接种；患有慢性免疫缺陷如HIV感染的患者建议接种

（二）免疫程序和接种对象

接种对象：2月龄至5周岁婴幼儿及低龄儿童。

接种4剂次，婴幼儿2月龄时接种脊髓灰质炎灭活疫苗，3月龄、4月龄和4周岁各接种1剂次Ⅰ＋Ⅲ型脊髓灰质炎减毒活疫苗。

也有文献提出中国脊髓灰质炎疫苗免疫策略为1剂IPV加3剂bOPV的常规免疫程序，过渡到2剂IPV加2剂bOPV的免疫程序，直至全球消灭脊髓灰质炎证实后，在常规免疫接种中停用 bOPV,全程接种 IPV。

脊髓灰质炎灭活疫苗接种途径是肌内注射,婴儿在大腿前外侧中部,儿童为上臂三角肌。

脊髓灰质炎减毒活疫苗口服,每 1 次人用剂量 0.1 mL。

(三)疫苗安全性及免疫效果

2017 年河南省健康人群脊髓灰质炎抗体水平检测结果显示脊髓灰质炎Ⅰ型、Ⅲ型抗体阳性率分别为 97.53% 和 88.14%,抗体滴度(GMT)分别为 1:81.65 和 1:26.80,脊髓灰质炎抗体阳性率和 GMT 水平都维持较高水平。

有学者按照自愿的原则对 197 名柳州市 10 月龄至 1 周岁儿童进行观察。采用酶联免疫吸附测定法(ELISA)检测脊髓灰质炎 IgG 抗体,得出结果为针剂接种(IVP)抗体阳性率高于序贯接种(tOPV-IPV)h 和口服(tOPV),抗体阳性率依次为 91.01%、88.89%、76.77%。

十二、麻疹疫苗

麻疹是由麻疹病毒引起的急性全身发疹性呼吸道传染病,是儿童最常见的急性呼吸道传染病之一,其传染性很强,在常见疫苗针对呼吸道传染病中,传染力由强到弱依次为麻疹、水痘、流行性腮腺炎、风疹。麻疹易感者与麻疹患者密切接触,其发病率可高达 95% 以上。麻疹好发年龄为 1~5 岁,约占总发病数的 80% 左右。典型麻疹以发热、结膜炎、上呼吸道炎症、口颊黏膜科氏(Koplik)斑及全身斑丘疹、疹退留色素斑为特征。

在 1963 年引入麻疹疫苗和广泛接种疫苗之前,大流行大约每 2 年至 3 年发生一次,麻疹每年估计造成 260 万人死亡。在这一时期,我国麻疹居各类传染病发病数首位,发病率、死亡率均极高,年均发病率为 1 300/10 万人左右,波动在(60~2 400)/10 万,病死率年均在 30/10 万,波动在(1.5~45)/10 万,流行周期明显频繁,大约 1~2 年出现一次大流行。开始接种麻疹疫苗后,发病率、死亡率均明显降低,2009 年我国平均年发病率为 3.9/10 万,达历史最低水平,与 1959 年发病率历史最高水平相比下降了 97.27%。由麻疹引发的突发公共卫生事件也明显减少,近几年来麻疹发病以散发为主,时有局部地区暴发。2000 年至 2017 年,麻疹免疫接种防止了全球估计 2 110 万例死亡。全球麻疹死亡数下降了 80%,估计从 2000 年的 54.5 万例下降到 2017 年的 11 万例。尽管已有安全并具有成本效益的麻疹疫苗,但在 2017 年,全球仍有 11 万人死于麻疹,其中大多数是 5 岁以下儿童。

(一)疫苗作用

预防麻疹,降低麻疹发病率,保护麻疹易感人群。

(二)免疫程序和接种对象

1.免疫程序

2005 年中国卫生部对麻疹疫苗免疫程序由最初的 1986 年制定的程序进行修订,初种年龄为 8 月龄,复种年龄为 18~24 月龄,接种剂量有 0.2 mL 调整为 0.5 mL。2008 年 5 月扩大免疫程序以后,8 月龄也可接种麻风二联疫苗,18 月龄至 24 月龄可接种麻腮二联疫苗。如果经济条件允许,加强采用麻风腮联合疫苗,更早地同时预防风疹、流行性腮腺炎。

2.接种对象

(1)8 月龄以上的易感者:初免年龄为 8 月龄,再免疫年龄为 7 周岁。也可 8 月龄初免,1.5~2 岁再免疫 1 针以减少初免失败的易感者。

(2)病例发生后的应急接种:其对象是患者活动范围的易感者。流行地区接种率应在 95% 以上。接种时间愈早愈好,在首代病例出现后疫情尚未蔓延之前接种完毕。麻疹的潜伏期一般为 7~14 d,最长可达 21 d。接种疫苗后 7~12 d 就可产生抗体,比感染后产生抗体的时间短,因此对易感者进行应急接种可控制疫情蔓延或终止流行。对麻疹潜伏期的儿童接种疫苗后一般没有不良反应,在麻疹感染后 1~2 d 内接种疫苗可阻止病毒血症的产生,使感染者的临床症状减轻。

(三)疫苗安全性及免疫效果

麻疹疫苗接种后的不良反应总体轻微,持续时间短暂。接种后 24 h 注射部位可能会出现轻微疼痛和压痛,有时可伴低热和局部淋巴结肿大。2% 的接种者会出现一过性皮疹,血小板减少性紫癜发生率约为 1/3 剂。麻疹疫苗引起的变态反应罕见,发生率约为 1/10 万剂,安全性良好。

疫苗接种后引起的免疫应答与自然感染过程基本相似。与自然感染相比,接种疫苗后能在更短的时间内引起机体免疫应答,包括体液免疫、细胞免疫和产生干扰素三个方面。接种麻疹疫苗后,只要初免成功,就可获得较为理想的免疫效果。接种麻疹疫苗后抗体的阳转率在 95% 以上。疫苗血清学效果:注射疫苗 1 周后开始产生抗体,1 个月达高峰,阳转率在 95% 以上。免疫人群在流行病学效果与免疫后血清学效果一致,即抗体阳转者可免于发病。应急接种的效果:当某地发生麻疹流行时,尽快给周围的接触者进行应急接种可以起到减少发病、阻止流行的作用。

(四)接种禁忌

妊娠期的妇女;对青霉素和鸡蛋有过敏史或类变态反应者;伴有发热的呼吸道疾病、活动性结核、血液病、恶病质和恶性肿瘤等;原发性和继发性免疫缺陷患者或接受免疫抑制剂治疗者;个人或家族有惊厥史和脑外伤史者。

(五)不良反应

麻疹疫苗是一种减毒活疫苗,一般不良反应很轻,个别人在接种 6~10 d 可能出现发热、一过性散在皮疹和卡他症状等,持续不超过 2 d,一般不影响精神和食欲。当体温超过 38.5 ℃,持续时间超过 5 d 以上,或出现柯氏斑时,即认为是加重反应,应该及时到医院就诊。

(六)注意事项

麻疹疫苗不能和乙肝疫苗同时接种,因抗原之间有干扰。麻疹疫苗联合免疫的问题,是计划免疫工作的重点,据观察显示,麻疹疫苗可以和大多数疫苗同时接种,而不会影响每种疫苗的免疫效果。如脊髓灰质炎糖丸、百白破三联、甲肝疫苗、腮腺炎疫苗、风疹疫苗、卡介苗、流脑多糖体菌苗等都可同时接种。

注射疫苗后两天内避免洗澡,以免感染;注射后,应在接种场所休息观察半小时;在注射麻疹疫苗前不要空腹;避免剧烈活动,不吃酸辣等刺激性食物,多喝开水。

十三、流行性腮腺炎疫苗

流行性腮腺炎是由流行性腮腺炎病毒引起的急性呼吸道传染病,主要症状为腮腺肿大,严重者可侵犯睾丸、卵巢、中枢神经系统。

流行性腮腺炎病例具有季节性,每年 3~5 月为高峰期。12 月到次年 1 月病例也会增多。发病地点多在学校,尤其是乡镇小学。2~5 年发生一次流行。流行性腮腺炎病毒感染患者后,多数患者可获得终生免疫。

(一)疫苗作用

疫苗作用为预防流行性腮腺炎。流行性腮腺炎疫苗接种禁忌、不良反应及注意事项,见表 8-6。

表 8-6　流行性腮腺炎疫苗接种禁忌、不良反应及注意事项

疫苗名称	腮腺炎减毒活疫苗	麻疹腮腺炎联合减毒活疫苗	麻腮风联合减毒活疫苗
接种禁忌	1.对该疫苗所含任何成分过敏者 2.患急性疾病、严重慢性疾病、慢性疾病的急性发作期和发热者 3.妊娠期妇女 4.免疫缺陷、免疫功能低下或正在接受免疫抑制治疗者 5.患脑病、未控制的癫痫和其他进行性神经系统疾病者	1.已知对该疫苗所含任何成分,包括辅料及抗生素过敏者 2.患急性疾病、严重慢性疾病、慢性疾病的急性发作期和发热者 3.妊娠期妇女 4.免疫缺陷、免疫功能低下或正在接受免疫抑制治疗者 5.患脑病、未控制的癫痫和其他进行性神经系统疾病者	1.对新霉素、鸡蛋过敏者;患急性或慢性严重疾病者 2.发热者暂缓接种 3.妊娠妇女严禁接种本疫苗 4.妇女怀孕前三个月内不宜接种本疫苗
不良反应	1.常见不良反应:疼痛和触痛、一过性发热、皮疹、轻度腮腺和唾液腺肿大 2.罕见不良反应:重度发热 3.极罕见不良反应:过敏性皮疹、过敏性休克、睾丸炎、感觉神经性耳聋和急性肌炎	1.常见不良反应:疼痛和触痛、一过性发热、皮疹、轻度腮腺和唾液腺肿大 2.罕见不良反应:重度发热 3.极罕见不良反应:过敏性皮疹、过敏性休克、睾丸炎、过敏性紫癜、感觉神经性耳聋和急性肌炎	1.少数人可能出现一过性发热反应、轻度皮疹反应或伴有耳后及枕后淋巴结肿大 2.个别人可能出现一过性关节痛反应
注意事项	1.家族和个人有惊厥史者、患慢性疾病者、有癫痫史者、过敏体质者、哺乳期妇女慎用 2.育龄期妇女注射本疫苗后应至少3个月内避免怀孕 3.使用免疫球蛋白后3个月内避免接种,否则可能影响效果。	1.家族和个人有惊厥史者、患慢性疾病者、有癫痫史者、过敏体质者、哺乳期妇女慎用 2.注射免疫球蛋白者应至少间隔3个月以上接种本疫苗,以免影响免疫效果 3.使用其他减毒活疫苗与接种本疫苗应至少间隔1个月,但本疫苗与风疹减毒活疫苗可同时接种 4.育龄妇女注射本疫苗后,应至少3个月内避免怀孕	1.患有急性、慢性感染发热者,已知对疫苗中任何成分过敏者,妊娠期妇女禁止接种麻疹风疹腮腺炎联合疫苗 2.患急性严重发热性疾病的个体应推迟接种疫苗,育龄期妇女在接种疫苗后3个月内应避免妊娠 3.接受输血、输血浆或使用人体免疫球蛋白后3个月内不能接种

（二）免疫程序和接种对象

（1）腮腺炎减毒活疫苗接种对象:8月龄以上的腮腺炎易感者。

（2）免疫程序:8月龄接种1剂次麻风苗,18～24月龄接种1剂次麻腮风疫苗。腮腺炎常在大学校园、新兵中暴发,成人接种腮腺炎疫苗也十分必要。

加入 0.5 mL 所附带灭菌注射用水,待疫苗复溶并摇匀后使用;于上臂外侧三角肌附着处皮下注射 0.5 mL,含腮腺炎活病毒超过 3.7lgCCID50。

（三）疫苗安全性及免疫效果

早期研究表明,接种1针后血清阳转率和/或短期保护率可达80%或90%以上。秦伟等人在安徽省开展含腮腺炎成分疫苗保护效果的效果评估。采用回顾性队列研究方法评估,显示4年内疫苗保护效果最好为72.78%（95%CI:39.29%～87.29%）。在江苏省曾检测2 028份儿

童血清标本,腮腺炎抗体阳性率与抗体几何平均滴度分别为 72.3%(95%CI:70.3%~74.3%)和 181.9 U/mL(95%CI:169.8~194.9 U/mL),接种 2 剂次 MMR 的儿童腮腺炎抗体阳性率(89.2%)高于接种 1 剂次 MMR 儿童(71.3%)。暴发调查研究表明,1 针腮腺炎疫苗的长期保护效力较低(60%~90%)。接种 1 剂腮腺炎疫苗的预防效果有限。相对于麻疹和风疹疫苗,腮腺炎疫苗的免疫原性较差,阳转率较低,接种 1 剂疫苗的免疫持久性有限。一般认为群体免疫率在 90%以上可阻止腮腺炎的流行,但 3 年后群体的免疫率 70%,因此需要考虑接种第 2 剂疫苗。统计数据显示接种 1 剂疫苗的国家和地区腮腺炎发病率下降≥88%,2 剂接种使腮腺炎发病率下降≥97%。

WHO 认为,接种 1 剂 MMR 后,在最初抗体阳转的儿童中,1 年后有 15%的儿童抗体转为阴性;接种第 2 剂 MMR 后血清抗体阳转率升至 95%,并可产生更高浓度的长期抗体水平。

目前将腮腺炎疫苗纳入免疫规划的国家中,80%以上都采用 2 针免疫程序。大多数儿童在入学前(大约 6 岁)已经接种了第 2 针接种。

第 1 针和第 2 针接种最短间隔为 1 个月。第 2 针可以通过开展补充免疫活动的形式提供。WHO 鼓励目前实行单剂次接种的国家在免疫程序中增加第 2 针,以确保获得长期的免疫保护。

腮腺炎疫苗的不良反应轻微,而且少见。除接种部位轻度肿、痛外,个别人可能出现低热,偶有皮疹、瘙痒和紫癜等变态反应发生,但这些反应短暂和轻微,不经治疗可自愈。少数人可能有轻度腮腺肿胀,常发生在接种后 18~22 d。偶见睾丸炎和感音神经性耳聋。极少出现中度发热。

国内多项研究表明,流行性腮腺炎暴发流行时,应急接种可有效控制腮腺炎疫情,腮腺炎潜伏期长,常集中暴发。因此,当集体中出现病例后,应急接种疫苗能终止腮腺炎的继续传播;对处于潜伏期的被感染对象,亦能减轻病情。

(高秀丽)

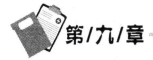 第/九/章

艾滋病高危行为人群干预技术

第一节 性工作者人群行为干预技术

艾滋病作为严重威胁人民健康的传染病正在中国广泛流行,其中性工作者的人类免疫缺陷病毒(HIV)感染率不断上升。由于性工作者在频繁的无保护的性活动中很容易被 HIV 感染和传染他人,因此,遏制艾滋病在性工作者等高危人群中的流行,防止艾滋病从性工作者等高危人群向一般人群传播,已成为当前乃至今后相当长一段时期艾滋病防治工作的一项重要而艰巨的任务。

一、干预目的

开展行为干预就是为了保护性工作者免受艾滋病、性病感染和将艾滋病、性病传染他人,降低暴露于 HIV 的风险,降低因感染 HIV 而对自身和社会造成伤害的可能性和危害程度。其主要目的是:提高其艾滋病、性病预防知识水平与自我保护能力;促进其降低危险行为,采取或保持低危或安全行为;降低或预防其感染艾滋病、性病的危险;预防和控制艾滋病、性病在性工作者人群中及社会上的传播与流行。

二、干预原则

干预中应注意遵循尊重、保密、无伤害、有益、公正基本的伦理原则。

三、干预策略

(一)开展有针对性的艾滋病/性病健康教育
在性工作者中开展形式多样的、与性病诊疗服务相结合的健康教育活动,提高其对艾滋病/性病的知识知晓水平和自我健康保护意识,以及改变他们的求医行为。

(二)促进安全套的推广与正确使用
以商业营销和社会营销相结合的方式提供优质安全套普及性和可获得性;通过有效的健康教育、外展干预和咨询服务,促进性工作者每次性行为都全程、正确使用安全套。

(三)提供规范的性病诊疗服务及生殖健康服务
整顿规范性病诊疗市场,改善性病服务质量。为性工作者提供有效的、可接受的、负担得起

的、规范的性病诊疗服务和生殖健康服务。

四、干预程序

(一)工作会议

1.专科门诊医师会议

由艾滋病防治工作委员会办公室,组织各性病门诊、妇科门诊、医院泌尿科门诊的门诊医师召开工作会议,提高他们对艾滋病/性病防治工作的认识,要求他们在对就医的性工作者进行规范诊治的同时,积极为性工作者提供有关预防性病/艾滋病及安全套使用方法的知识咨询。

2.娱乐服务场所业主会议

娱乐场所老板的积极参与和配合是确保干预活动顺利进行的关键。因此,需要同娱乐场所的老板们建立良好的合作关系。

在公安部门的配合下,由艾滋病防治工作委员会办公室或各级疾控中心艾滋病工作小组组织各娱乐场所的业主召开动员会议,就如何进行干预活动听取他们的意见,并争取他们的支持。

(二)人员培训

人员培训的主要内容包括知识培训和技能培训。

1.健康教育宣传员(高危人群干预工作队)的培训

(1)知识培训。对于选定的健康教育宣传员,他们可能已经具备一些基本的艾滋病知识,但培训工作还是有必要的。培训可以帮助工作人员进一步提高认识,加深理解,纠正错误认识。知识培训的内容:艾滋病/性病防治方面的基本知识,包括艾滋病/性病传播途径、预防方法,性病症状和正确就医的重要性,正确使用安全套的知识,以及健康教育方法等。

(2)技能培训。技能的培训主要是实战能力训练,内容包括:如何接触高危人群;健康教育的技巧;组织开展现场调查的技能;示范正确使用安全套的技能;教会性工作者劝说客人使用安全套的技巧;提供艾滋病/性病和生殖健康咨询的技巧,以及如何做好现场记录与现场报告。

2.同伴教育宣传员培训

(1)知识培训。当前我国艾滋病/性病流行趋势的知识,艾滋病/性病的传播途径知识(血液传播、性传播、母婴传播)艾滋病/性病的有效预防方法,艾滋病与性病的关系,性病症状和求医知识等。

(2)技能培训。练习并掌握同伴宣传的技能,演示安全套使用的技能,与客人协商使用安全套的技巧,如何影响同伴使用安全套的技巧,做好现场记录与现场报告。

3.性病诊疗、咨询人员培训

(1)知识和技术培训。当前我国有关艾滋病的法规和政策,艾滋病/性病的流行趋势,艾滋病/性病的传播途径,艾滋病/性病的预防知识,自我保护及预防感染的知识,艾滋病/性病咨询服务的技能,性病诊治的标准技术等。

(2)咨询技能培训。了解咨询的目的、形式和咨询原则,以及咨询技巧,包括仔细倾听,尊重、不歧视,让咨询者感到轻松并得到对方的信任,尽可能使用开放性问题,引导对方说出心里话,使用易于理解的语言,观察咨询者的反应,如音调、手势、面部表情等肢体语言。

(三)开展宣传教育和同伴教育活动

通过有关部门及业主的协助,健康教育宣传员在娱乐服务场所开展宣传教育活动;为使宣传教育活动深入、持久,同伴教育宣传员负责在同伴中继续进行艾滋病的宣传教育,提高性工作者的艾滋病/性病知识水平,倡导安全的性行为。

1.深入娱乐场所开展宣传教育

健康教育宣传员要深入到娱乐场所开展宣传教育工作。宣传教育内容包括:艾滋病/性病基本知识(传播途径和预防方法)、性病的症状及危害,演示正确使用安全套,说服对方使用安全套的技巧等。除此以外,对于日常碰到的妇女健康问题能随时给予解答。

建议每个场所每月不能少于1次,并做到每月能对所干预的娱乐场所进行一次宣传。

每次宣传教育活动持续30 min左右,一般不宜超过1 h,在开展干预活动过程中,注意挑选若干名同伴教育宣传员,由同伴教育宣传员负责组织同伴经常谈论有关艾滋病/性病的话题。如果培训的同伴宣传员离开当地,在下一次宣传活动时,再重新挑选新的同伴宣传员。

要根据娱乐场所的性工作者数量及分布特点,确定每个健康教育宣传员的工作职责,健康教育宣传员的主要任务是,鼓励其坚持使用安全套;传授安全套的使用技巧;发放宣传教育材料;提供安全套;提供有关性病、生殖健康方面的咨询服务等。

健康教育宣传员要定期进行经验交流和总结,定期召集同伴教育宣传员,听取并交流反馈信息。

此外,健康教育宣传员还需要对每次的外展活动进行记录。

2.同伴教育宣传员进行宣传教育

在干预现场,由同伴教育宣传员在娱乐场所利用休闲时间,与同伴们讨论有关预防艾滋病/性病问题,讨论的内容可以包括艾滋病/性病传播途径及预防方法、正确认识艾滋病/性病的症状及其危害、正确使用安全套等问题。也可以组织同伴教育宣传员之间进行交流,互相学习。

同伴教育宣传员要根据性工作者对艾滋病知识的理解和掌握情况,在健康教育宣传员的帮助下,对宣教内容和方式做适当调整。

记录性工作者间交流的信息以及每次提供安全套、发放宣传材料的具体数量。

(四)提供综合规范性的性病及生殖健康服务

医院、疾病预防控制中心、妇幼工作服务站等的性病防治门诊应该按照卫生健康委制定的相关标准和规范来开展性病诊治服务。同时,性病门诊工作人员还应具有同情心,保护患者的隐私,尊重其人格,提供符合她们需求的、方便的候诊服务,创造宽松、匿名、适宜的诊疗环境。

(1)性病门诊应贯彻执行《性病防治管理办法》的规定,对患者采取对症治疗措施,建立治疗档案。

(2)按照《性病诊疗规范和推荐治疗方案》,为患者提供规范的诊疗服务,并保护其隐私。

(3)对于检验设备缺乏的基层性病诊疗机构,推荐使用病征处理方案。然而,在性病病征处理中,对于女性阴道分泌物异常病征的临床处理其敏感性、特异性和阳性预期值尚不够理想。

(4)提供及时、方便的转诊服务。

(5)发现艾滋病、淋病和梅毒等病例或疑似患者时,及时上报疫情。

(6)为性病患者治疗期间,提供合格的艾滋病/性病咨询服务。

(五)扩大宣传教育的覆盖面

为了创造良好的防治艾滋病/性病的支持性环境,卫生部门应密切配合宣传部门,利用电台广播、电视、报纸等宣传工具,大力宣传艾滋病/性病基本知识,适度扩大对一般人群的健康教育。在流动人口较多的大型厂矿企业、农贸市场、商场,或流动人口较集中的居住区,进行艾滋病一般知识的宣传教育,提高流动人口的健康意识,倡导健康的生活方式。

（六）在性工作者中开展自愿咨询检测工作

结合外展工作,鼓励性工作者进行艾滋病、梅毒的检测。

五、干预的资料收集与信息管理

（一）活动记录

做好干预工作记录:各地在开展性工作者、吸毒等高危行为人群干预活动时,要做好活动记录。

（二）网络直报

及时网上直报《____省____市/县____年____月高危行为干预工作基本信息报表》。

（三）整理归档

做好各种原始资料的收集、整理、存档与保存。

六、干预的督导与评估质量

卫生健康行政部门将定期组织对各级高危人群干预工作队建设及工作进展情况进行督导。

（韩熙瑞）

第二节　吸毒高危行为人群干预技术

在当前的社会环境下,毒品滥用越来越严重,特别是通过注射吸毒。通过这样的吸毒方式,且共用针具注射毒品,人类免疫缺陷病毒可能在吸毒人群中很快传播开来,并传播给其他人群。由于艾滋病传播非常快,控制毒品供应和需求这些治本措施,虽是长远之计,但不能满足近期控制经吸毒引起艾滋病流行的需要。很多国家积极探索控制吸毒人群中艾滋病流行的措施,目标一致,内容相似,这些措施为"减少毒品危害"或"危害最小化"。目前采取的两种主要有效干预措施,即是美沙酮维持治疗和针具交换。

一、美沙酮维持治疗

美沙酮是一种人工合成的麻醉药品,属于国家严格管制的麻醉药品之一,可以用来治疗海洛因及鸦片的成瘾。其化学结构与吗啡相差甚远,但药理作用却与吗啡相似,临床上用做镇痛,成瘾性比吗啡小。第二次世界大战时由德国化学家合成,1960年在美国开始用于戒毒,1993年我国卫生部颁布《阿片类成瘾常用戒毒疗法的指导原则》,首选美沙酮进行戒毒治疗。

美沙酮维持治疗是为减轻吸毒者对海洛因的依赖,控制艾滋病在吸毒人群中的传播,并减少与毒品有关的违法犯罪。我们国家是由卫生健康部门、公安部门、食品药品监督管理部门三部委牵头在部分毒品泛滥的地区在吸毒人群中开展的减低毒品危害工作。美沙酮维持治疗是通过较长时期或长期服用美沙酮口服液来治疗吸毒者的海洛因成瘾,同时配合心理治疗、行为干预等综合措施,以最终达到减少毒品危害和需求的目的。服用美沙酮口服液可以有效地控制海洛因、鸦片毒瘾达24~36 h,在维持治疗中服用恰当剂量的美沙酮口服液,不会使服用者过度镇静和产生快感,同时美沙酮的不良反应很小。这种方法要求吸毒人员每天到指定地点,在工作人员监督下口服一定剂量的美沙酮,从而减少非法毒品的使用和相关高危行为的发生。它可以有效地控制艾滋病在吸毒人群中的传播,是目前世界上预防人类免疫缺陷病毒传播的最佳策略技术之一。

(一)美沙酮维持治疗工作组织机构

1.组织机构

根据国家《滥用阿片类物质成瘾者社区药物维持治疗工作方案》要求,滥用阿片类物质成瘾者社区药物维持治疗工作实行分级管理。中央成立国家级工作组,各省成立省级工作组,开展维持治疗工作的医疗机构所在地成立地市级工作组,组织实施维持治疗工作。

2.各部门职责

国家级工作组:由国家卫生健康委、公安部和国家食品药品监督管理局及有关技术单位组成国家级工作组,负责维持治疗工作的宏观管理;审定各省级工作组申报的维持治疗机构;核准维持治疗药物的申购计划、生产和供应;培训省级维持治疗工作骨干;对维持治疗工作实施监督、指导和评估等。

国家级工作组下设秘书处,具体负责全国维持治疗工作的协调和日常管理。

(1)省级工作组:由开展维持治疗工作的省级卫生健康委、公安厅(局)和食品药品监督管理局(药品监督管理局)及指定的省级相关卫生技术部门组成省级工作组,负责本辖区内维持治疗工作的规划、组织、管理实施和监督;卫生健康部门负责审核维持治疗机构资格、麻醉药品使用资格;组织人员培训;监督指导维持治疗工作;公安机关负责对参加维持治疗、但没有经过强制戒毒或劳教戒毒的滥用阿片类物质成瘾者进行备案,保障维持治疗药品运输、储存安全和维持治疗机构正常工作秩序;食品药品监督管理部门负责药物配制质量、药物供应等相关环节的监督管理。省级工作组下设秘书处,负责本辖区内维持治疗工作的协调及日常管理。

(2)地市级工作组:由开展维持治疗工作所在地的市(县、区)级卫生健康局、公安局和食品药品监督管理局(药品监督管理局)组成地市级工作组,负责当地维持治疗工作的监督与管理。卫生健康部门负责审核维持治疗工作人员执业注册情况,监督管理维持治疗机构内维持治疗药物的使用和有关医疗活动。公安机关负责审核曾经接受强制戒毒或劳教戒毒的滥用阿片类物质成瘾者参加维持治疗的条件;对维持治疗期间仍滥用阿片类物质或其他毒品的人员,依法予以处理。食品药品监督管理部门负责药品安全监管。市(县、区)级工作组下设秘书处,负责本辖区内维持治疗工作的协调及日常管理。

(二)美沙酮维持治疗工作技术

1.成立地市级工作组

根据原卫生部、公安部和国家食品药品监督管理局联合下发的《滥用阿片类物质成瘾者社区药物工作方案》(卫疾控发[2006]1256号)等有关文件精神,已开展和即将开展美沙酮维持治疗工作所在的市、县都要求成立本地美沙酮社区药物维持治疗工作组,成员主要由当地卫生健康局、公安局和食品药品监督管理局(药品监督管理局)等部门领导和成员组成,负责当地美沙酮维持治疗工作的监督与管理,此项工作将作为考核当地美沙酮维持治疗工作指标之一。

2.美沙酮口服液配制和管理

美沙酮口服溶液必须按照国家标准进行配制,确保质量;各门诊不得从其他任何渠道获得美沙酮。

美沙酮口服溶液生产单位必须严格按照国家规定的计划配制美沙酮口服溶液。美沙酮原料供应和美沙酮口服溶液的配制、使用部门,必须严格执行《中华人民共和国药品管理法》《麻醉药品和精神药品管理条例(国务院令第 44 号)》以及国家食品药品监督管理局、公安部、原卫生部《关于戒毒治疗中使用麻醉药品和精神药品有关规定的通知(国食药监安[2006]230 号)》等有关规定。

各门诊负责人负责监督本机构治疗药物发放和治疗工作。省级工作组定期或不定期抽查各维持治疗机构药物发放记录,药物供应和使用情况。

3.美沙酮门诊的筛选、申报与审批

省美沙酮维持治疗工作组根据各省海洛因成瘾者的分布情况,组织指导各地的美沙酮门诊的申报工作,由省级工作组各成员单位初步审批后,汇总各地申报材料报国家工作组秘书处。国家工作组根据各地申报单位准备情况现场考察结果最终审批各门诊,并对批准的门诊进行有关设备支持及人员的培训。所需申报材料:开展社区药物维持治疗工作申请表、医疗机构所在地周围环境及公共设施情况草图、医疗机构拟用房屋内部布局平面图、申请单位《医疗机构执业许可证》正副本(复印件)、有关规章制度。

经自治区工作组书面和现场初审合格,对符合《开展社区药物维持治疗工作基本条件》的,上报国家工作组,经国家工作组复审合格后予以确认。

4.美沙酮门诊工作基本条件

(1)选址:在确定维持治疗机构时,应充分利用现有的医疗资源,按照交通便利、就医方便的原则,由当地卫生和公安部门统一规划布局,在吸毒人员相对集中的市区和城镇选址。所选地址应远离政府机关、学校托幼机构及其他人群密集的公共场所。

(2)工作人员:申请开展维持治疗工作的医疗机构,应根据机构的规模和实际需要配备卫生技术人员和其他工作人员,必须达到要求:确定专门的负责人,负责人及主要卫生技术人员必须是本单位在职人员,并报省级卫生行政部门备案;专门负责人应具有主治医师以上技术职称,从事精神卫生专业工作或有戒毒治疗工作经验,并具有一定的管理经验和能力;至少有 2 名具有主治医师以上技术职称,并接受过精神卫生和艾滋病咨询培训,具备麻醉药品处方权的人员从事维持治疗工作;至少有 2 名具有护士以上技术职称,并接受过精神卫生和艾滋病咨询培训的人员从事维持治疗工作;至少有 1 名具有药剂师以上技术职称的人员负责维持治疗药物的管理工作;至少配备 1 名保安人员;每个维持治疗机构必须保证有 8 名以上维持治疗专职工作人员。工作时间内,必须保证至少有 4 名工作人员同时在岗。

(3)门诊部门设置、功能与条件:设有候诊室、咨询室、治疗(体检)室、资料录入室、服药室、卫生间等功能分区;配备病历柜(架)、铁皮文件柜、饮水机、直拨电话、宣传资料架、办公桌椅、药品/器械柜、电子秤等设备;具备临时储存麻醉药品的条件;具备诊治常见并发症及临时抢救急危重症的条件,备有纳洛酮注射剂(每支 0.4 mg)至少 10 支;备有体检设备(包括体质量秤、血压计、检查床等);备有艾滋病相关宣传材料和安全套等;门诊管理与制度。

维持治疗机构要加强管理,健全各项维持治疗管理制度,并公布上墙:行政管理制度;医疗管理制度;维持治疗机构治安管理制度;药物治疗登记报告制度;麻醉品管理和使用制度;麻醉性药品容器及包装材料的监督销毁制度;卫生健康行政部门认为应建立的其他制度;门诊工作人员培训及开诊筹备。

美沙酮门诊一经国家工作组审批通过,须按照工作方案要求进行门诊装修、安排工作人员参加培训、建立和完善各种规章制度及做好美沙维持治疗工作的社区宣传与动员等工作。一切准备工作就绪,经国家级工作组复审合格的维持治疗机构在人员安排、设备采购、药品储备等工作准备就绪后向省级工作组提出开诊申请,省级工作组按照《开展社区药物维持治疗工作验收标准》验收合格后,书面报国家级工作组秘书处。国家级工作组秘书处将协调安排有关专家赴现场指导开诊,门诊可以开诊接收患者。

5.美沙酮门诊工作程序

接受治疗者(下称"受治者")的核准(入组条件)。受治者必须同时具备的条件:滥用阿片类物质成瘾者(诊断标准参见《中国精神疾病障碍分类和诊断标准-3》中的"药物依赖诊断标准");年龄在 20 周岁以上(特殊情况除外);本市户籍居民或在本市居住 6 个月以上且具有当地暂住证的外地户籍居民;其有完全民事行为能力。对于已感染人类免疫缺陷病毒的滥用阿片类物质成瘾者,可以不要求第 2 项条件。

(1)受治者须提供申请材料:参加社区药物维持治疗个人申请表;滥用阿片物质的医疗证明;身份证、户口本复印件,或暂住证复印件;2 张 1 寸免冠照片;如果是人类免疫缺陷病毒感染者,提供其感染状态的相关证明;受治者的核准,受治者经医疗机构按规定要求体检、成瘾鉴定后予以核准,并准确登记其真实身份信息。

开始药物维持治疗前,医疗机构要与获准的受治者及其家属共同签订《参加社区药物维持治疗知情同意书》,并发放统一制作的《社区药物维持治疗卡》。此项包含的检查内容应在受治者正式开始药物维持治疗前完成。

(2)常规检查项目指标:内科检查、外科检查、胸透或胸部 X 线摄片、心电图;肝功能检查[谷丙转氨酶(ALT/SGPT),参考值 0～55 U/L;碱性磷酸酶(AKP),参考值 40～150 IU/L];肾功能检查[肌酐,参考值 44～103 μmol/L;尿素氮(BUN),参考值 2.8～8.2 mmol/L]。

(3)评估项目指标:此项包含的检查内容应在开展评估调查(包括基线调查和随访调查)时完成;HIV 抗体检测(检测时间:入组 1 次,每半年 1 次);HCV 抗体检测(检测时间:入组 1 次,每年 1 次);梅毒检测(检测时间:入组 1 次,每年 1 次);尿吗啡检测(每月 1 次)。

对于申请参加社区药物维持治疗的阿片类物质成瘾者,必须经体检合格后方可进入维持治疗。有以下情况之一者,不能或暂时不宜接受维持治疗:美沙酮过敏史;支气管哮喘史;急性肝炎或慢性肝炎活动期;严重肝、肾功能损伤及心功能障碍;传染期肺结核;伴有严重精神疾病;因其他疾病住院治疗期间。

对于有上述情况的患者,医务人员要建议其先到医院进行诊治,待其疾病痊愈或病情好转,符合条件后方可考虑接受维持治疗。

(4)受治者管理:根据受治者使用阿片类物质的量和最后 1 次使用时间,确定首次用药的时间和剂量。根据受治者情况,逐步调整,确定维持剂量;受治者在治疗期间不得继续吸食或注射阿片类物质及其他毒品;医疗机构应定期或不定期对受治者进行尿检,观察其是否仍在继续使用阿片类物质及其他毒品;尿检仅作为医疗观察、判定用药行为,由医疗机构的医师具体负责,并在受治者病历中记录结果;其他任何人员在医疗机构内不得对受治者进行尿检。

受治者资料严格保密,除法律法规规定的情况外,未经受治者本人或其监护人同意,医疗机构不得向任何单位和个人提供受治者的个人信息资料。

受治者在治疗期间如有下列情况应终止治疗:无正当理由连续 7 d 以上(含 7 d)不参加治疗的;不遵守制度、无理取闹、干扰正常治疗工作、不服从医师治疗计划的;因法律方面的因素不能继续接受治疗的;因各种并发症或其他原因无法坚持治疗的。

受治者由于各种原因终止治疗,当再次要求进行药物维持治疗时,必须说明脱失原因,并书面保证以后不再出现类似情况,可以恢复其参加维持治疗(如有上述情况第2条者另行处理)。医疗机构应将受治者再次入组的情况记录在案。

(5)受治者维持治疗。①首次用药:根据受治者自述的毒品用量和最后1次吸毒时间,确定首次用药的时间和剂量。推荐首次用药时间在用阿片类物质4 h后,或用美沙酮、丁丙诺啡24 h之后;首次剂量为15～30 mg,原则上不超过40 mg,在无法忍受戒断症状的情况下,可在3 h之后,24 h之内再用药1次,间隔时间越短者,追加剂量越小,第1 d总量原则上不超过50 mg。②初始阶段:目标为缓解戒断症状,达到耐受水平。以不出现戒断症状和减少不良反应为原则。初始阶段为1～2 d。③调整阶段:目标为确定合适剂量,减轻受治者渴求感。根据受治者情况调整剂量,每5～10 d调整5～10 mg,可达到60～80 mg/d或更高。调整阶段为3～10 d。④维持阶段:目标为阻断渴求,保持尿检阴性。一般大约需60 mg才能保持。大部分受治者每天用药1次即可,少数患者需要分2次服药。

(6)注意事项:用药期间严禁饮酒;严禁合并用苯二氮䓬类药物,如安定、三唑仑等;过量处理:出现昏迷和呼吸抑制时可使用纳洛酮,每2～4 min静脉注射1次,直到意识和呼吸恢复正常,之后持续给药并观察24 h;至少2名维持治疗机构工作人员同时监督每个受治者当场服药。

6.开展后期综合干预服务

地市级工作组与有关部门相互配合,以维持治疗工作为平台,利用与受治者接触的机会,为其提供综合服务,如宣传艾滋病防治知识、培训就业技能、落实"四免一关怀"政策等。

鼓励患者坚持维持治疗和接受心理、行为干预及治疗,尽快地恢复个人、家庭和社会功能,减轻患者经济负担,降低脱失率。

鼓励参与各种小组活动、文体活动、社会公益活动和家访工作,鼓励同伴教育小组开展宣传艾滋病知识、美沙酮维持治疗知识、倡导安全性行为。

实施对社区工作人员及公安干警的激励方案。鼓励介绍或转介吸毒人员参加维持治疗,公安干警在门诊开展法制教育宣传。

举办部门间协调会议;对各社区、村转介参加维持治疗患者数按比例年度奖励;对各镇、办事处(辖区派出所)开展维持治疗工作进行年终评奖等措施。

(三)监督和效果评估

地市级工作组将所辖区门诊的管理和监督工作纳入艾滋病防治的常规工作计划中,定期或不定期到试点现场监督指导工作;省级工作组定期或不定期对试点机构进行抽查,现场监督指导工作,对于不合格者,撤销其开展社区药物维持治疗资格。如发现治疗药物流失或其他违法行为,按照国家有关法律、法规,追究有关单位和个人的法律责任。

为了解和评价社区药物维持治疗工作在减少与艾滋病传播有关的高危行为、预防新感染的发生、减少与吸毒有关的违法犯罪行为及改善家庭社会功能等方面的工作成效,总结工作开展的情况和服务对象对工作所提供的服务的评价,为在更大范围内更好地推广此项工作提供科学依据,开诊时间在两年以上的门诊须对当地美沙酮维持治疗工作开展效果评估。

1.评估调查对象

受治者、维持治疗门诊负责人及资料管理员、维持治疗门诊所在地公安部门负责人。

2.评估方法与内容

通过对以上三类调查对象的问卷调查,对受治者的实验室检查(包括定期的 HIV、HCV 检测和不定期的吗啡定性尿检),结合现场观察、查阅有关工作记录及报表等方法,了解受治者、维持治疗门诊所在地的有关情况。

二、针对注射吸毒者针具交换

针具交换工作是减低毒品危害工作中的一种。注射吸毒者对毒品的依赖是一种极易复发的慢性脑部疾病,在目前尚没有彻底戒断毒瘾的办法的情况下,控制吸毒者通过共用注射器传播艾滋病等经血液途径传播疾病就显得非常现实。因此国际上提出了针具交换,目前许多国家推行,实践证明对控制吸毒者共用注射器传播艾滋病、减低吸毒危害有很好的效果。2003年国家启动艾滋病综合防治示范区工作,提出针具交换作为综合防治措施之一。2004年4月6日在北京召开的全国艾滋病防治大会上,国务院吴仪副总理宣布为预防控制艾滋病,针对高危人群我国要实施包括针具交换在内的行为干预措施。

为注射吸毒人群提供针具交换服务,并不是唯一、最终的目的,它可以作为一个切入点,使我们可以同吸毒者常规地接触,利用这个平台开展健康教育,引导吸毒人群接受美沙酮维持治疗、摆脱毒品的依赖,最终达到恢复个人、家庭、社会功能的道路。

(一)针具交换技术

1.成立组织机构,明确职责

成立以分管卫生的市(县、区)领导为组长、公安、药监工商、新闻、卫生健康等多部门参与的领导小组,明确各部门工作职责,负责组织管理与协调。领导小组下设办公室,负责日常工作,定期或不定期召开领导小组成员会议,协调部门之间共同开展活动。

成立技术专家小组,负责对相关工作人员进行技术培训,指导当地工作的开展,不定期组织相关技术专家为工作开展提供现场技术指导,为顺利开展工作提供技术保证,成员以卫生健康和公安等单位的技术骨干为主。

省级疾病预防控制中心负责技术指导,组织培训,针具的采购由各省自定,同时安排工作人员参加省级和国家组织的有关部门培训。市、县级疾病预防控制中心为针具交换工作承担单位,负责针具交换工作的实施,定期按要求上报针具交换工作情况报表。

2.开展基线调查

目的:为掌握吸毒人员的基本情况,了解他们的规模、毒品滥用情况、行为特征和艾滋病感染状况等信息,以便开展有针对性的干预活动,评估项目进展和效果,为进一步制订干预计划开展干预活动提供依据。

摸清当地现有吸毒人员数量、分布,绘制吸毒人员的分布标点图。同时,进行吸毒人群的基数估计,为健康教育和干预活动的开展提供依据。吸毒人员基数估计可采用乘数法、枚举法、捕获-再捕获法、抽样调查法、普查法、德尔菲法、提名法＋乘数法。应采用两种以上的方法进行估计。

开展问卷调查工作,内容包括一般情况、艾滋病预防知识、吸毒及性行为、HIV实验室结果等。每市、县(区)调查100～150名吸毒人员,其中戒毒所(包括自愿戒毒所、强制戒毒所和劳教戒毒所)内的吸毒人员不超过50人。

与个别有影响力的吸毒者接触,接近更多的吸毒者,同时召集10～15名吸毒者进行小组座谈,了解吸毒人员的需求和对开展针具交换的看法和建议。包括吸毒人员获得艾滋病防治知识的途径;吸毒人员获得注射器的主要渠道;吸毒人员习惯(喜欢)使用的注射器品牌、型号及价格;吸毒人员能够接受的注射器价格;吸毒人员每天注射次数等。

挑选和培训调查员(工作人员),并招募调查对象,完成基线调查。

获得吸毒人员 HIV 感染率,调查结果的统计与分析。

3.开展干预活动技术

(1)政策倡导:使政府官员、多部门工作人员、吸毒者和社区群众知道针具交换工作,获得政府和其他部门的支持,社会舆论的重视和正确引导,让社会大众理解。

(2)召开启动会议:邀请政府分管领导,卫健委、公安局、食品药品监督局等单位的负责人参加针具交换工作启动会议,介绍项目活动主要内容及操作方法,明确各有关部门职责,协调部门之间共同开展项目活动;取得部门的理解和支持。

(3)针具交换点的选择:交换点可以设立在当地疾病预防控制中心、医疗门诊、药店或其他固定场所。

(4)选择针具交换点原则:该地区吸毒者比较集中且多;吸毒者愿意参与干预活动;当地群众能接受干预活动;交通便利;容易为吸毒者识别;远离政府、公安、学校等机关,位置相对隐蔽,使吸毒者感到安全。

4.同伴教育员招募、培训和职责

(1)确定人数:共5~6名,最好男女都有(如果同伴宣传员由于各种原因无法继续工作时须尽快招募并培训新的同伴宣传员,保证每月有5~6名同伴宣传员同时开展工作)。建议每个同伴宣传员管理10~30个吸毒者。

(2)挑选条件:本人愿意参加这项工作;受过一定的文化教育,最好是初中毕业以上;有一定的口才,语言表达清楚;认识当地较多的吸毒人员,具有一定的影响力;同伴宣传员的地域分布应与当地的吸毒人员分布一致;既往或目前正在吸毒的人员均可。

(3)挑选方法:从戒毒所内即将离所的吸毒人员中挑选;从认识的吸毒者中寻找;社区工作人员推荐和介绍。

(4)同伴教育员培训:由当地疾控中心技术人员对招募的同伴教育员进行包括预防艾滋病知识、如何开展针具交换工作、如何领取和发放注射器及宣传资料、同伴之间交流的技巧、相关表格的填写等方面内容的培训;培训方式可以为培训班、讨论会、座谈会、知识讲座、交流活动、一对一的讲解等。每个同伴宣传员第一年累计培训时间应不少于3 h。

(5)同伴宣传员工作职责:发放宣传材料,同时对吸毒者进行面对面的宣传;发放注射器给需要的注射吸毒人员;填写每周发放记录,以及宣传材料发放记录;每周到当地疾控中心汇报本周的发放情况并领取下一周的注射器和宣传材料;回收吸毒者用过的注射器,记录数量并妥善保存,每周交到当地疾控中心集中焚烧销毁。

(6)同伴宣传员的劳务报酬:同伴宣传员的劳务报酬采用每周或每月发放的办法,各地根据当地的具体情况进行发放;发放劳务费前要检查同伴宣传员上一周或上一月的工作情况,及时指出他们在发放过程中存在的问题和需要进一步改进的地方;每次领取劳务费时要让同伴宣传员签名。

5.戒毒所内干预活动技术

定期进行健康教育:艾滋病传播途径和预防知识;毒品的危害和学会拒绝朋友的引诱;共用注射器知识和减少危险吸毒行为的方法;安全性行为的知识;如何参加美沙酮维持治疗;张贴预防艾滋病宣传海报;宣传海报可张贴在宿舍内、食堂、运动场,或者戒毒学员经常活动的其他地方。

(1)发放宣传材料:保证在戒毒期间每位吸毒人员人手一份宣传材料,并且定期组织他们学习该宣传材料,要求每人都能理解并记住其内容,保证每位新戒毒学员进所时都能及时得到宣传材料。

(2)其他:如果当地条件允许,可以制作预防艾滋病知识宣传板报或每3个月给戒毒学员播放一次预防艾滋病方面的宣传录像,或者增加广播宣传等形式。

6.社区内干预措施技术

(1)张贴宣传海报:在当地一些吸毒者经常出现的地方,如电影院门外、诊所和药店门前、一些录像店门外等地方张贴宣传海报,每两个月检查一次海报,损坏时进行更换,坚持长期宣传。

(2)发放宣传材料:由工作人员或同伴宣传员负责发放;让同伴宣传员发到每一个吸毒人员手中;吸毒人员到当地疾控中心领取注射器时发放;由当地疾控中心工作人员定期到吸毒者家里或其集中的地方进行流动发放。

(3)发放注射器:由当地疾控中心工作人员负责一次发放不超过7支注射器给每位来疾控中心的吸毒人员;疾控中心工作人员负责每周发放一定数量的注射器给同伴宣传员(根据同伴宣传员认识的吸毒者人数,按照给每位吸毒人员7支注射器/每周的原则进行发放);疾控中心工作人员负责定期或不定期到吸毒人员聚集的地方进行流动发放;由同伴宣传员一次发7支注射器给每位吸毒者,每个月发给个吸毒者的注射器数量不要超过30支。

(4)面对面的宣传:每月当吸毒人员领取注射器时由疾控中心工作人员或同伴宣传员进行面对面的宣传;宣传的内容重点突出"共用注射器能够传播艾滋病,使用避孕套可以预防艾滋病"等信息。

(5)注意事项:当发给调查对象注射器时,当地疾控中心工作人员和同伴宣传员应当填写发放和回收记录表;进行面对面的宣传;按规定发放注射器;回收并销毁旧注射器;鼓励他们要交回旧注射器和通知下次再来领取注射器。

(6)回收销毁旧注射器:设计制作或购买几个"利器回收垃圾箱",如硬塑料或铁制小桶或盒;疾控中心工作人员在疾控中心或定期到吸毒人员家里,他们集中的地方回收吸毒人员交回的使用过的注射器;将"利器回收垃圾箱"放到同伴宣传员家中,由他们回收后再每周交到疾控中心进行集中销毁;由同伴宣传员专门到吸毒者那里去回收旧注射器,然后每周交到疾控中心进行销毁;同伴宣传员每回收一支使用过的注射器给他们一些奖品(具体可根据当地情况调整)。

7.对同伴宣传员工作的检查技术

针具交换工作实施市、县疾控中心的工作人员每月根据同伴宣传员记录的参加针具交换吸毒人员名单和地址,随机选择5~8名吸毒人员进行随访,了解他们获得注射器的途径和情况,是否从同伴宣传员那里领取过注射器和宣传材料,并询问他们是否了解同伴宣传员的宣传和注射器发放情况等。

8.上报针具交换工作情况技术

负责针具交换工作实施市、县疾控中心的工作人员须填写完整针具交换工作情况月报表于每月定期以电子邮件形式上报。

(二)督导与效果评估

1.督导目的

为确定工作完成的程度和范围,使工作的负责人和相关领导了解项目的进度,存在的困难,设计中的活动与人、财物等资源是否配套,判定项目是按原计划继续进行,还是应修改项目的设计,总结、推广和交流工作的经验,分析推广工作的效益。

地市级疾病预防控制中心每季度对所辖县、区针具交换工作开展情况进行一次督导,并形成督导报告,内容包括年度工作计划是否合理、工作是否按计划和方案开展;工作是否按要求的方式在执行,执行的质量和资源使用情况,分析项目中遇到的问题和困难,提出整改建议;目标人群覆盖的比例,比例越高,说明工作宣传发动越好、受益面越广;参加者对针具交换工作的看法,同伴宣传员及吸毒人员对项目受益的体会及态度,将影响项目的持续性发展。

2.效果评估

(1)评估目的:为了解针具交换工作能否达到预期的工作目标,以及为以后更好地开展针具交换工作提供科学依据。

(2)评估内容:包括吸毒者的一般情况、艾滋病预防知识知晓率、吸毒高危行为及性行为、HIV 与 HCV 实验室结果等。

(3)评估方法:针具交换的效果评估包括基线调查和在干预工作开展后每年一次的随访评估调查(包括问卷调查和 HIV、HCV 抗体检测)。

3.研究对象的选取

(1)调查对象:基线调查和随访调查时分别采取滚雪球方法在已接受过干预的社区中抽取1 个月内仍然注射吸毒的 100~150 名吸毒者进行横断面调查。

(2)问卷调查:包括吸毒者一般情况、吸毒行为、性行为、艾滋病基本知识。由经过培训的调查员采取面对面访谈的方式进行问卷调查。

(3)实验室检测:HIV、HCV 检测,对做过基线或随访问卷调查的吸毒者进行抽血检测HIV、HCV 抗体。

(韩熙瑞)

第三节　HIV 抗体检测技术

艾滋病在我国的流行已有三十余年,随着感染者不断增加、感染人群的变化和临床患者的日益增多,艾滋病检测工作量逐渐加大,新的监测和检测需求也不断增加,艾滋病检测实验室已遍及全国各级医疗、疾病预防控制、采供血、妇幼保健机构、出入境检验检疫、军队等各个系统。

《实验室 HIV 检测技术》是专为开展艾滋病实验室检测服务人员作技术指导,旨在指导和帮助实验室技术人员了解和掌握艾滋病及相关检测技术、实验室质量控制与质量管理以及生物安全防护等,加强各级实验室的质量管理,保证质量,进一步完善艾滋病检测实验室网络,以满足艾滋病监测和抗病毒治疗工作的需要,为人类免疫缺陷病毒感染者/患者提供更为完善的服务。

HIV 抗体检测技术可用于 HIV 感染的诊断、监测和血液筛查。我国常规 HIV 抗体检测程序分为筛查试验(包括初筛和复检)和确认试验。此外,根据不同的检测目的,可以对 HIV 流行强度不同的地区和不同人群采用不同的替代策略。

一、检测方法技术介绍

(一)筛查试验方法

筛查试验方法主要包括酶联免疫吸附试验、凝集试验、免疫斑点试验及免疫层析试验。我国规定筛查试剂必须是 HIV-1/2 混合型、经国家食品药品监督管理局注册批准、批检合格、在有效期内的试剂。推荐使用经临床质量评估敏感性和特异性高的试剂。

1.酶联免疫吸附试验

这是使用最早和最多的筛查方法,目前试剂已发展到第四代。第三代与第四代抗 HIV-1/2 抗体检测试剂相比,第四代酶联免疫吸附试验试剂检测出结果时间提前了 4~9 d。其优点在于能同时检测抗原和抗体,降低血源筛查的残余危险度。

2.简单、快速试验方法

随着对 HIV 感染者和 AIDS 患者抗病毒治疗的进展,及对无症状 HIV 感染者提供自愿咨询检测(VCT)的迫切需求,简便、快速的 HIV 检测方法被广泛应用。常用的主要有凝集试验、免疫斑点试验及免疫层析试验。

3.唾液、尿液中的 HIV 抗体检测

除最常用的血液样品外,唾液、尿液等样品也可用于 HIV 抗体检测。

(二)确认试验方法

确认试验方法主要包括免疫印迹试验、线性免疫试验、放射免疫沉淀试验及免疫荧光试验。目前国内最常用的是免疫印迹试验。

二、应用及其意义

(一)我国常规 HIV 抗体检测程序

我国常规 HIV 抗体检测程序分为筛查试验(包括初筛和复检)和确认试验。

1.初筛试验

选用敏感性高的筛查试剂。结果报告:对呈阴性反应的样品,可由检测的实验室出具 HIV 抗体阴性报告;对呈阳性反应的样品,须进行复检,不能出阳性报告。

2.复检试验

对初筛呈阳性反应的样品用原有试剂和另外一种不同原理或不同厂家的筛查试剂重复检测。如两种试剂复测均呈阴性反应,则报告 HIV 抗体阴性;如均呈阳性反应,或一阴一阳,须送艾滋病确认实验室进行确认。

3.确认试验

使用 HIV-1/2 混合型试剂进行检测,如果呈阴性反应,则报告 HIV 抗体阴性(-);如果呈阳性反应,则报告 HIV-1 抗体阳性(+);如果不是阴性反应,但又不满足阳性判断标准,则报告 HIV 抗体不确定(±)。结合流行病学资料,可以在 4 周后随访检测,如带型没有进展或呈阴性反应,则报告阴性;如随访期间出现阳性反应,则报告阳性;如随访期间带型有进展,但不满足阳性标准,应继续随访到 8 周。如带型没有进展或呈阴性反应则报告阴性;满足 HIV 抗体阳性诊断标准则报告阳性,不满足阳性判断标准可视情况决定是否继续随访。随访期间可根据需要,检测病毒核酸或 P24 抗原作为辅助诊断。如果出现 HIV-2 型的特异性指示条带,根据实际情况须用 HIV-2 型免疫印迹试剂再做 HIV-2 的抗体确证试验或 HIV-2 核酸检测,以进一步明确

HIV-2 感染状态,疑难样品送国家艾滋病参比实验室进一步分析。

HIV 抗体确证试验结果的判定:

(1)HIV-1 抗体:同时符合以下 2 条标准可判为 HIV-1 抗体阳性。至少有 2 条 env 带(gp41 和 gp160/gp120)出现,或至少 1 条 env 带和 P24 带同时出现;符合试剂盒提供的阳性判定标准。

(2)HIV-2 抗体阳性:①出现 HIV-2 型特异性指示带的样品,如果同时呈 HIV-1 抗体阳性反应,报告 HIV-1 抗体阳性,不推荐进一步做 HIV-2 抗体确证试验;如果同时呈 HIV-1 抗体不确定或阴性反应,须用 HIV-2 型确证试剂再做 HIV-2 的抗体确证试验。②同时符合以下 2 条标准,即出现至少 2 条 env 带(gp36 和 gp140/gp105)和试剂盒提供的阳性判定标准,可判为 HIV-2 抗体阳性。

(3)HIV 抗体不确定:出现 HIV 抗体特异带,但不足以判定阳性。

注:HIV-1 抗体特异带包括 env 带(gp160/gp120、gp41)、gap 带[p55、p24、p17(或 pl8)]、pol 带[p66(或 p65)ps1、p31]。HIV-2 抗体特异条带包括 env 带(gp140/gp105、gp36)、gag 带(p56、p26、p16)、pol 带[p68、p53、p34(由于使用的毒株不同,HIV-2 env 带也可为 gp125/gp80、gp36)]。

(4)HIV 抗体阴性:无 HIV 抗体特异带出现。

(二)HIV 抗体检测的替代策略

使用替代策略,应在确证中心实验室和确证实验室或以上实验室指定的筛查实验室进行,用临床试剂质量评估敏感性和特异性高的筛查试剂检测。使用该策略判断结果,阳性报告须由确证中心实验室和确证实验室或以上实验室认可的筛查实验室出具。具体操作请参照《全国艾滋病检测技术规范》(2015 年修订版)。

三、注意事项

(一)HIV 抗体检测要求

HIV 抗体检测工作应按照《全国艾滋病检测技术规范》,在合格的艾滋病检测实验室内进行。

(1)为了减少检测的错误和误差,应采取严格的质量保证、质量控制和质量评价措施。

(2)注意实验室生物安全防护和职业暴露预防。

(3)严格遵守实验室标准操作程序(SOP),按照试剂盒说明书操作,注意防止样品间交叉污染。

(二)对免疫印迹试验检测不确定结果的解释和处理方法

免疫印迹试验的缺点之一是在某些情况下产生大量的不确定结果。不仅初筛阳性的标本可以出现不确定的结果,初筛阴性的标本做免疫印迹试验检测时也有大约 15% 出现针对一个或几个抗原的不确定结果。多数不确定结果只显示对 gag 蛋白的微弱反应(p17、p24、p55),其他类型十分罕见。不确定结果可能提示 HIV 早期感染或者是一种非特异反应,究竟是哪一种情况取决于危险因素、临床表现以及免疫印迹试验的带型。如有过 HIV 感染危险行为的个体由于感染的机会较大,发生血清学阳转,即早期感染的可能性就大;在不同的免疫印迹试验条带中,p24、p31 和 p55 比单独 p17 预示早期感染的价值高得多。持续的不确定结果可能提示非特异反应,如高球蛋白血症、其他病原微生物感染导致的抗体交叉反应等,有时 AIDS 患者也可以表现为持续的不确定结果,如在病程的晚期,可能丧失对 p24 抗原或其他抗原的反应性而表现为不确定结果。对免疫印迹试验检测的不确定结果,不论是哪一种可能都应进行随访,随访时间为1~6个月不等。不同时间随访的标本使用同种同一个批号的试剂检测,以增强结果的可比性。如果6个月以后,带型消失或没有进展,可以排除 HIV 感染的可能,报告 HIV 抗体阴性;如果在随访过程中出现了带型的进展,特别是出现了包膜抗原的条带,可以确定是早期 HIV 感染。病毒分离培养、核酸检测和抗原检测,也有助于对不确定结果的解释。应该清楚的是,接种了 HIV 疫苗的人也可能出现 HIV 抗体阳性,因此,对具体情况还要结合流行病学资料进行分析。

(三)婴儿 HIV 诊断

婴儿从母亲得到的 HIV 抗体可在体内存在 18 个月,这些抗体不能用于 HIV 感染诊断。小于 18 个月的婴儿可以用多种不同的非抗体依赖性的检验方法进行 HIV 诊断,包括 HIVp24 抗原检测、病毒分离培养、RNA 或 DNA 测定。

(1)婴儿满 12 个月进行第一次 HIV 抗体检测。使用两种不同原理或不同厂家筛查试剂进行抗体检测,两种筛查试剂检测结果均为阴性反应,报告"HIV 抗体阴性(-)",可排除感染。检测结果出现阳性反应(一种为阴性反应一种为阳性反应或两种均呈阳性反应),不能排除感染,应继续追踪随访,至儿童满 18 个月时再次进行 HIV 抗体检测。

(2)婴儿满 18 个月时应再次进行 HIV 抗体检测。使用两种不原理或不同厂家筛查试剂进行抗体检测。两种筛查试剂的检测结果均为阴性反应,报告"HIV 抗体阴性(-)",可排除感染。检测出现阳性反应(一种为阴性反应一种为阳性反应或两种均呈阳性反应),进一步进行确证试验,根据确证试验的结果判断是否感染 HIV。

(李　霞)

第四节　CD4⁺T 淋巴细胞检测技术

当前用于 CD4⁺T 淋巴细胞计数的检测方法可分为自动检测方法和手工操作法。前者包括流式细胞仪和专门的细胞计数仪,后者包括几种手工操作试验,需要光学显微镜、荧光显微镜或酶联免疫吸附试验设备。

一、检测方法

(一)流式细胞仪

流式细胞仪是以流式细胞术为基础发展起来的计数和分析细胞的设备。流式细胞术是一项集激光技术、电子物理技术、光电测量技术、计算机技术以及细胞荧光化学技术、单克隆抗体技术为一体的现代细胞分析技术。目前,应用流式细胞仪测定全血中 CD4⁺T 淋巴细胞亚群有两种方法,一种为多平台法,它包括三项实验室技术,即白细胞计数、白细胞中淋巴细胞的百分比及淋巴细胞中的 CD4⁺T 淋巴细胞百分比。这种方法最大的缺点在于操作步骤复杂、操作人员多、费时、很难将变异水平减小到最低。另一种为单平台法,即在实验时,加入已知浓度的微球,通过对获取的数据进行分析,一步即可得到 CD4⁺T 淋巴细胞亚群的相对数(百分比)和绝对数,较为简便、实用、省时和准确,适宜于科研机构、大学、国家级和省级技术指导机构应用。

(二)专门的细胞计数仪

一些专门的细胞计数仪是专门为测定 CD4、CD8 细胞而设计的,这些设备与传统的流式细胞仪相比结构较为简单、外观较小、重量较轻而且价格低廉。仪器种类主要有 FACS Count、CyFlow Count、Guava、Flow Care。FACS Count 操作简单、功能单一、重复性好,但其缺点是其检测限度为每微升 50～2 000 个细胞和只能得到 CD4、CD8 细胞的绝对数,不适宜于做婴幼儿样品的检测。比较而言 Guava 具有较多的优点,如仪器本身重量轻(约 6 kg)便于携带至现场,操作简单,每天能检测的样品量较大(100～120 份),使用血样少,并能计数 $CD4^+$ T 淋巴细胞的百分比和绝对数(适宜于对婴幼儿样品进行检测),价格低廉。

(三)手工操作法

当前可在实际中应用的手工检测 $CD4^+$ T 淋巴细胞方法主要有 Cyto-Spheres 和 Dynabeads 法。它们只需要显微镜(光学显微镜或荧光显微镜)和一些小型仪器设备,如离心机和磁力架等。这些方法与自动检测方法相比,最大的优点是费用低,适于在一些资源有限的基层实验室应用。但其不足之处在于,每天检测的样本量有限,不适合对大批量的样品进行检测,且检测结果受操作者本人主观因素影响较大。因此,目前较少使用。

二、应用及其意义

T 淋巴细胞亚群的免疫分型能够提供有关患者免疫状态的重要信息,作为 HIV 感染的主要靶细胞,$CD4^+$ T 淋巴细胞首先被感染,并随着病情的发展不断减少。世界卫生组织和欧美国家均推荐 HIV 感染者每 3～6 个月检测一次 $CD4^+$ T 淋巴细胞的计数,以此作为机会性感染预防和抗病毒治疗的决定因素。现在已被人们广泛接受的观点是随着 $CD4^+$ T 淋巴细胞数目的不断下降,患者临床综合征的严重程度将不断加重。因此,对于 HIV 感染的人群,定期监测 $CD4^+$ T 淋巴细胞的绝对数,可以了解他们机体的免疫状态。

$CD4^+$ T 淋巴细胞数是 HIV 感染者的疾病分期和治疗的依据。1993 年美国 CDC 修订的 HIV 及 AIDS 患者的诊断和分类标准、2001 年美国健康和人类服务部组织修订的 HIV 感染成人及儿童治疗指南,均将 $CD4^+$ T 淋巴细胞数作为感染者的疾病分期和实施抗病毒治疗的重要依据。

$CD4^+$ T 淋巴细胞数与 HIV 机会性感染的发生密切相关,是目前判断患者是否会出现机会性感染以及实施机会性感染预防性治疗的重要参数。如 $CD4^+$ T 淋巴细胞$<0.2\times10^9$/L$(200/\mu L)$时,一年以后出现机会性感染的概率是 3%,两年以后出现机会性感染的概率为 58%;$CD4^+$ T 淋巴细胞数$<0.2\times10^9$/L$(200/\mu L)$,很容易发生卡式肺囊虫肺炎和弓形虫病,应给予抗卡式肺囊虫肺炎的预防性治疗,如合并结核感染则应给予预防性化疗;当 $CD4^+$ T 淋巴细胞数$<0.05\times10^9$/L$(50/\mu L)$时,易发生巨细胞病毒等感染及原发性中枢神经系统淋巴瘤。

$CD4^+$ T 淋巴细胞数是判断抗病毒药物疗效和患者免疫状态的重要指标。抗 HIV 药物治疗后,$CD4^+$ T 淋巴细胞数逐步上升,表明遭受 HIV 破坏的机体免疫功能获得恢复或部分恢复。

三、注意事项

$CD4^+$ T 淋巴细胞数检测与血清学抗体检测不同,对样品采集和运输以及检测处理都有相应的要求。

(一)样品采集

在样品采集时,要选择合适的抗凝剂,推荐使用 K3EDTA[(1.5 ± 0.15)mg/mL 血液]抗凝,将血液与抗凝剂混匀,以防止凝固。使用单平台方法检测,CD4$^+$T 淋巴细胞数检测不能超过 48 h。

(二)样品运输

在室温下(18 ℃～23 ℃)保存和运输样品,避免温度过冷或过热。超过 37 ℃的温度会破坏细胞,对血液和流式细胞仪的检测均有影响。天气热时,需要用一个隔热的容器装样品,并且把这个容器放于另一个有冰袋和吸热物质的容器中。这种方法有助于样品的保存。

按照国务院《病原微生物实验室生物安全管理条例》和国际传染病物质航空运输的标准,进行三层包装,尽可能快地将样品送至免疫表型检测实验室。

(三)样品接收

样品到达以后立即检查。如果样品较热或较冷,但没有明显的溶血或结冰,可以处理样品,但要在工作表的报告上注明温度条件。不要马上加热和冷冻样品以使其达到室温,因为这样会对免疫表型检测的结果产生不利的影响。

如有以下现象发生,不可检测:溶血或结冰的样品、凝血的样品、样品的采集时间已超出 72 h。

(四)实验资料的记录

所有的实验结果和检测数据,应存档备案;应定期拷贝计算机结果文档,备案保存。整个实验室的实验资料要有专人统一负责管理,按固定格式记录在案。

(五)个人防护

实验室检测人员的个人防护应符合国家目前艾滋病实验室标准的要求。尽管流式细胞仪的激光束属于低能量激光。但在实施仪器维护和检修过程中,应注意避免激光束对眼睛的直接照射。CD4$^+$T 淋巴细胞计数仪内置的废液收集桶应按照艾滋病实验室废液处理方法和规程进行。所用含氯消毒剂的最终稀释氯残留量应保证在 2 000 g/L。

四、人员培训与考核

CD4$^+$T 淋巴细胞检测管理人员和所有检测人员应接受相关的技术培训,强化全员安全培训和普遍性防护原则安全意识。所有工作人员除必须经过 HIV 检测技术和省级以上艾滋病实验室安全培训外,要参加 CD4$^+$T 淋巴细胞检测上岗培训和定期复训,接受实验室生物安全责任人和实验室管理人员的监督。实验室的安全责任人要对工作秩序和环境的安全负责;所有工作人员都有责任保护自己和他人的安全。

(李　霞)

第五节　HIV 病毒载量检测技术

一、病毒载量检测的意义

(一)HIV-1 感染补充试验及急性期和晚期感染者的诊断

在一般情况下 HIV 抗体检测足以对 HIV 感染与否作出正确诊断。但在特殊情况下单纯抗体检测不足以完成明确的判定,如出现某些非典型的抗体反应形式,特别是不确定时,病毒载量的测定可提供非常有用的证据。虽然单纯使用病毒测定不能完全确定感定感染与否,但当病毒载量测定出现较高拷贝数的阳性结果时($>1\,000$ copies/mL),感染发生的可能性非常大。

需要指出的是,每一种病毒载量定量系统都有其最低检测限,即可以测出的最低拷贝数,通常在 $50\sim100$ cp/mL 以上。病毒载量定量检测时未测出不等于样品不含有病毒 RNA。国外,许多 HIV/AIDS 患者在接受抗病毒治疗后,其病毒载量可降至非常低的水平,还有少数感染者在感染后长期处于低病毒血症状态,现有的技术手段进行病毒载量测定时往往测不出来。因此,使用此指标应综合其他检测数据和样品背景情况进行综合判断。

(二)早期诊断技术

在 HIV 感染的"窗口期"无法使用抗体检测进行诊断,HIV 病毒载量的检测相对独立于宿主免疫反应,因此,无须等到宿主免疫系统对 HIV 产生抗体后才能检定宿主受 HIV 感染的状态,这有利于对血清阳转前样本的检测和 HIV 阳性母亲所有婴儿的 HIV 感染确定。同时,有证据表明,在感染早期,在抗原峰出现前后通常会出一个病毒载量具有很高的感染能力。这个高峰在免疫系统产生反应后,尤其是在细胞免疫出现后开始下降。因此,早期病毒载量测定,对于及时检出"窗口期"感染个体,并及时进行干预,减少传播具有特殊的意义。

目前国际上正在推行对采供血样品进行核酸检测来减少窗口期传播 HIV 的风险。相关研究数据表明,在引入核酸检测后,经输血传染 HIV 的风险有了较大的下降,一项研究报告表明,输入一个单位的全血病毒感染率以 HIV 来说下降到 1/576 000。另外,德国法兰克福的一项研究也表明,在引入了核酸检测后,其 HIV 的残余危险度由 1/1 285 405 下降到 1/1 800 000。

(三)病程监控及预测

一个人感染 HIV 后,其 HIV 病毒载量具有一定的变化规律,并且这变化与疾病的进程有着密切的相关性,平均病毒载量(在没有接受高效抗病毒治疗的情况下)是 30 005 000 拷贝/毫升(cp/mL)。因此,定期进行病毒载量的检测可以帮助医师和感染者确定疾病发展的阶段,以进行相应的治疗。有研究显示,病毒载量的固定值水平与 HIV 感染进展速率存在相关关系,并且这种关系是独立于 $CD4^+$ T 淋巴细胞数的。观察感染者病毒 RNA 水平可大致预测其发病的可能。

(四)指导治疗方案及疗效判定

临床实践证明,艾滋病抗病毒治疗的效果与基线的病毒载量是有关的。许多研究结果表明,病毒载量的基线水平与治疗后病毒载量的下降程度有很大的关系。ACTG175 临床试验显示,两种核苷类反转录酶抑制剂治疗,可以使病毒载量基线值小于或等于每毫升 10 000 拷贝的患者中约半数人的病毒载量降至小于每毫升 500 拷贝。而基线病毒载量大于每毫升 10 000 拷贝的患者,即使用两种核苷类反转录酶抑制剂加上蛋白酶抑制剂,也达不到这样的效果。同时,也可用病毒载量的反应速度来预示 HIV 反应的持续时间。既往没有接受过治疗的患者,$16\sim24$ 周后病毒载量可降至每毫升 400 拷贝或 50 拷贝以下。在 ACTG320 临床试验中,接受抗病毒治疗第 4 周即有病毒载量反应,则预示患者有可能获得长期的病毒抑制。因此,在治疗 $4\sim8$ 周后,进行临床和病毒载量的评价,可能预测病毒抑制的可能性。

另外,在进行治疗后,通过病毒水平的检测才能确定此前的治疗是否有效。通常在治疗后 $2\sim4$ 周病毒水平降低 50%(0.3×10^{10} copies/mL)才被认为临床有效。而治疗的理想反应是,治疗后第 4 周血浆病毒载量下降$(1.5\sim2.0)\times10^{10}$ copies/mL,第 $12\sim16$ 周小于 500 copies/mL,第 $16\sim24$ 周小于 50 copies/mL。当发生以下情况之一时,应考虑治疗失败而调整治疗方案:经高效抗病毒治疗 8 周后,血浆中病毒载量比原水平降低没有降至"测不出"的水平(50 copies/mL);血浆中病毒载量经高效抗病毒已达到"测不出"的水平后又出现上升,提示出现了耐药;除外并发感染、疫苗接种和检测方法的改变,血浆病毒载量从最低点上升 3 倍或更高。

二、病毒载量的常用方法技术

(一)核酸序列依赖性扩增法

最早产品为 NucliSens ELC 定量 RNA 测定方法,最近被 NucliSens EasyQ 新一代荧光实时定量 PCR 所取代。核酸序列依赖性扩增法(nucleic acid sequence-based amplification,NASBA)技术是一种等温扩增系统,其扩增基础在于系统内的混合酶系统,此系统内含有反转录酶 AMV-RT 和 T7-DNA 多聚酶在体外模拟反转录病毒体内复制过程。

此方法可分成四个步骤:核酸释放、核酸提取、核酸扩增和核酸测定。扩增后的产物使用 NASBA QR 电化学发光(ECL)系统进行检测和定量。系统包括亲和素标记的磁珠、生物素标记的核苷酸片段(此片段可与新合成的 RNA 产物的一端互补结合)及可特异与四种产物结合探针(探针上标记有铷元素)。这四种探针可分别与不同的 RNA 产物结合。将四种探针分别置于不同的反应管内,在适当的条件下(41 ℃)几种成分将结合在一起,形成复合体。这些复合体可在 ECL 读数仪中分别读取其上铷元素的激发信号,根据野生型病毒核酸测定值与其他三个内标物测定值的比较可得到野生型病毒的拷贝数。

Nuclisens EasyQ 结合 NASBA(核酸序列依赖性扩增)技术与分子荧光探针技术检测血浆中的 HIV RNA 水平。

这种结合的方法使用了实时扩增分析,提高了对诊断质量的要求,具有高输出量、灵活和用户便利的特点。

(二)反转录 PCR 系统技术

目前用得最广泛的仪器为罗氏公司(ROCHE)的 COBAS AMPLICOR 和相应的检测试剂 COBAS AMPLICOR HIV-1 MONITORTM 2.0 版。

聚合酶链式反应 HIV-1 定量检测试剂盒 2.0 版是在聚合酶链式反应全自动分析仪上定量测定人血浆中 HIV-1RNA 水平的体外核酸扩增检测试剂盒。该检测试剂盒可以通过两种样本处理程序进行检测,即"标准的"和"极度敏感的"操作步骤,定量测定含量为 50～750 000 copies/mL 的 HIV-1RNA。在"标准的"样本处理程序中,通过应用裂解颗粒从而将 HIV-1RNA 直接从血浆中分离出来,然后用乙醇沉淀 RNA。而在"极度敏感的"样本处理程序中,血浆中 HIV-1 病毒颗粒首先通过高速离心浓缩,然后用裂解试剂裂解病毒颗粒,再用乙醇沉淀 RNA。

COBAS AMPLICOR HIV-1 MONITORTM 试剂盒 2.0 版包括 5 个主要步骤:试剂准备、样本制备、靶 RNA 的反转录产生 eDNA、用 HIV-1 特异互补引物进行靶 eDNA PCR 扩增、通过比色进行与探针结合的扩增产物的测定。HIV-1 病毒 RNA 的定量检测是采用 HIV-1 的定量标准品来完成的。HIV-1 定量标准品包括用为 HIV-1 靶 RNA 引物结合部位和 HIV-1 扩增子单一探针结合区的非感染性 RNA 转录物。将已知拷贝数的 HIV-1 定量标准品加到每一个样本中的 HIV-1 靶序列一起共同进行样本制备、反转录、PCR 扩增、杂交和检测并和 HIV-1 靶序列一起扩增。COBAS AMPLICOR 分析仪根据 HIV-1 定量标准品的数据计算每一个样本的 HIV-1RNA 含量。该定量补偿了抑制因素的影响并且对扩增过程进行质控,从而使每一个样本的 HIV-1RNA 获得准确定量。

(三)DNA 技术

DNA 测定技术基于其独特的信号放大系统,即 DNA 信号放大系统。这是一个人工合成的 DNA。DNA 可结合多个酶标记物,从而将病毒的信号放大,以便进行检测。此检测系统不涉及核酸扩增反应。本方法定量系统中没有内标记物,每次实验设置一系列外部标记,通过实验样品反应强度与外部标记样品强度的比较,确定实验样品的病毒拷贝数。

每一种 bDNA 实验样品检测的都有各自的步骤或试剂。但总的来说,bDNA 检测通常包括以下步骤:将患者血清或血浆连同含有特异的合成寡聚核苷酸靶探针的裂解液加到微孔中;孵育,此步骤可释放病毒核酸,降解 RNA 酶或 DNA 变性,然后靶探针结合到靶 RNA 或 DNA 并固定相板上;冷却洗板;加信号放大探针(bDNA)到各孔内;孵育,此步骤 bDNA 杂交到靶探针的相应部位;冷却洗板;加标记探针到各孔内;孵育,此步骤使酶标记的探针杂交到 bDNA 上;冷却洗板;加化学发光底物到各孔中;孵育,此步骤让酶和底物相互作用,产生化学发光信号。发射的光强以相对光量值(RLUs)表示。产生的光强直接与各样品中病毒 RNA 或 DNA 的载量成正比。产生的光强直接与各样品中病毒核酸的含量由与样品一同处理的标准所制作的标准曲线计算获得。

Bayer System 440 bDNA 检测方法是一种夹心核酸杂交法,用于定量检测血清或血浆中的病毒 RNA 或 DNA。分析仪自动地封闭、震荡、孵育、清洗和读取数据。

(四)实时荧光定量 PCR 扩增技术

实时荧光定量 PCR 技术是指在 PCR 反应体系中加入荧光基团,利用荧光信号积累实时监测整个 PCR 进程,最后通过标准曲线对未知模板进行定量分析的方法。每个反应管内的荧光信号到达设定的域值时所经历的循环数 Ct 值与该模板的起始拷贝数的对数存在线性关系。利用已知起始拷贝数的标准品可作出标准曲线,其中横坐标代表起始拷贝数的对数,纵坐标代表 Ct 值。因此,只要获得未知样品的 Ct 值,即可从标准曲线上计算出该样品的起始拷贝数。

实时荧光定量 PCR 扩增的实验检测过程可分为:①样品制备,抽提和浓缩目标 RNA 分子,并除去可能存在的抑制因子。②RT-PCR,检测 PCR 的产物使用荧光标记的寡核苷酸探针。检测的原理基于荧光信号增长曲线与循环数相关。③RT-PCR 反应,病毒 RNA 利用反转录酶将 RNA 反转录为 cDNA,然后通过 DNA 聚合酶对特定片段进行扩增。④扩增产物的检测,基于检测阈值的设定,当病毒载量高时,低循环数即能检测到荧光信号;当病毒载量低时,高循环数时才能检测到荧光。循环数与样品载量成线性关系。利用标准品制作循环数与载量的标准曲线就能对样品载量进行定量检测。

三、注意事项

大量比较研究显示,病毒载量的变化超过 0.5log10 copies/mL(大约是 3 倍)被视为有生物学意义的变化,而 0.5log10 copies/mL 以内的变化就很难与随机的变异相区分。尤其是接近检测下限的时候,实验的变异对于解释病毒载量变化的意义有更大的影响。例如,病毒载量从 50 copies/mL,虽然变化的幅度达到 0.5log10 copies/mL,但真正反映的可能是实验的变异而不是抗病毒治疗的失败。因此,对于接近检测下限的测定结果需要进行认真分析。

在允许的动态范围内,上述三种方法测定的结果有高度相关性,抗病毒治疗以后血浆病毒载量的变化趋势用三种方法测量的结果也是相似的。但是这三种方法测定的绝对值却不能直接比较,不同的实验室和不同方法之间有很大的差别。因此,检测病毒载量必须在相同的实验室使用相同的方法。没有一种病毒载量测定方法被 FDA 批准用来做 HIV 感染的诊断,最可靠的诊断方法还是血清学方法,病毒载量的测定仅能作为血清学检测的补充。

四、其他检测方法

(一)HIV p24 抗原检测技术

机体感染 HIV-1 后,p24 抗原是较早能从血清中检出的病原学标志,感染后约 2～3 周即可检出,1～2 个月左右进入抗原高峰,然后随着抗体的产生形成抗体复合物,由于抗体的中和作用,p24 抗原浓度下降至难以测出的水平。进入无症状期,HIV 抗体持续阳性。抗原在血清抗体阳转前 2～18 d 即可检测到,HIV-1 p24 抗原检测主要是作为 HIV-1 抗体检测窗口期的辅助诊断。

1.方法

p24 抗原的检测通常是采用酶联免疫吸附试验夹心法,已知抗体包被固相反应板孔底,加入待测血清,若血清中含有 p24 抗原则与包被抗体结合,加底物显色,在酶标仪上读结果。方法学进展如下。

(1)免疫复合物解离:酶联免疫吸附试验 法检测 HIV-1 p24 抗原的一般方法灵敏度较低。为了提高检测血清中 p24 抗原的敏感性,须先用盐酸或甘氨酸将血清中免疫复合物解离后再进行测定。目前已发展了 CDp24 抗原测定试剂是(简称 p24-CD),用于 HIV-1 抗原测定。p24-CD 的敏感性为 90%(另有报告为 6%～53%),一般只能在大约 50%(30%～90%)无症状感染者中检出 p24 抗原,对 HIV 阳性母亲的 1 月龄内婴儿敏感性更低。特异性>95%(或>97%)。鉴于 p24-CD 的敏感性较低,不宜单独使用,但在不具备 HIV RNA 检测条件的地区有较大应用价值。目前有进口试剂,尚无国产试剂。

(2)超敏感酶免疫测定法:该法又称双点免疫复合物转移酶免疫测定,是利用高亲和力抗体浓缩富集血清中的 HIV-1 p24 抗原,然后检测。缺点是对试剂要求高,需要一定仪器,操作复杂。

(3)免疫吸附电镜法(ISEM):将抗原与抗体的特异性与电子显微镜的高分辨率相结合,是对病毒颗粒的直接特异性检测,灵敏度高。需昂贵仪器,操作复杂。

(4)HIV p24 Ag/Ab 检测(第 4 代 HIV EIA 试剂):检测 HIV-1、HIV-2、HIV-0 抗体和 p24 抗原,称 HIV 抗原/抗体试剂。用于献血员筛查,可进一步降低输血的残余危险度。一般来讲,第 4 代 HIV EIA 试剂 p24 抗原的灵敏度(>11 pg/mL)不如单独检测 HIV-1 p24 抗原试剂的灵敏度高(10 pg/mL)。

目前最敏感的 p24 抗原检测试剂盒的检测阈值为 0.01 pg/mL。

2.适用范围

HIV-1 抗体不确定或"窗口期"的辅助诊断;HIV-1 抗体阳性母亲所生婴儿早期的辅助鉴别诊;第四代 HIV 抗原/抗体酶联免疫吸附试验试剂检测呈阳性反应,但 HIV-1 抗体确认试验呈阴性者辅助诊断;监测病程进展的抗病毒治疗效果。

3.结果报告和解释

HIV-1 p24 抗原的阳性结果必须经过中和试验确认,若阳性标本的 OD 值比中和反应前减少 50%以上,才确定为 HIV-1 p24 抗原结果阳性。

HIV-1 p24 抗原阳性仅作为 HIV 感染的辅助诊断依据,不能据此确诊。

HIV-1 p24 抗原检测的敏感性为 $30\%\sim90\%$,低于病毒载量测定。HIV-1 p24 抗原阴性结果只表示在本试验中无反应,不能排除 HIV 感染。

婴幼儿经过胎盘或哺乳从母亲获得的 HIV 抗体不能用于诊断是否经母婴传播感染 HIV。婴幼儿体内从母亲得到的 HIV 抗体持续存在时间最长不超过 18 个月。在 18 月龄以前可以用多种不同的非抗体依赖性的检测方法对新生儿 HIV 感染进行辅助诊断,包括 HIVp24 抗原检测、病毒分离培养、RNA 或 DNA 测定。

(二)HIV 核酸定性检测技术

1.方法

检测血浆或血清样品中的 HIV-1RNA 使用 RT-PCR 法,检测外周血单个核细胞(PBMC)中 HIV-1 前病毒 DNA 使用 PCR 或套式 PCR 方法。HIV 核酸检测要包括核酸提取试剂、核酸扩增试剂和扩增产物分析试剂。

可使用 HIV-1gag 和/或 pol 和/或 env 和/或其他基因区的引物在进行 RNA 反转录时,可使用扩增的下游特异性引物或随机引物序列或自行设计引物,应尽量涵盖流行的 HIV 毒株,也可使用复合引物。

核酸扩增产物分析方法可用琼脂糖凝胶电泳法,用分子量标准比较以判断扩增片段是否在预期的分子量范围内。还可用限制性内切酶、特异性探针杂交和 DNA 序列分析等方法对扩增产物进行进一步分析。所有样品应做双份平行检测,阳性结果应扩增另外一个基因区对引物进行进一步检测。在扩增淋巴细胞 HIV 前病毒 DNA 时,可同时扩增宿主基因如 β_2-微球蛋白等基因。

2.适用范围

HIV 核酸定性检测适用于"窗口期"的早期辅助诊断和母婴传播的辅助诊断(婴儿 HIV 感染早期诊断)。可作为对 HIV 感染辅助诊断报告和处理的实验室依据。HIV/AIDS 产妇的婴儿在出生 48 h 内、1~2 个月和 3~6 个月三个阶段采集的血样中有两次 HIV-1 核酸检测阳性,可作为 HIV-1 感染阳性的辅助诊断。并需要在 18 月龄时检测 HIV 抗体加以确证。对 HIV 抗体免疫印迹试验的不确定(或可疑)结果进一步做辅助诊断;为阻断"窗口期"HIV 经血传播,HIV RNA 的 RT-PCR 检测可进行血源检测;HIV 亚型分析区;区别 HIV-1 和 HIV-2 感染;确定人群中 HIV 的变异;监测临床药物治疗反应;检测病毒的耐药性突变。

3.结果报告和解释

HIV 核酸检测阳性结果的判定和报告:样品必须有任何两个基因的扩增(env 和 gag,或 env 和 pol,或 gag 和 pol 或其他两种基因组合)呈阳性才能判定为阳性结果。阳性结果可作为诊断 HIV-1 感染的辅助指标,不单独用于 HIV-1 感染的诊断。

(三)HIV-1 耐药检测技术

1.HIV-1 耐药检测的意义

(1)耐药监测:用于 HIV-1 感染人群和抗病毒治疗人群的耐药性监测和检测。用于新近感染人群的耐药性监测,了解耐药毒株流行的情况,并采取防控措施,用于治疗前人群的监测,指导制订一线抗病毒治疗方案;用于抗病毒治疗人群的耐药性监测,进行 HIV-1 耐药发生、发展趋势以及影响因素的分析,指导和完善大规模公共卫生模式抗病毒治疗的程序,以及制订二线治疗方案。

(2)耐药检测:用于个体患者的耐药检测。在抗病毒治疗前进行耐药检测,可指导临床医师制订抗病毒治疗方案,保证抗病毒治疗的效果;在抗病毒治疗过程中进行耐药检测,可指导临床医师分析治疗失败的原因,并制订补救治疗方案。

2.HIV-1 耐药检测方法及程序

(1)方法:HIV-1 耐药检测的方法可分为两大类,一类是基因型检测法,另一类是表型检测法。HIV-1 耐药基因型检测法基于对耐药相关基因突变的检测,利用耐药基因型解释系统判断是否耐药以及耐药的程度;HIV-1 耐药表型检测法基于体外培养技术,通过检测抑制病毒生长所需的药物浓度(IC50 或 IC90),并与参考株进行比较,判断病毒对药物的敏感程度。常用的 HIV-1 耐药检测方法为基因型检测法,其优势在于周期短、操作简便、重复性好,且花费较少。本章主要介绍 HIV-1 耐药基因型检测方法。通常使用反转录 PCR(RT-PCR)和测序方法,商品化试剂盒一般采用一轮 PCR 扩增,实验室自建(in-house)方法一般使用套式 PCR方法两轮扩增。

(2)引物:应根据所测目的基因的序列设计,包括 RT、PCR 和测序引物。可使用商品化试剂盒配套的引物,也可根据参考文献和 HIV-1 流行毒株的序列自行设计引物。

根据《国家免费艾滋病抗病毒药物治疗手册(第四版)》,目前临床上常用的药物有三大类,分别为蛋白酶抑制剂(PIs)、核苷类或核苷酸类反转录酶抑制剂(NRTIS)和非核苷类反转录酶抑制剂(NNRTIs)。针对这三类药物,耐药基因型检测须扩增 HIV-1 的 pol 基因区,目的基因片段应覆盖蛋白酶区 4~99 位氨基酸和反转录酶区 38~320 位氨基酸的基因区域。

(3)主要试剂:实验室自建方法须配置病毒核酸提取、反转录、PCR 和测序反应等步骤所需的试剂。商品化试剂盒使用其配套的试剂扩增目的基因片段及测序。

(4)扩增目的基因片段及测序:样品的采集和处理,要求感染者血浆病毒载量≥1 000 拷贝/毫升或国际单位。采用血浆、血清或滤纸干血斑样本;核酸提取,按照核酸提取试剂盒说明书操作。提取 RNA 时应注意防止 RNA 降解。DNA 于−20 ℃保存,RNA 和需长期保存的 DNA应在−80 ℃保存;反转录反应和 PCR 扩增,将 RNA 模板、反转录引物、dNTP、反转录酶、RNA酶抑制剂、缓冲液和适量无 RNA 酶的超纯水加入反应管中,在适宜温度下进行反转录反应,合成 cDNA。将模板(DNA 或 cDNA)、dNTP、引物、缓冲液、Taq 酶和适量灭菌纯水加入反应管中,置于扩增仪上,按照设定的程序进行 PCR 扩增。建议使用 RT-PCR 一步法试剂进行第一轮扩增反应;序列测定:通常采用 Sanger 法进行 DNA 测序。将扩增产物、dNTP、测序引物、缓冲液、Taq 酶和适量灭菌纯水加入反应管中,置于扩增仪上,按照设定的程序进行测序反应,在测序仪中读取序列数据。

3.耐药分析和结果报告

(1)耐药分析:将所测序列与数据库中的参考序列或共享序列进行比较,判断是否出现耐药相关的基因突变,并根据 HIV-1 耐药基因型解释系统的规则来评判对特定药物的耐药程度;提供 HIV-1 耐药基因型检测数据分析和解释系统(HIVDRDB)的主要机构有国际艾滋病协会、美国斯坦福大学、法国国家艾滋病研究署和比利时 Leuven 大学 Rega 医学研究所。实验室自建方法通常使用 HIVDB 系统,商业化试剂盒则使用与试剂盒配套的 HIV-1 耐药基因型检测数据分析和解释系统。

(2)检测结果的分析解释:耐药相关的基因突变应分基因区报告耐药相关的基因突变,如将蛋白酶(PR)和反转录酶(RT)两个基因区的基因突变分开报告,基因突变以"字母-数字-字母"的书写方式来表示,第一个字母代表野生型病毒株特定密码子处的氨基酸,第二个字母代表在特定密码子处替换了的氨基酸;耐药程度分析,各种 HIV-1 耐药基因型解释系统对耐药程度的划分不同:HIVDB 系统分为敏感(S)、潜在耐药(P)、低度耐药(L)、中度耐药(I)和高度耐药(H)五个水平;Rega、ANBS 和商品化试剂盒所采用的系统则分为敏感(S)、可能耐药(I)和显示耐药(R)三个水平;当耐药毒株在个体内病毒群体中的比例低于 10%～20% 时,通常检测不到其存在。因此,当在 HIVDB、Rea 或 ANRS 系统中报告为"S",只可报告本次实验结果为"未发现耐药",不可报告为"敏感"。

(李　霞)

第六节　艾滋病实验室质量管理技术

　　艾滋病确证实验室及筛查实验室的设置及其建筑、设施、设备必须符合《全国艾滋病检测工作管理办法》的要求。HCV、HBV 及梅毒等血清学检测在满足实验室管理要求和保证生物安全的条件下,可以与 HIV 检测共享空间和设备,应避免交叉污染。

　　实验室须选购质量优良的耗材,以保证检测工作安全和结果的可靠性,并定期(每批次)或在更换产品时对耗材进行质量评价。

　　检测技术人员须经过上岗培训和在岗持续培训。上岗培训内容至少应包括:艾滋病检测相关基础知识,艾滋病相关检测技术及管理要求,实验操作,质量保证与质量控制,生物安全。要求掌握相关专业知识和技能,能独立熟练地操作,并经考核合格,持证上岗。在岗持续培训指在工作中要根据需要接受复训,确证实验室技术人员每年至少 1 次,筛查实验室技术人员至少每 2 年1 次,除接受检测基本培训内容外,要求了解相关技术、质控及安全要求的新进展。

　　实验室在使用新方法前,须对技术人员进行培训,获得资格后方可开展相应工作。检测人员应分为检验人、复核人、签发人。复核人、签发人应具备对检测过程进行分析和解决问题的能力。

　　各实验室制订实验室的质量控制计划,建立健全实验室的质量管理体系:

　　(1)加强对影响检测结果的实验室环境条件和仪器设备的温/湿度监控。

　　(2)按照不同的检测方法和试剂说明书进行检测,设置内部对照和外部质控。

　　(3)每次检测操作必须填写原始记录,按月或季度归类存档,完善实验室资料管理。

　　(4)每月月底将质控数据和质控图进行分析总结。

　　(5)对所使用的仪器设备按照要求进行维护保养,定期检测校准,仪器出现故障至无法正常运行时应立即联系维修工程师,并报告艾滋病检测确证中心实验室,以便及时协调检测工作。

　　(6)筛查实验室每年至少参加 1 次由艾滋病检测确证中心实验室组织的能力验证考核。

　　(7)确证实验室每年至少参加 3 次由国家艾滋病参比实验室组织的能力验证考核。

　　(8)免疫功能检测实验室每年必须参加国家艾滋病参比实验室 2～3 次的能力验证考核。

　　(9)病毒载量实验室每年至少参加两次由国家艾滋病参比实验室组织的能力验证考核。

　　(10)耐药检测实验室每年参加国家疾病预防控制中心组织的两次能力验证考核。

(李　霞)

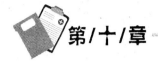

第/十/章

现代结核病控制技术

结核病俗称"痨病",是一种古老的传染病,在没有特效抗结核药品问世前,民间有"十痨九死"之说,称其为"白色瘟疫"。结核病以肺结核为主,是严重危害人民群众健康的慢性传染病,被列为我国法定重大传染病之一。目前我国仍是全球 30 个结核病高负担国家之一,位居全球第2 位。在我国传染病疫情信息报告管理系统中,肺结核报告发病和死亡数位居法定报告甲、乙类传染病第二位,发病人数仍然较多,中西部地区、农村地区结核病防治形势严峻。

一、影响结核病流行因素的分析技术

(一)结核病流行过程分析

从传染源、传播途径和易感人群三个环节分析结核病的流行过程。

1.传染源

结核病的主要传染源为向外界排放结核分枝杆菌的活动性肺结核患者。当结核病灶恶化进展、破坏肺组织,穿破支气管与外界相通后,即可向外界排菌。尤其是痰涂片阳性的肺结核患者,痰液中有较大数量的结核分枝杆菌,是主要传染源。一个未经治疗的涂阳肺结核患者,每年平均可能传播 10～15 人。有空洞形成的患者,其痰中含有大量的结核分枝杆菌,极易传染他人。结核病牛作为人类结核的传染源,主要是经牛奶传播,但在人类感染的结核菌株中比例很小,流行病学意义不大。

2.传播途径

呼吸道感染是肺结核的主要感染途径,飞沫感染为最常见的方式。当肺结核患者咳嗽、打喷嚏或大声说话时,肺部病灶中的结核分枝杆菌随呼吸道分泌物形成的飞沫排放到空气中,健康人吸入直径 2 μm 以下的飞沫核可进入肺泡造成感染,形成原发病灶发生结核病。

结核分枝杆菌经食物进入消化道,很容易被大量胃酸杀死,一般不会造成感染。当结核分枝杆菌大量或少量反复进入消化道时,可在肠壁淋巴滤泡形成病灶,造成感染。食物载体主要是牛奶,未经充分加热引起感染。这种情况在我国较少见。

3.易感人群

人群对结核分枝杆菌普遍易感,人群中易感者的比例是结核病流行的重要影响因素。传染源传染性越强、与传染源接触时间越长、接触越密切,获得感染的可能性越大。拥挤、通风不良的居住环境增加易感者与传染源接触的密切程度和暴露危险性。一般认为易感者发生感染的危险性随年龄而增长。在非 HIV 高感染地区,成年男性感染结核分枝杆菌的危险性较女性高,可能与男性接触传染源的机会更多有关。免疫功能紊乱或缺陷(如 HIV 感染)、接触矽尘、重度吸烟、糖尿病、营养不良和过度劳累等,均能增加对结核分枝杆菌的易感性。与结核病患者接触的医务人员也是结核病的高发人群。

(二)影响结核病流行过程因素的分析

从自然因素和社会因素两方面对结核病流行过程进行分析。

1.自然因素

季节影响不明显,但冬春季略多,首先是由于潮湿环境容易感染,居室通风不良等有利于结核菌传播;其次冬春季节气温较低,人们在室内的时间增加,人群密集,增加了结核分枝杆菌传播的机会;三是由于冬春季节室外活动时间减少,依靠太阳光暴晒杀灭结核分枝杆菌的机会也较小。

结核病传播的地理环境差异主要与不同地域人群(尤其是共居一室人群)的居住密集程度、当地人群结核病感染状态、结核病疫情等因素有关系。由于结核分枝杆菌主要在人群间传播,因此并不像虫媒传染病受媒介生物栖息地的地理环境影响大。

2.社会因素

生活水平、居住条件、人口流动和卫生服务等因素对结核病的流行有着重要影响。如结核病容易在贫困人群中流行,因贫困人口常有营养不良、居住条件差、劳动强度大等,且医疗服务可及性和公平性都处于较低水平。由于高疫情国家流动人口移向疫情低国家(如移民和难民)、HIV感染和艾滋病的蔓延和流行、耐多药结核病的增加等多种因素,加剧了结核病疫情回升。其中影响最大的情况:①HIV/AIDS与结核分枝杆菌双重感染的增加,引发较高的死亡率;②耐药、耐多药结核病的广泛分布和迅速传播,由于耐多药结核病难以治愈,广泛传播不但严重影响人类的健康和社会持续稳定的发展,甚至威胁着人类的生存质量;③发展中国家的人口发展迅速,人口在城市间流动,甚至在国家间流动频繁,使结核病的传播范围扩大,流动人口中以青壮年为主,是结核病发病的高发人群,且其中贫困人口占一定比例。由于流动人口肺结核患者发现和治疗管理的难度比普通人群要大得多,因此加重了结核病控制工作的负担。

二、结核病的防控策略

(一)全球结核病控制策略

结核病是可治愈、可预防的疾病,各国根据 WHO 要求,制订本国控制策略,积极采取行动,以期在全球范围内有效控制结核病。

1995 年起,在 WHO 和全球结核病遏制联盟的倡导下,在国际抗结核病与肺部疾病联盟等组织和各国政府的共同努力下,结核病高负担国家和地区已全面实施了以直接督导下的短程化疗(diretly obeved treatment short counse,DOTS)为核心的现代结核病控制策略;2006 年起逐步实施遏制结核病控制策略,结核病控制防治取得了较大的进展;2014 年 WHO 全球卫生大会上,由 194 个成员国签署确定了终止结核病策略,目标是消除结核病的全球流行。2017 年11 月,WHO 在俄罗斯举行了首届终止结核病全球部长级会议,发表了《终止结核病莫斯科宣言》。2018 年 9 月,第 73 届联合国大会防治结核病问题高级别会议在美国纽约举行,强调须立即采取行动以推进 2030 年之前实现终止结核病流行的目标。

为了在全球有效地控制结核病流行,WHO 要求各国政府制订和推行国家结核病控制规划(national tuberculosis control program,NTP),并强调规划的核心是推行 DOTS 策略,该策略包括 5 个基本要素:政府承诺;以痰涂片检查为发现肺结核患者的主要手段;推行医护人员面视下的短程督导化疗;定期不间断提供抗结核药物;建立、健全结核病患者的登记报告制度和评价监控系统。DOTS策略的推行和实施,大幅度提高了患者的发现率和治愈率,同时可预防耐药菌株的产生。然而,在当前全球结核病疫情变化和耐药结核病流行日趋严重的情况下,DOTS策略表现出较大的局限性,因此WHO和全球结核病遏制联盟于2006年倡导将DOTS策略向遏制结核病策略转化,宗旨是在提高DOTS质量的基础上全面提升结核病控制工作的力度和深度。遏制结核病策略有6部分内容:加强DOTS扩展,提高DOTS质量;应对TB/HIV、耐多药结核病(MDR-TB)和其他挑战;致力于卫生体系的改革;吸纳所有的卫生服务提供者参与结核病控制;发挥社区和患者作用;促进科学研究。当前,结核病高负担国家已逐步开始将遏制结核病策略纳入国家结核病控制规划的工作中。

(二)我国结核病控制策略

我国历来高度重视结核病防治工作,自1992年始在13个省实施DOTS策略,2001年起,在全国全面推行。自2005年,DOTS策略覆盖率已达100%,结核病发现率已达WHO要求的70%目标,患者治愈率达85%以上。被WHO评价为"全世界最成功地实施DOTS策略的项目之一"。我国从20世纪80年代开始制订了3次10年全国结核病防治规划和两次5年全国结核病防治规划,目前我国实施的是"十三·五"结核病防治规划(2016—2020年),提出了"肺结核发病和死亡人数进一步减少,全国肺结核发病率下降到58/10万以下,疫情偏高地区肺结核发病率较2015年下降20%"的目标。

在总结我国实施现代结核病控制策略的经验基础上,结合全球遏制结核病策略,我国制定了适合我国国情和结核病防治形势的结核病控制策略。内容主要包括:加强政府承诺、提高发现和治疗肺结核患者工作质量、应对新领域的挑战、完善社会动员和健康促进工作、强化监控与评价、积极开展研究工作等六大方面。

2019年5月,为进一步遏制结核病流行,推进健康中国建设,根据现行结核病防治工作需要,国家卫生健康委、国家发展改革委、教育部、科技部、民政部、财政部、国务院扶贫办和国家医保局联合制定印发《遏制结核病行动计划(2019—2022年)》。《行动计划》提出,到2022年,全国肺结核发病率从2018年的59.3/10万降至55/10万,死亡率维持在3/10万以下。为如期实现目标,《行动计划》提出了六大行动:

(1)全民结核病防治健康促进行动。广泛动员全社会参与,针对不同人群分类指导,开展形式多样的宣传活动,营造全民参与结核病防控的良好氛围,公众结核病防治核心知识知晓率达到85%以上。

(2)结核病诊疗服务质量提升行动。最大限度发现患者,加强实验室质量控制,推广方便快捷的检测技术,提高诊断准确性,肺结核患者病原学阳性比例提高到50%。做好患者规范诊治和全程规范管理,提升诊疗服务能力,提高诊疗服务可及性,成功治疗率达到90%。

(3)重点人群结核病防治强化行动。加强重点人群的主动筛查和精准预防,以县(区)为单位,病原学阳性肺结核患者密切接触者筛查率要到达95%;对65岁以上老年人年度体检和糖尿病患者季度随访中,积极落实结核病症状筛查;将胸部X线检查纳入人类免疫缺陷病毒感染者及艾滋病患者随访中,开展人类免疫缺陷病毒感染者/艾滋病患者、结核病发病高风险儿童预防性治疗试点。

(4)重点地区结核病扶贫攻坚行动。加大重点地区结核病患者的发现和管理力度,推进结核病专项救治,提升基层防治能力,最大限度保障贫困患者获得救治。

(5)遏制耐药结核病防治行动。扩大耐药结核病筛查范围,对病原学阳性肺结核患者进行耐药筛查,最大限度发现耐药患者。推进耐药结核病规范诊治工作,扩大耐药诊治工作覆盖面,100%的地市开展耐药结核病规范诊治工作。提高治疗质量,做好随访管理,完善相关保障政策。

(6)结核病科学研究和防治能力提升行动。加强科技攻关,加大研发力度。加快结核病防治信息化建设,健全服务网络,逐步实现结核病防治信息互联互通,促进防治服务能力有效提升。

随着我国结核病防治工作的深入,结核病防治政策和技术策略有了很大的发展,结核病防治服务体系的变化、结核病诊断和分类标准的更新、结核病信息管理系统的优化等,现行的规范和指南已经无法满足结核病防治工作的需求,需要进一步明确规范新型结核病服务体系的机构职责和任务、细化结核病诊断技术和方法、优化结核病诊断服务流程、扩展重点人群结核病防治措施、更新结核病信息管理系统收集信息内容和方法等。

三、结核病疫情监测技术

(一)疫情报告

各级各类医疗机构诊断的肺结核患者(包括确诊病例、临床诊断病例)和疑似肺结核患者,均要按照《中华人民共和国传染病防治法》乙类传染病报告的要求,于 24 h 内在传染病报告信息管理系统中进行网络直报。国家卫生健康委为适应《肺结核诊断》(WS288-2017)标准和《结核病分类》(WS196-2017)标准实施后的工作需要,决定自 2019 年 5 月 1 日起,将"传染病报告信息管理系统"中肺结核分类进行调整,由原来的"利福平耐药、涂阳、仅培阳、菌阴、未痰检"调整为"利福平耐药、病原学阳性、病原学阴性、无病原学结果""结核性胸膜炎"归入肺结核分类统计,不再报告到"其他法定管理以及重点监测传染病"中。

(二)学校结核病监测及预警

为进一步加强基层疾病控制机构对学校肺结核病例监测工作,及时开展学校肺结核疫情处置,2018 年 7 月中国疾病预防控制中心将学校肺结核病例纳入国家传染病自动预警系统。只要在传染病报告信息管理系统中显示年龄为 3~24 岁或人群分类为"学生"和"教师"的肺结核报告病例进行单病例(包括临床诊断病例、实验室确诊病例和疑似病例)预警,预警系统自动将信号以手机短信的方式发送至病例现住址所在地县级疾控机构的指定人员。在收到预警信号后,县级疾控机构应 24 h 内初步核实患者的人群分类,判断是否为疑似事件。若是学生或教师,须核实其住址及学校信息,在 3 个工作日内完成个案调查,并向病例所在学校通报情况,按要求进行处置工作。

(三)结核病患者登记

县(区)级疾病预防控制机构或结核病定点医疗机构负责本地区结核病患者的登记工作。县(区)级疾病预防控制机构或结核病定点医疗机构确诊的所有活动性肺结核和肺外结核患者均为登记对象。要将患者的诊断、治疗过程中的随访检查、治疗转归结果等信息在结核病管理信息系统进行录入。

(四)专题流行病学调查

1.结核病流行病学抽样调查

我国的结核病流行病学抽样调查是在全国范围内以科学方法抽取有代表性的样本进行横断面调查,从而获得全国结核病时点患病率资料。曾于 1979 年、1984—1985 年、1990 年、2000 年和 2010 年先后开展了五次结核病流行病学抽样调查,摸清了当时我国结核病感染、患病和死亡等流行病学特点,及时掌握了结核病流行动态和趋势,同时也对全国结核病防治规划的实施状况进行了评价,为制定下一阶段的全国结核病防治规划提供科学依据。

2.结核病漏报漏登专项调查

我国自 2004 年建立传染病报告信息管理系统和 2005 年建立结核病管理信息系统以来,结核病监测体系不断完善。以网络为基础的疫情报告和登记数据在观察我国结核病疫情特征和变化趋势,评价结核病控制策略实施效果,改进结核病防治措施等方面起到了极其重要的作用。但是不管是传染病报告信息管理系统还是结核病管理信息系统都无法将所有新发病例及时完全捕获,造成大疫情系统所提供的报告发病率、专报系统提供的登记率两者与真实发病率之间存在差距。为了获取各级各类医疗机构诊断肺结核患者在传染病网络直报系统中的报告情况及在结核病管理信息系统中的登记情况,通过评价肺结核漏报和结核病漏登情况,估算全国及各省、自治区、直辖市结核病和肺结核发病率。如 2017—2018 年,我国开展了结核病漏报漏登专项调查,通过分层整群随机抽样,共抽取了 985 家县级及以上医疗机构进行 2015 年诊断肺结核患者的报告及登记情况回顾性横断面调查。本次调查,获得各级各类医疗机构诊断肺结核患者在传染病网络直报系统中的报告情况,以及在结核病管理信息系统中的登记情况,测算全国和分省肺结核漏登率并估算全国和分省肺结核发病率,了解全国结核病信息报告和登记工作现状及存在的问题,提高信息报告质量。

四、结核病患者发现技术

最大限度地发现并治愈活动性肺结核患者,尤其是病原学阳性肺结核患者,是目前控制结核病最关键的防控技术之一。

(一)病例发现的途径

1.被动发现技术

出于对成本效益的考虑,WHO 建议结核病发现遵循因症就诊的被动发现原则。70%~80%的涂阳肺结核患者可能出现肺结核可疑症状,因此发现结核病患者的主要途径是建立畅通的因症就诊渠道。我国在各区、县均设立了结核病定点医疗机构,负责结核病患者的诊断、治疗和管理;非定点医疗机构对发现的肺结核或疑似肺结核患者要转诊到结核病定点医疗机构。没有条件开展结核病相关检查的机构,应当将肺结核病可疑症状者推介至结核病定点医疗机构,即因症推荐。结核病定点医疗机构要对前来就诊的肺结核可疑症状者进行结核病相关检查,以及时做出诊断。对转诊未到位的患者,疾病预防控制机构要组织基层医疗卫生机构开展追踪,督促其到结核病定点医疗机构进行诊治。

2.主动发现技术

除被动发现以外,还可在结核病高危人群和高流行地区实施重点人群检查(主动发现),包括对未经彻底治疗的既往患者、流动人口或移民、排菌患者(尤其是病原学阳性患者和学校等重点集体单位的活动性肺结核患者)的密切接触者、儿童青少年中结核菌素反应强阳性者,以及结核病暴发流行的集体或人群等高发病人群的检查和重点行业对象的定期检查等。对 HIV 阳性的成人和青少年,WHO 建议要对其加强结核病筛查。

(二)病例发现的方法

结核病细菌学诊断为肺结核病诊断的金标准。痰涂片查找结核菌是发现传染源的重要手段,也是在资源贫乏地区结核病诊断的基本方法,具有较高的特异性。除了收集患者就诊时的

"即时痰"外,还应要求其次日带"清晨痰"和"夜间痰"进行检查。医务人员要告知患者留取合格痰标本的方法,保证采集到从肺深部咳出的黏性或脓性痰。除了直接涂片镜检,有条件的地区可同时做培养检查,此检查比涂片镜检更敏感,但需时较长(数周)。目前我国也逐步在推广分子生物学快速诊断方法,可提高病原学检测的敏感性。此外,胸部 X 线检查是发现结核病的重要筛查方法,广泛应用于结核病可疑症状者、疑似患者的检查、人群体检及密切接触者筛查,以及早期发现患者。

五、结核病诊断技术

(一)结核病的分类

我国于 2018 年 5 月 1 日开始实施的结核病分类标准(WS196-2017)的结核病分类如下:

1.结核分枝杆菌潜伏感染者

结核分枝杆菌潜伏感染是机体感染结核分枝杆菌后尚未发病的一种特殊状态,以结核菌素皮肤试验(TST)或 γ 干扰素释放试验阳性而无活动性结核的临床表现和无影像学改变为特征。

2.活动性结核病

活动性结核病具有结核病相关的临床症状和体征,结核分枝杆菌病原学、病理学、影像学等检查有活动性结核的证据。按病变部位分为肺结核和肺外结核。

(1)肺结核:活动性肺结核按病原学检查结果可分为涂片阳性肺结核、涂片阴性肺结核、培养阳性肺结核、培养阴性肺结核、分子生物学阳性肺结核和未痰检肺结核。按耐药状况可分为非耐药结核病和耐药结核病,耐药结核病又分为单耐药结核病、多耐药结核病、耐多药结核病和广泛耐药结核病。按治疗史,分为初治结核病和复治结核病,其中初治患者的定义是从未因结核病应用过抗结核药物治疗,或正在进行标准化疗方案规则用药而未满疗程,或不规则化疗未满 1 个月的患者;复治患者指因结核病不合理或不规则用抗结核药物治疗超过 1 个月的患者,或初治失败和复发患者。

肺结核病诊断的最直接证据是从痰中培养分离结核分枝杆菌。但结核病多发生在较为贫困落后的地区,开展细菌培养成本相对较高,且培养耗时长达 4~8 周,因此,在高负担国家和地区肺结核诊断仍以显微镜下的痰涂片诊断为主。同时,国际社会和各研究机构正在致力于建立以分子生物学技术为基础的,准确、快速、安全、简便和成本效益合理的新型诊断方法。

(2)肺外结核:肺外结核指结核病变发生在肺以外的器官和部位。如淋巴结(除外胸内淋巴结)、骨、关节、泌尿生殖系统、消化道系统、中枢神经系统等部位。肺外结核累及的系统、脏器、部位及病变类型多样,确诊需要病变部位的浆膜腔积液及活检标本中获得细菌学证据,因上述标本获取过程困难,同时结核分枝杆菌阳性率较痰标本低,因此肺外结核较难实现病原学确诊。为提高早期诊断率,通常须结合病史、临床表现、实验室及其他检查、诊断性抗结核治疗效果综合诊断。

3.非活动性结核病

非活动性结核病包括了非活动性肺结核病和非活动性肺外结核。非活动性肺结核病是指无活动性结核相关临床症状和体征,细菌学检查阴性,影像学检查多表现为钙化病灶(孤立性或多发性)、索条状病灶(边缘清晰)、硬结性病灶、净化空洞、胸膜增厚、粘连或伴钙化。

(二)结核病的诊断

1.结核分枝杆菌潜伏感染者

一般通过结核菌素皮肤试验来检测结核分枝杆菌潜伏感染,但接种卡介苗(BCG)的地区由于皮肤结核菌素试验出现假阳性的比率较高,γ干扰素释放试验更适宜用于诊断潜伏结核感染。

(1)结核菌素皮肤试验(TST):目前诊断结核感染的结核菌素试验,主要应用的是纯蛋白衍生物(PPD)试验。在左前臂掌侧前1/3中央皮内注射5 IU PPD,以局部出现7~8 mm大小的圆形橘皮样皮丘为宜。72 h(48~96 h)检查反应。以局部皮下硬结为准,测量硬结的横径和纵径,局部有水疱、坏死、溃疡、双圈、淋巴管炎等记录在毫米数的后面,如"横径×纵径,水疱";PPD硬结反应强度以硬结平均直径表示,硬结平均直径=(纵径+横径)/2。结果判断如下:

阴性(一):硬结平均直径<5 mm或无反应者为阴性。

阳性反应(+):硬结平均直径≥5 mm者为阳性。硬结平均直径≥5 mm、<10 mm为一般阳性;硬结平均直径≥10 mm、<15 mm为中度阳性;硬结平均直径≥15 mm或局部出现双圈、水疱、坏死及淋巴管炎者为强阳性。

(2)γ干扰素释放试验:γ干扰素(IFN-γ)释放试验为近年新发展起来的方法,用于检测抗原特异性T细胞具有高敏感度,不受卡介苗接种的影响,试验结果可于24 h内获得,可反复进行;不必多次观察结果,但试验成本高。

2.结核病诊断方法

(1)临床表现:了解患者的症状发展过程、体征、诊断治疗过程、结核病接触史对诊断结核病和确定治疗方案有参考意义。结核病的临床症状因其累及的器官和系统而异,临床最为常见、对人群传播意义最大的是肺结核病。肺结核病早期无自觉症状,可由健康检查发现;活动性肺结核常见的症状有咳嗽、咳痰、胸痛、咯血、食欲减退、疲劳、消瘦、发热、盗汗和月经不调等。其中,咳嗽、咳痰2周以上或痰中带血是常见的可疑症状。育龄期女性患者可有月经不调。

(2)结核病的实验室检查:从痰液、支气管肺泡灌洗液、肺及支气管活检标本、胸腹水、脓液、尿液、脑脊液等标本,检出结核分枝杆菌是结核病诊断的直接证据。其中痰液中结核分枝杆菌检查是发现传染源的最主要手段,也是确诊结核病、选择治疗方案和考核治疗效果的主要依据。每一个有肺结核可疑症状或肺部有异常阴影的患者都必须查痰。目前在高负担国家和地区结核病诊断仍以显微镜下的痰涂片诊断为主。我国目前除采用痰涂片、痰培养结核病分枝杆菌方法外,分子生物学诊断技术的应用也越来越广泛。

(3)影像学诊断:影像学检查是诊断肺结核的主要手段之一,也是骨结核、腹腔结核诊断的重要手段。胸部X线检查包括胸片、数字X线摄影(DR)和计算机X线摄影(CR)等技术,可发现早期轻微的结核病变,确定病变范围、部位、形态、密度、与周围组织的关系、病变阴影的伴随影像、判断病变性质、有无活动性、有无空洞及其大小和洞壁特点等。计算机断层扫描技术(CT)能提高分辨率,对病变细微特征进行评价,减少重叠影像,易发现隐匿的胸部和气管支气管内病灶,早期发现肺内粟粒阴影和减少微小病变的漏诊,还可用于与其他胸部疾病的鉴别诊断等。但影像学诊断的特异性远低于细菌学检查,须密切结合临床及实验室检查进行综合分析,还须注意与其他肺部疾病鉴别。

(4)纤维支气管镜检查:纤维支气管镜检查常应用于支气管结核和淋巴结支气管瘘的诊断,可以在病灶部位钳取活体组织进行病理学检查,以采集分泌物或冲洗液标本做病原体检查。

六、结核病治疗技术

活动性肺结核患者应及时给予抗结核药物治疗,尤其是痰涂片检查阳性患者,抗结核药物治疗可消除其传染性,有效的抗结核药物和规范治疗能使 90％的患者获得治愈,从而避免结核分枝杆菌在人群中的传播。

(一)结核病抗结核药物治疗的原则

早期、联合、适量、规律和全程用药。

(1)早期:一旦诊断就应及时给予抗结核药物治疗。

(2)联合:采取几种抗结核药物配伍联用,可以利用不同药物的杀菌、抑菌作用,同时作用于细胞内、外的结核分枝杆菌,以提高药物的杀菌能力和防止耐药性的产生。可采用的一线抗结核药物有异烟肼(H)、利福平(R)、乙胺丁醇(E)、吡嗪酰胺(Z)和链霉素(S)。

(3)适量:在治疗过程中,必须根据患者的体质量,参照抗结核药物的用药剂量,给予适当的药量。

(4)规律:严格按照规定的抗结核治疗方案,包括药品种类、剂量、服药方法和服药时间等规律服用,不能随意更改化疗方案或间断服药。规律用药可保持相对稳定的血药浓度,以达到杀灭结核分枝杆菌的作用,并可避免诱发细菌的耐药性。

(5)全程:有效的抗结核化疗方案包括强化期和继续化疗期,一般为 6～9 个月。一旦确定了化疗方案并开始治疗,卫生服务提供者就要采取有效的健康教育和经常性的督导等管理措施,以提高患者的依从性并完成规定的疗程。

(二)短程督导化疗的实施方法

目前我国的 DOTS 策略对肺结核患者制订了统一的标准化疗方案,主要采用每天服药 1 次的化疗方法。实施短程督导化疗,要求患者在服用每剂药物时,必须在医务人员、家庭成员或志愿者的直接面视下进行。

1.初治活动性肺结核(含涂阳和涂阴)治疗方案

初治病例的标准化每天方案为 2HRZE/4HR,方案分为 2 个阶段,即 2 个月的强化期和 4 个月的巩固期治疗。如新涂阳肺结核患者治疗到 2 个月末痰菌检查仍为阳性,则须延长 1 个月的强化期治疗,继续巩固期化疗方案不变。

2.复治涂阳肺结核方案

复治涂阳肺结核患者强烈推荐进行药物敏感性试验,敏感患者按以下方案进行:每天方案为 2HRZES/6HRE 或 3HRZE/6HRE;如果为耐药者则纳入耐药方案治疗。

病原学阳性结核患者等应开展药物敏感性检测,并根据药物敏感结果对患者采取针对性治疗。利福平敏感肺结核患者无特殊情况应首选由一线抗结核药物组成的标准化方案进行治疗。利福平耐药肺结核患者则按耐药方案进行治疗。

对于耐药性未知的肺结核,参照利福平敏感肺结核患者进行治疗,治疗期间每月要进行痰菌检查,若痰菌阳性,则开始耐药检测,耐药者按药敏检测结果进行方案调整。

3.耐药肺结核的治疗

制订 MDR 的治疗方案通则是详细了解患者用药史,该地区常用抗结核药物和耐药流行情况;尽量做药敏试验;严格避免只选用一种新药加到原失败方案;WHO 推荐尽可能采用新一代的氟喹诺酮类药物;不使用交叉耐药的药物;治疗方案至少含 4 种二线的敏感药物;至少包括吡嗪酰胺、氟喹诺酮类、注射用卡那霉素或阿米卡星、乙硫或丙硫异烟肼和对氨基水杨酸或环丝氨酸;药物剂量依体质量决定;加强期应为 9~12 个月,总治疗期为 20 个月或更长,以治疗效果决定。监测治疗效果最好以痰培养为准,痰培养监测时间和频率:治疗前检测 1 次,注射期每个月 1 次,非注射期每 2 个月 1 次;患者完成治疗并且无证据显示治疗失败,而且强化期后最少连续 3 次痰培养阴性,每次至少间隔 30 d,则为治愈。

七、结核病患者管理技术

(一)结核病归口管理

为提高结核患者发现率,减少患者自身延误及医源性延误的就诊时间,及早控制传染源以减少传播,我国自 1991 年颁布“结核病防治管理办法”中首次提出“结核病防治机构和指定的医疗预防保健机构负责所在地区结核病防治业务的归口管理”。要求各级各类医疗卫生机构要对肺结核可疑症状者,特别是有咳嗽、咳痰两周以上或咯血等症状者进行重点排查,强化首诊负责,提高诊断准确性和及时性,减少漏诊,及时报告疫情,并向结核病定点医疗机构转诊。各级定点医疗机构要对所有肺结核患者和疑似患者进行痰涂片和痰培养检查,提高病原学诊断率;对发现的肺结核患者要进行规范诊治,落实患者复查和随访检查,确保完成全程治疗,提高治愈率。

(二)患者治疗管理

肺结核患者全疗程规律服药是治疗成功的关键。我国结核病防治规划要求所有纳入结核病定点医疗机构治疗的活动性肺结核患者都是管理的对象,要对其进行规范化治疗管理。当患者确诊后,结核病定点医疗机构的门诊医师要通知县(区)级疾病预防控制机构,由其负责组织基层医疗卫生机构落实患者治疗管理相关事宜。接到县(区)级疾控机构的通知后,基层医疗卫生机构要在 72 h 内对患者本人进行第一次入户随访,与患者共同确定督导服药人员,可根据患者如文化程度、家庭成员构成、交通状况等的实际情况共同确定适宜的服药管理方式。目前的服药管理方式主要有医务人员管理、家庭成员管理、志愿者管理等,也有部分地区借助电子药盒、手机等智能工具,探索出智能工具辅助管理患者服药的新方法,获得良好效果。无论选择何种服药管理方式,基层医疗卫生机构医师均要对患者进行随访,对于由医务人员督导服药的患者,则由医务人员至少每月记录 1 次患者随访评估结果;对于由非医务人员和智能工具辅助管理的患者,则基层医师要在患者的强化期内每 10 d 随访 1 次,继续巩固期内每月随访 1 次,并在“肺结核患者随访服务记录表”上记录随访情况。

八、结核病的预防控制技术

(一)针对传染源的措施

痰涂片阳性的肺结核患者是结核病的主要传染源。及时发现并治愈肺结核患者,尤其是传染性肺结核患者,是防止结核病传播和预防耐药结核病产生的最有效措施。

(二)针对传播途径的措施

对传染性结核患者要加强结核病防治知识宣传教育,教育患者咳嗽、打喷嚏或大笑时用手帕掩捂口鼻,与健康人谈话时应戴口罩。要加强室内通风,良好的通风是减少空气中结核分枝杆菌的最有效措施之一,室内每小时与户外通风 6 次,可减少 99% 的飞沫核。紫外线照射有高效杀灭空气微滴核中细菌的作用,因此患者居室应有较大的窗户。医务人员或家属等在与患者面对面接触时须戴口罩,可防止院内感染。只有紧贴口鼻的滤菌口罩才可以滤去 $1\sim5~\mu m$ 的传染性飞沫核,一般口罩保护作用不完全。

对 MDR-TB 甚至广泛耐药结核病(XDR-TB)患者,要在资源许可的条件下,提供传染期隔离,并积极治疗,防止耐药结核病在人群中的流行和传播。

(三)针对易感人群的措施

1.加强宣传教育、提高民众自我保护意识

健康教育是结核病控制措施中最为经济有效的方法。特别要在结核病感染和发病的高危人群中开展健康教育,提高人群的健康状态和免疫水平,普及结核病相关健康知识,及时识别结核患者,避免接触传染源,在医院内要强化院内感染控制措施,提高人群的自我保护、预防结核病的意识。

2.预防接种

(1)卡介苗(bacile calmettet guerin,BCG):卡介苗的接种对象为新生儿和婴儿,由于结核分枝杆菌不存在母传被动免疫,因此,出生后 24 h 内应对新生儿进行接种,最迟在 1 岁以内。卡介苗接种后 $2\sim3$ 个月,皮肤结核菌素试验阳性率可达 90% 以上,一般可维持 $5\sim10$ 年。我国以及大多数国家将卡介苗列入国家免疫扩展计划。

卡介苗仅能够保护婴幼儿免于结核病的严重类型(如粟粒型肺结核和结核性脑膜炎),不能预防结核分枝杆菌感染,而且不能预防成人继发性结核病。我国由于结核分枝杆菌感染率高,BCG 可以降低儿童中严重类型肺结核的发生率,因此,BCG 接种仍是我国结核病控制措施之一,在较长时间内仍应坚持对新生儿接种 BCG。

(2)新疫苗研发:目前研制的新型结核病疫苗有预防性和治疗性两类疫苗,以前者为多。结核分枝杆菌感染主要引起细胞性免疫应答,而接种 BCG 只能预防儿童结核性脑膜炎和播散性结核病。为了延长细胞免疫的效果,新研制的预防性疫苗包括了基础免疫和增强免疫两部分内容。虽然抗结核疫苗研发取得了一些成果,但至今仍没有新的抗结核病疫苗产品上市。

3.预防性化学治疗

目前控制结核病的三大干预措施中,除了卡介苗和患者治疗外,预防性化学治疗是重要的措施之一,特别在疫情较低的国家和地区,对降低发病率、减少结核病的传播发挥了重要作用。对已感染者进行预防性化疗可以减少感染者体内的结核分枝杆菌数量,以减少新近感染者发生临床结核病,特别是发生严重结核病(血行播散性结核病和结核性脑膜炎)的危险性和减少结核分枝杆菌潜伏感染者以后"复燃"而发生继发性结核病的机会。所以结核病预防性化疗主要是对已感染结核分枝杆菌尚未发病的人的抗结核药物治疗。

目前 WHO 推荐的是采用以异烟肼为主的预防性治疗方案,视对象年龄和有无 HIV 感染等而定。对 HIV 阳性的成人和青少年,WHO 建议不论其是否有咳嗽、发热、体质量降低、盗汗症状,都应进行预防性治疗。由于预防性治疗费用较高,目前只有发达国家对有高发病风险的潜隐感染者开展预防性治疗,包括 HIV 感染者、来自高感染率国家的移民、糖尿病患者、肺结核患者的接触者和医务人员中的新感染者等。目前我国预防性化疗的重点对象:①除外有活动性结核的人类免疫缺陷病毒感染者及艾滋病患者;②与病原学阳性肺结核患者有密切接触,PPD 反应≥5 mm 的儿童或虽无接触史但近 2 年 PPD 反应值增加≥10 mm 的新感染儿童,特别是 5 岁以下儿童;③学校、工厂等集体单位发生学生或青工结核病流行时,在疑似病例的密切接触者中PPD 反应≥15 mm 者;④新进入高感染环境者(如医师、卫生保健人员,特别是结核病防治机构的人员)应进行 PPD 试验及随访,在发现反应≥15 mm 或有水疱者应予预防性化学治疗;⑤由于治疗需要,使用免疫抑制剂>1 个月者,PPD 反应≥5 mm 时应予以预防性化学治疗;⑥患有增加结核病发病危险性疾病的患者,如糖尿病、尘肺病、慢性营养不良、未正规治疗的陈旧性结核病灶、胃肠手术后以及吸毒者等 PPD 反应≥15 mm 或有水疱时。

每个实施预防性化学治疗的对象在实施前必须通过问诊、症状筛查、全面体格检查和胸部影像学检查及其他必要的相应检查严格排除活动性结核病方可实施。

加强重点场所和重点人群中的结核病患者发现,开展规范化治疗管理,可有效减少结核病传播,预防结核病的发生,加速结核病疫情下降。

(李　霞)

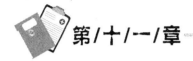

第十一章

医院感染管理

第一节 医院感染概述

一、医院感染的定义

(一)广义定义
任何人员在医院活动期间遭受病原体侵袭而引起的感染,均称为医院感染。

(二)狭义定义
医院感染的狭义定义是指住院患者在医院内获得的感染,包括在住院期间发生的感染和在医院内获得出院后发生的感染,但不包括入院前已存在或者入院时已处于潜伏期的感染。医院工作人员在医院内获得的感染也属医院感染。

二、医院感染定义的内涵

(一)医院感染的对象
从广义上讲,医院感染的对象应涵盖在医院这一特定范围内和在医院期间这一特定时间段内的所有人员,包括住院患者、门诊患者、探视者、陪护、家属、医院各类工作人员等。但是,由于门诊患者、探视者、陪护家属及其他流动人员在医院内停留时间短暂,院外感染因素较多,其感染常常难于确定是否来自于医院。因此,医院感染的对象主要指住院患者和医院工作人员。实际上,医院工作人员与医院外的接触也较为频繁,很难除外医院外感染,因此通常在医院感染统计时,对象往往只限于住院患者。目前,由于管理和技术等方面的原因,在应用广义定义时尚不能做到统计全面,因此在实际操作时,只使用狭义定义,即只针对住院患者进行医院感染发病率的统计。

(二)医院感染的时间界限
医院感染的"感染"是指患者在住院期间和出院后不久发生的感染,不包括患者在入院前已开始或在入院时已处于潜伏期的感染。虽然规定了"在住院期间发生的感染和在医院内获得出院后发生的感染",均为医院感染,但实际上当患者出院后(48 h内)才发病的医院感染,在统计时一般都没有计入。若患者这次住院前和入院后的感染是在前次住院期间所得,亦列为医院感染。

三、医院感染的诊断

(一)非医院感染的情况

(1)皮肤和黏膜的开放性伤口,如检出某种病原体,特别是正常微生物群,而无相应感染的临床表现者,只能视为"定植",不属于医院感染。必须强调,任何部位的感染应该是有临床表现的,有检验与(或)检查资料支撑的,最好包括病原学资料的支持。对存在"定植"现象者,应密切观察病情变化,而不可立即判定为感染(包括医院感染),更不必像对待感染一样而启用抗感染药物。

(2)创伤或非生物性因子(如化学因子)刺激产生的炎症表现者,不属于医院感染。

(3)新生儿经胎盘获得的(即出生后 48 h 内发病)感染,如先天性梅毒、先天性单纯疱疹、先天性弓形虫病及先天性水痘等,这些先天性感染不属于医院感染。

(4)患者原有的慢性感染(如慢性阑尾炎)在医院内急性发作,亦不属于医院感染。

此外,住院时已存在的感染,在住院期间出现扩散或发生并发症者,若无新的病原微生物参与,就不属于医院感染。

(二)属于医院感染的情况

(1)对无明确潜伏期的感染,在入院 48 h 后发生的感染,应认定为医院感染;而对有明确潜伏期的感染,首先是许多传染病,自入院时起超过平均潜伏期后发生的感染,应认定为医院感染。很明显,相当多的医院感染也是有潜伏期的,不过没有传染病那么规律或清晰。

(2)本次住院时存在的感染,如直接与上次或此前住院有关,无论是在同一医院或不在同一医院,应认定为医院感染。

(3)在原有感染(无论是社区感染,还是医院感染)部位之外出现其他部位的新的感染(已除外脓毒血症、迁徙性病灶),或在原感染部位病原体基础上又分离出新的病原体(已排除污染菌和原来存在的混合感染)的感染,应认定为医院感染。

(4)新生儿在医疗机构娩出过程中和出生后获得的感染,如新生儿淋菌性眼炎、新生儿脐炎都属于医院感染。

(5)由于诊疗措施激活的潜在性感染,如疱疹病毒、结核分枝杆菌等的感染,应认定为医院感染。另一方面,由原有感染部位自然扩散至邻近组织形成的感染,如肺部感染扩散至胸膜腔、或肝脓肿扩散至胸膜腔形成的胸膜腔感染,不能视为医院感染;若由于诊疗操作(包括手术)促使此种感染扩散者,则属于医院感染。

(6)医务人员在医院工作期间获得的感染,只要符合医院感染定义,即应认定为医院感染。应该把此类职业性感染划归在医院感染的范畴之内给予监管。但是,不可以将医护人员的任何感染不加分析地均认定为医院感染。在医院实习的各类不同专业的医学生、研究生、进修生、轮转生、护生,亦宜包括广义的医院工作人员之内。

上述有关对医院感染的界定,或多或少带有一定的限定性和相对性,与一般临床诊断不完全相同。

一言以蔽之,首先要把感染与非感染区分开来,其次是要把医院获得性感染与社区获得性感染区分开来。

诊断医院感染的目的并不是单纯考虑医护人员是否采取了妥善的防控措施,也绝非是为了专门追究医院或医院工作人员的过错或失误,而是着眼于从全局、从长远和从实际情况考察所采取"防、控、管"措施及其效果,是否能适应和满足不断提升医疗质量与完善医疗安全的需求。在某种意义上讲,它是一项适应防控医院感染需要的流行病学行为和手段。

四、医院感染管理的意义

医院感染的发生可引起如下不良后果。

(1)医院感染会给患者增加痛苦。医院感染常影响患者预后,严重影响医疗质量。全球每年有数以万计的患者由于接受医疗服务时发生感染而使其治疗、护理变得更加复杂,导致一些患者病情加重,有些患者出现长期残疾,还有些患者因此而死亡。

(2)医院感染会延长住院时间,加重医疗护理工作的负担,影响床位周转使用,降低医疗工作效率。薛凌波等于 2010 年采用 1∶1 病例对照配对方法对某三甲医院调查显示,医院感染组患者平均住院时间为 21.3 d,对照组平均为 9.7 d,因医院感染而致每例感染患者延长住院平均 11.6 d。

(3)医院感染会增加个人及国家的经济负担,造成卫生资源的浪费。据统计,美国每年约 200 万人发生医院感染,造成近 10 万人死亡,经济负担每年达 45 亿~60 亿美元;我国医院感染发生率为 6%~8%,每年 400 多万人感染,经济损失近 200 亿元人民币。

(4)医院感染也是妨碍许多现代先进技术的应用和进一步发展的重要原因。任何一项诊疗技术的应用,都面临医院感染问题。心脏外科、颅脑外科、器官移植等治疗技术面临的最大问题之一是感染。

(5)医院感染会造成医院经济损失和影响医院的社会形象和信誉。医院感染监测、控制、管理水平是衡量一个医院管理水平、技术水平和整体形象的重要指标之一,医院感染的发生,特别是医院感染暴发事件的发生会给医院带来严重的后果,影响医院的社会形象和声誉,相关医院领导受到撤职处分。

(6)医院感染会使医院蒙受巨大的经济损失。美国联邦医疗保险与医疗救助服务中心自 2008 年 10 月开始,拒绝支付部分医院感染造成的费用支出,即在出院的患者中,如果出现导尿管相关尿路感染、中央导管相关血流感染、手术部位感染中冠状动脉搭桥术后的纵隔炎等所造成的费用被拒绝支付。这是迄今最具有冲击力的政策改变,也是医院感染与经济效益最直接关联的事例。医院无法从患者那里收取治疗医院感染的费用,就意味着将由医院自己来承担这部分费用。我国原卫生部正在大力推行临床路径和单病种付费,未来我国医院也将面临对患者医院感染治疗无法收费的问题。

因此,完善医院感染管理的制度建设,加强医院感染管理工作,提高医务人员防控医院感染的意识,在医疗实践中通过一系列制度和措施的落实和执行,降低医院感染发病率,对于提高医疗质量、减少不必要的医疗护理负担、节约卫生资源、确保医疗安全、促进医学的发展都有着极为重要的作用。

五、医院感染的分类

(一)按病原体来源分类

医院感染按其病原体来源分类,可分为内源性医院感染和外源性医院感染两大类。

1.内源性医院感染

内源性医院感染也称自身医院感染,是指在医院内由于各种原因,患者遭受其本身固有细菌侵袭而发生的感染。

病原体来自患者自身的体内或体表,大多数为在人体定植、寄生的正常菌群或条件致病菌,在正常情况下对人体无致病性;当它们与人体之间的平衡在一定条件下被打破时,造成各种内源性感染,一般有下列几种情况。

(1)寄居部位的改变:如大肠埃希菌离开肠道进入泌尿系统,或手术时通过切口进入腹腔、血流等。

(2)宿主的局部或全身免疫功能下降:局部者如行扁桃体摘除术后,寄居的甲型链球菌可经血流使原有心瓣膜畸形者引起亚急性细菌性心内膜炎。全身者如应用大量肾上腺皮质激素、抗肿瘤药物、放射治疗等,可造成全身性免疫功能降低,一些正常菌群可引起自身感染而出现各种疾病,有的甚至导致脓毒症而死亡。

(3)菌群失调:是机体某个部位正常菌群中各菌间的比例发生较大幅度变化超出正常范围的现象。由此导致的一系列临床表现,称为菌群失调症或菌群交替症。二重感染是一种菌群失调严重的表现,即在抗菌药物治疗原有传染病过程中产生的一种新感染。长期应用广谱抗菌药物后,体内正常菌群因受到不同抑制作用而发生平衡上的变化,未被抑制者或外来耐药菌乘机大量繁殖而致病。引起二重感染的菌以金黄色葡萄球菌、革兰氏阴性杆菌和白色念珠菌等为多见。临床表现为消化道感染(鹅口疮、肠炎等)、肺炎、尿路感染或脓毒症等。若发生二重感染,除停用原来抗菌药物外,对采集的标本培养过程中过多繁殖的菌类须进行药敏试验,以选用合适药物。同时要采取扶植正常菌群措施。

2.外源性医院感染

外源性医院感染也称交叉感染,是指者遭受医院内非本人自身存在的各种病原体侵袭而发生的感染。

这种感染包括从患者到患者、从患者到医院职工和从医院职工到患者的直接接触感染,或通过物品对人体的间接接触感染。病原体来自患者身体以外的地方,如其他患者、外环境等。

(1)患者:大部分感染是通过人与人之间的传播。患者在疾病的潜伏期一直到病后一段恢复期内,都有可能将病原体传播给周围其他人。若能对患者及早作出诊断并采取治疗措施,是控制和消灭传染源的一项根本措施。

(2)带菌者:有些健康人可携带某病原菌但不产生临床症状,也有些传染病患者恢复后,在一定时间内仍可继续排菌。这些健康带菌者和恢复期带菌者是很重要的传染源,因其不出现临床症状,不易被人们察觉,故危害性有时甚于患者。脑膜炎球菌、白喉杆菌等可有健康带菌者,伤寒杆菌、痢疾杆菌等可有恢复期带菌者。

(二)按感染部位分类

根据医院感染发生的部位,可分为以下各类:呼吸系统感染,心血管系统感染,血液系统感染,腹部和消化系统感染,中枢神经系统感染,泌尿系统感染,手术部位感染,皮肤和软组织感染,骨、关节感染,生殖道感染,口腔感染,其他部位感染。

(三)按感染的病原体种类分类

病原体包括细菌(革兰氏阴性杆菌、革兰氏阳性球菌等)、真菌、病毒、支原体、衣原体、立克次体、放线菌、螺旋体等8类医学微生物,还包括寄生虫、藻类等。根据感染的病原体不同,而将医院感染分为不同的类别。

（雷　君）

第二节 医院感染管理的组织建设

一、医院感染管理委员会

医院感染管理委员会是医疗机构中医院感染管理的最高组织机构和决策机构,负责制订本医疗机构医院感染管理计划及医院感染防控总体方案,并对医院感染管理工作进行监督和评价。

(一)医院感染管理委员会的成员构成

医院感染管理委员会应设主任委员和副主任委员。主任委员直接由医院院长或者主管医疗工作的副院长担任,以便于统筹和协调医院感染管理与医院整体医疗和护理管理工作。副主任委员应具有必要的医院感染管理与防控知识,负责委员会主要工作的落实。由于医院感染防控贯穿于医疗工作的全过程,医院感染管理工作涉及医疗、护理、后勤等多方面,穿插于整个医院管理工作之中,为便于部门间的沟通与协调,委员会的一般成员应包括医院感染管理部门、医务部门、护理部门、临床科室、消毒供应室、手术室、临床检验部门、药事管理部门、设备管理部门、后勤管理部门及其他有关部门的主要负责人。一项对全国6个省市36所综合医院进行的医院感染管理现状调查的研究表明,36所医院均有医院感染管理委员会,80.6%由副院长担任主任委员。72.2%的医院至少每6个月召开一次感染管理委员会会议,出现问题时随时召开。

(二)医院感染管理委员会的职责

(1)认真贯彻医院感染管理方面的法律法规及技术规范、标准,制定本医院预防和控制医院感染的规章制度、医院感染诊断标准并监督实施。

医院感染管理制度是医院感染管理工作的指南针,是医院感染管理工作的根基。我国的医院感染防控工作起步较晚,医院在感染控制制度的建设、落实方面仍然存在很多问题,包括制度不健全、已有的制度老化、未及时更新等。近几年,从 SARS 到新生儿医院感染暴发,从人工晶体植入术后感染导致的眼球摘除到透析患者丙肝的暴发,我国频发的医院感染不良事件已经为我国的卫生行政部门敲响了警钟,原卫生部相继出台了多项医院感染管理相关规范和标准。医院感染管理方面的法律法规及技术规范、标准是规范医疗机构感染管理工作的指南,医院应该及时全面地掌握与深入领会国家医院感染管理相关制度,保障其时效性。医院应按照制度的要求,通过各种方式规范医护人员的行为,提高临床医护人员医院感染防控观念,从根本上保障其操作的规范性,防范医院感染的发生。

国家规范及标准是面向全国各级各类、具有不同专业特征的医疗机构而制定的最低统一标准。医疗机构要落实这些国家规范及标准,就应根据本机构的特点,制定本机构的相关制度。医院感染管理委员会的职责之一就是根据国家的医院感染管理方面的法律法规及技术规范、标准,结合本医院特点和具体情况,制定本医院预防和控制医院感染的规章制度,并使之成为本医院医护人员在工作中必须遵守的准则,直接约束医护人员的行为。

制度落实得好坏很大程度上依赖于监管的力度,监管严格制度就执行得好,监管松懈制度执行得就差。也就是说,制度的执行多数是来自于医护人员对于监管惩罚的畏惧,而不是主观上的自觉遵从。要想从根本上改变医护人员的行为,就必须在医院建立起安全文化。让医护人员真正认识到医院感染防控的重要性,树立医院感染防护理念和安全观,在医院形成自觉遵守规程、制度的良好风气。而这种文化和风气的形成基于最初的科学的监管,这也正是医院感染管理委员会的重要职责之一。

(2)根据预防医院感染和卫生学要求,对本医院的建筑设计、重点科室建设的基本标准、基本设施和工作流程进行审查并提出意见。

医院建筑作为医疗活动最主要的载体,必然对医院感染的发生、发展和预防、控制起到十分重要的作用。因此,保证医院建筑规划设计的科学性、合理性、有效性、安全性,以最大限度地预防控制医院感染,已成为衡量医院管理水平的重要标志之一。医院建筑要求功能齐全、部门繁多,是民用建筑中功能要求最复杂的类型,要求适应医院医疗、教学、科研、保健等活动,符合预防医学和卫生学的特殊功能,因而具有功能复杂、建筑结构多变、环境特殊、设备制约等特点。在此条件下如何预防、控制医院感染是医院建筑设计面临的巨大挑战。医院建筑是患者和医院工作人员集中活动的区域,从感染传播环节的角度讲,患者既是感染源,也是易感人群,医院建筑本身和相关因素是重要的传播媒介之一。就诊路线不合理、建筑隔离不到位、通风系统不科学、卫生设施不完善等,都会大大增加感染传播的机会。所以,在医院建筑规划设计阶段,就必须从预防医院感染角度进行合理化论证。

预防医院感染是医院建筑规划的基本原则之一。国内外医院的建筑标准和规范里,都特别强调要预防医院感染(或交叉感染),这是医院建筑与其他建筑区别最明显的特点之一,是包含在标准和规范中的最基本原则之一。在医院新建、改建及扩建医疗用房的时候,必须牢记这一原则。我国已有多项国家标准和规范规定了医院感染相关的建筑要求,如《医院消毒供应中心管理规范》(WS310.1-2009)、《重症医学科建设与管理指南(试行)》《医院洁净手术部建筑技术规范》(GB50333-2002)等。

医院建筑直接影响到各重点部门的布局分区和工作流程,与医院感染预防控制工作息息相关,没有合理的布局就不会有合理的流程,布局、流程不合理的直接结果就是给医院感染防控造成更大的困难与障碍,甚至无法防控。合理的建筑布局和流程是减少医院感染发生的重要因素,新建、扩建、改建的项目都必须符合医院感染管理的要求,否则,建成后的建筑再改动,不但造成浪费,更将给医疗工作带来不便,甚至埋下安全隐患,因而,医院感染管理部门如何在医院建筑中发挥作用非常重要。医院建筑的规划与设计是建筑学、临床医学、预防医学、环境保护学、医疗设备工程学、信息科学、医院管理学等多学科、多领域应用成果的综合,而医院感染管理委员会成员包括医院各相关部门负责人,并在医院院长的直接领导下开展工作,因此有能力也应该承担这一职责。

(3)研究并确定本医院的医院感染管理工作计划,并对计划的实施进行考核和评价。

科学的管理应该在明确目标的基础上,有计划地逐步推进,最终达到目标。医院感染的防控贯穿于所有医疗工作中,涉及医院医疗、护理、后勤、管理等多个方面,所以,医院感染管理工作是一项复杂的系统工程。这个系统工程中任一环节出现问题,都会影响整体工作,造成整个医院的感染管理链断裂,严重者出现医院感染暴发事件,使整个医院系统运行故障。故医院感染管理必须在统筹考虑医院各方面工作的前提下,制订合理的工作计划,按照计划各司其责,协调统一,各部门团结协作,才能共同做好这一系统工程。医院感染管理委员会是医院感染管理的最高组织机构,应该科学地制订合理的医院感染管理工作计划,并对计划的实施进行考核和评价,以保证计划的落实,并根据考核和评价结果,不断完善下一步工作计划,使医院感染管理水平不断提升。

(4)研究并确定本医院的医院感染重点部门、重点环节、重点流程、危险因素以及采取的干预措施,明确各有关部门、人员在预防和控制医院感染工作中的责任。

重症监护病房(ICU)、手术室、供应室、新生儿室、血液净化室、产房、口腔科、内镜室等部门,各种插管、注射、手术、内镜诊疗操作等重点环节,因为医院感染易感人群集中,又存在较多的医院感染危险因素,通常为医院感染防控的重点部门和重点环节。医疗机构的等级及特点不同,其医院感染的重点科室也不完全相同。医院感染管理委员会应根据本医院特点确定本医院的感染防控重点部门,并针对重点部门开展目标性监测或医院感染调查研究,发现本部门医院感染危险因素。根据本部门医院感染的危险因素,制定相应的防控措施进行干预,使医院感染防控的重点环节及流程趋于合理,降低医院感染发生风险,减少医院感染的发生,保障重点部门的医疗安全。

(5)研究并制定本医院发生医院感染暴发及出现不明原因传染性疾病或者特殊病原体感染性病例等事件时的控制预案。

医院感染暴发是对医疗安全构成巨大威胁的不良事件,医院感染暴发的预防和控制是医院感染防控的工作重点之一。一个医院感染暴发事件可能仅影响局部病区/医院和人群,但一些局部的医院感染暴发事件如处理不好,可引发全国性甚至国际危机,SARS 的暴发和流行就是一个典型案例。医院管理者和临床医护人员应时刻警惕,早期识别医院感染暴发的迹象,实施控制措施,将其扼杀于萌芽状态,保障医患医疗安全。

医院感染暴发具有不确定性、应急性、可预防性等特征。暴发事件演变迅速,无论是产生的原因、事态发展的结果,还是事件变化的影响因素都具有高度的不确定性,同时,暴发的初期还存在着管理者对暴发的各种信息了解不完全、不准确或者是危机信息报告和反馈不及时等情况。因此,在整个医院感染暴发事件的发生过程中充满着风险性、震撼性、爆炸性的特征。因此,医院感染管理委员会应针对医院感染暴发事件的特点,结合本医院曾经发生过的具体暴发事件的控制过程和经验,制订并不断完善医院感染暴发应急防控预案,及时有效地控制医院感染暴发事件。

不明原因传染性疾病或者特殊病原体感染,因其各种不确定性,如病原体不确定、传播途径不确定、诊治方法不确定等,其造成暴发的危险性成倍增加。因此,此类事件更应该引起医院感染管理者的重视,对此类事件的应急防控预案应更加完整和严密,以最大程度地控制感染的蔓延。

(6)根据本医院病原体特点和耐药现状,配合药事管理委员会提出合理使用抗菌药物的指导意见。

抗生素的发现是感染治疗里程中的一次飞跃,它挽救了无数人的生命,是医学领域的宝贵资源。自人类发现抗生素以来,抗菌药物的种类迅速增加,其抗菌谱也越来越广。我国是抗菌药物使用大国,目前使用量、销售量列在前 15 位的药品中有 10 种是抗菌药物。随着广谱抗菌药物的广泛应用,细菌耐药率呈快速增长趋势,耐药菌株的迅速增加已在国际上引起关注。近年来,多重耐药菌感染暴发事件时有发生。多重耐药菌感染治疗困难,患者预后差,一旦引起暴发或流行,常常难以控制。抗菌药物的不合理使用是造成细菌耐药的重要原因,如果再不有所行动,人类将重新进入"无抗生素时代"。加强抗菌药物管理,合理使用抗菌药物成为卫生行政部门及各级医疗机构迫在眉睫的任务。为加强抗菌药物合理使用的管理,我国原卫生部已连续发布了《抗菌药物应用临床指导原则》《卫生部关于抗菌药物临床应用管理有关问题的通知》《抗菌药物临床应用管理办法》等刚性文件,并于 2011 年和 2012 年连续两年进行了全国抗菌药物临床应用专项整治活动。

(7)建立会议制度,定期研究、协调和解决有关医院感染管理方面的问题。

医院感染管理相关问题贯穿于整个临床实践过程,往往涉及多部门工作。例如,要做好多重耐药菌防控的管理需要检验科微生物室、药剂科、临床科室、医务处、护理部、医院感染管理科等多部门的协作;医务人员手卫生的管理涉及医院感染管理科、医务处、护理部、门诊部、临床科室、医技科室以及后勤部门。故医院感染相关问题的发现与解决均需要多部门协调完成,医院感染管理委员会应建立会议制度,定期分析和研究医院感染相关问题,与相关部门沟通、协调,解决相关问题。

二、医院感染管理科

《医院感染管理办法》中明确指出,住院床位总数在 100 张以上的医院应当设立独立的医院感染管理部门;住院床位总数在 100 张以下的医院应当指定分管医院感染管理工作的部门;其他医疗机构应当有医院感染管理专(兼)职人员。医院感染管理科是医疗机构中医院感染管理三级网的中坚力量,是医院感染管理的组织者与实施者,在医院感染管理工作中起着承上启下的重要作用。医院感染管理科既在院领导和医院感染管理委员会的领导下,在医疗行政部门的指导下行使管理和监督职能,又具有对医疗机构中医院感染相关事件的处理进行专业技术指导的业务职能,是肩负管理和专业技术指导双重职责的职能科室。

一方面,医院感染管理科作为医院质量管理的职能科室,应落实本医疗机构医院感染管理工作计划和质量改进措施,完成医院感染管理委员会制定的各项工作目标,不断完善和落实医院感染管理规章制度,逐渐完善一套科学的医院感染管理体系,对医院感染实行系统化、科学化的现代化管理,全面提高医疗质量。

另一方面,医院感染管理科作为一个专业的业务科室,还承担着处理医院感染相关事件的专业技术指导任务,如医院感染暴发的控制、消毒隔离、医疗废物处置等。其专职人员应掌握先进的专业理论与方法,熟知法律法规,具备优良的专业素质,才能做到秉公办事、以理服人,对临床科室多指导、多帮助、少指责,与科室操作人员共同分析、研究对策,使我们提出的各项预防与控制医院感染措施既符合政策要求,又具有较强的可操作性和实用性,全面提高医院感染管理质量。

在对全国 6 个省市 36 所综合医院进行的医院感染管理现状调查的研究中,88.9% 的医院设立了医院感染管理科,80.6% 的医院内医院感染管理科为一级科室,直接上级为主管医疗的副院长。医院感染管理科工作性质,69.4% 为管理兼业务,27.8% 为管理,2.8% 为业务。医院感染管理部门负责人参与医院医疗质量管理决策的占到 86.1%。

(一)医院感染管理科成员构成

医院感染管理是一个涉及管理学和多学科相互交叉渗透的综合性的学科领域,医院感染管理科人员配置应满足其管理和专业的双重职能要求。《医院感染管理办法》中明确指出,医院感染管理部门、分管部门及医院感染管理专(兼)职人员具体负责医院感染预防与控制方面的管理和业务工作。2011 年,我国原卫生部《三级综合医院评审标准》中也明确要求,医院应有医院感染管理部门,配备专(兼)职人员,负责医院感染管理工作,负责人为副高及以上专业技术职称,人员配置满足临床需要。

2004 年,一项研究调查了全国 39 所综合医院,累计床位 12 832 张。调查结果显示,所调查的医院共配备专、兼职人员 85 人，人均床位数 150.96 张，300 张以上床位的医院均成立了医院感染管理科。在科室设置和人员配备均达到了原卫生部《医院感染管理规范（试行）》的要求。在 85 名医院感染管理专、兼职人员中，不同级别的医院，护理专业人员均明显高于医疗专业人员，39 所医院中共有护理专业人员 63 人，占总人数的 74.12%，医疗专业人员 22 人，占 25.88%；不同级别医院的高、中、初级职称分布不同，医院级别越高，高级职称人员越多，二级乙等医院无高级职称人员，39 所医院中共有高级职称 18 人、中级 45 人、初级 22 人，分别占 21.18%、52.94%、25.88%；不同级别医院中均以 40～49 岁之间人数最多，共 48 人，占总人数的 56.47%，30～39 岁之间人数次之，共 30 人，占总人数的 35.29%，50 岁以上 4 人；不同级别医院，医院感染管理专、兼职人员工作年限均以 5 年以下、5～10 年之间的人数为多，5 年以下的共 39 人，5～10 年的 32 人，分别占总人数的 45.88% 和 37.65%。39 所医院的感染管理科均未配备独立的实验室，由医院的实验室负责医院感染管理的各种监测工作。与之相比较，2009 年对全国 36 所综合医院的调查结果显示，在调查的 36 所医院中 1 000 张病床以上的医院，平均 316 张病床配备一名专职人员，多数二级医院感染管理人员更是身兼多职；医院感染管理科专职人员中医疗专业占 30%，护理专业占 52.4%，医疗与护理的比例较 2004 年有所提高，但专职人员专业的比例差异较大，有近 1/2 的二级医院只配备护士，但多数医院认为医师与护士的比例以 1：2 较为合适；在所调查的 36 位科主任中，本科以上学历占 69.4%，从事医院感染管理工作的年限多于 5 年者占 66.4%，医师占 52.8%，具有高级职称者接近 70.0%，护理人员占55.3%，47.7%为中级职称。

以上研究结果表明，医院感染管理专业人员的专业、职称、年龄结构均较合理，年富力强的医护人员充实到了医院感染管理的队伍里来，必将对医院感染工作的进一步深入开展起到重要的作用。同时，工作时间在 5 年以下的工作人员较多，说明近几年来专业人员不断增加，同时也反映了专业队伍不够稳定，专业知识和管理经验急需加强。因此，稳定现有队伍，吸引高层次的人才，提高医院感染队伍的整体素质，会使医院感染管理工作更加科学、规范。美国医院感染评价研究（SENIC）表明，成功的感染控制计划需要由经过培训的专业医师领导，每 250 张床位配备一名专职护士。感染管理科的人员编制应能满足医院感染控制的需要，规模大、接诊患者数量多、病情重的医院感染控制工作任务更重，需要配备的人员应相对增多。

（二）医院感染管理科职责

（1）对有关预防和控制医院感染管理规章制度的落实情况进行检查和指导。规章制度一定要有其执行者进行落实才有存在的意义，否则再好的制度也只是形同虚设。一项制度的落实必须在主管部门的监督下才能有更好的执行力，才能使制度不折不扣地落到实处。医院感染管理科应对临床科室规章制度的落实情况进行检查督导，了解制度落实的实际情况，同时发现落实过程中出现的问题，以便进一步优化方案，完善流程。随着医药体制改革的深化，我国的医院管理越来越趋于科学化、精细化，越来越多的管理工具被引入到医院管理中来，PDCA 循环管理的模式已经在多家医院被应用到医院感染管理实践中，并取得了良好成效。2011 年，我国原卫生部重新启动医院等级评审工作，对评审方法进行了革命性的改革，将追踪方法学作为基本方法，将 PDCA 循环管理作为考核医院某项工作的工具。所谓 PDCA 循环，是美国质量管理专家戴明博士首先提出的，它是全面质量管理所应遵循的科学程序，包括计划阶段 Plan（研究当前状况、收集与分析数据、界定问题、制订改进计划等）、实行阶段 Do（以试验方式执行改善或解决方案）、检查阶段 Check（研究试行方案是否达到预期的目的或效果）、行动 Action（进行必要的调整或执行、完善有关改善方案，确保改进措施符合标准），这四个阶段不断循环，解决一些问题，未解决的问题又进入下一个循环,这样周而复始地进行,不断发现,不断整改,是持续性改进、不断提高的阶梯式上升的管理过程。医院感染管理科的重要职责之一就是完成检查阶段的工作,从而推动PDCA循环圈不停地循环,达到质量的持续改进。

(2)对医院感染及其相关危险因素进行监测、分析和反馈,针对问题提出控制措施并指导实施。医院感染是影响医疗质量的一个重要方面,感染是导致重症患者抢救最终失败的最重要原因,也是医疗费用激增、有限医疗资源大量消耗的重要因素。因此,医院感染防重于治,有效预防医院感染的发生,不但可以降低死亡率,还可减少医疗资源的浪费。要预防医院感染的发生就要了解其危险因素,针对其危险因素进行有目的的防控,做到有的放矢,科学防控。要把有限的人力物力用在可以改善和减少的危险因素上来,使有限的力量达到效益最大化,尽可能避免人力物力的浪费。监测是发现问题的最直接、最有效的方法,医院感染管理科应对医院感染及其危险因素进行监测和分析,从中发现异常状况和问题的根源,从而针对问题提出控制措施。研究报道医院感染的危险因素有原发病、营养状况、血制品、广谱抗菌药物、大剂量激素、使用呼吸机、中心静脉插管、留置导尿、手术、昏迷等,医院感染管理科应针对这些问题,有重点地进行监测和分析,从而实施干预措施,降低医院感染的发生率。

(3)对医院感染发生状况进行调查、统计分析,并向医院感染管理委员会或者医疗机构负责人报告。完善的监测系统和全面的统计分析是了解医院感染发生状况的有力工具,是医院感染控制的重要基础。医疗机构通过开展医院感染全面综合性监测和目标性监测,可以准确掌握本院的医院感染发病率、发病特点,长期、系统、连续地收集、分析医院感染在一定人群中的发生、分布及其影响因素,可以了解本医院医院感染的基线水平和发生趋势,有利于及时发现异常状况,对控制医院感染暴发和流行具有重要意义。因此,医院感染管理科应对本院的医院感染发生情况进行系统的监测和统计分析,并将监测结果报送和反馈给医院感染管理委员会或医疗机构负责人,为医院感染的预防、控制和管理提供科学依据。

(4)对医院的清洁、消毒灭菌与隔离、无菌操作技术、医疗废物管理等工作提供指导。医院感染管理科除具有管理职能外,还应是具有专业技术知识的业务科室,清洁、消毒灭菌与隔离、无菌操作技术、医疗废物处置等工作都与医院感染和患者安全密切相关,以上各项工作一旦出现问题,将会造成病原体的医源性传播,从而造成医院的某个局部甚至全院的感染聚集性发生,甚至酿成影响医院整体运行的不良事件。医院感染管理专职人员应认真学习相关规范和指南,熟知各种清洁与消毒方法、了解消毒剂的种类、对其敏感的病原体及使用方法,了解各类传染病的隔离措施,熟悉医疗废物分类及处置方法,对临床科室及相关医技和后勤科室涉及的清洁、消毒、隔离等工作进行技术指导。

(5)对传染病的医院感染控制工作提供指导。传染性疾病暴发或流行时,患者往往最先就诊于各医院的门(急)诊,这使医院成为最早感知传染病的机构,且全过程参与传染病防治。医院在控制21世纪最严重的呼吸道传染病SARS疫情过程中作出了巨大贡献,但也暴露出许多缺陷:主要表现在对传染病暴发流行程度认识不足、责任不明确、疫情信息与报告途径不畅通、预警机制匮乏;医院建筑设计和布局不尽合理,就医流程不合理,应急物资无储备等诸多因素。这些因素与医院感染管理密切相关,也是导致医院对传染病的防控能力不强、作用不充分的重要因素。从传染病预防控制的功能上来讲,医院感染管理科是疾病预防控制中心等部门在医院的延伸和补充,也应当是医院传染病预防控制和应急处理的技术机构,发挥着确保全院医疗质量和医疗安全的重要职能。

《中华人民共和国传染病防治法》规定,医疗机构必须严格执行有关的管理制度、操作规范、防止传染病的医源性感染和医院感染。医疗机构应当确定专门的部门或者人员,承担传染病疫情报告和本单位的传染病预防、控制以及责任区域内的传染病预防工作,包括责任区域内的传染病监测、预测、流行病学调查、疫情报告以及其他预防、控制工作。承担医疗活动中与医院感染有关的危险因素监测、安全防护、消毒、隔离和医疗废物处置工作,切断传染病在医疗机构的传播途径。这些工作中大部分属感染管理科的工作任务。《医院感染管理办法》中也明确规定,医院感染管理科应承担对传染病的医院感染控制工作提供指导的职责。因此,医院感染管理科应熟悉各类传染病的病原体及其传播途径,据此,对临床工作中各类传染病的消毒、隔离、医疗废物处置及诊治过程中医务人员防护等进行技术指导。

(6)对医务人员有关预防医院感染的职业卫生安全防护工作提供指导。《医院感染管理办法》中对医院感染的定义明确指出,医院工作人员在医院内获得的感染也属医院感染。做好职业防护是切断病原体传播,防止工作人员发生医院感染的最重要、最直接的措施。做好职业防护的对策包括知识培训、标准预防、计划免疫等多个层面。医院感染管理科应根据医院内各类工作人员的工作性质,有针对性地进行分层分类培训,包括医师、护士、各类医技人员、保洁人员、护理人员等。医院各类工作人员在日常工作中均应强调标准预防,并有相应的主管部门进行督查,以增强执行力。医院感染管理科应指导医院总务部门,为工作人员提供充足的、合格的、在有效期内的各类防护用品。

(7)对医院感染暴发事件进行报告和调查分析,提出控制措施并协调、组织有关部门进行处理。医院感染暴发作为医院风险与危机的一种形式是医院运营中不可回避的。SARS暴发就是一个典型的案例,它是一次对全球造成重大影响的医院感染暴发。我国原卫生部、国家中医药管理局于2009年印发的《医院感染暴发报告及处置管理规范》(卫医政发〔2009〕73号)中规定,医院应当建立医院感染暴发报告管理责任制,明确法定代表人为第一责任人,制订并落实医院感染暴发报告的规章制度、工作程序和处置工作预案,有效控制医院感染暴发;医院应当明确医院感染管理委员会、医院感染管理部门、医院感染管理专(兼)职人员及相关部门医务人员在医院感染暴发报告及处置工作中的职责,做到分工明确、反应快速、管理规范。

医院感染暴发事件的确认与控制要求医疗机构的反应迅速,组织及时有力,否则易造成大范围的传播乃至难以控制的局面。而且,医院感染暴发事件的控制往往涉及多部门的配合,包括当事的临床科室、医务处、护理部、门诊部、后勤保障部门等。因此,医院感染管理科作为责任科室必须反应迅速,立即进行现场的流行病学调查,及时对暴发事件作出初步判定,分析造成暴发的可能原因,为下一步暴发的控制提供线索。同时,为保证暴发事件的及时控制,医院感染管理科应及时向医院主管领导报告事件进展情况,必要时组织启动医院感染暴发应急预案,提出控制措施,全力控制感染的蔓延,尽早控制暴发。必要时按规定上报上级卫生行政部门,请求协助调查控制。

(8)对医务人员进行预防和控制医院感染的培训工作。近年来,随着医疗机构规模的快速发展,医院业务量及人员都大幅增加,对医院感染控制质量和医院感染管理工作是一个很大的挑战。为了保证医院感染预防与控制措施有效实施,医院感染管理科必须对医院的各级各类专业技术人员、管理人员、后勤人员等进行有目的、有针对性的分层。对全体工作人员进行医院感染相关法律法规、行业标准、专业技术知识的培训,使医护人员了解与本职工作相关的医院感染预防与控制工作的重要性、必要性及专业知识,落实医院感染管理规章制度、工作规范和要求;对后勤、保洁、器械清洗等人员进行有关预防和控制医院感染的基础卫生学和消毒隔离知识进行培训,并使之在工作中正确运用。对进修、实习、新上岗人员进行岗前培训;对在医院感染管理科检查中发现的共性问题进行专项培训等。

(9)参与抗菌药物临床应用的管理工作。抗菌药物不合理使用是造成细菌耐药的重要原因,还会造成患者菌群失调导致的二重感染。因此,医院感染管理科应参与抗菌药物临床应用的管理工作,加强多重耐药菌感染的防控,减少因抗菌药物不合理使用造成的菌群失调,降低抗菌药物相关性腹泻的发病率以及因抗菌药物过度使用筛选出的真菌感染。抗菌药物的管理包括围术期预防性应用抗菌药物和治疗性使用抗菌药物。医院感染管理科应参与指导与监管临床围术期抗菌药物的合理使用,包括选药品种、用药时机、给药途径及方法、用药疗程等方面。对于治疗性使用抗菌药物,医院感染管理科应指导临床用药前及时送检,根据病原学证据和抗菌药物的抗菌谱针对性地、有目的地使用抗菌药物,减少盲目使用广谱抗菌药,保护有限的抗菌药物资源,减少细菌耐药。医院感染管理科还应定期向临床反馈本医院医院感染常见病原体耐药情况,以指导临床经验性选药。

(10)对消毒药械和一次性使用医疗器械、器具的相关证件进行审核。消毒药械包括消毒剂和消毒器械。消毒、灭菌是预防和控制医院感染的重要措施。我国曾发生过因消毒药械使用不当造成医院感染暴发的惨痛教训。因此,正确选择、合理使用、做好消毒药械的管理是预防控制医院感染、保证医疗质量和医疗安全的重要措施。《医疗器械监督管理条例》中明确规定,医疗器械经营企业和医疗机构应当从取得《医疗器械生产企业许可证》的生产企业或者取得《医疗器械经营企业许可证》的经营企业购进合格的医疗器械,并查验产品合格证明。医疗器械经营企业不得经营未经注册、无合格证明、过期、失效或者淘汰的医疗器械。医疗机构不得使用未经注册、无合格证明、过期、失效或者淘汰的医疗器械。医院感染管理科应根据国务院《医疗器械监督管理条例》、原卫生部《医院感染管理规范》《消毒管理办法》和《消毒技术规范》的要求,强化消毒药械的规范管理,使医疗机构合理使用消毒药械,从而确保医疗安全。这就需要相应的责任科室严格查验进入医院的消毒药械各种证件,包括省级以上卫生行政部门批准的生产许可证、产品注册证、产品合格证、消毒产品企业卫生许可证及近三个月内产地市级以上卫生监督机构出具的检验合格证及产品说明书等。严格拒绝伪劣消毒产品进入医院,对消毒药械进行有效的监督,将对减少医院感染和医疗事故的发生起到积极的作用。

购入消毒药械前,医院感染管理部门应根据消毒药械的类别,审核相关证件并查验其分类与产品性质、审批机构是否相符,并签署审核意见。采购部门应根据临床需要、医院感染管理部门的审核意见以及产品招标意见统一采购,使用科室不应擅自采购。消毒剂应具备如下证件的复印件:生产企业所在地省卫生厅发放的卫生许可证(进口产品无);原卫生部颁发的国产(进口)消毒药剂卫生许可批件及附件,另有文件注明的,如75%单方乙醇、次氯酸钠、戊二醛、紫外线灯、压力容器灭菌器等,不需索要卫生许可批件。消毒器械应具备如下证件的复印件:生产企业所在地省卫生厅发放的卫生许可证(进口产品无);原卫生部颁布的国产(进口)消毒药剂卫生许可批件及附件;食品药品监督管理局颁发的医疗器械生产企业许可证(进口产品无);食品药品监督管理局颁发的医疗器械产品注册证及附件,另有文件注明不再按照医疗器械实施行政许可的,如医用室内空气消毒设备,不需索要医疗器械产品注册证;食品药品监督管理局颁发的医疗器械经营企业许可证(一般指第三类和部分第二类医疗器械)。医疗机构还应索要的其他证件包括:生产企业与经营企业的营业执照副本;中国计量认证的消毒产品检验机构出具的检验报告;各级授权委托书原件;销售人员身份证复印件及联系方式。各种证件审核的主要内容包括:证件是否在有效期内;产品是否在证件所批的生产(经营)许可范围内;证件复印件是否加盖原证持有者印章;证件的法人、厂址等信息是否一致;各级授权书的内容是否齐全,包括授权销售产品范围、销售地范围及有效时间、法人签名等。

(11)组织开展医院感染预防与控制方面的科研工作。近些年,随着医院感染管理工作的全方位推进,我国医院感染的科学研究无论在数量上还是质量上均有了长足发展。每年至少有数以百计的科研论文在相关学术刊物上发表或学术会议上交流,研究内容涉及从医院感染横断面调查与分析、简单的病例分析或环境微生物调查,到分子生物学基础研究、感染的病因、发病机制和诊断、治疗和预防等诸多领域,并且在一定程度上促进了临床微生物学、抗菌药物学、医院消毒学和医院流行病学等相关学科的发展。同时,还应该看到目前的研究中有相当比例属于临床流行病学方面的研究,而且医院感染学科性质决定临床类型的科研在今后感染控制中仍占据十分重要的地位。随着医疗技术和医疗改革的发展,信息技术在医院感染管理中发挥了越来越重要的作用。信息技术在医院感染控制的应用研究中悄然兴起,加强信息技术在医院感染管理工作中的研究和软件开发具有巨大的潜力和应用价值。

三、临床医院感染管理小组

临床医院感染管理小组是医疗机构中医院感染管理三级组织的"基层"组织,也是医院感染防控的"一线"力量,是各种医院感染管理和控制制度的实践者,是医院感染控制措施的实施者。医院感染管理工作要靠全体医务人员的努力和协作才能共同完成,所以,广大医护人员是医院感染管理的基石,作为"基层"组织的医院感染管理小组,是践行医院感染管理各项规章制度的中坚力量。医院感染管理小组工作职责履行的是否到位,直接决定了整个医院感染控制工作完成情况。

(一)临床医院感染管理小组的成员组成

一方面,临床医院感染管理小组是制度和措施的实施者,所以,其成员组成在很大程度上决定其执行力。另一方面,医院感染控制工作需要长期坚持,不断巩固和完善,是一项系统工作,因此,本科室的医院感染管理小组的兼职人员应具有一定的稳定性,流动性强的岗位工作人员不适宜兼任小组成员。第三,医院感染控制工作既涉及医疗,也与护理工作密切相关,为了顺利开展工作,小组成员应包括医师和护理人员。为了提高执行力,更好地完成医院感染控制工作,小组成员应由科主任或主管副主任、护士长及病房医师组长组成,在科主任领导下开展工作。

(二)临床医院感染管理小组的职责

(1)全面负责本科室医院感染管理的各项工作,制定本科室医院感染管理制度。医院感染管理小组应根据本科室医院感染的特点,制定相关制度、流程和实施细则。例如,外科科室的手术部位感染防控制度和措施;ICU导管相关性血流感染、导尿管相关尿路感染、呼吸机相关肺炎的防控制度和措施及多重耐药菌防控措施等;内科科室的下呼吸道感染的防控制度和措施等;内镜室的内镜清洗与消毒规范等;消毒供应中心器械清洗与消毒相关制度等;手术室医院感染防控制度和实施细则等。

(2)组织实施医院和本科室医院感染相关制度和规范。医院感染管理小组应对本科室人员进行医院和本科室医院感染防控相关制度、流程和实施细则的培训和考核,做好培训和考核记录,并组织实施。为使规章制度落到实处,本科室医院感染管理小组还应对本科室医院感染防控相关制度的落实情况进行自查,不断发现问题,做到持续改进,并做好记录。

(3)组织本科室人员参加医院预防、控制医院感染知识的培训。为使临床医护人员真正了解医院感染防控的意义和相关知识,医院感染管理小组应组织人员参加培训。为提高培训的参与率和培训效果,小组成员应做好记录,从而督促本科室人员参与培训,更好地了解医院感染防控相关知识,提高防控措施落实的执行力。

(4)对本科室医院感染病例及感染环节进行监测,并定期对监测数据进行分析。根据分析结果,针对性地采取有效措施,降低本科室医院感染发生率。

(5)制订本科室医院感染暴发应急处置方案,并进行培训,使本科室所有医护人员了解医院感染暴发的定义,能及时发现暴发迹象,并知晓处置和报告流程。发现有医院感染暴发流行趋势时,及时报告医院感染管理科和业务主管部门,并积极协助调查,配合控制。

(6)监督本科室人员执行手卫生、无菌操作、消毒隔离制度等医院感染防控基本措施,并进行自查和改进,做好记录。

(7)做好对本科室流动人员,包括实习人员、进修人员、卫生员、护理员、配膳员等的岗前医院感染相关知识培训和考核,保证本科室所有工作人员对医院感染防控制度和措施的落实。

(8)做好对患者、陪住者及探视者的医院感染相关知识和防控措施的宣教,使之配合医院做好医院感染防控工作。

(9)定期召开小组会议,讨论本科室医院感染相关事宜,对发现问题提出解决方案,做到医院感染管理质量持续改进,并做好记录。

四、其他科室和医务人员在医院感染管理工作中的职责

医院感染管理工作是一项涉及多领域、多学科,需要多部门合作完成的系统工作,因此,医疗机构中相关职能部门、医技科室有义务配合医院感染管理委员会和医院感染管理科,共同做好本医院的医院感染防控工作,提高总体医疗质量,保障患者安全。

(一)医务处、门诊部在医院感染管理工作中的职责

(1)协助教育处和医院感染管理科组织全院医、技人员参与预防、控制医院感染知识的培训,使广大医务人员更好地了解和掌握必要的医院感染防控知识和技能,应用于临床工作,降低医院感染的发生率。

(2)配合医院感染管理部门,监督检查医、技人员对手卫生、消毒隔离、无菌操作规则、抗菌药物合理使用、一次性使用医疗及卫生用品管理、医疗废物处置等有关医院感染管理规章制度的执行情况。

(3)发生医院感染暴发或有流行趋势时,统筹协调医院感染管理科、相关临床和医技科室等相关部门开展医院感染调查与控制工作,根据需要进行医师人力调配,组织积极治疗和抢救患者,并对患者进行善后处理。

(二)护理部在医院感染管理工作中的职责

(1)协助教育处和医院感染管理科组织全院护士参与预防、控制医院感染知识的培训,使护理人员了解和掌握必要的医院感染防控知识和技能,尤其是临床工作中由护士完成的相关消毒隔离工作的知识、技能和操作流程。另一方面,护理人员与患者接触频率较高,应重视其与患者接触过程中相应的防护技能和措施,使之能按照正确的流程在完成对患者的护理工作的同时,保护患者和自己免受医源性感染。

(2)配合医院感染管理部门,监督检查护士对手卫生、无菌技术操作规则、消毒隔离、预防利器伤等职业防护、医疗废物处置等有关医院感染管理规章制度的执行情况。

(3)发生医院感染暴发或有流行趋势时,配合医院感染管理部门和当事临床科室,根据需要统筹协调护士的人力调配。

(三)药剂科在医院感染管理工作中的职责

(1)临床药师应配合临床对感染性疾病例进行会诊,为临床抗菌药的正确使用提供理论知识和应用指导,提高抗菌药物临床应用的合理率。

(2)监测医院抗菌药物使用情况,定期分析医院及各科室抗菌药物压力,与检验科微生物室合作,结合细菌药敏情况,分析细菌耐药趋势,及时为临床提供抗菌药物相关信息,指导临床科室经验性选用抗菌药物。

(3)参与制定医院《抗菌药物合理使用管理制度》,并监督临床医务人员对《抗菌药物合理使用管理制度》的执行情况,定期督查并记录,并将督查结果反馈临床,使其持续改进。

(4)为相关管理部门提供本院抗菌药物使用量及限定日剂量(DDD)值信息,为管理部门制定和改进管理制度和方法提供依据。

(四)检验科在医院感染管理工作中的职责

(1)负责医院环境卫生学常规监测的标本检测工作,为临床科室和管理部门提供相关检测数据。

(2)开展医院感染病原微生物的培养、分离鉴定、药敏试验及多重耐药菌的监测,并对稀有标本及重要菌种进行保留,以备必要时复检及对其流行趋势进行回顾性流行病学分析,配合医院感染暴发或流行的确定。对病原微生物监测结果定期总结、分析,向有关管理部门及临床科室进行反馈,以指导临床科室经验性抗感染治疗,为管理部门制定和改进管理制度提供依据。

(3)发生医院感染暴发或流行时,承担相关患者标本和环境卫生学采样标本的检测工作,并尽快为相关部门和科室提供检测结果,以便尽早控制暴发或流行。

(五)教育处在医院感染管理工作中的职责

组织全院各级各类人员进行医院感染防控知识与技能的培训与考核,并做好记录,保存培训和考核相关资料。医院感染管理科应配合教育处,负责培训和考核内容的制定,并派专职人员进行理论知识和操作技能的专业培训。

(六)总务处在医院感染管理工作中的职责

(1)按照医院相关制度和规定,负责管理全院的日常清洁及消毒工作,并在医院感染暴发或流行期间,配合相关科室调配卫生清洁人力。

(2)按照医院医疗废物处置相关规定,负责管理医院废弃物的收集、运送及无害化处理工作。

(3)按照国家及医院相关规定,负责管理污水的处理、排放工作,使其符合《医疗机构污水排放要求》国家标准。

(4)负责监督医院职工食堂的卫生管理工作,使其符合《中华人民共和国食品卫生法》的要求,做好餐具的清洗消毒工作。

(5)对洗衣房的工作进行监督管理,使其符合医院感染防控要求。

(6)对太平间的工作进行监督管理,使其符合医院感染防控要求。

(7)按照相关国家标准和医院相关规定,配合医院相关科室,为医护人员提供充足的、符合标准的、在有效期内的防护用品和清洁用品。

(七)基建处在医院感染管理工作中的职责

使医院新建、改建及扩建工程符合医院感染防控要求。医院新建、改建及扩建工程设计图纸应由医院感染管理科审核,确定符合医院感染防控要求后,方可按照图纸施工。

(八)医务人员在医院感染管理工作中的职责

(1)在临床工作过程中,严格执行手卫生、无菌操作规则及医院感染管理的各项规章制度。

(2)参加预防、控制医院感染知识与技能的培训,了解和掌握必要的医院感染防控知识和技能,并应用于临床实践。

(3)医务人员自身发生传染病时,应积极治疗,并采取措施防止将感染传播给其他医务人员和患者。

(4)严格执行医院《抗菌药物合理使用管理制度》,合理使用抗菌药物。

(5)在临床实践中采取标准预防,严格执行操作规范,根据需要使用防护用品,预防利器伤及传染病病原体的职业暴露。

(6)掌握医院感染诊断标准。

(7)发现疑似医院感染病例,及时送病原学检查及药敏试验,查找感染源、感染途径,控制蔓延,积极治疗患者;按要求及时、准确上报医院感染性疾病例;发现有医院感染暴发流行趋势时,及时报告医院感染管理科和业务主管部门,并协助调查,配合控制。发现法定传染病,按《中华人民共和国传染病防治法》的规定报告相关主管部门。

(8)严格执行《多重耐药菌监控方案》,减少多重耐药菌感染和定植,积极治疗感染患者,防止其病原体在医院内蔓延,造成医院多重耐药菌感染。

(9)严格执行《医务人员手卫生规范》,提高手卫生依从性和正确率,防止病原体通过医务人员手作为传播媒介在医院内传播。

(雷　君)

第三节　医院感染管理的制度建设

一、抗菌药物临床应用管理制度

《抗菌药物临床应用管理制度》是医疗机构保障医疗质量和医疗安全工作中所必备的一个非常重要的管理制度。各医疗机构在制定《抗菌药物临床应用管理制度》时需注意其条款应符合国家相关法规、标准、规范、指导原则及专业学会和协会相关指南的要求。截至2014年5月,我国现行的相关文件主要包括《抗菌药物临床应用指导原则》(卫医发〔2004〕285号)、《抗菌药物在围术期的预防应用指南》(中华医学会外科学分会2006年在《中华外科杂志》刊发)、《抗菌药物临床应用管理办法》(卫生部令第84号,2012年8月1日起施行)、各省级卫生行政部门制定的《抗菌药物分级管理目录》《2013年全国抗菌药物临床应用专项整治活动方案》《国家抗微生物治疗指南》(人民卫生出版社,2012年12月,第1版)。该制度制定主责部门应密切关注各级卫生行政部门发布的新的与抗菌药物临床合理应用相关的文件,并视具体情况及时修订本单位的《抗菌药物临床应用管理制度》。

由于抗菌药物合理使用工作内涵极为丰富,因此《抗菌药物临床应用管理制度》应有若干与之配套的制度和技术性文件,特别是《抗菌药物临床应用管理制度实施细则》更是不可或缺,因为《细则》的主要功能是分解任务、细化工作及责任到部门,其对制度能否真正落实并发挥效力起着决定性作用。在实际建章立制工作中,本土化是另一个要注意的问题,医疗机构必须根据自身的药学及抗感染专业力量、日常管理模式及运作习惯等实际情况,因地制宜地制定具有法规严肃性和临床可行性的《抗菌药物临床应用管理制度》。

(一)总则

(1)"抗菌药物"是指治疗细菌、真菌、支原体、衣原体、立克次体、螺旋体等病原微生物所致传染病病原的药物,不包括治疗结核病、寄生虫病和各种病毒所致传染病的药物以及具有抗菌作用的中药制剂。

(2)医疗机构法定代表人为医院抗菌药物临床应用管理的第一责任人。

(3)以原卫生部2004版《抗菌药物临床使用指导原则》及原卫生部2012版《国家抗微生物治疗指南》为主要专业依据,同时结合临床实际情况合理使用抗菌药物。

(4)抗菌药物临床应用实行分级管理。根据安全性、疗效、细菌耐药性、价格等因素,将抗菌药物分为三级:非限制使用级、限制使用级与特殊使用级。

(5)抗菌药物合理应用纳入临床科室绩效考核指标体系。

(6)临床医师和药师必须参加本院抗菌药物临床应用知识和规范化管理的培训,并经考核合格后才能获得抗菌药物处方权或者抗菌药物调剂资格。

(7)抗菌药物由药剂科按照医院《抗菌药物供应目录》统一采购供应,其他科室或者部门不得从事抗菌药物的采购、调剂活动。临床上不得使用非药学部门采购供应的抗菌药物。

(8)对违反本制度的科室和个人,医院将视情节轻重进行相应的处理。

(二)组织结构

医院药事管理及药物治疗学委员会下设抗菌药物管理工作组,该工作组由医疗主管院长、医务处、门诊部、护理部、教育处、医院感染管理科、药剂科、检验科、传染病科、麻醉科等部门负责人和临床抗感染专家组成,具体负责抗菌药物管理工作。工作组办公室设在医务处。抗菌药物管理工作组下设"特殊使用级"抗菌药物会诊专家组。各临床科室质量管理小组负责本科室抗菌药物管理工作。

(三)各部门职责

1.药事管理及药物治疗学委员会职责

(1)审定批准抗菌药物临床应用相关制度及规定。

(2)审定批准抗菌药物品种的遴选及更换报告。

(3)审定批准《抗菌药物供应目录》及《抗菌药物分级管理目录》。

(4)督导抗菌药物管理工作组的工作。

2.抗菌药物管理工作组职责

(1)贯彻执行国家抗菌药物管理相关的法律、法规、规章,制定及修订医院《抗菌药物临床应用管理制度》及配套制度,提交药事管理及药物治疗学委员会审定批准并组织实施。

(2)按照国家相关规定,制定医院《抗菌药物供应目录》及《抗菌药物分级管理目录》等技术性文件,提交药事管理及药物治疗学委员会审定批准并组织实施。

(3)组织开展对医院抗菌药物临床应用与细菌耐药情况进行监测,定期分析、评估、上报监测数据并发布相关信息,提出干预和改进措施。

(4)组织开展对医务人员进行抗菌药物管理相关法律、法规、规章制度和技术规范培训,组织对患者合理使用抗菌药物的宣传教育。

3."特殊使用级"抗菌药物会诊专家组职责

(1)承担需要使用"特殊使用级"抗菌药物感染患者的会诊。

(2)参与重症感染患者病例讨论。

4.医务处职责

(1)将医院抗菌药物临床应用相关信息向核发其《医疗机构执业许可证》的卫生行政部门报告及备案。

(2)组织召开抗菌药物管理工作组会议。

(3)定期汇总各类抗菌药物临床应用监测监督信息及细菌耐药监测信息,分类反馈及发布,对违反本制度的科室及个人视情节轻重进行相应的处理。

5.门诊部职责

(1)定期组织抽查及点评门、急诊处方抗菌药物使用情况。

(2)对门、急诊系统违反本制度的科室及个人视情节轻重进行相应的处理。

6.护理部职责

指导、监督、检查全院护士抗菌药物使用医嘱及标本留取送检医嘱执行情况。

7.教育处职责

组织对全院职工抗菌药物合理使用相关规章制度及知识的培训,医务处、医院感染管理科、药剂科、传染病科及检验科等部门提供专业支持。

8.医院感染管理科职责

(1)承担或参与抗菌药物临床应用管理相关规章制度草拟工作。

(2)对培训工作提供专业支持,参与抗菌药物临床应用管理工作。

(3)定期抽查住院患者抗菌药物使用情况并按时上报医务处。

9.药剂科职责

(1)向临床医务人员提供抗菌药物相关信息,对抗菌药物临床应用提供技术支持,指导患者合理使用抗菌药物,参与抗菌药物临床应用管理工作。

(2)对抗菌药物处方及医嘱进行点评及审核,并将相关情况按时上报门诊部及医务处。

(3)对抗菌药物使用量、使用品种及不良事件实施动态监测及超常预警。

(4)定期抽查住院患者抗菌药物使用情况并按时上报医务处。

10.传染病科职责

对临床科室抗菌药物应用进行技术指导,参与抗菌药物临床应用管理工作。

11.检验科职责

(1)承担微生物培养、分离、鉴定和药物敏感试验等工作,提供病原学诊断和细菌耐药性判断技术支持,参与抗菌药物临床应用管理工作。

(2)定期向临床科室及相关部门提供医院病原菌种类、细菌耐药及多重耐药菌检出及分布情况,为临床合理选用抗菌药物提供专业支持。

(3)建立细菌耐药及多重耐药菌预警机制,实施动态监测及预警。

12.临床科室职责

(1)科主任为本科室抗菌药物临床应用管理的第一责任人。

(2)临床科室质量管理小组应将抗菌药物合理使用作为医疗质量管理重点内容之一,常抓不懈。

(3)科主任应采取措施保证本科室医务人员参加医院组织的有关抗菌药物合理使用规章制度及专业知识的培训与考核。

(4)医师职责:①按要求参加抗菌药物合理使用相关规章及知识的培训及考核,持证上岗。②严格掌握抗菌药物治疗使用、联合使用和预防使用的指征,合理使用药物。③用药前及时留取和送检标本;制定个体化的给药方案,注意剂量、疗程和合理的给药方法、间隔时间及给药途径。④临床微生物标本检测结果未出具前,可根据临床诊断并结合本地区、本院及本病区细菌耐药监测情况经验选用抗菌药物,临床微生物标本检测结果出具后,根据检测结果及临床治疗反应进行相应调整。⑤密切观察患者有无菌群失调,及时调整抗菌药物的使用。⑥注重药物经济学,降低患者抗菌药物费用支出。⑦及时上报抗菌药物相关不良反应。

(5)护士职责:①根据各种抗菌药物的药理作用、配伍禁忌和配制要求,准确执行医嘱。②配合医师做好各种标本的留取和送检工作。③及时上报抗菌药物相关不良反应。

二、消毒药械管理制度

消毒与灭菌是医疗机构做好感染防控的重要技术手段,《消毒药械管理制度》是医疗机构保障医疗质量和医疗安全工作中非常重要的管理制度之一,各医疗机构应依法依规制定《消毒药械管理制度》。我国现行的与消毒药械管理相关的卫生法律、法规、规章及规范性文件主要包括:《消毒管理办法》(中华人民共和国卫生部令第27号),《医院感染管理办法》(中华人民共和国卫生部令第48号),《医疗器械监督管理条例》(中华人民共和国国务院令第650号),《医疗器械临床使用安全管理规范(试行)》(卫医管发〔2010〕4号),《医疗器械生产监督管理办法》(国家食品药品监督管理局令第12号),《医疗器械说明书、标签和包装标识管理规定》(国家食品药品监督管理局令第10号),《消毒产品标签说明书管理规范》(卫监督发〔2005〕426号),《医院消毒卫生标准》(GB 15982-2012),《医疗机构消毒技术规范》(WS/T367-2012)。制定《消毒药械管理制度》的主责部门,应密切关注国家新发布的与消毒药械管理相关的规定,并视具体情况及时修订。

(一)总则

(1)为加强医疗机构内消毒药械的应用管理,保障医疗质量和医疗安全,根据相关卫生法律法规、规章及规范性文件,制定本制度。

(2)消毒药械准入前,须由相关部门进行专业审核把关,并经相关的院级管理委员会审定通过后由相关业务部门统一购入。试用产品必须按采购绿色通道流程经审批同意后方可试用。任何科室、部门及个人均不得自行购入、使用或试用未经审批的消毒药械。

(3)同类产品更换名称或品牌时需重新申请。

(4)对违反本制度的科室和个人,医疗机构将视情节轻重进行相应处理。

(二)组织结构与职责

1.组织结构

医疗机构的医院感染管理委员会总体负责消毒剂管理工作,医疗器械管理委员会总体负责消毒器械管理工作。具体工作由医院感染管理部门、药事部门、器材管理部门(医学装备管理部门)分工协作。各临床科室医院感染管理小组负责本科室消毒药械管理工作,科室兼职的医院感染管理质量控制人员(感控干事)负责相关工作的具体落实。

2.各部门职责

(1)医院感染管理委员会职责:①认真贯彻消毒药械管理方面的法律法规及技术规范、标准,制定本单位消毒药械管理制度并监督实施;②审定消毒剂的准入申请。

(2)医疗器械管理委员会职责:①认真贯彻消毒器械管理方面的法律法规及技术规范、标准;②审定消毒器械的准入申请。

(3)医院感染管理部门职责:①负责起草《消毒药械管理制度》;②审核拟购入的消毒药械的各类法律证明文书并记录存档;③指导使用部门对准入的消毒器械正式投入使用前的消毒灭菌效果监测;④监督检查消毒药械的使用是否符合相关要求;⑤负责组织消毒剂正确使用的培训。

(4)药事部门职责:①审核拟购入的消毒剂的各类法律证明文书并记录存档;②负责经医院感染管理委员会审定同意的消毒剂的采购、验收、保管、发放、不良事件监测等工作的管理和具体实施。

(5)器材管理部门职责:①审核拟购入的消毒器械的各类法律证明文书并记录存档;②负责经医疗器械管理委员会审定同意的消毒器械的采购、验收、维护、报废、不良事件监测等工作的管理和具体实施;③负责组织消毒器械正确使用的培训。

(三)购入管理规定

1.准入审批流程

(1)消毒剂审批流程:需求科室申请(填写申请表格,一式两份;拟购消毒剂的各种法律证明文书;最小包装样品)→医院感染管理部门审批→药事部门审批→主管院长审批→医院感染管理委员会审定→药事部门购入。

(2)消毒器械审批流程:需求科室申请(填写申请表格,一式两份;拟购消毒器械的各种法律证明文书)→医院感染管理部门审批→器材管理部门审批→医疗器械管理委员会办公室审批→医疗器械管理委员会审定→器材管理部门购入。

2.日常购入管理

药事部门及器材管理部门按采购计划购入,到货验收,做好相关记录,妥善储存,保障供应。

(四)使用管理规定

(1)按照消毒药械使用说明书使用。

(2)按规定做好消毒剂浓度及消毒效果监测并记录存档3年以上。

(3)按规定做好消毒器械的工艺监测、化学监测及生物监测并记录存档5年以上。

(4)发生消毒剂使用不良事件时及时上报药事部门与医院感染管理部门。

(5)发生消毒器械使用不良事件时及时上报器材管理部门及医院感染管理部门。

三、一次性使用医疗用品及卫生用品管理制度

一次性使用医疗用品及卫生用品属于医用耗材范畴,总体应纳入医疗机构医用耗材管理,但因其管理与感控相关,故在其管理方面存在着有别于其他类别医用耗材的特殊性,需单独制定《一次性使用医疗用品及卫生用品管理制度》。《一次性使用医疗用品及卫生用品管理制度》是医疗机构保障医疗质量和医疗安全工作中非常重要的管理制度之一,各医疗机构应依法依规制定。

(一)总则

(1)为加强一次性使用医疗用品及卫生用品的临床应用管理,保障医疗质量和医疗安全,根据相关卫生法律法规、规章及规范性文件,制定本制度。

(2)一次性使用医疗用品及卫生用品准入前,须由相关部门进行专业审核把关,并经医用耗材管理委员会审定通过后由医用耗材管理部门统一购入。试用产品必须按采购绿色通道流程经审批同意后方可试用。任何科室、部门及个人均不得自行购入、使用或试用未经审批的一次性使用医疗用品及卫生用品。

(3)同类产品更换名称或品牌时需重新申请。

(4)一次性使用医疗用品及卫生用品不得重复使用。

(5)对违反本制度的科室和个人,医疗机构将视情节轻重进行相应处理。

(二)组织结构与职责

1.组织结构

医疗机构成立医用耗材管理委员会,由医学装备管理部门(医学工程科或医学工程处)、医务管理部门、护理管理部门、纪检监察部门、财务管理部门、医院感染管理部门、临床科室及其他有关部门的主要负责人组成,主任委员由医疗机构院长/常务副院长担任,主管医疗工作及主管医学装备的副院长担任副主任委员。委员会办公室设在医学装备管理部门。医学装备管理部门领导兼任办公室主任,医学装备管理部门的医用耗材管理组组长兼任秘书。各临床科室主任为本科室医用耗材管理第一责任人,并应设立一名兼职医用耗材管理员负责相关工作的具体落实。

2.各部门职责

(1)医用耗材管理委员会职责:①认真贯彻一次性使用医疗用品及卫生用品管理方面的法律、法规、规章及规范性文件,制定本单位一次性使用医疗用品及卫生用品管理制度并监督实施;②建立会议制度,定期审批临床科室有关一次性使用医疗用品及卫生用品的申请,在审批过程中综合考虑临床需求、费用管理、品规管理等多方面因素,决定产品的纳入及剔除;③分析、论证本院一次性使用医疗用品及卫生用品使用情况,并提出淘汰品种;④医用耗材管理委员会审批产品会议每年不少于一次,应有会议记录留档五年以上。

(2)医学装备管理部门职责:①负责筹备医用耗材管理委员会会议;②医学装备管理部门专设医用耗材管理组负责医用耗材的具体管理工作;③负责经医用耗材管理委员会审定同意的医用耗材的采购、验收、保管、发放、不良事件监测、质量控制等工作的管理和具体实施;④根据临床申请,依照国家相关法律法规要求审核供应商资质及法律证明文件,认真做好医用耗材及供应商的资质档案和医疗机构采购审批等文件资料管理工作;⑤上传下达医用耗材的相关政策信息和上级管理要求,并积极开展政策法规及相关知识技能的学习培训。

(3)纪检监察部门职责:①对医用耗材审批、招标、定价、采购等部门及环节进行监察;②对原卫生部、省级卫生行政部门集中采购以外的医用耗材的采购价格谈判进行监察;③会同审计部门及财务处定期或不定期对高值一次性使用医疗用品的账目进行联合检查。

(4)医务管理部门职责:监督检查医、技人员对《一次性使用医疗用品及卫生用品管理制度》执行情况。

(5)护理管理部门职责:监督检查一次性使用医疗用品及卫生用品的临床储存、使用及用后处理是否符合相关要求。

(6)医院感染管理部门职责:①负责起草《一次性使用医疗用品及卫生用品管理制度》;②审

核拟购入的一次性使用医疗用品及卫生用品的卫生许可方面的法律证明文书及消毒灭菌方法并记录存档;③监督检查一次性使用医疗用品及卫生用品的储存、使用及用后处理是否符合感控要求。

(7)财务管理部门职责:①依据国家相关规定审核各类医用耗材可否收费、收费项目归类以及收费加价的幅度;②监督检查各科使用医用耗材的收费情况;③负责新增医疗服务项目价格立项的申报。

(8)临床科室职责:①按规定提交一次性使用医疗用品及卫生用品准入申请;②及时上报及处理一次性使用医疗用品及卫生用品临床应用时发生的不良事件;③按规定进行一次性使用医疗用品及卫生用品的储存、使用及用后处理。

(三)购入管理规定

1.准入审批流程

需求科室申请(填写申请表格,一式两份;拟购物品的各种法律证明文书;最小包装样品)→医学装备管理部门审批→医院感染管理部门审批→财务管理部门审批→医用耗材管理委员会办公室审批→医用耗材管理委员会审定→医学装备管理部门购入。

2.临时采购绿色通道审批流程

需求科室申请(填写申请表格,一式两份;拟购物品的各种法律证明文书;最小包装样品)→医学装备管理部门审批→医院感染管理部门审批→财务管理部门审批→医用耗材管理委员会办公室审批→医学装备管理部门临时购入一次。

3.日常购入管理

医学装备管理部门按采购计划购入,到货验收,做好相关记录,妥善储存,保障供应。

(四)使用管理规定

(1)使用一次性使用医疗用品及卫生用品前,应检查小包装有无破损、产品有效期和有无不洁净等。

(2)发现不合格或质量可疑产品时,以及使用时发生不良反应时,须立即停止使用并封存该产品,按规定详细记录,并立即电话报告医学装备管理部门及医务管理部门,同时填写《可疑医疗器械不良事件报告表》(国家食品药品监督管理局监制)报医学装备管理部门。医学装备管理部门应当会同医务管理部门至当事科室进行现场调查。怀疑不良反应可能与感染有关时应同时上报医院感染管理部门。

(五)用后处理规定

用后的一次性使用医疗用品及卫生用品均属于医疗废物,按国家《医疗废物管理条例》及《医疗卫生机构医疗废物管理办法》的规定进行处理。

四、呼吸机临床应用管理制度

呼吸机相关性肺炎(VAP)首先严重影响原发病的治疗效果,增加患者及其家属的痛苦和经济负担,甚至会引发纠纷和诉讼;其次会导致患者住院时间延长,增加医务人员的工作量,影响病床周转,造成大量宝贵医疗资源的浪费;此外,在某些情形下,医保中心及保险公司还可能会拒报呼吸机相关性肺炎的费用,从而造成医院经济损失。

鉴于呼吸机相关性肺炎发病率是医疗质量评价体系中的一个重要指标,医院对此种器械相关医院感染需给予充分重视,应按照《医疗器械监督管理条例》《医疗器械临床使用安全管理规范

(试行)》及行业标准《呼吸机临床应用》(WS392—2012)的相关要求,结合本院实际情况,制定切实可行的《呼吸机临床应用管理制度》,制定预防呼吸机相关性肺炎标准操作规程(SOP),降低呼吸机相关性肺炎的发病率。

《呼吸机临床应用管理制度》应对呼吸机的采购,日常维护,操作人员资质,使用环境要求,使用前、中、后的管理及清洗消毒等诸多方面进行规定。制定该制度的主责部门应密切关注国家新发布的与医疗器械管理,特别是呼吸机管理相关的法规、规章及规范性文件,并视具体情况及时修订本单位的《呼吸机临床应用管理制度》。

(一)总则

(1)有条件的医疗机构宜成立呼吸机管理中心,负责全院呼吸机的统一调配、消毒及测试。呼吸机管理中心的职能管理归口医学装备管理部门(处)。

(2)为应对公共卫生突发事件,医院需在日常使用量的基数上保证若干台呼吸机处于备用状态。

(3)呼吸机操作属高风险诊疗技术,临床医师必须经过相关知识与技能的培训并考核合格后,方可独立操作呼吸机。

(4)临床医护人员应参加预防呼吸机相关性肺炎标准操作规程的培训。

(5)呼吸机购入前须进行采购论证及技术评估,确保采购的呼吸机符合临床需求。

(6)呼吸机的采购应当遵循国家相关管理规定执行,确保采购规范、渠道合法、手续齐全。同时按照院务公开等有关规定,将呼吸机采购情况及时做好对内公开。

(7)呼吸机的验收应当由器材科与相关的临床科室共同完成。

(8)对呼吸机采购、评价、验收等过程中形成的报告、合同、评价记录等文件进行建档和妥善保存,保存期限为医疗器械使用寿命周期结束后5年以上。

(9)临床使用呼吸机时应当严格遵照产品使用说明书、技术操作规范和规程,对产品禁忌证及注意事项应当严格遵守,需向患者说明的事项应当如实告知。

(10)发生呼吸机临床使用安全事件或者医疗器械出现故障,科室应当立即停止使用,并通知医学工程科按规定进行检修;经检修达不到临床使用安全标准的呼吸机不得再用于临床。

(11)从事呼吸机使用、维护及消毒相关工作的技术人员,应当具备相应的专业学历、技术职称或者经过相关技术培训,并获得国家认可的执业技术水平资格。

(12)对在用呼吸机要定期进行预防性维护和检测、校准工作。并对所进行的预防性维护、检测与校准、临床应用效果等信息进行分析与风险评估,以保证在用呼吸机处于完好与待用状态,保障所获临床信息的质量。

(13)呼吸机由器材科统一购入,其他部门不得从事呼吸机的采购活动。临床上不得使用非器材科采购供应的呼吸机。

(14)对违反本制度的科室和个人,医院将进行相应的处理。

(15)本制度制定主责部门应密切关注国家新发布的与医疗器械管理相关的法规、规章及规范性文件,并视具体情况及时修订本制度。

(二)管理组织结构

医院医疗器械管理委员会及医疗器械临床使用安全管理委员会负责指导呼吸机临床应用管理工作。日常工作由医务处协调器材科及呼吸机管理中心共同完成。

（三）各部门职责

1.医疗器械管理委员会职责

（1）负责制定应用呼吸机的发展规划、年度购置计划、配置原则和配置标准等。

（2）对医院计划购买的呼吸机进行论证，论证的内容包括购置的必要性和可行性、资金来源、性能价格比、经济效益与社会效益等。

（3）参与呼吸机购置过程中的价格调查和价格谈判，对呼吸机购置的全过程行使监督职能。

2.医疗器械临床使用安全管理委员会职责

（1）负责对呼吸机临床应用进行全方位管理，包括呼吸机质量与安全、操作人员的资质与技能、操作使用技术规范、各环节的制度制定与落实情况、呼吸机使用环境、配套设施等方面。

（2）针对呼吸机全生命周期的各个阶段：购置阶段，安装、调试、验收阶段，使用阶段（含质量、技术保障工作内容），报废阶段的具体特点及要求，进行呼吸机临床安全管理和监测工作，以保证呼吸机在整个生命周期里的安全、有效。

（3）负责对全院呼吸机临床使用安全管理工作进行监督检查与评价，发现问题，限期整改，并制定严格的奖惩措施。

3.医务处职责

对呼吸机操作人员的资质进行管理。

4.护理部职责

督导呼吸机消毒及呼吸机相关性肺炎预防措施的落实情况。

5.器材科职责

（1）负责《呼吸机临床应用管理制度》的起草工作。

（2）负责呼吸机的购置、验收、技术保障（质控）、维护、维修、档案管理、应用分析和处置等全过程管理。

6.医院感染管理科职责

（1）负责制定《呼吸机及其管路清洗消毒制度》《呼吸机消毒效果监测规定》及《呼吸机相关性肺炎预防措施》。

（2）督导呼吸机消毒及呼吸机相关性肺炎预防措施的落实情况。

7.临床科室职责

（1）严格执行本院《呼吸机临床应用管理制度》。

（2）严格遵循呼吸机相关性肺炎预防与控制标准操作规程（SOP）。

（3）配合器材科实施呼吸机的管理工作，服从医院对呼吸机的应急调配。

（4）做好呼吸机的保管、日常保养和使用安全等工作，避免发生意外事故。

（5）严格按照使用说明书、技术操作规范和规程进行操作。

（6）按规定上报呼吸机相关不良事件。

（雷　君）

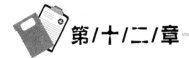

第/十/二/章

职业卫生服务与健康促进

第一节　职业卫生服务

职业卫生服务是以保护和促进劳动者健康为目的,预防和控制工作场所可能对健康和安全造成危害的因素和条件的服务措施。尽管不同的国家需要不同内容的职业卫生服务,但所有的国家都需要这种服务。在工业化时期,劳动者已开始享受职业卫生服务,但系统的职业卫生服务社会行动是第二次世界大战以后才有的。国际劳工组织/世界卫生组织(International Labor Organization/World Health Organization,ILO/WHO)工业卫生联合委员会于1950年首次对职业卫生服务给出了上述国际通用的定义。此后,第11届联合委员会发展并完善了这一概念。指导职业卫生服务发展的最重要的国际性准则是 ILO 1985年通过的有关职业卫生服务的第161号公约以及 WHO 1996年通过的"人人享有职业卫生保健"的全球策略。许多国家已将职业卫生服务立法作为劳工法规或健康法规的一部分。1995年 ILO/WHO 职业卫生联合委员会对职业卫生服务的含义作了扩展、更新。将劳动者的健康、劳动能力、安全和健康的工作环境,以及作业场所的健康促进和发展作为职业卫生服务的目标。此外,人人享有职业卫生全球策略也已被作为国家制定职业卫生服务政策和规划的指导。

职业卫生服务应符合工作场所和劳动者职业卫生安全的需要。根据涉及的经济部门(如高风险部门和低风险部门)及国家的国情,按提供一般卫生服务的能力,职业卫生服务的活动和范围也可能有所不同,但其基本功能和主要活动基本一致。职业卫生服务首先由用人单位承担和完成,也可以由用人单位委托职业卫生技术机构协助实施。

一、职业卫生服务内容

职业卫生服务是通过预防和控制工作场所可能对健康和安全造成危害的因素和条件,以保护和促进劳动者健康为目的的服务措施。因此,识别、监测、评价与控制作业场所职业病危害因素是职业卫生服务的主要任务。

(一)作业场所职业危害识别、监测与评价

职业危害识别与监测包括:对作业条件和可能影响劳动者健康的危害因素,如物理、化学、生物因素以及工效学等因素进行识别,并评价其接触机会、接触程度或强度;对职业防护设施和个

体防护用品进行评价;对不良心理因素对劳动者健康的影响和工作组织情况进行评价;对消除、预防或减少暴露措施的效果进行评价,为改进作业环境或条件提供依据。作业场所职业危害监测与评价应在对用人单位职业安全卫生状况进行初步判断的基础上进行。用人单位职业卫生状况的初步调查包括:企业生产工艺分析、相关生产部门、工种或岗位产生职业危害的类型,根据已有资料初步判断企业职业卫生状况,在可能的条件下分析劳动者特征(如年龄、性别、种族、家庭关系、职业分类、职业史及相关的健康资料),收集有关职业病、工作事故和因病缺勤劳动者的资料,按部门、职业、工作类型、损伤或疾病的类型进行分类,了解工作方式、所用化学物质、近期环境检测结果及暴露人群等资料确定优先考虑的问题,了解劳动者的职业卫生及应急救援知识以及对职业安全卫生的要求,了解生产系统、设备仪器和装置、生产材料以及工作组织方式有无改变等。

(二)职业健康监护

职业健康监护着重于早期检测在特定工作环境中劳动者的健康状况,以期早期发现劳动者的健康损害,及早处理,及早阻断接触。对劳动能力受到损害的劳动者,应做劳动能力鉴定,并按工伤保险条例的相关规定处理。职业健康监护有被动和主动两种方式。被动的职业健康监护是指劳动者患病或感觉不适时去职业病防治机构就诊,往往只能发现有症状的疾病。而主动的职业健康监护则是指职业卫生专业人员根据对暴露的基本了解,按分级管理原则,首先对那些有可能患职业病或工作相关疾病的高风险劳动者进行健康监护。主动监护可有多种形式,包括上岗前体检、对接触特定危害因素的劳动者进行的定期体检,以及某些群体筛检与生物监测。我国职业健康监护的常见形式有上岗前体检、定期体检、离岗时体检、应急健康检查及离岗后的医学随访。

(三)职业健康风险评价

职业健康风险评估的步骤包括:确定职业健康危害因素(表现为工作环境监测结果);分析危害因素如何影响劳动者(接触方式和暴露类型、接触限值、剂量-反应关系、可能引起的不良健康效应等);确定劳动者或劳动者群体暴露于特定的危害因素;确定易感个体及群体的特点;评价可能采取的危害因素预防和控制措施;得出结论并提出管理和控制危害的建议;评价结果整理成文;定期复查、随访,并且如有可能,再次评估危险度。我国职业病防治法规定,用人单位应在建设项目可行性论证阶段进行职业病危害预评价,在竣工验收阶段进行职业病危害控制效果评价。对于作业场所存在高毒物品的作业进行定期评价。

(四)职业病危害因素告知

根据职业病防治法的要求,作业场所职业危害监测结果应当以适当的方式记录并应以适当的方式告知劳动者。劳动者有权要求用人单位进行工作环境监测。

(五)主动的预防和控制措施

在对工作场所职业危害监测和劳动者健康监护结果分析及风险评估基础上,提出适宜的控制措施。包括防护措施、作业行为和作业管理,以保护劳动者健康。采取主动的预防和控制措施是企业管理层的责任,并应与劳动者合作。应对劳动者以及职业卫生管理人员进行职业卫生培训、教育,提供劳动者的自主防护意识,加强自我保健。应按照规定建立职业卫生档案,强化管理责任和制度,加强危险品、防护用品管理,对特殊岗位实行特殊管理。

(六)应急救援措施

急救训练是职业卫生服务的基本职责,救护车和其他应急设施也需日常维护。在发生严重事故时还应与其他应急机构协作。

(七)职业卫生保健、常规预防性及医疗服务

职业卫生服务还包括职业病、职业损伤的诊断、治疗和康复。职业卫生专业人员不仅要了解职业病和职业损伤的知识,也要了解岗位、工作环境、工作场所的职业暴露等知识,才能在工作相关健康问题的管理上起主要作用。

(八)职业卫生监督

为了督促用人单位履行职业病防治责任,国家实施职业卫生依法监督管理制度。国务院卫生行政部门负责建设项目职业病危害预评价和防护设施设计审查以及竣工验收,即执行预防性职业卫生监督,同时还负责对用人单位职业健康监护的监督检查;国家安全生产监督管理总局负责作业场所职业卫生的监督检查工作,组织查处职业危害事故和有关违法违规行为,即经常性职业卫生监督;人力资源与社会保障部负责对用人单位劳动用工和工伤保险的监督管理。

二、职业卫生服务模式

(一)职业卫生服务的主要参与者

职业卫生服务活动需要不同的参与者,发挥各自的作用。这些参与者主要包括以下几类。

1.用人单位职业病防治专、兼职机构

许多大企业,一般都设有职业病防治专、兼职机构,以协调用人单位、劳动者及其他相关人员的利益。在小型和微型企业很少设有职业病防治专、兼职机构,但可以配备专、兼职职业卫生管理人员,负责相应的职业病防治工作,并与实施基本职业卫生服务的基层单位合作。

2.政府部门的作用

国家和各级政府的相关部门,包括卫生行政、安全生产监管、人力资源与社会保障部门,以及其他负责制订国家发展规划、经济保障和监督执法机构。政府的作用是制订职业卫生服务相关法律、法规、标准、指导原则,促进其实施;起草和执行有关职业卫生服务的国家规划。

3.社会参与者的作用

通常按照国际惯例,职业卫生服务的组织和实施应有社会与行业"利益攸关者"(企业协会、商业组织、其他相关组织)的参与和协作。

4.支持服务系统

在基本职业卫生服务实际执行的过程中需要培训、信息咨询和服务等的支持,也需要科研的支持。这种支持可代表性地由政府公共机构、职业卫生专业机构、大专院校、地方政府或社会保险机构等提供。

5.职业卫生专业人员

职业卫生服务专业人员最初是职业卫生医师和护士,是构成职业卫生服务人力资源的核心部分。随着职业卫生服务的发展,需要多学科的专业人才,包括职业卫生学家、理疗家、人体工效学家、心理学家、安全专家及劳动组织专家来进行工作环境监测、危险度评估,随后提出预防控制措施。

6.县、乡镇及社区公共卫生机构的作用

县、乡镇及社区公共卫生机构是组织一般卫生服务、实施基本职业卫生服务的主体单位。这对以流动的农民工为主要劳动力资源的小企业,个体经营者和非正式作坊尤为重要。

(二)职业卫生服务的主要模式

根据国外经验,职业卫生服务有多种提供模式:①独立职业卫生服务,如大公司服务模式或公司内的服务;②联合职业卫生服务,如若干个中小企业联合组织的服务;③与一般卫生保健相结合的模式,如政府举办的职业卫生服务机构,社区卫生保健中心,社会保险机构,专家或注册职业卫生师、教授,私立(或民营)的卫生保健机构等提供的服务。

三、我国职业卫生服务管理模式

中华人民共和国成立初期,我国政府就开始关注工业化过程所带来的职业危害是影响劳动者健康和制约国民经济发展的重要问题,并着手应对。1953 年,中央人民政府做出决定,在各级政府卫生行政部门建立卫生防疫站(内设劳动卫生科),承担卫生监督管理任务。20 世纪 80 年代,职业卫生技术服务体系得到快速发展,全国建立地(市)级以上职业卫生专业机构 204 所,县以上 1 798 所卫生防疫站内设有劳动卫生科,共有专业人员 3 万多人,全国有 34 所医学院校设有职业卫生专业,形成 1 个国家职业病防治中心和六个区域职业病防治中心,两个 WHO 职业卫生合作中心。2000 年国家开始进行疾病控制体制和监督体制改革,国家共建设省、地市、区县疾病预防控制中心项目 2 448 个,其重要的职能之一就是按照国家统一部署,组织开展职业卫生等领域危险性评价、监测和预警工作,承担卫生行政部门委托的与职业卫生监督执法相关的检验检测、技术支持与仲裁工作,以及和辖区内职业病诊断鉴定工作,指导工作场所健康教育与健康促进工作。此外,我国有职业病防治机构近 70 家,化学中毒救治基地 31 家。

我国职业卫生技术服务主要有 6 种模式:①政府设立的职业病防治机构,包括疾病预防与控制中心(CDC)和独立的职业病防治院所;②行业和企业举办的职业病防治机构;③大专院校和科研院所等;④综合性医院;⑤社区服务中心和乡镇卫生院开展的基本职业卫生服务;⑥民营职业卫生技术服务机构。

2002 年,为配合职业病防治法的实施,卫生部颁布了《职业卫生技术服务机构管理办法》(卫生部令第 31 号),规定职业卫生技术服务机构是指为实施职业病防治法服务的职业卫生技术机构。职业卫生技术服务包括医疗服务和非医疗服务。前者包括职业健康检查、职业病诊断以及职业病治疗与康复;后者包括建设项目职业病危害评价、职业病危害因素的检测与评价、职业病防护设施与个人防护用品效果评价、化学品毒性鉴定、放射工作人员个人剂量监测、放射防护器材和含放射性产品检测以及放射卫生防护检测与评价。目前,卫生部批准建设项目职业病危害评价甲级资质的职业卫生技术服务机构 42 家、化学品毒性鉴定资质的职业卫生技术服务机构 25 家、放射防护器材与含放射性产品检测资质的职业卫生技术服务机构 9 家。各省级卫生行政部门根据法律规定批准建设项目职业病危害评价乙级资质 420 家、职业健康检查机构 1 467 家、职业病诊断机构 397 家,形成了具有中国特色的职业卫生技术服务体系。

(黄　英)

第二节　健　康　监　护

一、医学监护

医学监护是以健康检查为主要手段,分析、评价健康影响及其程度,及时发现健康损害征象,及时采取相应预防措施,防止健康损害的发生与发展。劳动者的医学监护是工作场所职业危害控制措施的重要补充,涵盖了劳动者从职业危害因素吸收到产生临床疾病的全过程。医学监护包括生物监测和医学检查。针对职业人群的医学监护属于职业健康监护。

二、职业健康监护

职业健康监护是以预防为目的,根据劳动者的职业接触史,通过定期或不定期的医学健康检查和健康相关资料的收集,连续地监测劳动者的健康状况,分析劳动者健康变化与所接触的职业病危害因素的关系,并及时地将健康检查和资料分析结果报告给用人单位和劳动者本人,以便及时采取干预措施,保护劳动者健康。

职业健康监护的目的:①早期发现职业病、职业健康损害和职业禁忌证;②跟踪观察职业病及职业健康损害的发生、发展规律及分布情况;③评价职业健康损害与作业环境中职业病危害因素的关系及危害程度,识别新的职业病危害因素和高危人群;④进行目标干预,包括改善作业环境条件,改革生产工艺,采用有效的防护设施和个人防护用品,对职业病患者及疑似职业病和有职业禁忌人员的处理与安置等;⑤评价预防和干预措施的效果;⑥为制定或修订卫生政策和职业病防治对策服务。对从事接触职业病危害因素作业的劳动者进行职业健康监护是用人单位的职责。用人单位应根据国家有关法律、法规,结合生产劳动中存在的职业病危害因素,制订本单位的职业健康监护工作计划,建立职业健康监护制度,对接触职业病危害因素的劳动者开展职业健康监护,并以适当的方式告知劳动者本人健康检查的结果。

职业健康监护目标疾病分为职业病和职业禁忌证。确定健康监护目标疾病的原则:①目标疾病如果是职业禁忌证,应确定监护的职业病危害因素和所规定的职业禁忌证的关系及相关程度;②目标疾病如果是职业病,应是国家职业病目录中规定的疾病、与应监护的职业病危害因素有明确的因果关系,并要有一定的发病率;③有确定的监护手段和医学检查方法,以冀早期发现目标疾病;④早期发现后采取干预措施能对目标疾病的转归产生有利的影响。

职业健康监护是职业卫生服务的重要内容,应根据监护的种类和不同的职业病危害因素及其目标疾病,确定具体的医学检查方法和检查指标。确定职业健康监护方法和检查指标的基本原则:①检查方法应是成熟的可靠的技术,不能用于科学实验或研究目的;②检查方法和指标容易为劳动者所接受;③检查指标应有明确的意义,并与监护目标密切相关;④应考虑检查指标的特异性和敏感性,避免使用不能满足要求的检查;⑤考虑检查方法和检查指标的费用;⑥考虑文化、宗教等因素,符合医学伦理道德规范;⑦定期对整个健康监护项目进行审查,并根据工作条件的改善及时进行修改。《职业健康监护技术规范》(GBZ187 2007)明确了职业健康检查的项目、周期以及禁忌证。

职业健康监护人群的界定原则包括:需要强制性健康监护的职业人群,都应接受职业健康监护;需要开展推荐性健康监护的职业人群,原则上应根据用人单位的安排接受健康监护;虽不是直接从事接触职业病危害因素作业,但在工作中受到与直接接触人员同样的或几乎同样的接触,应视同职业性接触,需和直接接触人员一样接受健康监护;根据工作场所有害因素的浓度或强度以及个体累计暴露的时间,确定暴露人群或个体需要接受健康监护的最低暴露水平;根据个体累积暴露量和职业病危害因素所致健康损害的流行病学和临床特点决定离岗后健康监护的随访时间。

职业健康监护包括职业健康检查和职业健康监护档案管理。

(一)职业健康检查

职业健康检查包括上岗前、在岗期间、离岗时和离岗后医学随访以及应急健康检查五种类型。

1.上岗前健康检查

上岗前健康检查是指用人单位对准备从事某种接触职业病危害作业的劳动者在上岗前进行的健康检查,主要目的是发现有无职业禁忌证,掌握上岗前的健康状况,建立接触职业病危害因素人员的基础健康档案。上岗前健康检查为强制性职业健康检查。应进行上岗前健康检查的人员包括:①拟从事接触职业病危害因素作业的新录用人员,包括转岗到该种作业岗位的人员;②拟从事有特殊健康要求作业的人员,如高处作业、电工作业、职业机动车驾驶作业等。

2.定期健康检查

定期健康检查是指用人单位按照规定的时间间隔对接触职业病危害作业的劳动者的健康状况进行的检查,目的是早期发现职业病患者或疑似职业病患者或劳动者的其他健康异常改变;及时发现有职业禁忌证的劳动者;通过动态观察劳动者群体健康变化,评价工作场所职业病危害因素的控制效果。凡是长期从事规定的需要开展健康监护的职业病危害因素作业的劳动者,均应进行在岗期间的定期健康检查。定期健康检查的周期根据不同职业病危害因素的性质、工作场所有害因素的浓度或强度、目标疾病的潜伏期和防护措施等因素决定。定期健康检查结果应以适当的方式告知劳动者本人,发现劳动者有职业禁忌或者有与从事职业相关损害的,应及时调离原工作岗位,并妥善安置。对需要复查和医学观察的劳动者应及时予以安排。

3.离岗时健康检查

离岗时健康检查是指劳动者在准备调离或脱离所从事的职业病危害的作业或岗位前所进行的健康检查,主要目的是确定其在停止接触职业病危害因素时的健康状况。如果最后一次在岗期间的健康检查是在离岗前的 90 d 内,可视为离岗时检查。

4.离岗后医学随访检查

离岗后医学随访检查是指劳动者接触的职业病危害因素具有慢性健康影响,或发病有较长的潜伏期,在脱离接触后仍有可能发生职业病,在其离岗后进行的医学随访检查。如对接触粉尘作业的劳动者,或尘肺病患者在离岗后进行的医学随访检查。随访时间的长短则应根据有害因素致病的流行病学及临床特点、劳动者从事该作业的时间长短、工作场所有害因素的浓度等因素综合考虑确定。

5.应急健康检查

应急健康检查是指发生急性职业病危害事故后立即对遭受或者可能遭受急性职业病危害的劳动者进行的健康检查。可依据检查结果和现场劳动卫生学调查,确定危害因素,为急救和治疗提供依据,控制职业病危害的继续蔓延和发展。从事可能产生职业性传染病作业的劳动者,在疫情流行期或近期密切接触传染源者,也应及时开展应急健康检查,随时监测疫情动态。

职业健康检查分为强制性和推荐性两种。已列入国家颁布的职业病危害因素分类目录的危害因素,并符合以下条件者应实行强制性职业健康检查:①该危害因素有确定的慢性毒性作用,并能引起慢性职业病或慢性健康损害;或有确定的致癌性,在暴露人群中所引起的职业性癌症有一定的发病率。②对人的慢性毒性作用和健康损害或致癌作用尚不能肯定,但有动物实验或流行病学调查的证据,有可靠的技术方法,通过系统地健康监护可以提供进一步明确的证据。③有一定数量的暴露人群。已列入国家颁布的职业病危害因素分类目录,对人健康损害只有急性毒性作用,但有明确的职业禁忌证,上岗前执行强制性健康监护,在岗期间执行推荐性健康监护。

对职业病危害因素分类目录以外的危害因素开展健康监护,需通过专家评估后确定,评估标准:①该种物质在国内正在使用或准备使用,且有一定量的暴露人群;②相关文献主要是毒理学研究资料,表明其符合国家规定的有害化学物质的分类标准及其对健康损害的特点和类型;③流行病学资料及临床资料证明其存在损害劳动者健康的可能性或有理由怀疑在预期的使用情况下会损害劳动者健康;④对该种物质可能引起的健康损害,有正确、有效、可信的健康监护方法,可以确定其敏感性、特异性和阳性预计值;⑤健康监护能够对个体或群体的健康产生有利的结果,对个体可早期发现健康损害并采取有效的预防或治疗措施,对群体健康状况的评价可以预测危害程度和发展趋势,采取有效的干预措施;⑥健康监护的方法是劳动者可以接受的,检查结果有明确的解释;⑦符合医学伦理道德规范。

职业健康检查应由具有医疗执业资格的医师和技术人员进行。职业健康检查机构由省级人民政府卫生行政部门审定、批准,并在其获批准的范围内从事健康检查相关活动。职业健康检查机构应维护和保证其工作的独立性,包括不受用人单位、劳动者和其他行政意见的影响和干预。客观真实地报告职业健康检查结果,对其所出示的检查结果和总结报告负责。

职业健康检查机构应按时向用人单位提交职业健康检查报告,必要时可根据用人单位的要求进行健康监护评价,并遵循法律严肃性、科学严谨性和客观公正性。健康监护评价是根据职业健康检查结果和工作场所监测资料,对职业病危害因素的危害程度、防护措施效果等进行综合评价,并提出改进建议。

(二)职业健康监护档案和管理档案

用人单位应当建立劳动者职业健康监护档案和用人单位职业健康监护管理档案,应有专人严格管理,并按规定妥善保存。

1.用人单位职业健康监护管理档案

职业健康监护委托书;职业健康检查结果报告和评价报告;职业病报告卡;用人单位对职业病患者、患有职业禁忌证者和已出现职业相关健康损害劳动者的处理和安置记录;用人单位在职业健康监护中提供的其他资料和职业健康检查机构记录整理的相关资料;卫生行政部门要求的其他资料。

2.劳动者职业健康监护档案

劳动者职业史、既往史和职业病危害接触史;相应工作场所职业病危害因素监测结果;职业健康检查结果及处理情况;职业病诊疗等健康资料。健康监护档案是健康监护全过程的客观记录资料,是系统地观察劳动者健康状况的变化,评价个体和群体健康损害的依据,其特征是资料的完整性、连续性。

劳动者或者其近亲亲属、劳动者委托代理人、相关的卫生监督检查人员有权查阅、复印劳动者的职业健康监护档案。用人单位不得拒绝、或者提供虚假档案材料。劳动者离开用人单位时,有权索取本人职业健康监护档案复印件,用人单位应当如实、无偿提供,并在所提供的复印件上签章。

三、职业健康监护信息管理

职业健康监护工作是一项覆盖劳动者职业接触监测、医学检查和信息管理的系统工程,其科学性、技术性很强,具有综合性功能,同时它又是一项长期、艰巨的工作,要求具有一定的系统性。

因而,要求对职业健康监护工作从组织实施、体检报告的形成以及筛检职业病患者等操作程序化、规范化和信息化,对所有资料均应进行信息化管理。

(一)健康状况分析

对职工健康监护的资料应及时加以整理、分析、评价并反馈,使之成为开展和搞好职业卫生工作的科学依据。评价方法分为个体评价和群体评价。个体评价主要反映个体接触量及其对健康的影响,群体评价包括作业环境中有害因素的强度范围、接触水平与机体的效应等。在分析和评价时,涉及的常用于反映职业性危害情况的指标有发病率、患病率等。

1.发病率(检出率、受检率)

发病率是指一定时间(年、季、月)内,特定人群中发生某种职业病新病例的频率。发病率可以反映该作业的发病情况,还可以说明已采取预防措施后的效果。发病率可以按厂矿计算,也可以按车间、工种或工龄分组计算。但在计算发病率时应注意:①发病率以新发病例来计算,要明确该病例的发病时间,而对于某些慢性病或发病时间难以确定的疾病如尘肺等,若要明确界定哪些人是新发病例比较困难,这时就采用确定诊断的时间来计算;②计算发病率(检出率)时该作业工人数不包括该时期以前已确诊为该疾病的人数;③计算慢性病如尘肺的检出率时,被检工人数是指从事该作业一年以上的工人数;④受检率达到90％以上时,计算发病率或患病率才有意义。

2.患病率

计算患病率可以一般地了解历年来累积的患者数、发病概况和防治措施的实际效果,但不能具体说明某个时期内疾病发生和疾病严重程度的情况。在应用患病率进行分析对比时,还应考虑到不同人群中性别、年龄和工龄等因素的差异。

3.疾病构成比

这个指标可以说明各种不同疾病或某一种轻重程度不同(轻度、中度、重度)职业病的分布情况。例如要了解矽肺在所有尘肺中所占比例或一期矽肺在各期矽肺中所占比例。

4.平均发病工龄

这是指工人从开始从事某种作业(如矽尘作业)起到确诊为该作业有关的职业病(矽肺)时所经历的时间。

5.平均病程期限

为了反映某些职业病(如尘肺)进展的速度和防治措施的效果,就需要计算平均病程期限。

6.其他指标

通过统计分析,可以发现对工人健康和出勤率影响较大的疾病及其所在部门与工种,从而深入探索其原因,采取相应的防护策略。

对于一些作用比较明确的职业性有害因素,可利用某项主要指标进行动态观察和分析。如苯作业工人健康监护可用血白细胞计数作为指标,将逐年检查结果登记于记录表或以曲线图标明,一旦发现白细胞计数降低到正常值下限,即应查明原因,并作为重点监护对象,缩短定期检查间隔期,密切观察。若再继续下降,则应立即脱离接触,给予早期治疗。运用这种分析方法可以控制慢性职业病。但对于作用尚不清楚,不能采用个体分析方法的有害因素,则应改用流行病学方法进行分析,探索职业接触与症状或疾病的关系及致病条件,并为进一步监护提供新的检测项目。

(二)职业健康监护资料的管理与应用

健康监护资料的管理是一项非常重要的工作,管理得好可以起到事半功倍的效果。我国已经初步建立了职业健康监护制度,但尚不够完善,远落后于我国经济的发展速度,卫生监督体制和运行机构也不尽合理。职业性健康监护管理需要一支具有一定经验、精通本专业知识、熟悉相关学科知识的相对高学历组成的专业技术人员队伍。同时应加强监督管理以及指导,并制定一套完整切实可行的管理模式。

1.职业健康监护资料的管理

职业健康检查机构根据《职业健康监护管理办法》和与用人单位签订的职业健康检查委托协议书,应按时向用人单位提交职业健康检查报告。职业健康检查报告和评价应遵循法律严肃性、科学严谨性和客观公正性。职业健康检查报告包括:①总结报告包括受检单位、应检人数、受检人数、检查时间和地点,发现的疑似职业病、职业禁忌证和其他疾病的人数和汇总名单、处理建议等;②体检结果报告:体检发现有疑似职业病、职业禁忌证、需要复查者和有其他疾病的劳动者要出具体检结果报告,包括受检者姓名、性别、接触有害因素名称、检查异常所见、结论、建议等。

根据职业健康检查结果,对劳动者个体的健康状况结论可分为5种。①未见异常:本次职业健康检查各项检查指标均在正常范围内。②复查:检查时发现单项或多项异常,需要复查确定者,应明确复查的内容和时间。③疑似职业病:检查发现有疑似职业病或可能患有职业病,需要提交职业病诊断机构进一步明确诊断者。④职业禁忌证:检查发现有职业禁忌证的患者,需写明具体疾病名称。⑤其他疾病或异常,即除目标疾病之外的其他疾病或某些检查指标的异常。

必要时,职业健康检查机构可根据用人单位的要求进行健康监护评价。健康监护评价是根据职业健康检查结果和工作场所监测资料,对职业病危害因素的危害程度、防护措施效果等进行综合评价,并提出改进建议。

职业健康检查机构应按统计年度汇总职业健康检查结果,并将汇总资料和患有职业禁忌证的劳动者名单报告所在地县级以上卫生监督机构。并根据有关规定,及时进行网络直报。

2.职业健康监护资料的应用

职业健康监护工作中收集的劳动者健康资料只能用于以保护劳动者个体和群体健康为目的的相关活动,应防止资料的滥用和扩散。职业健康监护资料应遵循医学资料的保密性和安全性的原则,应注意维护资料的完整和准确,并及时更新。职业健康检查机构应以适当的方式向用人单位、劳动者提供和解释个体和群体的健康信息,以促进他们能从保护劳动者健康和维护就业方面考虑提出切实可行的改进措施。在应用健康监护资料评价劳动者对某一特定作业或某类型工作是否适合时,应首先建议改善作业环境条件和加强个体防护,在此前提下才能评价劳动者是否适合该工作。同时劳动者健康状况和工作环境都在随时发生变化,所以判定是否适合不应只是一次性的。

四、职业性病伤的康复与劳动能力鉴定

劳动条件中存在各种职业性有害因素,这些因素在一定条件下可对劳动者的健康产生不良影响,严重者可导致各种职业性病伤,甚至导致伤残、危及劳动者的生命。

职业性病伤包括工作有关疾病、职业病和职业性伤害。

工作有关疾病是指与职业接触有联系,但不是唯一关联、而与多种因素相关的疾病。劳动者罹患这种疾病时,职业接触可能会使原有的疾病加剧、复发,或者劳动能力明显减退。

职业病是指企业、事业单位和个体经济组织(以下统称用人单位)的劳动者在职业活动中,因接触粉尘、放射性物质和其他有毒、有害物质等因素而引起的疾病。广义地说,职业病也属于工

作有关疾病,但其发病是某种特异的职业病危害因素所致。

职业性伤害也称为工伤,是劳动者在职业活动中由于事故而引起的突发性意外伤害。工伤也包括职业病。工伤的发生常与劳动组织、生产设备和防护是否完善有关,还与个人心理状态、生活方式等因素有关,须全面、客观辨识、有效消除危险因素,积极预防。

(一)职业病与工伤认定及劳动能力鉴定

为了保障因工作遭受事故伤害或者患职业病的职工获得医疗救治和经济补偿,促进工伤预防和职业康复,分散用人单位的工伤风险,2003 年国务院发布了《工伤保险条例》,建立了工伤保险制度。关于工伤的范围,条例规定劳动者有下列情形之一的,应当认定为工伤:①在工作时间和工作场所内,因工作原因受到事故伤害的;②工作时间前后在工作场所内,从事与工作有关的预备性或者收尾性工作受到事故伤害的;③在工作时间和工作场所内,因履行工作职责受到暴力等意外伤害的;④经省级卫生行政部门认定的职业病诊断机构诊断为职业病的;⑤因工外出期间,由于工作原因受到伤害或者发生事故下落不明的;⑥在上下班途中,受到机动车事故伤害的;⑦法律、行政法规规定应当认定为工伤的其他情形。如职工在工作时间和工作岗位,突发疾病死亡或者在 48 h 之内经抢救无效死亡的;在抢险救灾等维护国家利益、公共利益活动中受到伤害的;职工原在军队服役,因战、因公负伤致残,已取得革命伤残军人证,到用人单位后旧伤复发的,视同工伤。

职工发生事故伤害或者按照职业病防治法规定被诊断、鉴定为职业病,所在单位应当向统筹地区劳动保障行政部门提出工伤认定申请。工伤职工或者其直系亲属、工会组织在事故伤害发生之日或者被诊断、鉴定为职业病之日起 1 年内,可以直接向用人单位所在地统筹地区劳动保障行政部门提出工伤认定申请。

职工发生工伤,经治疗伤情相对稳定后存在残疾、影响劳动能力的,应当进行劳动能力鉴定。劳动能力鉴定由用人单位、工伤职工或者其直系亲属向设区的市级劳动能力鉴定委员会提出申请,并提供工伤认定决定和职工工伤医疗的有关资料。申请鉴定的单位或者个人对设区的市级劳动能力鉴定委员会作出的鉴定结论不服的,可以在收到该鉴定结论之日起 15 d 内向省、自治区、直辖市劳动能力鉴定委员会提出再次鉴定申请。省、自治区、直辖市劳动能力鉴定委员会作出的劳动能力鉴定结论为最终结论。《条例》规定自劳动能力鉴定结论作出之日起 1 年后,工伤职工或者其直系亲属、所在单位或者经办机构认为伤残情况发生变化的,可以申请劳动能力复查鉴定。

(二)工伤与职业病致残劳动能力鉴定标准

劳动能力鉴定是工伤保险管理工作的重要内容,是合理确定工伤保险待遇的基础。伤残等级评定技术标准是做好劳动能力鉴定的重要依据。1996 年国家技术监督局发布实施了《职工工伤与职业病致残程度鉴定(GB/T16180-1996)》标准,为推动工伤保险改革试点,规范全国职工工伤与职业病致残等级评定,做好劳动功能障碍程度和生活自理障碍程度的等级鉴定工作提供了科学依据和基础。2003 年国务院颁布实施《工伤保险条例》,明确规定"劳动能力鉴定是指劳动功能障碍程度和生活自理障碍程度的等级鉴定",其标准由国务院劳动保障部门会同卫生行政部门共同组织制定。为此,相关部门在总结伤残等级评定经验、分析研究各地相关建议的基础上,组织对 GB16180-1996 标准进行了修订,并于 2007 年颁布实施,即《劳动能力鉴定——职工工伤与职业病致残等级(GB/T16180-2006)》(以下简称标准)。标准规定了职工工伤致残劳动能力鉴定原则和分级标准,适用于职工在职业活动中因工负伤和因职业病致残程度的鉴定。标准参考了 WHO 有关"损害、功能障碍与残疾"的国际分类,以及美国、英国、日本等国家残疾分级原则和基准。参考与协调的国家文件、医学技术标准与相关评残标准有残疾人标准、革命伤残军人评定标准等。

(1)劳动能力鉴定:指劳动能力鉴定机构对劳动者在职业活动中因工负伤或患职业病后,根据国家工伤保险法规规定,在评定伤残等级时通过医学检查对劳动功能障碍程度(伤残程度)和生活自理障碍程度做出的判定结论。

(2)伤残等级评定:判断依据工伤致残者于评定伤残等级技术鉴定时的器官损伤、功能障碍及其对医疗与护理的依赖程度,适当考虑了由于伤残引起的社会心理因素影响,对伤残程度进行综合判定分级:①器官损伤是指工伤的直接后果,但职业病不一定有器官缺损。②功能障碍:工伤后功能障碍的程度与器官缺损的部位及严重程度有关,职业病所致的器官功能障碍与疾病的严重程度相关。对功能障碍的判定,应以评定伤残等级技术鉴定时的医疗检查结果为依据,根据伤残对象逐个确定。③医疗依赖:指工伤致残在评定伤残等级技术鉴定后仍不能脱离治疗者。医疗依赖的判定分为特殊依赖和一般依赖。特殊医疗依赖是指致残后必须终生接受特殊药物、特殊医疗设备或装置进行治疗者,如血液透析、人工呼吸机以及免疫抑制剂等的治疗;一般医疗依赖是指致残后仍需接受长期或终生药物治疗者,如降压药、降糖药、抗凝剂及抗癫痫药治疗等。④护理依赖:指工伤致残者因生活不能自理,需依赖他人护理者。护理依赖程度主要根据生活自理能力做出判断。生活自理范围主要包括下列 5 项:进食;翻身;大、小便;穿衣、洗漱;自主行动。护理依赖的程度分 3 级:完全护理依赖指生活完全不能自理,上述五项均需护理者;大部分护理依赖指生活大部不能自理,上述五项中三项需要护理者;部分护理依赖指部分生活不能自理,上述五项中一项需要护理者。⑤心理障碍:一些特殊残情,在器官缺损或功能障碍的基础上虽不造成医疗依赖,但却导致心理障碍或减损伤残者的生活质量,在评定伤残等级时,应适当考虑这些后果。

(3)残情判定:按照临床医学分科和各学科间相互关联的原则划分为 5 个门类:①神经内科、神经外科、精神科;②骨科、整形外科、烧伤科;③眼科、耳鼻喉科、口腔科;④普外科、胸外科、泌尿生殖科;⑤职业病内科。

职业病内科及其诊断分级分类:①呼吸困难及呼吸功能损害(呼吸困难分级、肺功能损伤分级、低氧血症分级)。②活动性肺结核病:尘肺合并活动性肺结核,应根据胸部 X 线片、痰涂片、痰结核分枝杆菌培养和相关临床表现作出判断。涂阳肺结核诊断、涂阴肺结核的判定。③心功能不全:包括一级心功能不全、二级心功能不全、三级心功能不全。④中毒性肾病:肾小管功能障碍为中毒性肾病的特征性表现,分为轻度中毒性肾病、重度中毒性肾病。⑤肾功能不全:分为肾功能不全尿毒症期、肾功能不全失代偿期、肾功能不全代偿期。⑥中毒性血液病:包括重型再生障碍性贫血、慢性再生障碍性贫血、骨髓增生异常综合征、贫血、粒细胞缺乏症、中性粒细胞减少症、白细胞减少症、血小板减少症等的诊断分级。⑦再生障碍性贫血完全缓解。⑧急性白血病完全缓解。⑨慢性粒细胞白血病完全缓解。⑩慢性淋巴细胞白血病完全缓解。⑪慢性中毒性肝病诊断分级:慢性轻度中毒性肝病、慢性中度中毒性肝病、慢性重度中毒性肝病。⑫慢性肾上腺皮质功能减退:功能明显减退、功能轻度减退。⑬免疫功能减低:功能明显减低、功能轻度减低。

按照上述五个门类及分级系列等,根据伤残类别和残情程度划分伤残条目,共列出残情573 条。

(4)残情级别分为一至十级,其划分原则是根据条目划分原则以及工伤致残程度,综合考虑各门类间的平衡,将最重的划分为第一级,最轻的划分为第十级。对于同一器官或系统多处损伤,或一个以上器官不同部位同时受到损伤者,先对单项伤残程度进行鉴定。如果几项伤残等级不同,以重者定级;如果两项及以上等级相同,最多晋升一级。如受工伤损害的器官原有伤残和疾病史,或工伤及职业病后出现合并症,其致残等级的评定以鉴定时实际的致残结局为依据。分级原则见表 12-1。

表 12-1 残情程度分级原则

残情级别	分级原则
一级	器官缺失或功能完全丧失,其他器官不能代偿,存在特殊医疗依赖,或完全或大部分护理依赖
二级	器官严重缺损或畸形,有严重功能障碍或并发症,存在特殊医疗依赖,或大部分护理依赖
三级	器官严重缺损或畸形,有严重功能障碍或并发症,存在特殊医疗依赖,或部分护理依赖
四级	器官严重缺损或畸形,有严重功能障碍或并发症,存在特殊医疗依赖,或部分护理依赖或无护理依赖
五级	器官大部分缺损或明显畸形,有较重功能障碍或并发症,存在一般医疗依赖,无护理依赖
六级	器官大部分缺损或明显畸形,有中等功能障碍或并发症,存在一般医疗依赖,无护理依赖
七级	器官大部分缺损或畸形,有轻度功能障碍或并发症,存在一般医疗依赖,无护理依赖
八级	器官部分缺损,形态异常,轻度功能障碍,存在一般医疗依赖,无护理依赖
九级	器官部分缺损,形态异常,轻度功能障碍,无医疗依赖或者存在一般医疗依赖,无护理依赖
十级	器官部分缺损,形态异常,无功能障碍,无医疗依赖或者存在一般医疗依赖,无护理依赖

(5)如果怀疑存在的精神障碍与工伤、职业病相关,其认定原则:①精神障碍的发病基础需要有工伤、职业病的存在;②精神障碍的起病时间与工伤、职业病的发生相一致;③精神障碍应随着工伤、职业病的改善和缓解而恢复正常;④无证据提示精神障碍的发病有其他原因(如强阳性家族病史)。

精神分裂症和躁郁症不属于工伤或职业病性精神病。因为两者均为内源性精神病,发病主要决定于患者自身的生物学素质。在工伤或职业病过程中伴发的内源性精神病不应与工伤或职业病直接所致的精神病相混淆。继发于工伤或职业病的癫痫,要有工伤或职业病的确切病史,有医师或其他目击者叙述或证明有癫痫的临床表现,脑电图显示异常,方可诊断。

(三)工伤与职业病保险待遇

参加工伤保险应享受的待遇有工伤医疗待遇、伤残待遇和死亡待遇。工伤医疗待遇包括工伤医疗费用、康复性治疗费用及辅助器具安装配置费用。伤残待遇包括一次性伤残补助金、伤残津贴和生活护理费。工亡待遇包括一次性工亡补助金、丧葬补助金、供养亲属抚恤金。

1.工伤医疗期间待遇

包括停工留薪期待遇、工伤医疗待遇和其他待遇。

职工在工伤医疗期间享受停工留薪期待遇,即国家规定的原工资福利不变。停工留薪期一般不超过 12 个月,伤情严重或者情况特殊可以适当延长,但延长不得超过 12 个月。

职工因工负伤或者患职业病进行治疗所享受的待遇为工伤医疗待遇,包括挂号费、诊疗费、治疗费、医药费以及住院费等。

其他待遇还包括享受住院伙食补助,其补助费标准为本单位因公出差伙食补助标准的 70%;受伤职工如需到统筹地区以外就医,可按照本单位职工因公出差标准报销所需交通费和食宿费。

2.因工伤残待遇

它包括一次性伤残补助金待遇、伤残津贴待遇、生活护理费待遇、配置辅助器待遇以及一次性工伤医疗补助金和伤残就业补助金待遇。

一次性伤残补助金待遇是指对因工负伤或者患职业病的职工,按照不同的伤残等级确定的不同的补偿金额给予的一次性补偿。职工负伤一次给一次补偿,负伤后旧伤复发伤残等级发生变化的,不再支付一次性补偿金。

伤残津贴待遇是指工伤职工完全丧失劳动能力或大部分丧失劳动能力时,由社会保障机构按月支付的保障待遇。

护理费待遇以统筹地区的职工平均工资为计发基数。生活完全不能自理的护理费为统筹地区上一年度职工月平均工资的50％;生活大部分不能自理的为40％;生活部分不能自理的为30％。

职工受到事故伤害并造成器官缺损的,可享受配置辅助器具的待遇,如安装假肢、矫形器、假眼、义齿,配置轮椅、拐杖等。经确认可以配置的辅助器具在规定的费用范围内给予报销。

伤残达到五至六级的职工,本人提出与用人单位解除或终止劳动关系的,以及伤残达到七至十级的工伤职工,劳动合同期满终止或工伤职工本人提出解除劳动合同的,可以享受一次性工伤医疗补助金和伤残就业补助金待遇。一次性工伤医疗补助金和伤残就业补助金待遇标准,地方政府根据当地的具体情况制定,不同的地区,待遇标准不同。

3.因公死亡待遇

包括丧葬费、一次性工亡补助金待遇和供养亲属抚恤金待遇。

丧葬费标准为6个月的统筹地区上年度职工月平均工资;一次性工亡补助金为48个月至60个月的统筹地区上年度职工的月平均工资;一至四级的工伤死亡职工的直系亲属符合条件的可以享受供养亲属抚恤金待遇,其标准按因工死亡职工生前工资的一定比例计发,配偶每月为40％,其他亲属每月为30％,孤寡老人或孤儿每人每月在上述标准的基础上增加10％,如果因工死亡职工生前供养几个直系亲属,其各供养亲属抚恤金之和不得高于工伤职工本人工资。

（黄　英）

第三节　作业场所健康促进

WHO将"健康"定义为:健康不仅仅指没有疾病和虚弱,健康是人的生理、心理和社会适应的整体良好状态;健康是一种基本人权,达到尽可能高的健康水平,是全球范围的一项重要的社会发展目标。要达到"尽可能高的健康水平"就必须通过健康促进来实现。

职业健康促进或称作业场所健康促进,是指从企业管理政策、支持性环境、职工参与、健康教育与健康促进、卫生服务等方面,采取整合性干预措施,以期改善作业条件、改变不健康生活方式、控制职业病危害因素、降低病伤及缺勤率,从而达到促进职工健康、提高职业生命质量和推动经济持续发展的目的。

职业人群作为社会群体,面临与一般人群相同的公共卫生问题挑战;而作为某一特定职业的群体,又面临诸如化学性、物理性、生物性职业危害因素,以及职业性心理紧张等因素的威胁,故职业人群面临双重的健康问题。相应地,职业健康促进也应包括与职业卫生有关的健康教育和与一般生活习惯有关的健康教育,实施综合的健康促进模式。

职业卫生安全状况是国家经济发展和社会文明程度的标志,保障劳动者在工作过程中的安全与健康是保持社会稳定和经济持续发展的重要条件。我国在长期的安全生产工作中,总结出"安全第一、预防为主"的安全生产工作方针。在这个方针的指导下,我国安全生产工作取得了明显的进步。

2001年国际劳工组织(ILO)推出《职业安全健康管理体系导则》(ILO-OSH2001)。我国1999年原国家经济贸易委员会颁布了《职业安全卫生管理体系试行标准》,2001年中国职业安全卫生管理体系认证指导委员会发布《职业安全健康管理体系审核规范》,并废止1999年的试行标准。推出管理体系的目的是依据近代管理科学理论制定的管理标准来规范企业的职业安全卫生管理行为,促进企业建立现代企业制度,预防为主,控制事故的发生,保障劳动者的安全与健康。

一、职业卫生

完整的职业人群健康教育应包括职业卫生教育和一般健康教育两大部分。职业卫生是对工作场所内产生或存在的职业性有害因素及其健康损害进行识别、评估、预测和控制的一门科学,其目的是预防和保护劳动者免受职业性有害因素所致的健康影响和危险,使工作适应劳动者,促进和保障劳动者在职业活动中的身心健康和社会福利。职业卫生的主要任务是识别、评价和控制不良的劳动条件,以保护和促进劳动者的健康。因此,健康促进必须贯彻"预防为主"的方针,重视职工的"知情权"和"参与权"。

(一)三级预防与清洁生产

三级预防原则适用于任何疾病的控制。必须提高劳动者在职业安全卫生方面贯彻三级预防和创建清洁生产过程中的参与意识和能力。

(二)知情权与危害对话

职业健康促进有两大要素,即参与权和授权,最重要的体现就是使劳动者对自己工作场所存在的危害因素了如指掌,让劳动者积极参与危害控制,实行自我保护。如目前普遍应用的"物料安全性清单"规定化学品制造商必须提供化学产品的系统资料,并在包装上做出明确标志,提供的系统资料包括:①生产商相关情况及联系方法;②产品有害成分[组分名称、百分含量及职业接触限值(OELs)];③物理性资料:如沸点、蒸气压、外观以及气味等;④易燃易爆危害信息:如闪点、燃点、灭火剂要求、意外火警及爆炸危害以及特殊的灭火方法;⑤健康危害资料:如过度接触所致健康损害及急救方法;⑥化学反应性资料:如生产时的化学反应条件、副产物及其防治方法;⑦外溢性泄漏处理方法:如采取何种方法处理污染场所及污染物等;⑧特殊防护:如个人使用的防护用品及有效的通风技术措施等;⑨其他特殊注意事项:如操作及储存方法,以及其他必要的注意事项。

二、一般卫生

(一)吸烟与健康

各种有害因素(职业性和非职业性)均对职业人群的健康有影响。这种影响往往不是单纯的"相加作用",而是"协同"或"相乘"作用。如吸烟不仅可使事故和因病伤缺勤率增高,而且与某些职业性有害因素有协同作用。如吸烟可增加接触铬、镍、铀和石棉作业工人诱发肺癌的危险。研究表明,吸烟的铀矿工人发生肺癌的相对危险度(RR)为非吸烟者同工种工人的6倍;吸烟的石棉工人发生肺癌的危险度是非吸烟一般人群的55倍。可见,在职业型肺癌研究中除了重视化学致癌物的作用外,还应重视吸烟的协同作用,应强调在作业场所吸烟者对其构成的威胁。因此,在实施作业场所健康促进时,应重视戒烟或控烟教育,并强调保护非吸烟者的健康权益。

(二)节制饮酒

过量饮酒容易导致工伤和其他意外事故。WHO指出,在某些工业化国家,50%车祸死亡、55%谋杀、28%婚姻暴力、40%自杀、18%烧伤及23%跌伤事故与酗酒有关。过量饮酒与某些工业毒物(如卤代烃)有协同作用,可加剧此类毒物对肝脏的损伤,诱发中毒性肝病、肝硬化以至肝癌。所以,无论从职业安全还是职业卫生考虑,节制饮酒教育,都应该成为作业场所健康促进的重要内容。

(三)合理营养

合理营养对劳动者健康及劳动生产力起到十分重要的作用。如已经证明高盐饮食是某些疾病(如高血压、心脏病、肥胖症等)的危险因素。我国属于发展中国家,职业人群膳食中存在的低蛋白、低热量问题,应积极创造条件逐步达到WHO推荐的"金字塔"膳食结构要求,并注意合理饮食的健康促进教育。

(四)重视心理健康

对于某些心理健康(精神卫生)的组成与过程,人类有许多不同的概念,而每个概念都与人的价值观有关,并非一个概念就可以包罗万象。因而,精神卫生可概括为状态、调整行为和结局三方面。

(1)状态:比如,在某一特定的社会文化环境下,个体精神与社会表现的综合,可代表正面的情绪和情感(如愉快、满足与舒适)或负面的情绪和情感(如焦虑、抑郁与不满)。

(2)调整行为过程:这是达到精神卫生的关键(如为独立性奋斗,以达到自主)。

(3)过程的结局:慢性异常改变来源于急性、高强度的紧张,造成精神衰竭及精神病、抑郁、认知障碍和吸毒等行为改变。

不良的心理因素可来自家庭、社会和职业环境。因此,心理健康问题既是一般卫生问题,也是职业卫生问题。随着我国经济体制的转轨,职场竞争激烈,职业不良心理因素或"职业紧张"问题将日益突出,它是造成工作缺勤和劳动力素质低下的重要原因。心理健康教育也应作为职业健康促进的重要内容。

作业场所职业健康促进就是要通过各种形式的传播媒介、卫生服务和干预措施,使职工达到:①了解自己及其所处的环境,包括人的基本生物学特征、生活和作业环境、可能接触到的有害因素,以及个人的癖好、行为和生活方式等;②了解上述个体及环境因素对健康的可能影响;③参与环境和生产方式的改变,控制影响健康的危险因素,自觉地实行自我保健。

三、卫生宣传与健康教育

WHO和ILO对职业卫生与安全工作准则提出5项原则:①健康促进与预防原则,即保护职工健康不受作业环境中有害因素的损害;②工作适应原则,即作业本身与作业环境应适合常态生理、心理要求和职业能力;③健康促进原则,即优化职工的心理、行为、生活及作业方式与社会适应状况;④治疗与康复原则,即减轻工伤、职业病与工作有关疾病所致不良后果;⑤初级卫生保健原则,即就近为职工提供治疗与预防的一般卫生保障服务。这些原则体现了对职业人群健康保护和健康促进的全面职业健康服务。

(一)健康教育

为保护职业人群的健康和提高劳动者的职业生活质量,除了对劳动者进行一般健康教育外,还必须就影响职业人群健康的环境诸因素的内容进行教育。

(二)职业安全与防护技能教育

包括职业安全教育和职业卫生知识教育。

1.职业安全教育

主要有三级教育、特种作业和经常性教育等形式。①三级教育:是指对新参加工作的劳动者进行的入厂教育、进车间教育和岗位教育。入厂教育是对新入厂的职工或调动工作的职工以及新到厂的临时工、合同工、培训和实习人员等,在分配到车间和工作地点之前所进行的初步安全教育,内容包括国家有关安全生产方针政策和法规,安全生产的概况,企业内部特殊危险部位介绍、一般机械电气安全知识、入厂须知和事故预防等基本知识。车间教育是在新职工或调动工作的工人在分配到车间后进行的安全教育。教育内容包括车间的生产概况、安全生产情况、车间劳动纪律和生产规则、安全注意事项、车间的危险部位、危险机电设施、尘毒作业情况,以及必须遵守的安全生产规章制度。岗位教育是指工段、班组组织的对新到岗位工作的职工进行的上岗前安全教育。教育内容有工段、班组安全生产基本情况、工作性质和职责范围、基本操作技能要求、岗位工种的工作性质、机电设备的安全操作方法、各种安全防护设施的性能和作用、工作地点的环境卫生以及尘源、毒源、危险机件、危险物的控制方法、个人防护用品的使用方法以及发生事故时的紧急救援措施和安全撤退路线等。没有经过三级教育培训并考试不合格者禁止独立进行操作。②特种教育:是指对接触危险较大的特种作业人员,如电气、起重、焊接、司机、锅炉、压力容器等工种的劳动者进行的专门安全技术知识培训。特种作业人员必须经过培训及严格的考试合格后,才能准许操作。在新工艺、新技术、新设备、新产品投产前,对相应的岗位工作人员也要按新的安全操作规程进行培训。③经常性教育:一般的教育方法是班前布置、班中检查、班后总结,使安全教育制度化。重点设备或装置大修,应进行停车前、检修前和开车前的专门安全教育。安全健康相关主管部门应配合检修单位进行教育,企业应集中力量确保安全检修。对重大危险性作业,作业前施工部门和安全健康管理部门应按预定的安全措施和要求,对施工人员进行安全作业,否则不能作业。另外,还要进行必要的"离岗安全教育""复工安全教育"等,以确保安全生产。

2.职业卫生知识教育

包括改善劳动环境、治理职业病危害因素、改变不良作业方式,预防和控制职业病、工作有关疾病和伤害的发生。职业健康水平的提高或职业病发病水平的下降,关键在于作业环境的改善及有害作业点的控制。因此,在实施职业健康促进规划过程中需要根据不同行业、不同作业的特点,总结和推广各种适宜的预防控制技术。

(三)职业心理健康教育

工作场所中除存在生物性、化学性和物理性职业病危害外,劳动过程中还可能存在精神及心理方面的不良因素,构成职业性紧张。与工作场所有关的不良因素包括超负荷工作、工作量不足、作业管理不善、缺乏职业保障、工作单调以及轮班制工作等。这些不良因素是造成心理或精神紧张的主要原因。心理或精神紧张不仅可引起神经症状或心因性精神病,同时也与很多慢性疾病有关。由于心理或精神紧张,自主神经功能或内脏功能可能发生变化,当这种变化是可逆性的生理反应时,称为心理生理反应,当这种变化为持续性或器官组织已发生病理变化时,则成为身心疾病。常见的容易引起精神紧张或精神疲劳的工作主要有:①长期从事简单重复的作业,如各种流水线作业、司机、记录员等;②长期与社会、家庭隔离的工作,如远洋航运与捕捞、天文观测与极地考察、海上石油开采作业等;③工作时间经常变动的工作,如医务人员、火车司机等;④精神高度集中的工作,如高空作业、宇航与导航、监听与监视作业等;⑤企业管理者;⑥工作环境中不良的人际关系,尽管并非职业本身所致,但也是职业人群常见的精神紧张因素之一;⑦职业变化或失业、下岗和多余人员分流而造成的心理恐慌及思想不稳定等。

(四)对缺乏照料职业人群的健康教育

1987 年,WHO 指出某些未包括在国家卫生服务范围内的职业人群,如农业工人、乡镇企业工人、未成年工人以及雇工等,应视为"缺乏照料职业人群"或弱势职业人群,给予充分重视。

1.农业工人(农民)

由于地理、交通、经济以及文化和风俗习惯等方面的原因,所能得到的医疗服务远不及城市工人。但他们同样受到各种职业危害因素的威胁,如工伤、化学中毒和高温中暑等。除此还受到与农村特殊环境有关的"职业性危害",如人畜共患疾病、破伤风、疟疾、丝虫病、血吸虫病、毒蛇及节肢动物咬伤等的威胁,尽管我国尚未纳入职业病管理。

2.乡镇及中小企业工人

改革开放以来,我国乡镇工业及中小企业得到迅猛发展,据调查,全国乡镇企业数达 2000 万个以上,2007 年乡镇企业从业的劳动者约为 1.5 亿,已经成为我国国民经济的重要组成部分。随着乡镇工业、中小企业的迅猛发展,尘、毒等职业病危害也日趋严重。由于生产技术落后,企业管理水平低,作业场所污染严重。在这些企业就业的多数为农民工。由于农民工在产业转移过程中,无合同、无告知、无培训,无职业防护,加之所从事的职业具有流动性、临时性的特点,职业病危害不可预见因素明显增加,更成为健康教育与健康促进的主要目标人群。对乡镇企业及中小企业职工的"健康促进活动"应与初级卫生保健相结合。

(五)一般健康教育

职业人群的健康不仅受职业因素的影响,同时也受到一般人群所暴露因素的影响。如生物因素、生活环境因素、个人行为与生活方式等因素,是社会各人群所共同面临的问题。一些公共暴露因素往往会加强职业因素的危害程度。因此,对职业人群也必须进行一般性健康教育,包括戒烟教育、节制饮酒、营养与合理膳食教育、一般卫生习惯教育、职业卫生法制教育等。

四、实施教育的主要原则

(一)生动而准确的原则

教育内容和方法应兼具科学性、艺术性、趣味性,生动、活泼地开展。这样才能让职工收益并易于接受。由于职业卫生内容繁杂、特殊,从事健康教育者自己首先要充分掌握各种职业卫生知识和防护技能,才能准确有效地对群众实行指导。

(二)职业安全教育与健康教育相结合的原则

安全问题是企业突出的问题。许多职业安全与职业卫生问题往往交叉在一起,因此将职业安全教育与职业健康教育有机地相结合,将节约人力、物力、时间,并收到良好效果。

(三)分类教育的原则

由于职业危害是在劳动过程中产生的,而工人又是"被动"接受的,因此,健康教育工作应分类进行教育,对职工既要进行职业病危害因素对健康的危害及其防护措施的教育,又要避免过分强调职业病危害因素的存在而影响正常的生产;对用人单位则应以健康促进的策略,促使用人单位严格执行国家的有关法律法规,积极改造工作环境及条件,改进生产工艺,最大限度地减少职业危害对职工健康的影响。

(黄 英)

参 考 文 献

[1] 李向明.临床感染疾病治疗实践[M].北京:科学技术文献出版社,2019.

[2] 李志荃.临床感染性疾病预防控制[M].天津:天津科学技术出版社,2018.

[3] 宋芝芳.实用医院感染管理工作指南[M].长春:吉林科学技术出版社,2019.

[4] 张雪英.现代医院感染管理学[M].天津:天津科学技术出版社,2018.

[5] 姜亦虹.医院感染相关监测应用手册[M].南京:东南大学出版社,2019.

[6] 李荣华.重点疾病防治与医院感染防控[M].天津:天津科学技术出版社,2020.

[7] 王清妍.基层医疗机构医院感染管理工作手册[M].长春:吉林科学技术出版社,2019.

[8] 贾志永.临床感染性疾病学[M].上海:上海交通大学出版社,2018.

[9] 侯建花.医院感染预防控制[M].天津:天津科学技术出版社,2019.

[10] 李家斌.现代感染性疾病临床实践[M].合肥:安徽科学技术出版社,2018.

[11] 邹妮,孙喆.医院感染管理[M].上海:上海世界图书出版公司,2019.

[12] 陈梅.医院感染预防与控制[M].天津:天津科学技术出版社,2020.

[13] 纪元元.感染性疾病诊治与预防[M].昆明:云南科技出版社,2019.

[14] 代立娟.临床感染性疾病诊疗学[M].长春:吉林科学技术出版社,2018.

[15] 吕春玲.现代医院感染与消毒技术[M].哈尔滨:黑龙江科学技术出版社,2019.

[16] 刁勤峰.感染性疾病的诊断与综合治疗[M].开封:河南大学出版社,2020.

[17] 徐世兰.基层医疗机构医院感染预防与控制手册[M].成都:四川大学出版社,2019.

[18] 陈皋.新编医院感染学[M].北京:中国纺织出版社,2020.

[19] 刘华之,陈世萍,丁琴丽.医院感染预防与控制研究[M].长春:吉林大学出版社,2019.

[20] 丁荣华.临床感染性疾病理论与实践[M].北京:科学技术文献出版社,2018.

[21] 李桂梅.现代医院感染性疾病预防与护理[M].哈尔滨:黑龙江科学技术出版社,2020.

[22] 张砚.感染性疾病的诊断与治疗[M].上海:上海交通大学出版社,2019.

[23] 孙淑娟,王晓义.感染性疾病治疗药物处方集[M].北京:人民卫生出版社,2019.

[24] 刘仁志.临床感染疾病控制与预防[M].南昌:江西科学技术出版社,2020.

[25] 马娟.医院感染控制与护理[M].昆明:云南科技出版社,2018.

[26] 汤正明.感染性疾病临床诊疗进展[M].天津:天津科学技术出版社,2019.

[27] 陈秀荣.感染性疾病诊疗学[M].长春:吉林科学技术出版社,2018.

[28] 徐静.感染性疾病的诊断与综合治疗[M].北京:科学技术文献出版社,2019.

[29] 李太生.感染性疾病学[M].北京:中国协和医科大学出版社,2020.

[30] 王清.精编医院感染防控与管理[M].上海:上海交通大学出版社,2019.

[31] 赖远波.感染性疾病防治要点[M].北京:科学技术文献出版社,2020.

[32] 祝美琴.感染性疾病的诊断与综合治疗[M].北京:科学技术文献出版社,2019.

[33] 李延玲.感染性疾病临床治疗学[M].哈尔滨:黑龙江科学技术出版社,2019.

[34] 王贵强.感染科诊疗常规[M].北京:中国医药科技出版社,2020.

[35] 冯玉卿.感染性疾病临床诊疗[M].长春:吉林科学技术出版社,2018.

[36] 韩玉芝.现代临床感染性疾病[M].北京:科学技术文献出版社,2020.

[37] 史贵秀.临床感染病学与医院感染管理[M].天津:天津科学技术出版社,2020.

[38] 姜大海.感染疾病与临床诊疗实践[M].北京:科学技术文献出版社,2018.

[39] 孙笑茜.实用临床感染性疾病学[M].上海:上海交通大学出版社,2018.

[40] 仲立玲,吴洁,夏茂红,等.建立医院感染风险评估机制预防控制院内感染[J].临床医药文献电子杂志,2020,7(92):190.

[41] 刘广雪.感染科患者医院感染危险因素分析[J].大医师,2020,5(8):118-119.

[42] 冯杰.反复尿路感染的原因与防治[J].医学食疗与健康,2020,18(2):209.

[43] 叶继辉,朱建华.浅谈医疗机构内急性流行性倾向的呼吸道感染性疾病的感控措施[J].现代实用医学,2020,32(2):144-146.

[44] 李爱军.乙型肝炎 HBV 血清中丙型肝炎血清标志物研究[J].医药前沿,2020,10(28):112-113.